제 3 판

병원미생물학

Medical Microbiology

병원미생물학 집필진

권필승(원광보건대학교)
김극준(대경대학교)
김　준(아주대학교병원)
김대중(분당제생병원)
김수정(대구보건대학교)
박창은(남서울대학교)
박훈희(안산대학교)
방용준(대구가톨릭대학교 칠곡가톨릭병원)
백성덕(계명대학교 의과대학 미생물학교실)
성지연(극동대학교)
양은주(대구한의대학교)
엄용빈(나사렛대학교)
윤광로(연세대학교 원주기독병원)
이건섭(대구한의대학교)
이광배(대구보건대학교)
이은숙(대구한의대학교)
이재식(혜전대학교)
이혜자(신성대학교)
정무상(제주한라대학교)
조경순(부산광역시보건환경연구원)
홍승복(주성대학교)

Medical Microbiology

제 3 판

병원미생물학

권필승 · 김 준 · 김극준 · 김대중 · 김수정 · 박창은 · 박훈희
방용준 · 백성덕 · 성지연 · 양은주 · 엄용빈 · 윤광로 · 이건섭
이광배 · 이은숙 · 이재식 · 이혜자 · 정무상 · 조경순 · 홍승복

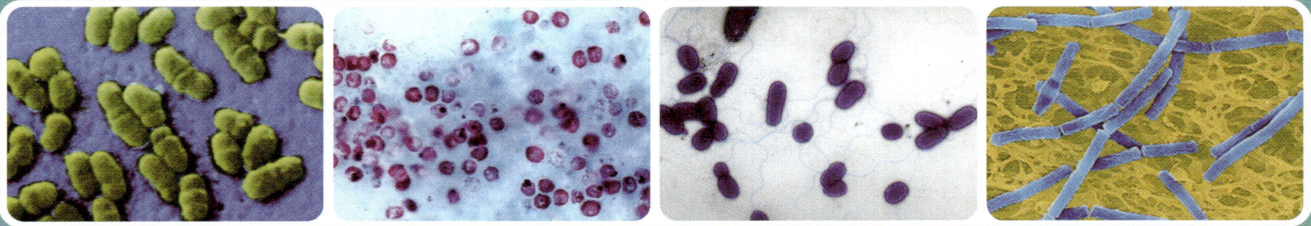

고려의학

개정3판을 내면서

2002년 제1판을 2007년 제2판을 출간했으며 2011년 8월 개정 제3판을 출간하게 되었다.

그동안 많은 분들이 이 책을 교재로 이용해 주신 것을 진심으로 감사하게 생각합니다.

글로벌 정보화시대에 병원미생물학 분야에서도 새로운 균명이 추가되거나 기존에 다루어지던 균종들이 변경되는 등 꾸준히 변하고 있다.

오늘날 세계는 지구온난화, 빈번한 교통왕래, 환경의 변화를 재앙과 천재지변으로 감염병, 전염병이 확산되고, 다제내성 결핵균 출현, 항생제내성 슈퍼박테리아 출현, 장관출혈성 대장균에 의한 위장염, 고병원성 조류독감, 인플루엔자 독감, 사스(중증급성 호흡기 질환 증후군 바이러스), 에이즈(AIDS), 말라리아, 바이러스성 설사병, 구제역, 광우병 출현으로 우리의 건강을 위협하고 있으므로 이 분야의 감염성질환과 전염성 질환을 일으키는 법정전염병의 종류를 보완하였다.

대한의사협회 의학용어사전을 참조하여 일관성 있는 용어가 되도록 노력하였으나 다 따르지 못하였다. 최근 대한미생물학회에서 우리말에 맞는 용어를 정해주었는데 다음 개편 시에 바꾸기로 할 예정임을 알려드립니다(예; 종전에 상재균을 정상균무리, 구균을 알균으로, 간균을 막대균으로, 혐기성균을 부산소성균, 호기성균을 유산소성균 등으로 변경되었는데 다음 개정판에 적용토록 하겠다.).

이 책이 의학, 간호학, 임상병리학, 보건학, 생물학, 피부관리학 등의 학과에서 병원미생물학을 배우고자하는 학생들에게 도움이 될 수 있도록 편집을 하였다.

끝으로 병원미생물학을 개정할 수 있도록 애써주신 고려의학 최병진 사장님과 편집부 직원 여러분의 노고에 감사드리며 금번 개정 3판이 미생물학과 병원미생물학을 공부하는 많은 분들에게 도움이 된다면 저자로서 더없이 영광이 되겠다.

2011년 8월

저자 일동

2판 머리말

우리들의 생활환경 주위에는 수없이 많은 미생물이 존재하고 있으며 우리에게 일상생활에 이로운 미생물과 해로운 미생물이 있다. 일부에 미생물들이 인간에 감염되어 무서운 질병을 일으킬 수 있는 병원성미생물에 대하여 공부하는 학문이 병원미생물학이다.

미생물에는 일반미생물학, 의학미생물학, 임상미생물학, 산업미생물학, 진균학, 바이러스학, 면역학, 분자유전학, 향균제 요법 등 다양한 분야를 이루고 있다.

최근 미생물학의 발전과 항생물질 개발로 미생물에 의한 여러 가지 감염증치료에 사용하였으나 장기간 향균제 사용으로 교차내성 다제내성균의 출현으로 기존의 항생제로 치료가 안 되는 새로운 병원체 출현으로 미생물학은 다시 새로운 관심사로 대두되고 있다.

본 저서는 눈부시게 발전하는 의학 분야에 부응하듯이 미생물학에 있어서도 최근 그 발전이 현저하여 점차 새로운 지식을 요구하고 있으며 이러한 요구에 맞추어 새로운 의학지식에 길잡이가 될 병원미생물학 교과서를 만들고자 하였다.

이 책은 제 1편 미생물의 발달사와 제 2편 세균학 총론에서는 미생물학 전반에 걸친 기초지식을 상세히 설명하고, 제 3편 신체별 감염질환을 알기쉽게 다루었고, 제 4편 미생물학 각론에서는 개별적인 병원균을 다루면서 병원성, 형태, 배양, 생화학전 성상, 향균제 감수성, 예방, 역학 등을 상세히 서술하였으며 제 5편 바이러스학을 총론과 각론을 알기쉽게 다루었으며 제 6편 진균학 총론과 각론을 역시 처음 미생물을 공부하는 사람에게 쉽게 알 수 있드록 원색사진을 많이 넣어 책의 생명감을 불어 넣는데 주력하였다.

이 책은 의학과 관련된 간호학과, 생명과학, 보건학, 임상병리학과 관련된 분야에서 미생물학을 공부하는 학도들에게 좋은 교재가 될 수 있도록 집필하였고 아울러 학도들에게 좋은 길잡이가 될 것으로 믿는다.

출판을 잘한다고 하면서 미흡한 점이 있으면 선배와 제현께서 잘못을 지적해 주시면 고맙고 앞으로 개정시 보완해 나가려고 합니다.

끝으로 이 책이 출판되기까지 애써주신 고려의학 최병진 사징님과 편집부 직원 여러분의 노고에 감사 드리며 이 책이 병원미생물 분야를 공부하는 많은 분들에게 도움이 된다면 저자로서 더 없는 보람과 영광이 되겠다.

2002. 7. 30

태전동산에서 책임저자 이건섭

목 차

목 차

제4편 미생물학 각론 / 283

제5편 바이러스학 / 353

제6편 진균학 / 401

1편
의학 미생물학 발달사

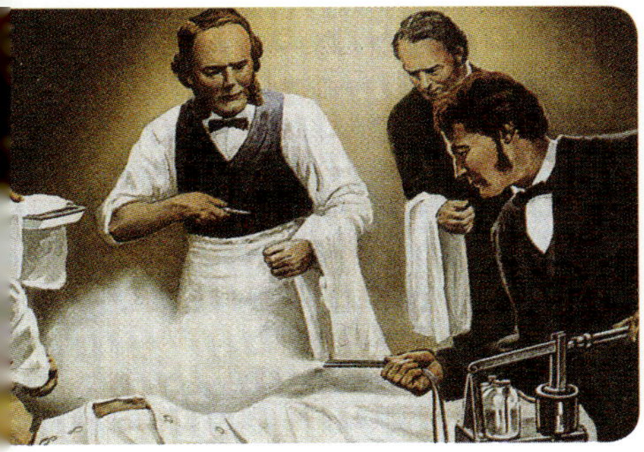

1장

서론

I. 미생물학이란

우리 인류가 존재하고 있는 지구상에는 눈에 보이지 않는 미세한 작은 미생물(microorganism)이 무수히 많이 서식하고 있다. 사람이나 생물에 해를 끼치는 것, 때로는 유익하게 작용하거나 또는 전혀 해가 없는 상태로 존재하며 증식과 휴식, 사멸을 반복하고 있다.

미생물(microorganism)이란 육안으로 보이지 않지만 광학 현미경, 전자 현미경으로 확대함으로써 관찰되는 미세한 생물군이다. 이 미생물들은 단세포든 다세포든 간에 조직에 분화가 거의 인정이 안 되는 단순한 생물군이다.

미생물에는 원충(protozoa), 진균(fungi), 세균(bacteria), 리케치아(rickettsia), 클라마이디아(chlamydia), 마이코프라스마(mycoplasma), 바이러스(virus) 등이 포함된다.

이러한 미생물로 인한 인류의 전염병, 감염병 질병을 예방하고 미생물의 생태와 생리를 이용하여 인류복지를 위하여 응용하는 학문을 미생물학(Microbiology)이라 한다.

한편 일부의 미생물은 인간에 기생하여 질병을 일으킨다. 과거에는 이들 미생물 중에서 세균이 가장 중요시되었기 때문에 세균학(bacteriology)이라고 부르는 때가 많았다. 미생물 가운데 인간과 동물에 질병을 일으키는 것을 병원미생물(pathogenic microorganism)이라 부르고 병원미생물을 취급하는 학문을 병원미생물학(pathogenic microbiology)이라 하고 병원미생물을 진단 검사하는 것을 임상미생물학(clinical diagnostic microbiology)이라 한다.

미생물에 대한 학문도 연구 대상과 그 목적에 따라 기초미생물학(basic microbiology)과 응용미생물학(applied microbiology)으로 나눌 수 있다.

기초미생물학은 미생물의 형태, 생리, 유전, 멸균과 소독, 화학요법, 면역 분야의 등의 이론적 연구를 기초로 하고, 병원미생물학은 감염증, 감염질환, 병원미생물의 병원성을 구체적으로 이해시켜 의학, 간호학, 진단검사의학 분야뿐만 아니라 분자생물학, 병원감염관리학, 면역학, 약리학 분야에 도움이 되는 방향으로 이용되는 학문이라고 할 수 있다.

II. 의학 · 간호학 · 임상병리학분야에서 미생물을 배우는 목적

의학 영역에서 취급되는 병원미생물학(pathogenic microbiology)은 사람과 질병과 관련된 병원미생물을 다루는데 그 목적은

1. 감염증의 진단(diagnostic of infectious disease)
2. 감염증의 예방(prevention of infectious disease)
3. 감염증의 치료(treatmentof infectious disease) 등의 세 가지로 요약된다.

의학 영역에서 미생물을 배우는 목적은

1. 자기 자신을 보호하기 위해서이고

2. 환자를 보호하기 위해서이고
3. 지역사회와 우리가 살고 있는 주위 환경을 보호하기 위한 것이라고 말할 수 있다.

간호 분야에서 병원미생물학의 이론과 실기를 다루는 것은 매우 흥미있기도 하지만 복잡한 간호의료 업무를 수행함에 있어

1) 미생물의 전파 방식에 관한 지식으로 산모의 출산 과정과 신생아를 다룰 때, 수술실에 근무할 때, 수술 부위 및 피부 상처를 드레싱할 때, 전염병 환자를 간호할 때 등의 모든 과정을 안전하게 수행할 수 있게 한다.
2) 소독과 멸균의 관한 지식은 병원감염(hospital infection)을 예방하고, 감염 관리에 중요한 역할을 할 수 있다.
3) 미생물 감염에 대한 면역에 관한 지식은 감염병의 예방에 관해서 환자와 그 가족을 교육시키는데 도움이 된다.
4) 간호학을 공부하는 학생으로서 병원미생물학에 있어 전염성, 감염성 질병의 원인이 되는 미생물학의 생리학, 유전학, 병원성 인자와 병원성 유무, 숙주의 면역반응, 병태의 생리기전, 항균제 요법 등에 대해 이해할 수 있어야 한다. 또한 병원미생물학은 간호사 실무에 있어서 가장 기본이 되는 학문이다.

III. 미생물의 종류

1. 세균(Bacteria)

원핵세포(prokaryotic cell) – 핵막이 없다.

① Coccus(구균) : 단구균, 쌍구균, 사련구균, 팔련구

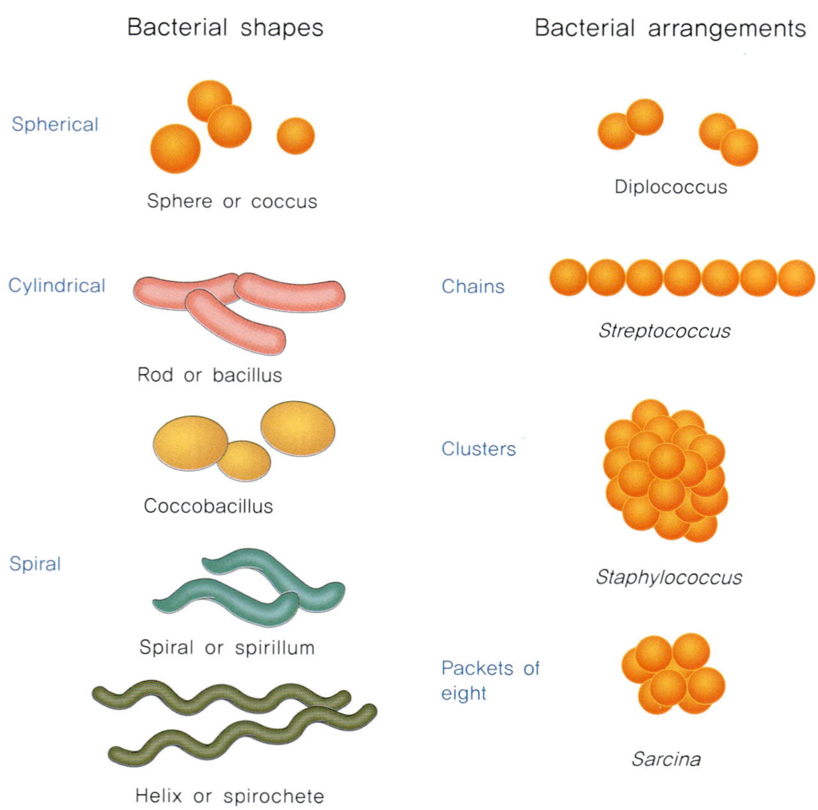

그림 1-1. 세균의 형태와 배열.

균, 포도구균, 연쇄구균 등

② Bacillus(간균) : 단간균, 장간균, 방추간균, 콤마간균, 양단둔원간균, 연쇄간균

③ Spirilla(나선균) : 나선형

2. 바이러스(Virus)

DNA virus 및 RNA virus가 있다.

① Herpes simplex virus

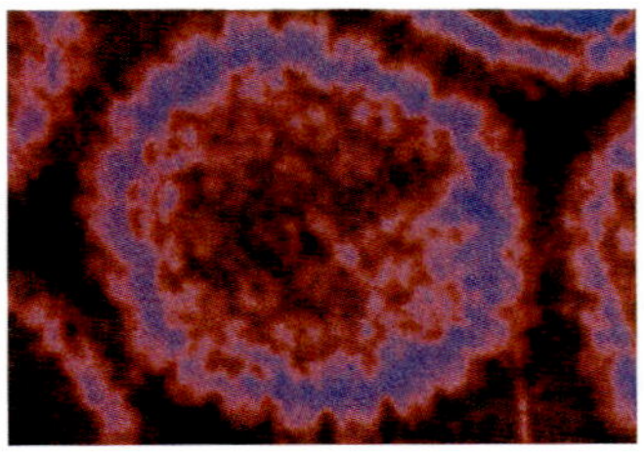

② Tobacco mosaic virus

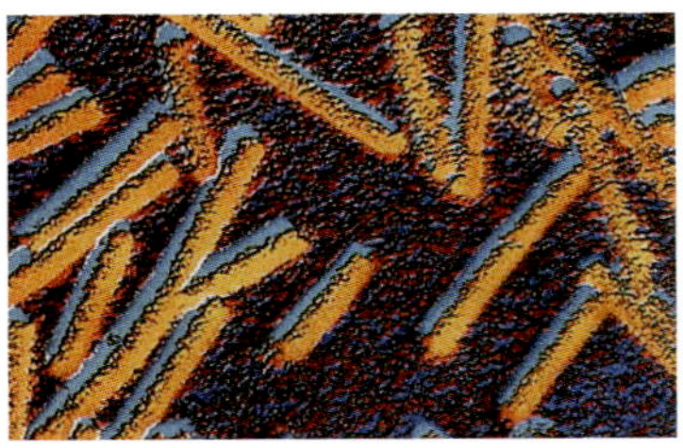

③ T-4 Bacteriophage

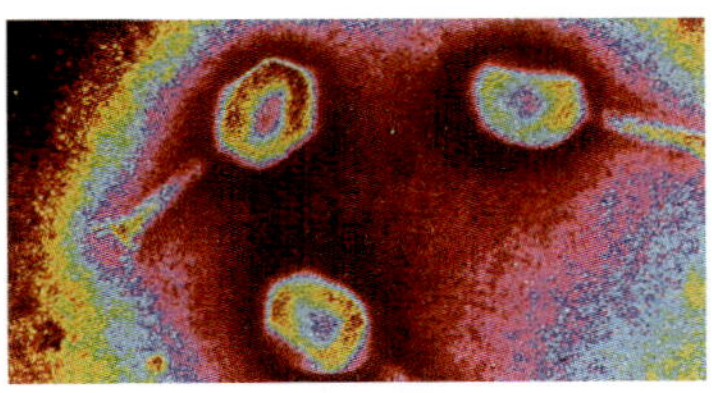

3. 진균(Fungi)

진핵세포(eukaryotic cell) – 핵막이 있다.

① Yeasts cell(효모형 진균)

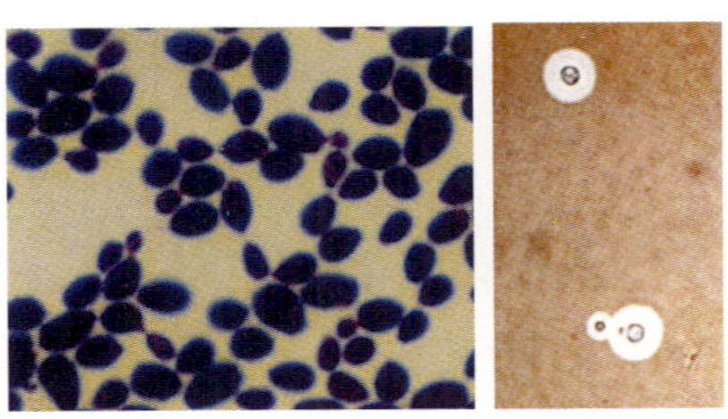

② Mold(균사체 진균)

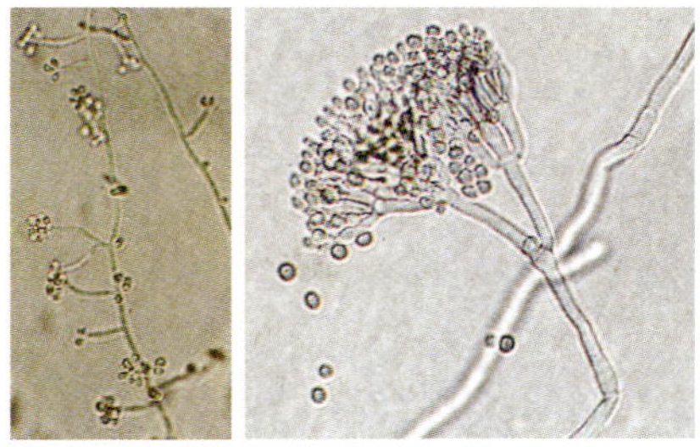

4. 원충(Protozoa)

진핵세포(eukaryotic cell) – 핵막이 있다.

① 근족충류

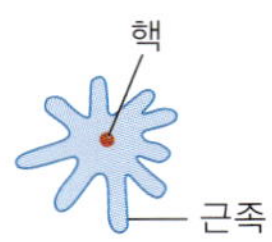

② 편모충류

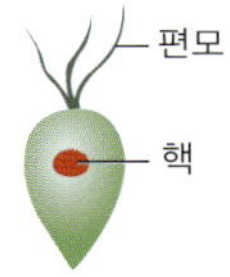

③ 섬모충류

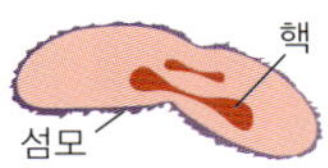

④ 포자충류

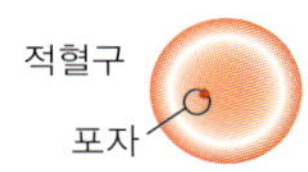

Ⅳ. 미생물학의 발달사

1. 고대인의 질병관

기원전(BC) 고대인들은 신벌설(theurgical theory)을 믿었다. 그 당시 신의 저주를 받아 질병이 발생하여 인간이 죽음을 당하게 된다는 신벌설을 제창하였다.

Hippocrates (BC 459~377)는 독기설(miasma theory)을 주장하였다. 즉 천재지변으로 홍수, 태풍, 가뭄, 지진 등으로 나쁜 독기에 의한 공기 오염으로 질병이 발생한다고 믿었다.

15~16세기 유럽 대륙에는 흑사병(pestis), 천연두(small pox), 발진티푸스(typhus)가 여러 번에 걸쳐 대유행 함으로 유럽 인구 절반이 사망하였다. 그 당시 유럽인들은 눈에 보이지 않는 전염원이 존재한다고 생각하고 어떤 전염원에 의해 질병이 발생한다는 접촉전염

설을 믿게 되었다.

1546년 Fracastoro는 접촉감염설(contagium theory)을 주장하여 질병에 걸린 환자와 접촉하므로써 질병이 발생된다고 믿었다.

15세기 말 America 신대륙을 발견하고 유럽으로 돌아온 Columbus 일행들이 매독(syphilis)을 유럽에 전파시켰을 때, 매독에 걸린 사람과 접촉하면 똑같은 질병을 전염되는 것을 보고, 눈에 보이지 않는 전염원이 존재한다고 생각하여 전염원에 의해 질병이 발생한다는 전염설을 확신하게 되었다.

그 후로 병원체가 발견되기 시작한 19세기까지는 독기설과 접촉감염설은 다같이 유행병, 전염병의 원인으로 생각되었다.

2. 최초 현미경의 발견과 미생물의 관찰

Antony van Leeuwenhoek(1675)는 200배 정도로 확대되는 원시적인 현미경을 손수 제작하여 오수, 토양, 타액, 치구 등에서 구균, 간균, 나선균, 효모균, 원충 등의 미세한 세균을 최초로 관찰하였다(그림 1-2).

Needham(1749)은 육즙을 가열했을 때 미생물이 죽었을 텐데도 다시 음식이 부패하는 것을 관찰하고 이는 아마도 어떤 미생물이 발생하기 때문일 것이라며 자연발생설을 주장하였다.

Lazzaro Spallonzani(1765)는 가열시킨 육즙에 뚜껑을 덮어두면 미생물이 발생되지 않는 것을 보고 자연발생설을 부정하였다.

Louis Pasteur(1880)는 어떤 물질이 발효하거나 부패하는 것은 미생물이 그 물질에 들어가 증식하여 퍼지기 때문임을 밝혀냈다. 처음으로 발효와 부패의 원인이 명백해져 발효와 부패의 원리 발견, 포도주 방부의 연구, 생물의 자연발생설을 과학적으로 부정하였다.

즉 백조의 목과 같은 flask에 육즙을 넣고 가열하여 멸균시킨 후 외부로부터 먼지, 미생물이 침입하는 것을 막아 놓으면 부패가 일어나지 않으며, 반대로 먼지가 침입하도록 방치하면 부패되는 것을 증명한 것이다. 이와 동시에 그는 현재 우리가 응용하고 있는 미생물학의 기본이라고 할 수 있는 가열멸균법과 액체배지 배양법을 확립하여 미생물 발전에 초석이 되었다.

3. 현대 미생물학의 개척자

현대 미생물학의 초석은 19세기 중기 프랑스의 Louis Pasteur(1822~1895)로 미생물학의 창시자였고, 독일의 Robert Koch(1843~1910)는 의사로서 미생물학을 확립시킨 학자로서, 미생물 발전에 공헌을 이룩했다고 볼 수 있다(표 1-1).

그 당시 영국의 과학자 John Tyndall(1820~1893)

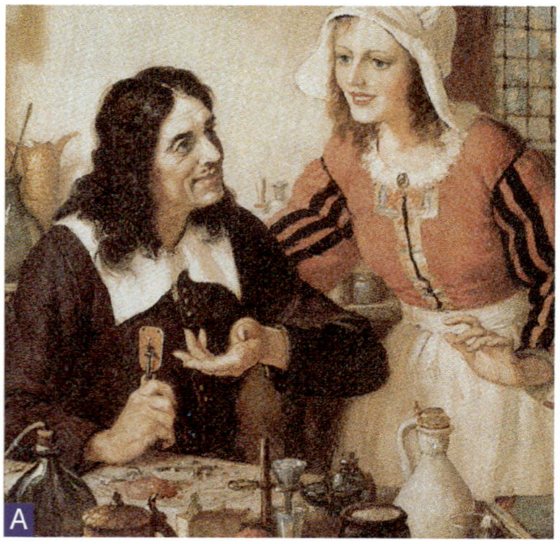

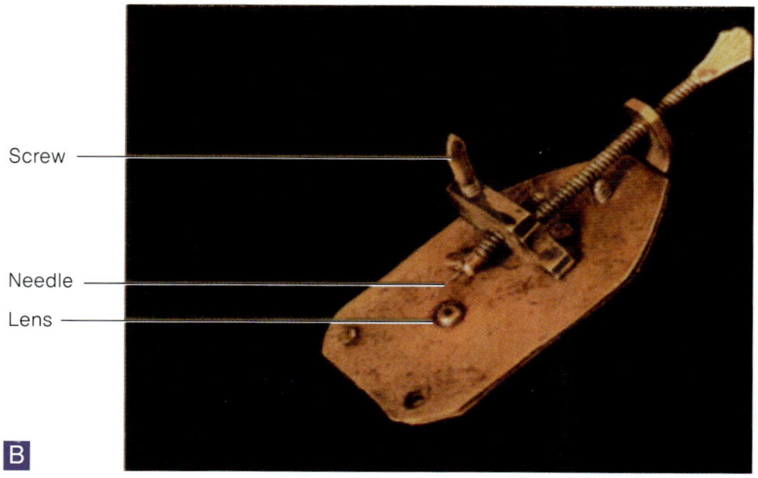

그림 1-2. Antony van Leeuwenhoek(1632–1723). (a) 최초로 현미경 개발 당시의 모습, (b) Antony van Leeuwenhoek가 개발한 200배 정도의 현미경

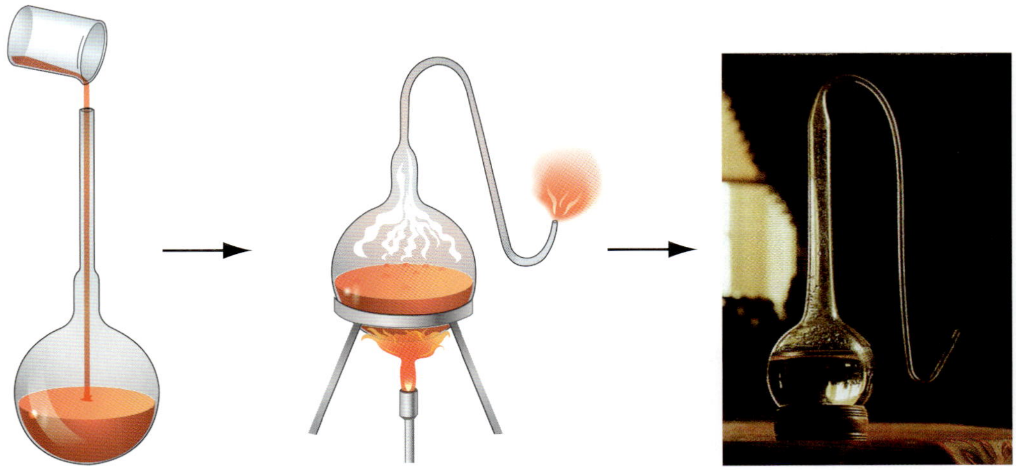

그림 1-3. Pasteur가 사용한 백조 모양의 flask(자연발생설 부정과 생물의 속생설). ① 목이 긴 flask에 액체 육즙을 넣은 후 ② flask 윗 부분을 백조의 목(Swchans)과 같이 구부린 후 열을 가해 끓인다. ③ 끓인 flask 내의 미생물은 사멸되어 구부러진 시험관을 통해 세균이나 공기가 침입을 못 해 오랜 기간 보존을 해도 미생물 발생이 없다는 것을 주장함.

에 의해 간헐멸균방법(Tyndallization)이 고안되었고 Louis Pasteur에 의해 저온살균법(Pasteurization)이 개발되었다.

영국의 Joshep Lister(1870)는 석탄산(phenol) 용액을 수술실에 살포하고 수술 기구를 석탄산 용액에 담궈 소독(disinfection)한 후 수술하면 감염(infection)이 훨씬 줄어듦을 발견하고 방부법(antisepsis)을 주장하여 수술 후 화농 감염을 줄였다.

Robert Koch의 친구인 Charles Chamberland는 고압증기멸균기(autoclave)를 발견하여, 아포(spore)에 이르는 모든 세균을 121℃에서 15~20분간 멸균(sterilization)하여 사멸시키는 방법을 고안하였다.

● 미생물의 창시자인 Louis Pasteur는 다음과 같은 업적을 남겼다.

1) Louis Pasteur의 업적(미생물학의 창시자)

① 자연발생설을 과학적으로 부정 : 생명은 생명을 주는 자에 의해서만 생겨난다는 사실 증명

② 포도주 발효와 방부의 원인 규명 : 미생물에 의해 발효가 일어남을 규명

③ 저온살균법(Pasteurization) 개발 : 우유를 60~65℃에서 30분간 가온하면 결핵균 살균 규명

④ 간헐멸균법(Fractional sterilization, Tyndallization)을 확립 : 100℃에서 30분간, 3일간 멸균 포자살균

⑤ 고온살균법 : 130℃에서 1~3초간 가열 후 급속 냉각

⑥ 건열멸균법(dry heat ; dryoven ; 170℃ 90분) 확정

⑦ 육즙액(meat broth, beef broth)으로 세균 배양하는 방법을 설정

⑧ 육즙액이 든 시험관에 솜마개를 함으로써 공기 중 잡균 오염 방지함

⑨ 면양의 탄저병 백신(anthrax vaccine) 개발함 Vaccine — Vacca(Cow) + ine(drug)이라는 말을 최초로 사용

⑩ 공수병 백신(rabies vaccine) 개발

⑪ Institut Pasteur 설립 ; 과학에는 국경이 없으나 과학자에게는 국경이 있다.

2) Robert Koch의 업적

① 세균염색법을 1876년 발견

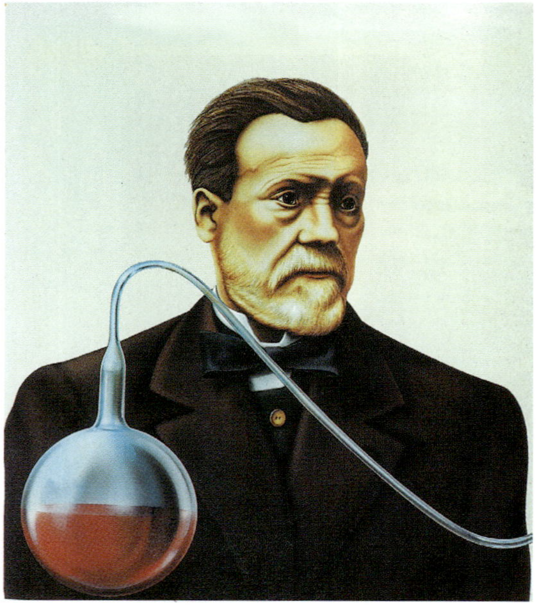

그림 1-4. Louis Pasteur(1822-1895). 자연발생설 부정하는 실험 장면

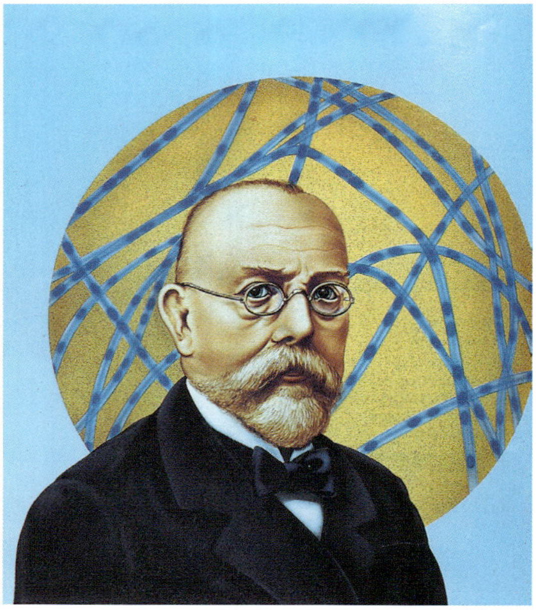

그림 1-5. Robert Koch(1843-1910). 코흐의 4대 원칙(Koch's postulate)을 설정함. 탄저균 발견

② 탄저균(*Bacillus anthracis*)을 순수 배양하는 방법을 발견

③ 결핵균(*Mycobacterium tuberculosis*)을 1882년 발견

④ 콜레라균(*Vibrio cholerare*)을 1883년 발견

⑤ 투베르클린(*tuberculin*) 반응을 발견

⑥ 액체배지에 젤라틴(gelatin) 또는 한천(agar)을 넣어 만든 고형배지에 세균을 순수 분리배양 성공함

⑦ 병원균을 규정하는 Koch's(코후)의 4대 원칙(Koch's postulate)을 설정하였다.

3) Robert Koch의 4대 원칙

① 병원균은 그 병을 앓은 환자에서 반드시 발견되어야 한다.

② 그 병원균은 분리배양법에 의하여 순수분리 배양되어야 한다.

③ 그 병원균은 감수성 동물인 토끼, 기니픽 등에 접종하면 동일한 병을 일으켜야 한다.

④ 그 병원균은 실험적으로 감염시킨 동물체에서 발견되고 다시 분리 배양되어야 한다.

이 4원칙은 오늘날에도 병원체를 확인하기 위하여 통용되고 있다. 그러나 병원균 중 매독균(*Treponema pallidum*), 한센균(*Mycobacterium leprae*) 등은 인공배양이 안 되므로 이 4원칙에서 벗어나기도 하지만 100년 전에 그의 업적으로 오늘의 미생물학 발전을 가져왔다.

4) 미생물의 황금시대(Golden age Bactreriology)

현미경 개발, 염색법 개발, 배양법 발전, 동정법 발달로 1880~1900년 사이에 많은 미생물이 과학자에 의해 발견되었다.

1943년 전자 현미경 개발, 페니실린 발견, 바이러스 조직세포 배양, 바이러스 부화란 배양 등으로 미생물의 대한 베일이 벗겨지기 시작하였다.

4. 주요 병원미생물 발견자와 질병과 세균 이름

표 1-1. 미생물 발견자

발견자	질병	세균 이름(학명)
Robert Koch(1876)	Anthrax	*Bacillus anthracis*
Albert Neisser(1879)	Gonorrhoeae	*Neisseria gonorrhoeae*
Laveran(1880)	Malaria	*Plasmodium malaria*
Ogston(1881)	Wound infection	*Staphylococcus aureus*
Robert Koch(1882)	Tuberculosis	*Mycobacterium tuberculosis*
Fehleisen	Erysipelas	*Streptococcus pyogens*
Robert Koch(1883)	Cholera	*Vibrio cholerae*
Klebs & Loeffler(1883)	Diphtheria	*Corynebacterium diphtheriae*
Nicolaier & Kitasato(1884)	Tetanus	*Clostridium tetani*
Eberth and Gaffky(1884)	Typhoid fever	*Salmonella typhi*
Theodor Escherich(1885)	Diarrhea	*Escherichia coli*
Fraenkel(1886)	Pneumonia	*Streptococcus pneumoniae*
Weichselbaum(1887)	Meningitis	*Neisseria meningitidis*
Gaertner(1888)	Salmonellosis	*Salmonella enteritidis*
Kitasato(1889)	Tetanus toxoid	*Clostridium tetani*
Welch & Nuttal(1892)	Gas gangrene	*Clostridium perfringens*
Bruce (1892)	Undulant fever	*Brucella melitensis*
Kitasato & Yersin(1894)	Plague	*Yersinia pestis*
Von Ermengem(1897)	Botulism	*Clostridium botulinum*
Shiga & Kruse(1896)	Dysentery	*Shigella dysenteriae*
Schaudin & Hoffman(1905)	Syphilis	*Treponema pallidum*
Bordet & Gengou(1906)	Whooping cough	*Bordetella pertussis*
Howard T. Ricketts(1909)	Rocky mountain Spotted fever	*Rickettsia rickettsii*
McCoy and Chapin	Tularemia	*Francisella tularensis*
Prowazek(1914)	Typhus fever	*Rickettisa prowazekii*
Fujino(1951)	Vibrio food poisoning	*Vibrio parahemolyticus*
McDade(1977)	Legionellosis	*Legionella pneumophila*
Barry Marshall(1983)	Ulcers	*Helicobacter pylori*

5. 소독과 방부제 발견

(Disinfection and Antisepsis)

기원전 Hippocrates는 당시 환자의 체내로부터 병적 부정물이 공기 중에서 퍼져 오염된 공기에 의해 병이 전파되어진다고 하는 독기설(miasma theory)을 신봉하였다.

그 후 접촉감염설(contagium theory)이 제안되었고 그 당시 질병의 전파를 막기 위해 매장제, 훈증, 배수 등 여러 가지 방법으로 방역을 해왔다.

19세기 중반 Pasteur에 의하여 오늘날 방부, 소독이라는 개념이 그 당시 적용되어 부패 작용은 생물에 의하여 발생되어지고 또한 가열에 의하여 사멸될 수 있다는 것이 증명되었다.

1865년 Joshep Lister는 석탄산 용액을 수술실에 살포, 수술 기구 소독, 손을 씻음으로써 수술 후에 생기는 염증 발생이 현저히 줄어듦을 발견하고 무균적 수술(antisepsis)을 제창하였다(그림 1-6).

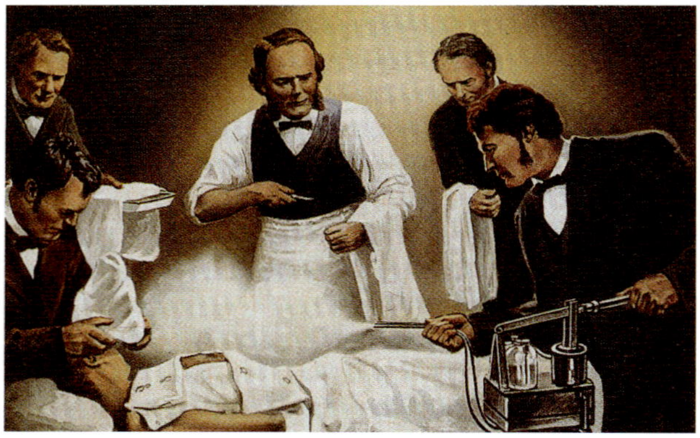

그림 1-6. Joshep Lister(1827-1912). 수술 전 석탄산 용액을 수술실에 살포, 수술 기구 및 손 소독

6. 그람 염색(Gram stain) 발견

Hans Christian Gram(1884) : Gram stain법을 개발하여 세균을 염색하여 미생물의 형태를 관찰하였다.

Gram 양성균(Gram positive bacteria)은 자색으로 염색되고

Gram 음성균(Gram negative bacteria)은 적색으로 염색된다는 것을 밝혔다.

7. 화학요법제의 발견

1) 천연 알칼로이드계(Natural alkaloids)

1619년경 남미 원주민들 이 말라리아(malaria)에 걸렸을 때 chincona 나무껍질을 씹어먹으면 낫는 것을 보고 malaria 원충 감염 치료약인 키니네(qunine)를 개발하였다.

2) 합성 화학요법제(Synthetic Chemotherapeutic agent)

화학요법의 선구자인 Paul Ehrlich(1909)는 매독(syphilis) 치료제로 salvarsan(606호)을 발견하여 화학요법의 길을 개척하였다.

Domagk(1935)는 prontosil의 합성으로 설파제(sulfonamide)를 발견하여 설사병 치료와 연쇄구균 감염 치료에 이용하였다.

3) 항균제 발견(항생제 ; Antibiotics)

Alexsander Fleming(1929)은 푸른곰팡이(*Penicillium notatum*) 주위에 일반 세균의 발육이 억제되는 물질이 있음을 발견하였고, 10년 후 연구를 거듭하여 Chain과 Flory(1941)가 페니시리움(*Penicillium notatum*)곰팡이

표 1-2. 멸균과 소독 방법에 공헌한 학자

년도	발견자	발견업적
1876년	Tyndall	간헐적 멸균법(tyndallization)을 발견
1880년	Chamberland	최초로 고압증기멸균기(autocalave)를 발견
1888년	Blum & Loew	Formakldehyde의 소독 효과를 발표하고
1894년	Reinicke	90% alcohol이 살균작용이 있음을 발표하였고
1908년	Grossich	요오드 찡기로 수술 부위 피부소독
1920년	White	Mercurochrome의 개발로 피부소독
1927년	Schhrader & Bossert	Ethylen oxide의 살균 작용을 발표
1933년	Underwood W	고압증기 멸균기를 완성하여 수술기구와 배지 멸균에 이바지함
1953년	Ethicon Co.	자외선 살균기 개발
1963년	Stonehill et al	Glutaraldehyde의 개발
1966년	Battern Methodisty Hospital	원내에 공기정화기(Bioclean beanch) 설치

에서 일반 세균의 발육을 억제시키는 물질을 추출하여 penicillin이라는 항생제를 발명하여 폐렴, 화농성 염증 환자에 처음 사용하였다.

Waksman(1944)은 *Streptomyces*(방선균)에서 세균을 억제시키는 물질을 추출하여 이 항생제를 Streptomycin이라는 이름으로 명명하고 결핵 치료에 이용하기 시작하였다. 그리고 항생제(antibiotic)라는 용어를 사용했다.

그 후 토양 속에 있는 *Streptomyces*(방선균)에서 추출하여 chloramphenicol 항생제(1947)를 생산하였고, tetracycline 항생제도 생산(1948)하여 치료에 이용하였다.

Erythromycin 항생제(1952) 등과 같은 항생물질이 발견되었으며 다시 진전하여 합성 penicillin을 발견하였으며, 합성 cephalosporin 등 많은 항생물질이 개발되어 인류는 질병으로부터 해방되기 시작하였다.

- **Streptomyces(방선균)에서 만들어 낸 항생제가 전체의 85%를 차지한다.**

예) S M(Streptomycin) C M(Chloramphenicol)
E M(Erythromycin) T C(Tetracyclin)
A M(Amphotericin B) C H(Cycloheximide)
KM(Kanamycin) N M(Neomycin)
N Y(Nystatin) 등이 발견되었다.

- **제3세대 cephem제 항생제 개발**

1940년 초에 항생물질이 보급되면서 치료가 비교적 쉬워졌으나 차츰 항생물질을 많이 사용하면서 1950년 경부터는 내성균이 증가하여 강력한 항생제가 개발되었다.

1962년 *Cephalosporium* 진균곰팡이에서 추출하여 합성한 cephalosporin제인 cephalotin, cephaloridin이 개발되어 사용되었고, 그 후 cefazolin, cephalexin 등 다수의 cephem제가 등장하였다.

8. 바이러스(Virus)의 발견

바이러스는 그들 숙주에 따라 동물 바이러스, 식물 바이러스, 세균 바이러스 등 3 가지 그룹으로 나눈다. 바이러스의 발견역사는 다음과 같다.

1892년 Iwanovski가 세균여과기(filterable agent)를 통과하는 담배잎 모자이크병(tobaco mosaic disease) 병원체를 발견하였으며,

1898년 Beijerink 담배잎 모자이크병은 virus라는 것을 발견하였다.

1898년 Loeffler & Frosh : 소의 구제역병(food and mouth disease)을 일으키는 원인균은 현미경으로 보이지도 않고 배양도 안 되는 불가시적 여과성 병원체(동물 바이러스)라는 것을 발견하였다.

1900년 미국의 Walter Reed : Cuba에서 인간의 황열병(yellow fever disease)의 원인은 숲속의 *Ades agyptius* 모기가 흡혈 시 인체에 virus가 침입하여 감염된다는 것을 최초로 발견하였다.

1915년 프랑스인 Twort와 Felix H. d'Hereller는 포도구균(*Staphylococcus aureus*)과 이질균(*Shigella dysenteriae*)을 연구하던 중 이들 균을 녹이는 것을 발견하고 세균을 잡아먹는다는 뜻으로 세균 바이러스(bacteriophage)라고 이름을 붙였다.

1933년 Smith, Andrewes, Laidlaw는 influenza에 걸린 사람의 입가신 물을 여과하여 페렛트(Ferrit)라는 족제비과 동물에 접종하여 똑같은 influenza 증상이 나타냄을 알아내고 influenza virus가 여과성 병원체임을 발견하였다.

1941년 Hirst는 Influenza virus에 의한 혈구응집반응을 발견하여 진단에 이용되었다.

1941년 Ruska는 최초로 전자 현미경을 발견, 처음으로 phage가 올챙이 모양임을 발견였다.

1945년 Enders는 조직세포, 계태아세포를 이용하여 poliovirus vaccinne 제조에 성공하여 소아마비 예방을 실시하였다.

1950년 Salk는 폴리오 소아마비 예방을 위해 Salk vaccine을 발명하여 소아마비 예방에 크게 공헌하였다.

1952년 Earles, Gey는 HeLa 세포를 만들어 virus의 인공 배양에 성공하였다.

1956년 Sabin : 폴리오 생 백신 발명하여 구강으로 투여하게 되었다.

1957년 Isaacs & Lindenmann는 바이러스 치료제로 Interferon 발견함

1960년 바이러스 배양으로 홍역, 볼거리, 풍진 백신 대량 개발로 예방에 박차를 가함

1964년 Blumberg는 호주 원주민 혈액에서 호주항원(Australia antigen) 발견함.

1970년 호주항원을 B형간염항원(Hepatitis B antigen ; HBAg)이라 부르기로 함.

1966년 Gadjusek : 뉴기니아 원주민에서 쿠루(kuru)라는 괴질 발견(slow virus)

1975년 Kohler, Milstein : 세포융합기술을 이용한 단세포군항체(monoclonal antibody) 개발로 면역학적 연구와 바이러스학 연구에 박차를 가함

1976년 WHO 세계 보건기구 발표에 의하면 지구상에서 두창 바이러스(small virus)는 완전히 종식(global eradication)됨.

Jenner가 두창 예방접종을 개발한 이후 180년 만에 이룩된 인류 과학의 개가였다.

1979년 이호왕 : 1950년 한국전쟁 당시의 유행성 출혈열(epidemic hemorrhagic fever : EH fever), 한국형 출혈열(Korean hemorrhagic fever ; Hemorrhagic fever with renal syndrome ; HFRS)의 원인 virus를 발견하고 Hantaan virus라고 명명함.

1979년 미국의 대도시에서 면역결핍증후군(immune deficiency syndrome) 환자 발생

1981년 미국의 대도시에서 처음으로 후천성면역결핍 AIDS(Acquired immunodeficiency syndrome) 환자 발견

1983년 Montagnier : 림프종창 환자로부터 림프선증후군에 관계되는 바이러스인 LAV(lymphadenopathy associated virus) 발견

1984년 Gallo : HTLV-III(human T-cell lymphotrophic virus type III) virus를 발견함. Human T-cell leukemia의 원인이 Retrovirus의 일종인 HTLV-I(Human T Lymphotrophic virus I)임을 발견함

AIDS의 원인이 HTLV-III가 HIV(Human Immunodeficiency virus)임을 발견

1986년 WHO에서 LAV와 HTLV-III는 동일한 것으로 밝힘.

1986년 WHO에서 AIDS를 HIV(human immunodeficiency virus)로 부르기로 통일함

1989년 Johnson : 만성간염을 앓고있는 침팬치의 혈액에서 nAnB형 바이러스 Genome의 일부를 검출한 후 HCV : Hepatitis C virus라고 명명함

1990년 B형간염 항원(Hepatitis B antigen)을 HBV라고 하였다.

1995년 미국에서 G형간염 바이러스를 명명하였다.

9. 예방약의 출현과 면역학의 발달

1749~1823년 Edward Jenner : 천연두(small pox)의 예방을 위하여 우두(cow pox) 백신(vaccine)을 개발하여 사람에 접종하여 천연두 예방에 성공한 것이 면역학의 시초이다. 그 후 백 년간의 천연두 예방접종으로 1978년 드디어 지구상에서 천연두를 퇴치하는데 성공하였다(그림 1-7).

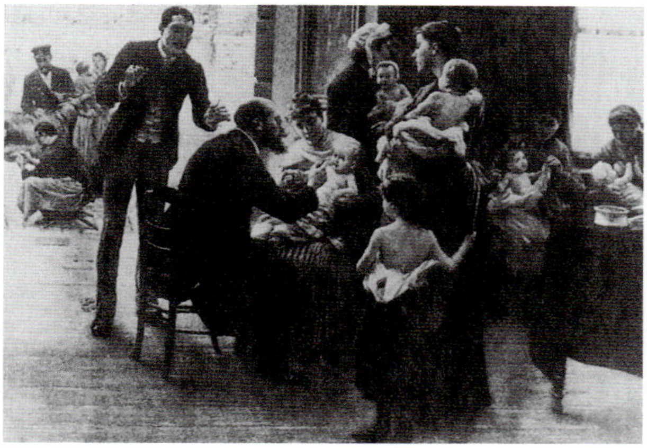

그림 1-7. Edward Jenner(1749~1823). 우두(cow pox) 백신(vaccine)으로 천연두(small pox)의 예방접종 장면 ; 현대 면역의 기초를 이룩함

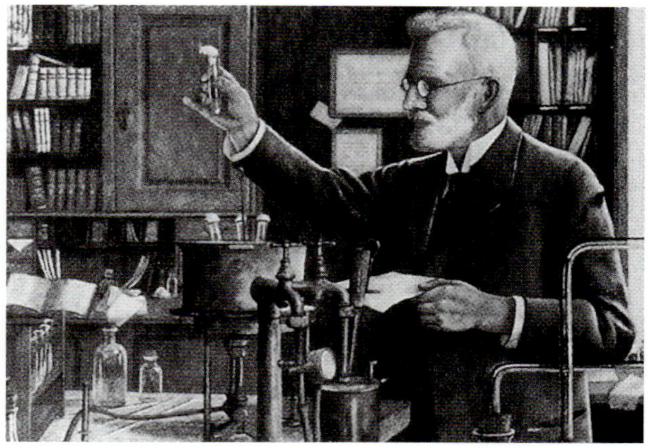

그림 1-8. Paul Ehrlich(1854~1915). 항원 항체설 주장과 측쇄설(side chain theory)발견

1880년 Louis Pasteur : 탄저균을 42~45℃ 온도에 계대배양을 하면 약한 병원성을 나타낼 것이라는 생각을 하고 탄저병(anthrax)의 예방 백신을 개발하여 가축에 접종하였다. vaccine이라는 용어를 최초로 사용하여 이뤄낸 질병에 대한 인류의 위대한 승리였다.

1880년 Metchnikoff : 대식세포가 세균을 탐식작용(phagocytosis)하는 현상을 발견함으로써 cellula theory protection을 주장하여 세포성 면역의 시초를 이루었다.

1919년 Paul Ehrlich : 측쇄설(side chain theory)을 주장하여 체액성 면역 humoral theory of protection의 시초를 이루었다(그림 1-8).

1953~4년 Salk & Sabin : 소아마비(회백수염 : poliomyelitis) 예방백신을 개발하여 어린아이에 투여함으로써 무서운 소아마비로부터 벗어날 수 있었다.

1954년 Ender : 홍역(measles)의 예방 백신 개발
그 밖에 뇌염, 황열병, 간염, 장티푸스, 콜레라, 디프테리아, 파상풍, 백일해 등
다양한 백신이 개발되어 인류가 질병으로부터 예방을 하기 시작하였다.

1955년 Burnet : Clonal selection theory

1958년 Dausset : HLA(human leukocyte antibody) 개발

1959년 Porter & Edelman : Immunoglobulin(면역항체)의 구조 확립

1975년 Kohler & Milstein : Monoclonal antibody 개발

1980년 Tonegawa : Immunoglobulin gene expression diversity 규명

10. 나이팅게일과 초기 미생물학

나이팅게일이 환자 간호의 선구자임은 잘 알려진 사실이다. 전문직업인으로서의 간호는, 나이팅게일이 1855년 크리미아 전쟁 당시 부상자를 희생적으로 간호해 주었던 업적으로 간호과정의 발전과 간호교육이 절실하게 이루어졌으며, 그 당시 미생물학은 초기 단계였다(그림 1-9, 그림 1-10).

영국의 Joshep Lister(1865)는 석탄산(phenol) 용액을 수술실에 살포하고 석탄산 용액에 담궈 소독(disinfection)한 기구로 수술을 하면, 수술 후에 생기는 염증이 훨씬 줄어듦을 발견하고 무균적 수술(aseptic surgery)을 제창하여 소독과 멸균의 정의가 성립되었다.

Louies Pasteur의 자연발생설 확립과, Robert Koch

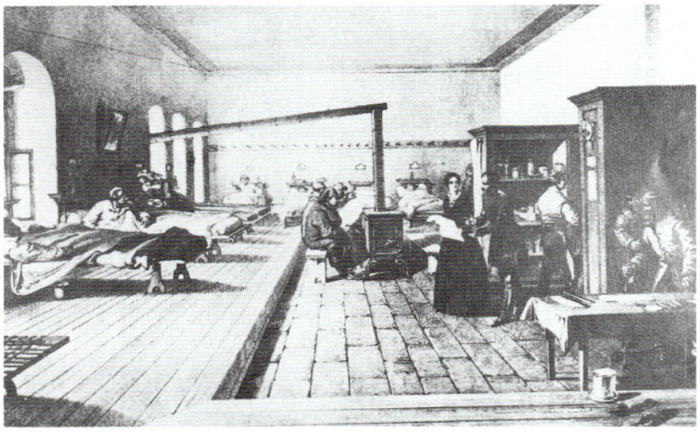

그림 1-9. 1885년 크리미아 전쟁 당시 부상자를 치료하는 나이팅게일

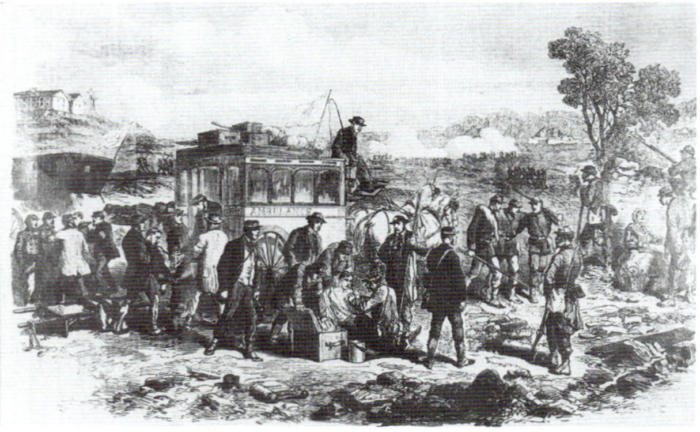

그림 1-10. 1885년 크리미아 전쟁 당시 부상자를 수송하는 Ambrance

의 결핵균 발견, 콜레라균 발견 업적으로 미생물 발달이 눈부시게 진행되었다.

11. 간호 미생물학

병원에 입원한 환자의 간호 보호 치료에 의무를 수행하는 동안 미생물에 의한 원내감염이 발생하는데 가능한 병원미생물과 면역에 관한 기본적인 지식이 있다면 감염병 환자를 효과적으로 보호할 수 있으며 응급실, 수술실, 분만실, 중환자실, 신생아실, 병실 등에 어떤 간호 과정을 취해야 할 것인지를 잘 알고 대처를 할 수 있다. 또한, 환자 가족 그리고 일반인들에게도 병원 미생물 감염 방지를 위한 지식과 예방접종에 관해 설명을 효과적으로 할 수 있을 것이다.

간호학을 전공하는 교과 과정에서 미생물학은 기초 과목으로서 모든 간호 업무에 필수적이라는 것을 제삼 인식하게 될 것이다.

12. 혈청 면역 진단 기술의 발달

세균 및 바이러스의 질병에 대한 진단 기술이 개발되면서 질병 진단 치료 예방 기술이 매우 발달했다. 환자의 혈액을 채혈하여 혈청 중의 항체가를 측정하는 항원・항체반응법, 혈구응집반응법, 침강반응법(Ouchterlony test), 보체결합반응법(Complement fixation test), 바이러스중화시험(Viral neutralization test), 형광항체법(Fluorescent technique test), 효소표지법(ELISA test), 독소항독소중화법(toxin-antitoxin), RIA법 등 각종 방법을 이용한 진단 기술이 개발되어 미생물 진단에 이용되고 있다.

그 예를 들면 다음과 같다.

1. 장티푸스 진단 혈청검사법 – Widal test
2. 발진티푸스 진단 혈청검사법 – Weil-Felix test
3. 매독 진단 혈청검사법 – VDRL test
4. 간염 진단 혈청검사법 – RPHA test, RIA test, ELISA test
5. 독감 진단 혈청검사법 – HI test, PCR test, 세포 배양, 계태아 배양
6. HIV(AIDS) 진단 혈청검사법 – ELISA test, Western Bloting test

13. 최근 미생물학의 발달

1) 분자유전학의 발달

1880~1980년 근 100년 동안 인류가 태어나서 규명하지 못한 미생물에 대해서 거의 밝혀졌다고 해도 과언은 아니다.

최근 미생물학은 눈부시게 발전하면서 분자생물학(molecular biology) 분야에 큰 공헌을 하게 되었다. 그 중 미생물의 세대가 짧은 것을 이용하여 미생물유전학

(microbial genetics)이 발달하였다.

미생물 DNA, RNA 구조가 밝혀지면서 단백질 합성에 관한 지식을 대장균을 이용하여 얻게 되어 마침내 유전공학(genetic engineering 또는 DNA 재조합 기술)이라는 학문이 새로이 탄생되었다.

이런 것들이 서로 얽히고 설켜 새로운 학문 영역으로 발달하여 과거에는 상상하지도 못한 것들이 해결되어가고 있다. 우선 미생물 진단에서 DNA 탐식자 추적법(DNA probe), 중합효소연쇄반응(PCR ; polymerase chain reaction)법들이 임상에서 광범위하게 이용되고 있다.

Kohler와 Milstein(1975)에 의해 단일클론항체(monoclonal antibody technique)법이 개발되어 면역진단 및 치료에 큰 공헌을 하게 되었다.

Gallo(미국 1980)와 Montagnier(프랑스)는 AIDS의 병원체를 분리하여 HIV(인간면역결핍 바이러스) 진단이 가능하게 되었다. 이와 같이 면역학은 더욱 신속하게 발전하여 급속한 현대 면역학을 계속 발전시켰다.

2) PCR(Polymerase Chain Reaction) 응용 진단법

(1) 각종 미생물의 동정

Virus : 인플루엔자 바이러스, 인체면역결핍 바이러스(HIV), B형간염 바이러스(HBV), C형간염 바이러스(HCV), Entenoviruses, Norovirus, Rotavirus, Adenovirus, Astrovirus, 거대세포 바이러스(CMV), Epstein-Barr virus (EBV)

Bacteria : 결핵균(*Mycobacterium tuberculosis*), 한센균(*Mycobacterium leprae*), *Chlamydia trachomatis*

Fungi : *Candida, Histoplasma, Cryptococcus*

Protozoa : *Malaria*, *Toxoplasma, Entamoeba, Giardia*

(2) 유전병 진단(Genetic disease) : 유전자 탐색, 고혈압, 치매, 고지혈, 혈우병(hemophilia), 알코올 중독, 폭력

(3) 종양 진단(Tumor) : 혈액 종양, 암세포가 가지는 특정 유전자 증폭 후 분석

(4) HLA 형별 검사의 응용(Human Leukocyte Antigen ; Histocompatibility antigen)

① 조직 이식이나 장기(간, 신장) 이식 시 공여자(donor)와 수여자(receptor)의 적합성을 판정한다.

② 재생불량성빈혈, 급성백혈병 환자에 골수 이식 시 적합성을 판정한다.

③ 혈소판, 과립구 등 혈구 수혈 시 적합성을 판정한다.

④ 친자감별, 개인 식별, 인류유전학연구에 이용된다.

(5) 법의학적 응용 : 혈흔, 모발, 정액 등에서 유전자 증폭 후 분석하여 범죄 추적, 용의자 신원검색 및 진범 결정에 활용

(6) 고고학 및 계통분류학에서 응용 : 발굴된 시체, 소장품 등에서 종족의 특이적 염기성 서열 확인

(7) 유전자 재조합에 이용 : 유전공학을 이용, 나쁜 유전자 잘라 내고 좋은 유전자를 붙여 준다.

V. 미생물의 분류

1. 생물계에서 미생물의 위치

지구상의 모든 생물은 동물계, 식물계, 원핵생물계(Kingdom protista)로 나눈다. 최근 전자 현미경을 이용하여 형태학적 미세구조에 따라 원생생물계는 다시 진핵생물계(Eucaryotae)와 원핵생물계(Procaryotae)로 나누며 진핵생물계에는 진균(fungi), 원생동물(protozoa), 조류(algae), 점균류(slime mold)가 속해 있다. 이들은 세포핵이 핵막으로 덮여 있고 유사분열을 하고 미트콘드리아 등을 세포질 내에 갖는 세포군으로 되어있다.

원핵생물계는 세균(bacteria), 남조류(blue-green algae)가 속해 있는데 핵에는 핵막이 없고 유사분열을 하

지 않으며 세균염색체(DNA)가 1개인 세포군으로 밝혀졌다(표 1-3).

2. 세균의 분류법(Classification)

원핵생물계에 속한 세균의 각종 성상을 조사하여 그 성상이 같은 세균을 모아서 하나의 집합을 만드는 일을 분류(classification)라고 한다.

세균 분류에 이용되는 기본은 세균의 형태, Gram 염색성, 운동성, 아포 유무, 집락의 성상, 생화학적 성상, 생리학적 성상, 면역혈청학적 성상과 응집반응, 병원성, 균체의 유전자인 DNA의 염기조성(G+C mole %) 유사성과 균주 간의 DNA hybridization을 시행하여 가까운 균을 종(species)으로 구분하여 분류한다.

미생물의 위치는 동물과 식물 이외의 제3의 생물계로서 원생생물계(Kingdom Protista)가 설정되었다. 그리고 이 원생생물계는 다시 고등원생생물군(진균, 원생생물, 조류, 점균류)과 하등원생생물군(세균, 남조류)의 두 군으로 나뉘었다. 그러나 최근 전자 현미경을 이용하여 형태학적인 연구가 진행되어, 생물은 세포핵이 핵막으로 덮이고 유사분열을 하고 미토콘드리아 등을 세포질 내에 갖는 진핵생물계(Kingdom Eucaryotae)와, 핵에는 핵막이 없고 유사분열을 하지 않으며, 염색체가 1개인 원핵생물계(Kingdom Procaryotae)의 두 계로 나뉘어졌다.

3. 세균의 명명법(Nomenclature)

세균학명의 명명은 라틴어 또는 라틴어화한 그리스어로 표현하거나 발견자, 발견 지명 등을 표명한다. 균종(species)은 2 명명법에 따라 속명+종명(예 : 황색포도구균 *Staphylococcus* –속명, *aureus* –종명)으로 나타낸다. 속명의 첫 자는 대문자로, 종명은 소문자로 시작하여 이탤릭체로 표기한다. 인쇄체의 활자 수나 수기 표시일 경우 속명 및 종명에 밑줄을 그어서 명기한다.

표 1-3. 미생물의 위치와 세포의 차이점

미생물의 위치		원핵생물계	진핵생물계
		하등원생생물계 일반세균 남조류세균원시세균	고등원생생물계 진균류 원생동물(원충류) 조류 점균류 동물, 식물
세포의 차이점	핵막	–	+
	유사분열	–	+
	염색체수	1	다수
	Mitochondria	–	+(또는 –)
	엽록체	–	+(또는 –)
	Ribosome	50S 70S 30S	□ 60S 80S □ 40S
	Ameba 운동	–	+(또는 –)
	운동기관	편모 또는 축사	섬 모
	세포벽과 성분	+(일부–) Peptidoglycan, lipids, protein	+(또는 –) Chitin 또는 cellulose

● **분류학상 세균 계통은 다음과 같다.**

계(kingdom), 문(phylum 또는 division), 강(class), 아강(subclass), 목(order), 아목(suborder), 과(family), 아과(subfamily), 족(tribe), 아족(subtribe), 속(genus), 아속(subgenus), 종(species), 아종(subspecies)으로 분류해 내려가고 종보다 하위의 분류는 생물형(biotype 또는 biovar), 혈청형(serotype 또는 serovar), 파지형(phagetype), 상(phage) 등으로 구분하여 분류한다(표 1-4).

표 1-4. 세균의 분류 계통

세균의 분류 및 명명법(예 : Salmonella)		
계	Kingdom	Procaryotae
문	Division	Protophyta
강	Class	Schizomycetes
목	Order	Eubacteriales
과	Family	*Enterobacteriaceae*
속	Genus	*Salmonella*
종	Species	*Salmonella enterica*
아종	Subspecies	*Salmonella enterica subsp. enterica*
형, 주	Type, Strain	*S. enterica subsp. enterica* ATCC 13313

세균의 균종을 정할때는 표준균주 ATCC(American Type Culture Collection)와 NTCC(National Type Culture Collection)의 균의 형태와 모양, 생화학적 성상 특성과 비교하여 일치되면 속, 종의 이름을 붙인다.

분류학상 보통 목의 이름 끝에 -ales(ie, Eubacteriales), 과 이름 끝에 라틴어화된 -aceae(eg, Enterobacteriaceae, Neisseriaceae), 족 이름 끝에 -eae(proteae)를 붙여 부른다.

오늘날 분류법의 명명은 유전자 염기배열 균체 내의 DNA(G+C mole%)의 상동성을 양적 비교로 분류하는 방법(DNA homologies, DNA sequence analysis, 16 ribosomal RNA(16 rRNA) analysis) 등을 적용하여 가까운 균을 종으로 결정하여 분류한다.

1) 수치 분류법

모든 균주의 성상을 비교하여 공통 성질을 많이 갖고 있는 세균을 통계 처리하여 유사성이 높은 세균을 모아서 균주를 분류해 가는 방법을 수치분류(numerical toxonomy)라고 한다. 수치분류는 최근 computer가 도입됨으로써 급속히 발전하였다.

2) 분자 유전학적 분류법

Bergey's manual 분류법이나 수치 분류법은 세균의 특징이 흡사한 것을 묶어서 객관적 분류법으로 만들었으나 세균 유전학적 입장에서는 문제점이 있다. 세균의 성상표현 형질은 핵산(DNA)에 의해 결정되기 때문에 세균의 분류는 게놈(genom)의 동질성(homology)에 의해 결정되는 것이 보다 정확한 것으로 생각된다.

유전학적 분류법으로는 DNA 염기조성에 의한 분류, DNA hybridization법에 의한 분류, 유전자 구성 조합에 의한 방법 등이 있다.

4. 미생물 분류의 기준

1) 균의 특징
   ① 균의 크기와 모양 : 구균, 간균, 나선균, 포자 유무, 편모 유무, 협막 유무
   ② 균의 염색성 : 그람염색성, 항산성염색, 편모 염색, 포자염색 등
2) 배양집락의 형태 : 원형, 불규칙형, 편평형, 융기형, 투명도, 색소, 용혈성 등
3) 생화학적 성상과 영양요구성 : 탄수화물 분해능, 아미노산 분해능, 호흡효소 생성능, 균체외효소 생성능, 유기산염 이용은, 질산염 환원능, 균체외 구조와 기능에 관한 성상
4) 생리학적 성상 : 산소 요구성 – 호기성, 혐기성, 약호기성
   산소내기성 온도 요구성 – 저온미생물, 중온미생물, 고온미생물

온천미생물 pH 요구성 – 산성 발육균, 알칼리성 발육균

CO_2 요구성 – 이산화탄소 발육시 필요로 하는 균

5. 분자생물학적 분류
(molecular biologycal taxonomy)

Bergey's manual 분류법이나 수치분류법은 세균의 특징이 흡사한 것을 묶어서 객관적 분류법으로 만들었으나 세균 유전학적 입장에서는 문제점이 있다.

세균의 성상표현 형질은 핵산(DNA)에 의해 결정되기 때문에 세균의 분류는 게놈(genom)의 동질성(homology)에 의해 결정되는 것이 보다 정확한 것으로 생각된다.

가장 신뢰성 있는 분류 방법은 생물 간에 유전학적 유연관계의 정도를 기초로 한 것이다.

이 방법은 1960년대 분자생물학에서 개발된 기술을 이용하는 것으로 같은 종이나 유사한 종간에는 mol% G + C 값이 매우 비슷하고 유연관계가 별로 없는 종간에는 mol% G + C 값이 서로 다르다는 것이다. 그러나 간혹 두 미생물의 G + C율이 같다 할지라도 두 미생물의 상관성이 거의 없는 완전히 다른 특성의 집단도 발견되기도 한다.

1) DNA 염기조성

생물의 종류가 같으면 염기조성은 같고 유연관계가 가까운 생물은 그 염기조성도 유사할 것이므로 각 생물의 염기조성을 비교하여 유연관계를 추정할 수 있다. DNA 중 adenine(A) + guanine(G)의 양과 cytosine(C) + thymine(T)의 양은 균종에 따라 일정하다. 이들 염기조성은 DNA분자의 총 염기 mol수에 % G C 함량으로 나타난다.

$$G + C\% + (G+C) / (A+T+G+C) \times 100$$

G + C의 몰 비는 균정에 따라 다르나 대개 20~78%의 범위에 속한다. 100% 이상 차이가 발생하면 유전 인자 간 공통성은 희박하다고 할 수 있다.

2) DNA 상동성(Hybridization)

두 미생물로부터 추출한 DNA를 단일가닥으로 분리시킨 후 두 미생물의 단일 가닥의 DNA를 함께 섞어 냉각시킨다. 만일 두 미생물이 밀접하게 연관이 된 미생물이라면 각각의 단일 DNA 가닥이 결합할 것이다. 그러나 두 미생물이 연관이 없다면 결합은 일어나지 않을 것이다.

이 방법은 종(species) 수준의 분류에 유용한 방법이다.

3) 16S rRNA 염기배열

세균에 있어서 16S rRNA는 진화하는 동안 매우 느리게 변화되어 비교적 잘 보존되어 있으므로 만일 두 미생물 간에 분명히 연관되어 있다면 DNA 상동성에는 별로 나타나지 않았더라도 16S rRNA 염기 배열에는 어느 정도 유사성이 남아 있을 것이다. 그러므로 이들 간의 유사성의 정도로 연과 정도를 측정하는데 사용한다.

4) 유전자 재조합현상의 응용

세균의 유전현상 중 하나인 접합(conjugation), 형질전환(transformation), 형질도입(transduction)에서 DNA 재조합(recombination)이 일어나므로 두 세균간의 재조합 빈도에 따라 유연관계를 알 수 있다.

일반적으로 염기의 조성이 비슷한 종 사이에는 형질전환의 빈도가 비교적 높게 나타나지만 아주 다른 종 사이에는 일어나지 않는다. 이들 접합, 형질전환 및 형질도입의 현상은 한정된 범위의 세균에서만 일어나므로, 이 방법으로는 모든 세균의 계통적 유연관계를 알 수 없다.

5) 화학적 분류(Chemical taxonomy)

세포를 구성하는 화학성분이나 대사생성물을 지표로 분류하는 방법이다. 세균의 세포벽 구성 성분 및 조성은 종류에 따라 특징이 있으므로 이것을 이용하여 유연관계를 추정한다. 예를 들면 남조류가 세균류

와 유연관계가 있다는 것은 세포벽에 함유되어 있는 peptidoglyucan으로 알 수 있다.

또 효모의 분류에는 세포벽의 다당류를 비교하여 유연관계를 추정한다.

2편
세균학 총론

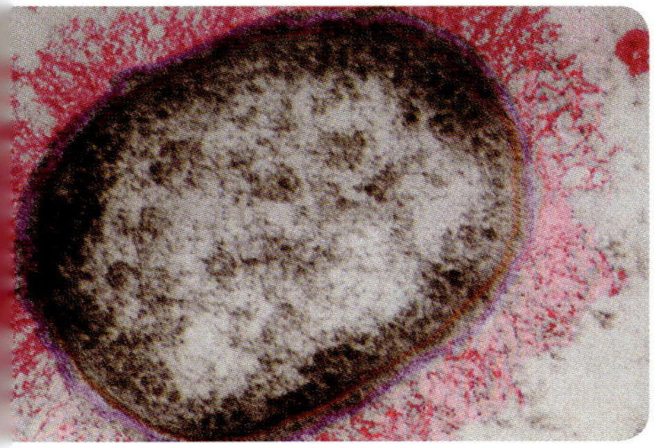

2장

세균의 크기와 형태

I. 세균의 형태와 배열

세균의 세포 크기와 외형 모양, 배열 등은 세균의 종(species)에 따라 여러 가지 형태이다. 대부분 직경 0.2~2.0μm×길이는 1.0~6.0μm 정도의 다양한 형태의 크기이며 각기 균종마다 특징이 있어서 세균을 동정할 때에 대단히 중요하다.

세균의 기본 형태는 다음의 4가지 모양이 있다.

1. 외부 모양

세균 형태에 따라 구상, 간상, 콤마상, 나선상의 형태로 구별된다.

- 세균 세포가 구형인 것을 구균(coccus 단수, cocci 복수)
- 세균 세포가 간상인 것을 간균(bacillus 단수, bacilli 복수)
- 세균 세포가 콤마형인 것을 비브리오(vibrio 단수, vibrios 복수)
- 세균 세포가 나선형인 것을 나선균(spirillum 단수, spirilla 복수)

일반적으로 세균은 그 균종에 따라 특유한 형태를 나타내지만 배양 조건이나, 환경 조건, 항생제의 영향을 받아 이상 형태를 나타내는 경우도 있으며 배열은 세균의 분열 방향에 의해 결정된다.

2. 외부 배열

세균은 2분열을 계속하면서 증식한다. 분열 양식에 따라서 각기 균종에 특징이 있는 배열을 형성한다.

1) 구균(Cocci)

구균은 직경 약 1.0m 내외의 크기이며 1개씩 떨어져 있는 것은 단구균(monococci), 2개씩 짝을 이루고 있는 것을 쌍구균(diplococci), 4개씩 짝을 이룬것을 사련구균(tetracina), 4개가 상하로 겹쳐 정입방체로 8개씩 짝을 이룬 것을 팔련구균(sarcinae), 포도 송이 모양의 배열을 한 것을 포도구균(*Staphylococci*), 염주알 모양으로 연쇄를 이룬 것을 연쇄구균(*Streptococci*)이라고 부른다.

2) 간균(Bacilli)

간균의 크기는 긴 것과 짧은 것이 있고 크기와 형태에 따라 차이가 있으며 0.5μm의 작은 간균과 1.5×8 μm의 긴 간균도 있다. 간균의 형태는 종에 따라 다양한데 양끝이 대나무 마디 모양 각이 진 것(탄저균)과 바늘같이 뾰족한 *Fusobacterium*, 곤봉 모양인 diphtheria, 콤마모양인 vibrio 등이 있다.

3) 나선균(Spirochete)

나선의 크기와 나선수에 따라 *Treponema, Borrelia, Leptospira*로 나눈다.

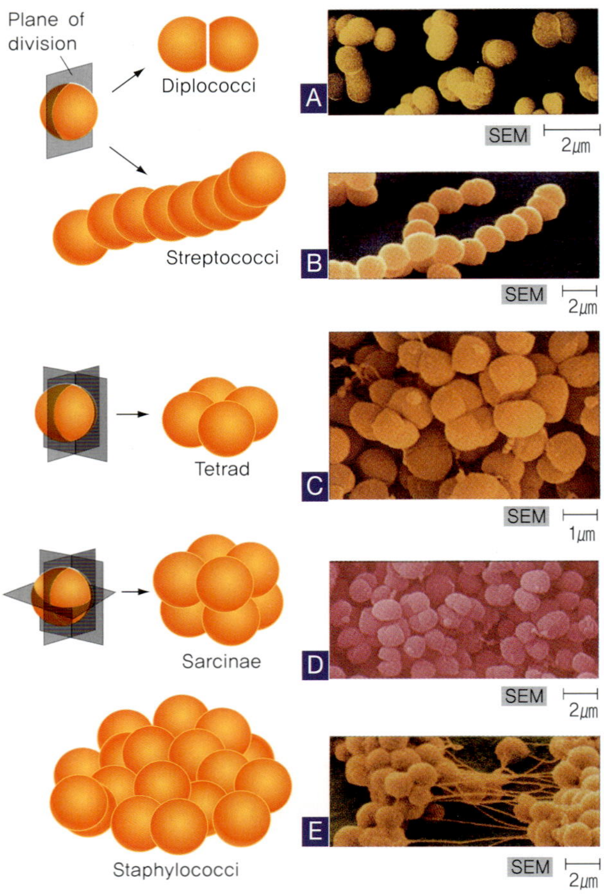

그림 2-1. 구균의 배열과 구균 모양. (A) 쌍구균(Diplococci) (B) 연쇄구균(*Streptococci*), (C) 4련구균(Tetracina), (D) 8련구균(Sarcinae), (E) 포도구균(*Staphylococci*)

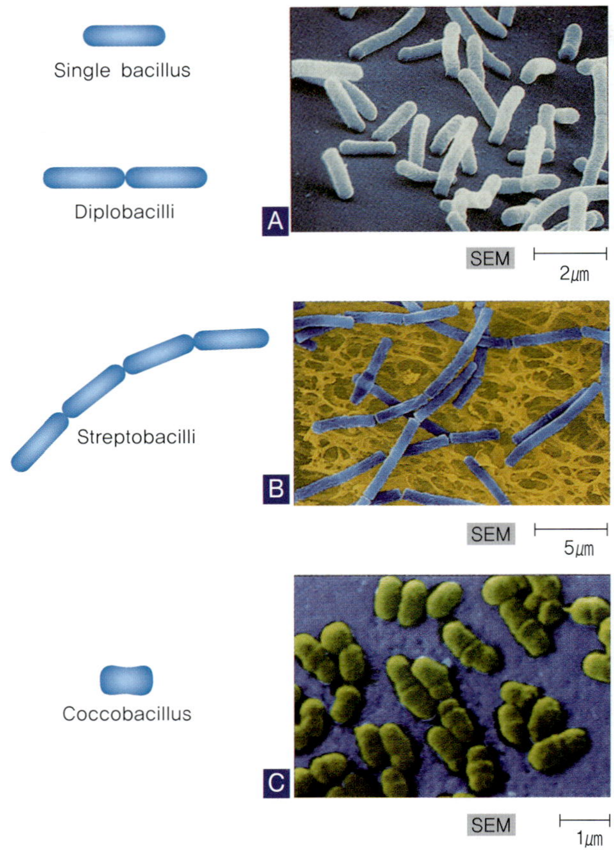

그림 2-2. 간균의 배열. (A) 간상모양 막대간균(long bacilli) (*Escherichia coli, Shigella*), (B) 간상모양 긴연쇄간균(long Streptocobacilli) (*Lactobacillus*), (C) 간상모양 단간균(short bacilli) (*Bordetella, Brucella*)

3. 세균의 크기(Size)

세균의 크기는 균종에 따라 다르다. 또한 동일한 균종이라도 균주에 따라 다르다. 왜냐하면 환경에 영향을 받기 때문이다.

세균의 크기는 0.1~10μm이며 단위는 흔히 micrometer(μm 또는 micron, μ)로 측정한다. 구균은 직경으로 간균은 장경과 단경으로 측정하여 크기를 표시한다. 포도구균은 직경이 약 1.0μm 이다. 간균중 가장 작은 영균(*Serratia marcescens*)은 0.5(단경)$\times$0.5~1.0(장경)μm이고 긴세균(long bacilli)은 예를 들면 탄저균(*Bacillus anthracis*)은 1.3$\times$10.0μm가 된다(그림 2-4).

세균 크기의 계측은 측미계로 살아있는 생균을 위상차 현미경을 써서 측정한다.

4. 세균의 편모(Flagella)

세균은 균체 표면에 편모(flagella)를 가지고 있는데 편모로 세균이 움직이는 운동성 역할을 한다(그림 2-5).

편모의 길이는 2~3m 정도이고 편모염색을 하여 광학 현미경으로 보면 관찰된다. 편모는 단백질로 구성되어 항원성을 가지고 있으며 편모의 항원을 H 항원이라고 한다. 이것은 세균의 혈청형 결정에 중요하며 특히 Salmonella 균종 동정 시 중요한 응집반응에 이용된다. 편모가 붙어있는 방식과 수에 따라

a. 단모성 편모균 - *Vibrio cholerae, Vibrio parahemolyticus,*

만곡모양 간균과 나선균

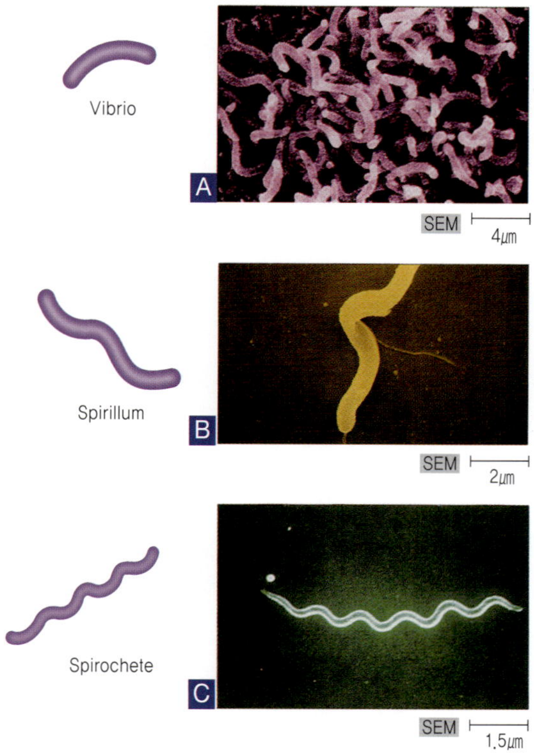

그림 2-3. 나선균의 배열. (A) 콤마간균(comma bacilli) 콜레라(*Vibrio chorerae*), (B) 만곡모양 간균 *Spirillum, Campylobacter* sp. *Helicobacter* sp., (C) 나선모양 나선균 (spirochetes)

Vibrio vulnificus,
Campylobacter 속,
Pseudomonas 속 등이 있다.

b. 쌍모성 편모균 - 수생 나선균

c. 총모성 편모균 - *Pseudomonas* 속, *Spirillum* 속,

d. 주모성 편모균 - *Salmonella* 속, *Proteus* 속, *Serratia* 속, *Escherichia* 속, *Enterobacter* 속 등이 있다.

e. 무모성균 - *Shigella* 속, *Klebsiella* 속, *Staphylococcus* 속

나선균(spirochetes)은 *Treponema, Borrelia, Leptospira*가 있으며 나선형으로 세포를 감싸고 있고 축사에 의해 운동을 한다(그림 2-7).

5. 세균의 섬모(Pili)

균체에 편모보다 아주 작은 미세한 털을 갖는 것이 있는데 이것을 섬모(pili 또는 fimbriae)라고 한다. 광학 현미경으로 관찰이 어렵고 전자 현미경으로 관찰된다. 섬모는 일반적으로 숙주세포에 흡착(adhesin) 시 염증을 유발하고, 백혈구의 탐식작용을 방해(evasin)하고, 백혈구를 공격(aggresin)하여 사멸시키고, 적혈구응집소인 렉틴(lectin)을 갖고 있어 적혈구를 응집하는 특성을 가지며, 적혈구응집반응 유무를 알아보면 섬모를 갖고 있다는 것을 추정할 수 있다(그림 2-6).

섬모는 단백질로 구성되어 있고 항원성을 가지고 있다. 한편 성섬모(sex pili)는 세균접합시 공여세균에서 수용세균으로 유전물질인 DNA의 이동 통로로 제공되고 있다.

6. 세균의 포자(Spore)

호기성 Gram 양성 아포형성 간균 *Bacillus* 속, 혐기성 Gram 양성 아포형성 간균 *Clostridium* 속의 균은 외부 환경 조건에 대해서 강한 저항성을 가지게 되어 균체 세포질에 아포를 형성한다(그림 2-8).

일반적으로 발육 환경이 나쁠 때 아포를 만들기 쉬우며 건조, 열, 소독제, 화학약품 등에 저항성을 나타내므로 일종의 내구형으로 생각된다. 일단 아포를 형성하면 모든 대사가 정지되며 이러한 형태로 수 년간 생존할 수가 있다. 아포에 다시 적합한 영양, 습도, 온도를 유지해주면 아포에서 영양형으로 되돌아가 균체를 형성하면서 증식을 한다.

아포는 열에 강하여 100℃ 끓는 물에 10분 정도 가열해도 사멸되지 않기 때문에 수술 기구, 세균배양하는 기구나 세균배양하는 액체배지, 고체배지를 만들 때 간헐멸균을 이용하거나 가압증기멸균법으로 121℃, 15분간의 고압멸균하면 대부분 사멸한다.

아포는 Gram염색, 단염색에는 염색이 되지 않으며 아포염색법에 의해 현미경으로 관찰된다. 흔히 한 개의 균체에 한 개의 아포를 형성한다.

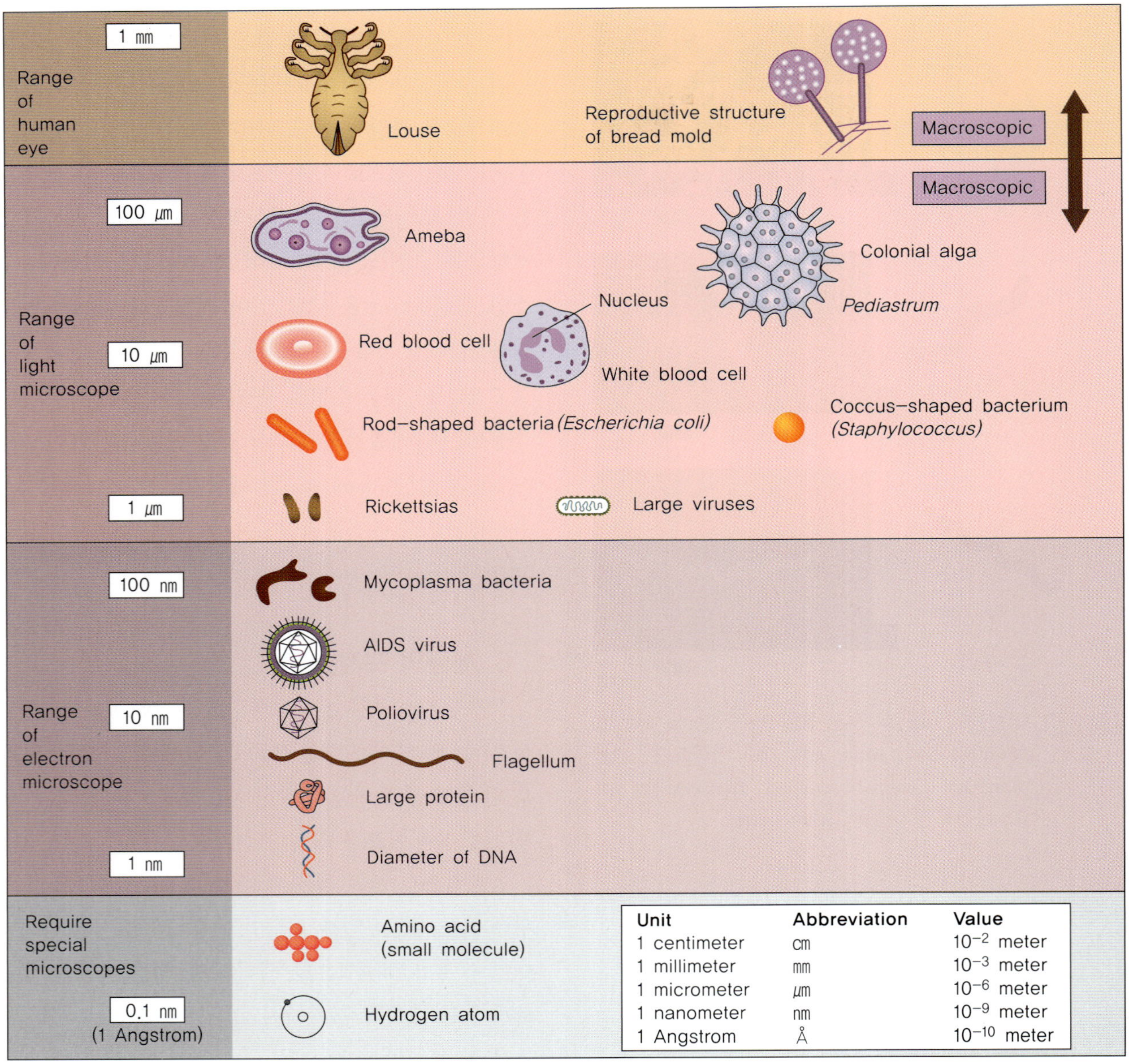

그림 2-4. 미생물 크기의 비교

균체 내의 아포가 형성하는 위치에 따라 중앙성 아포, 편재성 아포, 단재성 아포라고 부른다.

II. 세균의 구조와 기능

세균의 기본 구조는 ① 세포벽(cell wall), ② 세포질 막(cytoplasmic membrane), ③ 세포질(cytoplasm)로 되어있다. 균은 종류에 따라 이러한 기본 구조 외에 ① 협막(capsule)또는 점액층(slime layer), ② 균의 고유운동을 나타내는 편모(flagella), ③ 섬모 (pilli), ④ 아포(spore)를 갖고 있다(그림 2-9).

1. 세포벽(Cell wall)

세균의 표면을 덮고 있는 세포벽은 단단한 굳은 구조로서 구형, 간상형의 고유 형태를 유지시킨다. 모

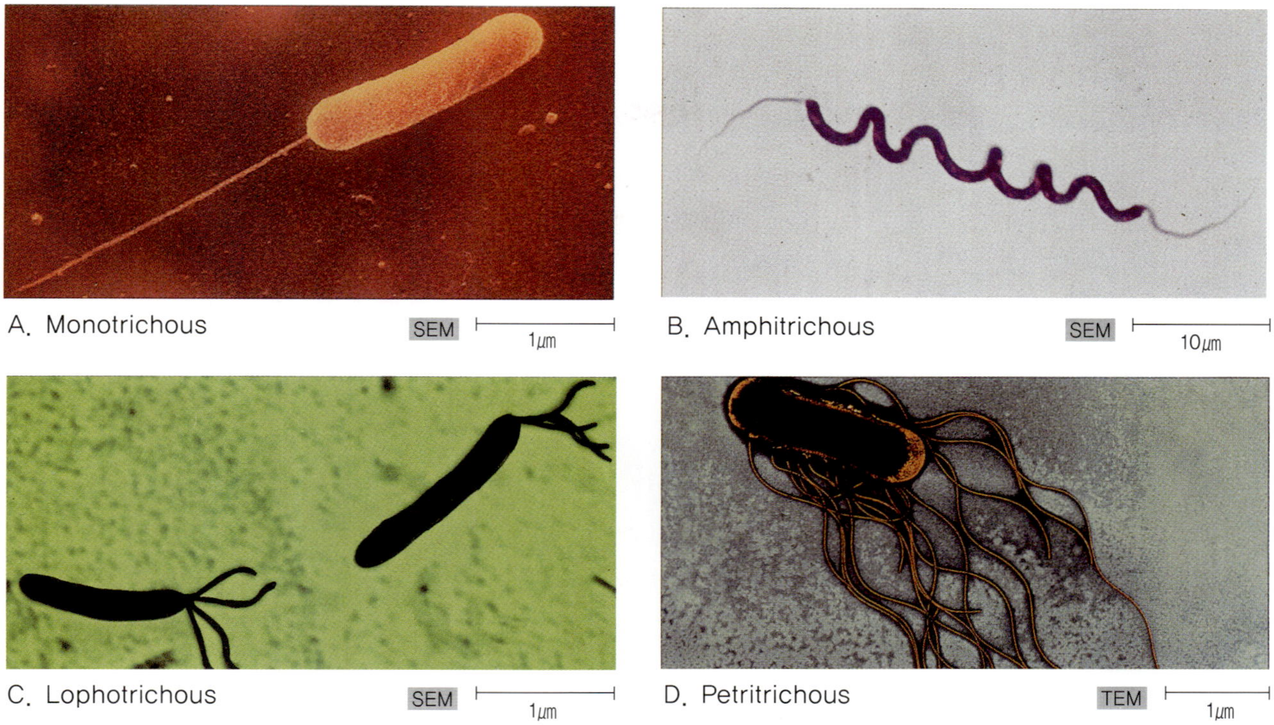

그림 2-5. 편모의 위치와 편모의 종류

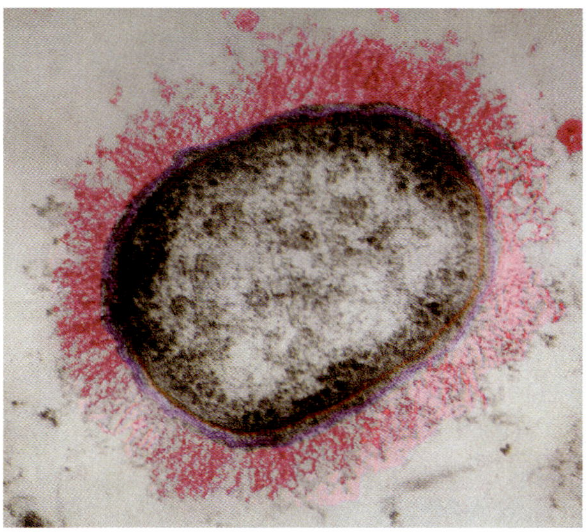

그림 2-6. 섬모의 모양. 섬모는 적색으로 염색된 것(전자현미경으로 관찰한 Gram 음성간균)

든 세균의 고형 성분은 펩티도글리칸(peptidoglycan)이다. 세포벽 형성은 Gram 양성균과 Gram 음성간균 간에 서로 다르다. 펩티도글리칸은 세포벽이 없는 *Mycoplasma*와 *Ureaplasma*를 제외하고는 모든 세균 아종에서 발견된다. 이 기본 구조는 탄수화물의 한 일부인 N-acetylglucosamine과 N-acetylmuramic acid가 β-1,4 linkage로 번갈아 가면서 결합되어 있다(그림 2-10 (A)).

1) 그람 양성균 세포벽

Gram 양성균의 세포벽 내층에 펩티도글리칸(peptidoglycan) 층으로 되어있고, 세포벽 건조무게 40~80%가 펩티도글리칸 층이다. 외층에는 다양한 단백질(M-protein), 다당류(Polysaccharide), 테이코익 산(teichoic acid)으로 불리는 독특한 분자들로 되어있다. 테이코익산(teichoic acid)은 항원성을 가지며 균의 형 특이성을 결정짓는다(그림 2-10 (B)).

2) 그람 음성균 세포벽

Gram 음성균의 세포벽 내측은 펩티도글리칸 층(peptidoglycan layer)으로 구성되어 있고 외층에는 리포단백(lipoprotein)과 리포다당류(lipopolysaccharide,

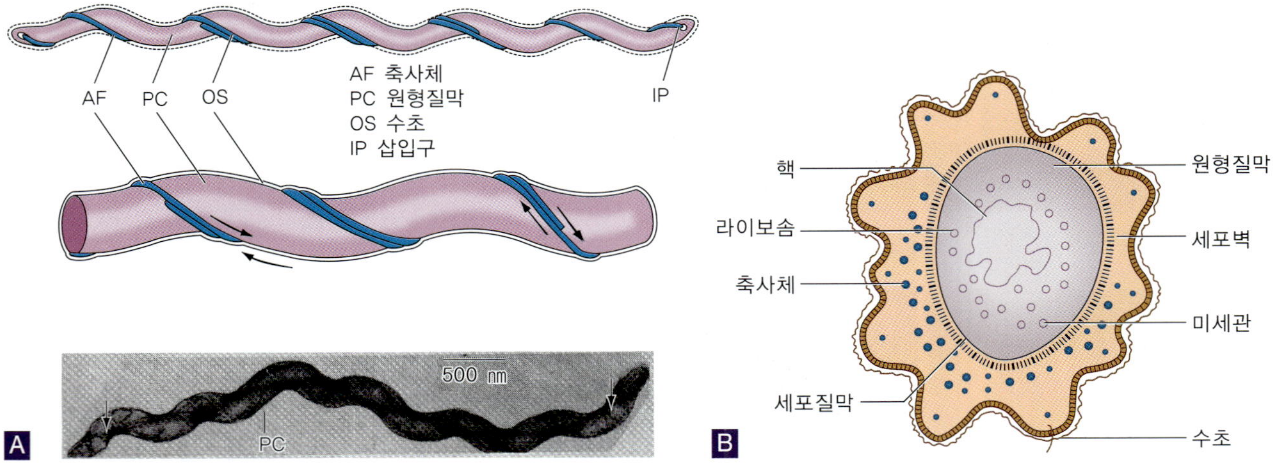

그림 2-7. 나선균의 축사의 구조. (A) 나선균 축사의 구조와 모식도, (B) 나선균을 횡 절단한 모식도

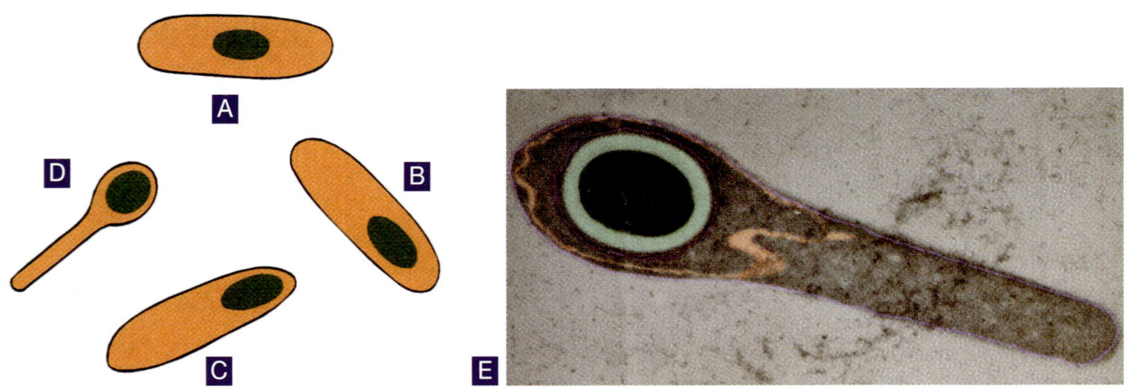

그림 2-8. 세균의 아포와 아포의 위치. (A) 중앙성 아포, (B) 편재성 아포, (C) (D) 단재성 아포, (E) 파상풍균의 단재성 아포, 전자 현미경 사진

LPS)로 싸여 있다. LPS는 내독소(endotoxin)와 균체들이 항원(somatic specific antigen O 항원)의 두 가지 작용을 갖고 있다.

LPS는 lipid A와 다당체(polysaccharide)로 나뉘고 lipid A는 독성과 관계가 있다. 균체 O 항원은 항원 특이성에 의해 수많은 항원형(혈청형)으로 분류된다(그림 2-10 (C)).

2. 세포질막(Cytoplasmic membrane)

세포질막(cytoplasmic membrane)은 세포질을 싸고 있으며, 외측은 세포벽에 접하고 있다. 화학적 성분은 인지질과 단백질로 구성되어 있는데 sterol은 결여되어 있다(그림 2-11).

세포질막은 균체 내외의 물질 투과를 조절하는 삼투압장벽(osmotic barries)의 역할을 하고 있다. 물질의 투과는 단순한 삼투 외에 효소 반응에 의해서도 이루어지고 있다.

3. 세포질(Cytoplasm)

세포질(cytoplasm)에는 여러 가지 효소, 조효소, 대

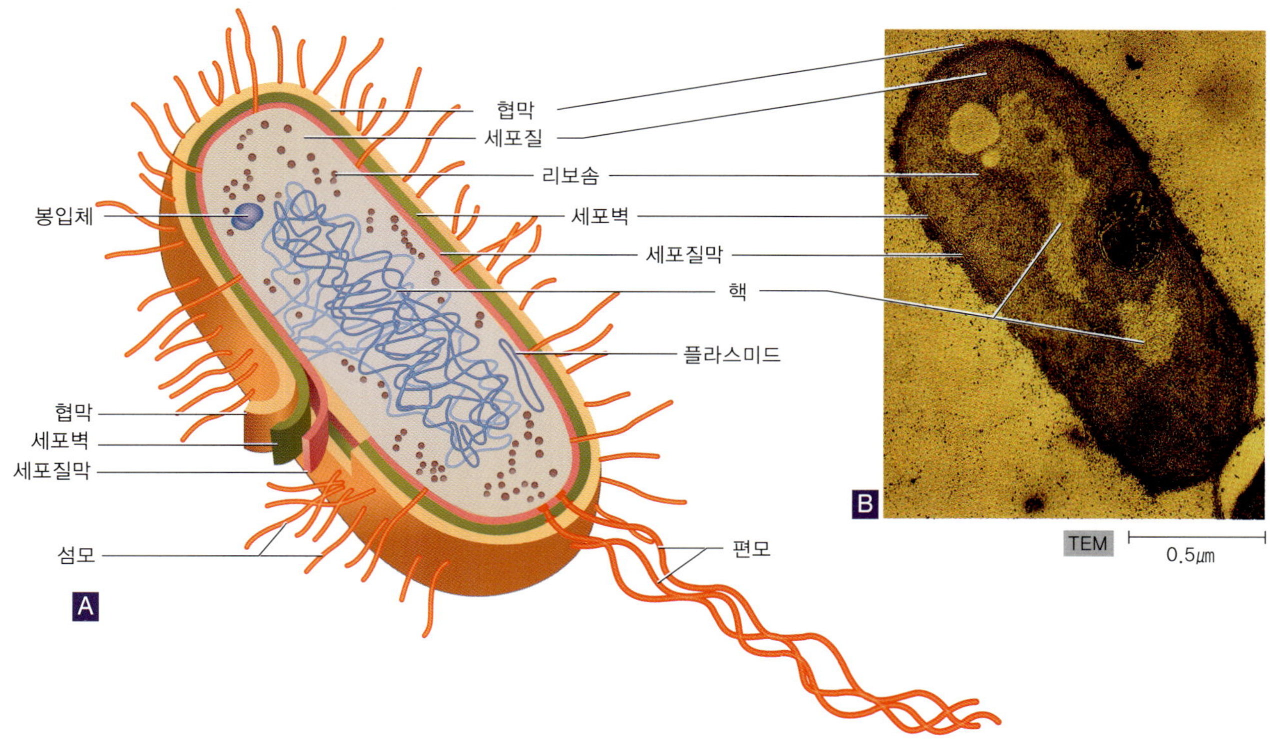

그림 2-9. 세균 구조. (A) 세균구조의 모식도, (B) 전자 현미경으로 관찰한 세균의 내부 구조

사산물, 광물질 등이 포함되며 단백합성에 관여하는 ribosome이 있다. 균종에 따라서 이염과립(metachromatic granular), 다당체과립, 지질과립, 유전에 관여하는 DNA chain(plasmid) 등이 포함된다(그림 2-11).

Ribosome은 RNA 단백입자로서 60% RNA, 40%는 단백으로 구성되어 있고, 균체 내에서 단백질을 합성하고 있다. 균체를 파괴하여 초원심하여 분석하면 침강계수 70S의 입자로서 분리된다. 이염과립은 methylen blue나 toluidine blue로 염색하면 균체는 청색, 과립은 자색이 되어 이염성을 나타낸다. 이것을 이염소체라고 부르며 diphtheria균에 특징적으로 관찰되어 세균동정에 이용된다.

4. 핵(Nucleus)

세포질 내에는 핵(nucleus)이 존재한다. 이것은 DNA 섬유의 집합으로 구성되며, 핵막을 갖지 않는다. 핵염색은 Giemsa염색, Feulgen염색을 하면 세포질 내에 DNA염색을 할 수가 있다. 이렇게 염색된 과립을 핵소체(chromatin body)라 하며 핵에 해당된다. 세균의 핵은 하나의 기다란 2중 나선구조를 가지며 DNA 분자로서 세포 외로 분리할 수 있다.

분자량은 약 3×10^9 dalton이고 길이는 약 1mm이다. 세포질 내에서는 철사실이 엉킨 것같이 환상이며 세균의 유전을 지배한다(그림 2-12).

5. 협막(Capsule), 점질층(Slime layer)

세균의 종류에 따라서는 세포벽 외측에 점조성 층을 가진 것이 있다. 외계와의 경계가 분명한 것을 협막(capsule)이라 하고, 분명치 않는 것을 점질층(slime layer) 혹은 외피(envelope)라고 한다. 이러한 구조는 세포를 동정할 때에 중요하며 *Klebsiella pneumoniae* (폐렴간균) 또는 *Streptococcus pneumoniae*(폐렴구균)에서 대표적으로 볼 수 있다(그림 2-13).

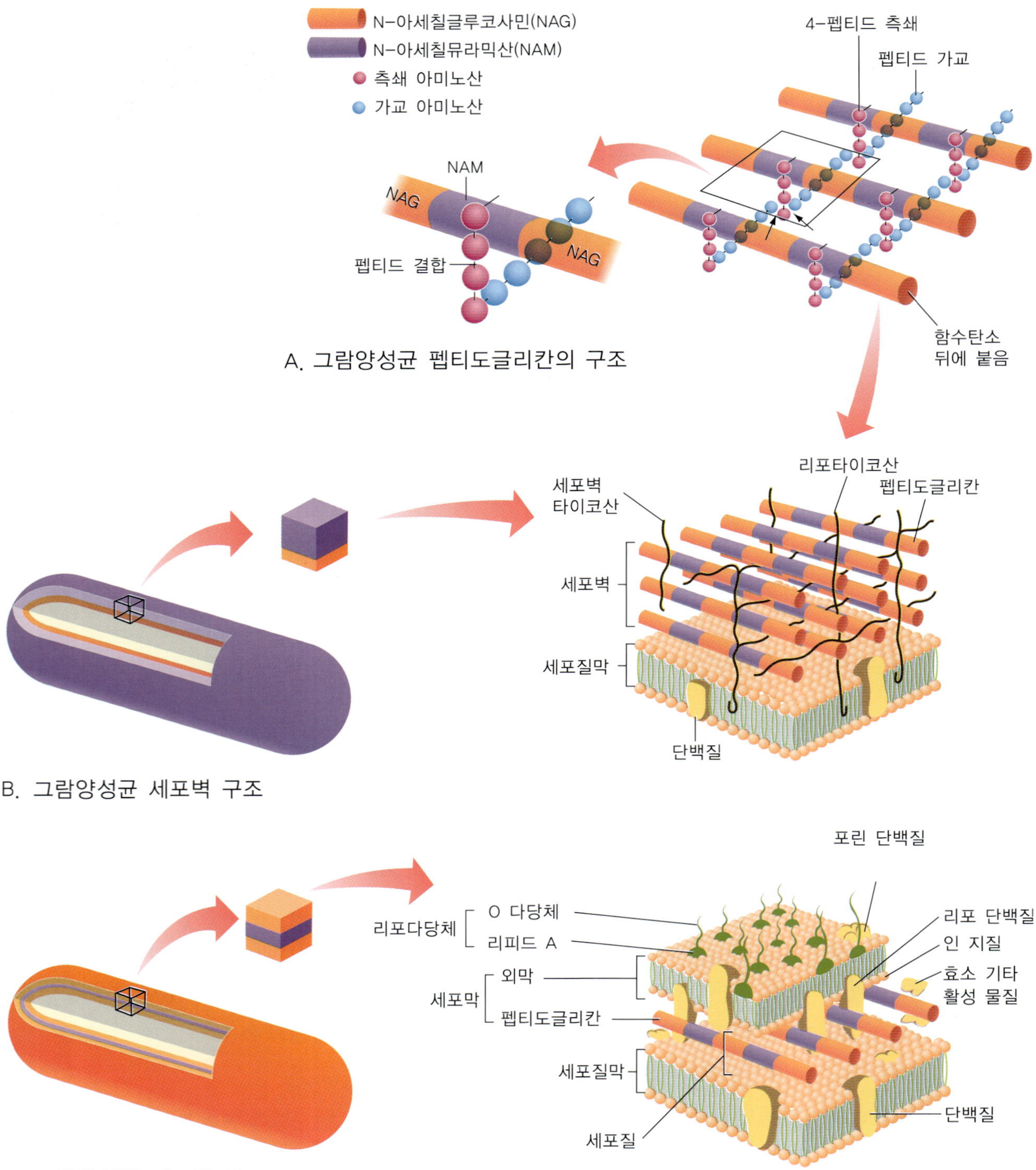

그림 2-10. Gram 양성균 Gram 음성균 세포벽의 모식도. (a) Gram 양성균의 펩티도글리칸의 구조 (b) Gram 양성균의 세포벽 구조 (c) Gram 음성균의 세포벽 구조

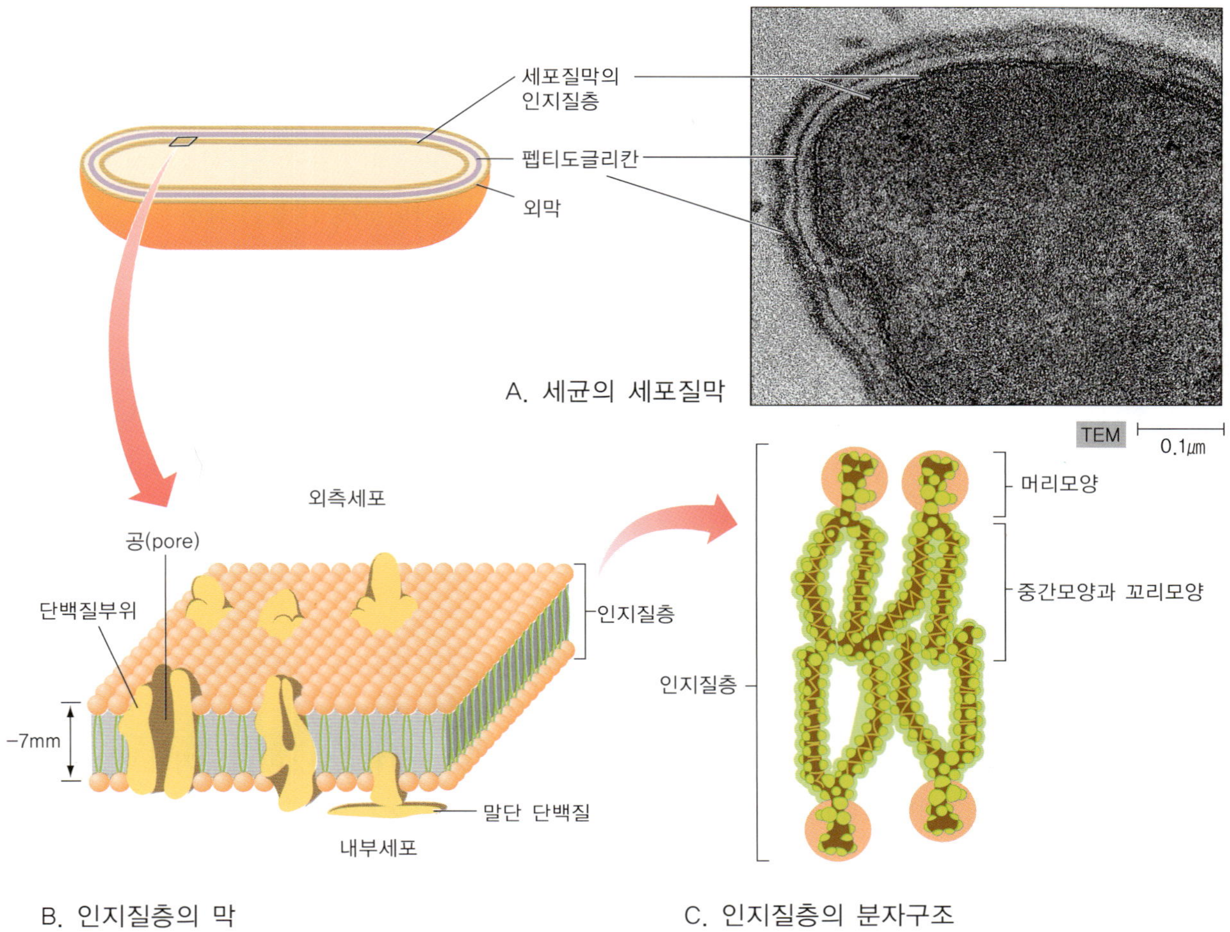

그림 2-11. 세포질막의 단면도. (a) 세포질막 (b) 인 지질막

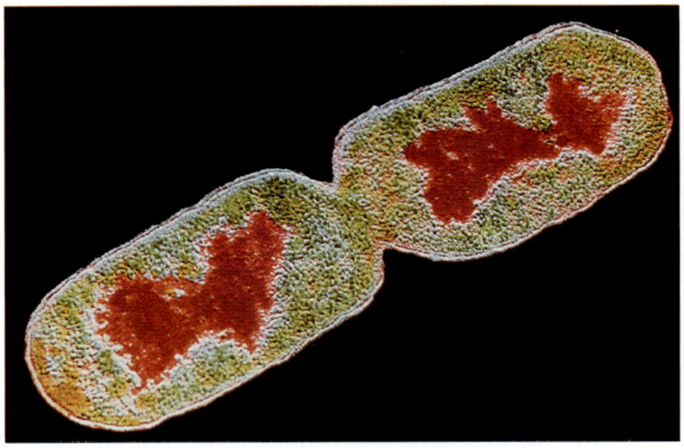

그림 2-12. 대장균의 DNA, 적색부분이 DNA이다.

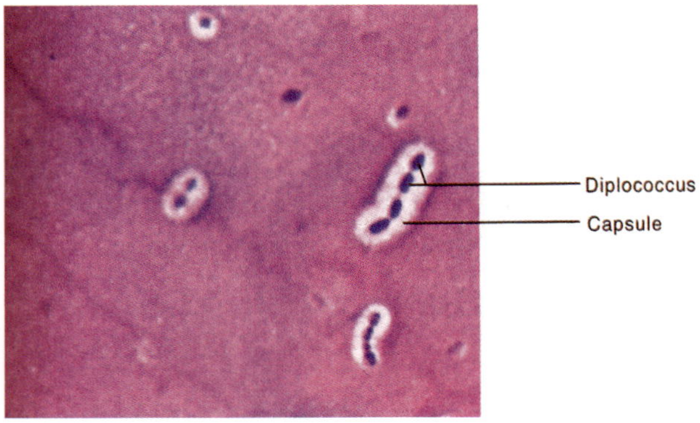

그림 2-13. 협막팽화시험에 협막이 부푼 *Streptococcus pneumoniae*

사람이나 동물의 생체 내에서 증식할 때 형성되기 쉬우며 보통 인공배지에서는 형성되지 않는 수가 많다. 협막의 기능은 외래인자(예 : lysozyme, complements, bacteriaphage 등)에 의한 용균작용이나 백혈구에 의한 탐식작용(phagocytosis)을 막는 작용을 가지고 있으며 숙주세포에 침입하는 역할과 흡착하는 역할을 한다.

협막성분은 다당체(polysaccharide)이나 polypeptides로 구성되어 있고 세균종류에 따라 다르다. 대개 항원성이 있으며 협막항원(capsular antigen, K항원)의 특이성에 의해 세균이 분류된다. 특이항체와 협막이 항원항체 반응을 일으켜서 협막이 팽화된다.

이것을 협막팽화시험(Quellung reaction)이라 부르고 폐렴구균, 인플루엔자균(*Haemophilus influenzae*)의 혈청형별에 응용한다. 협막에 당질층을 가진 *Streptococcus mutans* 균은 치아에 흡착하는 성질이 있어 아동 치아를 부식하고 충치의 원인이 되고 있다. 협막을 관찰하려면 Hiss의 협막염색법으로 실시하여 광학현미경으로 관찰할 수 있다.

Methylen blue 단염색이나 Gram염색에서는 균체 주위에 투명한 상으로 관찰되는 수가 있다. 염색을 하지 않고, India ink(먹물)로 음화염색했을 때 균체 주위는 하얀 백색으로 보이고 배경은 어둡게 보인다.

Ⅲ. 미생물의 관찰

육안으로 관찰할 수 있는 가장 작은 크기는 약 100μm 정도이므로 미생물이나 생물의 세포학적 특성은 현미경을 이용해 관찰한다.

현미경의 종류는 그 기능에 따라 여러 가지 종류가 있다. 가시광선을 이용한 것으로서 가장 널리 사용되는 광학 현미경(light microscope)을 비롯하여, 암시야 콘덴서를 이용하여 어두운 시야에서 물체를 관찰하는 암시야 현미경(dark field microscope), 생물체를 해부할 때 사용하는 해부 현미경(stereoscopic 또는 dissecting microscope), 자외선에 의한 형광반사광을 이용한 형광 현미경(fluorescence microscope), 피검체의 광학적 두께의 차이에 의하여 상에 생긴 명암의 차로 관찰할 수 있는 위상차 현미경(phase contrast microscope), 광선 대신 전자파를 이용하여 세포의 미세 구조까지 관찰이 가능한 높은 해상력을 가진 전자현미경(electron microscope) 등 다양한 종류가 있다. 그러나 이와 같이 다양한 기능과 다양한 종류의 현미경이 있음에도 불구하고 전자 현미경을 제외한 일반 광학 현미경들의 기본 구성은 거의 유사한 원리로 개발된 것들이다. 즉 현미경의 기본적 구성 요소로는 렌즈, 광원 조절 장치, 렌즈와 시료의 거리를 조절하는 장치로 대별할 수 있다(그림 2-14).

1. 광학 현미경(Light microscope, 명시야 현미경)

인간의 눈으로 볼 수 있는 물체의 크기는 0.1~0.2 mm 정도의 크기이다. 0.5~2.0μm 크기의 미생물은 광학현미경 1000× 확대하여 볼 수 있다.

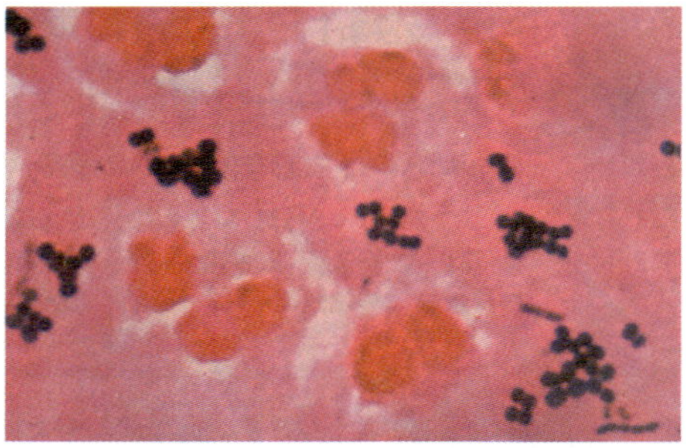

그림 2-15. 화농을 Gram 염색한 포도구균. 광학현미경관찰

2. 위상차 현미경(Phase contrast microscope)

피검체의 광학적 두께의 굴절률 차이에 의하여 상에 생긴 명암의 차로 입체적으로 관찰을 한다.

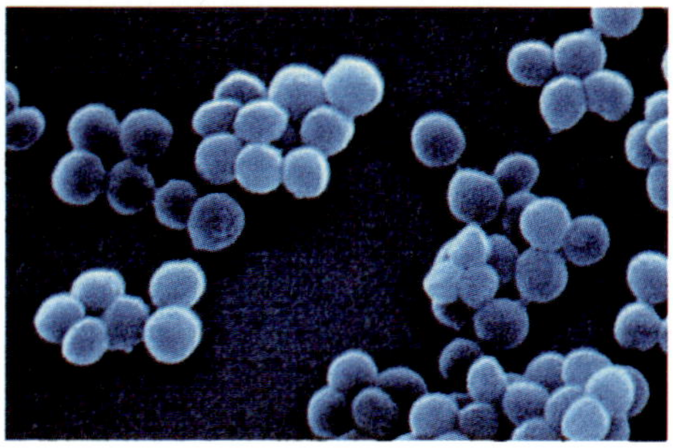

그림 2-16. 전자 현미경 관찰 포도구균 형태

3. 암시야 현미경(Dark field microscope)

그람염색이 안되는 나선균 등을 관찰시 암시야현미경으로 관찰한다.

배경은 어둡게하고 빛을 검체에 비치면 나선균은 무색이므로 빛이 나는 현상을 이용한 현미경이다.

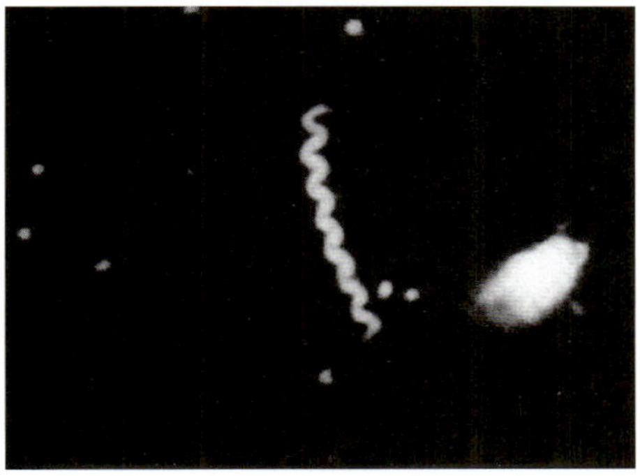

그림 2–17. 암시야 현미경으로 검경한 매독균

4. 형광 현미경(Fluorescence microscope)

검사재료를 도말하여 형광물질 염색액인 Auramin O와 Rhodamin B 또는 Acridine orange 용액으로 염색하여 형광 현미경으로 검경 시 결핵균 균체가 형광 빛을 나타낸다.

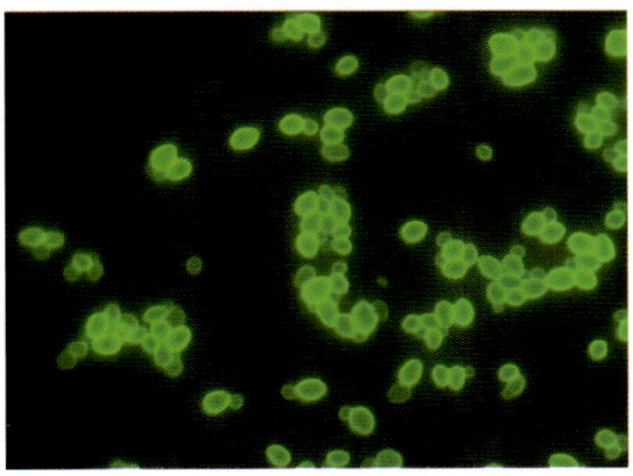

그림 2–18. 형광현미경으로 관찰한 *Chlamydia trachomatis* 균

5. 전자 현미경(Electron microscope)

조명광선 대신 전자파를 이용하여 세포의 미세 구조까지 관찰이 가능한 해상력을 가진 전자 현미경이 있다.

1) 투과 전자 현미경(TEM ; Transmission electron microscope)은 빛을 투과시켜 virus 입자나 세균의 미세 구조를 관찰하는데 이용되다.

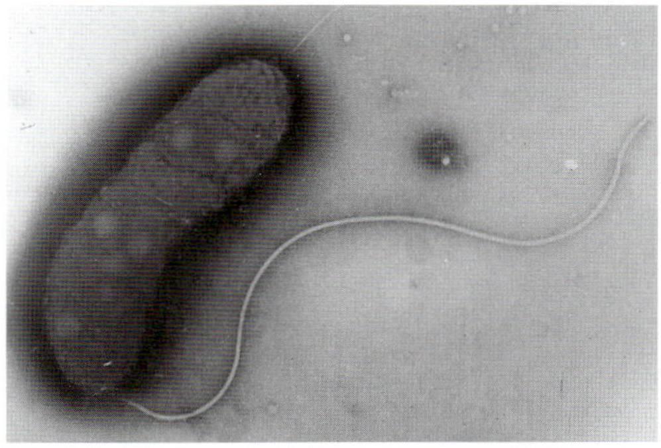

그림 2–19. *Vibrio cholerae*의 전자현미경 사진

2) 주사 전자 현미경(SEM ; Scanning electron microscope) 빛을 반사시켜 세균의 표면 구조나 부속기관을 관찰하는데 적합한다.

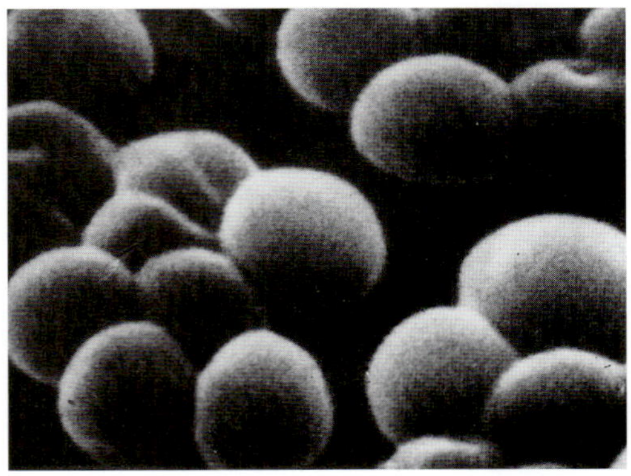

그림 2–20. 주사전자현미경 사진(Scanning Electron Micrograph)

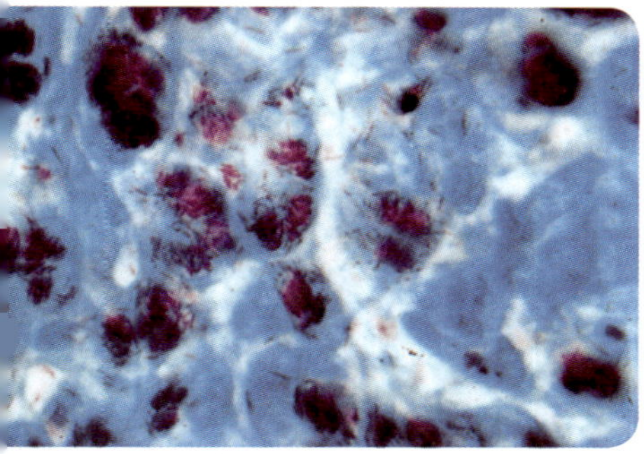

3장

세균의 염색법

I. 세균의 염색

1. 현미경으로 세균을 관찰할 때

(1) 살아 있는 상태 그대로 신선표본을 만들어 현미경으로 검경할 경우, 세균의 운동 상태, 형태, 크기 등을 알고자 할 때 이용되고,

(2) 고정한 상태에서 색소로 염색하여 현미경으로 검경할 경우, 염색체에 대한 친화성의 차이에 의한 형태의 관찰과 함께 세균의 분류에 쓰인다.

2. 염색의 의의

(1) 세균의 분류와 동정에 불가결한 방법이다.

(2) 검체 속에 있을 세균 유무와 균량을 간단히 알 수가 있다.

(3) 세균 형태를 보아 균종이 추종되어, 세균감염증의 진단에 도움이 되며, 또한 조기에 항생물질의 선택 방침이 결정된다.

II. 세균 염색 색소

일반적으로 세균염색에 쓰이는 염색제의 대부분은 aniline 색소이고, aniline 색소는 염기성 색소와 산성의 색소가 있다. 대부분 세균은 염기성 색소에 염색이 잘 되며 균의 종류에 따라서 색소와 결합성이나 그 탈색성이 다르다. 따라서 염색법은 관찰하려는 세균의 종류와 목적에 따라서 선택되어야 한다.

1. 염기성 색소

malachite green, methyl violet, safranin, gentian violet, thionin, basic fuchsin, crystal violet, bismark brown 등이 쓰이고 염색성을 높이기 위해서 염색촉진제로 석탄산(phenol), 수산화칼륨(sodium hydroxide), 식초산(acetic acid) 등이 염색액에 첨가된다.

2. 매염제(mordant)

탄닉산(tannic acid), 피크릭산(picric acid), 명반(alum), 황산제1철(ferrous sulfate), 요오드(iodine) 등이 사용된다.

III. 염색법의 종류

염색은 단염색, Gram염색, 항산균염색이 흔히 이용된다.

염색법의 기본적 순서는 검체나 배양된 균을 slide glass에 도말 - 건조 - 고정 - 염색 - 수세 - 건조 - 현미경 검경이다.

목적하는 세균의 종류에 따라 염색법이 달라진다. 염색법의 순서는 실습 교재를 참고하기 바란다.

1. 단염색(simple stain)

한 종류의 색소액으로 간단히 한 번만 염색하는 방법(simple staining)이다. 세균의 형태, 배열을 볼 때 간단히 신속히 시행한다.

대표적인 단염색은 다음의 것이 사용된다.

1) Loeffler의 alkali성 methylen blue 액

핵은 청색으로 짙게 염색되며 세포질은 연하게 염색된다. 요도 분비물, 질 분비물, 농에서 임균을 검출할 호중구 백혈구 세포질 내에 탐식된 쌍구균이 청색으로 염색된다.

2) Pfeifer의 fuchsin 액

Ziehl-Neelsen's의 carbol fuchsin 액을 증류수로 5배 희석한 액으로 염색하면 세균은 적색으로 염색된다.

3) Crystal violet 액

violet 또는 purple색으로 염색된다.

2. 그람염색(Gram stain)

1) 그람염색 작용 기전

Gram 양성균은 세포벽의 구성 성분인 teichoic acid와 peptidoglycan의 화학적 조성이 달라서 생긴다. 다시 말해서 Gram 양성균은 세포벽의 RNA-magnesium 염과 어떤 특수한 단백과의 복합체가 있어서 이것이 색소 및 lugol iodine과 결합된 것은 alcohol 불용성이 되어 탈색되지 않는 것으로 생각된다.

어떤 세균을 crystal violet으로 염색하고 lugol iodine으로 처리하면 violet 색소를 강력하게 끌어당겨 짙은 자색(violet)으로 물드는데, 여기에 alcohol을 떨어뜨리면 탈색이 안 되고 후염색액인 safranin 염색액으로 염색해도 자색(violet) 그대로 남아 있으면 Gram 양성이라 한다. 어떤 세균을 crystal violet으로 염색했을 때 반면 세포 내에서 끌어당기는 힘이 없어 violet으로 염색되어도 alcohol에 탈색이 되어 후염색 safranin 색소에 다시 적색으로 염색되는 것을 Gram 음성이라 한다(그림 3-1).

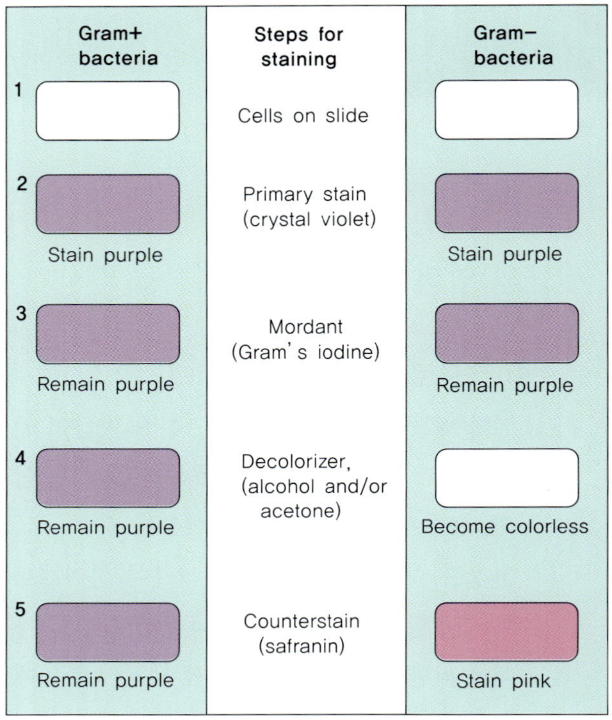

그림 3-1. Gram 염색 순서

- **그람염색은 Hucker씨의 변법을 많이 사용하고 있다.**

2) 그람 염색 방법(Hucker의 변법)

① 검체 재료나 배양된 균을 slide glass에 도말-건조-고정한 후 염색대에 놓는다.

② Crystal violet(ammonium oxalate 첨가)으로 1분간 염색한 후 흐르는 물에 수세한다

③ 매염제인 iodine으로 1분간 염색한 후 수세한다.

④ 탈색액인 50% acetone alcohol로 30초 동안 탈색하고 수세한다.

⑤ 후염색인 safranin으로 30초 동안 염색한 다음 흐르는 물에 수세하여 건조시켜 현미경으로 관찰을 한다.

⑥ 현미경 1000×로 검경 시 immersion oil을 놓고 본다.

표 3-1. Gram 양성균과 Gram 음성균의 일람표

형상	Gram 양성균	Gram 음성균
구균	포도구균, 연쇄구균, 폐렴구균, 장구균, 대다수의 구균	*Neisseria*(임균, 수막염균 등) *Moraxella(Branhamella) catarrhalis*
간균	아포 형성균(파상풍균, 가스괴저균 등의 *Clostridium, Bacillus*) 아포를 형성하지 않는 균(diphtheria 균, 결핵균, 항산성균, 방선균, *Nocardia* 등)	대다수의 간균 장내세균, 포도당 비발효 Gram 음성 간균, *Haemophilus*, 백일해균, *Bacteroides*등
기타	진균, 효모균	원충 *Spirochete*(조직세포; 백혈구 등)

3) 그람염색 결과

Gram 양성균은 자색(purple)으로 염색되고, Gram 음성균은 적색(red)으로 염색된다(표 3-1).

Crystal violet 염색액과, lugol iodine액에 의해서 모든 세균은 자색으로 물든다. 여기에 acetone alcohol로 탈색시키면 일부 Gram 양성균은 탈색이 되지 않는다. Gram 음성균은 acetone alcohol에 탈색되어 마지막 염색하는 safranin에 의해 적색으로 염색된다(그림 3-2).

3. 항산균 염색(Acid Fast bacilli stain)

결핵균, 한센균(나균)은 세포질 내에 많은 양의 lipid, fatty acid, wax 등이 있으므로 보통 Gram염색으로는 염색이 안되며, basic fuchsin 염색액에 석탄산(phenol)을 가하여 만든 carbol fuchsin액을 놓고 열을 가온하면 염색이 되며, 일단 염색이 된 것은 산이나 알콜에 의해서도 탈색이 잘 안되어 항산균이라고 불리운다. 항산균 염색은 흔히 Ziehl-Neelsen's 염색 방법을 많이 이용한다(그림 3-3).

1) 질-닐센 염색법(Ziehl-Neelsen's stain)

(1) 슬라이드에 객담을 도말하여 건조한 후 60℃ 워머에 10분간 고정한다.

(2) Carbol-fuchsin액을 놓고 김이 날 정도로 불꽃으로 가온하여 3분간 염색을 한다. 흐르는 물로 세척한다.

(3) 3% HCl 알코올로 탈색을 30초간 한다. 흐르는 물로 세척한다.

(4) Loeffler의 methylen blue액으로 1분간 염색을 한다. 흐르는 물로 세척한다. 염색한 슬라이드를 건조한 후 현미경 오일 렌즈로 검경을

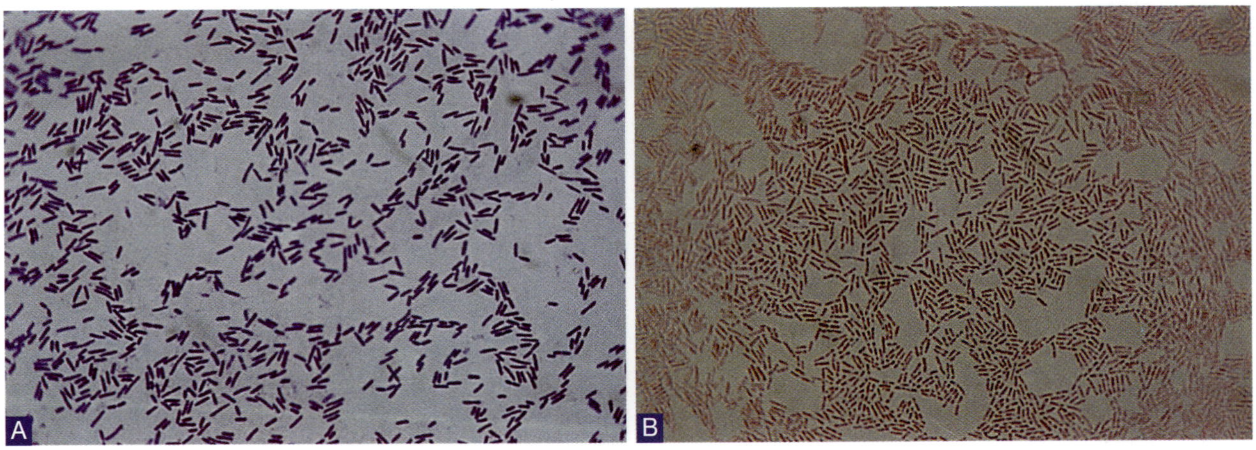

그림 3-2. Gram염색 결과. (A) Gram 양성간균 모양. (B) Gram 음성간균 모양 적색

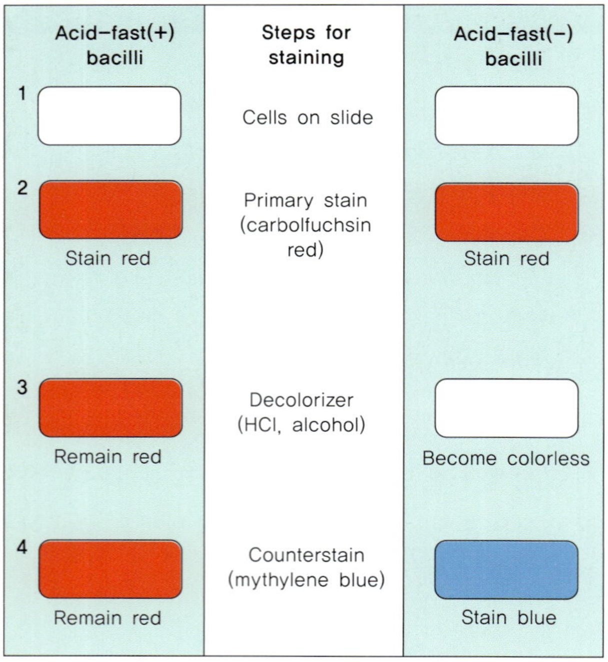

그림 3-3. 항산균 염색 순서

한다(그림 3-3).

2) 판정

결핵균, 항산균, 한센균은 적색으로 염색되어 보이고 그 밖의 구균, 간균, 백혈구는 청색으로 염색되어 보인다(그림 3-4).

4. 협막염색(Capsule stain)

세균의 세포벽 외측에 점조성 층의 협막을 가진 균이 있다. 협막은 단염색 또는 Gram염색에 의해서도 균체 주위에 불염성 막으로 관찰된다.

1) 히스염색(Hiss stain)

- 협막 염색은 주로 Hiss의 방법으로 Gentian violet 염색액과 20% $CuSO_4$로 염색을 한다.
- 판정 : 균체는 짙은 자색, 협막은 연한 청색으로 염색된다(그림 3-5).

2) 묵집법(India ink method)

- 방법 : India ink 방법은 세균을 염색하는 것이 아니라 배경을 흑색으로 어둡게 하여 본다. 검체를 slide glass에 놓고, India ink 한 방울 놓고, Cover glass를 덮고 현미경 400× 로 관찰한다(그림 3-6).
- 판정 : 균체나 협막은 백색으로 보이고 배경은 어두운 흑색으로 보인다.
- 협막을 가진 병원균

Streptococcus pneumoniae (Gram 양성 구균),
Klebsiella pneumoniae (Gram 음성 간균),
Haemophilus influenzae (Gram 음성 간균),
Cryptococcus neoformans (효모양 균),
Yersinia pestis (Gram 음성 간균)

5. 아포염색(Spore stain)

세균 중 균체에 아포를 형성하는 균종이 있다. 아포

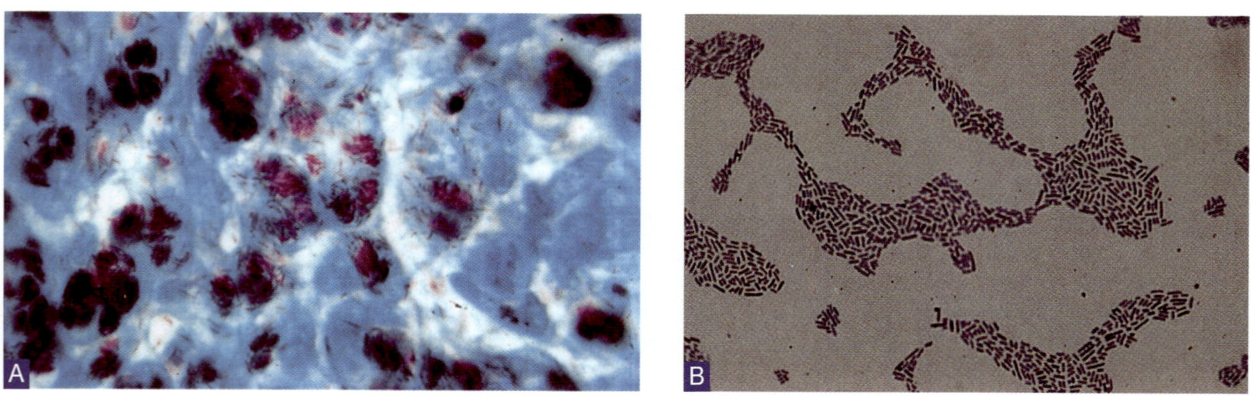

그림 3-4. Ziehl-Neelsen's 항산균 염색 결과. (A) 적색 항산성 양성균, (B) 청색 항산성 음성균

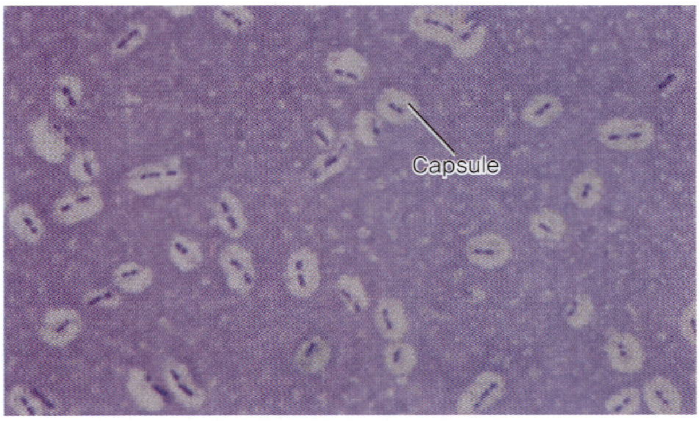

그림 3-5. *Klebsiella pneumoniae* 균을 Hiss염색한 것. 균체 주위에 협막이 있다.

염색은 단염색이나 Gram염색으로는 염색이 되지 않으며 Moller의 방법으로 염색을 한다(그림 3-7).

- 염색액 : carbol fuchin 용액, chromic acid 용액, H_2SO_4, methylen blue 염색액
- 결과 : 아포는 적색, 균체는 청색으로 염색된다.
- 아포형성 간균 : *Bacillus anthracis, Bacillus subtilis, Bacillus cereus, Clostridium perfringens, Clostridium tetani, Clostridium botulinum*

6. 이염소체염색(Metachromatic granule stain)

디프테리아균은 균체에 이염소체를 가지고 있어 Gram염색으로는 염색이 안 된다. 이염소체를 보려면 알버트 염색법(Albert's stain), 나이설 염색법(Neisser's stain) 방법으로 염색한다. 이염소체는 흑색이며, 균체

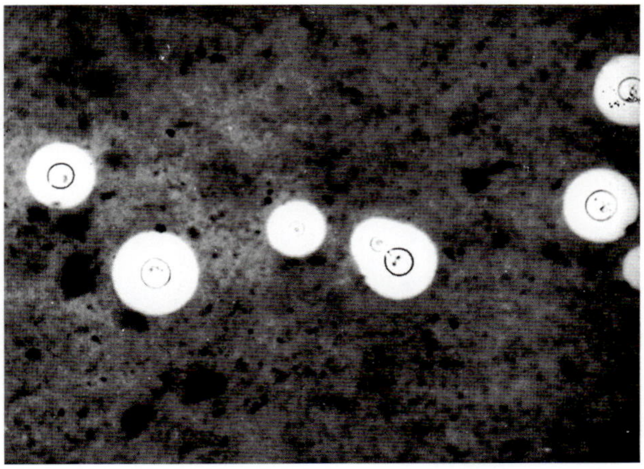

그림 3-6. 척수액을 원심하여 India ink로 음화염색하여 관찰한 Cryptococcus neoformans효모균. 균체 주위에 협막이 있다.

는 연한 녹색으로 염색된다(그림 3-8).

① Albert's법 염색액 – A 용액 toluidin blue, malachite green 3~5분간 염색, B 용액 Iodine 1분간 염색

**Corynebacterium diphtheriae* 결과 – 이염소체 과립 : black, 세포질 : light green으로 염색

② Neisser's법 염색액 – A 용액 methylen blue와 B 용액 glysoidine과 crystal violet으로 염색한다.

7. 편모염색(flagella stain)

균체에 편모를 가지고 있는 균은 운동성이 있다. 편모는 Gram염색으로는 안보이고 Leifson의 방법으로

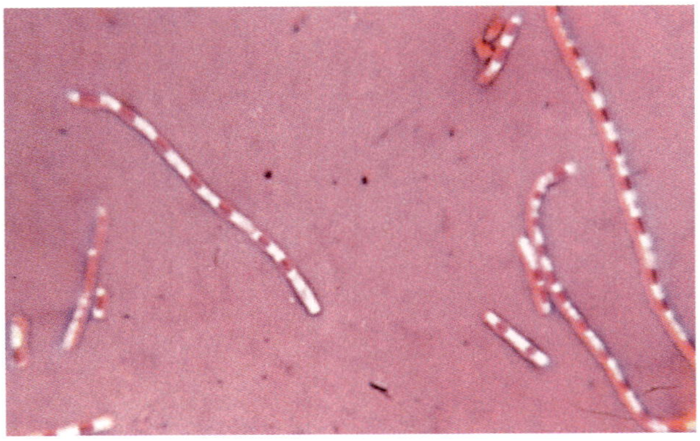

그림 3-7. *Bacillus subtilis* 균을 Moller의 방법으로 포자염색한 것. 균체에 포자가 적색으로 염색된 것

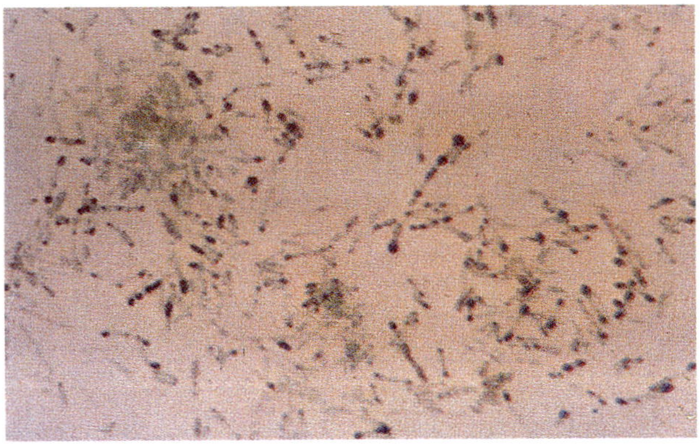

그림 3-8. *Corynebacterium diphtheriae* 균을 Albert's 염색한 것. 균체에 이염소체가 염색되어 있다

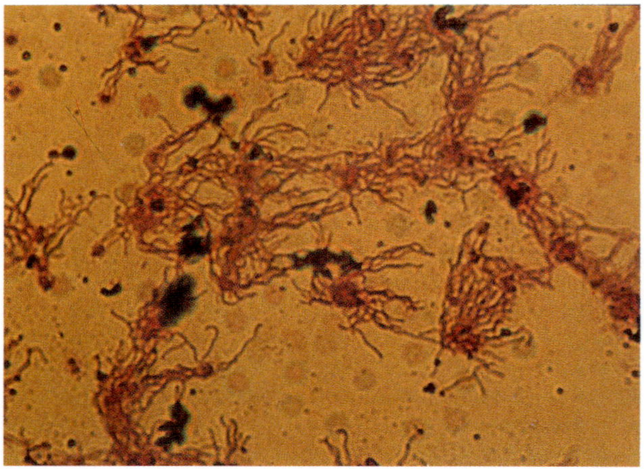

그림 3-9. *Proteus mirabilis*균을 Leifson의 Flagella염색한 것. 균체 주위에 주모성 편모가 있음.

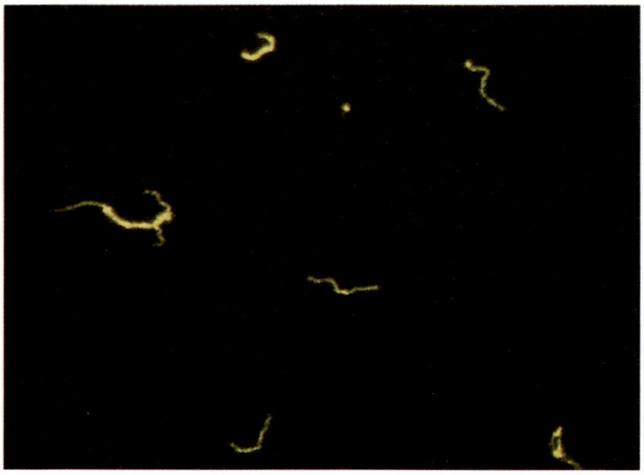

그림 3-10. 나선 모양의 *Treponema pallidum* 균주를 fluorescein-tagged antibodies로 간접 염색한 것.

염색하여 현미경으로 관찰한다. 또한 편모의 존재는 현적표본검사(hanging-drop method)로 관찰할 수 있다(그림 3-9).

Leifson 법의 편모 염색액 : Basic fuchsin, Tannic acid

편모를 가진 세균 : Gram 음성 간균 장내 세균은 모두 편모를 가지고 있다. 그 중 *Shigella.*, *Klebsiella* 속의 균종은 편모가 없다.

8. 형광항체법(Fluorescent antibody technique)

항체에 형광 색소인 fluorescein isothiocyanate (FITC)를 붙인 것이 검체 중에 병원체가 있는지 보기 위해 널리 쓰인다. 이 염색은 균의 동정, 혈중항체가 측정, 균의 조직 내 국소 부위를 밝힐 목적으로 실시된다. 직접법, 간접법이 있다(그림 3-10).

A균 용혈성 연쇄구균(*Streptococcus pyogenes*), 임균(*Neisseria gonorrhoeae*), 백일해균(*Bordetella pertussis*), *Bacteroides fragilis, Prevotella melaninogenica, Legionella pneumophila*, 매독균(*Treponema pallídum*) 등의 세균을 검체 중에서 찾아내거나 배양된 세균의 동정 시에 널리 이용된다.

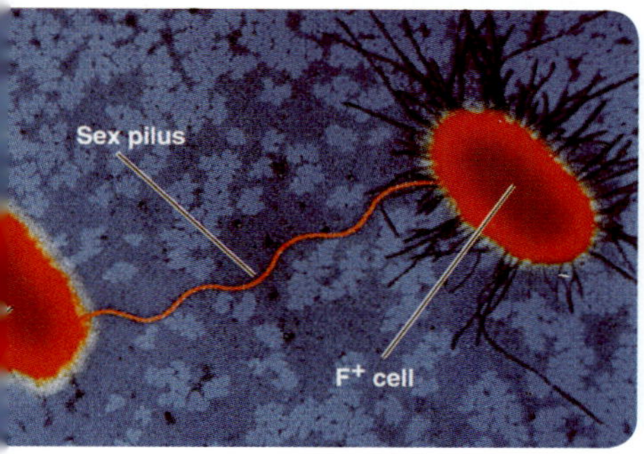

4장 세균의 유전과 변이 유전공학

I. 개념

모든 생명체의 유전적 특징은 유전물질의 구조에 의해 결정된다. 각 세포의 유전물질은 DNA로 구성되는데 유전(heredity)이란 양친이 갖는 성상이 자손에게 전달되는 현상을 말한다. 다른 생물과 마찬가지로 세균에 있어서도 유전현상은 일어난다. 유전을 지배하는 것은 세균의 염색체(chromosome)에 존재하는 DNA, 즉 유전자(gene)에 의한 것이며 유전자에 지배되어 발현하는 성상을 형질이라 한다.

세균의 증식은 한 개의 세포가 두 개로 분열됨으로써 시작된다. 이때 염색체는 분열에 앞서 복제(replication)된다. 따라서 분열에 의해서 생긴 낭세포는 모세포와 같은 염색체, 즉 같은 유전자를 가지며 또한 같은 형질이 계승되어 있다.

모세포에서 이어 받은 형질이 자손에서 변화되는 경우를 변이(variation, mutation)라고 하며 그 균주를 변이주(variant, mutant)라고 한다. 변이는 유전적이 아니며 환경에 적응하여 일어난 생리적 변화로서, 곧 원래의 형질로 되돌아가는 경우(표현형 변이 ; phenotypic variation)와 유전자에 변화를 일으켜서 새로운 형질이 오랫동안 계승되어 가는 경우(유전적 변이 ; genetic variation)가 있다. 일반적으로 후자의 것만을 변이라고 하는 학자가 많다.

II. 유전자

유전자의 화학적 본태는 DNA이다. 세균의 핵은 DNA만으로 된 염색체이며 다수의 유전자로 구성되어 있다. 또한 염색체 이외의 것으로는 세포질성의 유전인자 즉 plasmid가 있다. 염색체는 2가닥의 DNA chain으로 되어 있고 각 chain은 극히 다수의 nucleotide가 연결되어 있으며 nucleotide에는 4종의 염기로 adenine, guanine, cytocine 및 thymine을 가지고 있다.

2개의 DNA chain은 adenine과 thymine, guanine과 cytosine이 수소결합에 의한 pain(쌍)에 의해 연결된 이중 나선구조를 하고 있으며(그림 4-1) 여기에 유전자가 일정 순서로 배열되어 있다. 유전자 배열을 표시한 것이 염색체지도(chromosome map)이며, 대장균의 경우 약 5,000~6,000개의 유전자로 구성되어 있다.

III. 세균의 변이

1. 유전자 변화에 의한 변이

1) 돌연변이

어떠한 유인도 없이 유전자의 nucleotide 배열의 변이를 일으킨 경우를 자연적 돌연변이(spontaneous mutation)라 한다. 즉 유전자 DNA의 nucleotide의 염기배열의 변화가 있고, 그 기능에 변화를 일으킨 경우이다.

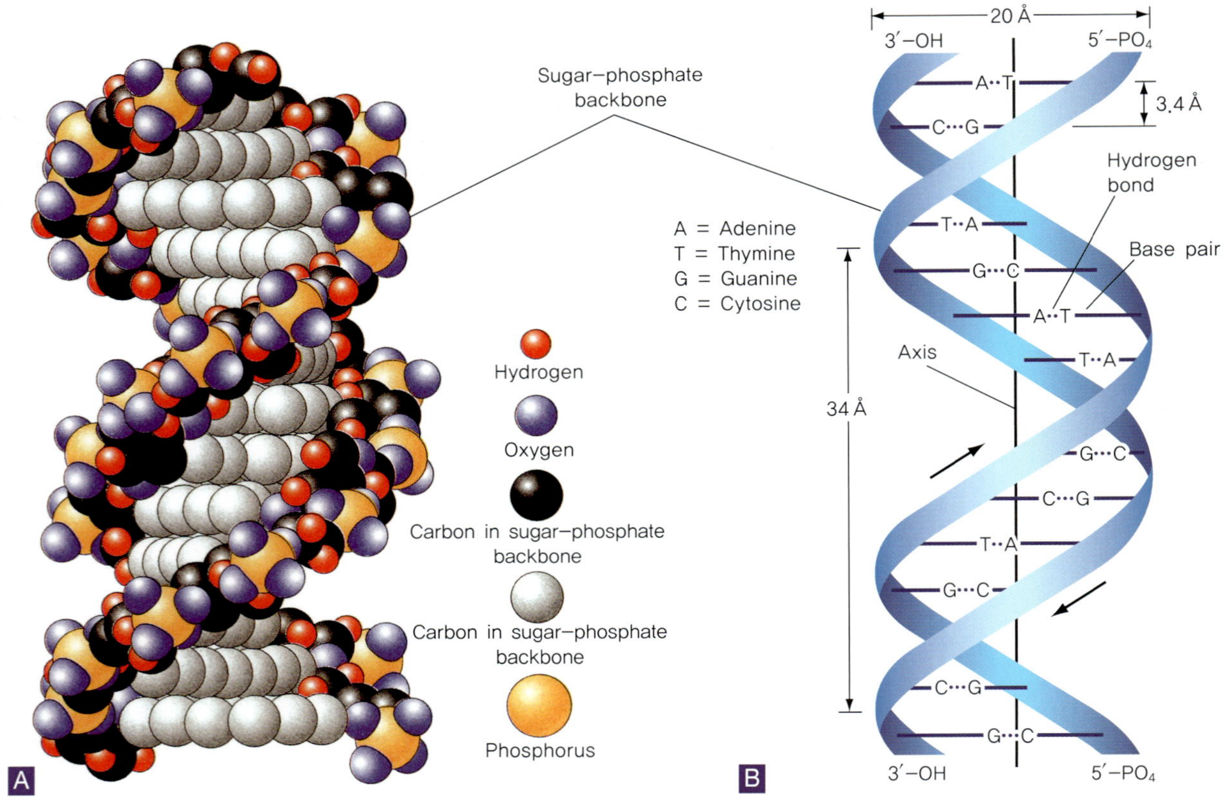

그림 4-1. 유전자 DNA의 모형도. (A) DNA 이중나선구조 (B) 염기 배열순서

염기상 치환의 가장 흔한 형태는 pyrimidine이 다른 pyrimidine으로, purine이 다른 purine으로 치환되는 형태인데 예를 들면 A-T가 G-C로 T-A가 C-G로 치환된다. 이들을 치환(transition)이라 부른다. 드문 형태로는 pyrimidine이 purine으로 또 반대로 치환되는 경우가 있는데 이를 변이(transversion)라 부른다.

2) 유도 돌연변이

돌연변이를 유도하는 변이원(mutagen)은 물리적 인자로 X-선 파장이나 자외선(UV light), 중성자 등은 세균의 변이를 유발하며 화학적 인자로 mitomycin, nitrogenmastard, 항암제 등 다수의 화학적 인자가 돌연변이로 유도할 수 있다.

2. 유전자 변화에 의거하지 않는 변이

환경 조건에 따라 세균의 성상은 변화한다. 그러나 원래의 환경으로 복귀시키면 다시 원래의 성상으로 되돌아가는 것으로서, 이와 같은 변화는 유전자가 관여하지 않는 현상이다. 따라서 변이라고 해서는 안된다는 의견도 있다.

3. 주요 변이 현상

1) 집락의 형태 변화

고형배지상의 집락이 원형이고 평활하고 습윤한 성상인 것을 S(smooth)형이라 하고, 정원형이 아니고, 표면이 거칠고 건조한 성상의 것을 R(rough)형이라고 한다.

S → R 변이는 대부분의 세균에서 볼 수 있고 이에 수반하여 항원 구조도 변한다. 이러한 변이는 1 방향성이어서, R형에서 S형으로 변이하는 일은 없다. 또한 점액성 변이로서 M(mucoicl)형이 알려져 있어 만성 감염증

때의 녹농균이나 Gram 음성 간균에서 자주 관찰된다.

2) 항원 변이

세균의 집락 형태의 변이에는 혈청학적으로 특히 항원성의 변이를 수반하는 경우가 있다. 장내 세균에서는 균체항원(O항원, somatic antigen), 편모항원(H항원, flagella anti-gen)이 있으며 *Salmonella* 균종은 O 항원, H 항원, Vi 항원을 가지고 있다.

S → R 변이에 의한 균체 항원(O)의 상실은 O-ø로 표시되며, 편모만의 소실인 경우는 편모 항원을 잃고 O.H → O로 표시한다. Salmonella의 Vi 항원을 가진 것은 V형, 잃은 것은 W형으로 표현되며 V-W 변이도 알려져 있다.

3) 생화학적 성상의 변이

당분해능, 가스 생산능, 색소 생산능, 영양 요구성, 용혈성 등의 변이를 볼 수 있다.

4) 저항성의 변이

여러 가지 화학요법제, phage, 소독제 등에 일정 기간 배양하면 그것들의 대한 저항력 또는 내성(resistance)을 획득하여 내성을 갖는 균주가 된다. 아무리 우수한 약제라도 세균이 약제에 대한 내성을 형성하면 이용 가치가 없게 된다.

5) 독력의 변이

S → R 변이, V → W 변이 등에 의해 세균의 독력이 저하된다.

Ⅳ. 유전물질의 전달

세균의 형질은 분열에 의해 양친세포에서 자손세포로 전달되는 것 이외에도 세균과 세균간에서 유전자가 전달되는 현상도 인정되고 있다. 동정의 세균 또는 근연의 균종 간에서 자주 관찰된다. 유전자 DNA를 부여하는 세포를 공여균(donor)이라 하고 그것을 받아들이는 세포를 수용균(recipient)이라 한다.

수용균으로 전달된 유전자는 염색체 내에 받아들여져서 핵 염색체와의 사이에 재조합(recombination)을 일으켜 핵 외의 세포질 내에 정착한다. 새로운 유전자를 받아들인 수용균은 생물학적 성상, 약제 감수성, 형태 등이 변화한다.

1. 접합(Conjugation)

Gram 음성 간균인 대장균과 이질균은 서로 접합(conjugation)에 의해 공여균에서 수용균으로 유전자 DNA가 이행하고 유전자 재조합(recombination)이 일어난다(그림 4–2).

공여균은 특수한 plasmid를 가지며 가령 대장균 K-12주에서는 F 인자(fertility factor)를 균체 내에 가지며(F^+균, donor), 성섬모(sex pilli)를 통하여 F 인자가 F-균(recipient)으로 이행하여, 그 결과 F^-균은 F^+균이 된다(그림 4–3).

F^+균과 F^-균을 혼합 배양했을 때 F 인자가 전달되는 빈도는 10^{-6} 정도이지만, 10^{-1}~10^{-3} 과 같은 높은 빈도로 전달되는 변이주가 분리되고 있다. 이 균주는 F 인자가 숙주 염색체에 받아들여지는 Hfr(High freguency of recombination, 고빈도 재결합) 주라고 부르고 유전 실험에 쓰인다.

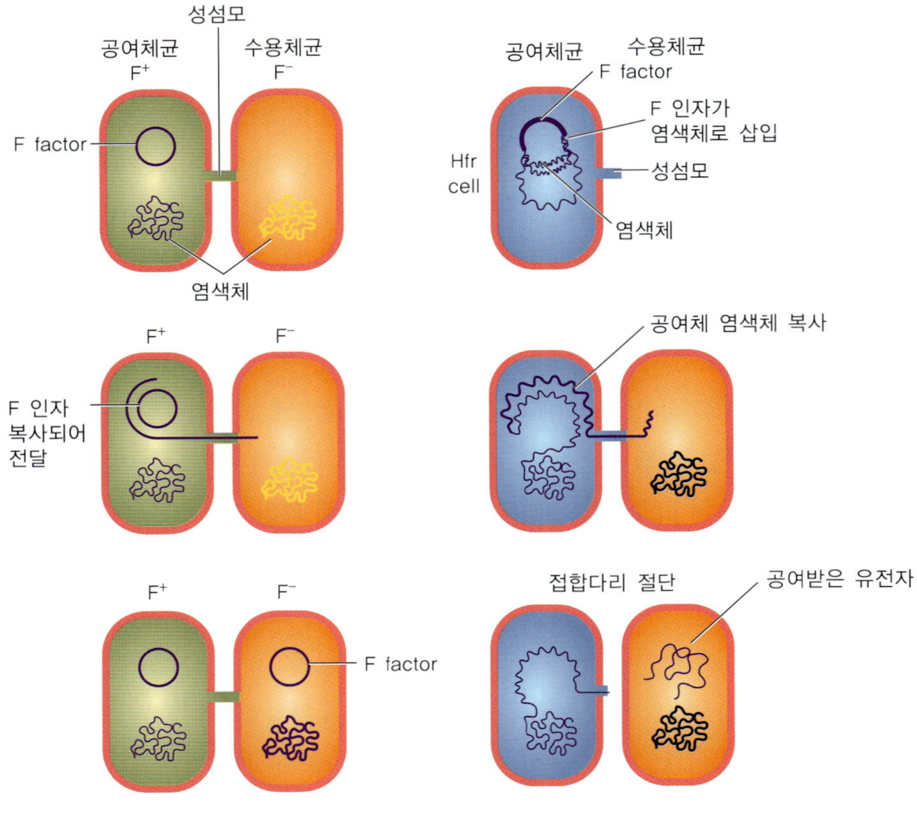

A. F factor의 전달　　　B. Hfr 전달

그림 4-2. 접합. DNA 이행 유전자 재조합

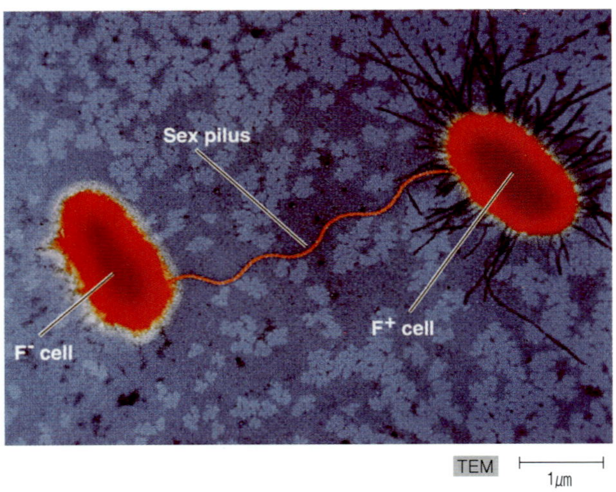

그림 4-3. 대장균(*E. coli*)의 성선모가 유전물질 전달 과정. plasmid는 성선모를 만들어 다른 세균으로 옮겨간다.=접합성 플라스미드라한다. 비접합성 플라스미드도 있다.

2. 형질전환(Transformation)

1928년 영국의 세균학자 F. Griffith가 폐렴쌍구균(*Streptococcus pneumoniae*)을 연구하던 중 알게 되었고, 그 후 Avery 등은 A 균체에서 추출한 DNA가 직접 다른 B 균체에 들어감으로써 그 균체가 새로운 형질을 획득하게 되는 현상을 알게 되어 이 현상을 형질전환(transformation)이라 하였다(그림 4-4).

폐렴쌍구균의 비병원성 변이주에 죽인 병원성 세포를 혼합하여 쥐에 주사하면 살아있는 병원성균이 나타남을 보았다. 폐렴쌍구균은 협막의 유무, 형태, 그리고 독성 여부 등에 따라 크게 S형과 R형 집락 두 종류가 있다. 병원성인 S형 집락은 협막이 존재하고 집락의 형태가 매끄러운(smooth)형인 반면, 비병원성인 R형 집락은 협막이 결여되어 있어서 거친(rough형) 집락을 형성한다.

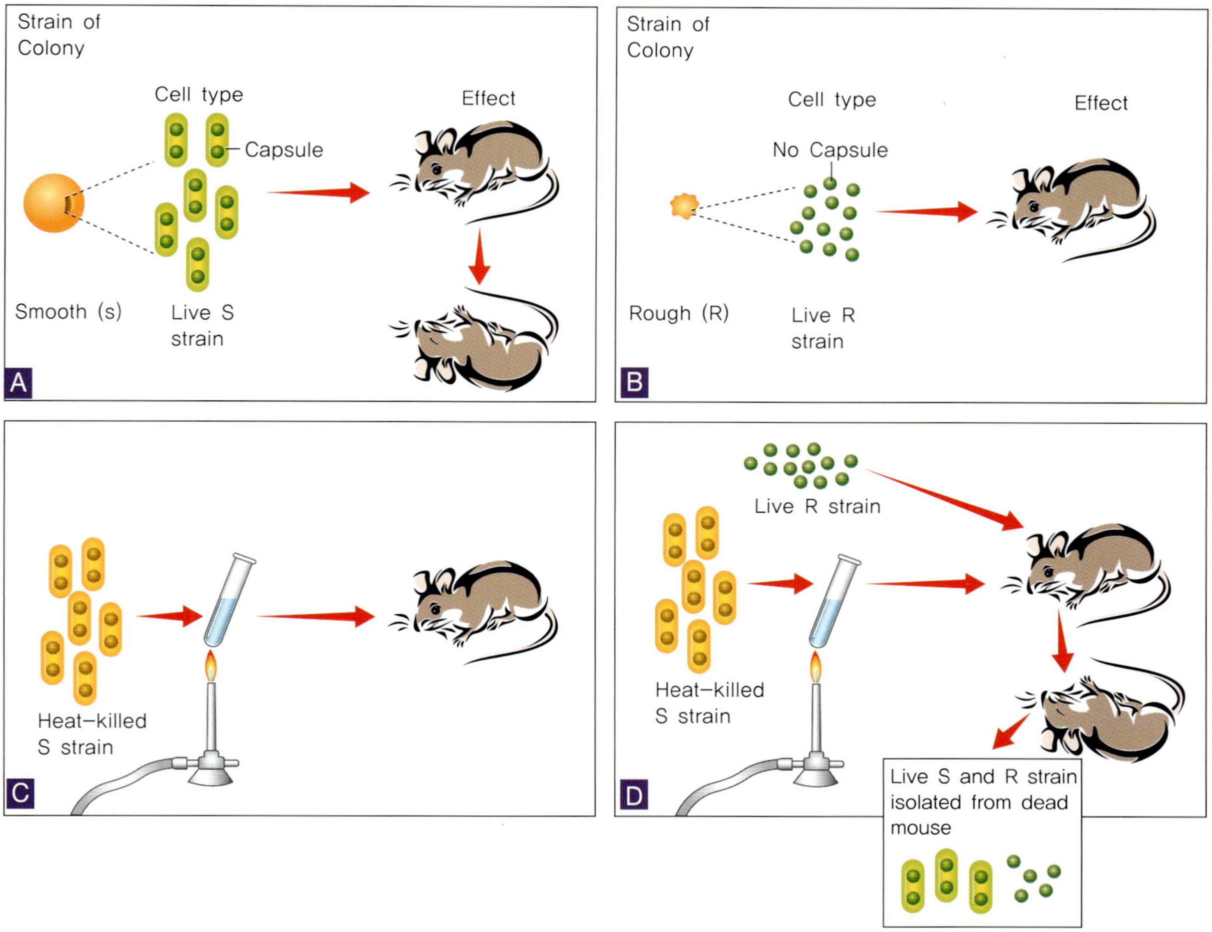

그림 4-4. Griffith의 형질전환 실험

최근의 연구결과 형질전환은 공여체 세포로 분리된 DNA가 절편화된 다음 10~20개 정도의 유전자를 포함하고 있는 DNA 조각이 수용체의 세포벽과 막을 통해 들어감으로써 일어난다. 수용체로 들어간 DNA는 한가닥만 수용체의 염색체 내로 치환되고 나머지는 효소에 의해 소실된다.

또한 plasmid의 흡착에 의해서도 형질전환이 일어나며 이 경우 염색체 DNA와의 plasmid가 포함하고 있는 유전자의 증폭에 의해 형질전환이 일어난다.

즉 DNA 조각이 동종의 다른 세균에 작용함으로써 유전자 형질이 전달되어가는 현상을 형질전환(transformation)이라 한다. 폐렴쌍구균(*Streptococcus pneumoniae*), 인플루엔자균(*Haemophilus influenzae*), 수막염균(*Neisseria meningitidis*), 연쇄구균(*Streptococcus*), 고초균(*Bacillus subtilitis*) 등에서 관찰된다.

3. 형질도입(Transduction)

세균에 감염되어 세균속에서 증식하는 바이러스를 박테리오파지(bacteriophage) 또는 파지(phage)라 하며 A 세균에 기생하던 phage가 나오면서 A의 DNA를 갖고 나와 돌아다니다가 B균으로 들어가서 B에게 A의 DNA를 전달하는 현상을 형질도입(transduction)이라 한다.

Phage는 독력파지(viruluent phage)와 잠재파지(temperate phage)로 구분하며 형질도입이 발생하는 것은 잠재파지(temperate phage 또는 용원 lyticphage)

에서이다.

V. 플라스미드(Plasmid)

1. 개념

미생물의 유전인자에는 염색체와는 별개인 세포질성 유전물질을 plasmid라 한다. Plasmid는 염색체 DNA와 같이 이중 나선구조를 가진 DNA로서 그 세균의 생존을 위해서 꼭 필요한 것은 아니며, 핵 염색체와 떨어져 세포질 속에 있으며 자율적으로 복제된다. Plasmid는 접합에 의하여 성섬모(sexpili)를 만들어 다른 세균으로 옮겨갈 수도 있는데 이것을 접합성(또는 전달성) 플라스미드(conjugative plasmid)라고 하고 F plasmid, R plasmid, colicin plasmid가 있으며 접합에 의해 전달되지 않는 것을 비접합성(비전달성) 플라스미드(nonconjugative plasmid)라 한다.

비접합성 plasmid는 형질도입이나 형질전환에 의하여 다른 균으로 이행할 수가 있다. 한편 같은 plasmid는 한 개의 세포 내에서는 공존할 수 없는 성질이 있다. 이것을 불화합성(incompatibility)이라 하며, 이 성질에 의해서 plasmid를 분류할 수가 있다. plasmid는 계대배양 중에 자연히 상실되는 수도 있다.

2. 주요 plasmid

1) R plasmid

R인자(resistance factor)라 불리는 plasmid로 항생물질에 대한 내성 유전자를 전달한다. 대장균, 이질균 등의 장내세균, 녹농균 등 많은 Gram 음성 간균에서 고빈도로 발견되며 세계적으로 널리 분포되어 있다.

접합에 의해 전달되어 퍼져가므로 임상적으로는 내성균의 증가 원인으로서 중요한 문제점을 갖고 있다. 포도구균의 penicillinase plasmid는 접합에 의한 전달은 아니며 phage를 거쳐 형질도입으로 전달된다. 최근에는 약제 내성인 유전자가 plasmid인 것이 증명되어 접합전달과는 관계가 없이 이것을 R plasmid라고 부른다. R plasmid에 의한 약제 내성의 기전은 염색체성 유전자에 의한 경우와 달라서 내성균의 약제 불활화효소(β-lactamase, adenilil화 효소, acetyl화 효소, 인산화 효소 등)의 생성에 의한 경우가 많다.

2) F plasmid

대장균에 존재하여 두 세균 간에 성섬모를 통해 접합이 이루어지도록 하는 플라스미드로, 이 플라스미드를 갖고있는 세균을 F^+ 세균이라 하며 세균 접합에 의해 F 플라스미드가 전달되면 그 세균도 F^+ 세균이 되어 다른 세균에 접합할 수 있는 능력을 갖게된다(그림 4-2).

3) 박테리오신 생성인자(Bacteriocin factor)

박테리오신이란 세균이 생성하는 단백 입자로서 동종의 균 또는 극히 가까운 균종에 작용하여 각기의 균에 치사작용을 나타내는 물질이다.

colicin(대장균 *E. coli* 균이 생성), pyocyanin(녹농균이 생성), marcescin(*Serratia*균이 생성), vibriocin(*Vibrio cholerae* 균이 생성) 등 여러 종류가 알려져 있다. 이것을 생성하는 유전자는 plasmid이며 접합성 plasmid와 비접합성 plasmid가 있다.

자기가 생성하는 bacteriocin에 의해 자기는 살균되지 않는 성질(면역성)이 있는 점에서 역학적 연구에 bacteriocin 형별이 이용된다. Bacteriocin은 저분자량과 고분자량의 단백으로 되어 있으며, 후자는 bacteriophage의 꼬리와 닮았지만 phage와는 달라서 DNA를 갖고 있지 않다.

4) 그 밖의 plasmid

병원성 대장균의 장관독소(enterotoxin) 생성, 장구균의 용혈소 생성, 포도구균의 표피박탈성독소(exotoxin) 생성은 plasmid에 의한 것이다.

VI. 유전공학(Genetic Engineering)

유전공학이란 어떤 세포가 고유하게 가지고 있는 유전형질 이외의 외부의 유전물질을 삽입하여 사람이 목적하는 어떤 기능 혹은 대사산물을 만드는 것이다.

1970년대 후반, 특정 유전자를 세균 내로 도입할 수 있게 되고 유용한 단백질을 생산할 수 있는 세포주(cell line)를 확립하므로써 유전자 재조합 연구는 새로운 전기를 맞게 되었으며, 요원하기만 했던 분야의 문제들을 해결할 수 있는 새로운 산업으로 탄생하게 되었다.

유전자 재조합 기술은 특정 생물의 유전자를 분리하여 미생물에 집어넣어줌으로써 산업적으로 유용한 물질을 대량 생산할 수 있게 하는 방법이다. 공여체로부터 유전자를 분리하고 벡터(vector)를 이용하여 새로운 숙주 세포로 전달하는 과정을 클로닝(cloning)이라 하며 클로닝 벡터로는 phage, plasmid 그리고 코스미드(cosmid)벡터 등이 이용되고 있다(그림 4–5).

현재 세포로의 DNA 전달 방법은 세균에서뿐만 아니라 진균, 식물세포, 동물세포에서도 개발되어 있고 이들은 유전자 구조의 규명, 호르몬, 백신 등의 의약품 합성, 발암기구의 규명, 동·식물이나 응용 미생물의 육종, 유전병 치료 등의 연구·개발에 이용하고 있다.

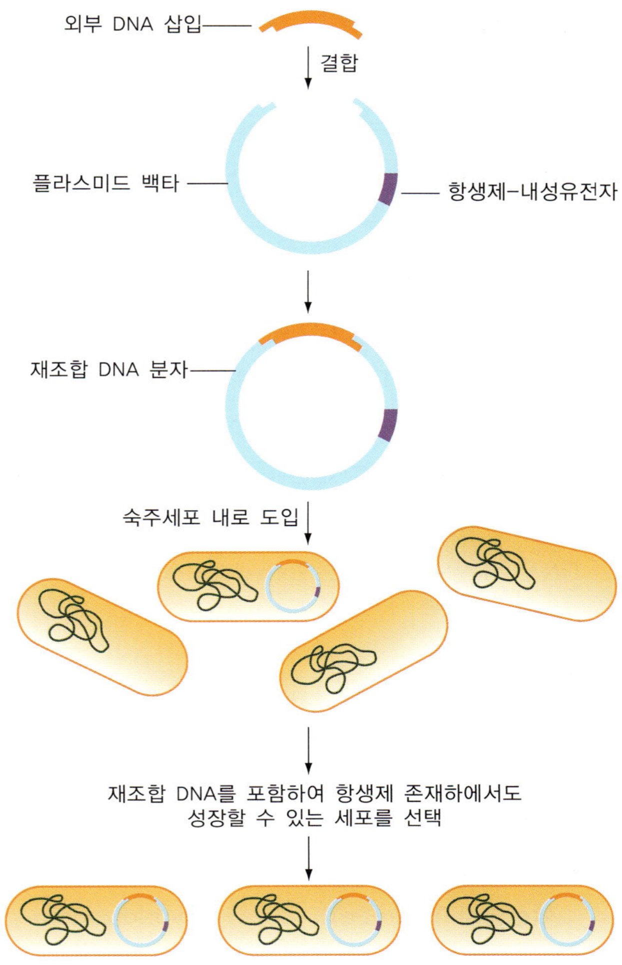

그림 4–5. 플라스미드내의 DNA 클로닝 과정

1. 분자생물학적 진단

유전공학(Genetic engineering, Recombinant DNA research), 또는 생명공학(Biotechnology)이라 불리는 분자생물학의 기법들을 이용하여 병원체를 핵산에 근거한 실험실적 진단 방법들에 대한 연구가 진행되어, 특이하고 신속하게 진단을 내릴 수 있는 방법들이 개발되고 있다

질병의 진단과 치료에 이용되는 분자생물학적인 진단법을 분자의학(Molecular Medicine)으로 분류해서 부르기도 한다.

분자생물학적 진단법들은 생명체가 가지는 핵산이 지령하여 생산된 대사산물을 검출하는 방법이 아니고 직접 생명체가 가지는 핵산의 상동성을 조사하는 것이므로 종래의 진단법들보다 예민하고 특이성이 높은 결과를 빠른 시간 내에 얻을 수가 있다.

진단에 장시간이 소요되거나, 진단이 까다로운 각종 유전병, 내분비 질환, 종양 질환 및 각종 감염병의 진단에 새로운 진단법으로 광범위하게 이용되고 있으며, 새로운 방법들이 개발되어 보편화된 진단법으로 이용되고 있다.

1) 재결합실험(Hybridization)

병원체가 특이하게 가지는 염기배열의 상동성을 조사하는 방법으로, 병원체의 핵산을 분리하여 단선구조로 만든 후 핵산탐지자(probe)를 이용하여 재결합 유무를 확인하는 실험이다.

핵산탐지자는 찾고자 하는 핵산과 상보적인 염기배열을 가지고, 표지물질이 부착된 핵산으로 20-30bp의 DNA 혹은 RNA 절편으로, 여러 가지 병원체에 대한 핵산탐지자가 상품화되어 있으며 감염이 의심되는 검체에서 분리한 핵산과의 재결합 여부에 따라 원하는 핵산의 존재 여부의 판정이 가능한 실험이다(그림 4-6).

Southern blotting, Northern blotting, Dot blotting, Slot blotting 등이 실험 방법으로 이용되고 있으며, 수만 개에서 수십만 개의 유전자를 한 번에 검색하기 위한 생화학 반도체인 DNA Microarray도 이용되고 있다.

DNA chip(Gene chip, Bio chip)이라고도 부르는 DNA Microarray는 분자생물학적 기법과 기계자동화 기술 및 전자제어기술 등을 접목하여 만든 것으로 유리와 같은 고형체에 수만 개의 유전자를 고밀도로 부착하여 재결합실험 후 레이저를 조사하여 컴퓨터로 재결합유무를 판독한다(그림 4-7).

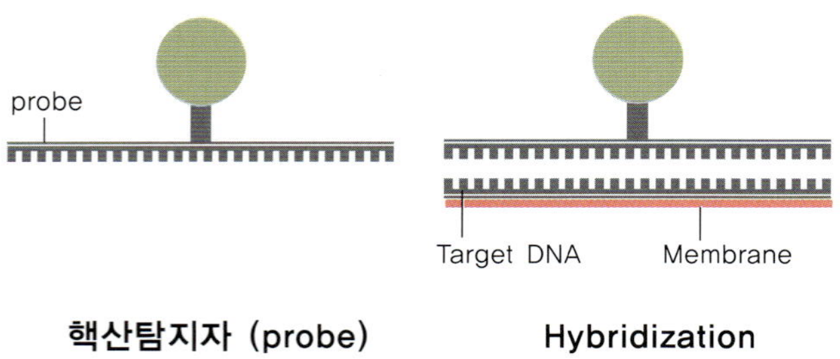

그림 4-6. 핵산탐지자(probe)와 Hybridization

2) 중합효소연쇄반응(Polymerase Chain Reaction, PCR)

분자생물학적 진단에 가장 광범위하게 이용되는 영역은 감염증의 진단이며, 바이러스나 세균의 유전자를 중합효소연쇄반응(Polymerase Chain Reaction)으로 증폭하여 분석하므로 극미량의 시료로 진단이 가능하며, 단시간 내 특이성이 높은 결과를 얻을 수 있는 특징이 있다.

균체를 배양하여 결과를 보기까지 2~4주까지 소요되던 결핵균의 검출은 DNA 진단으로 단 하루만에 결과를 얻을 수 있으며, 백혈병이나 림프종의 병형 분류에서도 유전자 변이의 발견이나 암 유전자의 발견으로 DNA 진단의 중요성이 높아지고 있다.

중합효소연쇄반응은 감염이 의심되는 검체에서 분리한 핵산을 주형으로, 감염이 의심되는 병원체의 염

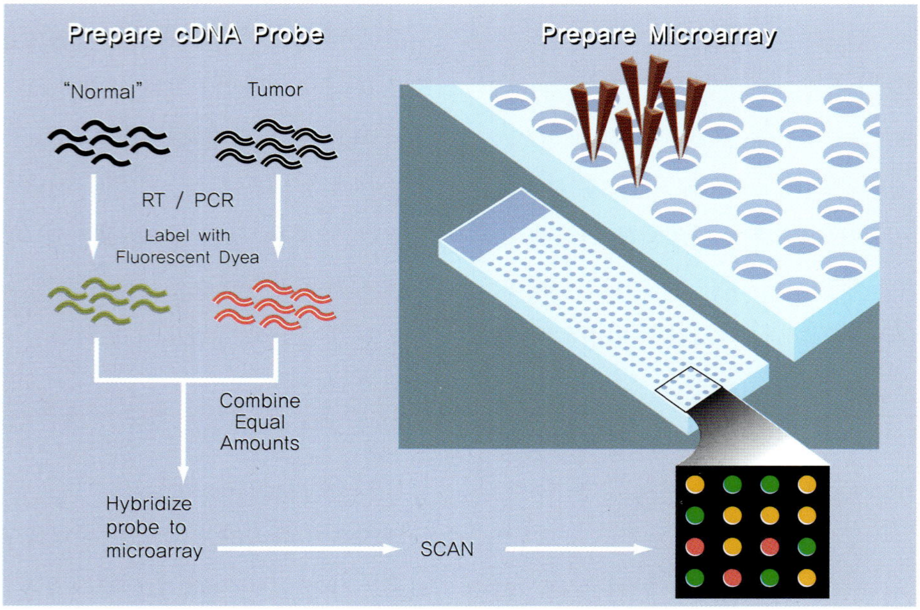

그림 4-7. DNA chip(Microarray) 분자생물학적 기법

기서열 중 일부를 핵산합성기(DNA synthesizer)로 합성한, 한쌍의 시발체(primer)와 온천에서 생존하는 Thermus aquaticus에서 분리한 내열성 중합효소(Taq DNA polymerase)를 이용하여 주형에 대한 상보적인 염기서열을 합성해 나가도록 하는 반응이다(그림 4-8).

이 반응을 이용하면 극소량의 DNA를 수백만 배 이상으로 증폭이 가능하며, 증폭된 DNA를 분석하여 진단에 이용하는 분자 생물학적 기법 중 특이도와 예민도가 높은 DNA 분석법이다.

유전자 치료법은 레트로 바이러스 벡터를 이용하여 이상을 나타내는 유전자 대신 외부에서 유전자를 도입하는 방법으로 아직 기술적으로는 미흡하지만 이론적으로는 이상 유전자와 정상 유전자를 바꾸어 정상 기능의 회복이 가능할 것이며, 유전자 진단은 감염증 및 유전질환의 예방과 치료에 첫 단계가 되고 있다.

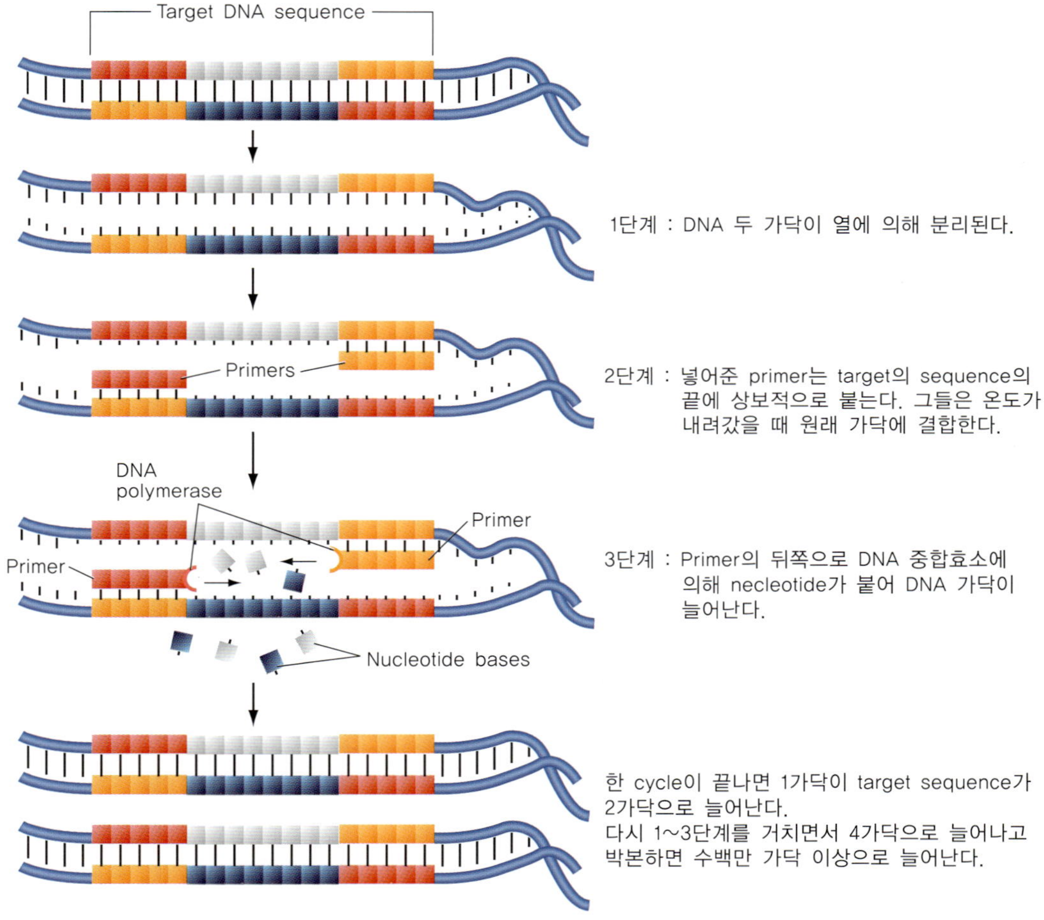

그림 4-8. PCR의 원리 그림. 특이적인 DNA서열을 증폭하기 위한 중합연쇄반응

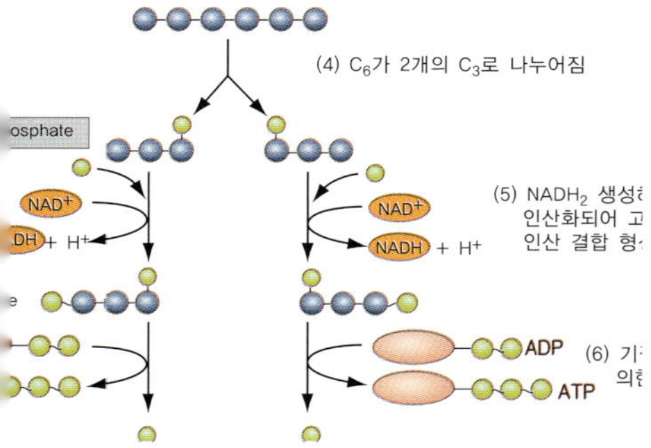

5장 세균의 영양과 대사

I. 세균의 영양

세균은 발육·증식하기 위하여 외계에서 필요한 영양소(nutrients)를 취하고 이것을 분해하여 energy를 얻고 있다. 또한 그 분해산물을 이용하여 자기 균체성분을 합성하고 있다.

1. 영양소

세균의 영양소로 무기염류, 탄소원, 질소원, 발육인자, 물을 필요로 한다.

1) 무기염류

철(Fe), 황(S), 인(P) 등이 필요하며 특히 인(P)은 인산염으로서 세포에 흡수되며 ATP(adenosine triphosphate), 핵산 NAD(nicotinamide adenine dinucleotide), Flavin 등의 성분으로서 중요하다.

2) 탄소원(Source of carbon)

탄소원의 대부분은 energy원으로서 이용되며 이것으로 세균 내 물질이 합성된다. 병원성 세균은 거의 모두 유기영양균이며, 포도당 등의 당류를 주로 이용하고 유기물에 포함된 탄소는 대사과정에 의해 에너지를 생성하면서 CO_2나 다른 종류의 유기물로 변화된다.

세균은 소량의 CO_2를 취하여 이용하고 있으며, 특히 증식을 개시할 때에 CO_2를 완전히 제거하면 거의 모든 세균에서 발육이 정지된다. 임균, 수막염균, 혐기성균의 대부분은 5~10%의 CO_2가 있어야 발육이 촉진된다.

3) 질소원(Source of nitrogen)

질소는 단백질과 핵산구조에 중요한 성분으로서 균체 성분은 대부분 단백질로 구성되어 있다. 세균의 증식에는 다량의 질소원이 필요하다. 대부분 병원성 세균은 각종 amino acid, peptone, protein 등의 유기질소화합물을 질소원으로 이용한다.

4) 발육인자(Growth factor)

대부분의 세균은 탄소원, 질소원, 무기염류를 적당히 배합한 인공배지에 증식시킬 수가 있다. 그러나 몇몇 미량 유기화합물을 공급하지 않으면 발육하지 않는 균종이 있다. 이 유기화합물을 발육인자 또는 세균비타민이라고 한다. Vitamin B_1, B_2, B_6, B_{12}, thiamine, nicotinic acid, pantothenic acid, folic acid, pyridoxin, riboflavin, thioctic acid, biotin 등이 있다.

Haemophilus influenzae 균은 발육인자로서 X 인자(hemin), V 인자(NAD) 모두 필요하며 그 밖에 *Haemophilus* 속 균종들은 어느 한 쪽이 요구된다.

- Amino acid – 단백질의 구성 성분으로 요구된다.
- Purine, pyrimidin – 핵산의 구성 성분으로 요구된다.
- Vitamin – 효소의 구성 성분으로 요구된다.

5) 물(H_2O)

세균 세포의 수분 함유량은 75~85% 정도이다. 수분은 모든 생물에서 증식에 필요한 것이다.

2. 증식 환경

세균 증식에 관여하는 환경 인자로 온도, pH, 산소, 이산화탄소, 삼투압, 산화환원전위 등의 물리적 환경 조건이 필요하다.

1) 온도(Temperature)

세균이 발육할 수 있는 온도는 균의 종류에 따라 큰 차이가 있다. 발육증식에 가장 적합한 온도를 발육 지적온도(optimal growth temperature)라고 한다(그림 5-1).

(1) 저온세균(psychrophilic bacteria) – 15~20℃, *Yersinia enterocolitica, Vibrio marinus*

(2) 중온세균(mesophilic bacteria) – 30~37℃, 대부분 병원성 세균으로 *E. coli, Bacillus subtilis, Staphylococcus aureus, Streptococcus lactis*

(3) 고온세균(thermophilic bacteria) – 50~80℃, *Bacillus subtilis*(토양에 사는 균), *Bacillus Stearothermophilus*(온천수에 사는 균), *Thermus aquaticus*(온천수에 사는 균)

병원성 세균의 대부분은 사람의 체온(37℃) 전후에 지적온도를 갖는 중온세균이다. 자연계에서 자유생활균은 저온균에 속하는 것이 많다. 임균이나 수막염균과 같이 증식온도의 폭이 35~37℃와 같이 폭이 대단히 좁은 것에서부터 포도구균, *Bacillus*와 같이 10℃ 전후에서 45℃의 넓은 폭을 갖는 것도 있다. 저온에 의하여 수혈용 혈액, 혈장, 식품 등이 냉장고 내에서도 서서히 증식하며 부패하는 수가 있다.

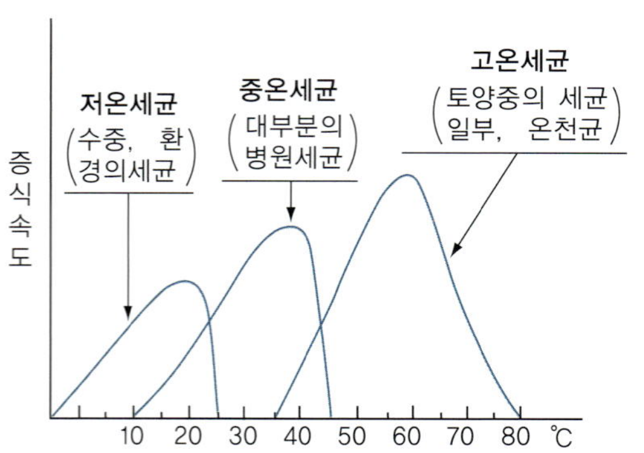

그림 5-1. 세균이 발육 가능한 온도와 증식 속도

2) 수소이온 농도(pH)

세균에는 각기 균종마다 발육에 적합한 pH가 있다. 이것을 지적 pH(optimal pH)라 한다. 병원성 세균의 지적 pH는 대개가 약 알카리성(pH 7.0~7.6)이다. 유산간균, 진균, 결핵균은 산성(pH 5.0~6.0)이고, 콜레라균, 장염 비브리오균은 알칼리성(pH 7.6~8.2)이고, *Legionella*균은 pH 6.9±0.05의 좁은 범위이다.

배지를 만들 때 멸균 전에 필히 pH를 목적균에 따라 조정한다.

3) 산소(Oxygen, O_2)

유리산소(free oxygen)의 유무에 따라 세균의 증식은 심한 영향을 받는다. 산소의 요구성에 따라 다음의 4균으로 나눈다(그림 5-2).

(1) 편성호기성균(Obligate aerobes)

편성호기성균이란 발육에 산소가 절대 필요한 균을

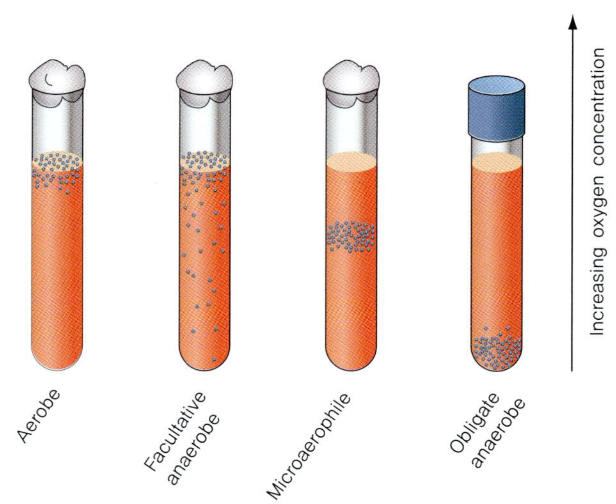

그림 5-2. 액체배지에서 호기성 혐기성 발육 상태

말한다. 호기적 산화(호흡)에 의해 energy를 얻고 있다. 일반적으로 cytochrome oxidase 양성, catalase 양성인 균이 해당되며 녹농균, Bacillus, 결핵균 등이 O_2 존재 시에 잘 증식된다.

(2) 통성혐기성균(Facultative anaerobes)

통성혐기성균이란 산소와 관계없이 발육되는 균을 말한다. 산소가 있는 경우는 호흡에 의하여, 산소가 없는 경우는 발효에 의하여 energy를 얻고 있다. 산소가 있으면 증식이 왕성하다. 장내세균, 기타 많은 종류의 병원성 세균이 이에 포함된다.

(3) 편성혐기성균(Obligate anaerobes)

편성혐기성이란 산소가 있으면 발육이 안되고, oxidase, catalase가 없어서 산소가 유해하게 작용하여 사멸되는 균주를 말한다. 흔히 혐기성균이라고 부르고 있다(이에 반하여 산소가 있어야만 발육 가능한 균군을 호기성균이라고 말한다).

예 : *Clostridium, Bacteroides, Fusobacterium, Eubacterium, Propionibacterium, Peptococcus, Peptostreptococcus, Veillonella* 등이 포함된다.

(4) 미호기성균(Microaerophiles)

미호기성균이란 미량의 산소(5% 전후)가 있는 상태에서 발육하는 균군을 말한다. 산소가 많으면 증식이 억제된다. *Campylobacter* 속 균이 해당된다.

(5) 산소내성 혐기성균(Aerotolerant anaerobes)

산소내성 혐기성균은 무영양균(independent bacteria)이라고도 한다. 산소는 이용 못하며 발효에 의해서 energy를 얻고 있는 균군으로서 편성혐기성균과는 달리 산소가 있어도 사멸하지 않는다. 통상 통성혐기성균 중에 분류되어 있어도 산소를 이용하지 못한다는 점에서 혐기성균에 포함시키는 경우도 있다.

예 : 유산간균, 연쇄구균 등 Gram 양성균이 이에 속한다.

4) 이산화탄소(Carbon dioxide, CO_2) 요구균

병원성 세균은 CO_2가 없으면 발육할 수 없다. *Brucella abortus*는 5~10%의 CO_2가 발육에 꼭 필요하다. 임균(*Neisseria gonorrhoeae*), 수막염균(*Neisseria meningitidis*), diphtheria 균(*Corynebacterium diphtheriae*), 인플루엔자균(*Haemophilus influenzae*), *Streptococcus*, 혐기성균의 대부분은 5~10%의 CO_2 존재하에서 발육이 촉진된다.

5) 습도(Moisture)

세균의 발육에는 적당한 습도가 필요하다. 건조한 상태에서는 아포를 형성하는 균 이외에는 모두 사멸한다.

6) 삼투압(Osmotic pressure)

세균의 세포질은 일정한 삼투압을 갖고 있다. 외계의 삼투압이 높거나 낮으면 용균되어 사멸한다. 적혈구인 경우 증류수나, 물 속에 넣으면 세포 내부의 삼투압 평형을 이루기 위하여 물이 적혈구 속으로 들어가 팽창해지면 용혈현상을 나타낸다.

7) 산화환원 전위(Redox potential, Eh)

보통 배지의 Eh(산화 환원 전위)는 pH 7.0에서 +0.2~0.4V이다. 호기성균은 발육되지만 혐기성균은 −0.2V 이하가 아니면 발육하지 않는다. 배지 내의 산소를 제거하거나 환원제를 넣어 Eh를 낮출 필요가 있다. 균이 증식하면 Eh는 낮아진다(그림 5–3, 5–4).

호기성균이 증식하면 Eh가 저하하며, 2차적으로 혐기성균이 증식하기 쉽게 된다. 이것은 임상적으로 중요한 의미를 가지며 복강 내 농양, 폐 화농증 등에서 호기성균과 혐기성균의 복수 감염이 일어나기 쉽다. 이것을 2상성 감염(biphasic infection)이라고도 한다.

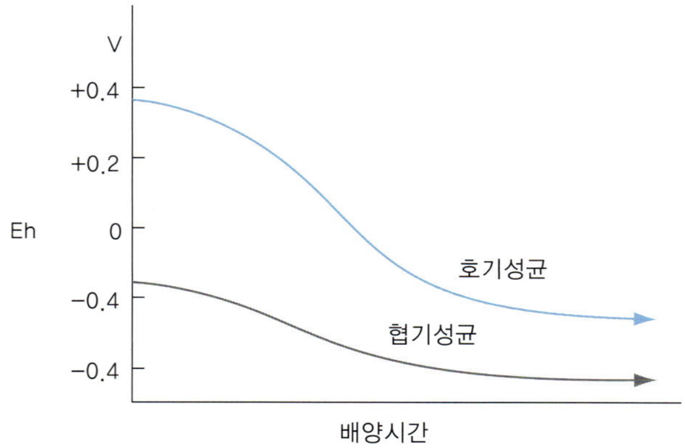

그림 5-3. 세균의 증식과 Eh의 변화

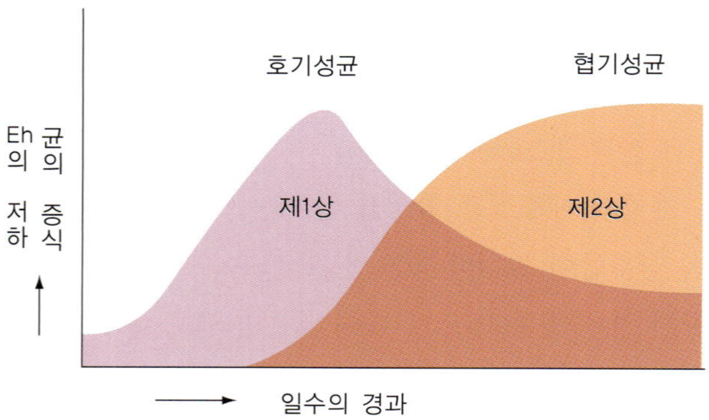

그림 5-4. 이상성 감염의 모식도

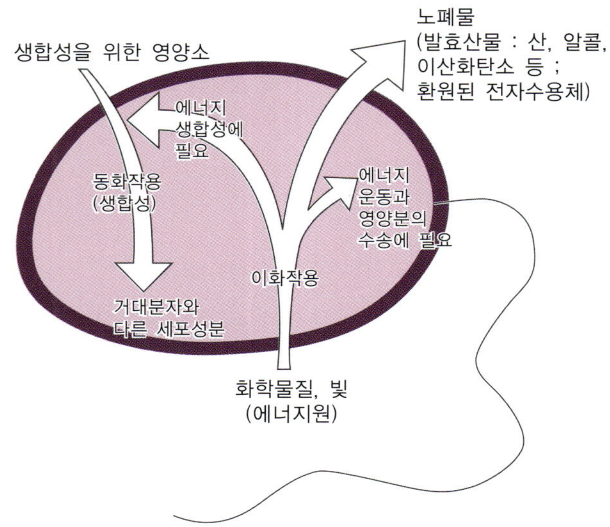

그림 5-5. 간단히 본 세포대사

Ⅱ. 세균의 대사

1. 대사의 개요

대사란 생체세포 내에서 일어나는 모든 생화학 반응을 말한다. 대사는 크게 나누어 고분자물질을 저분자물질로 분해하여 ATP형의 에너지를 발생시키는 이화작용(catabolism)과 에너지를 이용하여 저분자물질을 고분자물질로 축합하여 자신의 구성 성분을 합성하는 동화작용(anabolism)으로 나눌 수 있다(그림 5-5에서 간단히 도식하고자 한다.).

1) 이화작용(Catabolism)

세균에 있어서 물질대사 중에 유기화합물을 분해하여 ATP형으로 에너지를 획득하는 반응을 이화작용(분해대사)이라고 한다. ATP 생산 양식에는 기질수준 인산화와 산화적 인산화의 두 가지가 있다. 어느 경우나 대사로부터 나온 결합에너지를 ADP와 무기인산(Pi)에서 ATP 분자를 생성하기 위해 사용된다.

2) 동화작용(Anabolism)

영양소를 이용하여 핵산, 단백질, 다당, 복합지질, 기타 모든 균체 성분을 합성하는 반응을 동화작용(합성대사)이라고 한다. 세균의 합성 능력은 균종에 의해 달라지나 합성대사의 여러 가지 반응은 세균의 경우 거의 공통되어 있으며 또한 다른 생물의 경우와 공통점이 많다. E-M 경로(해당과정)와 TCA 회로는 이화작용만이 아니고 그 경로의 중간대사산물은 동화작용의 원료가 되어 다양한 아미노산, 지질, 당 등을 합성한다.

3) 해당작용(Glycolysis)

해당경로는 동물, 식물 및 미생물에 걸친 생세포에서 널리 분포한다. 이 경로의 중요한 두 가지 특성은 ① 6-탄소 분자인 1,6-diphosphofructose를 두 개의 3-탄소분자인 glyceradehyde-3-phosphate로 분해하는 것과 ② 고에너지 인산화 중간물질인 글리인산염을 adenosine diphosphate(ADP)에 공급하여 adenosine

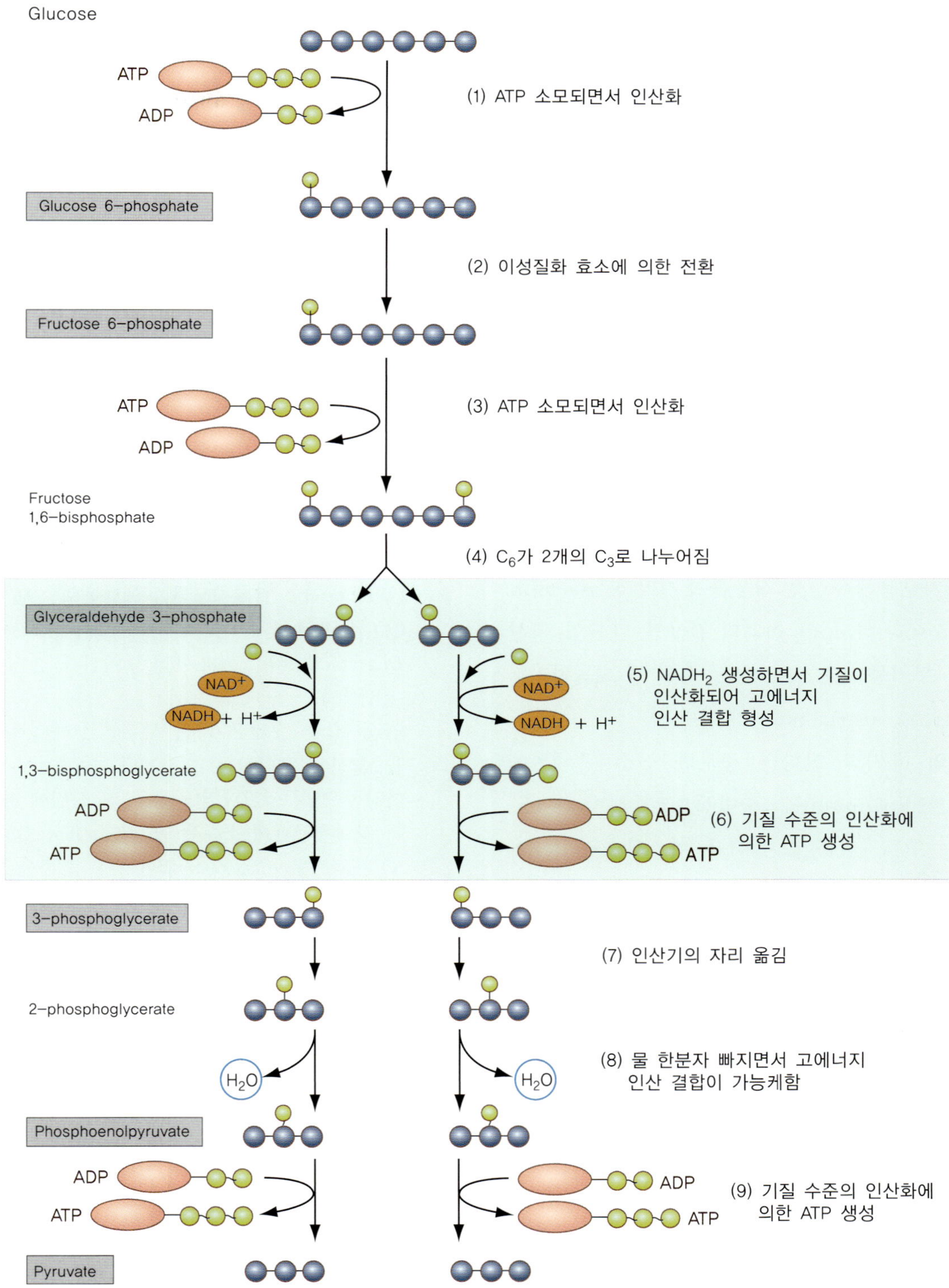

그림 5–6. Glycolytic pathway(해당 경로 과정). 해당과정 경로는 글루코즈를 피루브산으로 산화시키면서 기질수준의 인산화에 의한 ATP를 생성하고 NADH2 형태의 환원제와 6개의 다른 전구체들(□ 안의 것)을 생성한다.

triphosphate(ATP)를 형성하게 하는 두 개의 장소가 있는 점이다. 인산염을 고에너지 중간물질에서 ADP로 직접 공급하는 것을 기질수준 인산화작용이라고 칭한다(그림 5–6).

2. 호흡과 발효

유리산소의 유무에 따라 energy 생성의 화학반응(산화)은 달라진다. 산소의 존재하에서 기질수준 인산화와 산화적 인산화 모두를 수행하는 호기성 산화를 호흡(respiration)이라 하고, 산소가 없는 상태에서 유기화합물을 분해하여 energy를 생성하여 기질수준 인산화만을 수행하는 반응, 즉 혐기적 산화를 발효(fermentation)라고 한다.

1) 호흡(Respiration)

호흡은 호기성 호흡 또는 혐기성 호흡이 있는데 이화작용에 산화적 인산화에 의한 ATP생산기구가 있는 경우를 호흡이라 한다.

최종 전자수용체가 O_2인 경우를 호기적 호흡(aerobic respiration)이라 하고, O_2 이외의 질산염, 탄산염, 황산염과 같은 무기물(NO_3^-, CO_2, SO_4^{-2})인 경우를 혐기적 호흡(anaerobic respiration)이라 한다.

포도당의 호기적 산화는 충분한 산소 존재하에 pyruvic acid(pyruvate)를 출발점으로 하여 Krebs cycle(또는 TCA cycle)로 들어가 최종적으로 CO_2와 H_2O가 형성된다(그림 5-7).

천이 단계는 해당반응과 TCA 회로를 연결해주는 곳으로 피루브산을 acetyl-CoA로 전환시킨다. 이때 환원제 $NADH_2$ 1분자와 1개의 전구체(acetyl-coA)가 생성된다. TCA 회로는 일련의 단계를 통해 CO_2를 방출하고 acetyl-CoA의 acetyl기를 받아들인다. 그 결과 GTP(ATP로 전환됨) 1분자와 3분자의 $NADH_2$, 1분자의 $FADH_2$ 형태의 환원제, 3개의 전구체들(∝-ketoglutarate, Succinyl-coA oxaloacetute)을 생성하게 된다(그림 5-7).

2) 발효(Fermentation)

이화작용을 기질수준 인산화에 의한 ATP 생산 기구만으로 시행하는 경우를 발효라고 한다.

발효는 유기화합물을 모두 전자공여체와 전자수용체로 사용하는 것이다. 세균에는 다양한 발효양식이 있어 포도당에서 생산되는 피루브산(pyruvic acid)을 이용하여 여러 형식에 따라 각기 서로 다른 대사산물을 만들게 되는데 대사경로, 대사종말산물을 세균군에 있어서 특징적인 것으로 동정에 이용할 수 있는 것은 다음과 같다(box 참조).

A. 알코올 발효 효모가 대표적으로 에탄올을 생성한다.
Fungus, Yeasts.

B. 젖산 발효

a. 호모형(Homolactic fermentation)
가장 간단한 발효로 기체 없이 락트산(lactic acid)만 생성되며 *Streptococcus, Enterococcus, Pediococcus, Lactobacillus*에서 특징적이다.

b. 헤테로형(Heterolactic fermentation)
Pyruvate가 알데히드와 에탄올로 대사되면서 CO_2를 방출하게 되는데 이는 *Leuconostoc* 종과 *Lactobacillus*와 Yeasts에서 보여진다.

C. 혼합발효
Pyruvate는 수많은 다른 생성물들(아세트산, 에탄올, 숙신산, 포름산)로 대사된다.
다양한 산의 성질과 양들은 균의 성질에 따라 다르고 장내세균과에 소속된 *Escherichia, Salmonella, Shigella, Proteus, Yersinia*균 속은 포름산을 생성하여 이는 H_2와 CO_2로 된다.

D. Butanediol 발효
Pyruvate가 수소전제하에서 2,3-butanediol로 환원되어지는 반응을 alkali 존재하에서 α-naphthol을 이용한 Voges-Proskauer test(VP test)를 통해 확인할 수 있으며, methyl- red 반응에 감응하여 *E. coli*와 관련된 균(MR+/VP-)을 *Klebsiella-Enterobacter-Serratia-Hafnia* group(MR-/VP+)과 분리하는데 사용된다.

E. 낙산(Butyric acid) 발효
혐기성 유아포 형성 Gram 양성 간균인 *Clostridium* 속에서 특징적이며 부탄올, 아세톤, 이소프로판올, 에탄올로 더 환원된다.

F. 프로피온산(Propionic acid) 발효
숙신산(succinic acid)의 탈탄산 과정으로 형성되는 프로피온산(propionic acid)은 *Propionibacterium, Veillonella*에서 나타나는데 Gram 음성 혐기성 간균이 해당된다.

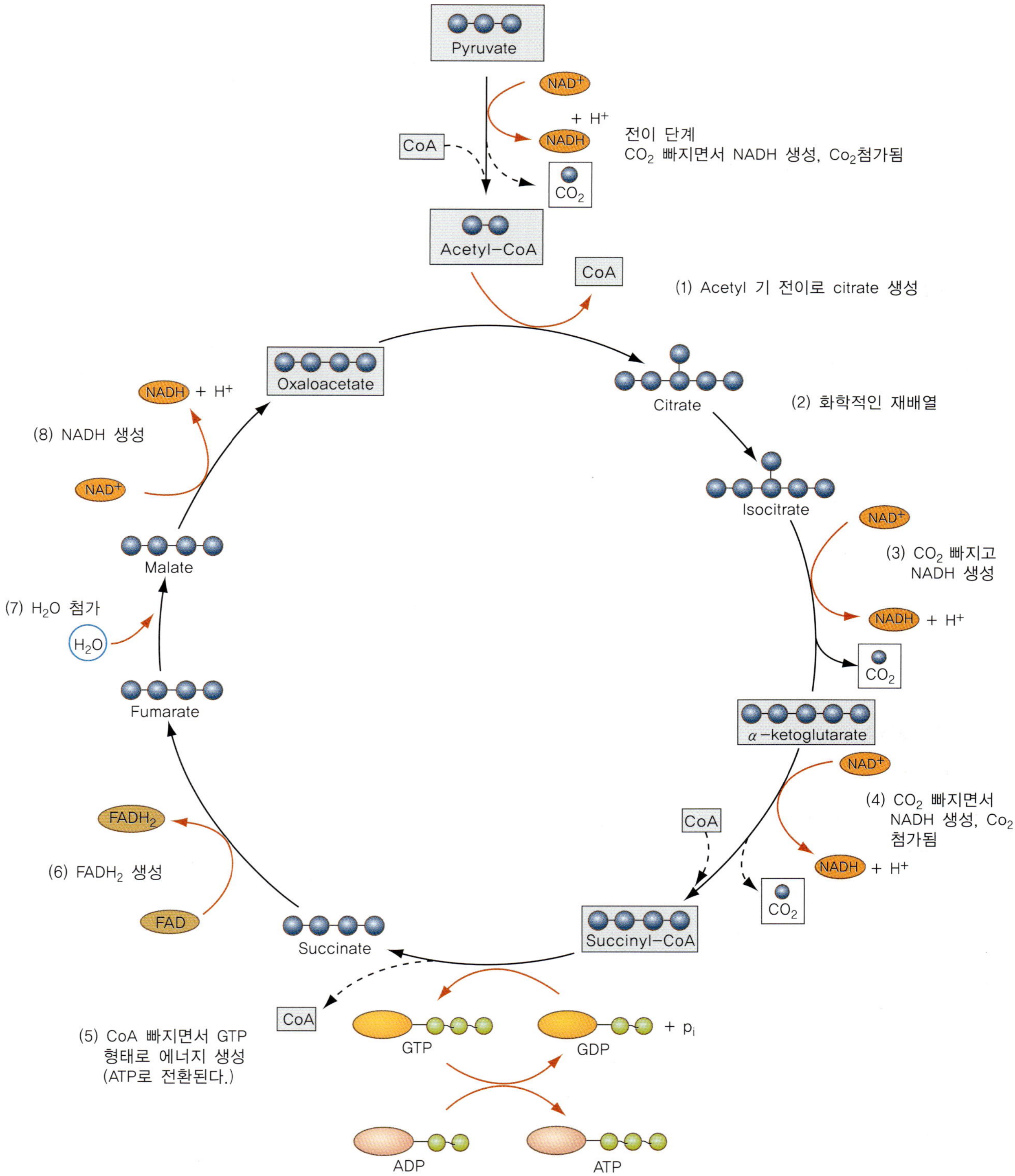

그림 5–7. Krebs' tricarboxylic acid cycle(천이 단계와 TCA회로)

3) Pyruvate의 이용

Pyruvate는 다양한 경로로 들어가게 되는데 그 결과 몇 개의 다른 최종생성물을 낳게 된다. 종종 임상 미생물학 검사실에서 균을 분리하는데 유용하게 사용되는 것이 바로 이 최종 생성물들이다. 대사 경로를 그림 5-6에 나타내었다.

호기적 조건 아래서 글루코즈의 이용은 호흡(그림 5-7)이라고 하는데 발효과정 중 생긴 Pyruvate는 Kreb's 회로로 들어가 CO_2와 H_2O로 분해되면서 ATP를 생성한다.

Pyruvate의 산화적 탈탄산화는 고에너지 중간생성물이 acetyl-coenzyme A를 만드는데 oxaloacetate 한 분자와 응집해 citrate와 free coenzyme A를 만든다.

일련의 산화적 반응들은 옥살 아세트산의 재생산을 가져오고 환원된 NAD($NADH_2$)와 FAD($FADH_2$) 형태에서 환원력의 생성도 가져온다. 이들 고에너지 화합물들은 전자전달계로 들어가고 그 전자들은 cytochrome 효소를 통해 전달된다.

전자전달계에 의해 만들어진 에너지는 ATP를 생산하게 된다. 최종 전자수용체는 산소이며 최종 생성물은 물이다. 혐기적 glycolysis을 통한 글루코즈의 안전한 산화와 호기적 Kreb's 회로는 글루코즈 1 mole당 총 38 ATP를 만들게 되는데 비해 glycolytic (fermentative) pathway만을 통한 경우 glucose 1 mole 당 단 2분자의 ATP를 생성하게 된다.

호기적 대사과정 동안 ATP의 생성뿐만 아니라 Kreb's 회로는 또한 세포에 퓨린, 피리미딘, 아미노산, 지방과 같은 세포 구성물의 합성에 사용되는 전구체와 중간생성물을 제공하게 된다. 이 회로는 또한 이화적 기능도 가지고 있어 이들과 같은 거대 분자들의 산화적 분해를 위한 장소로 제공하기도 한다.

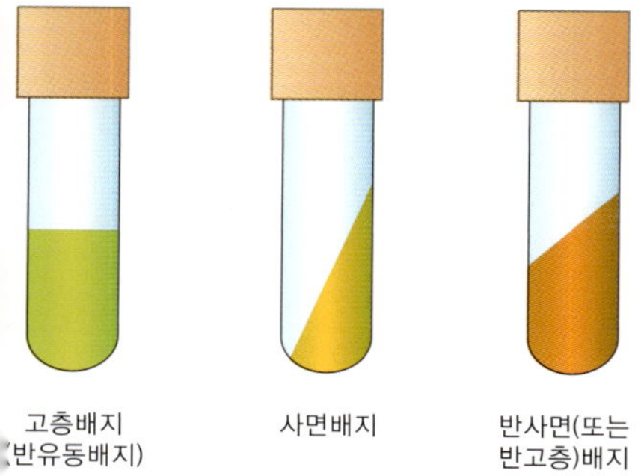

6장

세균의 배양과 배지

I. 미생물 배양의 목적

미생물을 포함한 동·식물 세포를 적절한 인공적 환경에서 증식시키는 조작을 배양(culture)이라 한다. 배양을 위해서는 적당한 영양소를 함유한 액체 또는 고형화시킨 배지(배양기 culture medium)가 필요하다.

액체상태인 배지를 broth라고 하며, 한천을 넣어 고형화시킨 것을 한천배지(agar medium) 또는 고형배지(solid medium)라고 한다.

대부분의 세균은 각기 발육에 적합한 인공배지에서 증식시킬 수가 있다. 목적은 다음과 같다.

1. 감염병을 진단하기 위해 집락의 특징, 생화학적 반응을 알기 위해
2. 항균제 감수성 검사(sensitivity test)를 위해
3. 배양된 균으로 백신 제조용 항원을 얻기 위해
4. 미생물의 특성을 파악하기 위해 배양을 실시한다.

인공배지에서 발육이 안되는 Virus, Rickettsia, Chlamydia는 살아 있는 다른 세포가 합성한 것을 이용하는 성질이 있어서, 증식시키기 위해서는 세포배양(조직배양) 또는 발육계란 배양법을 이용하며 인공배지에서는 발육되지 않는다.

II. 배지의 재료

배지 중의 필요 성분은 세균의 종류에 따라 다르다. 공통적인 것은 탄소(C)원, 질소(N)원, 각종 광물질(mineral), 물(H_2O)이며, 여기에 지적 pH, 산화환원 전위(Eh), 각종 발육인자 등이 추가된다. 미생물 배양에 이용되는 영양 물질은 다음과 같다.

1. 육즙, 육즙 추출액(Meat infusion, Meat extract)

Meat infusion은 소고기 살에서 추출한 것으로서 육수 또는 육즙이라고도 하며 이것을 농축시킨 것을 meat extract라고 한다. 소의 심근, 간, 송아지의 뇌 등이 흔히 쓰인다. 가용성 단백, 탄수화물, 각종 발육인자나 vitamin, 염류 등이 풍부하게 포함되며, 배지 중의 주성분으로 이용된다. 포도당, glycogen 등을 함유하므로 당분해 시험용의 배지로는 쓰이지 않는다.

2. 펩톤(Peptone)

동물의 근육, 간, 우유단백(casein), gelatin, 콩단백 등을 trypsin, pepsin, papain 등의 단백분해효소로 처리하거나 가수분해한 것이 peptone인데 polypeptide, 아미노산, salts 등이 포함되어 있어 주로 질소원이 된다. 황화수소(H_2S) 생성시험, indole 생성시험에서는 tryptophane이 많이 함유된 tryptophane을 사용한다.

3. 효모추출액(Yeast extract)

효모를 자가 융해시켜 만든 추출물에는 각종 vitamin이 풍부히 있으며, 이 밖에 mineral, 아미노산 등이 풍부하여 배지 제조 시 첨가하여 사용한다. Yeast extract는 식빵 효모나 맥주 효모를 자가 융해시켜 만든 것이다.

4. 물

배지를 만들 때 증류수나 이온 교환수 등의 순수한 물을 쓴다. 수돗물이나 우물물은 각종 유기물질이 함유되어 있어서 높은 재현성을 필요로 하는 실험용에는 적합하지 않다.

5. 첨가물

세균의 발육을 촉진시키거나 또는 선택적으로 특정 균만을 발육시키고자 할 때 첨가된다.

체액 : 혈액(말, 토끼, 면양, 사람 등), 혈청, 혈장, 복수 등이 쓰인다. 배지 성분의 유해 작용의 제거, 균발육 촉진, 영양 보급, 균의 감별 등을 위해서 배지에 첨가된다.

화학물질 : 배지의 pH 조절이나 삼투압의 조정, 무기염류, 발육인자의 보급, 세균의 성장감별, 특정 균종만의 선택적인 증식을 위해 배지에 첨가한다.

6. 한천(Agar)

한천은 홍조류 우뭇가사리의 해초에서 추출한 것으로서 액체배지에 1.5% 되게 넣어 고형배지를 만드는데 이용된다. 배지에는 정제된 한천(agar) 분말이 쓰이며 목적에 따라 여러 종류가 시판된다.

한천을 물을 넣고 가온하면 100℃ 부근에서 용해되며 45℃ 전후에서 고형화(gel)된다. 일단 고형화되어 굳은 한천은 다시 100℃로 끓여야만 녹는다. 고형화된 배지를 한천배지(agar medium)라고 한다. 배지에 첨가되는 한천의 농도는 평판배지용으로는 1.5% 들어 있으며 운동성 시험 시 이용되는 반고형배지(semisolid medium)에는 0.3%가 들어 있다.

III. 배지의 종류

1. 물리적 성상으로 구분한 종류

1) 액체배지(Liquid medium, broth)

peptone, beef extract 등이 들어있는 육즙(broth)은 세균의 성상검사, 증식, 대사산물 측정을 하기 위해 이용된다.

2) 고형배지(Solid medium)

배지에 한천, 계란, 혈청 등을 넣어 한천이 녹도록 끓인 후 식히면 고형배지가 된다. 사용 목적에 따라 다음의 배지가 있다(그림 6-1).

(1) 평판배지 : 직경 7~9cm petri dish에 멸균된 한천배지 20ml 정도 넣어 굳힌 것이 평판배지(plate medium)로서 주로 세균의 분리배양과 분리된 집락 관찰과 항균제 감수성 검사 등에 이용된다.

(2) 고층배지 : 시험관에 한천배지를 넣어 멸균한 후에 세워서 굳힌 것이 고층배지(butt agar medium)이며 세균의 성상검사(Motility, O- F배지), 균주의 보존 등에 쓰인다.

(3) 사면배지 : 시험관에 한천배지를 넣어 멸균을 한 후 사면이 되도록 시험관을 뉘어 굳힌 것이 사면배지(slant medium)이며 세균의 성상, 증식, 보존에 쓰인다.

(4) 반사면배지 : 고층배지의 상부 1/3 정도를 사면으로 만든 것이 반사면 배지(semi-slant medium)이며, 또한 반사면 고층배지(slant with butt medium)라고도 한다. 세균의 성상 검사 시 TSI, KIA, LIA 배지가 있다.

(5) 반유동배지 : 한천 농도를 보통의 반 이하(0.3~0.75%)로 넣어 멸균한 후 식히면 반유동배지(semi-solid medium)이며 세균의 운동성 관찰,

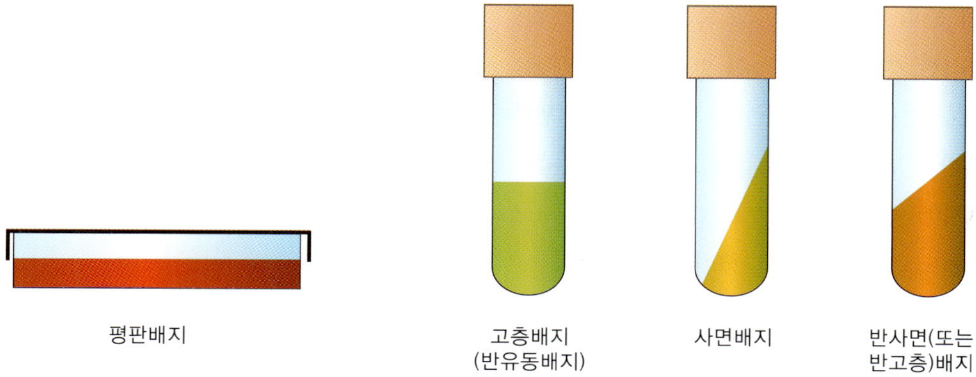

그림 6-1. 고형배지의 종류

균주의 보존 등에 쓰인다.

2. 화학적 성상으로 구분한 종류

1) 천연배지(Natural medium)

성분이 meat extract, peptone 등의 천연물질로 되어 있는 배지로서 nutrient broth, nutrient agar 등이 있으며 세균의 증식, 분리배양에 널리 쓰이고 있다.

2) 합성배지(Synthetic medium)

성분이 화학적으로 확실한 물질만으로 된 배지로서 세균의 생화학적 성상 검사, 균체 성분, 대사 연구에 쓰인다.

3. 사용 목적에 따른 종류

1) 증식 또는 증균배지(Growth medium)

여러 종류의 적당한 양의 영양소를 함유한 배지로서 균종의 선택성은 없다. 일반적인 세균증식, 순수배양, 균주의 보존 등에 쓰인다.

예 : Nutrient broth, Nutrient agar
Peptone broth, Peptone agar
Brain Heart infusion broth, Brain Heart infusion agar
Trypticase soy broth, Trypticase soy agar
Sabouraud's broth, Sabouraud's agar

Thioglycollate broth 등이 기본적인 증식 또는 증균배지이다.

혈액이나 혈청을 첨가한 blood broth 배지나 blood agar 배지를 사용한다. broth에 agar를 1.5%되게 첨가하면 agar 배지가 된다.

2) 수송용배지(Transport medium)

가검물을 즉시 배양이 안 되거나 먼거리에 있는 곳으로 검체 수송 및 운반하고자 할 때 검체 중의 세균이 사멸하지 않도록 보존을 하기 위한 배지이다.

Amies 배지, Stuart 배지, Cary-Blair 배지가 이용된다. 이 수송배지는 세균이 증식되거나 사멸되지 않게 되어 있다.

3) 장관내 세균증균배지(Enrichment media)

분변 속에 있는 병원균만 증균되도록 고안해서 만든 액체배지가 있다.

- *Salmonella typhi*균 증균 액체배지 – Selenite broth, Bile broth, Tetrathionate broth
- *Vibrio cholerae*균 증균 액체배지 – Alkaline peptone water broth
- *Vibrio parahemolyticus*균 증균 액체배지 – 3% NaCl peptone broth

4) 분리배지(Isolation medium)

2종 이상의 세균이 섞여 있을 검체에서 목적하는 원하는 병원균을 분리할 때에 쓰이는 배지이다. 임상재료(가검물)에서 분리·배양을 목적으로 하는 병원균을 모두 발육시키려면 균종의 선택성이 적은 배지와 선택성이 강한 배지를 겸용하여 사용한다.

통상적인 일반배양(routine culture) 검사에 사용되는 혈액한천배지(blood agar plate medium)는 *Staphylococcus, Streptococcus* 균이 잘 증식되고 chocolate agar plate medium에는 *Neisseria* 속, *Haemophilus* 속 균종이 잘 증식된다.

MacConkey agar plate medium에는 Gram 음성 간균, 장내세균이 잘 증식된다.

5) 선택배지(Selective medium)

가검물에서 병원균을 검출하고자 할 때 상재균의 발육 때문에 병원균의 검출을 곤란하게 하는 수가 많아서 분리하고자 하는 목적 이외의 균은 발육을 억제시키는 선택배지가 있다. 예를 들면 대변에서 장내세균 중 *Salmonella* 균종을 분리배양하는데 사용되는 Salmonella Shigella agar, Bismuth Sulfite agar, Heckton Enteric agar, Xylose Lysine Desoxycholate agar 등이 있다.

또한 선택성이 낮은 배지로서 유당 분해능 유무를 알아보는 MacConkey agar, EMB agar를 사용한다.

6) 특수선택배지(Special selective medium)

대변에서 *Vibrio cholerae*균종을 검출하는데 사용되는 TCBS agar, 객담에서 결핵균만 발육되도록 만든 Ogawa egg배지, Lowenstein-Jensen egg배지, yeast·fungi 배양에 이용되는 Sabourand's dextrose agar 등이 사용된다. 이러한 배지는 특별한 균을 선택적으로 자라도록 고안된 선택배지라고 한다.

- 객담, 기관지에서 백일해균만 발육되는 배지 : Bordet-Gengou agar
  객담, 기관지에서 결핵균만 발육되는 배지 : Lowenstein-Jensen egg media :
  1% Ogawa, 3% Ogawa egg media
  요, 요도 분비물, 질 분비물의 임균만 발육되는 배지 : Thayer Martin agar
  인두, 후두 면봉으로 diphtheria 균만 발육되는 배지 : Loeffler serum media

7) 생화학적 성상 확인배지(Differential medium)

- 균종의 성상을 확인 조사하는 배지 : KIA, TSI, LIA, Urea, PAD
- 당분해능 기초배지 : Phenol red broth에 glucose, lactose, maltose, sucrose 등의 당 첨가
- 대사산물 확인배지 : Indole(tryptophane) broth, MR-VP broth, citrate agar
- 탈탄산효소배지 : Moeller 배지, Falkow 배지에 lysine, ornithine, arginine 등 첨가
- 비발효균 확인배지 : O-F 기본배지에 glucose, lactose, xylose의 당을 각각 1% 되게 넣어 만든 O-F glucose 배지, O-F lactose 배지, O-F xylose 배지

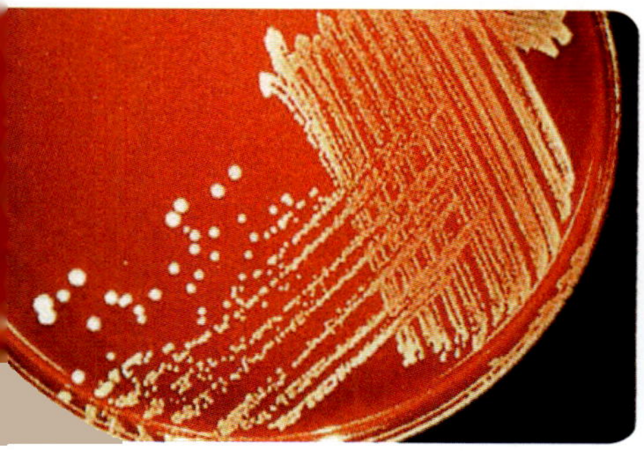

7장

세균의 배양법

I. 분리배양과 순배양, 동정

검사재료에서 세균을 분리하여 동정을 할 때 두 종류 이상의 균이 섞여 있을 가능성이 있으므로 우선 평판배지에 집락을 형성시켜, 서로 다른 성상의 집락을 따로 채균하여 성상을 조사한다. 한 개의 집락은 한 개의 세균에서 만들어지며 한 개의 집락을 형성하고 있는 균은 모두 같은 생물학적 성상을 갖는다는 전제하에 검사가 진행된다.

이러한 목적으로 실시되는 배양을 분리배양(differential culture)이라 하며, 한 가지 균만을 채취하여 배양하는 일을 순수배양(pure culture)이라 한다. 생물학적 성상 검사에서 균종을 결정하는 일을 동정(identification)이라 한다. 동정은 필히 순수배양에서 얻은 균으로 시행된 것이어야 한다. 순수배양균을 얻으려면, 선택배지에서 채균하면 두 가지 이상의 균이 섞여 있을 가능성이 있으므로, 필히 비선택배지에서 채균하는 일이 중요하다.

II. 분리배양을 위한 전조작

목적하는 세균의 종류, 재료의 종류에 따라서는 전조작을 하여 분리배양을 하기 쉽게 하는 경우가 있다. 전조작에는 아래와 같은 것이 있다.

1. 증균배양

균수가 적을 때 일단 증균배지에 심어 균수를 증가시킨 후 섞여 있는 다른 균주를 억제시키고 목적균만을 증식 촉진시키는 경우이다.

예 : Selenite broth – 분변에서 *Salmonella typhi* 균만 증균 배양된다.

Alkaline peptone broth – 분변에서 *Vibrio cholerae* 균만 증균 배양된다.

3% NaCl pepton broth – 분변에서 *Vibrio parahemolyticus* 균만 증균 배양된다.

2. 가열 분리법

아포균을 분리하고자 할 때, 아포의 내열성을 이용하여 thioglycollate broth에 가검물을 접종한 후 80℃ 10분간 가열한 후 배양한다. 무아포균은 사멸되고 아포균은 열에 견디어 죽지 않고 살아 남는다. 이것을 평판배지에 접종하여 배양을 하면 아포를 가진 균의 분리 배양이 쉬워진다.

3. 화학적 처리

검사 재료를 화학적 처리를 한 후, 섞여 있는 균이 갖는 약품에 대한 저항성 차이를 이용하여 목적균만을 발육시킨다. 결핵균 배양 때 수산화나트륨(4% NaOH)으로 처리하는 경우가 대표적인 예이다.

4. 동물통과

재료를 동물에 접종하여 병변을 일으키게 한 후 이것에서 배양을 한다. 균수가 적거나 특정 동물에 병원성이 강할 때 이용된다. 폐렴구균을 mouse에 접종하거나, *Leptospira, Legionella* 균을 guinea pig 복강내에 주사하는 경우가 있다.

III. 분리배양법

1. 평판획선배양법

임상검사실에서 평판배지상에 재료를 도말하는 일반적인 방법이다. 고립·분리된 집락을 얻기 위하여 평판배지 표면을 충분히 건조시켜 둔다. 멸균 백금이(platinum loop)로 채취한 재료를 평판배지 한쪽 구석에 묻히고, 여기에서 희석한 후 아래쪽으로 중복되지 않게 도말해 간다. 도말(접종)방법에는 여러 가지 방법이 고안되고 있다(그림 7-1, 그림 7-2).

2. 천자배양법

고층한천배지, 반유동한천배지에 식균할 때에 백금선에 균을 취하고 배지 중앙에 천자배양한다. 반고층한천배지(TSI 배지 등)에서 고층부에는 천자식균하고 사면부에는 도말접종한다.

3. 혼합분주배양법

혈액, 요, 담즙 등의 체액 재료에서 균수를 알려고 할 때 쓰인다. 재료를 적당한 broth와 희석하고, 그 일정량

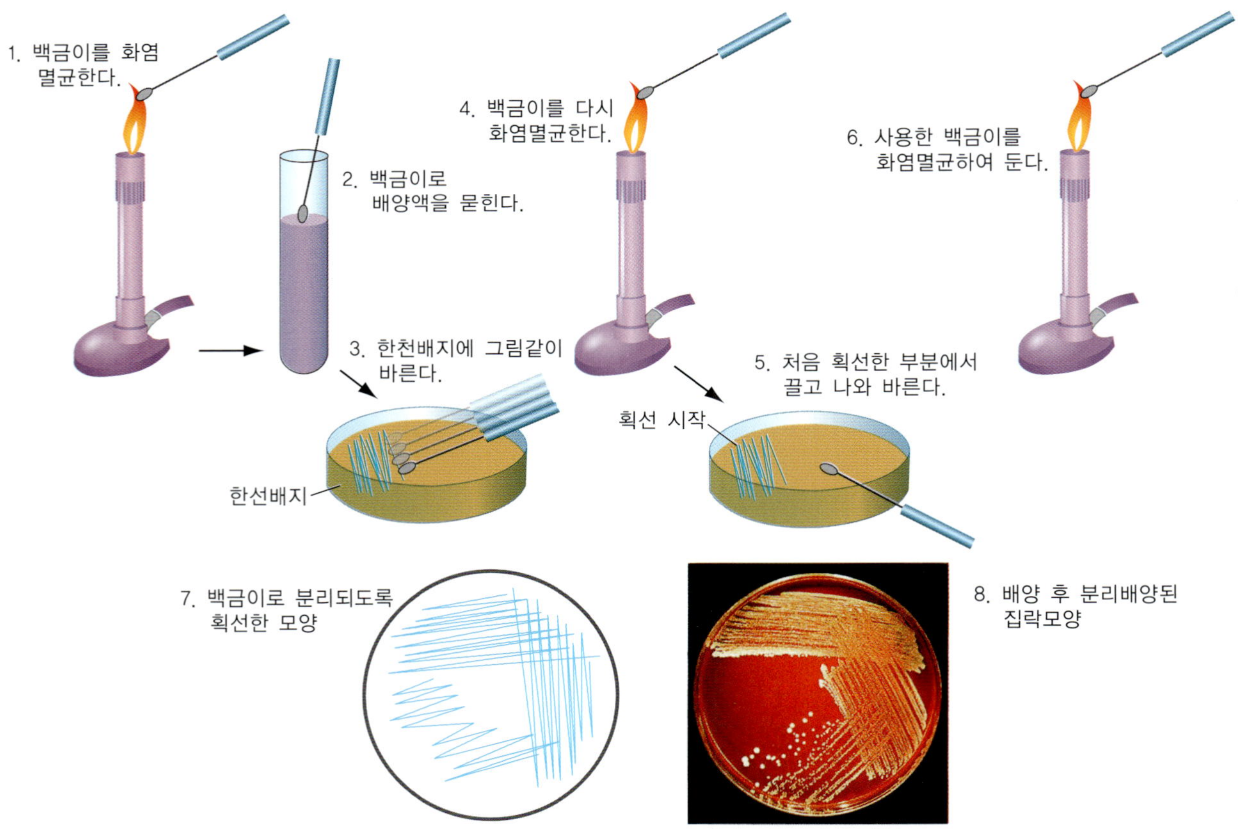

그림 7-1. 평판배지에 획선 배양하는 방법. (1) 백금선을 멸균하는 장면 (2) 배양된 액체배지에 백금이를 넣어 균액을 묻힌다. (3) 평판배지 한쪽에 1/3 정도 지그재그 모양으로 바른다. (4) 백금이를 다시 화염멸균한다. (5) 처음 획선한 부위에서 끌고 나와 바른다. (6) 백금선을 화염멸균한다. (7) 두 번째 획선한 부위에서 끌고 나와 그림 7과 같이 바른다. (8) 그림 8과 같이 마지막에 하나씩 떨어져 발육된 집락을 분리 배양된 것이라고 한다.

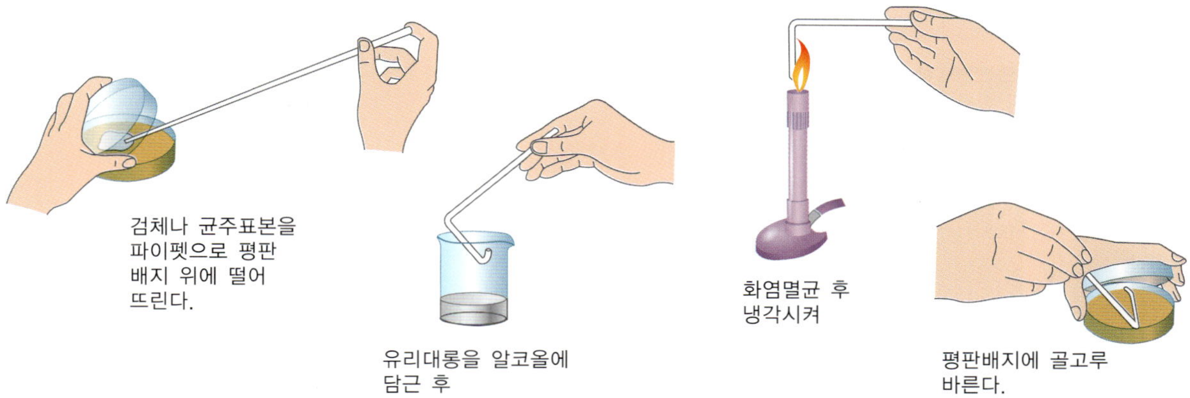

그림 7-2. 평판배양법. L자로 구부린 유리막대로 검체를 배지표면에 골고루 바른다.

을 45~50℃로 유지시킨 한천배지와 섞어 평판에 굳힌 후 배양한다. 정량적으로 균수를 알고자 할 때, 정량 백금이로 심는 방법도 있다(그림 7–3).

IV. 배양환경

재료를 바른(심은) 배지는 목적균의 발육 지적온도, 적절한 배양 환경에서 배양한다. 일정한 온도를 유지·보존시킬 수 있도록 조절된 부란기(incubator)가 쓰인다. 액체배지는 항온 수조(water bath)도 쓰인다.

1. 호기성 배양법

목적균의 발육 지적온도에 따라 37℃, 28℃, 22℃ 등의 온도로 조절하여 공기 환경하에서 배양하는 방법이 호기적 배양법(aerobic culture method)이다. 많은 병원균은 37℃에서 잘 발육한다. 진균은 25~28℃, 포도당 비발효 Gram 음성 간균은 30℃ 전후의 배양이 좋다(그림 7–4).

2. 탄산가스 배양법

탄산가스 배양법(carbon dioxide culture method)은 5~10%의 CO_2를 포함하는 환경에서 배양하는 방법인데 호기성 배양법의 한 가지이다.

임균, 수막염균, *Haemophilus, Brucella,* 연쇄구균 등의 배양에 쓰인다(탄산가스 배양기, 그림 7–5).

손쉬운 방법으로서는 초를 이용하는 candle jar 방법이 있다. Desicator를 이용하여 그 안에 배지를 넣고 양초를 세워 불을 켜 놓고 뚜껑을 닫는다. 자연적으로 불이 꺼진 후 그대로 37℃ incubator 내에 넣어 배양한다.

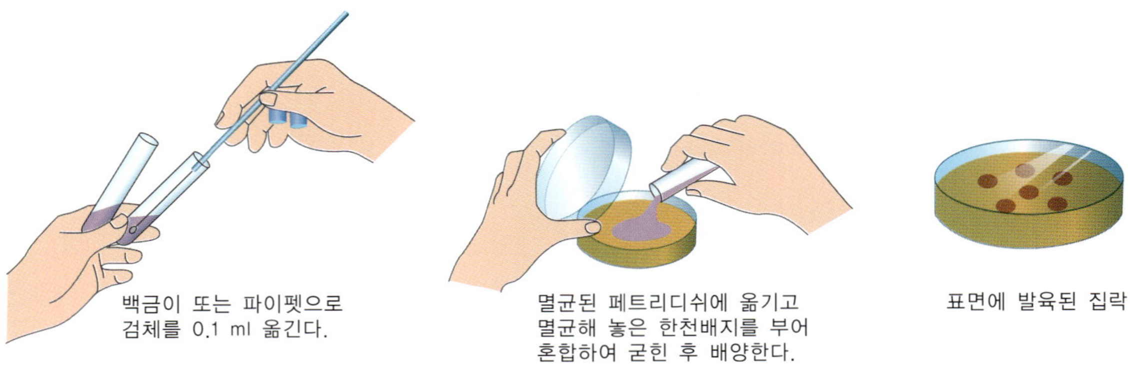

그림 7–3. 혼합분주배양방법. 검체를 petridish에 붓고 멸균된 배지를 넣어 재료와 배지를 혼합하여 배양하는 방법

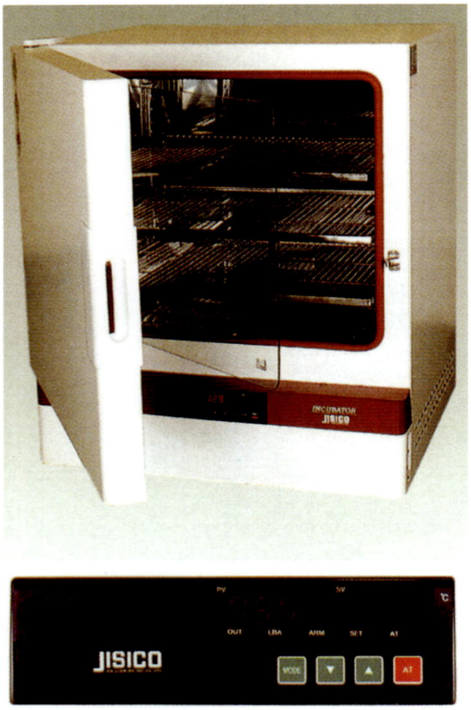

그림 7-4. 부란기(Incubator)

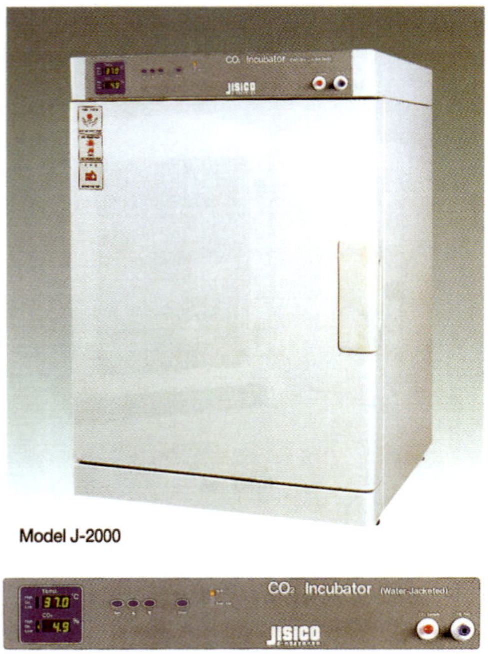

그림 7-5. 탄산가스 부란기(CO_2 incubator). 자동으로 탄산가스 (CO_2)가 주입된다.

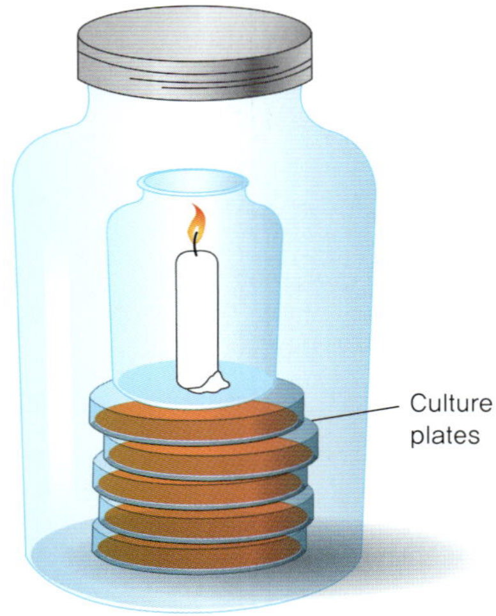

그림 7-6. 촛불병 배양(Candle jar culture). 병, jar에 촛불을 켜서 CO_2 농도를 유지해주는 방법

내부의 CO_2 농도는 3~5%가 된다(그림 7-6).

3. 미호기성 배양법

미호기성 배양법(microaerophilic culture method)으로 임상검사실에서 시행되는 경우는 주로 *Campylobacter*의 분리를 위해서 시행된다. *Campylobacter*는 5~10%의 탄산가스와 또한 5% 전후의 산소분압이 있지 않으면 발육되지 않는다.

특수한 혼합가스(N_2 : CO_2 : O_2 = 85:10:5)를 jar 내에 주입하여 배양한다. 이와 같은 환경이 될 수 있도록 가스 발생봉지가 판매되고 있다(BBL, Oxoid). Petri dish 내에 재료 검체를 심은 배지(*Campylobacter* 선택배지 : Skirrow 배지, Butzler 배지)를 넣고 여기에 가스 발생봉지, 촉매를 넣고, 37℃ 또는 42℃에서 2~3일간 배양한다.

4. 혐기성 배양법

유리산소가 없는 환경에서 배양하는 방법을 혐기성 배양법(anaerobic culture method)이라 한다. 배지의 산화환원전위(Eh)를 낮추든지 산소와의 접촉을 차단하여 배양한다.

1) 공기환경하에서의 배양법

환원제를 넣은 고층배지, 반유동배지, 액체배지가 쓰인다. 평판배지는 쓰이지 않는다. 가늘고 긴 시험관에 담긴 배지를 사용 전에 자비하여 산소를 완전히 축출한다. 갑자기 냉각시켜 곧 micropipette으로 재료를 심부에 접종한다. 환원제는 Eh를 낮추기 위하여 첨가한다. Thioglycolic acid(thioglycollate 배지), cysteine, ascorbic acid, 간절편, 육절편(liver broth, cooked meat medium) 등이 있다.

한천은 배지에 점조성을 부여하고 산소의 유입을 막기 위해 가한다. 보통 0.075~0.2% 농도로 사용한다. GAM 반유동배지, TEP 반유동배지, 임상용 thioglycollate 배지 등이 있으며, 37℃, 공기환경하에서 혐기성균을 배양할 수 있다.

2) 혐기환경하에서의 배양

배양 환경에서 산소를 제거한 후 배양하는 방법이다. 아래와 같은 방법이 있다. 임상검사실에서는 혐기성 단지(anaerobic jar)에 의한 방법(GasPak법, gas kit법), anaerobe globe box법, anaerobic chamber법이 흔히 쓰인다.

(1) 혐기성자(Anaerobic jar)에 의한 방법

① 가스팩법(GasPak)

Jar 안에 수소를 발생시켜 촉매작용으로 산소와 수소를 결합하도록 하여 ($2H_2 + O_2 \rightarrow 2H_2O$) 산소를 소비시키고 37℃ incubator 내에서 배양하는 방법이다(그림 7–7). 가스발생봉지(수소와 탄산가스), 촉매, 혐기성 지시약, jar 등 set가 BBL, Oxoid 회사에서 판매된다. Jar 내의 CO_2 농도는 5~10%가 된다.

② 혐기성 챔버(Anaerobic chamber) 또는 혐기성 그로브 박스(Anaerobic globe box 법)

외부에서 내부를 볼 수 있도록 만든 상자 모양의 혐기성 배양장치이다(그림 7–8). 한 쌍의 장갑이 붙어 있고, 내부에서 균의 분리조작도 쉽게 할 수 있다. 내부는 질소(80%), 탄산가스(10%), 수소(10%)의 혼합가스로 충만되고 촉매의 작용으로 항상 혐기상태가 유지된다. 외부에서 재료의 반입, 인출도 쉽게 되어 최근 임상검사실에 널리 보급되고 있다.

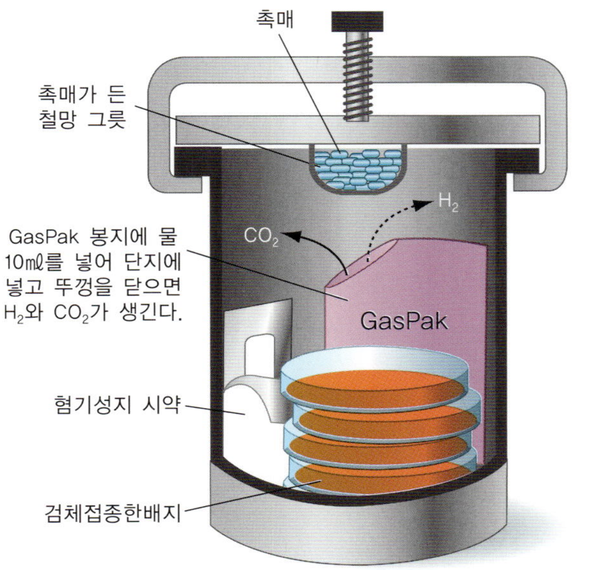

그림 7–7. 혐기성 Jar 내 GasPak 장치. 가스팩봉지(GasPak)를 넣으면 H_2+CO_2가 발생하여 혐기성 조건이 되어 혐기성균이 발육된다.

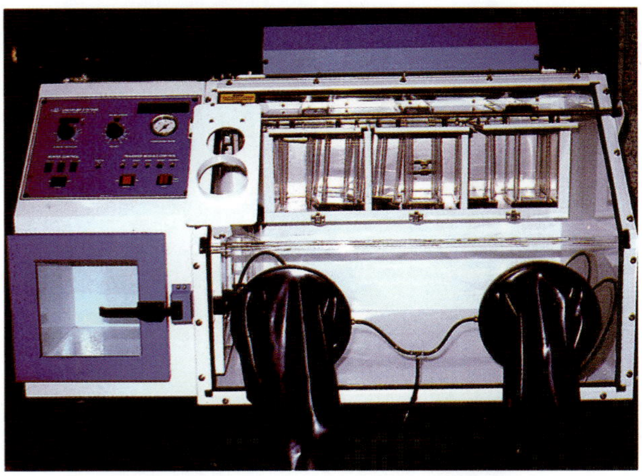

그림 7–8. 혐기성 챔버(Anaerobic chamber). 자동으로 질소(80%), 탄산가스(10%), 수소(10%)의 혼합가스가 주입되고 촉매의 작용으로 항상 혐기성 상태가 유지되어 혐기성균이 배양된다.

5. 특수배양법

1) 진탕배양(Shaking culture), 통기배양(Aeration culture)

액체배지에서 호기적으로 배양할 때 산소와의 접촉을 잘 하게 하고 배지를 교반하면서 배양하는 방법이다. 호기성균의 발육은 극히 촉진된다. 실험적 연구에 사용된다(그림 7-9).

2) 동조배양(Synchronous culture)

세균의 분열은 동일 균종일지라도 개개의 생리적 상태가 다르므로 모든 것이 동시에 분열하는 것은 아니다. 이것을 동시에 분열시키려 하는 방법을 동조배양이라 한다. 세균의 생리학적 연구에서 시행된다.

3) 연속배양(Continuous culture)

액체배양을 할 때 새로운 배지를 연속적으로 추가함으로써 정상기(定常期)의 묵은 배지를 제거하여 대수기(對數期)를 연장시켜 무한히 분열 증식시키는 방법을 말한다. 발효공학, 화학요법에서의 실험적 연구에 쓰인다.

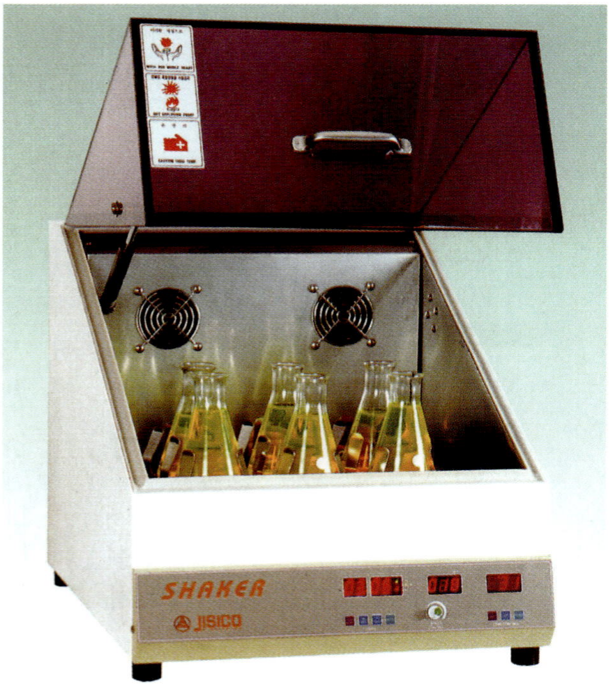

그림 7-9. 항온 진탕배양기(Shaking incubator)

V. 집락의 관찰

평판배지상에 발육하여 한 개의 균으로부터 자란 발육집단을 집락(colony)이라고 한다. 분리배지상에 발육된 집락을 관찰하여, 같은 성상을 가진 하나의 집락을 백금이로 채균하여 동정검사를 한다. 집락의 관찰은 육안으로 한다.

확대경, 약확대 현미경을 써서 관찰하는 방법이 권장된다. 사광(斜光) 조명을 병용하면 관찰하기 쉽다. 배지의 종류, 배양 온도, 배양 시간에 따라 집락의 성상이 변하므로 그 때의 관찰 조건을 기록해 둔다.

다음과 같은 성상에 관하여 관찰한다(그림 7-10 A, B).

(1) 크기 : 침두대, 속립대, 직경(mm)
(2) 외형 : 물방울상, 섬상, 원형 등
(3) 주변의 형상 : 불규칙, 파형, 방선상, 톱니상 등
(4) 두께, 단면의 형상 : 두께, 편평, 구상(丘狀), 철상(凸狀), 요상(凹狀) 등
(5) 표면구조 : 과립상, 방사상 등
(6) 투명도 : 투명, 반투명, 불투명 등
(7) 색소 : 무색, 백색, 황색, 등색, 녹색 등
(8) 광택 : 유, 무
(9) 점조도 : 유, 무
(10) 유주성(swarming) : 유, 무
(11) 용혈성 : 유, 무. α용혈, β용혈, γ용혈 등을 관찰한다.

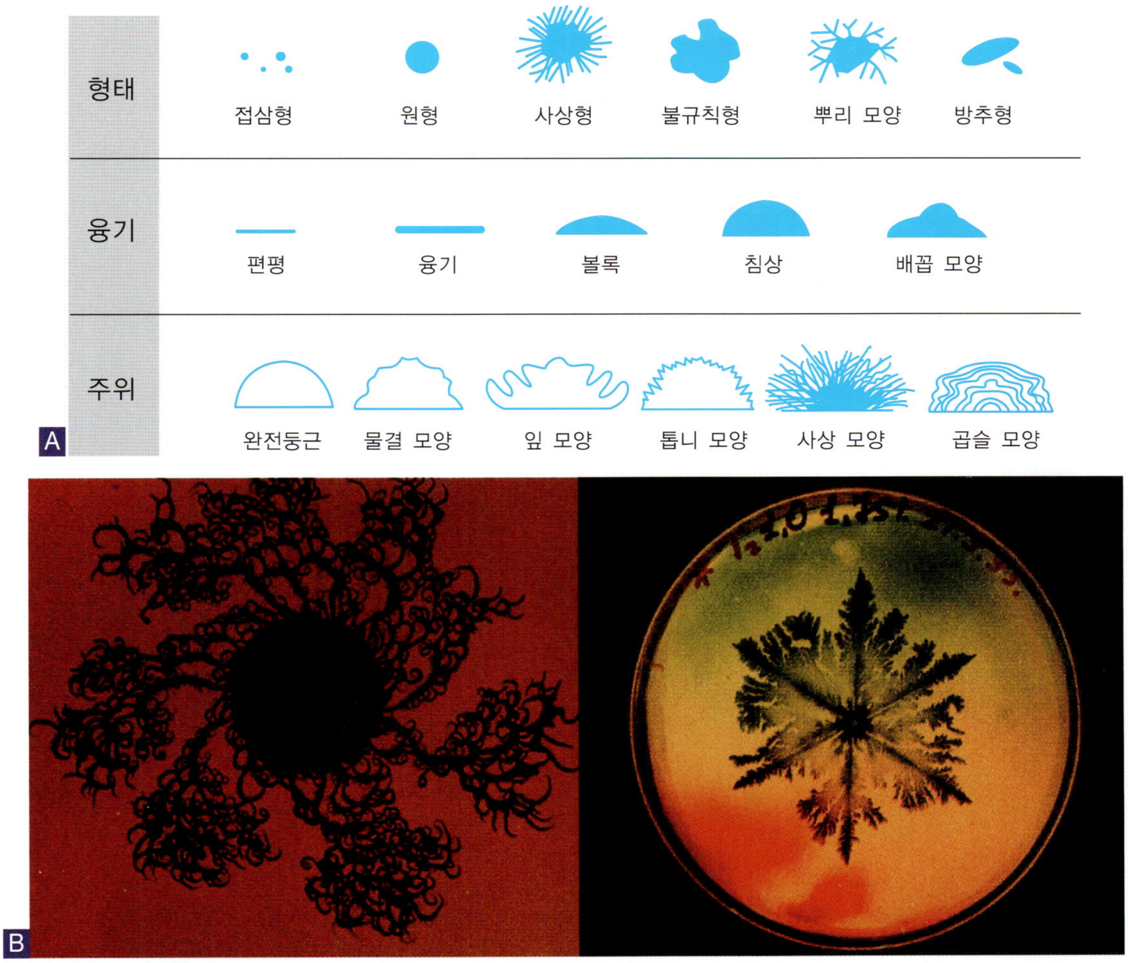

그림 7-10. 배양된 집락 관찰 시 형태의 변화. (A) 집락의 형태 (B) 평판배지에 배양된 집락

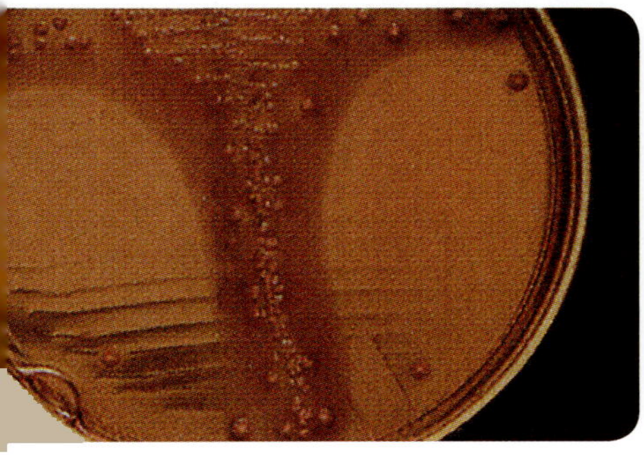

8장 세균의 증식

I. 세균의 분열

세균의 증식(growth)은 기본적으로는 세균의 2분열(binary fission)에 의해 수행된다. 구균은 1, 2 또는 3방향으로 분열하여 각기 두 개의 낭세포가 생긴다. 낭세포는 다시 2분열을 하여 증식되어 나간다. *Streptococcus, Peptostreptococcus, Streptococcus pneumoniae* 등은 1방향으로 분열한 것이며, 분열방향이 부정형인 것으로는 *Staphylococcus, Peptococcus* 등이 있다(그림 8-1).

간균은 장축에 수직되게 칸막이를 만들듯이 세포질막이 나와서 세포질이 2분열한 후 세포질막이 이것을 둘러싸서 두 개의 낭세포가 완성된다. 이와 같은 분열은 계속적으로 반복된다. 결핵균, 디프테리아균은 분지(branching)에 의한 증식을 한다. 분열이 될 때는 모세포와 유전적으로 같은 형질이 낭세포로 전해져 내려간다.

한 개의 세균이 2분열로 증식되어 2배가 되기까지를 세대(generation)라고 하며 2배가 되는데 소요되는 시간을 세대시간(generation time) 혹은 분열시간(doubling time)이라고 한다.

세대시간은 세균의 종류, 배양조건에 따라 달라지는데 최적조건하에서는 대장균 등 보통의 병원세균은 20~40분, 결핵균은 18~24시간이다.

II. 증식곡선

세균을 액체배지에 접종하여 일정 조건하에서 배양하면 세균은 일정 속도로 증식되어 간다. 배양액 중의 균수를 계산하여 이것을 그래프로 나타낸 것을 증식곡

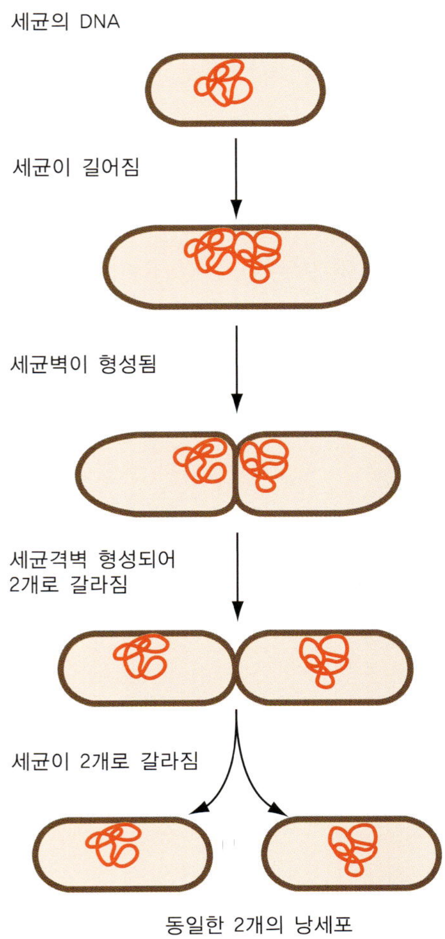

그림 8-1. 세균의 2분열

선(growth curve)이라 한다(그림 8-2). 이와 같은 증식곡선은 다음과 같은 4기로 구분된다.

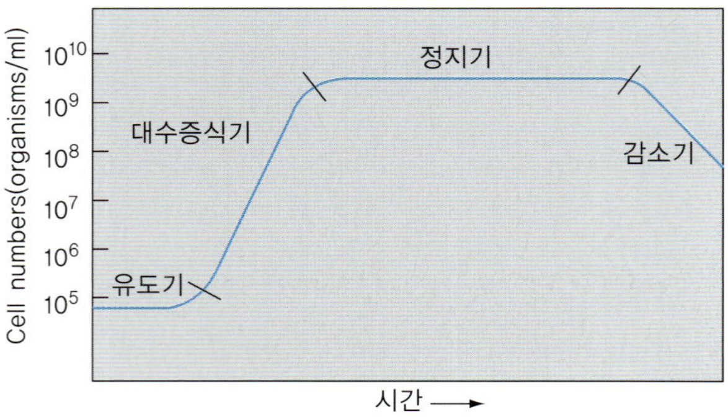

그림 8-2. 세균의 증식곡선

1. 유도기

세균이 새로운 배지에 접종되면 새로운 환경에 적응하기까지 시간이 필요하다. 이 시기를 유도기(lag phase)라 한다. 이런 시기의 세균은 분열은 하고 있지는 않지만 분열을 하기 위한 준비가 왕성하게 수행되고 있어서, 세균은 보통 크기의 2~3배로 커지고 효소활성이 심하게 증대되어 있다. 대부분의 병원세균은 2~3시간의 유도기 후에 다음의 대수기(對數期)로 이행한다.

유도기는 묵은 배양균을 새로운 배지에 접종한 경우는 증식시간이 길어지고 신선한 배양균을 접종한 경우는 짧아진다. 이런 현상은 신선배양균의 세포질 내에는 효소 활성이 상승되어 있어서 분열하기 쉽게 되어 있기 때문이다.

2. 대수기

대수기(대수증식기, logarithmic growth phase)란 각 세균이 2분열을 하여 낭세포를 만들고 있는 시기이다. 세균은 일정 속도로 규칙적인 2분열을 계속하는 것이므로, 임의의 시간 단위에서의 균수를 보아 발육속도, 분열횟수, 세대시간이 계산된다.

발육속도는 균종, 영양, 환경조건에 따라 다르다. 이런 시기의 세포 내 효소활성은 가장 활발히 활동하여 대사를 하고 있으므로 세균의 크기는 유도기의 크기보다는 작다. 또한 각종 물리화학적 인자에 의해 영향을 받기 쉽고 penicillin제, cephem제 항생물질(세포벽 합성 저해물질)은 이런 시기에 항균력을 가장 잘 발휘한다. 흔히 병원성 세균은 약 10~12시간의 대수기를 거쳐 다음의 정상기(정지기)로 이행한다.

3. 정상기

정상기(정지기, stationary phase)에는 배지 중 효소의 감소, 영양소의 소모, 대사산물의 축적, pH의 변화 등에 의해 분열속도가 느려지고 머지 않아 균의 사멸이 시작된다. 분열로 생긴 새로운 균과 사멸되는 균은 균수의 균형이 이루어져 있어 일정 균수가 유지된다. 많은 병원성 균은 배지에 접종 후 14~18시간에는 정상기가 된다.

4. 감소기

다시 시간이 경과되어 감소기(phase of decline)에는 사멸하는 세균이 증가되어 생균수는 감소되고 드디어 zero가 된다.

세균의 생존기간은 균의 종류와 배양조건에 따라 다르다. 이런 시기에 새로운 배지를 첨가하든가, 통기를 시키든가, pH의 수정 등을 해 주면 생균수는 증가한다.

1) 세대와 세대시간

세포가 분열하여 균의 수가 두 배가 되기까지 소요되는 시간을 세대시간(generation time)이라고 하며 세대시간은 각각의 세균에 따라 다르다. 이는 균종, 배양조건(배지의 영양, 온도, pH)에 따라 달라진다.

인체의 질병과 관련된 일반 세균 대부분은 세대시간이 짧다. 예를 들면, 대장균(*E. coli*)은 최적 생장조건에서 세대시간이 20분이다. 결핵균은 세대시간이 18시간으로 비교적 길다. 나선형의 세균이며 매독의 원인균인 *Treponema pallidum*은 약 33시간의 세대시간을 가진다(표 8-1).

표 8-1. 미생물의 세대시간의 예

미생물	세대시간
세균	
Escherichia coli	20분
Staphylococcus aureus	30분
Clostridium botulinum	35분
Mycobacterium tuberculosis	18시간
Treponema pallidum	33시간
원생동물	
Leishmania donovani	10시간
Glardia lamblia	18시간

III. 세균수 측정법

생균수만을 측정하는 방법과 생균·사균 가릴 것 없이 측정하는 방법이 있다. 다음의 방법이 흔히 쓰인다.

1. 생균수 측정법

1) 평판혼합희석법

한 개의 세균은 한 개의 집락을 평판상에 만든다는 점을 전제로 하여 균수를 알려고 하는 균액을 10배 희석 계열로 만들어 각각의 일정량을 평판배지에 혼합 희석배양한다. 평판에 발육된 집락수를 세어 희석배수 등을 고려하여 원래의 균수를 측정하는 방법이다(그림 8-3). 한 개의 petridish에 200개 내외의 집락이 형성된 희석균액에서 역산해 가면 가장 오차가 적다.

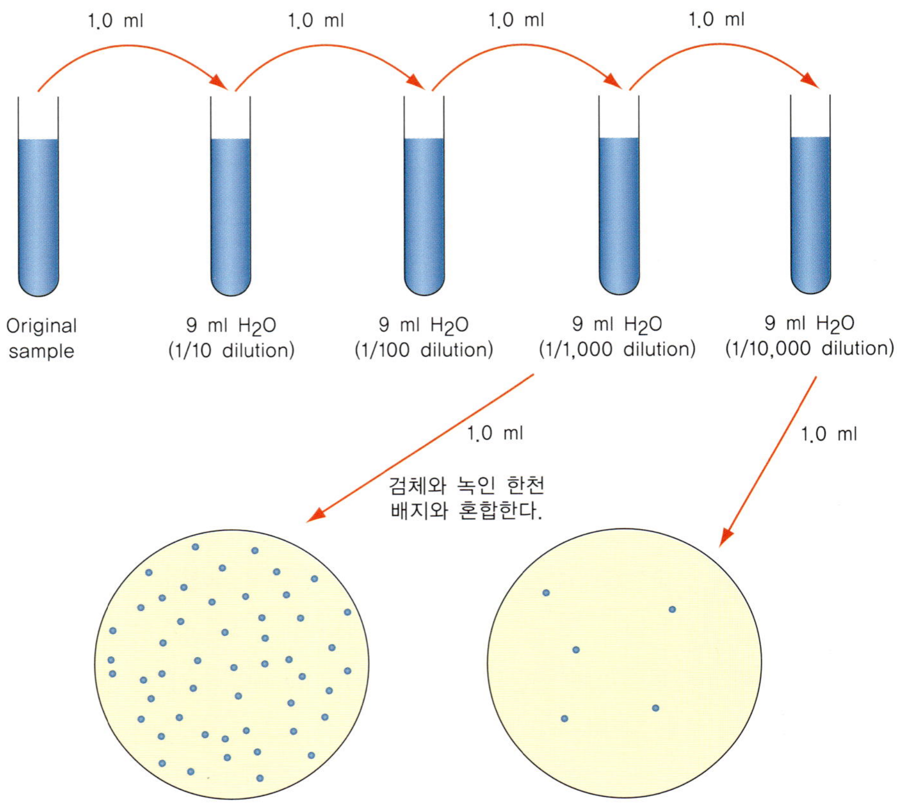

그림 8-3. 혼합회석배양에 의한 생균수 측정법

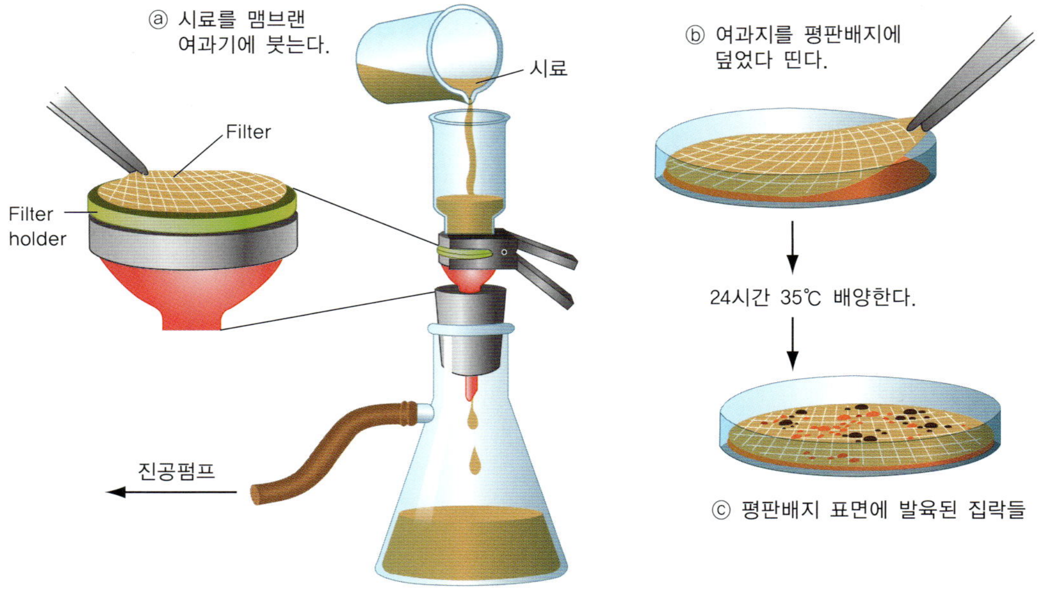

그림 8-4. Membrane filter로 여과하여 여과지를 평판배지에 접종 후 배양한다

2) 멤부렌여과법(Membrane filter)

균수가 적은 재료, 예를 들면 해수나 음료수 중의 균수를 구할 때에 쓰인다. 일정량의 액체를 membrane filter로 여과하면 세균은 filter에 부착되어 있어서 이것을 배지에 밀착시켜 배양하고 집락수를 산정한다(그림 8-4).

3) 정량 백금이에 의한 방법

이 방법은 정확한 방법이라고 하기는 어렵지만 조작이 간단하므로 검사실에서 요, 담즙 등의 routine 정량배양법으로 쓰이고 있다. 1백금이량이 1/100ml 또는 1/1,000ml가 되는 백금이를 써서 균액의 1백금이량을 평판배지에 바르고 발육된 집락의 수를 산정하여 원래의 단위 ml 중의 균수를 계산한다(그림 8-5, 그림 8-6).

예를 들면 1/100 백금이를 써서 평판배지에 도말하여 심어 50개의 집락이 관찰되었다면 균수는 5×10^3개/ml가 된다(50×100).

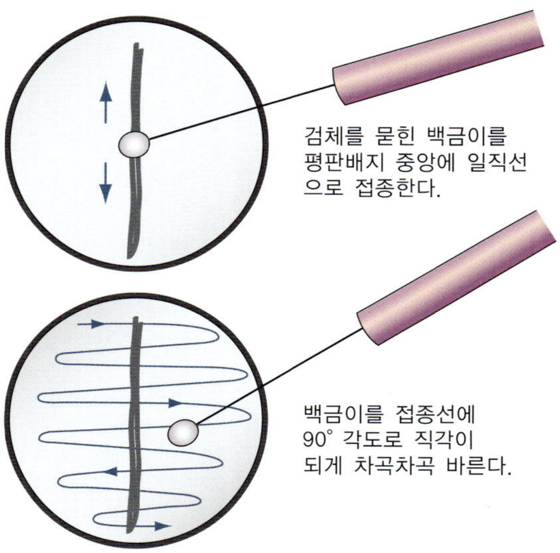

그림 8-5. 요의 정량 백금이 접종법

2. 전균수 측정법

1) 비탁법

Electrophotometer에 의한 방법 : 균액의 혼탁도에 의해서 균수를 측정하는 방법이다. 세균의 종류와 크기 또는 증식시기에 따라 차는 있지만, 미리 기지의 균수로 표준곡선을 작성하여 놓으면 간단히 균수를 알 수가 있다. 최근 자동증식 측정장치가 개발되어 시판

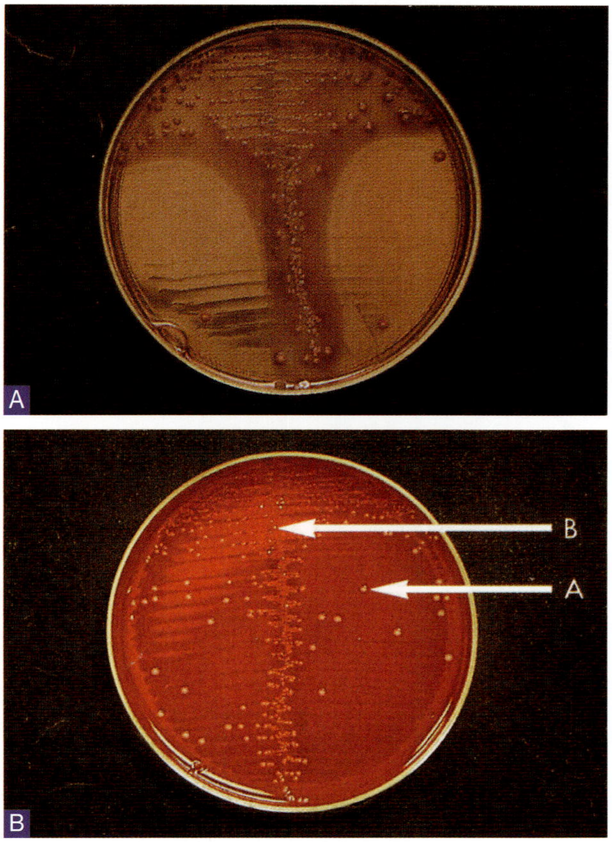

그림 8–6. 요의 정량 배양집락. (A) MacConkey agar에서 유당 분해한 집락, (B) BAP에 유당분해 집락과 다른 집락

되고 있다.

2) 맥화랜드(McFarland)

McFarland 법은 세균실험을 할 때 대략적인 균수를 알고자 할 때나 일정균수로 통일시키고자 할 때에 편리하다. 즉 barium sulfate의 현탁액을 만들어 균액의 탁도와 비교하여 해당되는 현탁액에 번호를 붙여 균액의 농도를 표현하는 방법이다.

3) 균수계산판법

혈구계산과 같은 방법이다. 측정하려는 균액 한 방울을 계산판에 채워 일정 구획 내의 균수를 셈하는 방법이다. 균수가 적을 때는 부정확하다. 적혈구와 대비하여 측정하는 경우도 있다(그림 8–7, 그림 8–8).

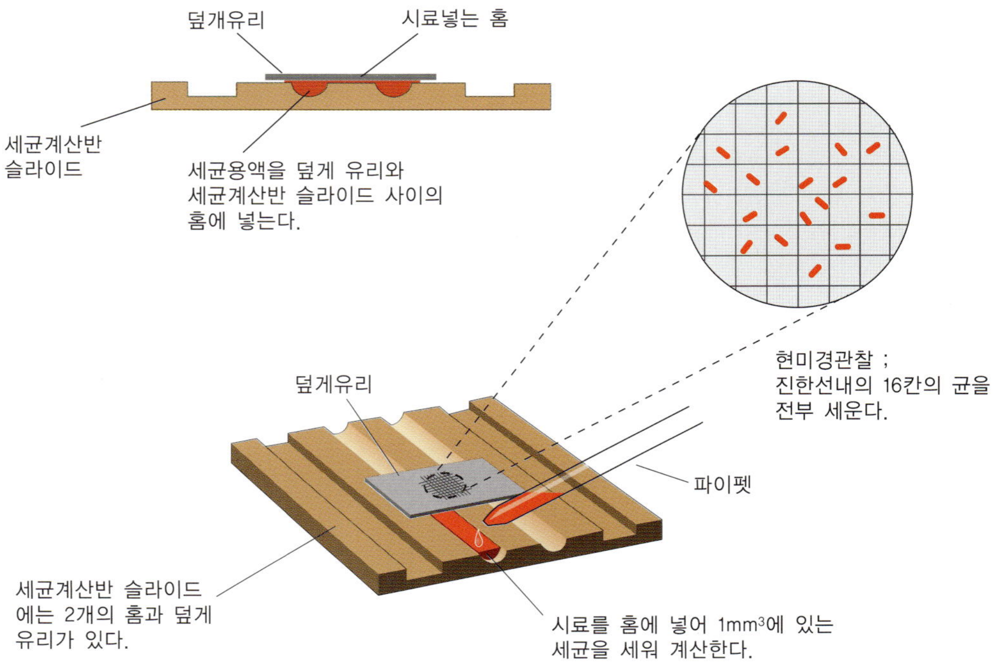

그림 8–7. 혈구계산판(counting chamber)을 이용한 세균수 측정

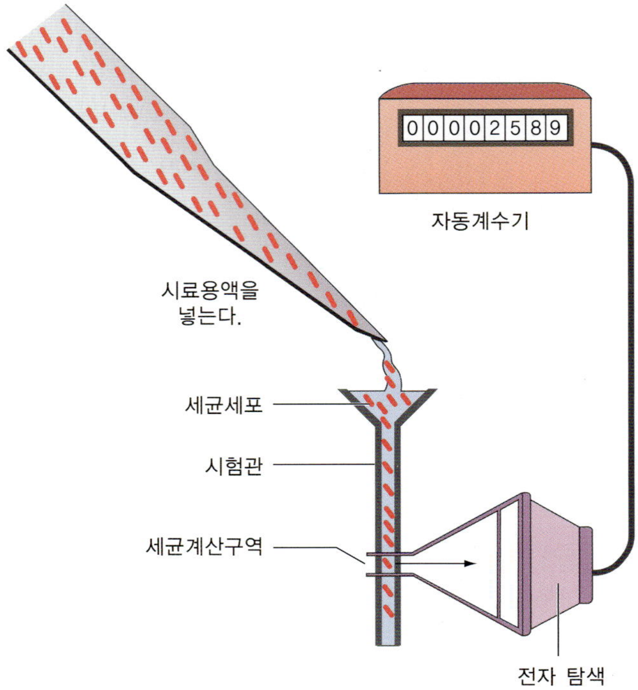

그림 8-8. Coulter counter을 이용한 세균수 측정

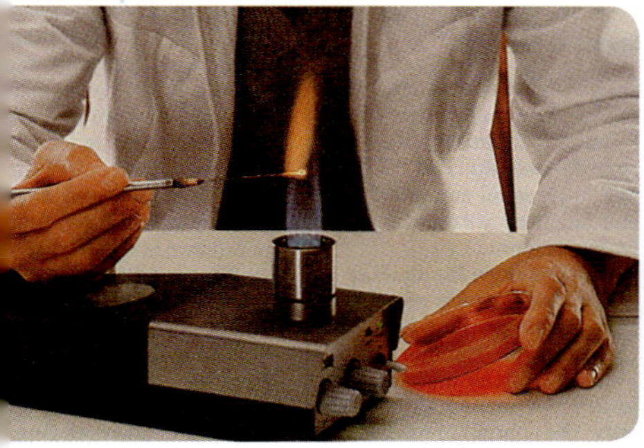

9장

멸균과 소독

우리가 살고 있는 주위에는 눈에 보이지 않는 무수한 미생물이 살고 있다. 이러한 미생물 중에는 사람에 대하여 병원성인 것과 비병원성인 것이 있다. 병원성인 미생물, 비병원성인 미생물을 구별없이 세균, 세균아포, 진균, 진균포자, 바이러스를 포함하여 모든 미생물을 완전히 살균 또는 사멸시키는 것을 멸균(sterilization)이라고 하며 비교적 약한 살균력을 작용시켜 병원균을 파괴하여 감염의 위험성을 제거하는 조작을 소독(disinfectant)이라 한다.

I. 멸균(Sterilization)

멸균은 물리적 방법으로 병원성 및 미생물을 막론하고 모든 종류의 미생물을 사멸시키는 방법이며, 소독은 병원성 미생물만을 죽이는 것을 말한다. 멸균법에는 화염멸균, 건열멸균, 고압증기멸균, 여과멸균, 자비멸균, 저온살균법, 초음파멸균, 방사선 조사, U.V (자외선멸균), 가스멸균 등이 있다.

1. 건열(Dry heat)

1) 화염멸균법(Flaming sterilization)

물체를 직접 불꽃(화염)에 접촉시켜서 표면에 붙어 있는 미생물을 태워 죽이는 방법으로 가스 버너, 알코올 램프의 불꽃으로 백금선, 백금이, 유리 기구, 도자기 등의 표면이나 금속 기구를 멸균할 때 사용된다. 최근에는 백금선이나 백금이를 화염 멸균하는데 박티시너레이터(bacticinerator)를 사용함으로서 멸균 중에 세균이 밖으로 튀는 것을 방지할 수 있는 편리한 기구가 사용되고 있다(그림 9-1).

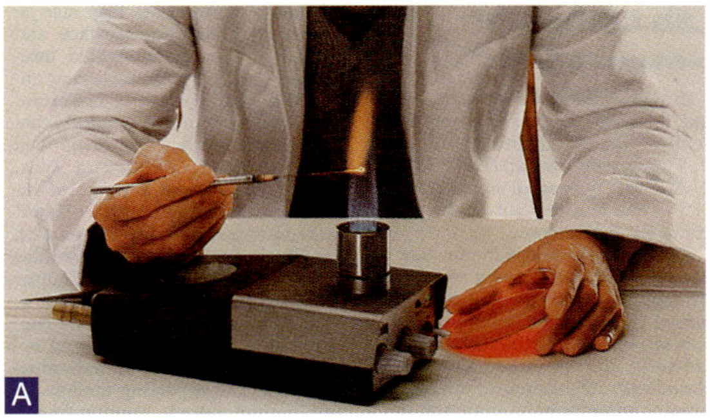

A

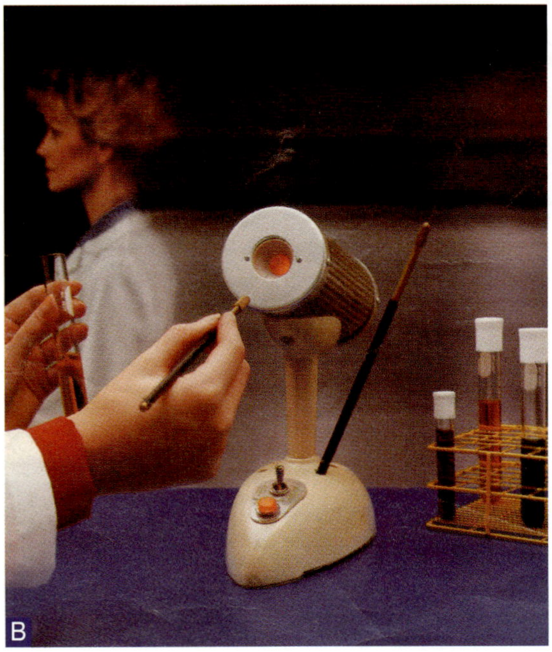

B

그림 9-1. 화염멸균. (A) 분센버너(Bunsen burner), (B) 박티시너레이터(Bacticinerator)

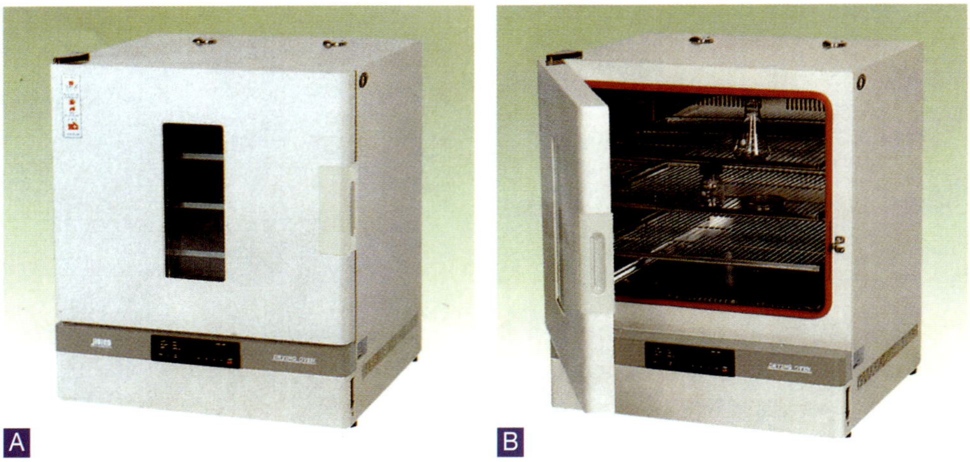

그림 9-2. (A) 건조기(Drying oven), (B) 건조기 문을 열고 유리기구, 시험관, 피펫, 배양접시, 주사기, 금속 등을 넣어 멸균한다.

2) 건열멸균법(Dry heat sterilization)

건열멸균기(dry oven)를 사용하여 160℃에서 2시간, 180℃에서 1시간 동안 건열하여 미생물을 산화 또는 탄화시켜 미생물 및 포자를 완전히 멸균하는 방법으로 실험실에 사용하는 유리 기구, 시험관, 피펫, 배양접시, 주사기, 금속 및 분말 등의 멸균에 이용된다(그림 9-2).

2. 습열(Moist heat)

1) 자불소독법(Sterilzation by boiling)

완전한 멸균은 기대하지 못하나 가장 간편한 방법으로 식기 등의 멸균에 널리 이용된다. 100℃, 15~30분간 끓임으로써 보통 영양형 병원균은 사멸되지만 아포, 간염 바이러스는 사멸되지 않는다. 1~2%의 탄산나트륨을 물에 첨가하면 살균력이 높아지고 금속의 부식도 방지할 수 있다.

2) 저온살균법(Pasteurization)

Pasteur에 의해 고안된 멸균법으로 62~65℃에서 30분간, 또는 75℃에서 15분간 가온함으로써 영양가나 맛을 유지하면서 세균을 살균하는 방법이다. 결핵균, 살모넬라균, 소유산균 등의 감염방지를 목적으로 식품류, 즉 우유와 같은 것을 살균할 때 사용되며 또한 주류(포도주, 맥주)의 부패방지에 이용된다.

3) 고압증기멸균법(Sterilization by high pressure steam ; Autoclaving)

고압솥(autoclave)을 사용하여 Autoclave 및 바닥에 물을 끓여 증기를 발생시켜 평압에서 용기 내의 공기를 수증기가 몰아내면 포화증기가 된다. 그때의 증기 온도는 100℃이다. 그후 배출구를 자동으로 닫고 물이 끓으면 용기 내의 증기압은 높아져 일반적으로 121~132℃(평방인치마다 15파운드 수증기압)가 된다. 이 온도에서 15~30분 멸균하는 방법으로 배지, 의류, 외과수술용 기구, 가제, 수술복, 배양하고 난 미생물 배지, 각종 검체 등을 121℃ 15LB 15분간 멸균하는데 쓰인다. 미생물은 물론 세균의 아포를 포함하여 모두 멸균되는데 일부 바이러스는 멸균되지 않는다. 오늘날 이 방법을 많이 사용하고 있다(그림 9-3, 4).

4) 간헐멸균(Intermittent, Tyndallization)

100℃ 이상의 온도에서 파괴되는 물질을 멸균할 때 사용하는 방법으로 100℃로 하루에 한 번씩 30~60분간 처리 후 이를 37℃에서 항온하는 것을 3일간 반복해서

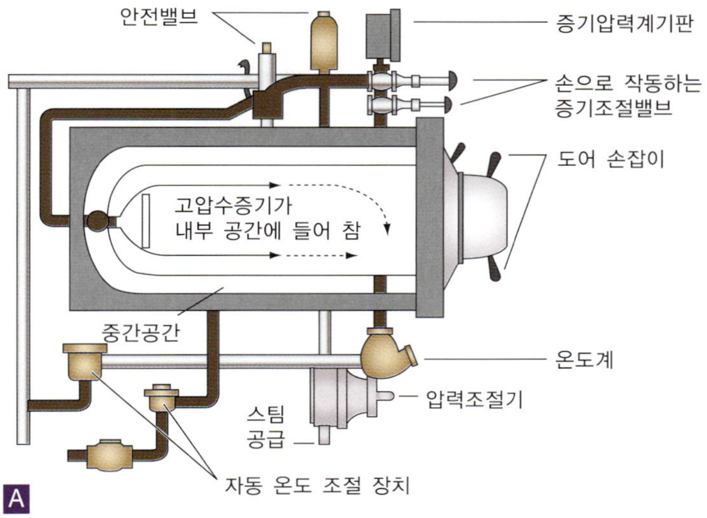

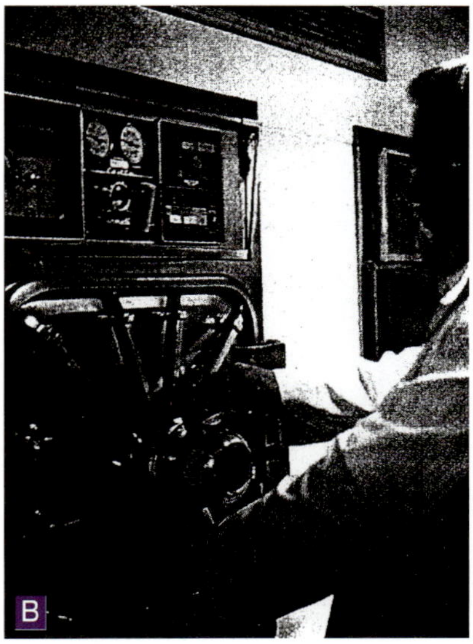

그림 9–3. (A) 고압증기멸균기 내부도 (B) 고압증기멸균기

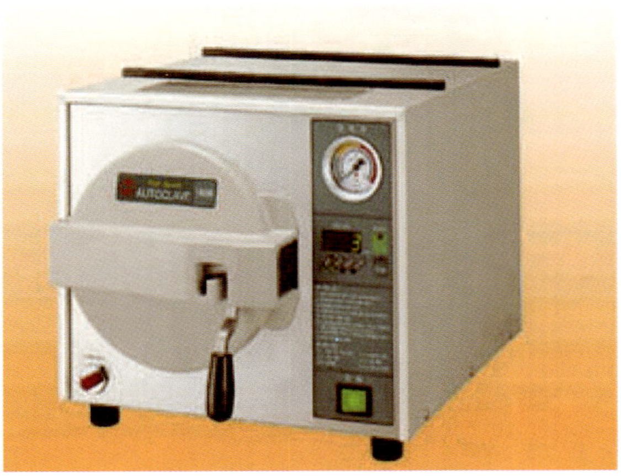

그림 8–4. 소형 고압증기멸균기

처리하여 간헐적으로 가열하는 방법이다. 세균의 아포까지 저온으로 멸균하는 방법으로 지금은 거의 사용하지 않는다.

3. 여과멸균(Sterilization by filtration)

가열하면 변성을 일으키는 당, 혈청, 및 요소 등의 배지를 무균적으로 멸균할 때 사용하는 방법으로 세균이 통과할 수 없는 미세한 여과지를 이용하여 세균을 걸러내는 세균 여과기를 사용한다. 여과지 종류에는 백토와 석영사를 혼합하여 만든 Chamberland filter(0.2~0.5μm), 규조토로 된 Berkefed filter, 석면제품인 Seitz filter가 있다. 최근에는 초산 섬유막을 이용한 Millipore 회사에서 제조한 셀루로스질이나 합성수지제의 membrane filter를 사용한다. 보통 사용되고 있는 세균여과기(0.2~0.45μm 구멍의 membrane filter)는 세균은 여과되지만 바이러스는 통과한다(그림 9–5).

4. 방사선 조사 멸균
(Sterilization with X–ray irradiation)

X-선, γ-선, β-선 등을 사용하나 비용이 비싸서 실용성이 없다. Cobalt 60의 γ선으로 의료용 재료 등의 멸균을 한다. 투과력이 극히 강하여 내부의 균도 충분히 살균할 수 있으나 방사선으로 생체에 암을 일으킬 수 있으므로 주의한다.

5. 자외선 조사 멸균
(Sterilization with ultraviolet light radiation)

자외선(UV 램프) 등을 260~280nm 부근에서 쪼이면 세균의 DNA 합성 방해로 가장 살균력이 강하다. 자외선 램프 빛을 수술실, 무균실 등에 쪼인다. 살균 효과는 주로 고체의 표면, 물과 같은 액체, 공기 중의 살균에 한정한다. 조사 거리에 따라 살균력과 살균에 필요한 시간이 다르다. 단점은 투과성이 낮고 피부에 쪼이

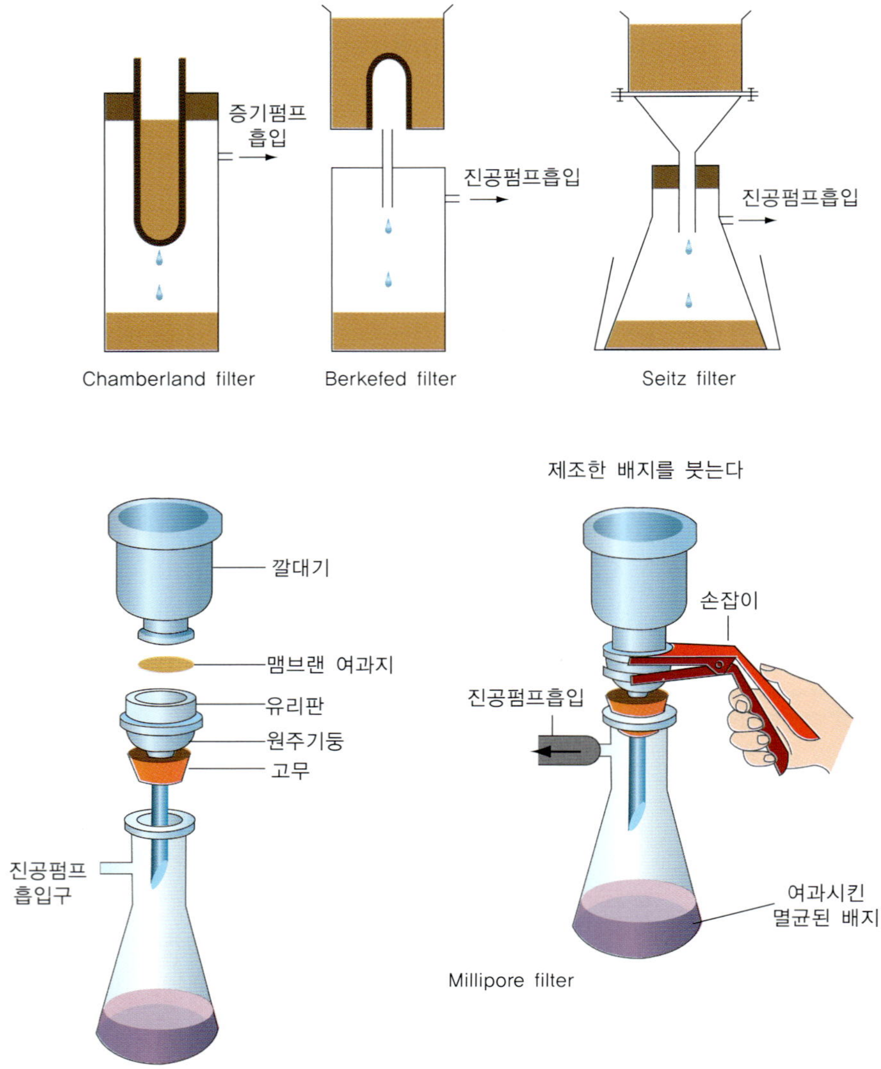

그림 9-5. 여과멸균기의 종류

면 피부가 화상을 입는다(그림 9-6).

6. 산화 에틸렌 가스멸균

(Ethylene oxide gas : ETO)

가스멸균은 ethylene oxide, formaldehyde gas 등은 증기소독, 고압멸균에 견딜 수 없는 열에 민감한 도구인 고무 제품, 플라스틱 제품, 일회용 제품, 수술 재료, 내시경 등의 멸균에 이용된다. 효과는 ETO 농도, 온도, 습도, 가스 노출 시간에 의존한다. 세균, 진균, 바이러스 등 모든 미생물에 효력이 있다. ETO는 독성과 발암성, 인화성, 폭발성이 있으므로 CO_2와 혼합하여 사

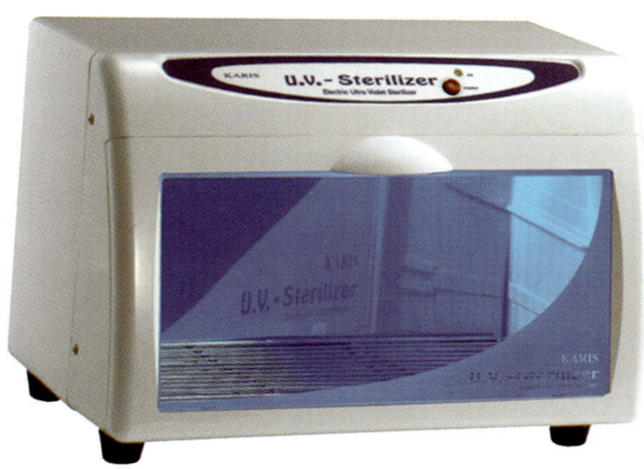

그림 9-6. 소형 자외선살균기

용한다.

Formaldehyde gas는 병실내, 기구표면 소독에 쓰인다.

7. 초음파 멸균(Ultrasonic sterilization)

초음파를 세균 부유액에 작용시키면 용해되어 있는 산소로부터 과산화수소가 생성되어 세균의 균체나 세포막이 파괴되어 사멸한다. 수술 전의 수술 기구 수세, 연구 기구 세정 시 쓰인다.

Ⅱ. 소독(Disinfection)

감염을 유발시킬 수 있는 미생물의 상태를 없애는 것을 소독이라 한다. 화학적 소독에 쓰이는 약품을 소독제(disinfectants ; 소독약)라 하며, 부패, 발효를 막을 목적으로 쓰이는 것을 방부제(antiseptic)라고 부르며, 아래와 같은 약품이 있다.

1. 알코올류(Alcohol)

Ethyl alcohol(ethanol)과 isopropyl alcohol이 쓰인다. 균체의 단백변성, lipid 용해, 효소 활성 저해로 살균 작용을 나타낸다.

1) Ethyl Alcohol

알코올은 가장 안전하고 효과적인 피부소독제로서 100%액(순액)은 탈수 작용 때문에 살균력이 저하되고, 70~80%액은 광범위한 활성을 가지며 값도 저렴하고 작용 시간이 빨라 효과가 가장 강하다. 여러 가지 세균, 결핵균, virus를 불활성화시킨다. 그러나 아포에는 효과가 없다. 손 소독, 주사할 때 피부 소독, IV 정맥시 피부 소독 등에 쓰인다. 또한 청진기, 온도계, IV 부위 같은 표면을 소독하는데 효과적이고 편리하다.

2) Isopropyl alcohol

30~70% 용액으로 쓰이며 최근에는 ethanol 대신 많이 쓰인다. Ethanol보다 살균력이 강하며 피부 자극도 강한 경향이 있다. Isopropyl 알코올은 지질외피를 갖는 바이러스에만 작용한다.

2. 석탄산(Phenol) 유도체 (Phenolic compound)

1) 석탄산(Phenol)

1~5% phenol(석탄산, carbolic acid)은 의학상 가장 먼저 쓰인 소독제이며 소독제의 효력 기준으로서 쓰인다. 살균 작용은 세포질 손상으로 균체 단백의 변성으로 이루어진다. 세균, 진균 등에는 유효하지만 아포에는 작용이 약하다. 조직에는 잘 흡수되며 신경독으로 작용하므로 현재는 많이 사용되지 않고 혈청, vaccine 등에 0.5% 비율로 첨가하여 방부 목적으로 쓰인다.

2) 크레졸(Cresol)

Potash soap을 50% 비율로 첨가한 cresol 비누액이 흔히 쓰인다. 세균, 진균 등에는 효력이 있지만 아포, virus에는 작용이 약하다. 1~2%액은 손이나 기구 소독에, 3~5%액은 객담, 분뇨 소독에 쓰인다. 냄새가 있고 피부 자극성이 강하다.

3) 크로르핵시딘(Chlorhexidine)

Chlorhexidine은 일반 세균, 진균 등에는 효력이 있지만 항산성균, 아포, virus에는 효력이 없다. 또한 Gram 음성 간균, 그 중에도 포도당 비발효 Gram 음성 간균이 *Pseudomonas cepacia, Achromobacter* 등에는 효과가 적고 이에 의한 원내감염 보고가 있다. 0.02~0.05%액은 손, 창상면, 방광 세척, 0.5%액은 기구, 수술 피부면의 소독, 0.1%액은 병실내의 소독, 기구 소독에 쓰인다.

4) 핵사크로로펜(Hexachlorophene)

이것은 Gram 양성균에만 효력이 있으며 손, 피부 소독에 쓰이는데 근래에는 그다지 쓰이지 않는다.

3. 중금속 화합물(Heavy metal ions)

수은, 은, 동 등은 ion 상태에서 강한 살균 작용을 나타낸다. 그러나 아포에는 효력이 없다. 염화 제2수은(승홍, $HgCl_2$)은 0.1~0.5% 수용액이 피부 소독에 쓰이고, mercurocrom은 1~2% 수용액이 점막, 피부의 외상 등의 소독에 이용되며, 질산은($AgNO_3$)은 눈의 결막 및 요로 점막의 소독에 사용되고, 1%의 질산은은 임균에 의한 신생아 안염 예방에 사용된다. 그러나 유기수은제는 공해 문제 때문에 제조가 중지되어 있다.

4. 할로겐(Halogen) 및 그 화합물

유리성 halogen은 chloride(Cl), brome(Br), iodine (I), fluoride(F)의 차례로 살균력이 강하다.

1) 염소(Chlorine)

액체염소가 상수 및 하수의 소독에 주로 이용된다. 상수도에서는 염소 주입 10분 후의 잔류 염소가 0.2~1.0ppm이 되도록 규정하고 있다.

2) 차아염소산 나트륨 표백제 (Sodium hypochlorite, NaOCl)

0.5% 농도에서 강력한 살균 작용이 있고 세균, 진균, 아포균, B형간염 바이러스, 원충에 유효하지만 자극성이 있으며 금속을 부식시키는 성질이 있다. 살균 작용은 발생하는 차아염소산에 의해 미생물을 파괴한다. 0.2~0.5% 용액은 손, 피부 소독에 사용되지만 주로 수술실, 병실, 가구, 도구, 배설물, 오염물 등의 소독에 이용된다.

3) 옥도정기(Iodine tincture)

요오드(iodine) 6%, 요오드칼륨(potassium iodide) 4%를 에탄올 100ml에 용해한 것으로 강한 살균력이 있어 외과 수술 시 피부 소독, 혈관 부위 소독 등에 사용한다. 살균력은 povidone iodine과 동등하지만 강한 자극성이 있기 때문에 피부염을 일으키므로 사용이 제한된다.

4) Povidone iodine

계면활성 작용이 있는 polyvinyl pyrolidine과 요오드의 복합체로 요오드를 유리하며 살균 작용을 나타낸다. 작용은 요오드가 미세균 성분의 세포를 산화에 의해 파괴시킨다. 주로 10% 용액을 사용하며 열상, 화상, 창상의 살균 소독, 수술 기구, 수술 부위의 살균 소독에 많이 쓰인다. Betadine, prepodyne 소독 제품들이 있다.

5) 루골액(Lugol's solution)

요오드(Iodine)와 요오드 칼륨(potassium iodide)을 물에 용해시켜 구강 및 인후의 소독에 사용한다.

6) 표백분(Calcium hypochlorite, $Ca(OCl)_2$)

물 속에서 발생기 산소를 내어 살균 작용을 한다. 값이 싸기 때문에 우물물, 저장 탱크, 수영장 소독에 사용된다. 음료수 소독은 0.2~0.4ppm(part per million) 정도로 사용한다. 자극성이 있어 의료용으로는 사용하지 않는다.

7) Chloramine T

표백분보다 효력이 늦게 나타나고 살균 작용도 약하나, 안정적이고, 자극성이 적고, 효력이 지속적이기 때문에 1~2% 수용액으로 손의 상처나 기구의 소독에 쓰인다.

5. Acetyl 화제(Aldehyde)

1) 포르마린(Formailn)

Formailn은 formaldehyde를 함유하는 소독제로서 35~38% formaldehyde의 수용액으로 세균, 아포, virus에 강한 살균력을 갖는다. 병실을 밀봉하여 증기소독에 쓰인다. 눈이나 코에 대한 자극이 심하고 냄새가 강해서 보통 1~1.5% 수용액이 실내, 기구, 의류 등의 소독에 사용된다. 그러나 발암의 위험성이 있으므로 사용되지 않고 있다.

2) Glutaraldehyde

Glutaraldehyde는 sodium bicarbonate로, 알칼리성으로(pH 7.5~8.5) 만든 2% 수용액을 쓴다. 일반 세균, 대부분의 포자, virus에 효력이 있다. 수술기구, catheter, tube 등을 30~60분간 담가서 살균하며, AIDS virus, B형간염 virus, 오염물의 소독에도 쓰인다.

6. 산화제(Oxidizing agents)

산화제의 살균 작용은 분해에 의해 발생기 산소를 유리하여 세포 구성 성분을 산화하는 것이다.

1) 과산화수소(Hydrogen peroxide, H_2O_2, oxyful)

3% H_2O_2 수용액을 사용하며 창상 부위, 혈액, 담즙 등의 catalase에 의해 발생기 산소를 방출하여 살균 작용을 나타낸다. 작용은 완만하고 지속성이 없으며 피부 창상, 궤양 부위, 구강, 이비인후의 살균 소독에 사용되고 있다. 세균의 DNA 손상을 준다.

2) 과망간산칼륨(Potassium permanganate, $KMnO_4$)

유기물과 작용하여 발생기 산소를 발생하여 살균 작용을 나타낸다.

0.1~0.5% 수용액을 요도, 질 및 진균 등의 소독에 사용하며 구내염에는 0.02~0.05%의 양치액을 사용한다.

3) Acrinol

Acrizine계의 황색 색소로서 일반 세균에 유효하다. 피부, 점막에 대해 자극성이 거의 없으므로 국소의 외용살균제로 사용되고 있다.

4) 붕산(Boric acid, H_3BO_3)

1~5% 용액을 구강 및 안결막의 세척 및 소독에 사용하나 살균력은 약하다.

7. 계면활성제(Surface active agents, Detergents)

1) 음성비누(Anionic soap)

보통 비누를 음성비누(anionic soap)라고 한다. 음성의 하전을 띤 계면활성제이다. 살균 작용은 낮고, 세정에 의한 균의 제거를 목적으로 쓰인다.

2) 양성비누(역성비누, Cationic soap, Invert soap)

자극성이나 독성이 약하고 강한 살균력을 지니고 있다. 보통 10% 원액으로 실제 사용할 때는 100~500배로 희석하여 손, 피부 점막 그리고 식기, 금속 기구 등을 소독한다. 양성비누에는 benzalkonium chloride, benzethonium chloride 등이 있다. 일반적으로 세균의 단백질과 세포막 손상을 주는 Zephiran을 가장 많이 사용하고 있다.

일반 세균, 진균, virus에 유효하지만 아포(spore), 결핵균(*Mycobacterium tuberculosis*)에는 효과가 없다. 또한 녹농균(*Pseudomonas aeruginosa*) 등의 당 비발효 Gram 음성 간균에는 약하다. 무기물, 보통 비누와 함께 사용하면 작용이 감소된다. 인체에 대한 독성은 약하다.

최근 내시경 기구 소독에 사용되는, 상품화된 소독제로 사이텍스, 와이텍스 등이 시판되고 있다.

8. 그 밖의 소독제

그 밖에 boric acid, acetic acid, salicylic acid, sodium hydroxide, 생석회 등 산·알칼리성 물질이 있다.

색소제로는 malachite green, fuchsin, crystal violet 등이 있으며, Gram 양성균에 유해하게 작용하므로 배지에 가하여 균의 선택배지용으로 이용된다.

10장

화학요법

I. 화학요법과 화학요법제

화학요법이란 숙주에 대해서는 별로 해를 주지 않고, 병원체에 직접 작용하여 장애를 주어 사멸시키는 약제를 말한다. 화학요법제를 사람에 투여하여 질병을 예방하거나 감염증을 치료하는 방법을 화학요법(chemotherapy)이라 한다.

화학요법제는 다음의 두 가지로 나눈다.

1. 항생물질(antibiotics) : *Penicillium, Actinomyces, Bacillus, Streptomyces* 등의 미생물이 생성한 대사산물이며 항균활성을 가진 물질을 항생물질이라고 한다.
2. 화학요법제(chemotherapeutics) : 미생물이 생성한 물질이 아니고 인공적으로 합성한 항균활성을 가진 물질인데 sulfonamide, para-aminosalicylic acid, isoniazid가 있으며 항생물질과 대비하여 합성항균물질이라고 부를 수도 있다.

이 밖에 미생물 뿐만 아니라 악성종양에 대하여 생물활성을 가진 항악성 종양 물질도 화학요법제 중에 포함시킨다.

II. 항균제범위

항균제범위(antimicrobial spectrum)란 여러 종류의 미생물에 대한 화학요법제의 항균력의 강약을 총괄적으로 비교한 항균범위를 말한다. 넓은 범위의 미생물에 작용하는 항생물질을 광역범위 항생물질이라 하고, 한정된 미생물에 작용하는 것을 협역범위 항생물질이라고 한다. 항균범위는 화학요법제의 종류에 따라 다르다.

1. 항균제 범위(Antimicrobial spectrum)

어떤 화학요법제가 어떤 범위의 세균에 효과를 내는가 하는 항균범위를 말함

1) 광역범위(Broad spectrum)

항균제에 내성인 미생물에 적용하려고 penicillin G의 분자구조를 변경하여 항균력을 확장시켜 넓은 범위의 미생물에 작용하는 항생물질을 광역범위 항생물질이라고 한다.

- 약제 : ampicillin, amoxicllin, aminoglucosides, cefotaxime, moxalactam, cefoperazone 등이 있다.

2) 협역범위(Narow spectrum)

좁은 범위의 미생물에 작용하는 항생물질을 협역범위 항생물질이라고 한다.

- 약제 : penicillin-G

III. 화학요법제의 종류

1. β-lactam계 항생물질(세포벽 합성저해)

Penicillin제와 cephem제는 다같이 그 화학구조에 β-lactam 환을 갖고 있는 점에서 양자를 일괄하여 β-lactam계 항생물질(또는 단순히 β-lactam제)이라 한다. Allergy성 부작용 말고는 독성이 극히 낮기 때문에 모핵(母核)의 측쇄에 여러 가지 구조식을 결합시킴으로써 반합성 β-lactam계 항생물질이 많이 개발되어 있다. 세균에 대한 작용기전은 세포벽에 대한 합성저해 작용을 일으켜 살균적으로 작용하는 것이다. β-lactam에는 안정적인 것과 불안정적인 것이 있다.

1) Penicillin제 항생물질

1928년 영국의 Alexander Fleming 경이 Gram 양성균 배양 중 오염되어 발육된 푸른곰팡이(*Penicillium notatum*) 집락 주위에서 포도구균 성장이 억제되는 것을 알고 발견한 최초의 항생물질이다. 그 후 Florey와 Chain(1941)에 의해 실용화되고 현재의 항생물질요법의 기초를 이루었다. 처음에 발견된 천연 penicillin인 penicillin G는 현재에도 감수성이 있는 Gram 양성균에 대하여 가장 강한 항생력을 보이는 항생물질이다(그림 10–1).

β-lactam 환이 열리게 되면 페니실린의 효과는 소멸

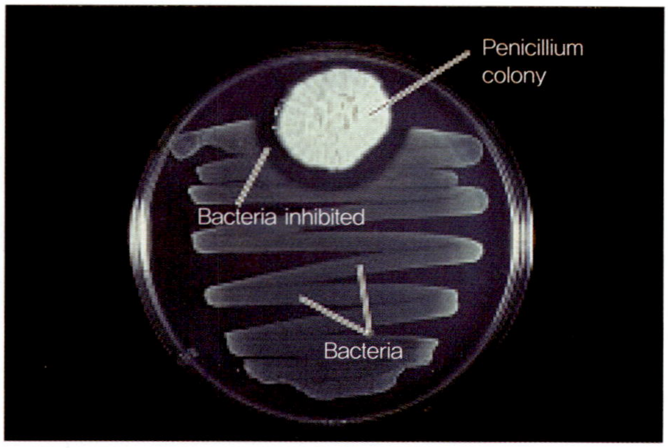

그림 10–1. 배지에서 발육된 Penicillin 곰팡이 집락 주위에 세균발육 억제됨

되며 페니실린 내성균은 β-lactamase라는 효소를 생산하여 β-lactam 환을 끊어 저항성을 나타낸다. 그림 10–2에 페니실린의 기본구조를 예시하였다.

- **Penicillin**제 항생물질 : penicillin G, ampicillin, amoxicillin, methicillin, oxacillin, nafcillin, cloxacillin 등이 있다(표 10–1).

2) Cephem계 항생물질(세포벽 합성저해)

Cephem계 항생물질을 cephalosporin계라고도 하는데, 1945년 이탈리아의 Brotu가 하수의 Cephalosporium acremonium에서 수종의 항생물질을 추출하였다. 임상적으로는 1962년 합성 cephalosporin제인 cephalothin, cephaloridin이 사용되었고, 그 후 cefazolin, cephalexin 등 다수의 cephem제가 등장하였다. 현재는 cephalosporin계, moxalactam계, oxacephem계로 나누어 사용되고 있으며 이것을 총칭하여 cephem계라 한다.

Cephem제는 penicillin제와 같이 β-lactamase (cephalosporinase)에 의해 분해된다. Cephamycin제, oxacephem제, 모핵 7위 또는 그 측쇄에 methoxy기를 갖는 항생물질은 분해가 잘 안된다. Gram 양성균, 음성균의 어느 쪽에도 유효한 광역범위 항생물질이다. 단지 cefsulodin은 녹농균에만 강한 항균력을 보인다. 세균 세포벽의 합성 저해작용을 보여 살균적으로 작용한다.

Cephem계 항생물질의 종류와 특징을 일괄하여 표 10–2에 제시한다.

항균력의 특징, 항균범위, Gram 음성, β-lactamase 안전성 등에서 cephem계 항생물질을 편의상 세대(generation)로 표현하는 방법이 있다.

① 제1세대 Cephem계 : 가장 일찍 개발된 cephalosporin계로서, Gram 양성균, Gram 음성균에 항균력을 가지고 있으나 Gram 양성균에 높은 항균력이 있으며 β-lactamase를 분해시켜 내성이 빨리 나타난다.

A. Penicillin 제의 모핵
6–aminopenicillanic acid (6–APA)

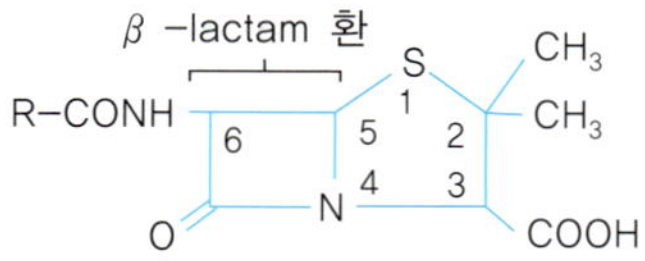

B. Cephem제의 모핵
7–aminocephalosporanic acid (7–ACA)

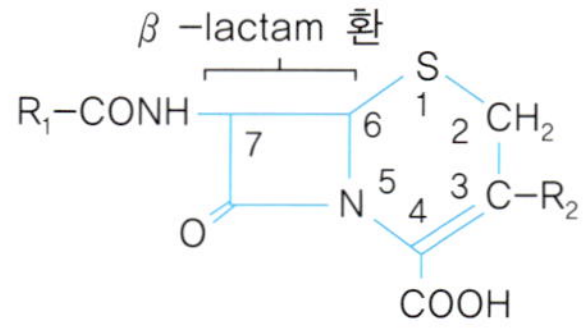

a. Cephalosporin제

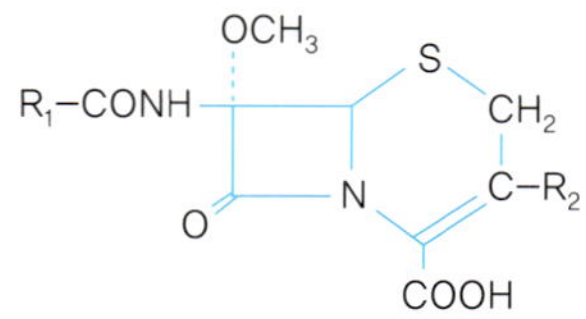

b. Cephamycin제

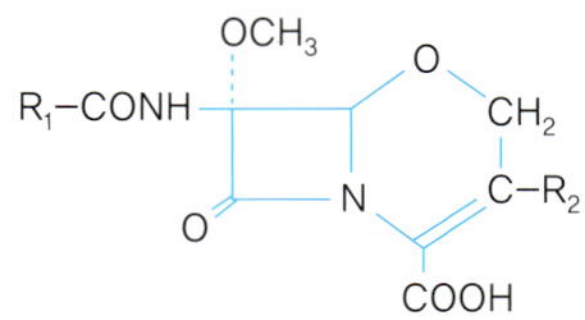

c. Oxacephem제

그림 10–2. β–lactam제의 화학구조

표 10–1. Penicillin제의 종류와 특징

Penicillin제	β-Lactamase(penicillinase)에 의한 분해	항균 spectrum	
		Gram 양성균	Gram 음성균
1) 천연 penicillin	+	+	−
2) 내성 포도구균용 penicillin	−	+	−
3) 광역 스펙트럼 penicillin	+	+	+
4) Ester형 penicillin	+	+ 일부(−)	+
	+: 분해된다 −: 분해안된다	+: 항균작용이 있다 −: 항균작용이 없다	

cephalothin, ceftezolin, cephalexin, cephradine, cefadoroxil 등이 있다. 이러한 항생제들은 황색포도구균(*S. aureus*) 연쇄구균(Streptococcus), 코아그라제 음성 포도구균에 탁월한 효능이 있다.

② 제2세대 cephem계 : 1970년대 후반, β-lactamase에 안정성이 높으며 항균범위는 제1세대와 거의 같고 Gram 음성균에 대해 제1세대 보다 강한 활성을 지닌 cephalosporin계 항균제를 개발하였는데 cefamandole, cefuroxime, cefoxitin, cefotean, cefaclor, cefonicid, ceforanide 등이 있다.

③ 제3세대 cephem계 : β-lactamase에 안정성이 높으며 Gram 양성균 특히 포도구균에 항균력이 약하고

표 10-2. Cephem계 항생물질의 종류와 특징

Cephem계	β-lactamase에 의한 분해	항균범위	
		Gram 양성균	Gram 음성균
Cephalosporin계	+	+	+
Cephamycin계	–	–	+
Moxalactam계	–	–	+
	+ : 분해됨 – : 분해 안 됨	+ : 항균력이 있다 – : 항균력이 약하다	

Gram 음성균에 광범위한 작용을 가지고 있다. 혐기성, 호기성, Gram 음성 간균인 *Pseudomonas aeruginosa, Serratia, Enterobacter*에 항균력이 강하다. Cefotaxime, ceftizoxime, ceftriaxone, cefoperazone, ceftazidime, ceftibuten, cefixime 등이 있다.

2. Aminoglycosides계 항생물질(단백질 합성 저해)

Aminoglycoside계 항생물질로서 streptomycin이 최초로 발견되었다. 이 항균물질은 세균의 리보좀에서 단백질 합성을 억제한다. aminoglycoside계 약물의 부작용은 세뇨관 상피세포에 대한 독성으로 신독성(nephrotoxicity)을 유발하고 난청독(ototoxicity)이 나타나므로 장기 복용은 하지 않도록 한다(표 10-3).

3. Chloramphenicol 항생물질(단백질 합성저해)

방선균(*Streptomyces venzuelae*)에서 얻거나 화학적 합성으로 얻어진 chloramphenicol은 광범위 항생물질이다. Gram 양성균 및 Gram 음성균에 단백질 합성저해 항균작용을 나타내지만 다른 항생제에 무효하거나 금기인 환자에 사용한다. Salmonellosis(장티푸스 질환) 시에 사용하고 있다. 그러나 골수 억제작용으로 백혈구감소증, 과립구 감소증이 나타나고, 재생불량성 빈혈 등의 부작용에 주의해야 한다.

4. Tetracycline계 항생물질(단백질 합성저해)

*Streptomyces aureofaciens*균에서 chlortetracycline(aureomycin)을 분리했고 *Streptomyces rinosis*균에서 oxytetracycline(teramycin)을 분리하여 아래와 같은 구조를 한 것을 terracycline계 항생물질이라 총칭한다(그림 10-3).

Tetracycline은 각종 미생물에 대한 광범위한 항균력을 가진 항생제이다. 그러나 Gram 양성인 포도구균, 연쇄구균, 폐렴구균과 Gram 음성 간균인 *Escherichia*

표 10-3. 임상에서 사용되는 aminoglycoside계 항생물질

항생제	생산균	임상적 응용
Streptomycin(SM)	*Streptomyces griseus*	피부 감염, 세균성, 결막염, 결핵, 수술 전 장관 내 정상균총 억제
Kanamycin(KM)	*Streptomyces kanamyceticus*	수술 전 장관 내 정상 세균 억제, 결핵비뇨기 감염, 병원 감염, 균혈증, 기타 감염
Gentamycin(GM)	*Micromonospora purpurea*	Gram 음성 간균
Tobramycin	*Streptomyces tenebrarius*	Gram 음성 간균, 장내세균 감염
Akmikacin	*Semisynthetic*	전신성 녹농균 감염, Gram 음성 간균
Spectinomycin	*Streptomyces spectbilis*	Penicillin(P.C) 알레르기가 있는 임균 환자

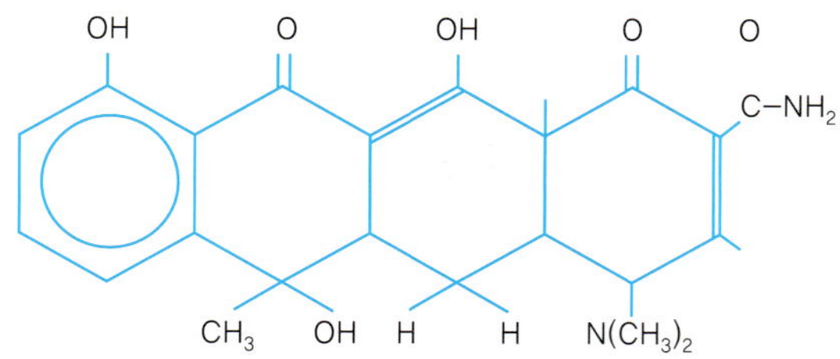

그림 10–3. Tetracycline

coli, *Klebsiella*에 효과적이다. 그러나 내성균이 출현하여 최근 임상에서 사용이 감소되었다.

Tetracycline계의 항생물질은 다음과 같다.

Chlortetracyline(aureomycin), Oxytetracycline(teramycin), Tetracycline 그리고 새로운 합성약제인 Doxycycline(vibramycin), Minocycline(minomycin) 등이 있다.

5. Macrolide계 항생물질(단백질 합성저해)

Erythromycin(EM) : *Streptomyces erythreus*균에서 추출한 항생제이다. 탄소수 12~22의 커다란 lactone 환에 글리코사이드 결합으로 연결된 항생물질을 macrolide라고 총칭한다.

Erythromycin(EM)이 최초로 발견된 후 최근 널리 사용되고 있다. Clindamycin, lincomycin(LCM)은 화학구조가 macrolide와 다르지만 항균 범위가 같아 교차내성이 있는 점에서 편의상 유사제로 취급한다.

Gram 양성균, 일부의 Gram 음성균에 항균력을 가지며 *Mycoplasma, Rickettsia, Spirochete*에도 항균력을 갖는다. Erythromycin은 *S. aureus, Neisseria, Chlamydia*, Legionellosis(pontiac fever)병 원인균인 *Legionella pneumophila*, 설사증의 원인균이 되는 *Campylobacter*에 항균력을 가지며 이에 대한 제1차 치료제이다. 그러나 포도구균에 유도내성을 일으킨다.

Lincomycin, Clindamycin은 혐기성균에 항균력이 강하다. 세균의 단백합성 저해작용을 보이고, 정균적으로 작용한다. 부작용으로서 간장애가 있다. Clindamycin은 포도구균, 연쇄구균, *B. fragilis*와 같은 Gram 음성 혐기성에 효과가 있다.

6. Polypeptide계 항생물질(세포질막 저해)

*Bacillus*가 생성하는 환상 peptide 구조를 갖는 항생물질이다. Colistin(CL), polymyxin B(PM), bacitracin이 있다. 장관에서는 흡수가 잘 안된다. 경구제는 주로 장관세균총의 억제에 쓰인다. 부작용으로서는 신장애가 강하다. 외용약, 국소적 사용이 주된 사용법이다.

Colistin, polymyxin B는 Gram 음성 간균, 특히 *Pseudomonas aeruginosa*에 강한 항균력을 보인다. *Serratia, Proteus*균에는 항균력이 낮다. Gram 양성균에는 항균력이 없다. Bacitracin은 Gram 양성균에 항균력을 보이며 A군 β용혈성 연쇄구균은 감수성을 나타낸다(Bacitracin 시험). 세균의 세포질막에 작용하여 살균 작용을 나타낸다.

7. 합성 항균물질(DNA 합성저해)

1) Sulfa제(Sulfonamide)

Sulfonamide가 화학요법제로는 최초로 사용되었다. 설파(sulfa)화합물은 미생물이 엽산을 합성할 때 필요한 para-aminobenzoic acid(PABA)의 구조적 유도체를 기본 구조로 한 것이다(그림 10–4). Gram 양성균·음성균, *Chlamydia, Nocardia*, 일부의 원충에 항균활성을 보인다. 엽산의 합성 저해작용을 가지며 DNA 합성을 저지한다. Sulfa제 간에는 교차내성이 있다. β-lactam제의 개발에 따라 임상적 사용의 빈도는 낮아졌다. 노카르디아증의 제1선택제이다. 뇌척수막염 감염증, 급성 방광염에도 사용된다.

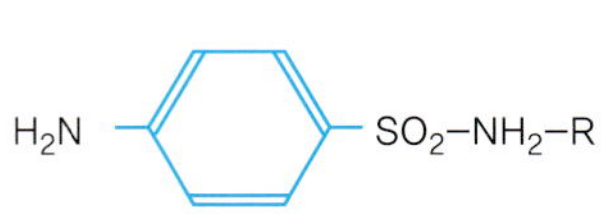

그림 10–4. Sulfonamide의 기본 구조.

2) Trimethoprim/sulfamethoxazole(엽산 합성저해)

Trimethoprim은 항 세균작용, 항 malaria 작용이 있으며 sulfa제와의 병용으로 상승작용을 보인다. Sulfamethoxazole는 가장 흔히 사용되는 sulfonamide로 엽산의 길항제인 trimethoprim와 결합된 sulfamethoxazole로 구성되어있다.

Sulfamethoxythasol-trimethoprim 합제(5 : 1로 배합, S-T 합제)는 Gram 양성, 음성균에 강한 항균력을 가지며 원충인 *Pneumocystis carinii*에 의한 폐렴에도 쓰인다. *S. aureus, H. influenzae, Moraxella catarrhalis, E. coli, K. pneumoniae, Proteus, Salmonella, Shigella*에 감수성이다.

3) Quinolones계 항균제 (DNA 복제 저해)

최초로 임상에 사용된 quinolones계 항생제는 nalidixic acid(NA)이다. 그 후 ciprofloxacin과 ofloxacin이 개발되었다. Gram 음성 간균인 *E. coli, Enterobacter, Citrobacter, Salmonella, Shigella*에 항균력을 보일 뿐 아니라 *H. influenzae, Moraxella catarrhalis, P. aeruginosa*에도 높은 항균력을 보인다. 세균의 DNA 복제를 저해한다.

Fosphomycin(FOM)은 항생물질이지만 화학적으로 합성되며 광역범위를 갖고 *Pseudomonas aeruginosa*에도 항균력을 갖는다.

8. 항진균제

1) Polyene계 항생물질

Lactone 환에 4~7개의 공액 2중결합을 갖는 항생물질이다. *Candida, Cryptococcus, Aspergillus* 등 대부분의 병원진균에 항균력을 갖고 있다. 세균에는 모두 비감수성이다. 작용기전은 진균의 세포막과 비가역적으로 결합하여, 막의 투과성 장애에 따라 사멸한다. 선택독성이 낮아서 신장에 독성이 강하다. 국소 사용에 적응이 있고 주사제는 amphotericin B뿐이다. 장관에서는 흡수되지 않는다.

2) 그 밖의 항진균제

Flucytosin(5-fulorocytosine, 5-FC)은 독성이 극히 낮아 장관에서 잘 흡수되므로 경구제로서 쓰인다. Imidazole계 항진균제(miconazole, ketoconazole, econazole 등)의 부작용은 비교적 적다. 진균, Gram 양성균, 혐기성균에도 항균력이 있다.

9. 항결핵제

결핵증에 쓰이는 화학요법제에는 다음의 10여 종이 있다.

- 1차 항결핵약제 : Isoniazid(isonicotinic acid hydrazide ; INH), Rifampicin(REP), Ethambutol (EB), Streptomycin(SM), Pyrazinamid(PZA),
- 2차 항결핵약제 : Cycloserin(CS), Capreomycin (CPM), Viomycin(VM), Thiacetazone(THI), Ethionamid (ETH) 및 Prothionamid(PTH)

임상에서는 결핵의 초기 치료에는 단기 강력 화학요법으로서 rifampicin, ethambutol, isonicotinic acid hydrazide의 3자 병용 또는 streptomycin을 추가하여 4자 병용요법이 시행된다. 약제의 병용은 상승작용, 내성균 출현의 방지 때문이다. 6개월에서 1년간 또는 그 이상의 장기간 투여가 시행되므로 부작용에 주의한다.

Rifampicin : *Streptomyces* 속에서 생성되는 항생물질이며, rifamycin 유도체이다. Gram 양성균, Gram 음성균, *Chlamydia*에 항균력을 갖는다. 세균의 RNA polymerase의 단백분자와 결합하여 핵산합성 저해작용을 나타낸다.

내성균 출현 빈도가 많아 결핵증에만 사용이 허가되어 있다. 장관에서 흡수되어 간장에서 대사된다. 장-간 순환을 하므로 혈중농도의 지속시간이 길다. 부작용으로서는 발진, 간장애, 혈소판 감소가 있다.

Vancomycin : Vancomycin은 복잡한 구조를 가진 glycopeptidie 항생제로서 1965년 발견하여 penicillin

내성 *S. aureus* 감염증 치료, methicillin 내성 *S. aureus* 감염증 치료, methicillin 내성 장구균(*Enterococcus*) 감염증을 치료하기 위하여 사용되었다. 그러나 차츰 Vancomycin 내성 장구균(Vancomycin resistant *Enterococcus* : VRE)이 나타나 치료에 문제가 되고있다.

IV. 화학요법제의 작용기전

1. 선택독성

화학요법제는 미생물에 대해서만 선택적으로 독성을 나타내며 사람이나 동물의 세포에는 거의 작용하지 않는다. 이것을 선택독성이라 하고 화학요법의 기본 이념이다.

선택독성(selective toxicity)은 세균세포와 동물세포 간에 있어서, ① 동물세포는 세포벽이 없다. ② 대사에 차이가 있다. ③ 세포벽 투과성에 차이가 있기 때문에 다르게 나타난다. 선택독성이 우수한 약제일수록 부작용이 적다.

2. 정균작용과 살균작용

화학요법제는 세균의 세포 내에 들어가 특정 부위와 결합하여 세균의 증식을 저해하거나 또는 사멸시킨다. 세균의 증식을 저해하는 작용을 정균작용(bacteriostatic action)이라 하고 세균을 용균시켜 사멸하는 작용을 살균작용(bacteriocidal action)이라 한다(그림 10–5).

화학요법제의 작용은 기본적으로는 발육저지에 의한 정균작용이다. 정균작용을 나타내는 약제라도 대량을 작용하면 살균적 작용을 나타낸다. 살균작용을 나타내는 균의 약제는 휴지기에는 작용하지 않는다.

3. 작용기전

1) 세포벽합성 저해제

세균의 세포는 동물의 세포와 달라서 세포벽을 갖고 있다. 세포벽은 peptidoglycan층으로 되어 있어 세

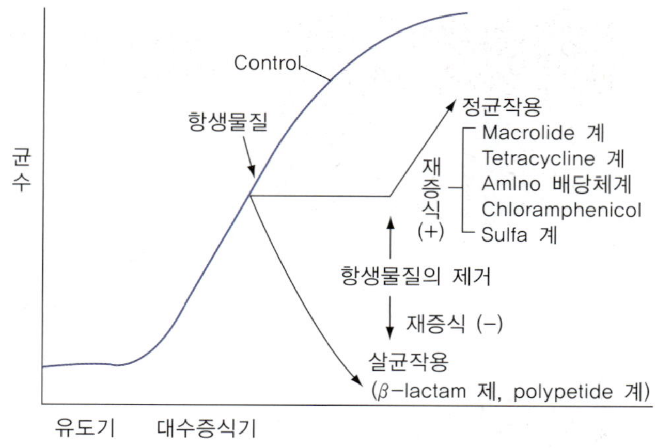

그림 10–5. 정균작용과 살균작용

균의 일정한 형태 유지와 삼투압 등 외계의 영향으로부터 세균을 보호하는 기능을 가지고 있는데 항생물질이 transpeptidase의 효소활성을 저해하여 peptidoglycan 합성이 되지 않아 세포벽이 결여되어 용균된다(그림 10–6).

약제 : *β*-lactam계 항생물질(penicillin, cephem), Bacitracin, Vancomycin, Cycloserine 등이 해당된다.

2) 세포질막기능 저해제

모든 세포의 세포질은 세포막으로 둘러싸여 있으며 세포막은 선택적인 투과성을 조절하는 기능을 갖는다. 세포질막에 장애를 주어 세포질 내의 각종 ion, 아미노산, 핵산 등을 누출시켜 사멸시킨다. 동물세포의 세포막과도 공통되는 점이 많아 이런 작용을 가진 약제는 선택독성이 낮아서 부작용이 일어나기 쉽다(표 10–4).

약제 : Polypeptide계 항생물질(polymyxin B, colistin) 녹농균에 유효
Polyene계 항생물질(amphotericin B, nystatin) 효모균, 진균 치료제이므로 세균에는 작용 안 한다.

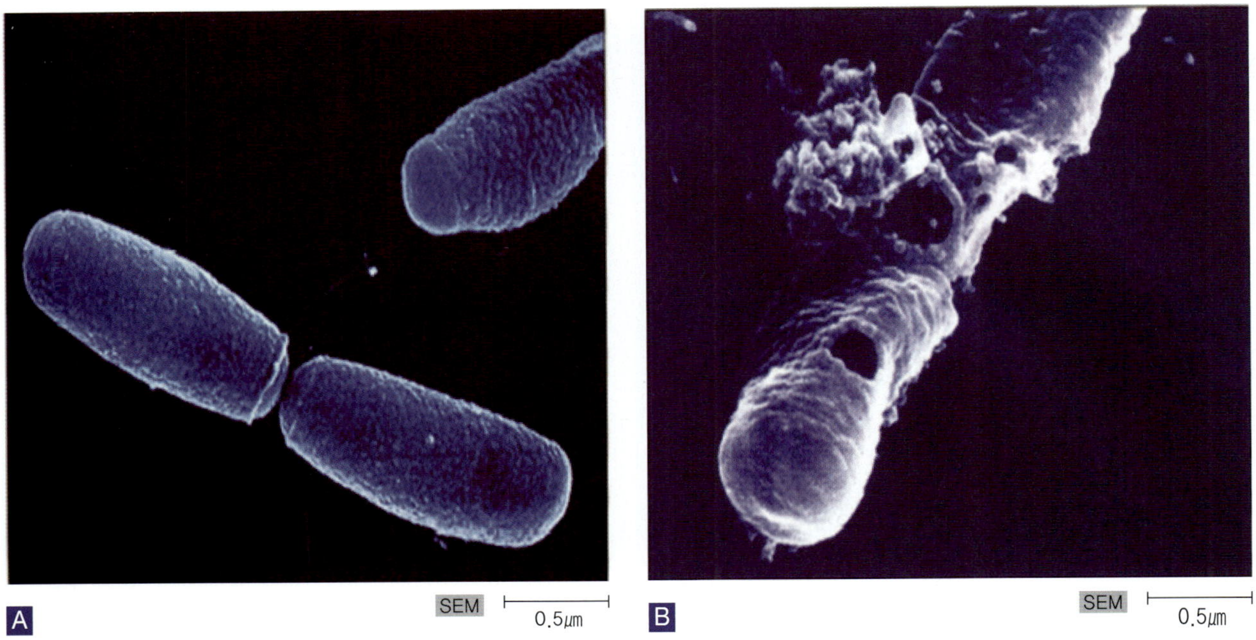

그림 10-6. Penicillin 항균제 영향에 의해 세포벽 합성에 억제되는 세균. (A) Penicillin 투여전의 간균 (B) Penicillin 투여후의 세포벽 붕괴

표 10-4. 세포벽 합성에 작용하는 항생제

항생제	생산균	항균작용	임상적 응용
Penicillin	*Penicillium Chrysogenum*	Gram(+), 임균, 나선균 방선균	Gram(+)구균감염, 임균 매독, 수막염
Bacitracin	*Bacillus licheniformis*	Gram(−), 임균	수술전 장소독, 국소소독
Vancomycin	*Streptomyces, Orientalis*	Gram(+), 나선균	약제내성 포도상구균
Cycloserine	*Streptomyes orchidaceus*	Gram(+), 및(−), 결핵균	약제내성 결핵균

3) 단백질합성 저해제

세균세포의 ribosome에 작용하여 단백질의 합성을 저해한다. 동물 ribosome에는 작용이 약하여 선택독성은 비교적 우수하다.

약제 : Chloramphenicol(장티푸스에 유효한 약제)
Macrolide계 항생물질(erythromycin, oleandomycin, leukomycin)
Tetracycline계 항생물질(teramycin, aureomycin, vibramycin, minocin)
Aminoglycoside계 항생물질(streptomycin, kanamycin, gentamycin, neomycin, amikacin tobramycin)
Lincosamides계 항생물질(lincomycin, clindamycin)

4) 핵산(DNA) 합성 저해제

핵산합성 억제작용을 가지는 것은 대부분 항암제로 핵산의 구조나 기능을 변화시켜 미생물의 증식을 억제하는데 한편 숙주세포에도 독성을 나타내어 임상적 이용에는 제한이 따른다(그림 10-7).

약제 : DNA 합성 저해제~acitinomycin, mitomycin, bleomycin ofloxacin, nalidixic acid, cipro-

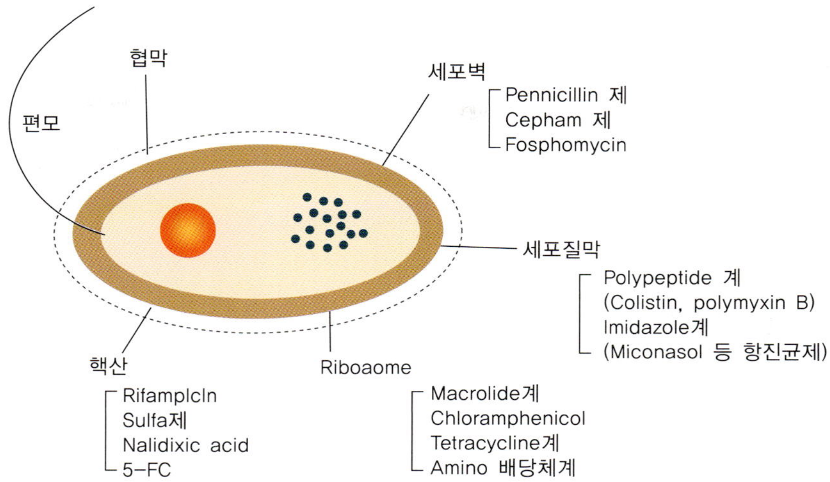

그림 10-7. 화학요법제의 작용점 모식도

floxacin 등이 있는데 acitinomycin은 DNA와 결합하여 DNA 의존 RNA 합성을 저지하는 작용이 있다.

Mitomycin은 중합(polymerization)된 DNA를 해리시켜 단백질 합성을 저지하여 항암작용을 나타낸다.

RNA 합성 저해제 : 항결핵약인 rifampicin은 세균의 DNA 의존성 RNA polymerase의 작용을 억제하여 광범위 항균작용을 나타낸다.

5) 경쟁적 대사 길항 저해제(신진대사 억제)

대사 과정에 관여하는 효소들은 그 기질과 유사한 구조를 가진 물질에 의하여 효소의 작용이 저지되는데 이러한 저지물질들은 효소와 결합함으로써 정상적인 효소기질의 반응이 저지되고 따라서 다음의 촉매반응이 일어나지 못하여 대사과정이 중단됨으로 항균, 항암작용을 나타낸다.

약제 : Sulfonamides, p-Aminosalicylic acid(PAS) Isoniazid, Trimethoprim, Flucytosine 등이 여기에 속하며 항암작용을 나타내는 것으로는 엽산 길항제로 methotrexate(MTX)가 있다.

6) 항균제 병합요법(Combined chemotherapy)

화학요법제는 흔히 병용된다. 이것은 ① 항균범위의 확대, ② 내성균 출현 방지, ③ 병용에 의한 상승작용, ④ 약제불활성화 효소(β-lactamase 등)의 억제, ⑤ 부작용의 경감 등을 위해서이다. 항생물질의 상호 병용효과는 시험관내 실험에서 다음과 같은 작용이 인정되는 수가 있다(Jawetz 등).

(1) 살균제(Bactericidal drugs) : Penicillin, cephalosporins, aminoglycosides, vancomycin, polymyxin 등이 세균을 용균시켜 죽인다.
살균작용의 항생물질+살균작용의 항생물질 = 협력(또는 상승)작용(더하기만큼 이상의 항균력)

(2) 정균제(Bacteriostatic drugs) : Chloramphencol, tetracycline, erythromycin, novobiocin, clindamycin, lincomycin, sulfonamide 등은 세균성장을 억제한다.
정균작용의 항생물질+정균작용의 항생물질 = 상가작용(더하기만큼의 항균력)
살균작용의 항생물질+정균작용의 항생물질 = 길항작용(더하기만큼 이하의 항균력)

(3) 적응증(Indication) : 미생물에 감염이 심한 경우, 내성 변이균일 때 내성균 출현의 억제 살균상승

효과를 높일 때

(4) 단점(Disadvantages) : 잘못된 안도감에 빠짐, 약제 부작용 증가, 약제 가격이 고가, 자칫하면 길항작용을 초래하여 서로 억제한다.

(5) 병합효과 결과(Results of combined chemotheraphy)

① 상승작용(Synergistic effect) : bactericidal +bactericidal = 살균효과상승작용
혼합 사용한 항생물질의 작용 효과가 각각 사용했을 때에 나타나는 효과를 합친 것보다 터 큰 경우

② 상가작용(Additive effect) : bacteriostatic + bacteriostatic = 성장억제 상가작용 혼합 사용한 항생물질의 작용 효과가 각각 사용했을 때에 나타나는 효과를 합친 것과 같은 경우

③ 길항작용(Antagonistic) : bactericidal + bacteriostatic = 길항작용 상승 혼합 사용한 항생물질의 작용 효과가 한 가지 항생제를 사용했을 때에 나타나는 효과보다 더 좋지 않은 경우

• 용어

정균작용(bacteriostatic action) : 세균의 증식을 저해하는 것

살균작용(bacteriocidal action) : 세균을 용해시켜 사멸하는 것

용균작용(bacteriolysis action) : 세균을 파괴 또는 용해시키는 것

V. 약제 내성

1. 감수성과 내성

1) 감수성

어떤 세균이 극히 낮은 약제농도(예를 들면 0.1~1 μg/ml 농도)에서 발육장애를 받아 살균되는 경우 이 세균은 그 약제에 대하여 감수성(sensitive)이 있다고 하며, 감수성주(sensitive strain)라고 부른다.

2) 내성

저지되는 농도(예를 들면 12.5~25μg/ml의 농도)에서 증식하는 세균은 그 약제에 대하여 내성(resistant)이라고 하여 내성주(resistant strain)라고 한다. 화학요법제에 대한 이와 같은 미생물의 성질을 약제 감수성(drug susceptibility), 약제 내성(drug resistance)이라고 한다.

3) 교차내성

어떤 항생제에 대해 저항성을 나타내는 세균이 작용기전이 비슷한 다른 항생제에 대해서도 내성을 나타내는 것을 말한다. 즉 A라는 약이 내성이면 B라는 약도 내성인 것을 말한다.

2. 약제 내성의 기전

1) 약제 내성 과정

본래 감수성이던 세균이 내성화된 경우를 약제 내성 획득이라 하고, 이 균을 내성 획득균이라 한다. 이에 대하여 본래부터 내성인 것을 자연내성균이라 한다. 임상적으로 문제가 되는 것은 획득내성균이다.

약제 내성의 획득 과정에는, ① 돌연변이에 의한 출현 ② 내성 유전자의 세포 간 전달 ③ 약제에 의한 내성 유도가 있다.

(1) 돌연변이와 선택

세균 집단에는 돌연변이에 의한 내성균이 극히 소수(10^{-6}~10^{-8}) 존재하여, 약제 존재하에서 내성균만 선택적으로 증식한다. 이러한 내성균은 염색체성 유전자 변화에 따르는 경우와 R-plasmid(세포질성 유전자)에 의한 경우가 있다.

(2) 세균 간의 내성 유전자 전달

약제 내성을 지배하는 유전자는 내성균에서 감수성 균으로 여러 가지 유전학적 root로 전달된다. 이러한 내성 유전자를 받아들인 세균은 내성균이 된다. 임상적으로 가장 중요한 내성균의 출현방식이다. 유전자 전달에는

① 접합성 plasmid(R인자)에 의한 접합전달
② phage에 의한 형질도입
③ 내성 유전자 DNA 이입에 의한 형질전환으로 오는 것

(3) R 플라스미드(Resistance plasmids ; R factor)

항균제 내성은 미생물의 염색체나 혹은 내성플라스미드(resistance plasmids, R factor)에 의해 매개되는 내성의 기전은, 대개 플라스미드에 항균제를 불활화시키는 새로운 효소를 암호화하는 유전자나, 항균제의 수송을 저지하거나 능동적으로 항균제를 세포 밖으로 배출하는 효소를 암호화하는 유전자가 존재하기 때문이다.

R 플라스미드들은 한 플라스미드 내에 각각 다른 항균제의 활성을 파괴하는 효소를 암호화하는 여러 가지 유전자를 갖고 있어서 여러 항균제에 대한 내성을 한꺼번에 가질 수도 있다.

R 플라스미드는 항균제를 사용하기 전에, 세균에 이미 R 플라스미드들이 존재한다는 것이다. 그러므로 항균제의 광범위한 사용으로 인해 R 플라스미드를 갖는 세균에 특별한 조건을 제공함으로써 항균제 내성 유전자를 갖는 R 플라스미드가 다른 세균으로 퍼져 나갈 수 있는 선택적인 조건을 지속적으로 제공하고 있다.

2) 내성의 생화학적 기전

약제 내성의 생화학적 작용에는

① 세균에서 생성되는 효소에 의한 약제의 불활성화
② 세균 체내로의 약제 투과성 저하
③ 약제의 작용 부위의 변화 등을 들 수 있다.

3) β-Lactamase

β-Lactamase는 β-lactam계 항생물질에 내성을 나타내는 세균이 생성하는 가수분해효소이다. Penicillinase(penicillin을 잘 분해한다), cephalosporinase (cephalosporin을 잘 분해한다)의 2종으로 대별된다. 영국의 Richmond는 이들을 기질 특성에 따라 5군으로 나누고 있다(표 10–5).

작용기전은 β-lactamase의 β-lactam ring을 개열시켜 항균력을 상실시킨다(그림 10–7). β-lactamase는 Gram 음성 간균의 세포질막과 peptidoglycan층 사이에 존재하여 세균외막을 통과하여 들어온 약제를 분해한다. 포도구균, 임균, *Moraxella*(*Branhamella*) *catarrhalis*, *Haemophilus influenzae* 등에도 penicillinase 생성균이 있는데 이러한 문제를 해결하기 위하여 β-lactamase에 안전한 methicillin 항균제를 개발하여 사용하면서 차츰 황색포도구균(*S. aureus*)이 나타났다.

Methicillin 내성 황색포도구균이 나타나 이것을 MRSA라고한다. Methicillin 내성 황색포도구균 감염은 대부분 vancomycin으로 치료한다. β-lactamase 저해제로서 sulbactam, cienamycin 등이 개발되어 β-lactamase에 안정적인 약제도 개발되어가고 있다(그림 10–8).

4) 그 밖의 약제 불활성화 효소

Amino 배당체계 항생물질의 내성균은 인산화 효소, adenilyl화 효소, acetyl화 효소를 생성한다. Chloramphenicol 내성균으로서는 acetyl화 효소가 알려져 있다.

3. 약제 내성화를 줄이는 방법

1) 고농도의 약제를 오랫동안 체내에 유지하였을 때
2) 2~3가지 약제를 동시에 투약하였을 때
3) 매우 중요한 약제를 함부로 사용하지 말아야 한다.
4) 항균제 감수성 검사를 실시하고 검사 성적에 준해서 투약한다.
5) 항균제 판매 제도를 규제하고, 감독하여 오용·남

표 10-5. β-Lactamase의 분류와 내성균

Type	β-Lactamase의 특성	유전자	산생균
I	주로 cephalosporin을 가수분해 (ceph alosporinase)	염색체	*Serratia*, 녹농균, 기타 Gram 음성 간균
II	주로 penicillin을 가수분해(penicillinase)	염색체	*Proteus mirabills, Enterobacter* 등
III	Penicillin과 cephalosporin을 모두 가수분해한다. Cloxacilin을 가수분해하지 않으며 p CMB 저항성 (penicillinase)	R-plasmid	전달성 R(+) Gram 음성 간균
IV	Penicillin과 cephalosporin을 모두 가수분해한다. Cloxacilin을 가수분해하며 p CMB 저항성 (penicillinase)	염색체	폐렴 간균 등
V	Penicillin을 잘 가수분해하며, isoxasoryl계 Penicillin을 특이적으로 가수분해한다(penicillinase)	R-plasmid	R(+) Gram 음성 간균

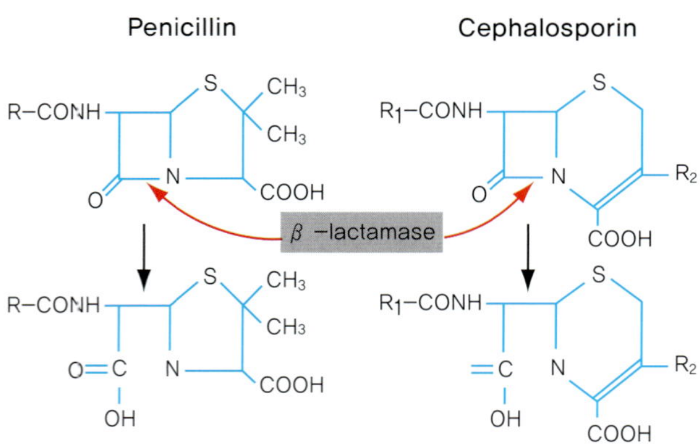

그림 10-8. β-Lactamase에 의한 β-Lactam제의 불활성화

용을 막아야 한다.

4. 항생물질의 유해작용

항성물질은 병원미생물의 감염증 치료제로 없어서는 안 될 중요한 약물이지만 계속 복용한다든지 남용하면 예기치 않은 부작용을 일으키는 경우가 있다. 그 예를 보면

1) 즉시형 및 지연형 과민증, 발열, 발진, 결합조직의 질환을 일으킬 수 있다.
2) 불완전하게 감염증을 치료했을 경우 오히려 더 악화되는 중증을 일으킬 수 있다.
3) 인체의 정상세균총을 변화시켜서 약제내성균의 교대감염증으로 다른 질환을 유발시킬 수 있다(표 10-6).

5. 화학요법제로 치료하였으나 효과가 없을 경우

1) 약용량이 부적절하지 않았나
2) 약제 선택이 잘못되었지 않았나
3) 내성균이 출현했지 않았나
4) 혼합감염이 아닌가
5) 동일균의 중복감염이 아닌가
6) 약제 자체의 대사반응작용으로 인한 발열은 아닌가
7) 깊은 조직속에 농양이 형성된 것은 아닌가
8) 환자의 면역능이 심히 감소된 상태가 아닌가
9) 감염병 이외의 질환(collagen disease)이 동반되어 있지 않았나
10) 감염병이 아닌 것이 아닌가(진단 자체가 잘못된 게 아닌가)

표 10-6. 항생물질의 유해 증상

항생물질	유해 증상
Aminoglycosides(SM, KM, GM, amikacin)	난청, 신세뇨관 손상, 조직신경 접합부 차단, 어지러움, 호흡부전, 흡수 불량(설사, 대장염)
Cephalosporins	혈소판 기능억제, 뇌발작, 신독성
Penicillin G	뇌발작
Tetracyclines	간세포 손상, 뼈발육, 치아변색, 설사
Chloramphenicol	골수기능 억제로 인한 재생불량성 빈혈, Gray 증
Isoniazid	간염, 뇌발작, 피부염(말초신경장애)
Sulfonamides	용혈성빈혈, 신사구체독성, 혈소판수감소
Polymyxin	사구체신염, 근신경반응 약화
Rifampin	간손상, 피부염
Amphotericin B	신사구체독성
Flucytosine	백혈구수 감소

6. 무분별한 항균제 사용 시 초래할 수 있는 문제점

1) 약제내성균의 발생을 촉진한다(소량의 약제를 쓸 경우).

2) 실제로는 병을 완전히 치료하지 않은 상태이면서 겉으로는 치료된 것처럼 오인할 수 있고, 증세가 변하여 진단을 어렵게 만든다.

3) 상재균총의 생태계에 변화를 초래하여 내성균의 과잉성장으로 인한 초감염(superinfection, 균교대증)을 일으킬 수 있다.

※ Superinfection(초감염, 균교대증)이란

(1) 정의 : 광범위 항생제를 장기간 투여할 경우에 체내에 있는 약제 감수성균은 사멸되고 내성균의 성장은 상대적으로 촉진되어 평소엔 크게 병원성이 없던 내성상재균이 증가되어 감염을 유발하는 것.

(2) 흔히 균교대증을 일으키는 균종

대장균(*Escherichia coli*) 및 그 밖에 Gram 음성 간균

녹농균(*Pseudomonas aeruginosa*)

위막성 대장염균(*Clostridium difficile*)

Penicillinase 생성 *Staphylococcus aureus* 균종

Candida albicans

- 설명 : 인체 내에(장관) 포도구균, 대장균 등이 상재해 있다가 광범위 항균제 투여 시 사멸되고 그 대신 녹농균이나 위막성 대장염균(*Clostridium difficile*)이 증식하면서 위막성 대장염(pseudomembraneous colitis)을 유발한다.

4) 환자에게 약제 과민반응(Drug hypersensitivity ; 특히 anaphylaxis)를 초래할 수 있게 감작(sensitization)을 시킬 수 있다.

- 약제 : Penicillin – 개인의 체질에 따라 즉시형과 지연형 과민반응 및 anaphylaxis쇽이 나타난다. 페니실린 피내 반응을 실시한 다음 주사한다.

5) 약의 직접적 독성 부작용이 생길 수 있다.

- 약제 : Chloramphenicol(CM)

① Gray syndrome - CM을 투여 시 간에 독성이 나타난다.

신생아의 간은 해독 기능, 배설 기능이 부족한

데 CM은 간에서 대사되므로 독성이 나타난다.

② Aplastic anemia(재생불량성 빈혈) - 골수에서 혈구 생성을 억제하여 백혈구, 적혈구 수가 감소되어 빈혈이 나타난다.

약제 streptomycin - SM을 장기간 주사하면 청신경에 독성이 있어 난청 증세가 나타난다.

6) 기회감염(Opportunistic infection)

숙주의 건강 상태 변화, 특히 면역기능 저하로 인하여 상재균총(normal flora)균들이 감염을 일으키는 것.

7) 슈퍼박테리아(superbacteria) 출현

- 내성에 내성인 황색포도구균이 슈퍼박테리아로 변형 생명을 위협한다.

가장 강력한 항생제에도 죽지 않는 박테리아를 슈퍼박테리아라고 부르는데 이런 강력한 항생제로도 죽지 않는 내성 세균들이 무서운 속도로 늘어나고 있는 것이다.

1943년 penicillin 발견으로 인간에 치료로 이용 시 잘 듣던 황색포도구균이 1950년경 안 듣기 시작했고, 새로운 methicillin 항생제 개발로 잘 듣다가 1961년 영국에서 methicillin 항생제 내성 황색포도상구균을 MRSA라는 이름으로 처음 보고되었다.

1990년경부터 methicillin 항생제에 안 듣는 메치시린 내성황색포도구균(MRSA ; methicillin resistant *Staphylococcus aureus*)이 많이 나타나 치료에 어려움을 겪으면서 더 강력한 항균제인 Vancomycin을 개발하였는데, 치료 시 반코마이신마저 안 듣는 반코마이신 내성 황색포도구균(Vancomycin resistant *Staphylococcus aureus*)이 출현하여 인간을 위협하게 되었다.

R 플라스미드가 내성유전자를 가진 세균이 다른 세균으로 퍼져 나갈 수 있는 선택적인 여건을 지속적으로 제공하며, 항생제의 남용이 더 심각해져서 다른 슈퍼바이러스가 나타날 것으로 우려되고 있다.

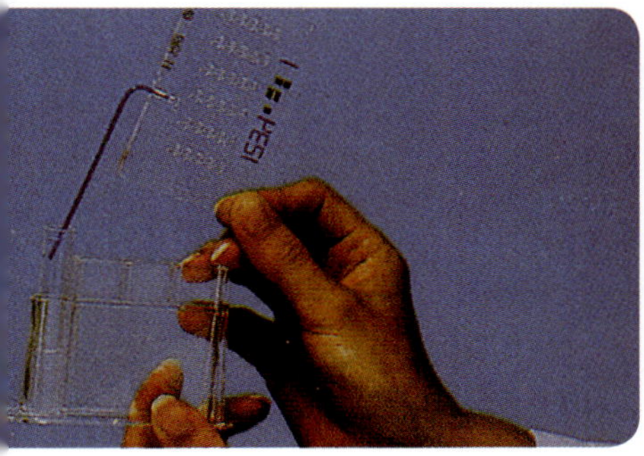

11 장

항균제 감수성 검사법

I. 항균제 감수성시험의 중요성

과거에는 임상세균 검사실에서 검체를 배양한 다음 동정시험을 거쳐서 상재균총이면 병원성을 규명하여 그 균종을 보고했다. 그러나 내성균이 흔해짐에 따라서 항균제 감수성 시험이 병원균 규명보다도 더 중요해졌다고 할 수 있으며, 감수성시험은 환자 치료를 좌우하는 중요한 검사가 되었다.

병인균을 치료하기 위해 투여한 항균제는 환자의 치료에 큰 공헌을 끼친 반면에 보다 강력한 내성균의 출현을 가져 오기도 하였다.

- 항균제 감수성시험의 목적은
  - ① 감염병치료에 적합한 항균제를 선택하여 치료에 사용하는데 있다.
  - ② 항균제 내성균의 현상을 알아낸다. (병원 내에서의 연도별 내성균의 검출률, 병원간의 비교, 역학조사 등을 할때 이용한다.)
  - ③ penicillin 내성균주에 대한 β-lactamase 생성하는 균인가 알아본다.
  - ④ 균동정에 응용되는 optochin 감수성시험, bacitracin 감수성시험, novobiocin 내성시험 등이 이용된다.

II. 항균제 감수성 검사법의 종류

감수성 검사를 대별하면 확산법, 희석법, 자동화 Vitek, MicroScan법이 있다.

① 디스크 확산법(Disc diffusion method)

② 한천평판희석법(Agar dilution method)

③ 액체배지희석법(Broth dilution method)

④ 자동화 동정기기인 vitek system, Microscan sytem의 항균제 감수성 카드를 이용한다.

비탁법은 빠른 시간 내에 감수성 또는 내성을 알고자 할 때 쓰인다(표 11-1).

- 최소억제농도, MIC ; Minimal inhibitory concentration
- 최소살균농도, MBC ; Minimal bacteriocidal concentration
- 최소치사농도, MLC ; Minimal lethal concentration

표 11-1. 항균제 감수성 검사법의 종류

1. 확산법
   (1) 감수성 디스크 확산법
   (2) 직립확산법(결핵균용)
2. 희석법
   (1) 한천평판희석법
       최소발육저지농도(MIC) 측정법
   (2) 액체배지희석법
       최소발육저지농도(MIC) 측정법
       최소살균농도(MBC, MLC) 측정법
3. 비탁법
4. 자동화기기 항균제 감수성 카드 시험

Ⅲ. 감수성 디스크법

1. Kirby–Bauer disc 확산 방법

1) 원리

디스크 확산법으로 Kirby-Bauer 방법을 가장 널리 사용한다. 검사 방법이 쉽고 경제적이며 감수성 검사에 이용되는 특별한 기구 등이 필요하지 않다. 증식이 잘 되는 일반적인 세균에 대해서 감수성검사를 할 수 있으며 감수성 농도인 최소억제농도(MIC ; Minimal inhibitory concentration)의 직경을 측정한다.

2) 실시 방법

액체배지에 배양된 균액이나 평판배지에 발육된 집락을 생리식염수에 풀어 McFarland No 0.5에 탁도를 맞춘 균액을 Mueller-Hinton 한천평판배지 위에 골고루 바르고, 그 위에 BBL 회사 제품 항생제 디스크를 dispensers에 6종류를 넣어 떨어뜨린다.

만약에 dispensers가 없을 경우 디스크 카트리지에서 항균제 디스크를 핀셋으로 뽑아서 M-H agar에 간격을 2cm 유지하여 놓는다. 1시간 정도 실온에 방치 후 부란기에 16~20시간 배양을 한다.

연쇄상구균, 폐렴구균, 혈호세균 감수성 검사 배지는 MH-BAP배지나 Chocolate배지를 이용한다.

3) 실시상의 주의점

다음 점에 주의한다.

(1) 약제의 역가 저하를 방지하기 위하여 disc의 보존·관리를 올바르게 실시한다.

습기가 적은 냉장고에 보존하고 개봉 후에는 될 수 있는 대로 속히 사용한다. Penicillin제, cephem제는 역가 저하가 심하다.

(2) 실시 조건(접종균량, 배지의 종류, 배지의 pH, 배양 온도, 배양 환경, 배양 시간, 확산 시간 등)을 일정하게 실시한다.

대조균주(Control strain)를 항상 같이 사용한다. 예를 들면 포도구균 ATCC 25923, 대장균 ATCC 25922, 녹농균 ATCC 27853을 써서 항상 정밀도를 시험하면 좋다. 접종 균량이 많을수록 내성 쪽으로 판정된다(그림 11–2).

확산 시간을 길게 하면 저지대가 커져 감수성 쪽으로 판정된다.

(3) 순수배양균으로 실시하는 것을 원칙으로 한다.

(4) 저지대의 계측은 완전 저지대에서 지발육대까지의 직경을 측정한다(그림 11–1. 11–2).

4) 판정

16~20시간 배양 후에 디스크 주위 억제대 직경을

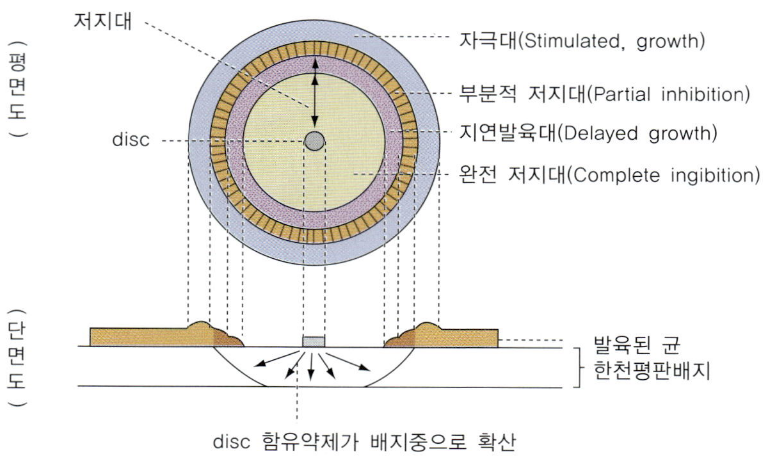

그림 11–1. 감수성 disc법의 저지대 모식도

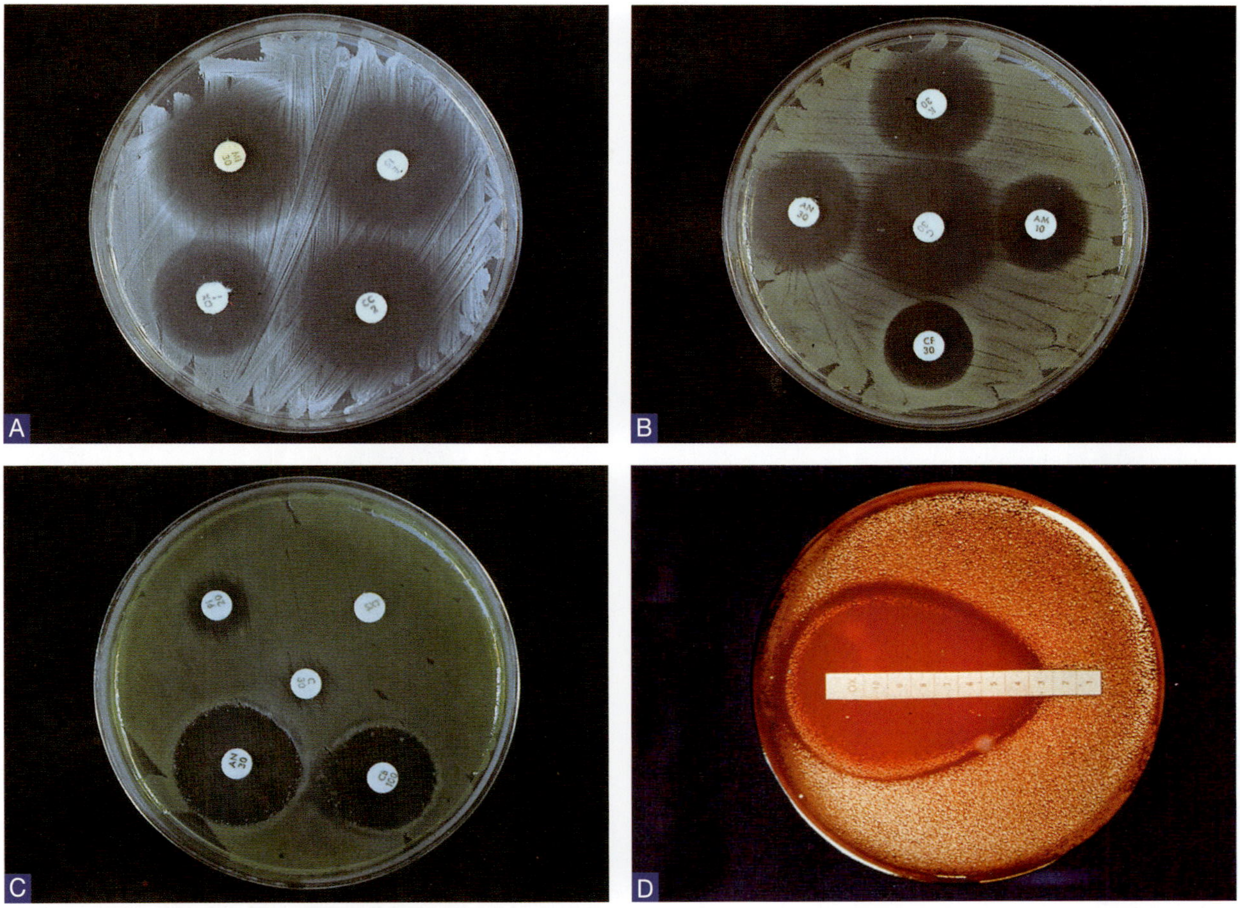

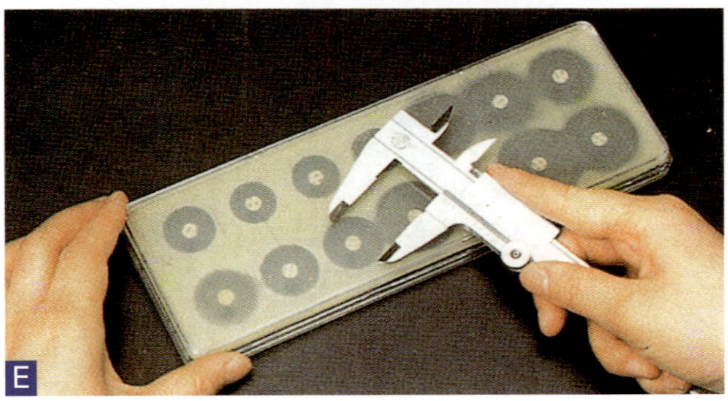

그림 11-2. 항생제 디스크법 감수성 결과. (A) 황색포도구균 감수성 검사, (B) 대장균 감수성 검사, (C) 녹농균 감수성 검사, (D) E-test, 폐렴구균 감수성 결과 (E) 억제대 지름을 Venier caliper로 측정하는 장면

caliper나 cm자를 이용 mm 단위로 기록을 한다.

억제대의 지름을 해석표의 기준에 따라서 감수성(susceptibile), 중간(intermediate), 내성(resistant)으로 표시한다.

감수성이나 내성의 기준은 항균제의 보통 용량을 투여 했을 때의 혈중 농도를 기준으로 한 디스크 감수성 시험결과의 NCCLS 국제 표준치를 참고한다.

2. E test(Epsilometer test)

1) E test의 특징

E test는 기존의 disc 확산법을 응용한 것이다. 각종 균의 항균제 측정을 위해 폭 5mm, 길이 60mm의 가늘고 긴 plastic strip으로 되어있고, 한 면에는 최소억제농도(MIC) 눈금이 μg/ml 단위로 적혀있으며 다른 한편에는 최고 a부터 b 까지 항균제 농도가 건조된 상태로 고정되어 있어 한천배지에서 자란 각각의 MIC를 정량적

으로 측정하는 항균제 감수성 시험이다.

2) 실시 방법

분리 배양된 집락을 McFarland No 0.5에 탁도를 맞춘 균액을 Mueller-Hinton 한천평판배지 위에 골고루 바르고, 그 위에 각종 항균제 plastic strip을 놓아둔다. 18~20시간 배양 후 plastic strip 주위에 타원형 혹은 눈물방울 모양으로 형성된 균발육 저지대가 plastic strip을 교차하는 지점의 농도를 MIC 값으로 정하므로 아주 간단하고 신속정확한 방법이다(그림 11-2. D).

3. ESBL(extended-spectrum β-lactamase)

1983년까지 제3세대 cephalosporin계의 항균제에 잘 들었는데 cefotaxime 항균제를 사용하다보니 R 플라스미드가 매개하여 TEM-1, TEM-2, SHV-1 유전자 돌연변이로 내성이 생겨 *β*-lactamase로 clavulanic acid와 sulbactam을 가수분해하고 clavulanic acid에 의해서 효소활성이 저해되어 억제대 크기가 증가하는 *E. coli* 와 *K. pneumoniae* 균주가 출현하였다.

그러므로 ESBL 생성균으로 밝혀진 *E. coli, K. pneumoniae* 균주가 있을 때 모든 peniciliin계, cephalosporin계, aztreonam에 내성으로 보고를 하도록 되어있다.

1) ESBL 확인시험

(1) Double disk synergy test(DDS 시험)

대부분의 ESBL이 *β*-lactamase인데 plasmid 매개성이므로 clavulanic acid나 sulbactam 항균제에 *β*-lactamase 생성으로 억제된다는 사실을 기초로 하여 ESBL 활성 검사를 한다.

① 방법 : 시험세균을 McFarland No 0.5에 탁도를 맞춘 균액을 Mueller-Hinton 한천평판배지에 골고루 바르고, 중앙에 amoxicillin/clavulanic acid 디스크 20μg/10μg를 놓고 가장자리에 거리가 1.5cm 되도록 30μg의 cefotaxime, ceftazidime, aztreonam 및 cefepime 디스크를 놓고 35℃ 에서 18시간 배양을 한다.

② 결과 : M-H agar에 *E. coli* 균을 골고루 바르고 중앙에 amoxicillin/clavulanic acid(20/10 μg) 디스크를 놓고 주위에 30 μg의 cefotaxime, ceftazidime, aztreonam 디스크를 놓고 배양한다. 디스크 사이에 억제대가 커지면 DDS 시험 양성이며 ESBL 생성 양성균으로 판정한다(그림 11-3).

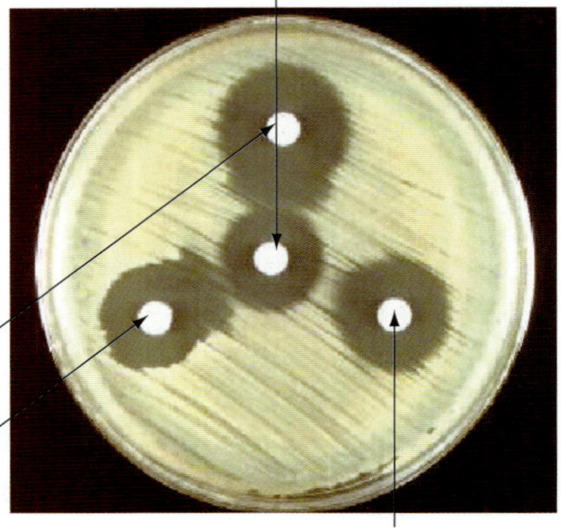

그림 11-3. ESBL 생성 *E. coli*의 DDS 시험

4. 자동화 기기를 이용한 항생제 감수성 시험

Vitek system 자동화 기기의 Vitek GPS, GNS 항생제 감수성 카드에 균액을 접종하여 기기에 넣으면 4~8시간 내에 자동으로 항생제 감수성 결과가 프린트되어 나온다.

MicroScan system 기기도 마찬가지로 항생제 감수성 카드에 균액을 접종하여 기기에 넣으면 자동으로 항생제 감수성 결과가 나온다(그림 11-4, 그림 11-5).

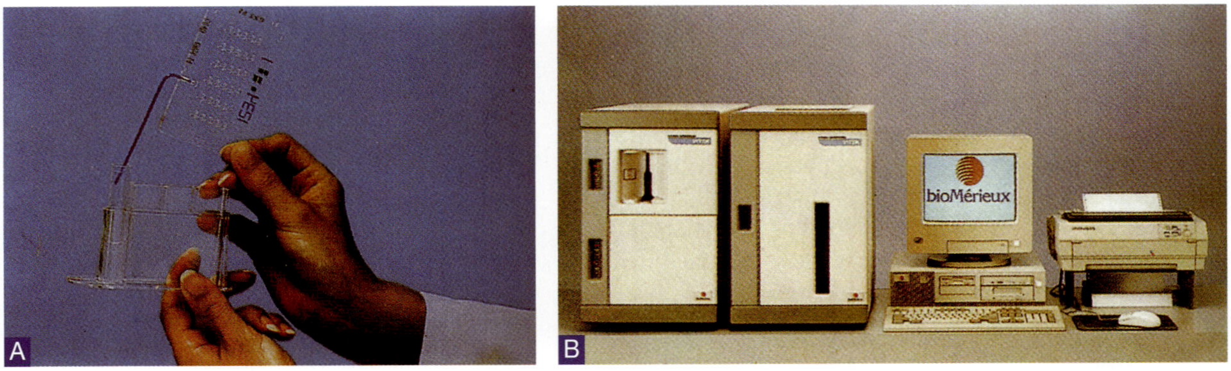

그림 11–4. Vitek system 기기. (A) Vitek 항균제 감수성 GPS. GNS card, (B) Vitek 동정기기

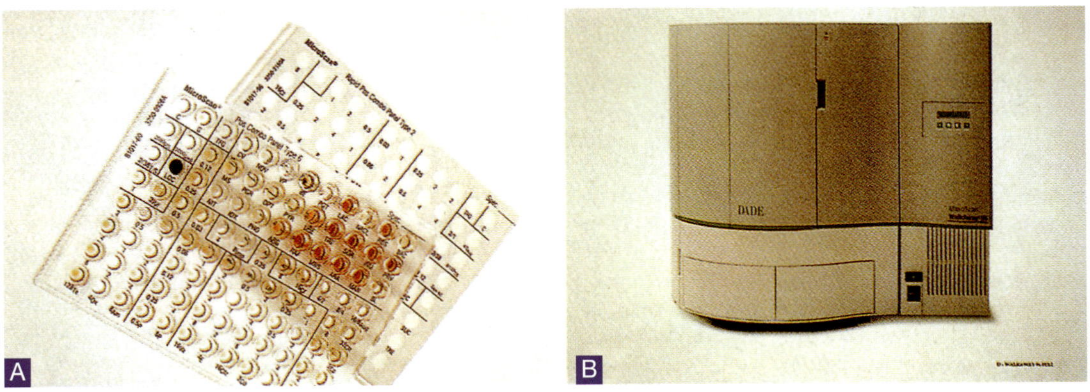

그림 11–5. MicroScan system 기기. (A) MicroScan 항균제 감수성 card, (B) MicroScan 동정기기

● 감염질환에 사용되는 항생물질은 다음과 같다.

표 11–2. 감염 질환에 사용되는 항생물질

병원체	질 병	선택 항생물질
· Gram 양성 구균		
Staphylococcus aureus	농양, 피부감염, 수막염, 균혈증, 심내막염	Penicillinase-resistant Penicillin, Vancomycin Cefoxitin, EM
Streptococcus pyogenes	단독, 인두염, 폐렴, 성홍열, 중이염	Penicillin, Cephalosporin, EM
Streptococcus pneumoniae	폐렴, 수막염, 중이염, 심내막염	Penicillin, Tetracyline
· Gram 음성 구균		
Neisseria gonorrhoeae	임질	Ceftriaxone, TC, Quinolone, Spectinomycin, EM
Neisseria meningitidis	뇌수막염	Penicillin G, Cefotaxime
· Gram 음성 간균		
Bordotella pertussis	백일해	EM, Ampicillin
Brucella melitensis	브루셀라병	TC, CM

병원체	질 병	선택 항생물질
Escherichia coli	패혈증, 설사, 비뇨계 감염	Aminoglycosides, Ampicillin
Francisella tularensis	야토병(tularemia)	SM, TC
Haemophilus influenzae	뇌수막염, 기관지염, 중이염, 부비동염	Ceiotaxime, CM, Ampicillin
Legionella pneumophila	레지오넬라병(재향군인회병)	EM, Rifampicin
		Aminoglycoside, TC
Pseudomonas aeruginosa	폐, 화상감염, 균혈증	polymyxin
Salmonella typhi	장티푸스열, 살모넬라증	CM, Ampicillin, Quinolone
Shigella dysenteriae	세균성 이질	Ampicillin, Quinolone, ST
Vibrio cholerae	콜레라	TC, ST
Yersinia pestis	페스트(흑사병)	SM, TC
· Gram 양성 간균		
Bacillus anthracis	탄저	Penicillin, EM
Clostridium perfringens	가스괴저	Cephalosporin, EM, Penicillin
Corynebacterium diphtheriae	디프테리아	EM, Penicillin
· Acid-Fast 간균		
Mycobacterium tuberculosis	결핵	SM(INH, Rifampin, Ethambutol)
Mycobacterium leprae	한센병 (나병)	Dapsone, Rifampin, Clafazimine
Nocardia asteroides	노카르디아증	Sulfonomide
· Spirochaeta		
Treponema pallidum	매독	Penicillin, TC
Borrelia recurrentis	재귀열	TC, Penicillin
· *Mycoplasma pneumoniae*	폐렴, 요로감염	TC, EM
· *Rickettsia rickettsii*	록키산홍반열	TC, EM
· *Chlamydia trachomatis*	요도염, 질염, 결막염	TC, EM, Quinolines

SM : Streptomycin, CM : Chloramphenicol, TC : Tetracycline, EM : Erythromycin

ST : Sulfamethoxazole- trimethoprim

12장

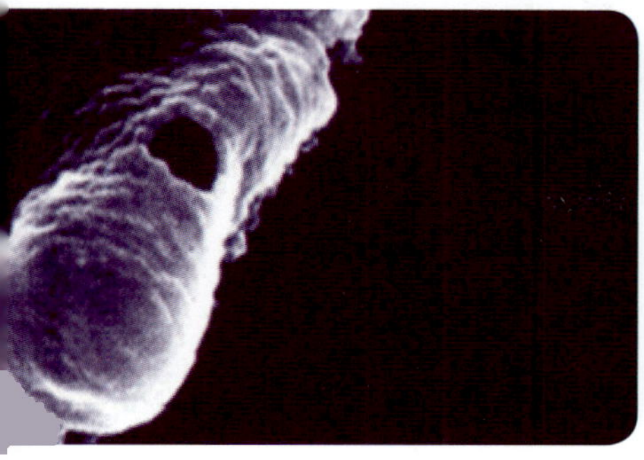

감염증론

I. 감염과 발병(발증)

병원미생물이 다양한 침입문로를 통해 체내에 들어가서 정착하여 증식하는 것을 감염(infection)이라 한다. 미생물이 숙주의 방어 능력보다 우세한 경우에는 결국 숙주 체내에 변화가 일어나 병증이 나타나는 경우를 발증이라고 한다. 미생물에 의해 발증된 병을 감염증(infectious disease)이라 한다. 그리고 사람에서 다른 사람으로 전파되어 가는 감염증을 전염병(communicable disease)이라고 한다.

감염과 발증은 미생물과 사람 간의 저항력과 관계되어서 복잡한 상호작용에 의해 나타난다. 감염증이 성립되는 제1단계는 미생물이 국소의 세포와 접촉해 정착함으로써 증식이 시작된다. 접촉 시 정착에 관여하는 물질은 세균의 섬모로서 정착인자(adhesion)라 부른다. 한편 국소의 세포에는 정착인자와 특이하게 결합하는 수용체(recepter)가 존재하고 있다.

II. 병원균과 비병원균

인체 내에서 기생하여 그 사람에게 질병을 일으키게 하는 세균을 병원균(pathogen)이라 한다. 이에 반해 사람에게 기생성이 없거나 있더라도 질병을 일으키지 않는 세균을 비병원균(non-pathogen)이라 한다. 병원균, 비병원균이란 말은 사람과 미생물간의 상대적 개념으로서 그 사람의 감염에 대한 저항력과 미생물의 병원성에 의해 좌우된다.

III. 감염증의 증상

미생물에 감염된 숙주는 염증반응이 나타나는데 통증(pain), 발열(fever), 발적(redness), 종창(swelling), 기능장애(loss of function) 등 5대 소견을 나타낸다. 병원체가 숙주 체내에 침입해서 발증에 이르기까지 일정한 기간이 있는데 이를 잠복기(incubation period)라 한다. 잠복기는 병원체의 양, 독력과 감염된 인체숙주의 감수성, 저항력 등에 따라 다르지만 각 염증마다 어느 정도 일정하다. 이러한 잠복 기간에는 그 질환에 불특징적이며 일정치 않은 증상이 나타나는 경우가 있는데 이것을 전구증상이라고 한다(그림 12-1).

잠복기 후 발증이 나타나며 그 질환에 특징적인 증상이 나타나게 되는데 예를 들면 특징적인 발열, 발진, 순환기, 소화기, 비뇨기계의 증상이다.

그러나 최근에는 강력한 해열제나 항균제의 투여로 감염증의 특징적인 증상이나 경과에 변화를 일으키므로 증상에 따른 정확한 진단을 내리기가 어렵다.

발증이 나타난 후 감염증의 경과는 미생물측 인자(병원성, 독력)와 숙주측 인자(저항력) 그리고 치료에 따라 다르며, 일반적으로 회복기를 거쳐 치유되거나 혹은 숙주가 감염증을 이겨내지 못하고 사망하게 된

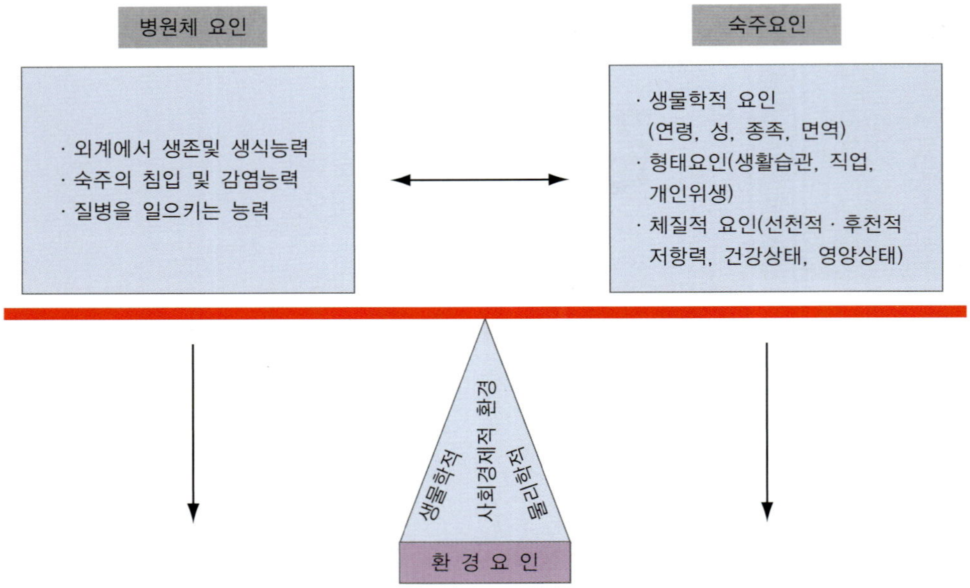

그림 12-1. 생태학적으로 본 병원체와 숙주와의 관계

다. 또한 치유가 되더라도 다시 재발하는 경우가 있다 (그림 12-2).

Ⅳ. 병원성과 독력

미생물이 어떠한 동물에 질병을 일으키게 하는 힘을 갖고 있을 때 그 미생물은 그 동물에 대하여 병원성(pathogenicity)을 갖는다고 한다. 병원성의 강도를 독력 또는 균력(virulence)이라고 한다.

병원성과 독력(균력)은 혼동되기 쉬우며 같은 의미로 해석되는 경우도 있으나 균력은 병원성의 양적 표현이고 흔히 LD_{50}(50% 치사량, lethal dosis, 감염동물의 50%를 치사시키는데 필요한 균수 또는 독소량)으로 표현한다. 세균의 균력은 조직침습성과 독소생산성의 두 가지로 나눈다.

1. 침습성

미생물이 인체 조직 내에 침입하여 증식하고 병소를 확산시키며 넓혀가는 힘을 침습성(invasiveness)이라 한다. 인체 내에 침입한 미생물은 어느 곳에서 증식되는가에 따라 다음의 3가지로 구분된다.

1) 편성 세포 내 증식 기생체

세포 내에서만 증식하는 미생물로서 *Virus, Rickettsia, Chlamydia, Mycobacterium leprae*가 포함된다.

2) 세포 내외 증식 기생체

세포의 내외에서 다같이 증식할 수 있는 미생물로서 *Salmonella typhi, Salmonella paratyphi, Legionella, Brucella, Francisella tularensis, Mycobacterium tuberculosis, Listeria, Nocardia, Yersinia pestis,* Fungus, Protozoa 등이 포함된다.

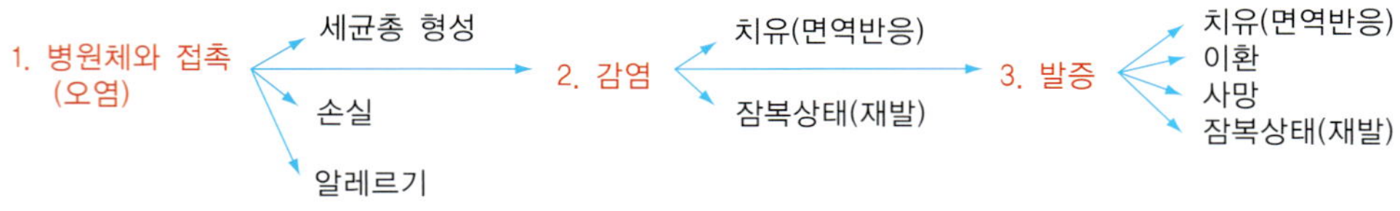

그림 12-2. 감염증의 일반적 경과

3) 세포외 증식 기생체

Streptococcus pneumoniae, Streptococcus pyogenes, Staphylococcus aureus, Enterococcus faecalis 등의 모든 세균이 포함된다.

세포내 증식은 세균의 균력(virulence)이 식세포와 평형적 관계에 있으며 균이 강하면 세포를 사멸시키고 반대면 균이 사멸된다. 세포의 증식균은 탐식세포에 식균되면 치사되는 균으로서 식균되기 어려운 균은 균력이 강한 셈이다. *Streptococcus pneumoniae*나 *Haemophilus influenzae*균의 협막(capsule)은 균력과 관계가 있어서 S-R 변이에 따라 협막을 상실한 것은 쉽게 식균되어 균력이 약하다. 세균이 생성하는 균체의 효소는 침습성을 강화시킨다.

세균이 생성하는 주요 균체외 효소는 아래와 같은 것이 있다.

(1) Coagulase(응고효소) – *Staphylococcus aureus*

(2) Streptokinase – β-용혈성 *Streptococcus group* A

(3) Streptodornase – β-용혈성 *Streptococcus group* A

(4) Hyaluronidase – *Staphylococcus, Streptococcus, Streptococcus pneumoniae*, Gas gangrene균의 Gram 양성 간균

(5) Collagenase – Gas gangrene균

2. 독소

미생물에서 생성되는 물질로서 동물에 가해지면 장애를 일으키는 물질을 독소(toxin)라 한다. 독소는 균체외독소(외독소, exotoxin)와 균체내독소(내독소, endotoxin)로 대별한다. 근래 세균독소에 관한 연구가 진전되어 독소를 화학적으로는 단백독소(균체 외독소, 균체나 균체 외에서 확인되는 독소를 포함), 리포다당 독소(균체 내독소)로 나누고 있다.

1) 단백독소

디프테리아 독소, 파상풍균 독소, 소세지 식중독 독소가 대표적인 것이다. 모두 열에 약한 단백질성 독소로서 미량으로서도 생체에 심한 독성을 나타낸다.

(1) **용혈독소**(Hemolysin)

Streptococcus(A군, C군, G군)가 생성하는 Streptolysin 'O' 와 'S', *Staphylococcus aureus, Clostridium perfringens*(가스괴저균), *Vibrio cholerae, Clostridium tetani*가 생성하는 용혈독소가 있다.

(2) **장관독소**(Enterotoxin)

*Vibrio cholerae, Shigella, Staphylococcus aureus, E. coli, Vibrio parahemolyticus, Clostridium perfringens, Bacillus cereus*가 생성하는 장관독소(enterotoxin)가 알려져 있다. 이 외에 A군 *Streptococcus*가 생성하는 발적독(Dick's toxin)이 있으며, *Streptococcus, Staphylococcus, Streptococcus pneumoniae, Pseudomonas aeruginosa* 등이 생성하는 백혈구 사멸독소(leukocidin)가 있다.

근래 항생물질 투여 후 일어나는 위막성 대장염의 원인으로서 *Clostridium difficile*이 생성하는 독소가 주목되고 있다. 외독소는 일반적으로 이열성이지만, enterotoxin은 100℃ 20분간 가열에도 파괴되지 않는 내열성인 것도 많다.

Formalin 등으로 무독화시켜서 항원성(면역능력)이 충분히 유지된 것을 toxoid라고 한다. 외독소는 toxoid화되기 쉽고 항원성을 가지고 있으므로 예방접종에 쓰인다.

2) 리포다당 독소

리포다당 독소, 즉 내독소는 Gram 음성 간균의 세포벽을 구성하고 있는 리포다당 단백복합체(LPS)이다. Gram 음성 간균이 사멸하여 자가 융해를 함으로써 혈중으로 유리된다. 생물 활성을 보이는 주된 것은 lipid A라고 부른다.

독성은 외독소보다 약하고 Gram 음성 간균 감염시

균혈증에서 자주 출혈경향과 혈관 내 응고증상(DIC disseminated intravascular coagulation) 및 shock 증상이 나타나서 내독소 쇼크(endotoxin shock)를 일으킨다.

V. 숙주의 저항력

미생물이 병원성을 나타낼 때 숙주의 여러 가지 조건에 따라 발증되기도 하고 안 되기도 한다. 이와 같은 인자에는 다음과 같은 것이 있다.

1. 숙주의 감수성

선천적 소인, 성별, 연령, 영양, 호르몬, 비타민, 신진대사의 이상, 피로 등에 따라 발증에 차이가 생긴다.

2. 생리적 방어 장벽

피부, 점막면은 균의 침입을 막고 있다. 호흡기에서는 비강 내에서 이물여과, 기도에서 기침, 기관지 상피의 섬모운동에 의한 이물 배제 등을 통해 막는다. 소화관에서는 위산에 의한 균의 억제, 요로에서는 배뇨에 의한 세정작용 등이 있다. 피부의 피지선, 한선에서의 분비물에 의한 이물 배제, 점막면에서의 lysozyme 등의 항균작용물질 및 IgA 항체의 분비가 잘 알려진 것들이다.

3. 정상 상재균총(Normal flora)

피부, 소화관, 호흡기, 구강, 외음부에 상재균은 외래균의 침입, 정착, 증식을 억제시킨다. 그러나 항생제의 남용으로 상재균총이 파괴되고, 그 중 항생제에 감수성이 없는 일부 상재균이 이상 증식하여 감염을 일으키는 경우가 있다.

4. 체액성 저항인자

(1) Lysozyme : 눈물, 타액, 혈청, 백혈구 등에 널리 분포되어 있고 Gram 양성균을 용균시킨다.

(2) Properdin : 혈청중의 단백 성분이다. Mg^{++}이온 및 보체와 더불어 Gram 양성균, virus를 사멸시킨다.

(3) Interferon : 특정 virus 또는 유발물질이 세포에 작용함으로써 생기는 세포에서 산출되는 단백물질이다. virus의 증식을 억제한다.

(4) Lactoferrin : 눈물, 정액, 모유, 비인두, 기관지, 자궁경부, 소장점막의 분비물에 존재한다.

(5) 위산 : 낮은 pH(1.0~2.0)이므로 대부분의 미생물은 위를 통과하면서 많이 사멸된다.

(6) 혈액 중의 항균물질 : 혈소판에서 유리되는 β-lysin, plakin, 백혈구 유래의 leukin, phagocytine이 알려진 것이다.

5. 세포성 저항인자

미생물이 생체에 들어가면 식세포에 의해 탐식된다. 이것을 식균작용(phagocytosis)이라고 한다. 이에 관여하는 식세포는 다핵백혈구(polymorphonucleus), 세망내피계의 대식세포(macrophage), 혈액, 염증 국소에 유리되어 오는 대식세포이다. 식세포가 미생물을 탐식할 때 식균되기 쉽도록 미생물에 작용하는 혈청 중에 존재하는 물질을 옵소닌(opsonin)이라고 한다. 이것은 자연항체라고 생각된다. 보체의 존재하에서 식균되기 쉽도록 작용하는 일을 opsonin 작용이라고 한다. 염증 국소에는 우선 병원체로 향하여 다핵 백혈구가 출현하여(주화성, chemotoxia) 식균한다. 그 후 대식세포가 출현하여 세균이나 사멸된 다핵 백혈구 또는 조직파괴물을 탐식한다.

VI. 감염증의 진단

감염증이 의심되는 경우 임상의사는 ① 우선 감염증인지 아닌지, ② 원인균은 무엇인지, ③ 어느 장기가 침범되어 있는지, ④ 감염증의 정도, ⑤ 어느 항생물질을 투여할 것인지, ⑥ 항생물질의 부작용 등을 고려하며 진단과 치료를 행한다.

1. 병태에 의한 진단

일반적인 감염증의 경과와 증상, 열형, 감염증을 반영하는 진단적 검사(백혈구 수 측정, 백혈구 분류, 침강속도, 혈청 CRP나 급성염증 반응물질의 상승)를 통해 진단한다.

2. 병원체 검출

감염병소에서 병원체를 발견하는 일이 가장 중요하다. 병원체가 가장 많이 함유되어 있을 것으로 생각되는 검체에 대해 도말검사 → 배양검사 → 동정, 약제감수성 검사의 순서로 진행한다.

3. 면역혈청학적 진단

병원체를 감염병소에서 분리해 내는 것이 가장 확실한 방법이지만 항생물질을 투여한 경우라면 여간해서 분리하기가 어렵다. 감염이 있으면 병원체에 대한 생체 내 항체가 생긴다. 병원체의 균체 성분에 대한 특이항체를 혈중에서 증명함으로써 진단이 이루어진다. 공통항원, 항원특이성에 주의한다.

Widal 반응(Typhoid), Weil-Felix 반응(Rickettsia 감염), ASO(A군 -용혈성 연쇄구균), TPHA(Syphilis), *Mycoplasma, Legionella, Chlamydia,* 각종 virus 감염에 관한 혈청반응이 있다.

최근에 효소항체법(ELISA)에 의한 항원, 항체의 검출방법이 보급되어 있다.

단일클론항체(monoclonal antibody) : 세포융합법에 의해 hybridoma 작성법이 확립되어 여러 가지 항원에 대한 단일클론항체의 작성이 가능하게 되어 감염증의 진단, 치료에 응용되고 있다.

4. 분자생물학적 진단

핵산의 염기배열에 근거하여 감염증의 원인균을 동정하는 신속진단법으로 특이도 및 예민도가 높은 진단법이다.

1) 핵산탐식자법(DNA-probe)

특정균종에 존재하는 특이적인 염기배열을 가지는 DNA 또는 RNA를 핵산탐식자로 이용하여 재결합(hybridization) 여부를 검사하여 균종을 동정하는 방법이다. *Mycoplasma pneumoniae, Legionella pneumonie,* 결핵균, 비정형 항산균, 임균, Chlamydia, 독소원성 대장균, 각종 바이러스 감염증의 진단에 이용된다.

2) 중합효소연쇄반응법

(PCR : polymerase chain reaction)

한 쌍의 primer와 내열성 DNA 중합효소를 이용하여, 목적하는 병원균이 가진 특이적인 염기배열만을 반복적으로 합성하는 반응이다. 미량의 DNA를 검출할 수 있는 방법으로 배양이 까다롭거나, 병원성이 강한 미생물과 바이러스 감염증 진단에 주로 이용되고 있다.

Ⅶ. 감염증의 경과

1. 증 상

감염증은 미생물의 독력(virulence)이 인체의 저항력 관계에서 미생물이 더 강하면 성립된다. 이러한 관계를 숙주–기생체 관계(host-parasite relation ship)라 한다. 감염이 있음에도 임상증상이 없고 항체생성이 있는 경우를 불현성 감염이라 하고 생체의 상태가 약해져 있는 것을 잠복감염이라 한다.

두 종류 이상의 미생물이 감염에 관여하는 경우를 복수균 감염(polymicrobial infection)이라 한다.

감염이 성립된 후 일정기간(잠복기)을 경과하면 발증에 이른다. 임상증상은 발열, 오한, 무기력, 두통, 식욕부진, 탈수, 감염국소의 증상이 나타난다. 적절한 화학요법을 시행하면 치유되기도 하고, 또 불행으로 끝나는 수도 있다. 회복기에 완전하게 치료하지 않아서 다시 발열 등의 증상이 나타나는 경우를 재연이라 하고, 완전하게 치유되고 나서 똑같은 감염증에 다시 이환된 경우를 재발이라 하고, 감염증의 경과중에 일시적으로 병증이 가벼워진 경우를 호전이라고 한다(그림 12-3).

2. 침입병원체의 운명

병원체는 침입국소에서 증식한다. 그 후 확대되지 않고 그대로 국한성으로 치유되거나, 다시

① 연속적 전파(감염병소에서 직접 병원체가 증가되어 가는 것),

② 관강 내 전파(기도, 소화관, 요도 등의 관강을 통하여 확산),

③ 림프행성 전파(림프관을 통하여 확산),

④ 혈행성 전파(혈류를 따라 멀리 떨어져 있는 부위까지 확산)를 한다.

병원체는 체내에서 사멸하는 경우와, 객담(결핵균, diphtheria균 등의 호흡감염균), 분변(장티푸스균, 콜레라균, 이질균 등 장관감염균), 요(장티푸스균)에서 외부로 배설되어 감염원이 되는 수가 있다.

임상증상이 없이 병원균을 보유하고 있는 사람을 보균자(carrier)라 하고 건강보균자, 병후보균자 등을 말한다.

VIII. 감염증의 변모

의료의 발전에 수반하여 근래의 전염병, 즉 법정전염병은 발생이 적어졌다. 그 이유는 첫째 항생물질의 개발과 보급에 따른 병원균의 변화이고, 둘째로는 심장 catheter 검사, 내시경검사 등의 의료기술의 발달 및 항암제, 면역억제제, 부신피질 hormone제 사용에 따른 숙주 측의 조건 변화를 들 수 있다. 즉 최근의 감염증 특징은 병원성이 낮은 미생물이 저항력이 낮은 사람에 감염되어 쉽게 발증된다는 점이다. 병원체는 Garm 음성 간균이 많아, 일상시의 생활 환경에 사람과 공존하고 있는 균군이다. 항생물질에는 내성이다(그림 12-4).

한편, 교통기관의 발달로 국내에는 없었던 콜레라나 말라리아 등을 외국 여행자가 보균하고 들어오는 소위 수입감염증이 문제시되고 있다. 이상의 사실은 다음에 기술하는 감염증에서 설명된다.

1. 기회감염

건강한 사람에서 독력(virulence)이 강한 병원체가

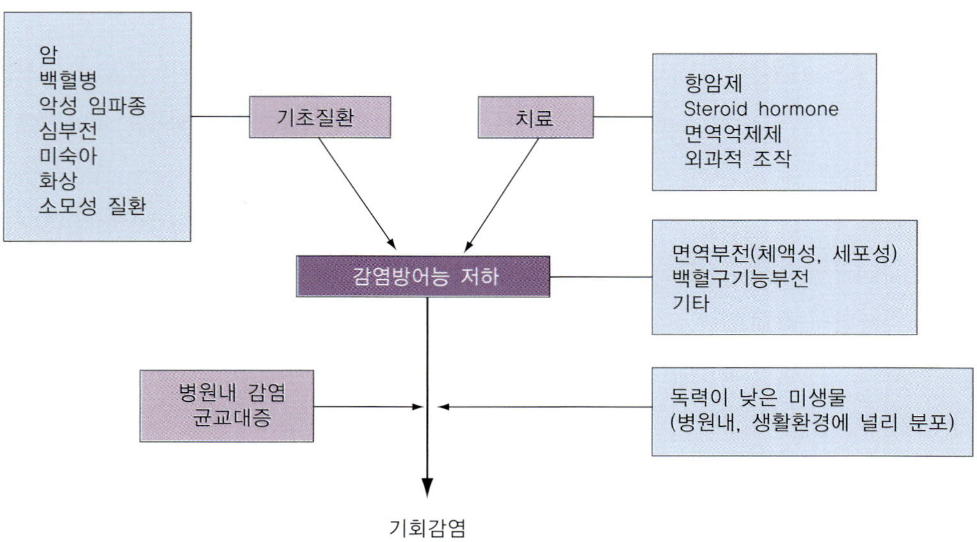

그림 12-3. 감염에서 발증에 이르는 숙주-기생체 관계

감염을 일으키는 것과는 다르게, 어떤 원인으로 저항력이 낮아져 이 틈을 타서 정상적으로는 병원성을 갖지 않는 미생물(소위 평소 무해균)이 감염을 일으켜, 이 균에 의해 감염증을 일으킨 것을 기회감염(opportunistic infection)이라고 한다. 병원내감염, 균교대증과 공통점이 있다(그림 12-4). 이렇게 감염을 일으키는 병원체를 기회병원체(opportunistic pathogen)라고 한다(표 12-1).

표 12-1. 주된 기회병원체

1. Bacteria : *Pseudomonas aeruginosa*를 위시하여 포도당 비발효 Gram 음성 간균, *Serratia, Klebsiella, Enterobacter, E coli* 등의 장내세균, *Staphylococcus, Bacteroides, Nocardia*
2. Fungus : *Candida, Aspergillus, Cryptococcus, Mucor* 등
3. Protozoa : *Pneumocystis carinii, Toxoplasma gondii* 등
4. Virus : *Cytomegalovirus, Herpesvirus* 등

2. 균교대증

항생물질을 투여하면 목적균뿐만 아니라 정상세균군의 감수성균까지 사멸된다. 그 결과 감수성을 갖지 않는 미생물이 비정상적으로 증식하게 된다. 이것을 균교대현상(super infection)이라고 한다. 저항력이 낮은 환자에서는 이렇게 증식된 균이 새롭게 감염을 일으킨다. 이것을 균교대증이라고 한다. *Candida* 등의 진균, *Pseudomonas aeruginosa, Serratia* 등의 Gram 음성 간균이 원인 미생물이 된다.

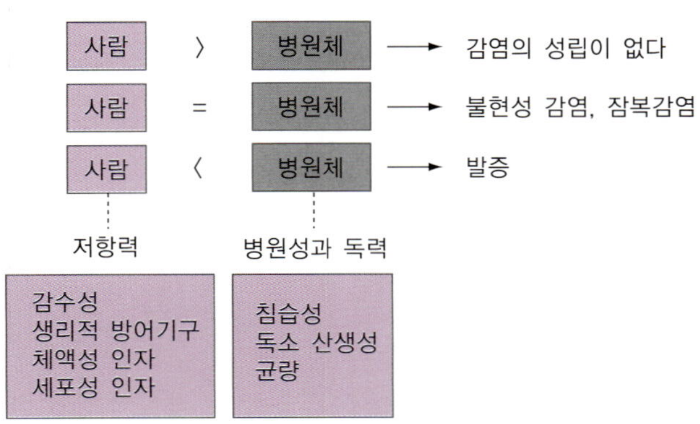

그림 12-4. 기회감염의 성립

3. 병원내감염

병원내감염(nosocomial infection, hospital infection)이란 병원 내에서 발생한 미생물에 의한 감염·발증을 말한다. 사람에서 사람으로, 물건에서 사람으로 감염이 일어난 경우를 교차감염(cross infection, 또는 외인성 감염, exogenous infection), 또한 자기가 갖고 있는 미생물에 의해 감염된 경우를 내인성 감염(endogenous infection, 또는 자가감염, self-infection)이라고 부른다. 감염을 받는 대상으로서는 입원 환자는 물론, 그 보호자, 외래 환자, 방문객, 의사, 간호원, 의료종사자들이 포함된다.

감염원으로서는 병원 내의 모든 오염 부위를 들 수 있다. 감염 경로는

① 공기 감염(air-borne infection)
② 식품을 거치는 감염(food-borne infection)
③ 물을 거치는 감염(water-borne infection)
④ 기구를 거치는 감염(vehicle-borne infection)
⑤ 곤충류를 거치는 감염(vector-borne infection)으로 대별된다. 이 중 공기 감염과 물, 의료 기구에 의한 감염이 중요하다.

병원내감염 미생물은 어느 것이나 병원성은 낮으나 내성균이 많다(표 12-2). 요로감염, 호흡기감염, 외과수술감염, 피부감염, 균혈증이 많다.

병원체 형별법 : 병원내감염이 발생한 경우 감염원, 감염경로의 역학적 조사가 시행된다. 미생물에 유전학적으로 안정한 표지(marker)를 하여 세분하는 방법을 형별법(typing method)이라고 한다. Marker는 생물형, 항생물질 내성 pattern, 혈청형, bacteriocin형, phage형이 흔히 쓰인다(표 12-3).

표 12-2. 병원내감염원과 감염경로

감염원	감염 경로	병원체	감염부위
1. 공기	공조 장치. 먼지, 비말핵 aerosol	T.B., Diphtheria, *Virus, Staphylococcus, Streptococcus,* 장내세균, *Pseudomonas aeruginosa,* Glucose non ferment bacillus, Fungus, *Legionella,* 기타	호흡기감염 창상감염 전신감염
2. 식품	각종 음식물	*Campylobacter jejuni, Yersinia enterocolitica, Salmonella, Shigella, Vibrio parahemolyticus, Staphylococcus, Pseudomonas aeruginosa,* 기타	호흡기감염 식중독
3. 물	세숫물, 멸균수, 기타	장내세균, *Pseudomonas aeruginosa,* 그 밖의 Gram 음성 간균, Fungi, virus, 기타	소화기계감염 창상감염 전신감염
4. 의료 기구류	Catheter, 내시경, 주사침, 기타	*Serratia, Pseudomonas aeruginosa,* 그 밖의 Gram 음성 간균, Fungi, virus, 기타	전신감염 요로감염
5. 곤충류	곤충에 물림, 기타	Malaria, Japanese encephalitis	전신감염

표 12-3. 세균의 형별법

세균	형별법
Staphylococcus aureus	Phage 형별, Coagulase 형별, 항생물질 내성 pattern
Streptococcus pneumoniae	혈청형별
Haemophilus influenzae	혈청형별, 생물형별
Klebsiella pneumoniae	혈청형별, 항생물질 내성 pattern, bacteriocin 형별
Serratia marcescens	혈청형별, bacteriocin(marescin) 형별, 항생물질 내성 pattern
Pseudomonas aeruginosa	혈청형별, bacteriocin(pyocin) 형별, 항생물질 내성 patterm, phage 형별
Salmonella typi	Phage 형별
Shigella sp.	혈청형별, bacteriocin(colicin) 형별, 항생물질 내성 pattern

4. 수입감염증

교통수단의 발달에 따라 열대지방, 저개발국가에서 유행하고 있는 감염증이 옮겨오는 일이 많아졌다. 수입 식품, 경증 환자, 잠복기간 중의 환자에서 병원체가 들어온다. 이와 같은 감염증을 수입감염증이라고 부르고 있다. *Cholera, Shigella, Salmonella*(typhoid), 독소원성 대장균(ETEC) 감염, malaria가 대표적인 것이다.

5. 인수공통감염증

사람과 동물 간에 서로 이입하여 발증하는 감염증을 총칭하며 인수공통감염증(zoonosis)이라고 한다. 수입감염증과 마찬가지로 중요하다. 주된 것으로는 Salmonellosis, Shigellosis(애완동물, 개, 원숭이), 앵무새에 의한 *Chlamydia psittaci*(앵무병), *Francisella tularensis*에 의한 야토병(토끼), *Orientia*(*Rickettsia*) *tsutsugamushi*에 의한 쯔쯔가무시증(양충병), Leptospira에 의한 Weil씨병(쥐), Toxoplasma증(고양이), Brucellosis(양, 돼지, 소), Cryptococcusis(비둘기) 등 다수 존재한다.

Biohazards : 생물에 의하거나 또는 생물생성의 물질에 의해 생물에게 위험이나 장애를 주는 것을 biohazards라 한다. 미생물에 의해 사람에게 주는 biohazards로서는 수입감염증, 국제전염병, 실험실내 감염, 병원내감염 등이 있다. 미생물은 위험도(장애의 정도)에 따라 분류가 되고, 미생물에 따라 그 취급방법에 있어서 안전 cabinet의 사용 등 일정한 제한이 있다.

6. 성행위감염증

(Sexually Transmitted Disease ; STD)

성행위로 인하여 감염되는 질환을 성감염증(sexually transmitted disease)이라고 부른다. 성병예방법에 규정된 매독(*Treponema pallidum*), 임질(*Neisseria gonorrhoeae*), 연성하감(*Haemophilus ducreyi*), 트라코마티스(*Chlamydia trachomatis*), 후천성면역결핍증(AIDS ; acquired immunodeficiency syndrome 또는 인체면역결핍 바이러스 HIV ; Human Immunodeficiency Virus), 간염(Hepatitis ; A형 간염, B형 간염, C형 간염), 비임균성 요도염 원인균(*Mycoplasma hominis, Ureaplasma urealyticum, Chlamydia trachomatis*), 질 Candida증, 질 Trichomonas증 등의 미생물로서 이 중에서 AIDS(HIV)는 치명적 질환이고 커다란 사회문제가 되어 있다.

IX. 세균성 식중독

식중독(food poisoning)이란 오염된 음식 또는 음료수를 섭취하여 그것이 원인으로 중독 증상을 일으키는 경우를 말한다. 식중독에는 ① 세균성 식중독, ② 화학물질에 의한 식중독(methanol, mercury, arsenate, 농약, thallium 등), ③ 자연독에 의한 식중독(복어, 독버섯 등)이 있다.

1. 세균성 식중독의 종류

크게 감염형 식중독과 독소형 식중독이 있다. 전자는 균이 체내에 들어가 일단 증식된 후 증상이 나타나며 후자는 식품 중에 벌써 생성되어 있는 독소에 의한 중독이다. 식중독으로서는 다음과 같은 것이 있다(표 12-4).

1) 감염형 식중독의 원인균

장내세균과 : *Salmonella enteritidis, Salmonella typhimurium, Yersinia enterocolitica. Escherichia coli*

비브리오과 : *Vibrio parahaemolyticus, NAG vibrio* (non O-1 cholerae), *Vibrio mimicus, Vibrio fluvialis, Aeromonas hydrophilia, Aeromonas sobria, Plesiomonas shigelloides*

캄피로박타과 : *Campylobacter jejuni*

2) 독소형 식중독의 원인균

Staphylococcus aureus, Clostridium botulinum, Clostridium perfringens(welchii), Bacillus cereus 등이 식중독을 유발한다. 한국에는 *Vibrio parahaemolyticus, Staphylococcus, Salmonella* 등의 병원성 대장균이 많다.

2. 임상증상과 검사법

임상증상은 급성 위장염의 증상을 나타낸다. 오심, 구토, 설사, 복통 등이 있고 발열은 일정치 않다. *Clostridium botulinum*(E형이 많다)의 독소는 신경계와 결합하여 호흡중추 마비를 초래하며 예후가 나쁘다. *Vibrio parahaemolyticus*는 여름에 흔하다.

세균성 식중독의 원인 식품, 잠복기, 감사 재료의 개요를 표 12-4에 제시하였다. 독소형 식중독의 검사재료는 주로 식품이나 구토물이며, 독소의 증명이 중요하다. 감염형 식중독의 검사 재료는 주로 분변이 된다. 잠복기는 독소형이 짧다.

표 12-4. 세균성 식중독형

	세 균	식 품	잠복기	증 상	검사재료
감염형	*Vibrio parahaemolyticus*	어패류	8~24시간	급성 위장염	대변, 구토물, 식품
	Aeromonas *Vibrio* *Plesiomonas*	어패류	8~24시간	급성 위장염	대변, 구토물, 식품
	Salmonella	육류, 계란, 우유	8~72시간	급성 위장염	대변, 구토물, 식품
	Campylobacter jejuni	육류, 우유, 물, 쇠고기	3~11일	급성 위장염	대변
	병원성 대장균	오염식품	8~72시간	급성 위장염	대변
독소형	*Staphylococcus aureus*	육류, 우유, 저리품 (조리사의 수지 화농물)	1~6시간	급성 위장염	구토물, 식품
	Clostridium botulinum	통조림, 발효식품	12~36시간	급성 위장염	식품
	Bacillus cereus	육류, 밥, 야채		신경마비	
	Clostridium perfringens	오염식품	1~24시간 10~20시간	급성 위장염 급성 위장염 (구토는 없다)	식품, 취사재료 식품, 대변

X. 예방접종과 혈청요법

면역학적 수단을 써서 감염증의 예방 또는 치료를 하는 방법으로서 vaccine의 예방접종과 면역혈청에 의한 혈청요법이 있다.

1. 백신(Vaccine)

미생물(항원)을 무독화시켜 이것을 사람에 투여하여 항체(능동획득면역)를 만들도록 하여 감염 방어에 이용하는 처치를 예방접종(vaccination)이라 하고 이러한 목적에 쓰이는 항원을 백신이라 한다.

백신을 사람에게 접종하면 일정 잠복기(대개 1~3주) 후에 항체가 형성된다(면역반응의 성립). 이 면역은 비교적 장기간 계속되므로 감염 예방에 도움이 된다.

1) 백신(Vaccine)의 종류

사균(또는 불활화) 백신, 약독화 백신, 독소(toxoid), 유전공학적 방법에 의한 방어 항원단백의 백신으로 나누어진다.

(1) 사균 백신

항원성을 잃지 않을 정도의 가열처리(56℃, 30~60분), 포르마린(formalin), 자외선 조사 등으로 지속성도 짧고 국소의 분비형 IgA 항체의 생산도 낮아 생균 백신과 비교하면 효과는 확실하지 못하다.

예 : Cholera vaccine, Typhoid·paratyphoid mixed vaccine, Pertussis vaccine, Weil씨 병 vaccine, Typhus vaccine, Japaness encephalitis vaccine, Influenzae vaccine,

(2) 약독생균 백신

인공적으로 약독 변이주를 만들어 살아 있는 생균 바이러스를 백신으로 만든 것이다. 약독화(attenuated)가 불충분하거나 저항력이 낮은 사람은 병변을 일으키는 수가 있다.

예 : BCG vaccine, Polio live vaccine, Measles live vaccine, Rubella live vaccine 등이 약독화 백신이다.

(3) 유전공학 방법에 의한 백신

방어 항원 단백생산의 유전자를 대장균, 효모 등의 세포 내에 이식하여 다시 바꿔서 생산해 낸 백신이다. 대량으로 생산할 수 있는 이점이 있다. B형간염 백신이 실용화되고 있다. 그 외에 A형간염 백신, 인플루엔자 백신, 콜레라 백신, 말라리아 백신 등도 연구되고 있다.

(4) Toxoid

세균의 외독소를 정제하여 formalin 등을 써서 항원성을 상실하지 않도록 무독화한 것이다.

예 : Diphtheria toxoid, tetanus toxoid.

(5) 다가 백신

1균종 중 서로 다른 균형의 vaccine을 섞은 것.

예 : Influenzae vaccine, polio live vaccine

(6) 혼합 백신

균종이 서로 다른 vaccine을 두 가지 이상 섞은 것.

예 : Typhoid, paratyphoid 혼합 vaccine, pertussis-diphtheria-tetanus 혼합 vaccine.

2) 예방접종의 종류

예방접종에는 아래와 같은 것이 있다.

정기 접종 – 백일해, 디프테리아, 폴리오, 풍진, 마진.

임시 접종 – 인플루엔자, 일본뇌염, Weil씨 병.

긴급 시의 임시 접종 – 콜레라, 천연두, 기타

BCG – 결핵 예방접종

2. 혈청요법

사람 또는 동물에서 생성된 항체(면역혈청)를 환자에게 투여하여 수동면역을 획득하도록 하여 치료하는 방법을 혈청요법(serum therapy)이라고 한다. 이러한 목적에 쓰이는 면역혈청을 치료혈청(therapeutic serum)이라고 한다.

치료혈청에는 diphtheria, tetanus, gas gangrene의 항독소 혈청이 있다. 치료혈청은 말에게 toxoid 면역을 한 말 혈청이므로 혈청병에 사용한다. 대개 속효성이 있으나 효력 유지 시간은 짧아 유의하여야 한다. 감염 치료 외에 감염 기회가 있었던 사람에게 예방목적으로 투여한다.

최근에는 여러 가지 항체를 포함한 human immunoglobulin 제재가 개발되어 면역부전증이나 면역부전시의 감염 또는 virus(HB virus 포함) 감염 예방에 쓰이고 있다.

3. 법정감염병의 종류

보건복지부 산하 질병관리본부에서 감염병 예방 및 관리에 관한 법률을 제정 시행(2010년 12월 30일)에 종전의 법정전염병을 2011년 1월부터 법정감염병으로 진단 · 신고 기준을 제작 · 공포 하였다.

1) 감염병의 종류 및 분류 개편

'전염병' 용어를 전염성 질환과 비전염성 감염 질환을 모두 포함하는 '감염병'으로 변경하고 감시 및 관리 대상을 종전의 5개군 82종에서 6개군 75종(감염병원체 세분류로는 114종)으로 확대 · 재편하였다(표 12–5, 6)

(1) 제1군 감염병

발생 또는 유행 즉시 방역대책을 수립하여야 하는 수인성 · 식품 매개 질환으로서 콜레라, 장티푸스, 파라티푸스, 세균성이질, 장출혈성대장균감염증, A형간염 등의 6종이다. 기존 제1군 전염병에 속하던 패스트는 제4군 감염병으로 편성되었고, 지정전염병으로서 표본감시체계를 통해 운영되던 A형간염이 제1군 감염병으로 전환되어 법정감염병 감시체계로서 운영된다.

(2) 제2군 감염병

국가예방접종사업 대상으로서 홍역, 유행성이하선염, 풍진 등 종전 10종의 감염병이 유지된다. 다만, 제

2군 감염병 중 B형간염은 표본감시체계에서 법정감염병감시체계로 전환하여 급성 환자와 산모 또는 주산기의 만성 환자 및 병원체 보유자에 한하여 감시하게 된다.

(3) 제3군 감염병

간헐적 유행 가능성이 있어 계속 그 발생을 감시하는 결핵, 말라리아 등의 19종으로, 크로이츠펠트-야콥병(CJD) 및 변종크로이츠펠트-야콥병(vCJD)이 종전의 지정전염병 분류에서 제3군 감염병으로 전환되어 법정감염병 감시체계로 운영된다. 다만 발생 규모가 크고 주기적이어서 전수(全數) 보고가 현실적으로 불가능하다. 감염병 관리를 위하여 유행 동향과 병원체의 조기 감지가 필수적인 제3군 감염병 중의 인플루엔자에 한하여 종전대로 표본감시체계를 운영한다.

(4) 제4군 감염병

국내에 새로 발생했거나 국외 유입이 우려되는 감염병으로서 세계보건기구 감시대상 감염병인 신종 인플루엔자[(2009~2010년 전세계적인 유행을 일으킨 신종플루(Influenza A(H1N1))가 아닌 향후 등장할 가능성이 있는 새로운 타입의 인플루엔자를 의미함]가 추가되었고, 지정전염병에 속하던 웨스트나일열을 제4군 감염병으로 전환하고 매개체 감염병인 라임병, 진드기매개뇌염, 치쿤구니야열, 열대병인 유비저가 추가되었다.

(5) 제5군 감염병

금번 법령 개정을 통하여 신설된 분류로서 회충증, 편충증, 요충증 등의 기생충 감염증 6종으로 구성되었고 기생충 감염증의 발생을 모니터하기 위하여 표본감시체계로서 운영된다.

(6) 지정감염병

최근 국내·외에서 발생 사례가 확인된 카바페넴내성 장내세균 속균종(CRE) 감염증 등이 추가되어 의료관련 감염병 6종(VRSA, VRE, MRSA, MRPA, MRAB, CRE)에 대하여 표본감시를 시행하게 된다. 또한, 살모넬라균 감염증 등 종전의 지정전염병 중 병원체 감시대상은 장관감염증으로 편성, 아데노 바이러스 감염증 등 11종을 포함하는 급성호흡기 감염증이 신설되는 등 이들 감염증에 대한 발생 현황을 모니터하고 원인 병원체 확인을 통한 감염병 관리체계를 강화하기 위하여 표본감시체계로 운영하게 된다. 아울러 해외 유입 기생충의 유입 실태와 발생 동향을 감시하기 위하여 리슈만편모충증, 바베스열원충증 등의 11종을 해외 유입 기생충감염증으로 재편되었다.

이들 법정감염병은 제1군에서부터 제4군 감염병까지는 모든 의사, 한의사 및 의료 기관에 신고 의무를 두는 법정감염병 감시체계로, 제5군 감염병과 지정감염병, 제3군 감염병 중의 인플루엔자는 지정된 표본 감시기관을 통하여 발생 동향을 모니터하고 집중 감시하는 표본감시체계로서 운영된다.

2) 감염병의 신고

(1) 신고 범위

표 12-5의 법정감염병은 의사가 감염병 환자등을 진단하거나 사체를 검안한 경우 이를 관할 보건소로 신고하여야 하는 대상이다. 이들 법정감염병은 감염병에 따라 신고 범위를 각기 정하고 있는데 제1군 감염병은 환자는 물론 의사환자와 병원체 보유자를 모두 신고하여야 한다. 다만, A형간염은 환자에 한하여 신고한다. 홍역, 결핵, 뎅기열을 비롯한 제2군 감염병부터 제4군 감염병까지는 환자와 의사환자가 신고대상이다. 그러나 B형간염(급성, 주산기, 산모), 말라리아, 수막구균성수막염, 후천성면역결핍증, 유비저는 환자와 병원체보유자를 신고하며(의사환자는 신고 대상에서 제외), 파상풍, 한센병, 성홍열, 매독, 페스트, 황열 등은 환자만을 신고 대상으로 한다. 이들 신고 범위는 당 책자에 명시되어 있으므로 신고 시 이를 참조하면 된다.

표본감시체계로 운영되는 제5군 감염병, 지정감염병 및 제3군 감염병 중 인플루엔자는 표본감시기관을 통하여 감시하게 되므로, 표본감시기관에서는 질병관리본부의 각 감염병별 감시지침에 따라 해당 감염병 환자 등을 신고하면 되고 이외의 기관에서는 신고 의무가 면제된다.

(2) 신고 의무자

의사, 한의사를 비롯 의료 기관의 장, 군의관, 학교 등 그 밖의 신고자로 확대의사와 한의사는 법정감염병의 신고 의무자이며, 금번 법령 개정을 통하여 신고 의무자가 의료기관의 장, 부대장, 그 밖의 신고자로 확대되었다. 의사와 한의사는 감염병 환자 등을 진단하거나 사체 검안 시에 이를 소속 의료 기관의 장에게 보고하고 의료 기관의 장은 관할 보건소장에게 이 사실을 신고하여야 한다(의료기관에 소속되지 않은 의사 또는 한의사는 직접 관할 보건소장에게 신고). 또한 육·해·공군 또는 국방부 직할 부대에 소속된 군의관 역시 감염병 환자등을 진단하거나 사체를 검안한 경우 이를 소속 부대장에게 보고하여 소속부대장이 관할 보건소장에게 신고하여야 한다. 또한 학교 및 관공서 등의 단체에서도 제1군 감염병환자 등이 발생하거나 이로 인한 사망자가 있을 경우 이를 보건소장에게 알려야 한다.

(3) 신고내용 : 사망 신고 추가

전염병 환자 발생만을 신고하던 종전의 신고 내용에 제1군에서 제4군까지의 감염병에 대해서는 감염병 환자 등의 입원 여부를 기록하고 사망 시에도 신고토록 의무화되었다. 따라서, 법정감염병 환자 등을 진단하거나 그 사체를 검안한 경우, 또는 감염병 환자 등이 제1군 감염병부터 제4군 감염병까지에 해당하는 감염병으로 사망한 경우 '감염병 발생 신고' 서식에 따라 신고하여야 하며, 감염병 환자 등의 발생을 신고한 이후에라도 환자 등이 사망한 경우 역시 원사인을 병기하여 동 서식으로 관할 보건소장에게 신고하여야 한다.

(4) 신고 시기 : '지체없이'로 단축(단, 표본감시 대상 감염병은 7일 이내)

감염병의 신고 시기는 법정감염병 감시체계는 모두 '지체없이'로, 표본감시체계는 모두 '7일 이내(보건행정기관의 보고는 매주 1회)'로 일원화된다. 따라서 말라리아, 레지오넬라증 등 종전에 7일 이내 신고·보고하던 제3군감염병과, 7일 이내 보고하던 제2감염병등 제1군에서부터 제4군의 모든 감염병은 인플루엔자를 제외하고는 모두 '지체없이' 신고·보고토록 신고 시기가 단축되었다.

3) 진단·신고 기준

국제 표준 진단 기준과 부합성 및 국내 진단검사 현실성을 고려하여 각 감염병별 신고를 위한 진단 기준이 조정되었다. 레지오넬라증은 종전의 신고 기준인 환자에 의사환자 기준이 추가되었고, 콜레라는 환자 진단기준인 균 분리동정에 콜레라 독소 유전자를 보유하거나 콜레라 독소를 생산하는 경우로 한정하여 비독소형콜레라를 배제하였다. 국내·외 감시 자료의 정확성과 비교성을 높이고, 발생 현황과 추이 모니터링에서의 감시 자료의 일관성을 높이기 위해서는 진단·신고 기준의 준수가 필수적이므로, 감염병 환자 등을 진단하거나 신고·보고할 때는 본 책자의 「진단·신고 기준」을 참고하면 된다.

표 12-5. 「감염병 예방 및 관리에 관한 법률」에 의한 감염병의 분류 및 종류(75종)[2010.12.27]

구분	제1군 감염병	제2군 감염병	제3군 감염병	제4군 감염병	제5군 감염병	지정감염병
특성	물 또는 식품 매개 발생(유행) 즉시 방역대책 수립 요 (6종)	국가예방접종 사업 대상 (10종)	간헐적 유행 가능성 계속 발생 감시 및 방역대책 수립 요 (19종)	국내 새로 발생 또는 국외유입 우려 (17종)	기생충 감염증 정기적 조사 요 (6종)	유행 여부 조사·감시 요 (17종)
종류	가. 콜레라 나. 장티푸스 다. 파라티푸스 라. 세균성이질 마. 장출혈성대장균감염증 바. A형간염	가. 디프테리아 나. 백일해 다. 파상풍 라. 홍역 마. 유행성이하선염 바. 풍진 사. 폴리오 아. B형간염 자. 일본뇌염 차. 수두	가. 말라리아 나. 결핵 다. 한센병 라. 성홍열 마. 수막구균성수막염 바. 레지오넬라증 사. 비브리오패혈증 아. 발진티푸스 자. 발진열 차. 쯔쯔가무시증 카. 렙토스피라증 타. 브루셀라증 파. 탄저 하. 공수병 거. 신증후군출혈열 너. 인플루엔자 더. 후천성면역결핍증 (AIDS) 러. 매독 머. 크로이츠펠트-야콥병 (CJD) 및 변종크로이츠펠트-야콥병(vCJD)	가. 페스트 나. 황열 다. 뎅기열 라. 바이러스성출혈열 (마버그열, 라싸열 에볼라열 등) 마. 두창 바. 보툴리눔독소증 사. 중증급성호흡기증후군 아. 조류인플루엔자 인체감염증 자. 신종인플루엔자 차. 야토병 카. 큐열 타. 웨스트나일열 파. 신종전염병증후군 하. 라임병 거. 진드기매개뇌염 너. 유비저 더. 치쿤구니야열	가. 회충증 나. 편충증 다. 요충증 라. 간흡충증 마. 폐흡충증 바. 장흡충증	가. C형간염 나. 수족구병 다. 임질 라. 클라미디아 감염증 마. 연성하감 바. 성기단순포진 사. 첨규콘딜롬 아. 반코마이신내성황색포도알균(VRSA) 감염증 자. 반코마이신내성장알균(VRE) 감염증 차. 메티실린내성황색포도알균(MRSA) 감염증 카. 다제내성녹농균(MRPA) 감염증 타. 다제내성아시네토박터바우마니균(MRAB) 감염증 파. 카바페넴내성장내세균속균종(CRE) 감염증 하. 장관감염증 (살모넬라균 감염증, 장염비브리오균 감염증, 장독소성대장균 감염증(ETEC), 장침습성대장균 감염증(EIEC), 장병원성대장균 감염증(EPEC), 캄필로박터균 감염증, 클로스트리듐 퍼프린젠스 감염증, 황색포도알균 감염증, 바실루스 세레우스균 감염증, 예르시니아 엔테로콜리티카 감염증, 리스테리아 모노사이토제네스 감염증, 그룹 A형 로타바이러스 감염증, 아스트로바이러스 감염증, 장내 아데노바이러스 감염증, 노로바이러스 감염증, 사포바이러스 감염증, 이질아메바 감염증, 람블편모충 감염증, 작은와포자충 감염증, 원포자충 감염증) 거. 급성호흡기감염증 (아데노바이러스 감염증, 사람 보카바이러스 감염증, 파라인플루엔자바이러스 감염증, 호흡기세포융합바이러스 감염증, 리노바이러스 감염증, 사람 메타뉴모바이러스 감염증, 사람 코로나바이러스 감염증, 폐렴알균 감염증, 헤모필루스 인플루엔자균 감염증, 마이코플라즈마균 감염증, 클라미디아균 감염증) 너. 해외유입기생충감염증 (리슈만편모충증, 바베스열원충증, 아프리카수면병, 주혈흡충증, 샤가스병, 광동주혈선충증, 악구충증, 사상충증, 포충증, 독소포자충증, 메디나선충증) 더. 엔테로바이러스 감염증
신고주기	지체 없이	지체 없이	지체 없이	지체 없이	7일 이내	7일이내
보고주기	지체 없이	지체 없이	지체 없이	지체 없이	매주 1회	매주1회

표 12-6. The classification of National Notifiable Infectious Diseases by 「Infectious disease prevention and control law」

Group	I	II	III	IV	V	Designatied
Charact-eristics	Water and food bome Immediate control measuress needed (6)	Vaccine preventable disease (10)	Monitoring needed for probabte epidemic (19)	Emerging diseases in Korea (17)	Parasitic diseases (6)	Monitoring and surveilance needed (17)
Disease	1. Chotera 2. Typhoid fever 3. Paratyphoid fever 4. Shigellosis 5. Enterohemorrhagic *Escherichia coli* 6. Viral hepatitis A	1. Diphtheria 2. Pertussis 3. Tetanus 4. Measles 5. Mumps 6. Rubella 7. Poliomyelitis 8. Viral hepatitis B 9. Japanese encephalitis 10. Varicella	1. Malaria 2. Tuberculosis 3. Hansen's disease 4. Scartet fever 5. Meningococcal meningitis 6. Legioneliosis 7. *Vibrio vulniflcus* sepsis 8. Epidemic typhus 9. Murine typhus 10. Scrub typhus 11. Leptospirosis 12. Brucellosis 13. Anthrax 14. Rabies 15. Hemorrhagic Fever with Renal syndrome 16. Influenza 17. AIDS 18. Syphilis 19. Creutzteldt Jakob disease & vCJD	1. Plague 2. Yellow fever 3. Dengue fever 4. Viral hemorrhagic fever (Marburg virus, Lassa virus, Ebola virus etc) 5. Smallpox 6. Botulism 7. SARS\Severe Acute Respiratory Syndrome 8. Avian influenza infection in humans 9. Novel influenza 10. Tularemia 11. Q fever 12. West Nile fever 13. Emerging infectious disease syndrome 14. Lyme Borreliosis 15. Tick-borne Encephalitis 16. Meloidosis 17. Chikungunya fever	1. *Ascaris lumbricoides* infection 2. *Trichuris trichiura* infection 3. *Enterobius vermicularis* infection 4. Clonorchiasis 5. Paragonimiasis 6. Intestinal trematodas	1. Viral hepatitis C 2. Hand, foot and mouth diseas 3. Gonorrhea 4. Chlamydia 5. Chancroid 6. Genital herpes 7. Condyloma acuminata 8. VRSA infection 9. VRE infection 10. MRSA infection 11. MRPA infection 12. MRAB infection 13. CRE infection 14. Gastroentestinal infection (Salmonellosis, *Vibrio parahemolyticus* gastrosenteritis, ETEC, EIEC, EPEC, Campylobacterosis, *Clostridium perfringens* enteritis, *Staphylococcus aureus* Intoxication, *Bacillus cereus* gastroenteritis, Yersiniosis, Listeriosis, Rotaviral gastroenteritis, Astroviral gastroenteritis, Adenoviral gastroenteritis, Noroviral gastroenteritis, Sapoviral gastroenteritis, Amoebiasis, Giardiasis, Crytosporidiosis, Cyclosporiasis) 15. Acute respiratory infection (Adenovirus infection, Human bocavirus infection, Parainfluenza virus infection, Respiratory syncytial virus infection, Rhinovirus infection, Human metapneumovirus infection, Human coronavirus infection, Pneumococcal disease, *Heamophilus influenzae* infection, *Mycoplasma* infection, *Chlamydia* infection) 16. Imported parastic disease (Leishmaniasis, Babesiosis, African Trypanosomiasis, Schistosomiasis, Chaga's diaseas, Angiostrongyliasis, Gnathostomiasis, Filariasis, Hydatidosis, Toxoplasmosis, Dracunculasis) 17. Enterovirus infection
Notification	Immediately	Immediately	Immediately	Immediately	within 7 days	within 7 days
Reporting	Immediately	Immediately		Immediately	Once a week	Once a week

4. 생물테러

1) 생물테러 미생물의 종류

특정 집단의 이익이나 이념을 성취할 목적으로 의도적으로 세균, 바이러스, 곰팡이, 독소 등을 사용하여 사람, 동물, 혹은 식물에 질병을 일으켜 살상시키는 생물테러가 있다.

특정 미생물을 비말 감염, 공기 전파시키는 것으로 전염성이 강하고 치사율이 높다.

(1) 세균

탄저(Anthrax) ; 탄저균(*Bacillus anthracis*)

페스트 (Plague) ; 페스트균(*Yersinia pestis*)

야토병(Tularemia) ; 야토병균 (*Francisella turarensis*)

보툴리즘(Botulisum) ; 보툴리눔 독소균 (*Clostridium botulinum*)

부루셀라증(Brucellosis) ; 소유산 부루셀라균 (*Brucella abortus*)

(2) 리케치아

Q 열(Query fever) ; *Coxiella burnetii*

(3) 바이러스

천연두(Small pox), 황열(Yellow fever), 에볼라 출혈열(Ebola fever), 마버그열((Marburg fever), 라싸열(Lassa fever) 등의 전염성이 강한 바이러스가 인간에 치명적인 질병을 일으키므로 바이러스 생물테러도 있을 수 있다.

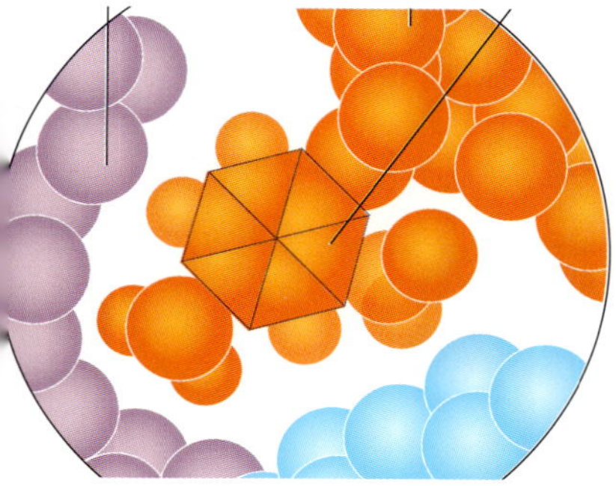

13장

면역 (Immunity)

I. 면역의 개념

면역이라고 하는 것은 어떤 전염성 질환에 걸려서 회복을 하게 되면 같은 병에 재차 걸리지 않게 되는 현상으로 옛날부터 알고 있었다. 면역이란 말은 라틴어의 immunis에서 유래된 것이다. 이 말은 '무거운 짐 또는 세금으로부터의 해방' 이라는 용어로 '세균 또는 virus의 감염으로부터 피한다는 뜻 또는 감염으로부터 세균침입을 예방한다' 라는 뜻으로 사용되어 왔다. 그러므로 어떤 특정 미생물에 감염되어 질병에 걸리고 나서 회복된 사람은 그 병에 두 번 다시 걸리지 않는다는 것이다. 이와 같이 생체는 외계로부터 침입하는 미생물이나 이물(non-self, 비자기)을 특이적(specific)으로 인식하여 두 번째 이후의 침입에 대하여 이것을 배제하려는 능력을 가지고 있다. 이것을 면역(immune)이라 한다. 그리고 미생물이나 이물을 항원(antigen)이라 하고 생체 측이 이것을 식별하고 비특이적인 인자와 특이적인 인자로 구별하여, 어떤 종의 정보를 주어 기억을 하고 있다가 또 다른 미생물, 이물이 침입하였을 때 신체 측이 이것을 효과적으로 식별하여 저항 또는 대항할 수 있도록 면역을 성립시키는 것을 면역응답이라고 부른다.

1. 면역(immunity)의 분류

면역이란 특정한 질병을 앓고 회복된 사람이 동일한 질병을 다시 앓지 않게 되는 상태를 말한다. 다시 말해 병원미생물에 대항하는 모든 저항성, 즉 특이적인 저항성과 비특이적인 저항성을 모두 말한다. 이러한 저항성은 숙주의 모든 생리작용, 숙주의 종(species), 속 또는 씨족(races) 개체가 선천적으로 갖고 있는 선천면역(innate immunity)과, 출생 후 생체가 여러 가지 감염에 의해서 한 번 걸렸던 질병에는 재차 걸리지 않는 경우에 후천적으로 획득하여 얻어진 후천면역(acquired immunity) 등이 있다(그림 13-1).

※ 면역이 성립되려면 다음과 같은 조건이 필요하다.

1. 자연감염을 일으키는 감염경로가 아닌 경로로 접종
2. 무독화시킨 살아 있는 미생물의 접종
3. 죽인 미생물(사균) 접종, 독력이 있는 생균을 약독화시켜 접종
4. 병을 일으킬 수 없는 불충분한 양
5. 부분적 방어를 위하여 항혈청과 혼합하여 접종
6. 물리적·화학적 방법에 의해서 비활성화시킨 미생물의 반복적인 접종

이상과 같은 방법에 의해서 사람이나 동물이 면역될 수 있다.

선천면역은 소위 자연저항성(natural resistance)과 같은 자연면역(natural immunity)이라고 할 수 있다.

후천면역은 감염과 예방접종 등으로 생체가 스스로 능동면역을 획득하는 인공 획득면역(artificial acquired immunity)과 타 개체에서 생긴 면역상태의 항체(antibody)나 림프구로 옮겨줌으로써 물려받는 수동면역이

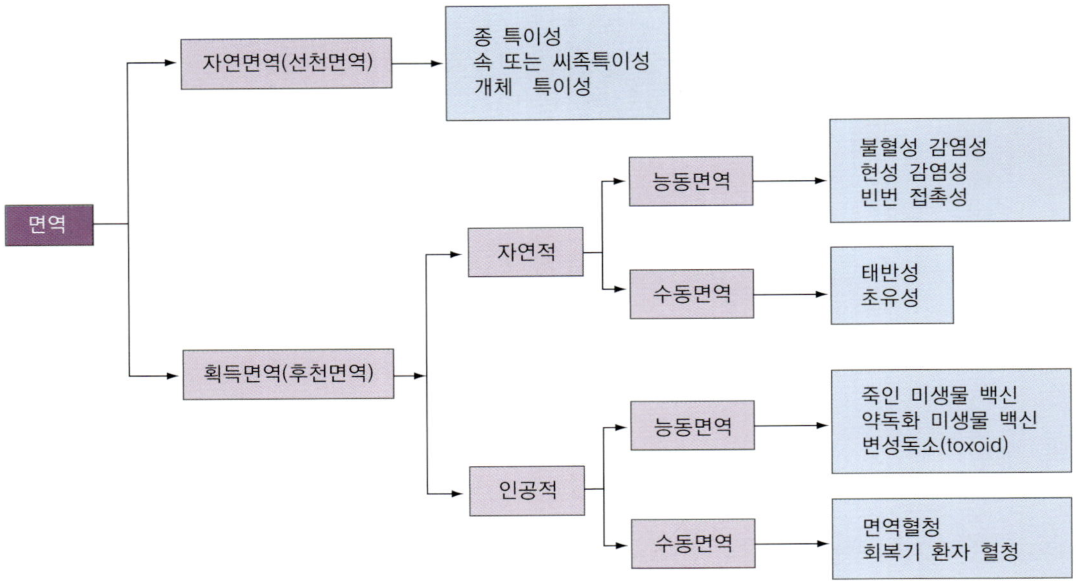

그림 13-1. 면역의 분류

있다.

면역현상에는 생체 내 항체의 작용으로 설명되는 체액성 면역(humoral immunity)과 림프구(lymphocyte)와 대식세포(macrophage)의 작용으로 설명되는 세포성 면역(cellular immunity)이 있다.

2. 면역계에 관여하는 세포

면역계를 구성하고 있는 림프조직, 림프구, 비장, 간, 골수, 세망내피계의 세포에서 면역글로불린(immunoglobulin항체)이 생산된다(그림 13-2).

림프조직의 모세포는 태생기에는 간이나 다른 기관에서 발생하고 출생 후에는 골수에서 발육 분화한다. 림프구 간세포는 성숙 과정에 따라 2가지형으로 분류된다. 흉선을 거치면서 성숙된 림프구를 T 림프구(T 세포, T-cell)라 한다.

한편 조류에서는 브루사 낭(bursa of fabricius)에서 성숙되고, 사람에서는 페이어판(Peyer's patch), 충수(appendix), 편도선(tonsil) 등의 장관 내에 분포된 림프조직에서 B 림프구(B세포, B-cell)가 성숙되는 것으로 알려져 있다. 그러므로 면역계를 형성하는 기관에서는 병원미생물이나 생체에 독성을 발휘하는 미생물이 분비하는 독소, 효소와 같은 대사산물에 대항하는 생체의 방어기능이다(그림 13-3).

※ 면역체계의 기능

1. 방어(defense) – 미생물 침입방어(증가되면 allergy, 저하되면 감염병)
2. 생체의 항상성(hemeostasis) – 노후세포(손상된 세포) 제거
3. 감시작용(surveillance) – 암세포 제거(저하되면 암 발생)

※ 면역체계를 구성하는 장기

1. 흉선(thymus) – T lymphocyte 훈련 장소
2. 골수(bone marrow) – lymphocyte 생성 장소, B lymphocyte 훈련 장소
3. 림프선(lymphnode) – lymphocyte가 모여있는 곳
4. 림프결절(lymphatic follicle) – lymphocyte가 모여있는 곳
5. 비장(spleen) – lymphocyte가 모여있는 곳

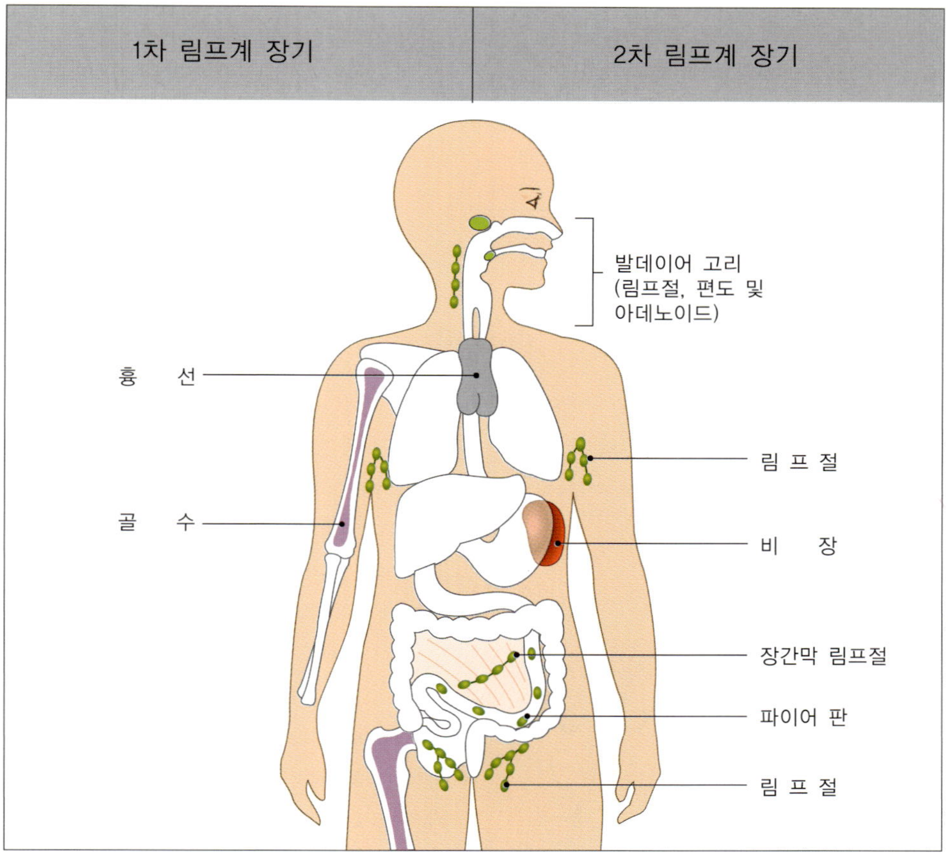

그림 13-2. 주요 림프계 장기와 림프조직. 흉선은 T세포를 생산하고 골수는 B세포를 생산한다. 2차 림프계 장기와 림프조직은 성숙한 T세포와 B세포 및 보조세포들을 함유하고 있다. 포유류의 태아에서는 B세포가 처음에는 간에서 생성되나 출생 후에는 골수에서 생산된다. 사람에 있어서 성인의 골수는 2차 림프기관으로도 기능한다. 림프절은 몸 전체에 걸쳐서 존재하며(그림에서는 일부분만 그려져 있음), 대개는 림프관의 중간에서 관찰된다. 구개편도와 인두편도를 포함하는 목과 인두 부위에 있는 림프조직들을 합하여 발데이어(Waldeyer's) 편도 고리라 한다. 림프절에 있는 림프구는 보통 림프액에 실려온 항원에 반응하지만, 비장에 있는 림프구는 혈액에 실려 온 항원에 반응한다.

※ 면역기능에 관여하는 세포

(1) 림프구(lymphocyte)

T lymphocyte(T-cell) – 면역반응의 핵심세포

B lymphocyte(B-cell) – 항체(antibody = immunoglobulin)를 생성하는 plasma cell로 되는 세포

K cell(killer cell) – ADCC(Antibody-dependent cellular cytotoxicity)를 수행하는 세포

NK cell(natural killer cell) – 암세포, 기타 항원을 파괴하는 세포

(2) 대식세포(macrophage) – 이물질, 항원 등을 잡아먹는 세포

(3) 다형핵 백혈구(polymorphonuclear leukocyte : PMNL) – 일반적 과립백혈구

Neutrophils(호중구), Eosinophils(호산구), Basophils(호염기구)(그림 13-4)

(4) 혈소판(platelet) – 혈액응고, 기타

(5) 비만세포(mast cell) – 면역조절, allergy 초래

3. 면역의 특징

생체의 면역 기구는 기본적으로 병원미생물을 포함한 모든 비자기(non-self)인 이물질(foregin body)을 대상으로 하고 있으며, 생체의 항상성(homeostasis)을 유

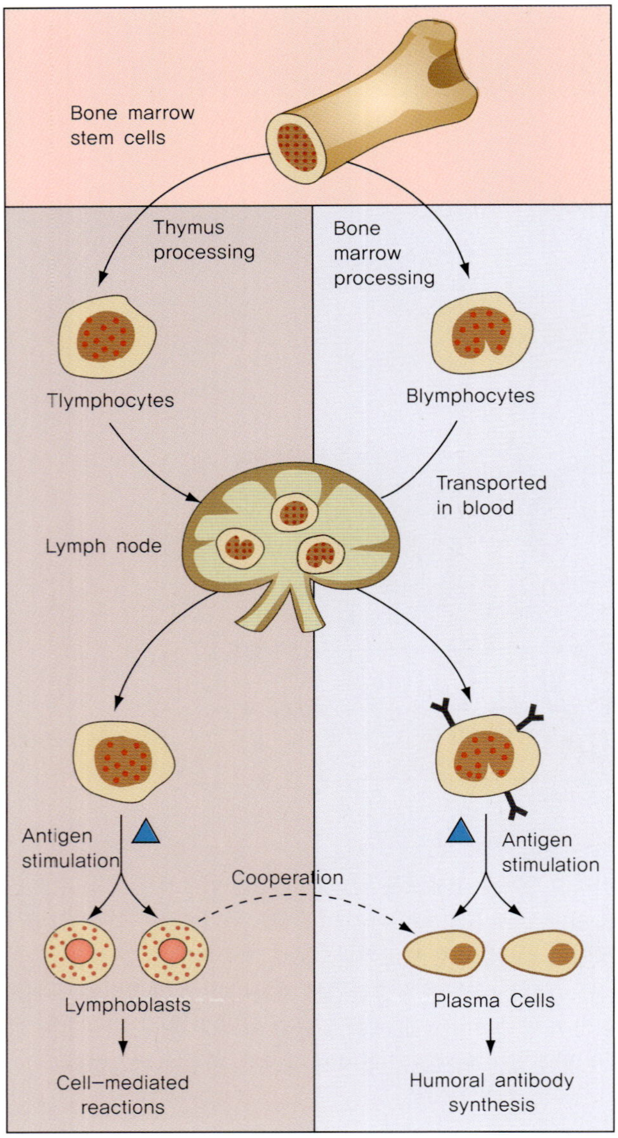

※ 용어 해설
Bone marrow stem cells : 골수간세포
Thymus : 흉선
T lymphocyte : T 림프구, T cell, T 세포
B lymphocyte : B 림프구, B cell, B 세포
Lymph node : 림프절
Antigen stimulation : 항원자극
Transported in blood : 혈액으로 운반
Lymphoblast : 림프아구
Plasma cell : 혈장세포
Cell-mediated reaction : 세포매개성 반응
Humoral antibody synthesis : 체액성 항체합성
Cooperation : 협동성

그림 13-3. 골수에서 면역반응에 관여하는 세포의 기원

지하기 위해 작용하고 있는데 면역 이외의 생리적 기구와 비교하면 다음과 같다.

1) 면역관용(immunologic tolerance)

생체에 면역응답을 일으키는 데는 자기의 성분과 다른 물질이 생체에 침입한 것을 식별하지 않으면 안된다. 어떤 물질이 생체에 침입해도 생체가 그것을 이물(항원)로서 식별하지 않으면 면역응답은 일어나지 않는다. 즉 '자기(self)'와 '비자기(non-self)'를 식별하는 생체의 능력이 면역의 기본이다. 생체는 때때로 항원을 비자기로서 식별하지 않는 경우가 있다. 이러한 상태를 면역관용(immunological tolerance)이라고 한다.

2) 면역반응의 특이성(immune response specificity)

어떤 병원체에 대하여 면역이 형성되었다 하더라도 다른 병원체에 대한 감염을 방어하는 힘은 없다. 즉 최초의 항원과 재차 접촉하는 항원이 동일하면 면역이 성립되나 양자가 다르면 새로운 항원에 대한 면역은 성립하지 않는다. 이것을 면역의 특이성이라고 한다.

혈구세포생성단계(Development of Blood Cells)

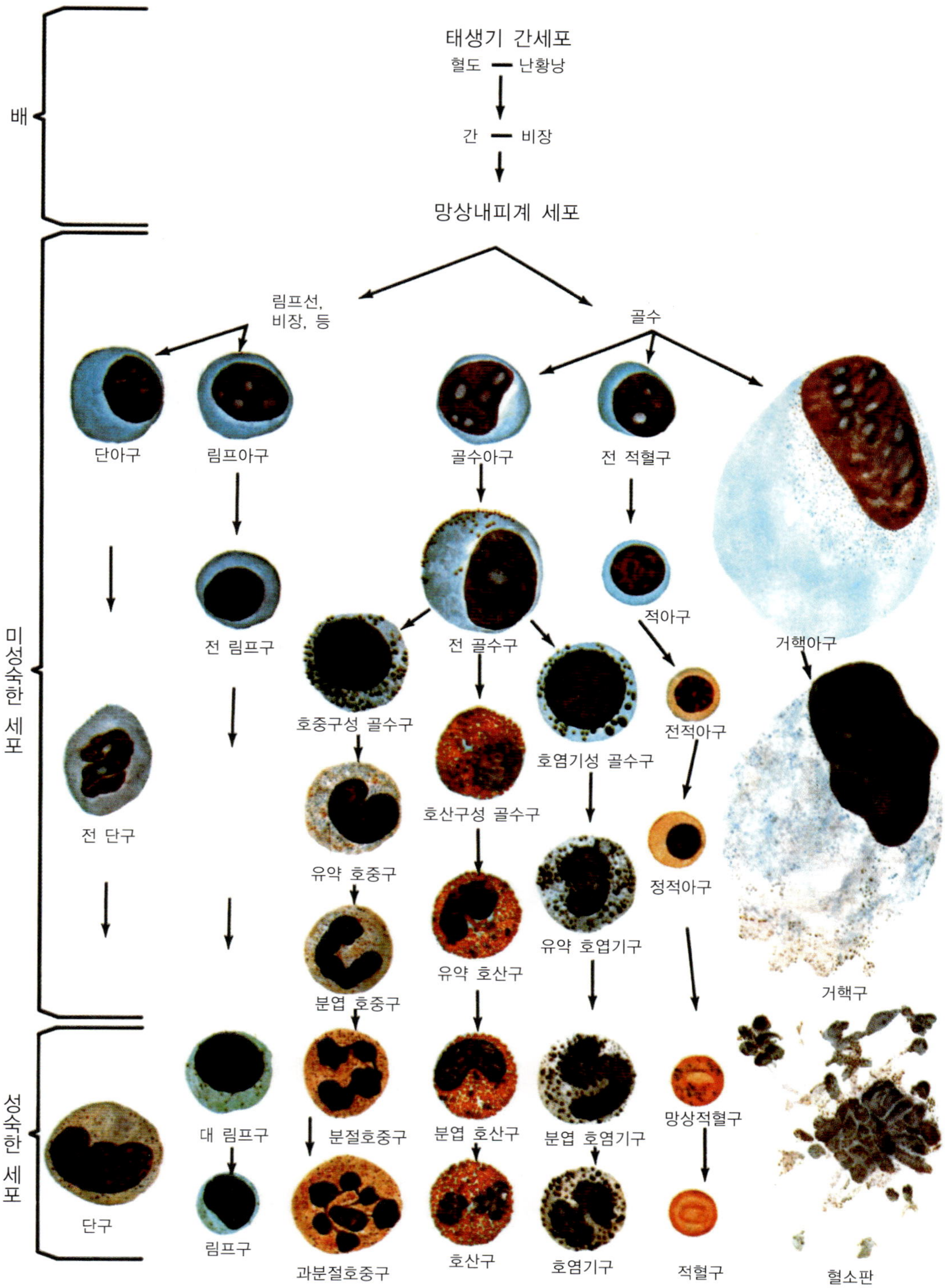

그림 13-4. 혈구세포 생성 단계

3) 면역학적 기억(immunogical memory)

생체에 침입한 항원(미생물)이 배제된 후나 예방접종에 의한 면역 효과를 생체는 장기간 또는 대개 수 년 내지 평생 동안 지속되면서 면역을 기억하고 있어서 재차 같은 항원의 침입 시에는 처음에 비해 즉시 강한 면역반응을 나타낸다. 즉 생체의 면역세포의 일부가 기억세포가 되어 과거에 침입한 항원을 기억하고 있다. 이것을 면역기억(immunogical memory)이라고 한다.

4) 면역의 협동성(immune cooperation)

T-cell과 B-cell은 생체의 면역반응에서 서로 협동적으로 작용한다. 흉선 유래 T-cell은 B-cell의 항원인식 때 협력해주는 세포가 있다. 이것을 helper T-cell이라 한다.

Ⅱ. 항원(Antigen, Ag)

항원(antigen)이란 생체 내에서 면역반응을 일으킬 수 있는 물질을 뜻하며 이로 인해 생긴 항체가 감작 림프구와 특이적으로 반응하는 물질을 항원이라 한다. 항원에 의해 항체 형성을 재촉하며, 면역반응을 일으킬 수 있는 능력을 면역원성(immunogenicity)이라 한다. 면역반응을 일으킬 수 있는 물질인 이물질, 세균, 바이러스, 진균 등을 면역원(immunogen)이라고 한다. 면역반응의 결과 생성된 항체 또는 감작세포(sensitized cell)에 의해서 인식되어 특이적으로 그들과 결합 또는 반응할 수 있는 능력을 항원성(antigenicity)이라고 한다.

항원에는 완전항원과 불완전항원이 있다.

1. 완전항원

완전항원은 분자량이 10,000 이상의 고분자 화합물이다. 완전항원으로 작용하는 물질들은 다음과 같다.

(1) 단백으로 미생물의 균체단백, 혈청단백, 난백, 단백효소, 장기의 추출물, 핵산단백, 당단백, 지질단백, polypeptides 등으로 T 세포 의존성 항원으로 작용한다.

(2) 다당체로서 폐렴구균과 Cryptococcus의 협막, 적혈구의 혈액형(ABO, Rh) 등은 T 세포 비의존성 항원으로 작용한다.

2. 불완전항원 혹은 합텐

불완전항원 혹은 합텐은 단독으로의 면역원성은 없으며 저분자 화합물질로서 그 자체로는 항체를 생성하지 못하여 면역반응도 일으킬 수 없지만 이미 형성된 항체와는 결합할 수 있고, 단백질과 같은 소량의 고분자 물질, 즉 담체(carrier)를 결합시키면 이에 대한 항체가 생성되어 그 항체와는 특이적으로 면역반응을 일으킬 수 있는 물질을 합텐(hapten) 또는 불완전항원이라 한다.

불완전항원은 분자량이 1,000 이하의 비교적 적은 단순한 미생물 및 동물체의 지질, 페니실린, 포르말린과 기타 화학약품, 카디오라이핀 항원, 스테로이드, 핵을 가진 호르몬 등의 담체(carrier)로서 당 단백에 합텐을 결합시켜서 면역을 성립시킨다.

- 항원의 3대 성질
  1) 면역원성(immunogenicity) – 면역세포를 자극하는 성질
  2) 면역반응성(immunoreactivity) – 자극된 면역세포가 만든 항체와 결합(반응)하는 성질
  3) 관용원성(tolerogenicity) – 특별한 상황에서는 항원의 역할을 하지 않는 성질(예 : 자기 몸끼리 면역억제 상태)
- 용어설명
  1) 항원결정기(antigenic determinant) – 항원이란 커다란 덩어리 중에서 실질적으로 항원성을 가지는 부위
  2) Hapten(합텐) – 불완전한 항원으로서 면역

반응성은 있으나 면역원성은 없는 것임. 그러나 알부민 등의 물질과 결합하면 면역원성을 갖게 된다. 대부분의 drug이 hapten이다.

III. 항체(Antibody, Ab)

항체는 생체에 항원(이종물질)을 접종 한 후 자극에 의해 혈중의 B 림프구 및 형질세포가 생성한 획득항체인데 이것은 혈청 단백질로서 이 항원과 특이적인 결합으로 응집반응을 일으키고 독소를 중화하는 성질을 면역글로불린(immunoglobulin : Ig)이라고 한다.

면역글로불린(항체)은 단백 분자이며 전기영동 이동농도에 따라 혈청 중의 글로불린 분획, 즉 대부분은 감마글로불린 분획(체액성 항체)에 많이 함유되어 있다(그림 13–5).

- 정의 : 특이한 항원에만 특이하게 결합하는 단백질로서 globulin이며, 항원의 자극을 받은 B-cell이 plasma cell로 변하여 항체(antibody : Ab)를 생산한다.

항체는 나타나는 반응에 따라 침강소(precipitin), 응집소(agglutin), 보체결합성 항체(complement fixing antibody), 항독소(antitoxin), 중화항체(neutralizing antibody), 옵소닌(opsonin), 적혈구응집 저지항체, 불완전항체로 나누어지고 각각 특이한 혈청반응에 의하여 증명된다.

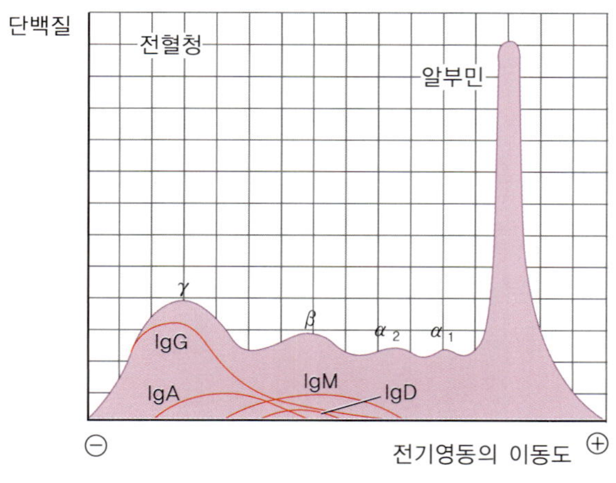

그림 13–5. 인간 혈청의 전기영동

1. 면역글로불린의 성상

항체로서의 성질을 가지는 글로불린은 면역화학 진보에 따라 혈중농도, 체내분포, 전체 면역글로불린에 대한 % 분자량 및 초원심에 의한 침강상수, H 사슬의 명칭, 당질함유량 % 등의 물리화학적 성상에 따라 5강(class)의 IgG, IgM, IgA, IgD, IgE의 면역글로불린으로 분류한다.

면역글로불린 분자는 2개의 L 사슬(light chain)과 H 사슬(heavy chain)로 되어 있는데 L 사슬은 4개의 폴리펩타이드(polypeptide)로 되어 있고, 이것은 디설피드(disulpide)결합으로 서로 연결되어 분자량이 160,000~900,000인 것과 미량의 탄수화물을 함유하는 당단백이다.

L 사슬에는 카파(κ)와 람다(λ)의 2가지 강(class)이 있는데 한 개의 면역글로불린에는 κ와 λ중 한 가지만으로 구성되어 있고, H 사슬에는 알파(α), 감마(γ), 뮤다(μ), 입실론(ε) 및 델타(δ) 등 5가지가 있는데 이 사슬에 따라 5가지 강(class)으로 나누는 면역글로불린(IgG, IgM, IgA, IgD, IgE)으로 구분된다.

L 사슬과 H 사슬은 펩타이드로 되어 있는데 각 사슬의 N-말단 부위 아미노산 배열이 각 분자마다 달라 이 부위를 가변부위(variable, region, γ영역)라고 하며, C-말단부는 모든 면역글로불린 분자에서 아미노산 배열이 일정하여 이 부위를 불변부위(constant region, C 영역)라 한다.

면역글로불린을 단백분해효소인 파파인(papain)으로 소화시키면 H 사슬을 결합하고 있는 디설피드 결합부에서 N-말단부에 가까운 곳에서 분해되어 두 개의 Fab(fragment antigen binding)와 한 개의 Fc(fragment crystalline) 부분으로 나누어진다(그림 13–6).

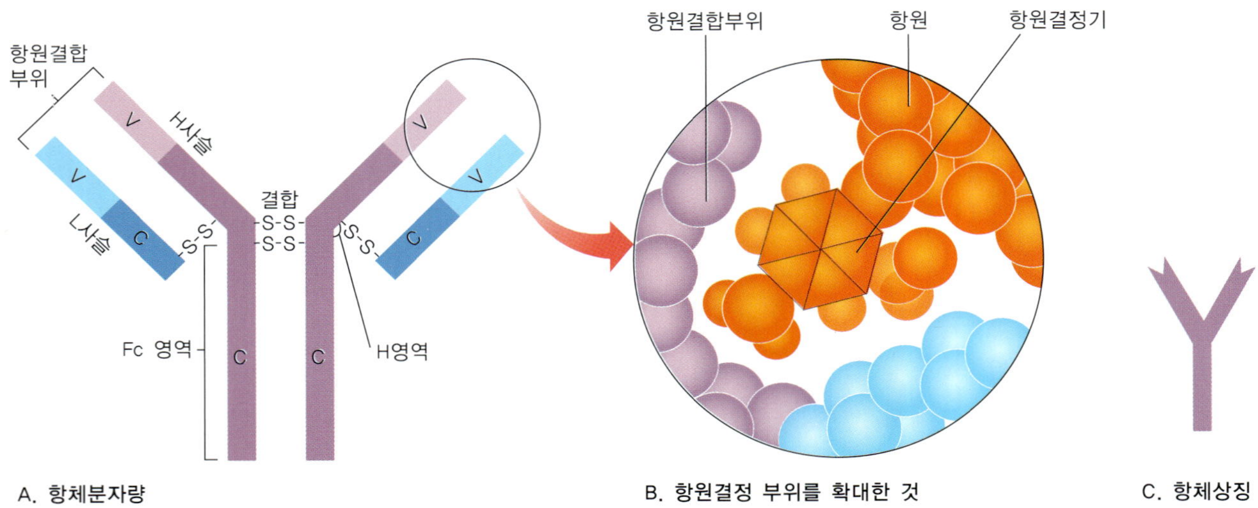

그림 13-6. IgG 면역글로불린의 기본 구조

2. 면역글로불린의 종류

1) Ig G

정상인의 혈청내 총 면역글로불린 중 약 75%를 차지하고 있고 미생물 감염에 대한 방어면역에 중요한 역할을 담당한다. 태반을 통과하는 유일한 Ig으로서 신생아에게 3~6개월간 수동면역을 부여받는 모체유래의 항체가 된다.

대체적으로 면역반응의 후기 및 제 2차 면역반응 후에 나타나는 항체이고 독소에 대한 항체의 대부분이 IgG 항체이다. 그리고 보체 결합능과 대식세포(macrophage), 호중구 등 식세포와 결합하여 식균작용을 돕는 opsonin 활성을 나타내기 때문에 생체의 체액성 면역의 가장 중요한 역할을 담당한다(표 13-1).

2) Ig M

정상인의 혈청내 면역글로불린 중 IgM이 10%를 차지한다.

IgM은 IgG보다 큰 900,000의 대분자를 가지므로 일명 macroglobulin이라고도 일컫는다. B 세포의 성숙초기 세포질에 존재하고 항원자극에 대해 면역반응 초기에 혈청 중에 제일 먼저 생성되는 주된 항체이며 B 세포의 표면에 처음 나타나는 항체로서 적혈구와 세균 등 입자상 항원에 대한 응집능이 높아 보체와 잘 결합한다. 또한 IgM은 태반을 통과할 수 없기 때문에 정상 신생아는 IgM을 가질 수 없으며 선천성 매독을 가졌을 때는 IgM이 검출된다.(그림 13-7 A)

3) Ig A

정상인 혈청내 면역글로불린의 약 15%를 차지하는데 혈청, 비뇨생식기의 점액, 눈물, 콧물, 모유, 타액, 기관지 점액 등 분비물 중에 대량으로 존재하는 분비형으로 국소면역에 관여한다. 그리고 분비항체계(secretory antibody system)의 주요한 Ig으로서 바이러스를 중화하고 세균이 상피세포에 부착하는 것을 저지하는 등 국소면역에 주로 관여한다(그림 3-7 B).

4) Ig D

Ig D는 골수종 환자의 혈청 단백에서 발견되었으나 그 후에 정상 혈청 중에도 0.2%의 소량이 함유되어 있으나 항체로서의 의의는 적다. B 세포 표면에 존재한다.

표 13-1. 면역글로불린 종류와 특성

성상	IgG	IgM	IgA	IgD	IgE
	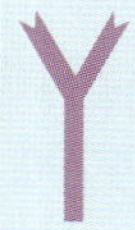	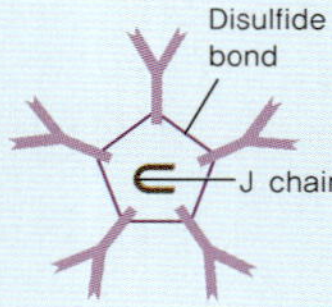	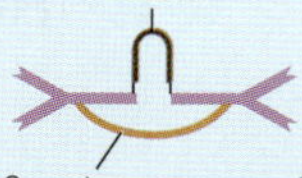	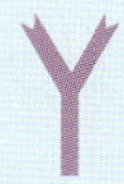	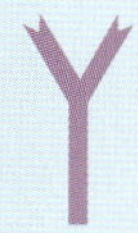
구조	1분자	5분자	2분자	1분자	1분자
혈청내 항체농도	80%	5~10%	10~15%	0.20%	0.00%
체내분포	혈액, 림프액, 장	혈액, 림프액, *β*-세포표면	분비(눈물, 타액, 점액, 장, 우유) 혈액, 림프액	B-세포표면 혈액, 림프액	비만세포 호중구결합
분자량	150,000	970,000	405,000	175,000	190,000
반감기(일)	23일	5일	6일	3일	2일
보체결합	+	+	–	–	–
태반통과	+	–	–	–	–
기능	태반통과, 태아전달, 감염방지, 독소 바이러스 활성 중화, 탐식작용증가	5분자가 J 사슬에 연결, 거대분자, 가장 먼저 생산 응집반응, 침강반응, 보체결합, 세균감염방어 담당	2분자가 J 사슬에 연결, 분비형 점막 상피세포 분비 성분이 미생물부착과 침입을 차단	기능은 분명하지 않으나 B-세포막에 나타나며, 항원자극을 받은 B-세포의 활성화와 분화에 관여하는 기능	알러지 반응, 기생충 질환시 아나필락시스 반응생김

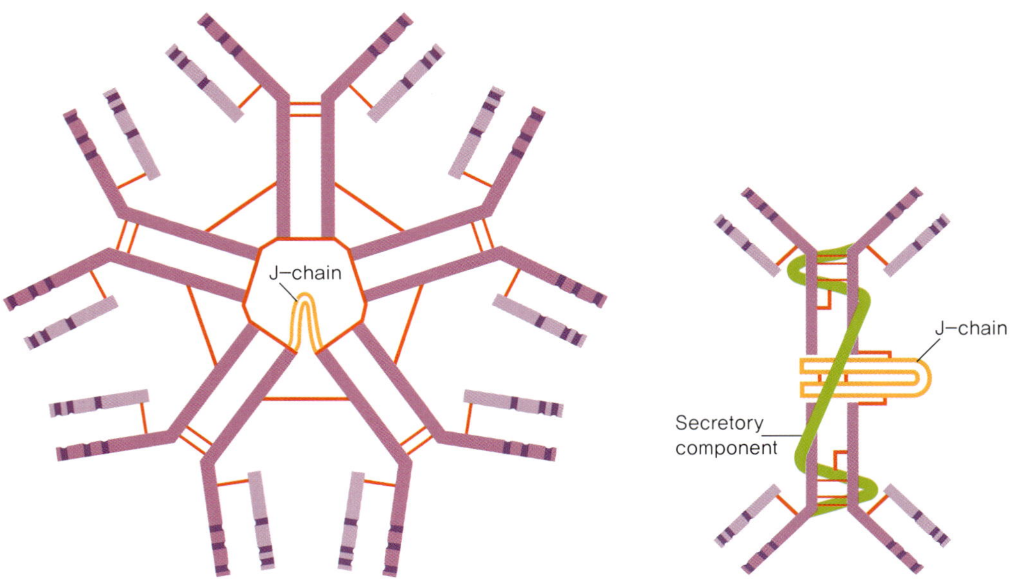

그림 13-7. (A) Ig M의 면역글로불린 구조, (B) Ig A의 면역글로불린 구조(분비형)

5) Ig E

정상 혈청 중에 극히 소량 0.002% 존재하나 중요한 생물학적 기능은 기관지 천식과 고초열 등 알러지(allergy)를 일으키는데 비만세포와 호염기구(eosinophile)의 표면에 Fc부와 결합한 세포친화성 항체로서 존재하며 침입한 항원(allergen)과 반응하여 즉시형 과민반응에 중요한 아나필락시스 유도 항체이다.

3. 세포성 면역(T-cells, T 림프구)

세포성 면역은 T 림프구에 의해 형성되는 항체이며 T 림프구의 수명은 수 개월 내지 수 년이다. T 림프구는 세포성 면역(cellular immunity)을 담당하는데 tuberculin 반응으로 대표되는 지연형 과민반응(delayed hypersensitivity)을 일으키고, 이식면역반응, 체내의 비정상적 세포와 암세포, 신생종양세포, 바이러스에 감염된 세포를 직접 파괴하거나 혹은 멀리서 독물질을 분비함으로써 파괴하거나 또는 식세포 작용의 효과를 증가시킴으로써 파괴한다.

세포성 면역의 발현에 관여하는 T 림프구는 T_4 림프구, T_8 림프구가 있다.

T_4 림프구는 미생물에 대항하는 항체를 생산하는 B 림프구를 돕는다. T_4 분자에 의해 표시되는 T 림프구(T_4 림프구)를 보조 림프구(helper T 림프구)라 한다. 이들은 비자기로 인식되는 세포를 특이적으로 파괴하는 세포독성 림프구(cytotoxic T lymphocyte, 바이러스 감염에 의하여 변형된 세포)를 자극하고 B 림프구에 의하여 항체생산을 자극한다.

T_8 림프구는 미생물 감염이 중지되었을 때 미생물에 대항하는 전투를 중지시키는 일을 한다. T_8 분자에 의하여 표시되는 T_8 림프구에는 세포독성(cytotoxic) 림프구와 면역억제(suppressor) 림프구가 있다. 면역억제 림프구는 면역세포의 과잉반응을 피하기 위해 면역세포의 활성을 억제한다.

최근 T 림프구 표면 분자에 대한 단일 항체를 만들어 T 림프구의 분화와 기능을 연구한 결과가 T 림프구의 표면 항원의 특성에 따라 T 림프구를 기능별로 구분할 수 있게 되었다.

4. 체액성 면역(B-cells, B 림프구)

체액성 면역은 B 림프구에 의해 분비되는 항체에 의존한다. 체액성 면역은 이물질(항원)에 특이적으로 결합되어 그들의 파괴를 돕는 항체에 의해 이루어진다. 이들 항체는 골수로부터 유래하는 B 림프구에 의해 IgG, M, A, D, E 생성된다.

B 림프구는 조류의 파브리시우스 점액낭, 사람의 경우 장관 내에 분포된 림프조직, 편도선, 페이어판, 충수 등에서 성숙되는 것으로 알려져 있다. B 림프구는 형질세포(plasma cells)로 분화하여 체액성 항체라는 단백질을 합성하여 분비한다. 외부로부터 생체에 침입한 이물질에 대하여 대식세포가 감지하여 T 림프구에 정보를 제공해 주면 T 림프구는 림포카인(lymphokine:interferon, interleukin 2)이라는 생물학적 활성을 띠는 물질을 만드는 작동 T 림프구(effect T-cell)로 분화되기도 하며 암세포나 이물질에 직접 달려들어서 죽이는 살해 T 림프구(killer T-cells 또는 cytotoxic T-cells)로 분화하거나 면역반응을 억제하는 억제 T 림프구(suppressor T-cells)로 분화하는 특성을 가지고 있다. 이들 세포들은 상호 협력하고 간섭하면서 면역반응을 조절하는 면역계(immune system)를 구성하고 있다. 예를 들면 B 림프구가 항체를 합성하기 위해서는 일반적으로 협조 T 림프구의 작용이 필요하다. 즉 Th(T- helper) 세포가 특정한 이물질에 대응하는 항체를 만들라는 지시가 있어야 B 림프구는 특이항체를 생산하기 시작한다. 항체가 너무 많이 생산되면 억제 T 림프구에 의해서 항체생산이 억제된다.

T 세포, B 세포 그리고 제 3의 세포인 대식세포 이외의 중요한 역할을 하는 또 하나의 세포가 있는데 이 세포를 NK-cells(natural killer cells)이라 한다. 암 면역의 감시기구에서 대단히 중요한 역할을 하는 세포로 생각되며 이 NK-cells는 암세포에만 반응하는 특성을 갖는

것이 아니고 자기 것(self)과 조금이라도 다른 세포를 완벽하게 식별하며 특히 암세포나 변이세포 혹은 바이러스에 의해서 변형된 세포들에 달려들어(tackling) 세포를 죽이는 작용을 한다. NK-cells은 자연 살상자라는 별명이 붙은 세포이다. 인터페론의 투여로 NK-cells의 활성이 상승되는 것으로 보아 면역감시기구(immune surveillance mechanism)에서 중요한 기능과 역할을 수행하고 있는 세포로 생각된다.

5. 면역기전의 요약

생체에 이물질인 병원미생물(면역원 혹은 항원)이 침입하면 대식세포가 이들을 감지하고 식별하여 흉선 유래 T 림프구와 조류는 brusa 유래, 사람은 장관점막 상피조직 유래, 골수유래 B 림프구에 정보가 전달되면 그 항원에 적격 T 림프구는 협조세포인 helper T-cells, 억제세포인 suppressor T-cells, 혹은 살해 세포인 cytotoxic T-cells 등으로 분화하고 적격 B-cells은 Th-cells의 협조를 받아 형질세포(plasma cells)로 분화 증식하여 체액성 항체(humoral antibody)를 생성하며, 이들 항체가 항원(병원성미생물)을 파괴하거나 항원이 분비하는 독성물질을 중화 혹은 무독화시켜서 제거함으로써 면역이 성립되는 것이다.

형질세포에서 항체 생성 과정을 보면 DNA에서 항원정보를 해독하여 messenger RNA에 정보가 전달되면 mRNA는 H 사슬과 L 사슬들을 합성하고 Golgi 장치에서는 H 사슬, L 사슬, 탄수화물을 조합하여 형질세포 밖으로 항체, 즉 immunoglobulin을 분비하는 것이다.

IV. 선천성 면역과 후천성 면역

1. 선천성 면역(Innate immunity) 또는 자연 면역 (natural immunity)

면역계는 기능적으로 두 가지형으로 나눌 수 있다. 선천성 면역계와 후천성 면역계이다. 선천면역은 감염 미생물의 접촉에 의하여 획득한 면역이 아니며 주로 유전적 배경에 의해 숙주가 선천적으로 태어날 때 모체로부터 갖고 있는 저항성을 말하며 동물의 종(species)간에 차이를 나타내는 종면역(species immunity), 같은 종 내에서도 유전적 차이나 종족의 차이에 따라 나타내는 개체면역(individual immunity), 또는 개체의 연령에 따른 면역의 차이를 들 수 있다(그림 13-8).

우리 주위에는 많은 종류의 세균, 바이러스, 진균, 기생충 등의 감염성 미생물이 존재한다. 인간에게 질병을 유발하는 감염성 병원미생물이 체내에 침입하여 숙주방어작용이 무너졌을 때 증식하게 되어, 숙주는 죽거나 감염이 일어나도 별로 장애를 받지 않고 이들 미생물과 싸워 개체의 면역계를 형성하여 저항하게 된다.

선천성 면역계는 감염원에 대해 최초의 방어를 담당하여 침입한 대부분의 병원체는 감염이 성립되기 전에 퇴치된다. 예를 들면 피부, 점막, 기관의 융모, 위산, 장과 질내의 상재세균군, 각종 분비액중의 라이소자임(lysozyme) 등에 의해 외측 방어를 생화학적·물리학적 체액성 장벽에 의해서 생체 내 침입을 방어하고 있다. 이 최초의 방어선이 무너지면 후천성 면역계가 활성화된다. 후천성 면역계는 각 감염원을 퇴치하도록 작용할 뿐만 아니라 그 감염원에 대해 기억을 하고 있으며 그 후 동일한 미생물에 의해 질병이 발생하는 것을 방지한다(그림 13-9).

선천성 면역과 후천성 면역은 신체 전신에 분포되어 있는 많은 종류의 분자와 세포들로 구성되어 있는데 선천성 면역에 관여하는 중요한 세포는 백혈구계의 탐식세포이며 여기에는 호중구(neutrophil), 단핵구(monocyte), 대식세포(macrophage), 자연살해(NK)세포가 포함되어 가용성 인자의 라이소자임(lysozyme), 보체(complement), 급성반응성단백질(CRP), 인터페론(interferon), 염증반응, 화학주화성, 탐식작용 등의 인자에 의한 면역을 체액성 면역(humoral immunity)이라고도 한다(그림 13-2).

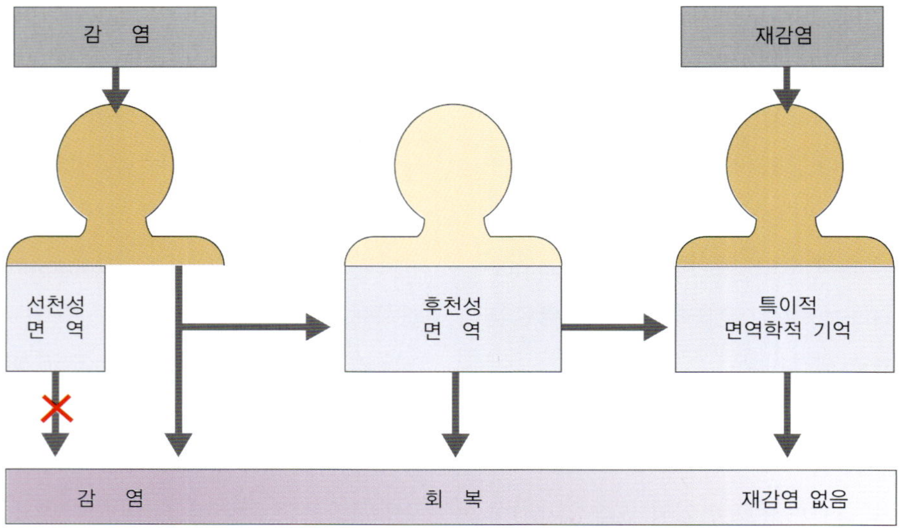

그림 13-8. 선천성 면역과 후천성 면역

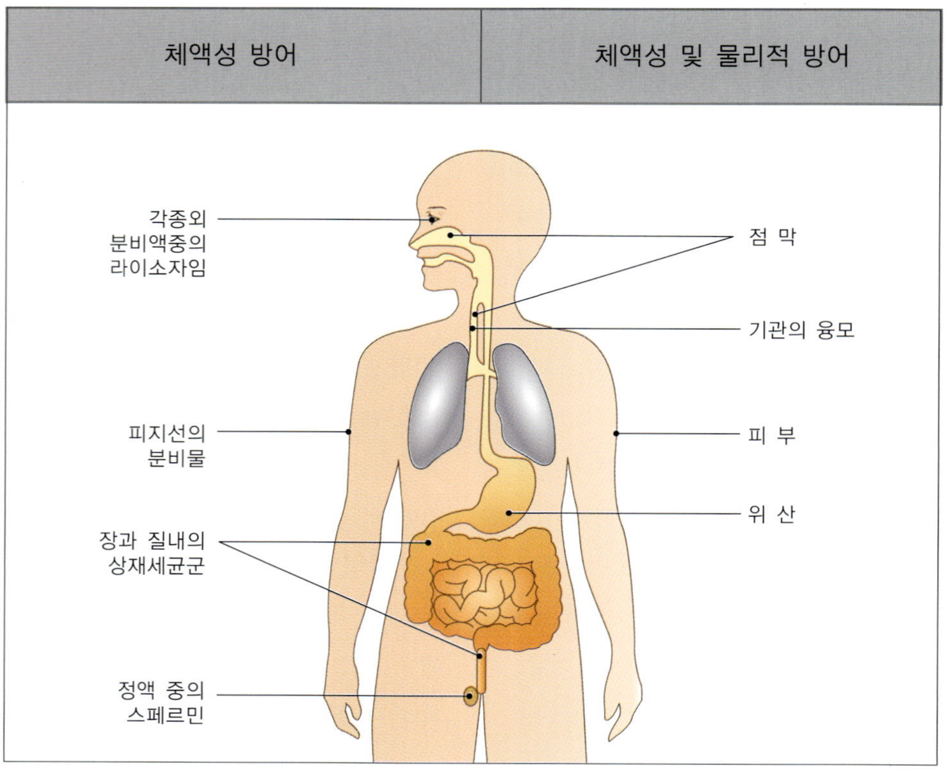

그림 13-9. 외측의 방어

2. 후천성면역(Adaptive immunity) 또는 획득면역(acquired immunuty)

1) 후천성면역에 관계되는 세포

후천성 면역에 관계되는 세포(림프계 세포)는 림프계 장기(lymphoid organ)를 구성하는데 1차 림프계 장기는 흉선, 골수, 2차 림프계 장기로는 림프절, 편도, 비장, 장간막 림프절, 페이어판에서 림프구가 림프세포로부터 분화되고 각기 다른 기능을 수행하는 세포로 증식, 성숙해간다. 인간을 비롯한 포유동물에서 T 림프구는 흉선에서 생산되고, B 림프구는 태생기에는 간에서, 태어나서는 골수에서 생산된다. 조류에서는 파브리시우스낭이라는 곳에서 B 림프구가 생산된다. 2차 림프계 장기와 림프조직은 성숙한 T 림프구와 B 림프구 및 보조세포들을 함유하고 있다. T 림프구는 세포성 면역을 담당하고 있다(표 13–2).

2) 후천성 면역과 숙주와의 관계

후천성 면역에는, 숙주 자체가 직접 침입 미생물과 같은 항원에 효과적으로 접촉하여 성립되는 능동면역과, 이미 다른 숙주로부터 만들어진 특이항체를 수여 받음으로서 이루어지는 수동면역으로 나눌 수 있다.

수동면역은 자기 스스로의 반응에 의하여 형성된 면역이 아니기 때문에 면역상태의 지속기간이 짧고 범위도 제한적이므로 방어능력이 완전하지 못하다. 그러나 능동면역에서와는 달리 면역유도기간이 필요 없어 숙주방어효과가 신속히 나타난다. 일반적으로 회복기 환자의 혈청 또는 인위적인 면역조치에 의하여 동물이나 사람에서 얻은 면역혈청(또는 면역글로불린 분획)을 투여하여 수동면역을 유발할 수 있으며 임신시에는 모체에서 형성된 항체가 태반을 통해 태아에 전달됨으로써 이루어질 수 있다. 또한 신생아에서는 모체의 초유(colostrum)를 통하여 수동면역을 전달받을 수 있다. 수동면역은 침입성 미생물 감염에서는 제한적인 방어작용을 나타내지만 독소생산미생물 감염에서는 항독소를 투여함으로써 신속하고 효과적인 방어작용을 나타낸다.

능동면역은 숙주 개체의 침입미생물에 대한 면역반응을 통하여 이루어진 면역으로서 수 일 또는 수 주간에 걸쳐 서서히 나타나며 오랫동안 지속된다. 능동면역은 대개 현성 또는 불현성 감염이나 예방접종 등에 의하여 이루어지며 체액성 면역(humoral immunity)과 세포성 면역(cellular immunity)으로 나누어 생각할 수 있다. 체액성 면역은 침입미생물에 대한 특이항체를 생산하여 방어하는 기전이며 세포성 면역은 림프구 활성화와 같은 세포매개를 통한 방어기전을 말한다.

3) 예방접종

후천성 면역계의 두 가지 중요한 기능, 즉 특이성과 면역학적 기억은 백신에 의한 감염방어에 적극적으로 이용되고 있다. 그것은 항원의 2차 자극에 의해서 후천성 면역이 현저히 증가되는 것으로도 예상되었던 것이다. 2차 면역반응은 1차 면역반응에 비해서 조기에 발현하며 보다 효과가 크다. 그 응용으로서 미생물이나 그 독소의 독성을 항원성을 상실함이 없이 제거한 상태에서, 감염방어를 위해 접종하는 방법이 개발되었다(그림 13–10).

가장 좋은 예는 디프테리아 예방접종이다. 디프테리아균은 근육세포를 상해하는 독소를 생산하는데 이 독소는 포르말린으로 처리함으로써 항원성을 보유한 채 독성을 제거시킬 수 있다. 이렇게 해서 얻어진 변독소

표 13–2. 선천성 면역과 후천성 면역에 관여하는 주요 인자

	선천성 면역	후천성 면역
가용성 인자	감염이 반복되어도 저항력이	감염이 반복되면 저항력이 강해진다
	강해지지 않는다.	항체
	라이소자임, 보체, 급성 반응성	
	단백질(CRP, 인터페론 등)	
세포	탐식세포	T세포
	자연살해(NK)세포	

(toxoid)가 현재 백신으로 사용되고 있다. 또한 소아마비 바이러스인 경우에는 항원성을 보유한 병원성을 상실케 함으로써 소위 약독화 백신으로 사용할 수 있게 되었다.

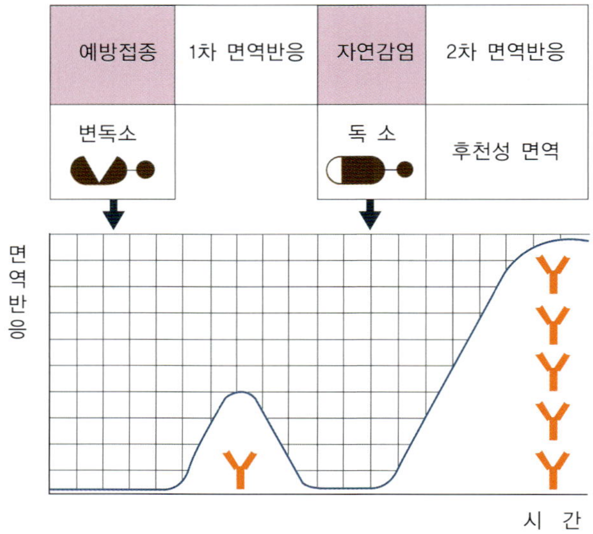

그림 13-10. 예방접종의 원리. 디프테리아 변독소의 접종을 예로 들어 예방접종의 원리를 설명한다. 디프테리아 변독소는 디프테리아 간균에서 생산되는 독소에 존재하는 항원결정기를 몇 가지 가지고 있으며 변독소로 예방접종을 한 다음에는 디프테리아 독소가 가진 항원결정기의 몇 가지에 대한 1차 면역반응이 일어난다. 자연감염에 있어서는 디프테리아 독소가 기억세포를 다시 자극하여 그 항원결정기에 대한 더 신속하고 더 강력한 제2차 항체반응을 일으키고 이 생산된 항체는 독소를 중화한다.

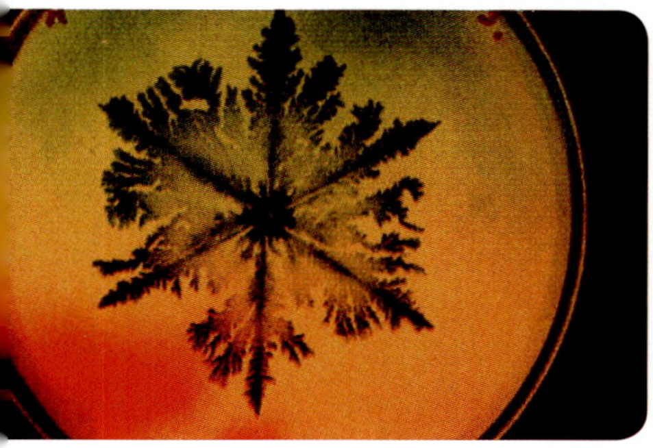

14장 과민반응과 알러지 반응

I. 과민반응(Hypersensitivity reaction)

신체의 과잉방어 내지 잘못된 방어에 의해 생기는 경우를 과민증 또는 알러지라고 한다. 과민증을 일으키는 항원을 allergen이라고 하는데 allergy를 일으키는 면역이 성립되는 과정을 감작이라고도 한다. 과민증은 반응 기전에 따라 4가지형으로 분류되는데 I, II, III형은 B-cell에 의한 항체가 반응을 맡으며, IV형은 T-cell에 의해 나타난다. 감작된 개체가 항원 자극을 받고 과민증이 발현되기까지의 시간 경과가 수 분 내지 수 시간으로 짧은 경우를 즉시형 과민증(immediate-type hrpersensitivity)이라고 하며, 24시간 내지 48시간이 지나서 나타나는 경우를 지연형 과민증(delayed-type hypersensitivity)이라고 한다.

1. I형 과민증(Anaphylactic type, immediate type, reagin dependent type, homocytotrophic type)

- 기전 : 어떤 종의 항원에 특이적인 리아진 IgE가 만들어지면 조직의 비만세포(mast cell)와 혈중의 호염기구(basophile)의 표면의 Fc receptor에 붙고 Fab에 항원이 붙어 결합하여 감작상태가 성립한다.
- 질병 : Allergen이 재차 침입하여 세포표면이 IgE 항체와 결합하면 amine이 포함된 과립물인 histamine, serotonin, bradykinin 등의 활성물질이 매우 신속하게 배출된다. 배출된 amine이 평활근의 수축과 혈관 투과성 증가와 혈관 이완을 증가시켜 allergic 반응으로 기관지 천식과 화분증, 두드러기(ultricaria)가 나타난다. 이종혈청단백 주사나 페니실린을 주사했을 때 발생하는 anaphylatic shock가 이에 해당된다. 일반적으로 allergy라고 할 경우 I형 과민증을 지칭하는 경우가 많다.

2. II형 과민증(cytotoxic type, cytolytic type ; 세포독소형과 세포용해형)

- 기전 : 세포표면에서 항원-항체반응에 보체가 관여하여 일어나는 과민증이다.
  - a. Cytotoxic type : 세포막의 항원에 항체(주로 IgM, IgG)가 결합하고 Fc fragment에 macrophage가 결합하여 상해(injury)를 주든지, Fc fragment에 Cl, C4, C2, C3가 반응하여 phagocyte의 C3b receptor가 연결되어 손상(damage)을 준다.
  - b. Cytolytic type : 항원에 결합된 항체에 의해 보체 1-9가 활성화되어 용해(lysis)를 초래함
- 질병 : Cytotoxic type의 예 – 조직이식편 거부(Graft rejection)의 일부기전

  Cytolytic type의 예 – 부적합 수혈(Mismatched transfusion)로 인한 용혈(hemolysis), 신생아 용혈성빈혈인 태아적아구증(Erythroblastosis fetalis), 특발성 혈소판 감소성 자반병(ITP, idopathic thrombocytopenic purpura) 자가면역성 용혈성 빈혈(Immune hemolytic anemia)

- 적아세포증(Erythroblastosis fetalis)

  Antibody(항체)는 IgG이다(trans-placental). IgG에 의한 적혈구 파손이 많으므로 이것을 보충하기 위해 태아(fetus)에서 미성숙한 적혈구(erythrocyte)인 적아구(erythroblast)가 증가한다.

3. Ⅲ형 과민증(immune complex type ; 면역 복합체)

- 기 전 : 체내에서 항원-항체반응으로 생긴 면역복합체가 체내 어느 부위에 정착하고 여기에 보체가 활성화되어 anaphylatoxin의 작용이 나타난다. 대식세포(macrophage)가 화학주화성(chemotaxis) 인자인 호염구나 비만세포로부터 히스타민이나 루코크리엔을 유리시켜 혈관투과성을 항진시키고 도세혈관 내로 탐식세포를 부착시킨다. 탐식세포는 내피세포 사이에 위족을 내밀고 기저막을 녹여서 혈관 밖으로 나가 단백분해효소를 유리시켜 조직을 상해(injury)시킨다.
- 질 병 : 아더스반응(Arthus reaction), 혈청병(serum sickness), 결절성 동맥주위염(arteritis), 사구체신염(glomerulonephritis)

4. Ⅳ형 과민증(cell mediated or delayed type, 세포 매개성 또는 지연형)

I, II, III형 모두가 B-cell인 체액성 면역에 속하는데 IV형은 항원에 의해 감작(sensitized)된 T-cell이 반응을 맡고 있는 세포성 면역의 대표적인 것이다. T-cell이 림프카인(lymphokine)을 분비하여 대식세포(macrophage), 다형핵 백혈구(polymorphonuclear leukocyte; PMNL) 등이 활성화되어 라이소말 효소(lysosomal enzyme), 림프독소(lymphotoxin) 등이 분출되어 조직파괴(tissue injury)를 초래한다.

- 항원이 공격받은(challenge) 후 증상 발현까지 24시간 이상 걸리므로 지연형(delayed type)이라 한다.
- type IV 환자의 혈청을 정상인에 전달하면 4형 과민반응이 일어나지 않으나 환자의 림프구(lymphocyte)를 전달하면 과민반응이 일어난다(cell mediated type의 증거).
- 질 병 : allergen이 피부에 노출되면 접촉성 피부염이 나타난다.

  Tuberculin을 주사하면 48시간 후에 주사 부위가 붉게 부어 오른다.

  장기이식, 골수이식 시에 들어온 장기에 대해 T cell이 이식세포를 공격하는 면역반응이 나타나서 질병을 초래한다.

Ⅱ. 이식면역(Transplantation immunity)

다른 개체의 피부나 장기를 이식하면 대부분 이식한 절편이나 장기를 거부한다.

이 현상은 특이성과 기억이 관여하는데 이를 이식면역이라고 한다. 이식한 조직에 대해 면역학적인 거부반응이 일어나는 것은 이식조직에 면역반응을 일으키는 각 개체 특유의 복잡한 세포항원이 있기 때문인데 이것을 주요 조직적합성 복합체(MHC; Major histocompatibility complex)이라고 한다. 이 중에서 가장 강한 거부반응을 일으키는 항원계를 지배하는 유전자군을 주요 조직적합성 항원(유전자 복합체)라 하며 사람에서는 HLA(human leukocyte antigen)가 이에 해당된다.

1. HLA(human leukocyte antigen)

MHC는 사람의 경우 HLA complex(human leukocyte antigen)라고도 부르며 유전자 제6염색체상의 A, B, C, D/DP, DQ, DR의 각 유전자로 이루어졌으며, 당단백인 HLA 항원을 지배하고 있다.

- MHC 항원 세포내 분포 : HLA-A Ag,
- Class I 항원 : HLA-B Ag, HLA-C Ag,

  이 항원은 모든 핵세포(nucleated cell)와 혈소판(platelets)의 표면에 있다(예외 : RBC).

- Class II 항원 : HLA-D Ag, HLA-DR Ag, HLA-DQ Ag, HLA-DP Ag

이 항원은 B cell, 대식세포(macrophage), 단구(monocyte), 소수의 활성 T-cell에 의해 작용한다.

Class I 항원은 이식면역의 주요 표적항원이 되는 것으로 림프계 세포 외에 간과 피부에도 표현되고 있다.

Class II 항원은 이식면역을 유도하는데 항원제시 세포에서도 높은 농도로 나타나며 면역반응의 질과 강도를 규정하는 기능에 관여하고 있다. 개인의 HLA 항원형은 단일(monoclonal) 항체를 사용해서 비교적 쉽게 복사할 수 있다.

1) HLA 형별검사의 응용

(1) 조직이나 장기이식에서 공여자(donor)와 수여자(receptor)의 적합성을 판정한다.

(2) 재생불량성 빈혈, 급성 백혈병 환자 등에 골수이식 시 적합성을 판정한다.

(3) 질병에 관련된 HLA 유전자 판별로 진단에 도움을 준다.

(4) 혈소판, 과립구 등 혈액 수혈 시에 적합성을 판정한다.

(5) 친자 감별, 개인 식별에 이용된다.

(6) 인류 유전학적 연구(민족, 인종 조사)에 이용된다.

2) 이식 용어 설명

- 장기이식(Transplatation)
- 자가이식(Autograft)
- 동종이식(Homograft(Allograft))
- 이종이식(Heterograft)
- 신장이식(kidney transplantation)
- 각막이식(kerato transplantation),
- 골수이식(merrow graft)
- 간이식(liver transplantation),
- 심장이식(heart transplantation)
- 췌장이식(pancreatic transplantation)
- 피부이식(skin graft)

III. 자가면역질환(Autoimmune disease)

1. 정의

본래 자기(self)자신의 신체 성분에 대한 면역반응은 보통 면역관용상태에 있고 대응 clone의 소실과 강력한 억제(suppressor) 기구에 의해 발현하지 않는다.

그러나 어떤 원인으로 자신의 신체 성분을 구성하는 항원에 대하여 특이적으로 반응할 수 있는 항체 또는 T 림파구가 형성되어 이들에 의한 면역반응으로 인하여 신체 조직, 기관의 구조 및 기능에 이상을 초래하는 질환을 자가면역질환(autoimmune disease)이라고 한다.

2. 자가면역질환을 일으키는 질병

만성 갑상선염, 알레르기성 뇌염, 류마티스성열, 혈액성 질환, 혈관 확장증, 전신성 홍반낭창과 교원성, 자가면역성 용혈성 빈혈(표 14-1)

IV. 종양면역(Tumor Immunology)

1. 종양의 정의

정상적으로 신체는 세포분열과 세포활성이 잘 통제되어 이루어지며 증식된다. 그러나 경우에 따라 세포가 어떤 화학물질에 노출되거나 바이러스에 감염되거나 하여 돌연변이를 일으키면, 세포는 정상적으로 세포분열을 조절하는 통제로부터 벗어나 자율적으로 증식하여 큰 세포덩어리를 이루게 되는데 이것을 종양(tumor) 또는 신생물질(neoplasm)이라고 한다. 이 종양세포들이 주위의 정상조직을 침입하지 않고 한 장소에 일정 크기로 국한되어 있으면 양성 종양이라 하며, 양성 종양은 보통 수술을 통하여 제거할 수 있다. 그러

표 14-1. 대표적인 자가면역질환

질환명	항원이 되는 자기성분	주요 기전
전신홍반루푸스(SLE)	DNA, RNA, thyroglobulin, 핵단백, 각종 혈구막 세포질, 가용성 항원	면역조절 이상
류마티스성 관절염	(변성) IgG, 핵	면역조절 이상
만성 갑상샘염	Thyroglobulin, 제2 colloid항원, 세포질	격절항원 인식
약제유도 혈소판감소증	혈소판	항원 수식
류마티스열(심열)	연쇄구균과 교차하는 심근항원	항원 교차
교감성안염	안구포도막	격절항원 인식
중증근무력증	Acetylcholine receptor(신경-접합부)	면역조절 이상
자가면역성 용혈성빈혈	적혈구 세포막	면역조절 이상

나 종양세포가 주위 또는 원거리의 정상조직으로 혈류 또는 림프계를 타고 옮겨져서 그 곳에서 계속 증식하는 경우에 이를 악성 종양(malignant tumor) 또는 암(cancer)이라고 한다. 또 먼 부위에서 자란 2차 종양을 전이암(metastasis)이라고 한다. 악성 종양은 외과적으로 암종(carcinoma)이라 하고 근육, 림프조직, 또는 결제조직과 같은 중배엽세포로부터 유래한 악성 종양을 육종(sarcoma)이라고 한다. 조혈세포로부터 유래한 악성 종양은 백혈병(leukemia)이라고 한다.

종양세포가 정상세포와 본질적으로 다른 점은 세포분열의 통제상실 또는 apoptosis의 상실이지만, 종양세포는 정상세포에서 볼 수 없는 다른 단백질을 세포표면에 가지고 있다.

2. 종양항원

종양항원은 종양세포에서만 발견되는 종양특이항원(tumor specific antigen; TSA)과 종양세포뿐만 아니라 정상세포에도 존재하는 종양관련항원(tumor associated antigen; TAA)으로 구성된다. 종양세포는 세포 내 또는 표면에 항원변화를 동반하며, 이 항원에 대한 생체의 면역학적 반응이 종양세포의 운명, 즉 성장 속도를 좌우하게 된다.

3. 종양에 대한 생체의 방어기전

1) 체액성 면역반응(Humoral immune response)

보체 매개성 세포독성(complement mediated cytotoxicity)과 옵소니화된 식균작용(opsonization phagocytosis)으로 세포부착(cell adhesion)을 저하시킨다.

Tumor cell의 중요 특성 중 하나는 주위 조직에 부착성인데, 특이 항체가 종양세포 항원에 결합하여 세포막의 변화를 일으켜 세포의 부착성을 감퇴시킨다.

2) T-세포 매개성 면역(T-cell mediated immunity)

종양항원에 감작된 세포독성 T-cell이 표적(target)인 tumor cell을 탐지하여 파괴시키는 것.

3) 대식세포(Macrophage)

T-cell에서 분비된 lymphokine에 의해 활성화되어 종양세포를 파괴시킴.

4) 자연살해 세포(Natural killer cell)

생물학적 반응에 의해 변형된 세포를 interferon이나 IL-2 등에 의해 작용이 항진되어 종양세포를 파괴한다.

3 편
신체 부위별 감염 질환

15장

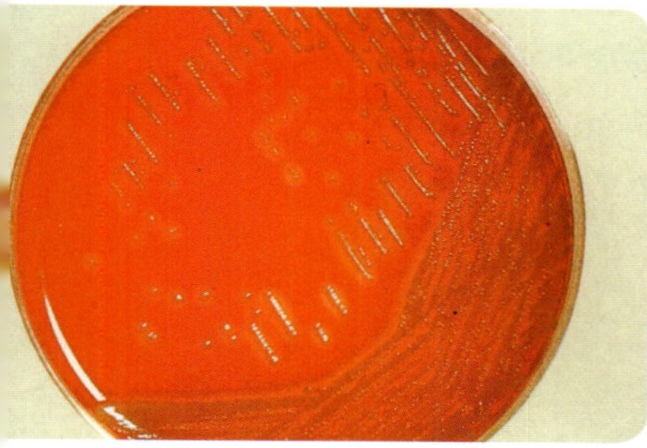

피부감염 (Skin Infection)

피부는 인체를 감싸고 있는 하나의 생체기관으로 여러 가지 기능을 수행한다. 즉 병원성 미생물로부터 인체를 방어하고 감각기관의 기능을 가지며, 인체가 건조해지는 것을 방지하며, 체온 조절에 관여하고, 자외선으로부터 인체를 보호하며 내부 장기의 질환을 반영하고, 면역기관의 기능을 수행한다.

I. 피부의 해부생리학적 구조 (Anatomy and Physiology)

1. 피부의 구조(Structure of the Skin)

피부는 표피(epidermis), 진피(dermis), 피하지방층(subcutaneus fascia)의 세 층으로 구성된다.

1) 표피(epidermis)

인체의 표피는 편평상피세포가 중첩되어 각화된 얇은 층이며 표피의 두께는 부위마다 다른데 손바닥과 발바닥은 1.5mm의 두꺼운 두께를 가지며 가장 얇은 입술의 표피는 0.12~0.5mm 미만이다.

표피층은 구름처럼 굴곡된 면을 나타내며 표피의 상피세포는 시일이 지나면 탈락되고 기저층의 세포분열에 의해 새로운 상피세포로 대체된다. 상피세포들은 성숙한 후 각질화되고 죽어서 탈락하는데 비듬과 때가 이런 것들이다(그림 15-1).

2) 진피(dermis)

안쪽의 두꺼운 피부층을 진피(dermis)라고 한다. 이 층은 밀집한 섬유결체 조직의 두꺼운 층으로 구성된다. 진피는 혈관, 림프관, 말초신경 등의 풍부한 공급지이며 모낭과 한선을 포함한다. 모낭과 한선은 미생물이 피부조직을 침투하여 몸속으로 들어오게 하는 침입구 역할을 한다(그림 15-2).

2. 피부의 기능(Function of the skin)

피부의 기능에는 보호 작용, 체온 조절, 체액 조절, 분비 작용이 있다.

1) 보호(protection)

피부는 외계로부터 인체를 보호하는 것이 주 기능이다. 피부는 인체의 내부 장기와 외계 사이에 놓여 있는 장벽이다. 과도한 마찰이 생기면, 피부는 두꺼워지고 보호 작용을 하는 굳은 살을 형성한다. 피부는 또한 질병을 유발하는 미생물의 침입에 대해서도 일선에서 인체를 방어한다.

2) 온도 조절(temperature regulation)

피부는 체온을 조절하는 중요한 역할을 한다. 외계의 기온이 높거나 운동 후 체온이 상승하면 천세동맥이 확장되어 혈류가 다량 흐르게 되고 공기 중에 방사되어 손실되는 열이 증가한다. 동시에 한선은 땀을 많이 분비하고 땀이 인체의 표면에서부터 기화되면서 냉

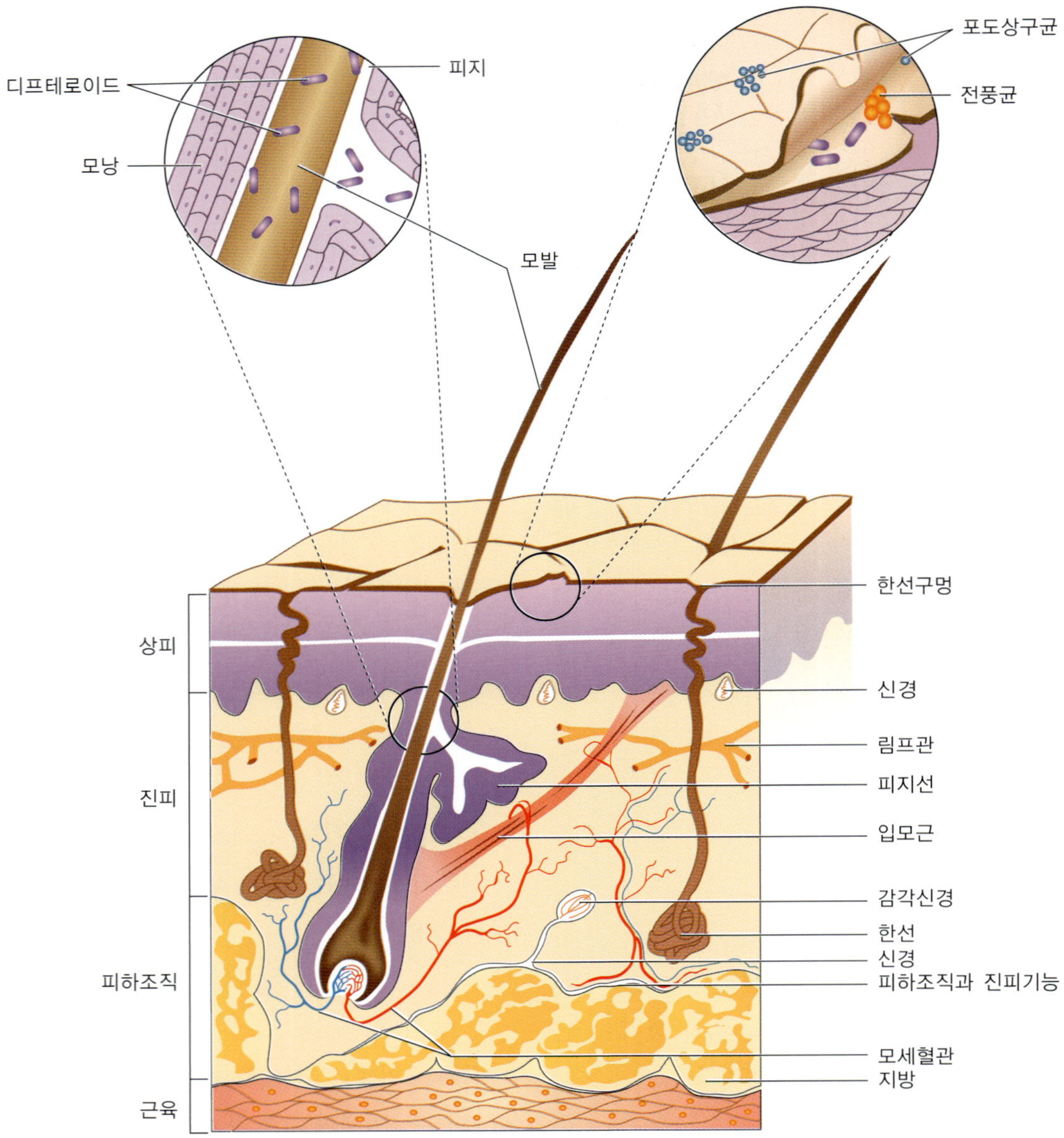

그림 15-1. 피부의 현미경적 구조. 진피 피하조직 피지선 모낭의 구성

각 효과를 가져오게 된다. 반대로 외계 온도가 내려가거나 체온이 떨어지면 천세동맥이 수축하게 되고, 다량의 혈류는 심부 피부혈관으로 순환한다. 이러한 작용에 의해 열 손실이 방출되는 것을 줄이게 된다.

3) 체액 조절(fluid regulation)

피부는 체액이 외계로 나가는 것을 방지하고, 외계에서 수분이 침투하지 못하게 한다. 피부에는 케라틴(keratin)과 지질이 함유되는데, 이 성분들이 수분을 침투하지 못하게 된다. 피부가 손상을 받거나 화상을 입은 경우에는 체액이 다량 외계로 빠져나간다. 이때 미생물이 침입하게 된다.

4) 분비 작용(excretion)

피부는 분비기관의 기능을 수행한다. 한선을 통하여 수분, N_2, Cl, K, lactic acid, 소량의 urea를 배출하여 세균의 서식을 억제한다.

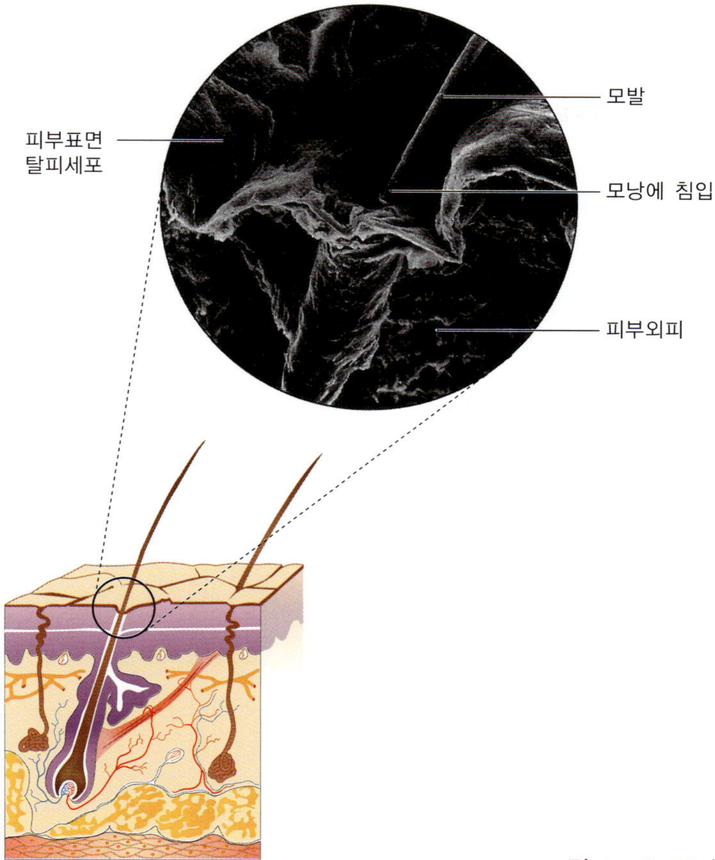

그림 15–2. 주사전자현미경으로 관찰한 피부표면

3. 피부가 미생물 발육에 영향을 미치는 요인

인간의 피부 표면은 한선을 통하여 수분, 염분, 젖산, 요소 분비와 pH 4.0~6.8의 변화 요인에 의해 미생물이 표면에 정주하는 것을 방어한다. 피부에서 미생물의 발육을 억제하는 또 다른 요인은 비듬의 탈락이다. 쾌적한 위생 생활과 샤워 습관은 미생물 발육과 증식을 저지한다. 즉 피부표면을 청결히 함으로써 미생물을 제거하며 일시적으로 상재 미생물의 수를 감소시킨다. 그러나 땀샘, 모낭, 피지선, 림프관, 혈관, 피하조직 등에 손상을 입으면 세균감염이 일어난다.

4. 피부의 정상 상재균총(Normal Flora of the Skin)

피부표면에 가장 흔히 상재하는 미생물은 Gram 양성 구균인 포도구균(*Staphylococcus*)과 Gram 양성 간균인 diphtheroids, 효모양인 yeasts 등의 3균종을 들 수 있다. 이들 균종은 피부가 손상을 입거나 면역체계가 결핍되어있는 AIDS 환자 등에 기회감염으로 병원성을 일으킨다.

1) 디프테로이드(Diphtheroids)

디프테로이드(Diphtheroids)는 Gram 양성 간균이며 *Corynebacterium diphtheriae*와 형태 및 생물학적 성상이 비슷한 균군을 총칭해서 부르며 독소 생성도 없어 일반적으로 비병원성이다. 피부에 diphtheroids균과 *Propionibacterium acnes*균이 상재하면서 몸에서 냄새가 나는 원인이 된다(표 15–1).

2) 여드름(Acnes)

*Propionibacterium acnes*균은 Gram 양성 간균이며

혐기성 조건에서 발육하며 청소년 사춘기 때 성 호르몬 분비 시 피지선(sebaceous gland)과 피지(sebum)에서 과다한 지방 분비 영향을 받아 모낭과 피지선에 혐기성 Propionibactercun acnes균이 침입하여 혐기성 조건 시 균이 증식하면서 여드름이 형성된다. 여드름이 발생되는 부위는 얼굴, 등, 가슴에 발생하는데 염증성 농포, 포낭으로 형성된다.

여드름을 손으로 짜거나 심하게 긁으면 피부 상처 주위에 상재하고 있는 포도구균(*Staphylococcus*)이 감염되어 화농을 일으키며 화농 주위의 상처를 확산시켜 흉터를 남긴다.

3) 포도구균(*Staphylococcus*)

코아그라세 음성 포도구균(coagulase negative *Staphylococcus epidermidis* ; CNS)이 두 번째로 피부에 많이 서식하는데 땀샘에서 흘러나온 땀과 염분에 견디면서 피부에 상재하고 있다. 포도구균은 디프테로이드(diphtheroids)균과 같이 약한 독력(virulence)을 가지고 있으며 숙주의 건강 상태에 따라 기회감염과 원내감염 시 질병을 일으킨다(표 15-1).

4) 진균(Fungi)

Malassezia furfur(*Pityrosporum*)라는 효모균은 lipophilic과 olive oil이 발육에 필요한 효모균으로서 어린 아이들과 노인의 피부에 서식하고 있다.

*Malassezia furfur*는 전풍(Tinea versicolor)의 원인균으로 젊은 사람의 구강에 백태 또는 갈색의 작은 반점을 만드는 질환이고, 피부에 땀샘, 피부가 접하는 부위인 서혜부, 목, 얼굴 등에 적갈색, 갈색, 백색 반점이 나타나는데 주로 무증상이다(표 15-1).

전 세계적으로 분포되어 있으나 열대지방의 주민들에게 빈번히 발생된다.

Ⅱ. 세균성 피부 질환(Bacterial Skin Disease)

피부에는 몇 종의 세균이 상처, 찰과상 부위에 침입하여 화농성 염증을 일으킨다. 황색포도구균(*Staphylococcus aureus*)은 모낭염, 피부박탈증후군, 농피진, 농가진, 그리고 피부 상처에 화농을 형성한다(그림 15-3).

1. 황색포도구균(*Staphylococcus aureus*)의 감염증

1) 모낭감염(hair follicle infection)

황색포도구균(*Staphylococcus aureus*)은 모낭염의 가장 흔한 원인이 된다. 황색포도구균이 모낭에 침입하여 가장 많이 화농을 형성하는데, 부스럼(furuncles), 종기(carbuncles), 모낭염(folliculiticus) 등의 피부병을 일으킨다(그림 15-4).

모낭염은 2~5mm의 홍반, 구진이 생기고 중앙부가 화농되는 감염증이다. 종기(carbuncles)는 모낭염에서 생기며 피하로 염증이 더 진행된 국소적인 화농성 병

표 15-1. 정상 피부 상재균의 기본적 종류

균명	특징
디프테로이드균(Diphtheroids)	Gram 양성 간균으로 다양한 모양의 형태이고 편모가 없어 운동성이 없으며, *Corynebacterium* 속에 속해있다.
포도구균(*Staphylococcus*)	Gram 양성 구균으로 포도송이 모양 또는 불규칙한 덩어리로 배열되어 있다. Coagulase 시험 음성이며 통성 혐기성 조건에 발육된다. 주로 표피포도구균(*S. epidermidis*)이 피부에 상재한다.
전풍(어우러기 ; *Malassezia*)	전풍 효모균은 증식하기 위해 기름 같은 물질을 발육에 필요로 한다.

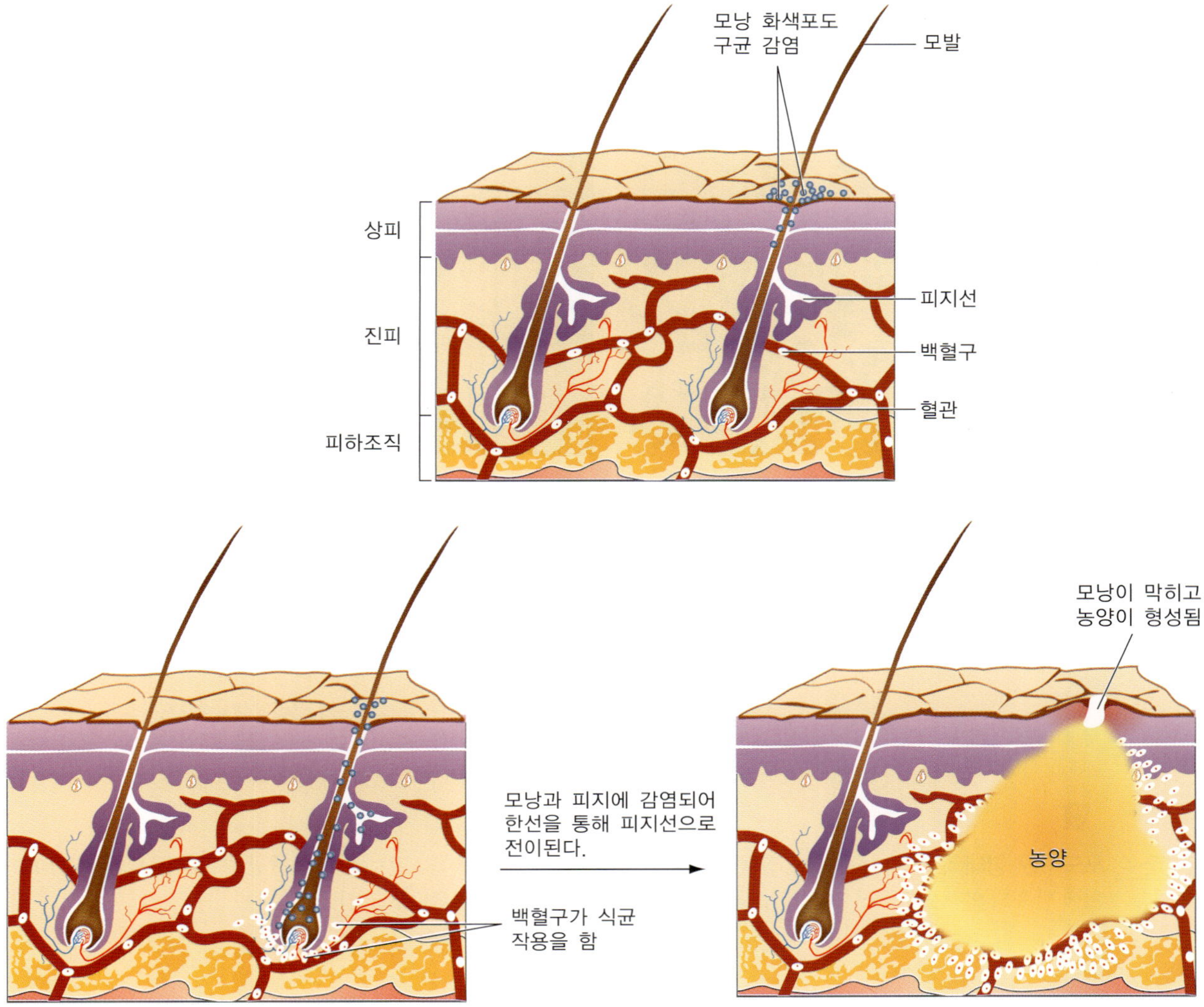

그림 15-3. 모낭염, 종기의 발병기전. 황색포도상구균이 표피 모낭에 감염되어 한선을 통과하여 피지선 부위에 농양을 형성한다.

변을 말하며 부스럼과 유사하나 그 병변이 섬유조직까지 침투하고 다발적으로 여러 부위에 나타나며 주로 목과 등에 국한되어 발생한다(표 15-2).

2) 표피박탈 증후군(Scalded Skin Syndrome)

황색포도구균에서 분비된 표피박탈(**exfoliatin**) 독소에 의하여 생기며 신생아와 5세 미만 어린이 얼굴, 목, 겨드랑이, 사타구니에 감염되어 표피박탈독소 생성으로 피부가 벗겨지는 현상을 말한다(그림 15-5).

이 증상을 포도구균성 표피박탈증후군(**SSSS : Staphylococcal Scalded Skin Syndrome**)이라 하며 이 독소를 표피박탈독소(**epidermolytic toxin 혹은 exfoliatin**)라 부른다(표 15-3).

2. 연쇄구균성 농피진과 농가진

(Streptococcal Pyoderma and Impetigo)

농피증은 대개 *Staphylococcus*와 *Streptococcus*에 의하여 발생되는 피부 감염성 질환이다. 더운 날씨에 아이들에게서 발생되는 농가진은 황색포도구균(*Staphylococcus aureus*)과 화농성연쇄구균(*Streptococcus, pyogenes*)에 의해 감염됨으로써 발생되는 일종의 농피증이다.

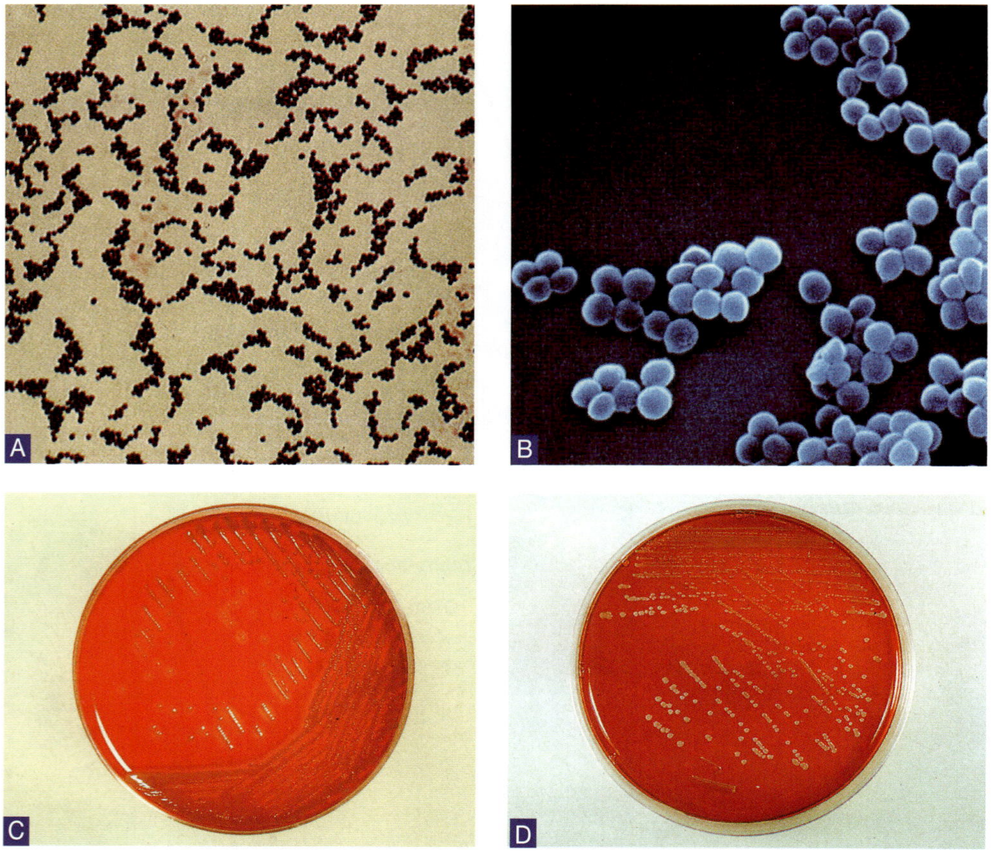

그림 15-4. 포도구균 형태의 특징. (A) Gram 염색. Gram 양성 포도구균의 형태, (B) 전자 현미경 관찰 포도구균 형태, (C) BAP 배지에 발육된 황색포도구균 집락의 모양, (D) BAP 배지에 발육된 표피포도구균 집락의 모양

표 15-2. 황색포도구균의 독력 인자

생산물	효 과
협막	식균작용을 방해한다.
응고촉진효소	주위 모세관 내에 생산물의 응결에 의해 감염된 범위로 백혈구의 진행이 방해될 것이다
표피박탈	표피층이 벗겨지며, 피부박탈증상을 일으킨다
하이알우로니다제	조직의 하이알론 산을 파괴하고 그것으로 인해 감염의 확산을 촉진한다.
백혈구사멸독	세균 세포막에서 생성하는 백혈구 사멸독소로 인해 WBC를 죽인다.
리파제	글리세롤과 지방산 사이의 수소결합에 의해 지방이 파괴된다.
프로티아제	교원질과 다른 조직단백을 변성한다.
단백질 A	항체의 Fc부분과 결합, 식균작용을 저해(백혈구상에서 Fc 결합부와 결합을 방해)한다.
독소성 쇽	발진을 유발, 탈수, 그리고 쇼크를 일으킨다.
증후군 독소	

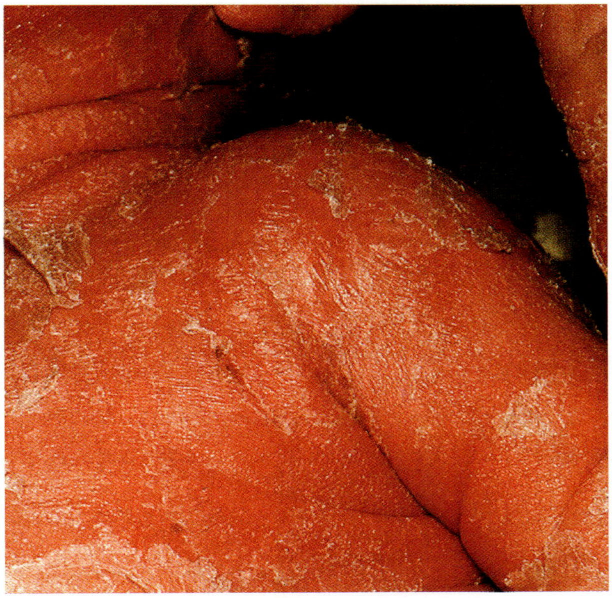

그림 15-5. 표피박탈증후군 황색포도구균이 피부에 감염되어 exfoliatin 독소를 생성하여 표피층이 박리된다.

*S. aureus*와 *S. pyogenes*균이 피부에 작은 상처, 곤충에 물린 자국이나 긁은 상처에서 화농의 염증 형성 시 하이알우로니다제를 분비하여 조직 깊이 파고들어 결체조직을 형성하여 감염의 확산을 돕는다(표 15-4, 표 15-5).

이 질병은 피부표면의 황색포도구균에 의해 이차적으로 침투할 수 있는 병소를 형성하여 결국에 국부 병소를 일으킨다(그림 15-7, 그림 15-8). *Staphylococcus*와 *Streptococcus*에 의해 발생되는 농피증(pyoderma)은 농포가 위성피막(scaratching)으로 인해 대부분의 다른 부위로 확산한다.

*Streptococcus pyogenes*균이 피부에 감염되어 생기는 농가진(impetigo)은 아동이나 학령기 이전의 어린이에서 생기며 덥고 습기 많은 계절에 많고, 위생 상

표 15-3. 포도구균성 표피박탈 증후군

증 상	오돌도돌한 결을 가진 붉은 발진을 보이고, 불쾌감, 과민성, 발열, 대순포진, 피부가 벗겨짐.
잠복기	보통 수일이나 다양함
병원체	exfoliatin 독소를 생산하는 황색포도구균의 균주들이다.
병원성	exfoliatin 독소는 보통의 경우 피부 감염 부위에서 포도구균에 의해 생성되고, 표피에서 혈류로 운반되고 세포층 분리를 야기한다. 체액 감소와 2차 감염으로 사망에 이른다.
역 학	사람과 사람으로 전파되며, 주로 신생아에서 볼 수 있으나 어떤 연령에서도 일어날 수 있다.
예 방	환경적 잠재적인 병원성으로부터 희생자를 보호하기 위해서는 격리시켜야 한다.
치 료	penicillinase ; penicillin내성, penicillin ; 죽은 조직을 제거한다.

표 15-4. 화농성 연쇄구균과 황색포도구균의 비교

	화농성 연쇄구균	황색포도구균
특성	연쇄상의 Gram 양성 구균, β-용혈성 집락, 세포벽은 group A 다당류와 M protein 함유한다.	포도송이 모양 Gram 양성 구균 크림색의 집락, 세포벽은 protein A을 함유한다.
세포외 생성물질	용혈소 : Streptolysin O와 S 용혈소 streprokinase, DNase, hyaluronidase 기타 등등.	용혈소 : 백혈구사멸독, hyaluronid-ase, nuclease, protease, penicillinase 기타.
질병의 잠재성	농가진을 일으키고, 인후, 상처의 감염, 성홍열, 독소성 쇽, 심근막염 일으킴, 합병증 ; 사구체 신염, 류마티스 열, 무도병(chorea)*	종기가 발생하고, 피부버짐 증상, 상처감염, 농양 농가진, 식중독, 독소성 shock 증상

* 무도병 ; 무도증은 불규칙성, 비율동성, 비예측성, 급성 jerky 움직임으로 주로 사지와 얼굴에서 연쇄적으로 나타난다.

표 15-5. 농가진(Impetigo)

증 상	수포가 터져 혈장과 농이 흐른다 : 황금색의 표피를 형성. 림프절이 확대된다.
잠복기	2~5일
병원체	화농성 연쇄구균, 황색포도구균
병원성	수포가 터진 상처에 의해 피부 내로 들어간 병균에 의해 시작된다. 화농성 연쇄구균의 어떤 균주는 농가진을 일으키는 것으로 증명된다. 큰 수포를 생성하는 몇몇 황색포도구균 균주는 "bullae"이라 불리는 대수포를 형성하며 exfoliatin 독소를 만든다
역 학	농가진을 가진 환자나 보호자에 직접 접촉에 의해 전파된다.
예방과 치 료	피부 청결 ; 피부 상처를 치료, 만약 원인이 화농성 연쇄구균이라 알려진 경우는 penicillin을 경구투여, 이 밖에 황색포도구균 치료를 위해 항생제를 경구적 또는 국소적으로 투여한다.

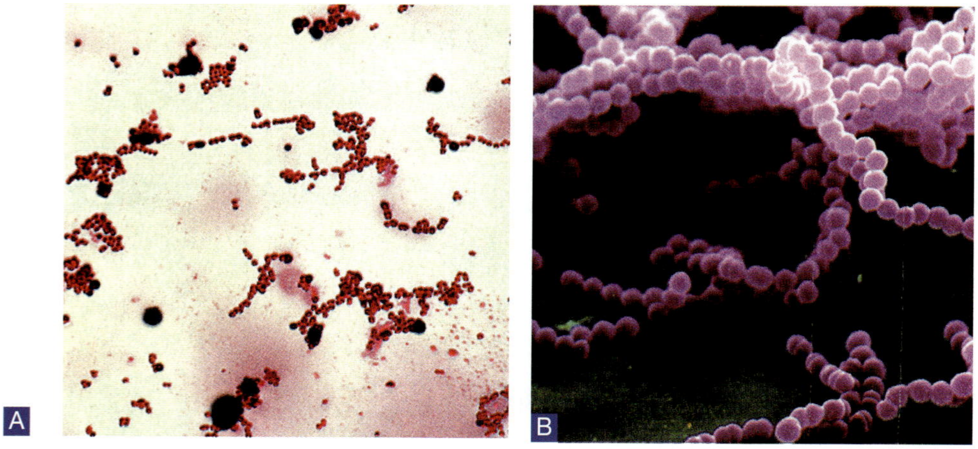

그림 15-6. A군 용혈성 연쇄구균 형태의 특징. (A) Gram 염색. 현미경 관찰. Gram 양성 연쇄구균의 형태, (B) 전자 현미경 관찰. 연쇄구균의 형태

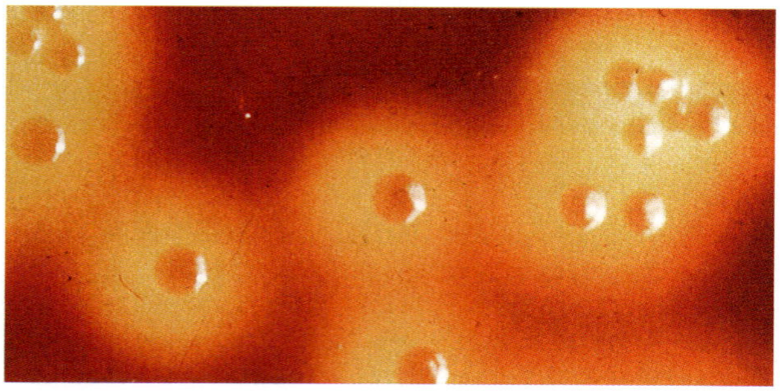

그림 15-7. *Streptococcus pyogenes.* 면양혈액한천배지에서 발육된 A군 β-용혈성 연쇄구균의 집락 주위에 β-용혈대가 보인다

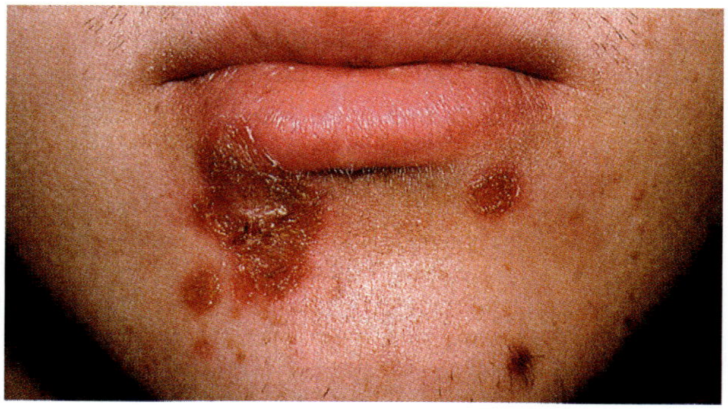

그림 15-8. 피부의 농가진. *Streptococcus pyogenes* 감염으로 피부에 농가진이 생긴다.

태가 나쁘거나 피부 질환이 있는 사람에게 부스럼, 종기, 종창이 형성되면서 혈액으로 균이 침입한 다음 급성으로 부종(edema)이 생기며, 급성 사구체 신염 또는 신장염으로 소변이 잘 안나오며 단백뇨가 나오고 혈뇨가 나온다. 고혈압 증세를 보이고, 심부전증을 일으키고 유아나 아동에 흔히 유발하는데, 원인 기전은 면역복합형(immune complex type) 때문에 나타난다(그림 15–9).

3. 탄저(Anthrax)

- 어원 : 탄저(anthrax)는 '석탄'을 뜻하는 그리스어 '안트라시스(anthracis)'라는 단어에서 유래된 말이다. 피부를 통해 탄저균이 침입하면 부스럼이 생기면서 피부가 석탄처럼 까맣게 된다고 해서 이렇게 이름을 지었다.

  우리나라에서는 석탄 '탄(炭)' 자에 종기 또는 악창을 뜻하는 '저(疽)'를 덧붙여 탄저(炭疽)라고 이름을 붙였다.
- 분포 : 탄저균은 토양 속에 아포를 형성하면서 수년 내지 수십 년 생존한다고 한다.
- 감염 경로 : 토양에 있는 탄저 포자(spore)가 풀을 뜯어먹는 소, 말, 양 등 초식동물에게 주로 발생하며 초식동물이 탄저균에 감염 시 탄저병에 걸린 동물의 고기를 날로 먹거나 덜 익혀 먹어 사람

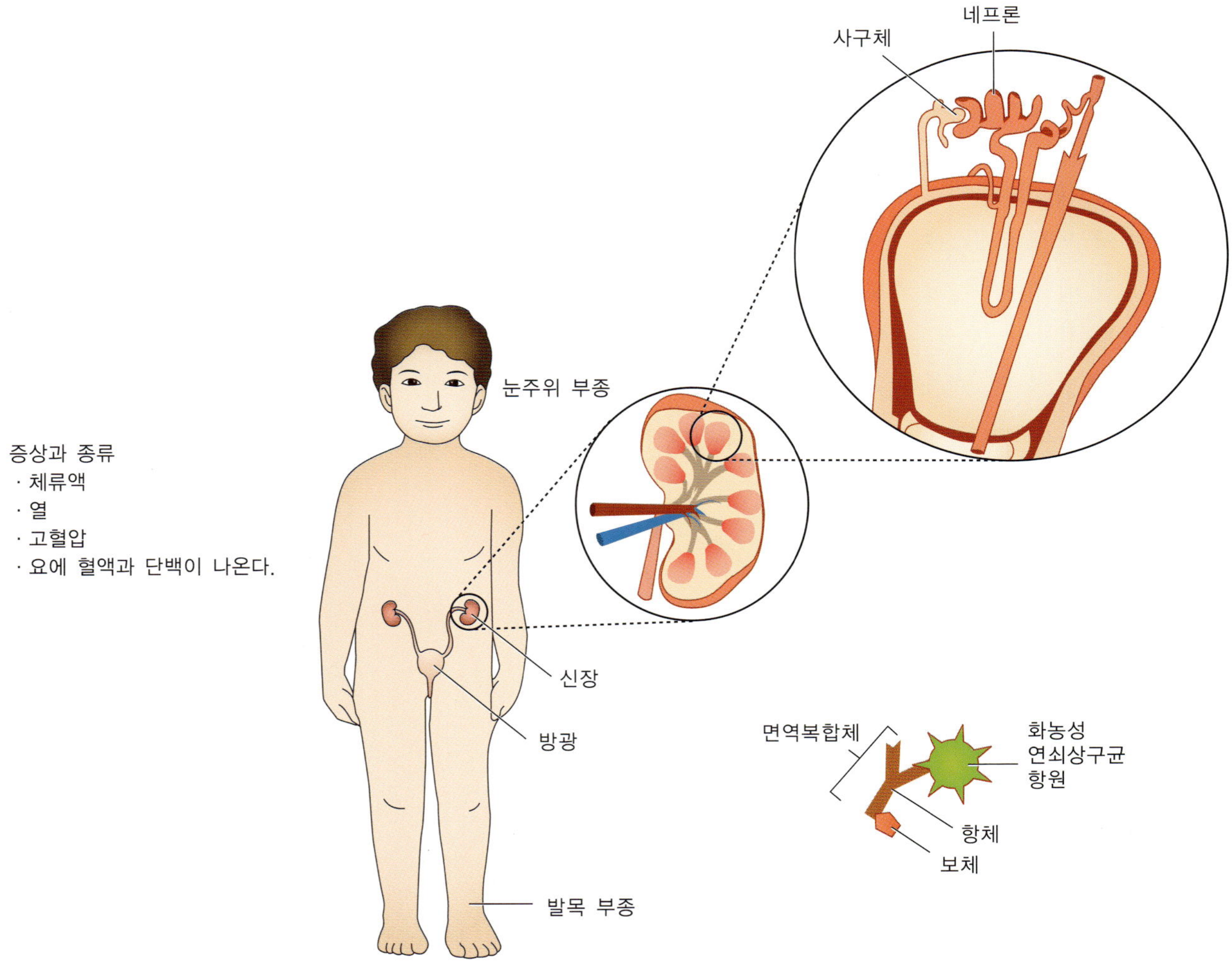

그림 15–9. 급성사구체 신염의 발생기전. 연쇄구균 감염으로 면역복합기전에 이상으로 신장 사구체 파괴로 심한 염증반응이 나타난다.

에게 감염된다. 사람에 탄저병이 발생할 경우 감염경로에 따라 탄저균 포자가 피부 상처를 통해 감염되면 피부탄저, 탄저병 감염된 동물의 고기를 덜 익혀 먹을 때 소화기탄저라 하고 탄저균 포자가 공기 중에 먼지와 함께 호흡기인 코로 침입하여 호흡기인 폐에 이상이 오는 폐탄저로 나눈다.

- 증상 : 탄저균의 포자 흡입 시 보통 감기와 비슷하며 심한 호흡장애와 쇼크 상태에 빠진다.
- 잠복기 : 2~7일
- 병원체 : *Bacillus anthracis*이며 Gram 양성 호기성 아포형성 간균이다(그림 15-10).
- 병원성 : 탄저병의 종류는 감염경로에 따라 피부탄저, 소화기탄저, 호흡기탄저로 나눈다(표 15-6).
  - ① 피부탄저 : 피부의 상처를 통해 탄저균의 아포가 감염되면 잠복기를 지나 피부가 부풀어오르면서 물집이 생기고 검게 변하는 피부 탄저병이다.
  - ② 소화기탄저 : 탄저병에 걸린 동물의 육류를 먹어서 생기는 장 탄저병이다. 즉 탄저에 걸린 소를 매장하지 않고 암도살하여 이웃과 같이 나누어 먹음으로써 1~7일 정도의 잠복기를 거쳐 복통, 구토, 메스꺼움, 고열, 혈변 등의 증상이 나타난다. 균이 혈액 속에 침투해 패혈증(敗血症 ; septicemia)이 생기면 치명적이다.
  - ③ 호흡기탄저 : 탄저균의 포자가 먼지와 함께 호흡기인 코를 통해 침입하면 즉각 감기와 같은 유사한 독감 증세가 나타난다. 보통 2~7일 정도의 잠복기를 거쳐 급격한 호흡곤란과 함께 폐에 물이 차고 부풀어오르는 등 호흡기에 증상이 나타나는데 이런 증상이 나타나면 치료해도 사망하는 경우가 대부분이다.
- 역학 : 자연 상태에서 탄저에 걸릴 확률은 극히 낮다. 탄저병은 법정감염병이 아니므로 정확한 발병 현황이 집계되지 않고 있다. 지난 94년 경주에서 병든 소의 고기를 먹고 28명의 환자에게 장탄저가 발생해 3명이 사망했으며 95년 2명, 2000년 5명의 환자가 발생했다. 2001년 미국에서 테러리스트들이 우편물에 하얀 분말의 가루와 같이 탄저균 포자를 넣어 배달하여 우편물을 개봉해 볼 때 분말이 비산되면서 숨을 쉴 때 코로 감염이 되게 하기도 했다.
- 예방과 치료 : 탄저 백신의 예방효과는 93% 수준이다. 일반인들은 탄저 백신 접종을 받을 필요가 없고, 또 접종을 원한다고 해도 접종을 받을 수 없다.

미국 질병통제센터(CDC)가 접종을 권장하는 대상은
① 탄저균 실험실 연구자

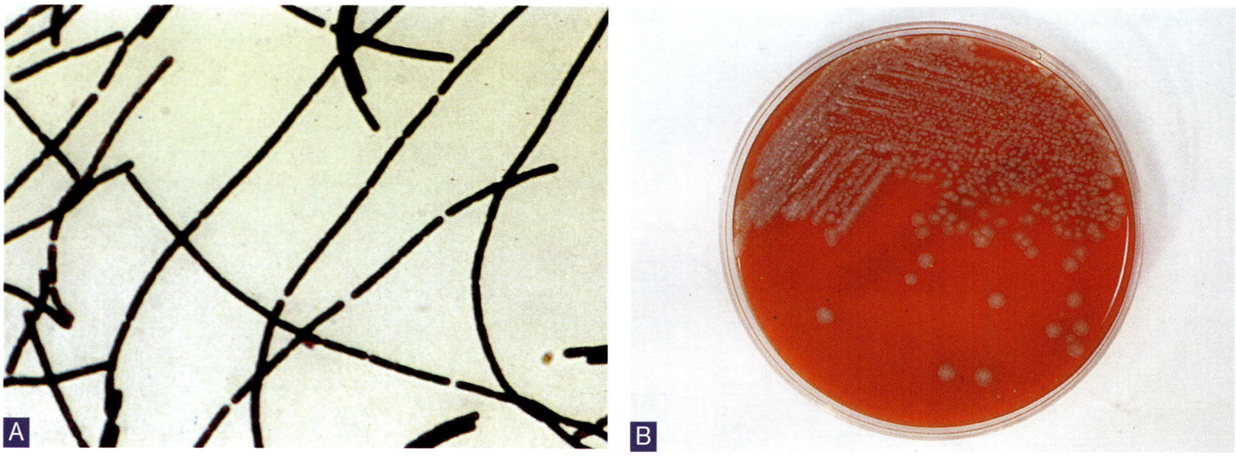

그림 15-10. *B. anthracis*(탄저균)의 형태의 특징. (A) Gram 염색과 포자의 형태 그람양성간균 대나무마디모양간균, (B) BAP agar에 발육된 집락

② 감염 위험성이 높은 동물을 만지는 사람

③ 탄저병 위험이 높은 지역에 근무하는 직업인과 군인 등이다.

피부탄저 및 소화기탄저는 기존의 항균제로 치료가 가능하지만 호흡기탄저는 마땅한 치료법이 없다.

미국에서 테러리스트들이 우편물을 개봉 탄저균 포자하여 균이 퍼져 코에 감염된 사람의 치료약으로 시프로플락신(ciproflaxin)이 유용하다.

생물테러균으로 지정되어 있다.

4. 로키산 홍반열(Rocky Mountain Spotted Fever)

로키산 홍반열(Rocky Mountain Spotted Fever)은 미국의 로키산맥 및 동부 지역 숲속에 쥐, 다람쥐, 나무에 기생하는 참진드기 및 진드기에 사람이 물리면 진드기

표 15-6. 탄저(Anthrax)

피부탄저	호흡기탄저	소화기탄저
감염경로 - 피부 여러 탄저병 종류 중에서 피부 탄저병이 가장 많이 발병한다. 그러나 치사율은 가장 낮다.	**감염경로 - 호흡기 코** 공기 중에 떠다니는 탄저균 포자에 노출되어 감염된다. 치사율이 매우 높다.	**감염경로 - 소화기** 탄저 병중에서는 드물게 나타난다. 식도 · 위 · 장 등 소화관 어디든 파괴될 수 있다.
탄저균의 침입 - 피부 접촉 베이거나 긁힌 상처로 탄저균 포자가 들어간다. 여기서 이 포자는 증식하면서 독성물질을 내놓는다.	**탄저균의 침입 - 흡입** 공기 중에 떠다니는 포자가 허파꽈리로 들어간다. 본격적으로 성장하기 전에 60일까지 시간이 걸리기도 한다.	**탄저균의 침입 - 섭취** 탄저균포자에 오염된 소 · 양 · 염소 등의 고기를 제대로 익히지 않고 먹었을 때 감염될 수 있다.
탄저병의 증상 - 발진 피부가 붓거나 모기에 물린 자국 같은 반점이 생긴다. 이것은 물집이 되고 곧 검은색 종기로 변한다. 이 종기는 2주 정도 지속된다.	**탄저병의 증상 - 독감 증상** 열이 나고 가슴이 아프다. 이것은 호흡곤란이나 쇼크를 일으킬 수 있다. 혼수상태에 빠지거나 사망하기도 한다.	**탄저병의 증상 - 복통** 메스꺼움 · 구토 · 피로 · 식욕부진 · 열 등의 증상이 함께 나타난다. 이후 심한 위경련이 일어나고 피가 섞인 설사가 나온다.
병원성 - 피부 손상 독성물질이 피부조직 주위를 공격한다. 신체는 탄저균과 싸우기 위해 면역세포를 대량 생산한다.	**병원성 - 허파 손상** 탄저균이 증식하면서 독성물질을 배출한다. 이 때문에 허파가 손상되고 피가 난다.	**병원성 - 장 손상** 탄저균과 독성물질이 장의 내벽을 손상시킨다. 이것은 근처의 조직까지 파고 들어간다. 그 결과 면역반응을 일으킨다.
탄저균의 전이 - 피부에서 면역세포가 탄저균을 림프절로 끌고 간다. 치사율 20%	**탄저균의 전이 - 허파에서** 면역세포가 탄저균을 림프절로 옮긴다. 치사율 90%	**탄저균의 전이 - 장에서** 면역세포가 탄저균을 림프절로 옮긴다. 치사율 25~60%
탄저병 말기 탄저균이 림프구에서 증식하면서 조직을 파괴하는 독성물질을 배출한다. 이것은 혈류를 따라 온몸에 퍼진다.	**탄저병 말기** 탄저균이 림프구에서 증식하면서 조직을 파괴하는 독성물질을 배출한다. 이것이 혈류를 따라 온몸에 퍼진다.	**탄저병 말기** 탄저균이 림프구에서 증식하면서 조직을 파괴하는 독성물질을 배출한다. 이것은 혈류를 따라 온몸에 퍼진다.
치료약 시프로플락신(ciproflaxin)이 유용하다.	**치료약** 시프로플락신(ciproflaxin)이 유용하다.	**치료약** 시프로플락신(ciproflaxin)이 유용하다.

가 보유하고 있는 Rickettsia rickettsi 병원균이 피부에 감염되어 피부 상처에 감염된 지 3~12시간의 잠복기를 지나 혈류로 침입 후 혈관의 내피세포에 증식한다. 그러면 갑자기 두통과 발열, 혈관 장애가 발생하여 손바닥 발바닥에 붉은 발진이 나타나고 심한 두통을 호소하고 심장이 비대해지고 정신불안을 일으키는 질환으로 치료의 시기를 놓치면 사망하는 경우도 있다(그림 15–11, 그림 15–12).

Tetracycline 또는 chloramphenicol 같은 항균제를 사용하면 일반적으로 회복이 급격히 촉진된다(표 15–7).

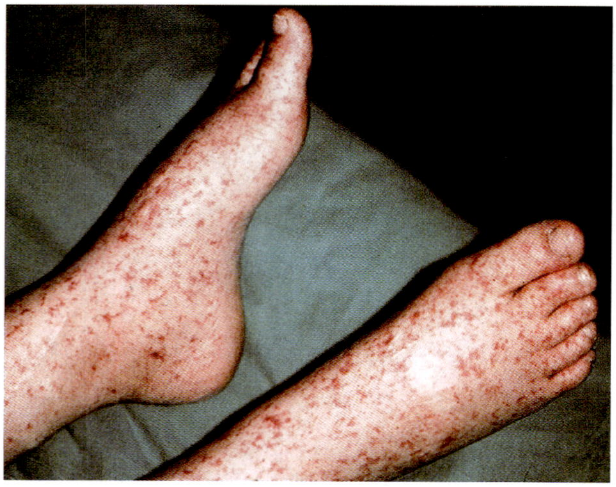

그림 15–11. 록키산 홍반열환자의 피부발진. 참진드기에 물려 *R. rickettsii* 균이 혈관에 침입하여 독소에 의해 손, 발, 피부에 붉은 반점

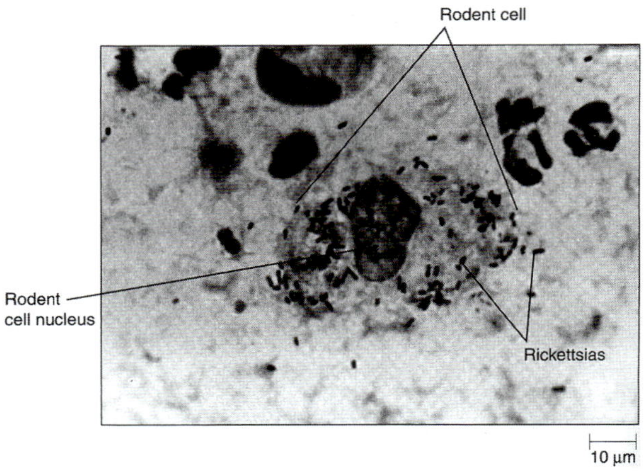

그림 15–12. 설치류 세포 내에 편성기생하는 *R. rickettsii* 균과 Rodent Cell

5. 라임병(Lyme Disease)

1976년 미국의 Connecticut 주의 Lyme 지방에서 발생된 질병으로 들쥐, 사슴에 기생하는 절지동물에 속하는 '진드기(Black-Legged Tick)'가 사람을 물어 발생하는 질병을 라임병(Lyme disease)이라고 부른다. Lyme disease 병원체는 1982년 Dr. Burgdorfer가 원인균을 발견하여 *Borrelia burgdorferi*라고 명명하였다(그림 15–13, 그림 15–14).

Lyme 병은 미국에 흔한 질병이며 들쥐, 사슴에 기생하는 진드기에 물린 후 몇 주 지나서 3단계의 증상을 거친다(표 15–8).

1단계로 진드기에 물린 후 잠복기를 지나 피부에 직경 15cm 정도되는 홍반성반점(erythema migrans)이 나타나며 대부분 독감과 같은 증상에 피로, 오한, 열,

표 15–5. 농가진(Impetigo)

증 상	두통, 근육과 관절에 통증, 발열, 사지에서 출혈성 발진에 의해 시작된다.
잠복기	4~8일
병원체	*Rickettsia rickettsii,* 절대적 세포 내 증식세균
병원성	진드기에 물린 상처에 R. rickettsii균이 증식한다 : 이 균이 혈류로 침범되고, 혈관의 내피세포로 감염된다. 혈관 병변과 내독소는 병리학적 변화를 말해준다.
역 학	감염된 참진드기에 물림으로 전파 , 보통 Demacenter andersoni 참진드기 종이 매개를 한다.
예방과 치료	진드기 감염지역을 피하고, 진드기 구충제를 사용하여 박멸한다. : Tetracycline 또는 chloramphenicol 항균제가 유효하다.

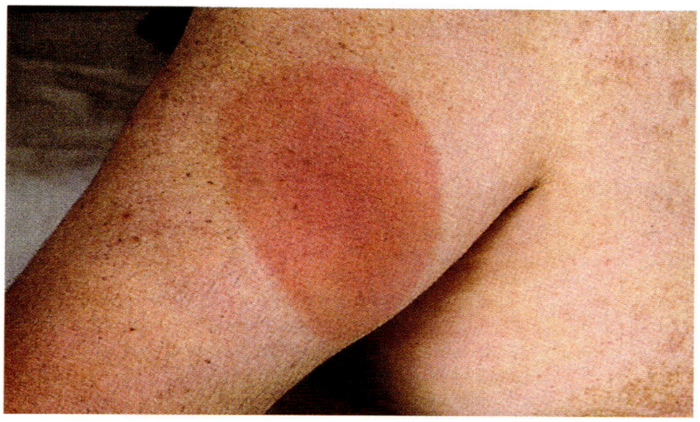

그림 15-13. 라임병의 붉은 반점의 특징을 홍반성 반점이라 한다. 진드기에 물린 후 원통형의 붉은 반점이 생긴다.

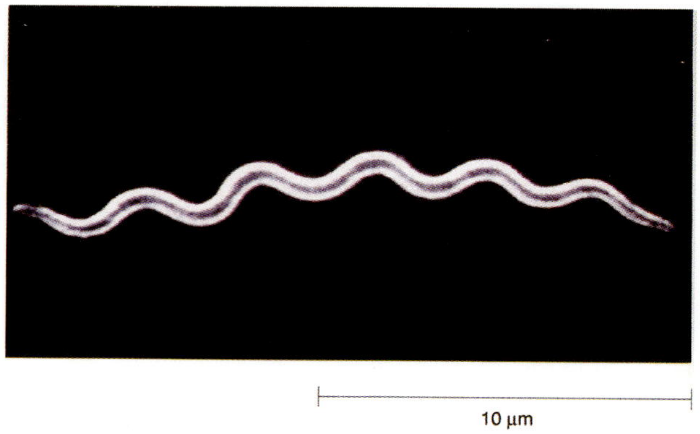

그림 15-14. 라임병의 병원체를 주사전자 현미경으로 관찰한 *B. burgodorferi* 균

두통, 배통을 호소한다.

2단계는 2~8주 지나 홍반성 반점이 있은 후 심장과 신경계에 극심한 증상이 생겨 안면마비와 심한 두통으로 눈의 초점이 흐려지고 정서적으로 불안정해지고 피로하고 팔과 다리에 신경 장애를 일으킨다.

3단계 특징은 관절염, 관절통으로 무릎 관절이 붓고

표 15-8. 라임 병(Lyme Disease)

① *Borrelia burgdorferi* 세균이 진드기에 감염되어 이 진드기에 물린 상처를 통해 피부로 세균이 들어와서 감염된다.

② *Borrelia burgdorferi* 세균이 피부조직에 증식 시 홍반성 반점의 발진을 일으킨다.

③ 세균은 심동맥 혈류로 들어가고 발열을 일으키고 심장과 신경계에 급격한 손상을 준다.

④ 면역반응의 결과로 세균에 저항을 하고 면역기능이 약하면 관절염이나 마비증세와 만성 증상이 지속된다.

⑤ 사람에서 다른 사람으로 전파되지 않는다.

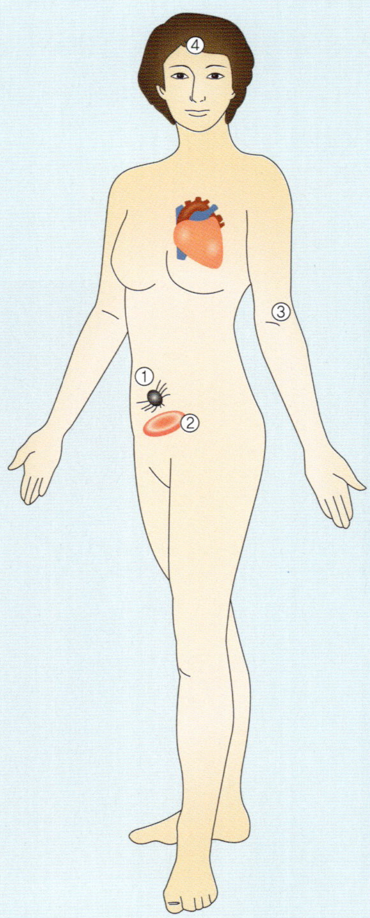

증 상 : 1단계 : 물린 부위에 둥근 반점이 커지고, 붉어지고, 발열, 불쾌감, 두통, 온몸이 쑤심. 물린부위 근처의 림프절이 확대, 관절통이 있다.

· 2단계 : 심장과 신경계에 급성의 급격한 증상이 진행된다.

· 3단계 : 만성관절염과 신경계의 장애가 나타난다.

잠복기 : 대략 1주

병원체 : *Borrelia burgdorferi*이며 나선 모양의 세균이다.

병원성 : 진드기가 *Borrelia burgdorferi* 균을 보유하고 있다가 사람을 물어 피부에 감염되고 혈액으로 균이 전파되어 심장동맥혈을 타고 전신으로 퍼진다. 세균의 면역반응에 의거 조직이 손상된다.

역 학 : 진드기에 물림으로 인해 퍼지고 진드기는 보통 숲에 활동하는 들쥐와 흰 꽃사슴이 균을 보균하는 것으로 알려져 있다.

예방과 치료 : 옷을 입어 진드기에 물리는 것을 방지하고, 살충제를 살포한다. 15~17세 이상의 사람은 백신으로 예방이 가능하다. 조기 치료는 doxycycline과 그 외 항생제로 치료 가능하다. 만성인 경우는 항생제 치료를 계속한다.

치료의 시기가 늦으면 만성 신경 질환으로 통증과 마비증상을 일으킨다. ampicillin과 ceftriaxone, doxycycline이 효과가 있다.

III. 바이러스 감염 피부 질환
(Skin Disease Caused by Virus)

바이러스가 피부에 감염되면 발진을 일으키는 질환이 많다. 바이러스성 발진에는 홍반성 발진과 수포를 형성하는 2가지로 분류된다.

1 수두-대상포진
(Varicella-zoster ; chickenpox-herpes)

수두(Varicella ; chickenpox)는 9세 미만 아동에게 열을 동반하고 피부에 붉은 반점을 나타내는 가장 흔한 바이러스성 질병으로 Varicella라고 흔히 이름을 부른다.

수두 바이러스는 전염성이 높은 질병이며, 환자로부터 기침, 재채기 시 소수포 비말(droplet)이 다른 사람의 기도에 감염되어 약 2주일의 잠복기 후에 발열, 두통 등의 전구증상에 이어서 발진이 몸통에서 시작하여 얼굴, 팔, 다리로 확대되고 인두, 점막에서도 나타나며 통증이 심하다(그림 15-15).

이 발진은 1~3일간에 구진과 수포를 거쳐 건조되어 가피를 형성하며 가피는 1주일 이내에 떨어져 반흔이 생긴다(그림 15-16).

소아에서는 합병증이 별로 없으나, 성인에서는 Varicella-zoster virus는 폐렴을 일으키면서 하부의 호흡기관으로 퍼져 들어간다(표 15-9).

2. 대상포진(Herpes Zoster)

대상포진은 소아기에 초기 감염되어 염증을 일으키면서 척수와 두개골 신경의 감각 신경절에 도달하여 지각신경절의 염증과 괴사, 통증을 일으킨다. 이로 인해 심한 신경통이 생기고 지각신경 말단에 수포를 만들고 전각신경에 변화가 미쳐 근육의 탄력과 마비가 생긴다.

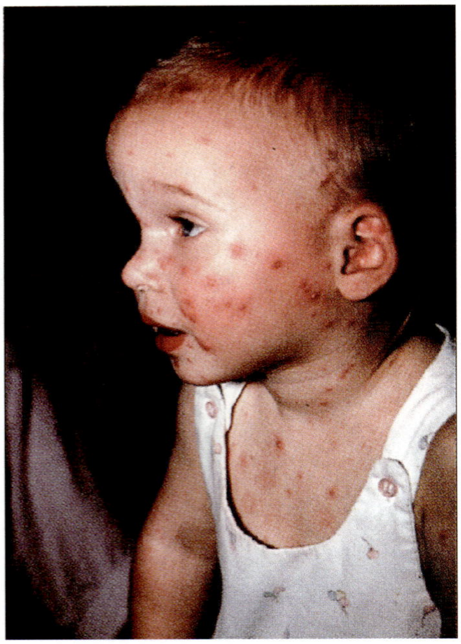

그림 15-15. 어린아이 피부에 감염된 수두. 어린 아동의 피부에 붉은 반점과 수포가 계속 발생한다.

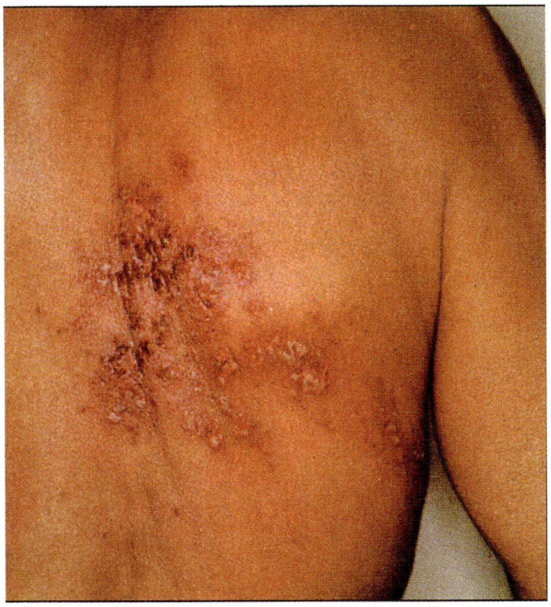

그림 15-16. 대상포진. 발진은 지각신경분포에 따라 구간, 목, 안면, 허리 천골부 등의 순서로 나타난다.

표 15-9. Varicella-zoster(Chickenpox-herpes)

① 수두-대상포진 바이러스가 코와 입으로 침입하여 감염된다.

② 바이러스는 림프절 부근에 감염되어 증식하면서 심동 맥혈에 계속 증식한다.

③ 심장동맥혈 내로 virion의 과다 출현은 다른 신체 세포의 감염을 야기한다.

④ virion은 수포와 가피로 진행되는 연속적인 피부 병변을 야기한다.

⑤ 면역계는 신경세포 내의 몇몇 virion을 제외한 감염을 제거한다.

⑥ 만일 면역성이 나이에 관련되거나 또 다른 원인에 의해 감염되면 신경절 내로의 virus 침입은 피부에 감염될 수 있고 대상 포진의 원인이 된다.

⑦ 다른 곳으로의 전이는 호흡기 분비물과 피부로 부터 발생된다.

* virion ; virus 입자를 뜻한다.

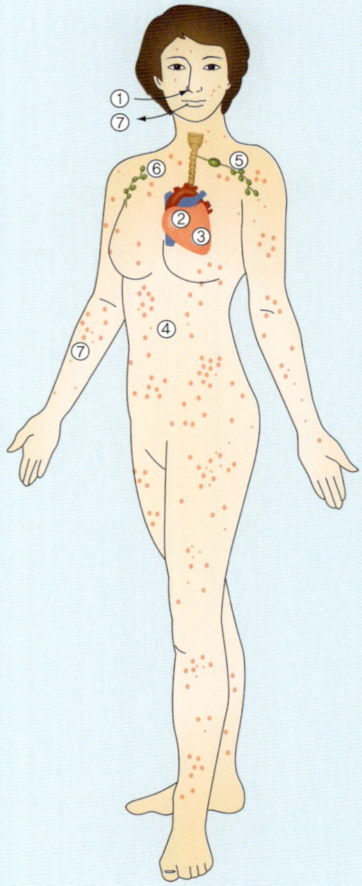

증 상 : 진행되는 각 단계마다 소양감, 수포, 발열이 나타나며 잠복기가 있는 몇년 후 대상포진과 같은 명백한 징후로 나타난다.

잠복기 : 10~21일

병원체 : Varicella-zoster virus her-pes virus과 소속됨; 외피로 쌓인 2중가닥 DNA virus이다.

병원성:상기도 호흡기 감염, 혈류에서 피부로 이행하여 증식을 하며 전신에 퍼진다. 표피 내 virus의 세포병리학적 효과(cytopathic effect)가 있다. ; 혈청과 백혈구를 포함한 수포 형성, 거대세포는 감염된 세포와 융합을 한다.

역 학:감염성이 높고, 호흡기로부터 소수포에 감염되어 사람에게 대상포진과 수두 양쪽 다 나타난다.

예방과 치료:생백신을 투여함, 감염된 어린이와 직접 접촉을 피한다. v-z immune globulin(VZIG)을 투여한다.

척수 후근 신경절에 잠복하고 있던 바이러스가 성인에게 활성화되어 지각신경을 따라 출현하여 그 지배영역에 홍반 내지 수포를 형성하고 성인에게 발진이 발생하면 심한 신경통 같은 참기 어려울 정도의 동통을 수반하는 질환이다.

호발 부위는 흉부, 요부, 안면이며 2~3주일경 지나 악성종양이나 면역억제제 투여 환자에서는 중증화할 때가 있다(그림 15-17).

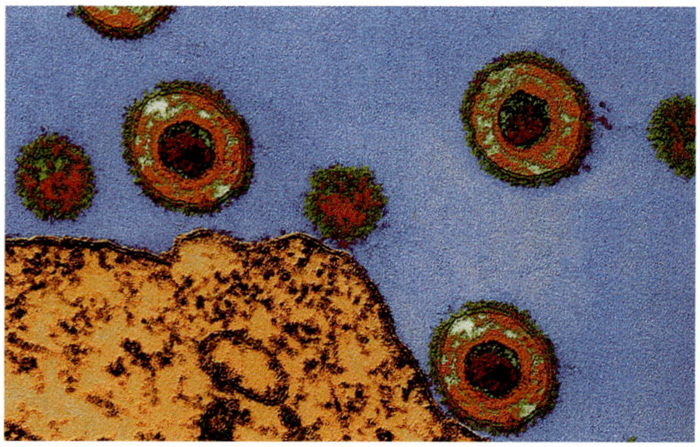

그림 15-17. 수두-대상포진 바이러스. 전자 현미경으로 관찰한 수두-대상포진 바이러스 입자

3. 홍역(Measles)

홍역바이러스가 호흡기 점막상피세포에서 증식하고 근처에 있는 림프양조직(lymphoid tissue)에서 증식한 다음에 T-cell, B-cell, 단핵구(monocyte) 백혈구로 들어가서 2~3일 지난 다음에 일차적인 바이러스혈증(viremia)를 일으킨다. 망상내피계(RES)로 가서 증식하여

표 15-10. 홍역(Measles ; Rubeola)

① 홍역 바이러스가 흡입 시 림프절 보다 눈과 상기도에 잘 감염된다. ② 바이러스는 심장혈류로 들어가고 뇌, 폐, 피부를 포함한 신체의 모든 부분으로 이동한다. ③ 홍역바이러스에 감염된 피부세포는 면역 T-cell의 공격을 받으므로 발진이 야기된다. ④ 폐에서의 바이러스 복제는 폐렴이 원인이라 할 수 있다. 또한 뇌도 감염될 수 있다. ⑤ 드문 경우로 뇌에서 바이러스 존재는 아급성 경화성 범뇌염을 일으키거나 몇 달, 몇 년 후에 급성감염을 일으킨다. ⑥ 보편적으로 귀와 폐에 2차적 감염이 일어나기 쉽다. ⑦ 전파는 기도 분비물에 의한다.	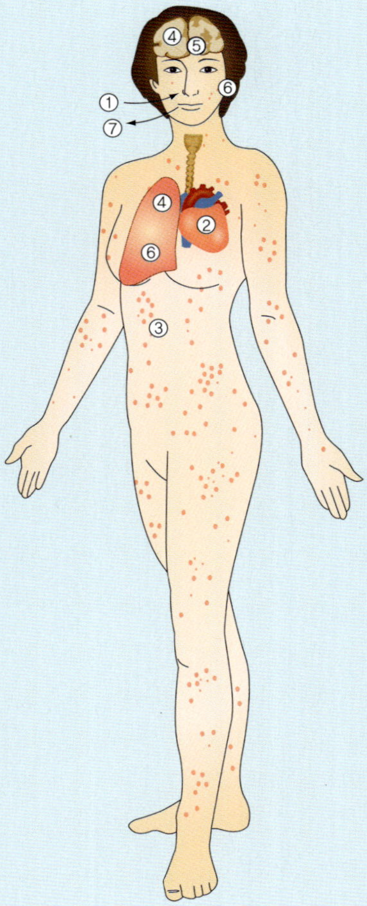	증 상 : 발진, 불쾌감, 발열, 결막염, 감기 그리고 비강에서 콧물 흘림 잠복기 : 10~12일 병원체 : *Paramyxovirus* 과의 속한 홍역 바이러스는 단일가닥 RNA바이러스 임. 병원성 : 홍역 바이러스는 호흡기 기도에서 증식한다. 혈액에 의해 특히 피부, 폐, 뇌 등의 인체의 다양한 부분으로 퍼진다. 호흡기 기도 상피의 손상은 폐와 귀의 이차 감염의 원인이 된다. 역학 : 호흡기를 통해 들어와 감염률이 높으며, 사람이 사람으로 전파되는 것이 유일한 전염경로이다. 예방과 치료 : 약독화 생백신이 절대적인 효과가 있다. 생백신을 생후 12개월 이후에 접종한다. 2차 접종은 초등학교 들어갈 때 또는 사춘기 때 접종한다. 바이러스 치료제는 현재 없다. 두통의 증상을 완화시키기 위해 아스피린제를 투여한다. 이차적인 세균감염의 대비 항생제를 사용한다. gammaglobulin 접종으로 효과가 있다.

망상내피계를 파괴하고 다시 백혈구로 들어가서 심한 이차적인 바이러스혈증(viremia)을 일으켜 전신조직으로 퍼져 홍역을 일으킨다.

홍역은 소아의 발진성 질환으로 가장 잘 알려져 있는 질환이며, 발병률이 높고 잠복기는 9~12일간이며 발열, 상기도 염, 결막염 등의 증상으로 시작된다. 2~3일 후에는 구강 내에 중심부가 흰색인 붉은 반점으로 나타나는 Koplik's spot가 출현하고 피부에는 발진이 생긴다(표 15-10).

그 다음에 일단 열이 내렸다가 1일 이내에 다시 39~40℃의 고열이 나는 동시에 전신에 발진이 출현한다. 이 발진은 3~4일간 지속되고 열과 발진도 천천히 소실되어 회복기로 들어간다. 발진 출현 전후 수일간에 감염성이 강하다. 환자는 적어도 발진 출현 후 1주일 동안은 학교에 보내지 말아야 한다.

홍역의 합병증에는 비염급성후두염, 기관지염, 폐렴을 유발하는데, 중이염이 가장 많고 폐렴은 그 다음이지만 사망의 원인으로서 중요하다. 말을 못하는 유아에서는 치료가 늦으면 유양돌기염(mastoiditis)이 된다. 신경계에 침입하여 뇌염증세, 혈소판감소성 자반증, 각막염, 결막염도 생긴다. 만성감염의 경우는 매우 드물지만 바이러스가 뇌에서 증식하여 아급성 경화성 범뇌염(subacute sclerosing panencephalitis : SSPE)으로 발전할 수 있다.

SSPE는 홍역 바이러스가 감염되고 2~10년이 경과한 후에 나타나며, 질병의 형태는 진행성상으로 근본적인 치료 방법이 없다.

4. 풍진(Rubella, 또는 독일홍역 German Measles)

호흡기로 침입한 풍진바이러스(rubella virus)는 상기도점막과 목의 림프절에서 증식하여 바이러스혈증(viremia)을 일으켜 rubella virus가 전신으로 퍼진다. 여러 곳에 있는 림프절에서 다시 증식하고 이때 림프절종대(lymphadenopathy)가 생겨 이로부터 3~10일 지나면서 전신의 발진과 여러 가지 증세가 나타난다.

풍진은 속칭 3일 홍역이라고도 칭하며, 홍역 바이러스와 마찬가지로 발진을 나타내는 일반적인 바이러스로서 잠복기는 2~3주이다. 감염된 후 잠복기를 거쳐 하루 또는 이틀 동안 약간의 열이 발생하고 목과 귀 뒤에서 림프절 종창을 일으키며 특이한 발진과 코 막힘과 같은 감기증상이 나타난다. 이 시기에 바이러스가 혈중에 나타나고 2~3일 후에 분홍색~붉은 발진이 출현하며, 두부에서 아래쪽으로 진행되어 사지로 확대되어 3일 전후에 소실된다.

어린이의 경우 1주일 정도면 회복되지만 성인의 경우는 임산부가 감염되면 태아에 선천적으로 감염되어 선천성 풍진 증후군이 나타나며 기형아로 출산될 가능성이 높다. 또한 태어난 후에 사망률이 20%로 높다(표 15-11).

감염되어 태어난 신생아는 성장에 장애가 나타나며, 심장, 눈, 뇌의 기형이 초래될 수 있다. 또한 폐렴이나 난청이 나타나고 간, 골수 등의 기능에 이상이 나타날

표 15-11. 풍진(Rubella ; German Measles)

① 공기중 풍진 바이러스는 코와 인후로 감염된다.
② 바이러스는 림프절 부위에 정착한다.
③ 풍진 바이러스는 증식하면서 심장 혈류를 타고 들어간다.
④ 순환하는 바이러스는 항체와 반응하여 그 결과 항원-항체 복합체를 형성한다.
⑤ 항원-항체 복합체는 피부에 머물면서 발진을 일으키고 관절에 통증을 유발한다.
⑥ 임신한 여성의 경우 풍진바이러스는 태반을 통과하고 태아에 감염되어 선천적 풍진 증상을 초래한다.
⑦ 호흡기 분비물에 의해 다른 곳으로 전파된다.

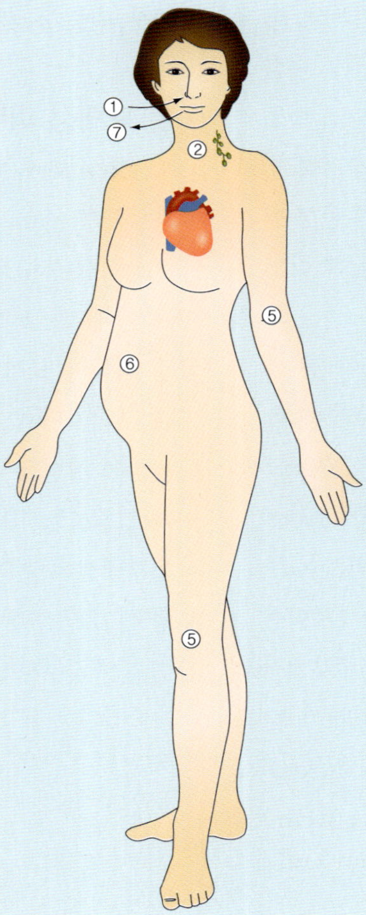

증 상 : 불쾌감, 두통, 발열, 중등도의 결막염, 이마와 얼굴에 발진이 시작되고 귀 뒤의 림프절이 붓는다.
잠복기 : 14~21일
병원체 : Togavirus과에 속하며 Rubella virus는 RNA virus이다.
병원성 : 상기도에서 증식한 바이러스는 신체의 모든 부분으로 전파되고 태반을 통과한다. 감염된 채로 태어나는 태아는 종종 비정상적으로 성장하고 태어난 유아는 생후 몇 달 동안 바이러스를 배출한다.
역 학 : 호흡기를 통해 바이러스가 코, 인후에 감염된 1주 후에 발진이 나타난다.
예방과 치료 : 12~16개월된 유아는 약독화 생균백신을 투여한다. 4~6세에 추가접종한다. 특이적 항-바이러스제는 없다.

수 있다. 따라서 임신 초기의 임산부에게 풍진이 발생하면 인공적 유산이 권유된다.

남성인 경우 고환에 통증이 나타난다. 예방 백신으로 MMR(Mumpus, Measles, Rubella)을 접종한다.

IV. 진균 감염 피부 질환 (Skin Disease Caused by Fungi)

진균에 의해 피부 질환이 발생하는 것을 진균증(mycosis)이라고 한다. 인간의 피부에 상재하는 진균 중 효모와 비슷한 *Malassezia furfur*는 전풍(Tinea versicolor)의 원인균이며, 회백색 또는 갈색 반점이 생기는 피부 질환이다.

피부에 상재하는 *Candida*균종이 캔디다증(candidiassis)을 유발하는데, *Candida*균종이 병원성과 숙주의 방어기전에 좌우되며, 병의 유발인자로서 외상, 화상, 철 결핍성 빈혈, 영양실조 및 부신기능 저하를 수반한 세포면역기전 이상이 있는 환자, 항생제를 오랫동안 사용할 경우 장관에 *Candida albicans*가 증가하며, 암치료, 부신피질 호르몬 장기사용, 림프종, 후천성 면역 결핍증(AIDS), 전신당뇨 등의 질병이 있을 때 감염의 위협이 높아진다.

피부에 감염되는 표재성 진균증은 피부의 가장 외부 표면에 있는 각질 조직(keratinized tisseu)의 손톱, 발톱, 모발 및 피부의 각질층에 소포자균속(*Microsporum*), 백선균속(*Trichophyton*), 표피균속(*Epidermophyton*) 등의 대부분의 피부사상균이 침범하여 두부백선(tinea capitis), 안면백선(tinea faciale), 체부백선(tinea corporis), 서혜부 백선(tinea cruris), 족부백선(tinea pedis), 조갑(손톱, 발톱)백선(tinea unguium), 턱수염 백선(tinea barbae), 겨드랑이 백선(tinea axillaris) 등의 질병을 일으킨다. 백선(tinea)을 윤선(ring worm)이라고도 하며 인체의 조갑, 모발 및 피부 각질 조직에 침범하여 질병을 일으킨다.

1. 칸디다증(Candidiasis)

칸디다증(Candidiasis)을 일으키는 원인균군은 *Candida* 속의 *Candida albicans*균종으로 환경에 따라 효모형(yeast form), 균사형(hypha form), 후막포자형(chlamydospore form)으로 존재한다.

칸디다증(Candidiasis)의 발병은 *Candida* 속 균의 병원성과 숙주의 방어기전에 좌우되며 유발인자로서 외상, 화상, AIDS, 전신당뇨, 암치료, 항생제를 오랫동안 사용할 경우 *Candida albicans*가 감염되면 phospholipase나 균주 특이성으로 인해서 피부 및 각질 점막에 침범하여 질병을 일으킨다(그림 15-18, A, B).

칸디다 조갑주위염은 주로 손톱으로 침범되며 조갑주위 피부가 붉게 종창되고 이를 압박하면 소량의 고름이 배출되며 동통은 경미하다. 손톱, 발톱의 표면이 굴곡이 있고 광택이 없지만 조갑백선과는 달리 부스러지는 경우는 드물다. 물을 많이 사용하는 주부, 요리사, 취사부, 간호사, 세탁부 등이 감염된다.

2. 표재성 피부 진균증 (Superficial Cutaneous Mycoses)

1) 두부백선(tinea capitis)

두부백선은 주로 15세 미만의 소아에서 많이 발생하며 성인에서는 드물게 발생한다. 두부백선은 피부사상균의 종류와 관계없이 모발은 윤택이 없고 쉽게 빠지거나 부러지며 쉽게 뽑히는 것이 특징이다. 원형 또는 타원형의 병변을 나타내며 인설이 나타나는 것이 특징이다(그림 15-19 A, B).

두부백선의 원인균은 개포자균(*Microsporum canis*), 모창균(*Trichophyton mentagrophytes*)이 대표적으로 감염되는 피부사상진균이다.

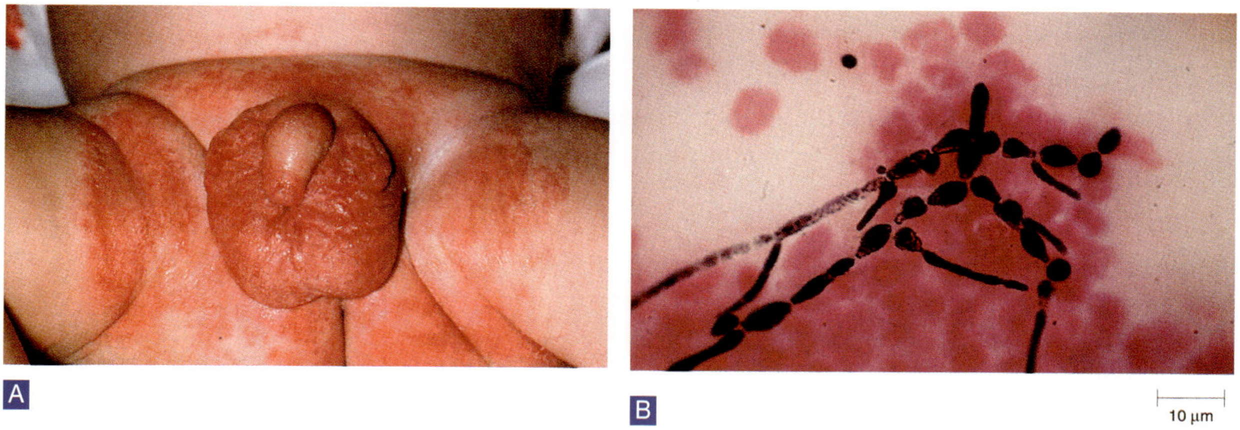

그림 15-18. *Candida albicans* 서혜부 칸디다증. (A) 서혜부 발진, 칸디다증(Candidiasis), (B) Gram 염색하여 관찰한 *C. albicans* 효모, 균사, 균사체

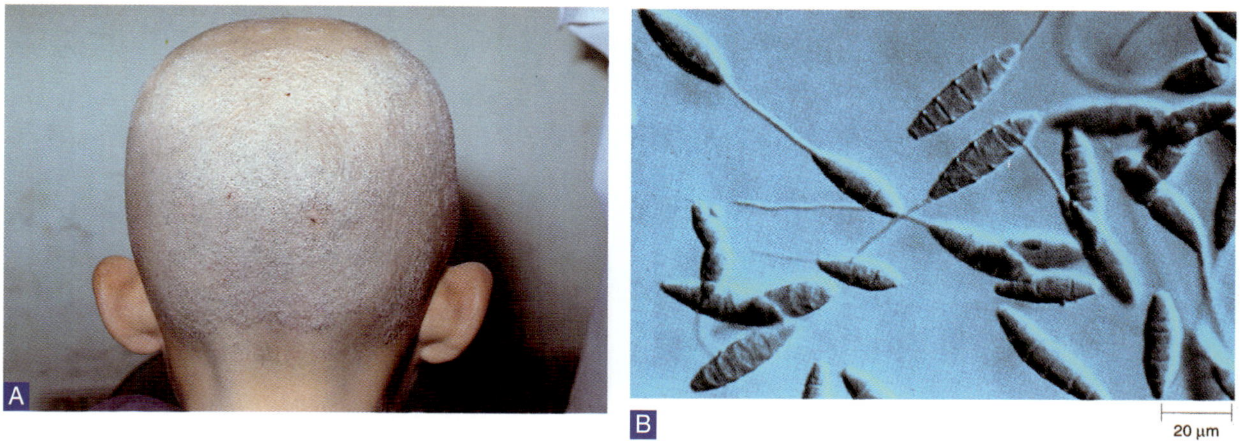

그림 15-19. 두부백선. (A) 임상사진, (B) 두부백선균 *Microsporum gypseum* 대분생자병

2) 안면백선(tinea faciale)

얼굴에 발생하는 피부사상진균증으로 *Trichophyton rubrum*, *Trichophyton mentagrophytes* 등의 진균이 얼굴에 감염되어 안면백선을 일으키는데 구진과 인설을 형성하는 피부병이다(그림 15-20).

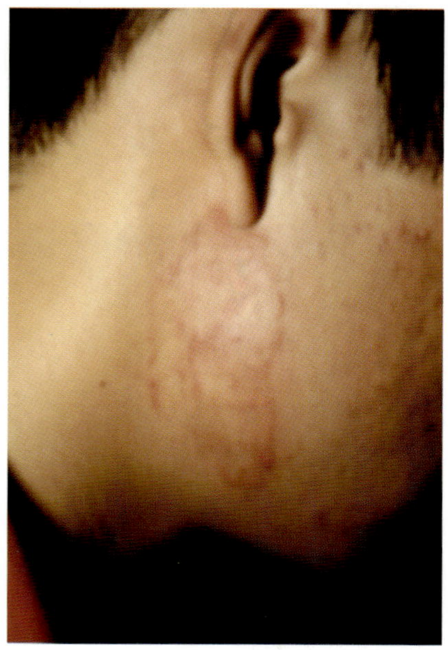

그림 15-20. 안면백선 임상사진

3) 체부백선(tinea corporis)

체부백선은 머리, 손, 발, 얼굴, 서혜부를 제외한 부위에 발생한 백선을 말하며 특징적인 병변은 환상의 둥그런 병소를 나타내며 균종에 따라서 붉은 구진, 소수포성, 건조하고 각질이 있는 병변을 나타낸다. 원인균으로 *Trichophyton mentagrophytes*, *Microsporum canis* 등이 대표적으로 체부백선을 일으킨다(그림 15-21).

4) **서혜부백선**(tinea cruris)

남자의 서혜부에 붉은 구진이 발생하는 백선으로 항문주위까지 퍼지는 경우도 있다. 발생 원인은 고온, 다습, 비만, 밀착된 내의에의한 마찰이 중요한 요인이 되지만 면역결핍환자 및 부신피질 호르몬제의 남용으로 발생하는 경우도 있다.

원인균은 *Trichophyton rubrum* 감염이 가장 많고, *Trichophyton mentagrophytes*, 서혜표피균(*Epideromphyton floccosum*)이 감염되어 일으키는 경우도 있다(그림 15-22 A, B).

소아에 서혜부 감염증은 Candida성 서혜부 감염증이 많다. 여성은 발생되는 예는 드물다.

5) **족부백선**(tinea pedis)

족부백선은 지간형(발가락사이) 소수포형(발바닥), 각화형(발꿈치)으로 구분되어 병변을 일으킨다.

(1) **지간형**

발가락 3, 4지간에 많이 발생하며 족부백선에 가장 많은 병형이다. 발가락사이가 짓무르고 미란이 발생하며 여름에 많이 생기며 심한 소양감을 나타낸다.

(2) **소수포형**

발바닥과 발바닥 옆에 소수포가 퍼져서 나타나며 소수포가 형성될 때 소양이 심하며 여름에 많이 발생한다(그림 15-24).

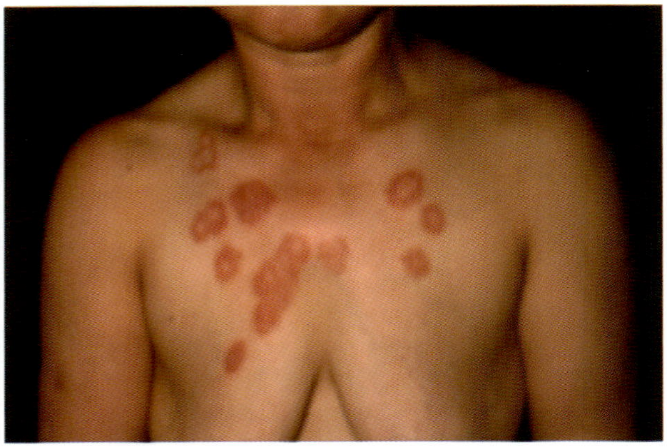

그림 15-21. 체부백선 임상사진

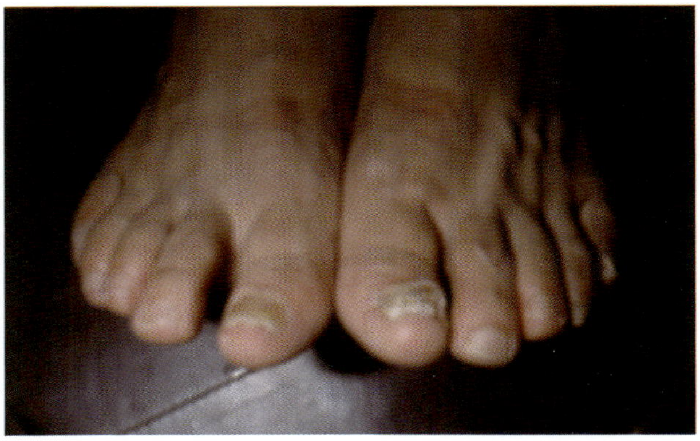

그림 15-23. 족부백선 지간형 Trichophyton rubrum 원인균

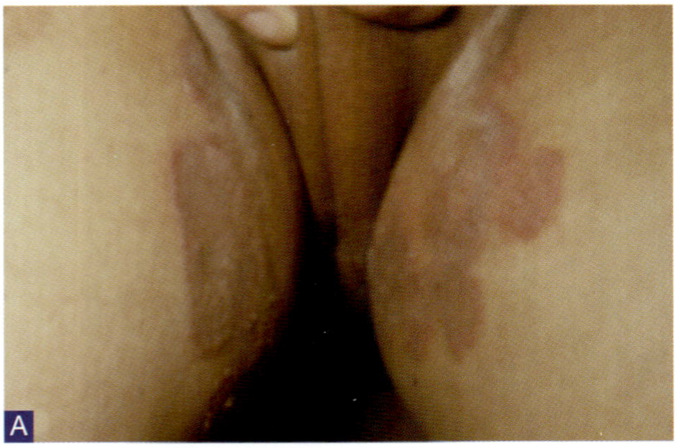

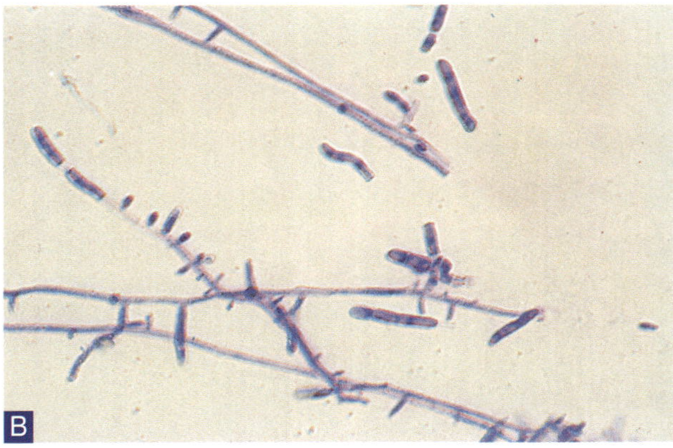

그림 15-22. 서혜부백선. (A) 임상사진, (B) 서혜부백선 원인균 *Trichophyton rubrum* 대분생자병 현미경사진

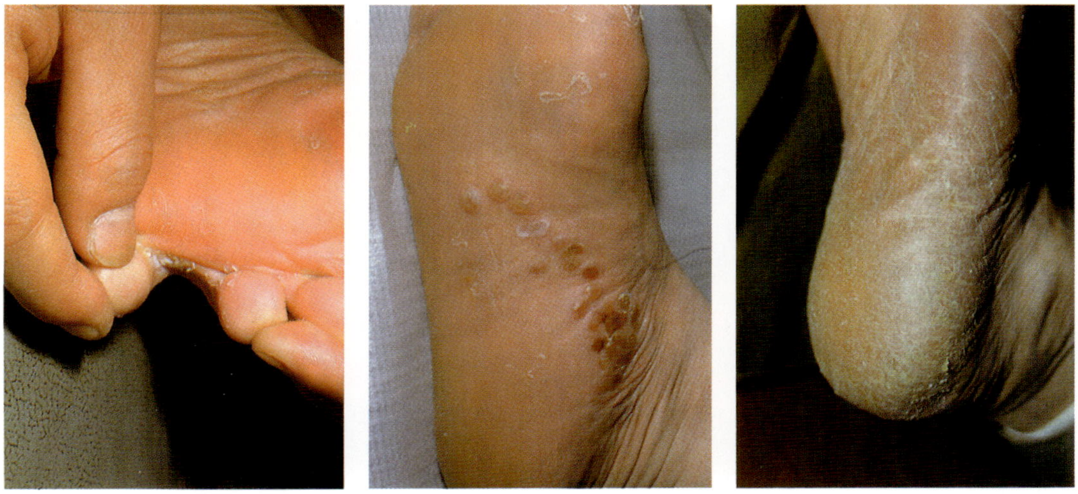

1. 자간형　　2. 수소포형　　3. 각화형

그림 15-24. 족부백선 임상사진

(3) 각화형

발바닥과 발 뒷꿈치에 인설이 일어나고 건조되며 균열이 일어난다. 소양감은 없으나 만성이라 치료가 어렵다. 발병 원인은 감염 환자로부터 떨어져 나온 인설에 의한 전파다.

주 원인균은 *Trichophyton rubrum* 감염이 가장 많고, 소수포형도 동시에 나타나는데 원인균은 *Trichophyton mentagrophytes*가 많이 나타난다.

6) 조갑백선(손톱, 발톱 백선 ; tinea unguium)

손 부위에 발생하는 백선을 말하며 주로 족부백선에서 감염되어 발병하는 경우가 많다. 조갑백선은 손톱, 발톱에 감염된 백선을 말하는데 손, 발톱에 각질 증식이 일어나고, 손톱, 발톱은 광택을 잃고 두꺼우며 황색 또는 백색의 병변이 나타나며 표면은 울퉁불퉁하며 손톱, 발톱의 말단이 잘 부서진다. 대부분 발톱에 많이 발생하며 난치성이다(그림 15-25 A, B). 원인균은 *Trichophyton rubrum, Trichophyton mentagrophytes*가 가장 많다.

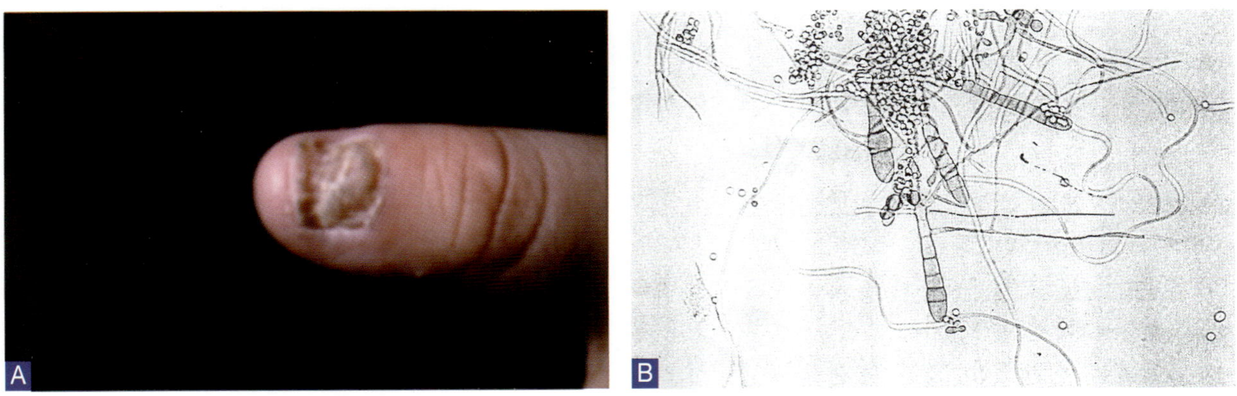

그림 15-25. 조갑백선 임상 사진. (A) 백선균에 감염된 족부백선, (B) *Trichophyton mentagrophyte* 대분생자병

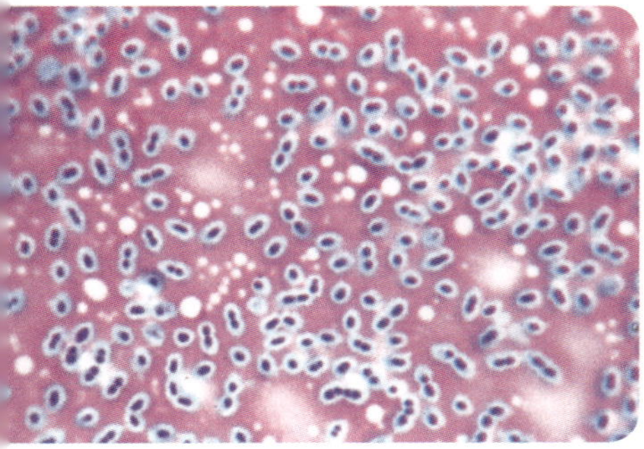

16장

호흡기 계통 감염 (Respiratory System Infection)

I. 호흡기계통(Respiratory System)

1. 호흡기계통의 해부생리 구조 (Anatomy and Physiology)

사람의 호흡기는 가스교환이 이루어지는 좌우 폐와 체외에서 폐포까지 외부 공기를 받아들이는 통로가 되는 호흡기도(respiratory passage) 또는 기도(airway)로 구분되며 비강(nasal), 인두(pharynx), 후두(larynx)까지는 상부호흡기계(upper respiratory system)이고, 기관(trachea), 기관지(bronchus), 폐(lung)까지는 하부호흡기계(lower respiratory system)에 속한다.

상부기도에는 상재균이 서식하며, 하부기도에는 상재균이 없다. 경우에 따라서 미생물이 호흡 시 침입하여 폐렴, 결핵, 백일해를 일으킨다(그림 16-1).

2. 호흡기계의 방어기전

가스교환이 이루어지면서 호흡기 조직은 수없이 많은 미생물에 노출된다. 질병을 유발하는 미생물에 의해 호흡기가 감염되지 않도록 하기 위해 복합면역작용이 일어난다.

호흡기는 점액을 분비함으로써 병원성 미생물의 침입을 부분적으로 차단한다. 점액은 배상세포(goblet cells)와 상피하선(subepithelial gland)에 의해 분비된다. 점액에서 발견되는 lysozyme은 세균의 세포벽을 파괴시키고, 항균작용을 일으키며 기관지 상피는 섬모로 되어있다. 이런 보호 시스템을 점막섬모운동(muco-ciliary escalator)이라고 하는데 그 이유는 섬모로 걸러진 입자들을 호흡기 밖으로 배출시키기 때문이다. muco-ciliary escalator는 섬모의 물결작용을 통해 병원균이 호흡기의 표면조직으로 침투하지 못하도록 하는 여과 시스템으로써 효과적으로 작용한다.

몇몇 점액과 미생물은 구강이나 비강을 통해 체외로 배출되며 일부 미생물은 후두 뒤쪽을 통해 소화기로 보내진다. 대부분의 이러한 미생물들은 재채기나 기침을 통해 호흡기로 배출된다. 점액은 또한 체내에 침입하려는 미생물의 식균작용을 증진시키는 항체를 만들어 내는 형질세포(plasma cells)를 함유하고 있다.

점액에 붙어있는 미생물을 포함한 대부분의 입자들은 호흡기보다는 소화기로 운반된다. 흡입 및 흡인에 의해 기관점막의 섬모에 여과되는데 가까스로 통과되어 들어온 미생물은 후두개 반사(epiglottic reflex)작용으로 기침을 하여 이물질을 뱉어낸다. 그러나 의식장애자, 알콜 중독자들에게는 이러한 방어기능이 마비되어 있는 까닭에 방어기전의 방벽이 무너져서 미생물은 하기도로 들어가기 쉽게 된다.

기관기관지의 표면은 섬모상피세포로 덮여 있고 기관기관지 분비액(secratorty IgA)과 섬모운동으로 분비물에 부착된 세균은 섬모운동으로 배출된다. 하부호흡기에 도달한 미생물은 세포매개 면역에 의해 더 많은 식균작용(phagocytosis)에 도전받게 된다.

폐포에 있는 대식세포(macrophage)의 식균작용(phagocytosis)이나 macrophage에 의한 T 세포의 자

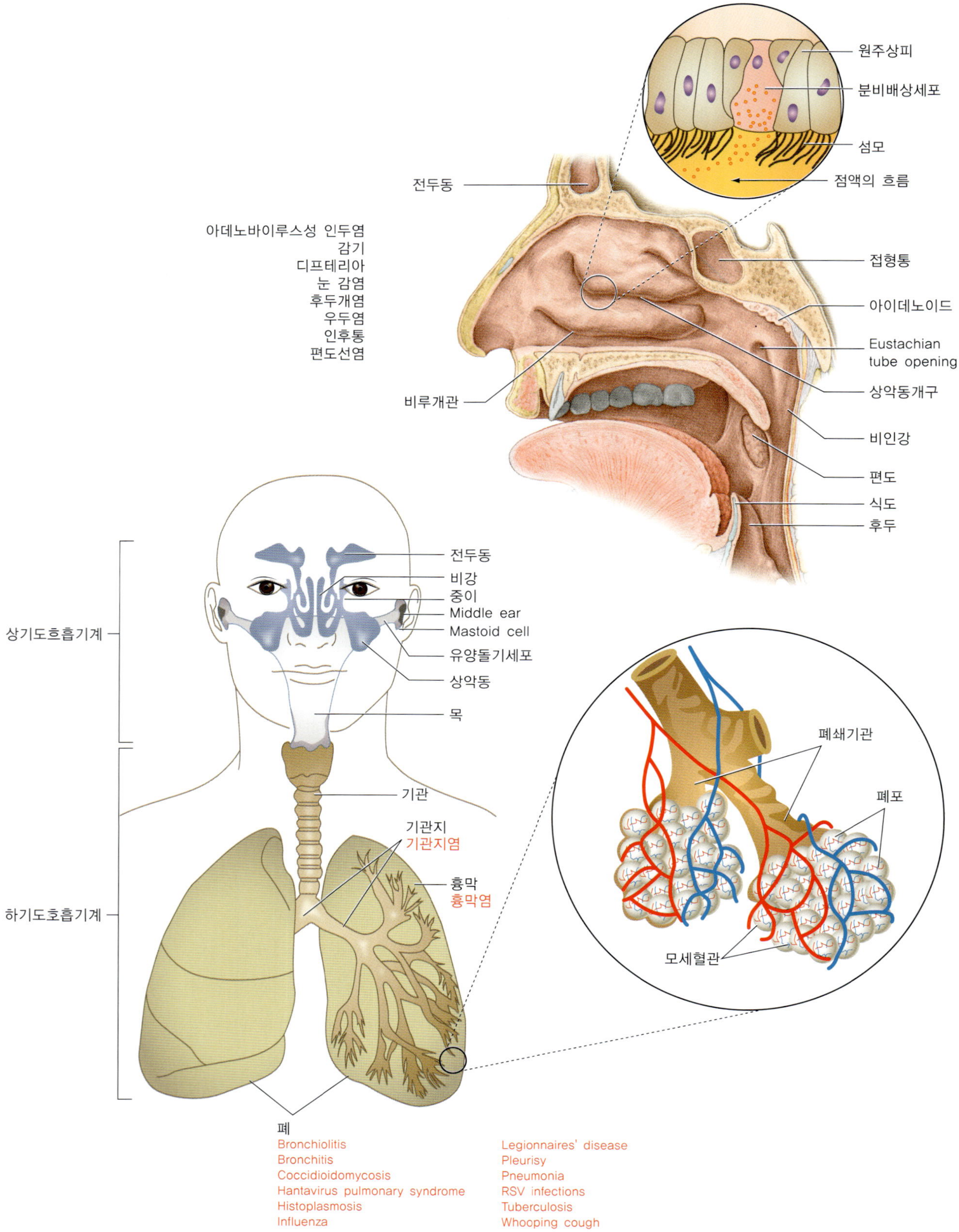

그림 16-1. 상기도 호흡기와 하기도 호흡기의 해부생리 구조 및 감염증. (A) 상기도 호흡기와 감염증, (B) 하기도 호흡기와 감염증

극으로 방어기능이 이루어지지만 면역기전에 이상이 있으면 이 방어기능이 무너져서 감염되기 쉽다. 체액성 면역의 일원으로 B 세포, 면역글로불린, 보체 등이 방어기전에 참여하지만 비장기능에 이상이 있는 환자는 항체가 잘 생기지 않는 까닭에 폐렴구균(*S. pneumoniae*) 감염을 잘 받게 된다. 몇몇 혈구 중 단구(monocytes)는 순환계 밖으로 나와서 대식세포(macrophages)라 부르는 식균세포를 만든다. 대식세포는 수 주 또는 여러 달 동안 조직에서 살아있으며 다양한 대식세포를 증식할 수 있다. 중성구(nutrophile)와 식균세포가 중요한 역할을 하는데 중성구가 감소되면 백혈병에 감염되기 쉽다. 하부호흡기의 감염을 억제하는 데는 호흡기에 있는 상대적으로 많은 수의 대식세포의 존재가 매우 중요하다.

3. 호흡기계의 정상상재균총

(Respiratory Normal Flora)

호흡기가 세균감염을 막기 위한 여러 가지 방어 기전을 가지고 있기는 하지만, 비강과 인두, 후두를 포함한 상부호흡기에는 일반적으로 여러 종류의 세균이 상재한다. 이러한 정상상재균총은 상부호흡기에 병원균이 정착하지 않도록 억제한다.

유양돌기(mastoids), 중이(middle ear), 기관(trachea), 기관지(bronchi), 세기관(bronchioles), 폐포(alveoli)에는 원래 미생물이 없다. 상부호흡기의 정상상재균총은 *Staphylococcus, Streptococcus, Corynebacterium, Neisseria, Moraxella, Haemophilus*, 혐기성인 *Bacteroides, Fusobacterium* 등의 간균이 포함된다.

하부호흡기인 폐, 폐포에는 식균세포가 많이 있기 때문에 하부호흡기는 건강한 사람에 있어서 미생물이 거의 존재하지 않는다. 그러나 하부호흡기는 호흡 시 물방울과 함께 들어온 먼지 입자에 의해, 상부호흡기는 일반적으로 상부호흡기에 상재하는 미생물들에 의해 감염된다(표 16–1).

4. 호흡기계에 세균성 감염

(Bacterial infection of the Respiratory)

사람이 호흡시 호흡기는 대부분의 병원미생물에 침입구를 제공한다. 폐렴의 원인은 여러 종의 미생물들이 호흡기에 감염되어 질병을 일으키는데 세균 중에 *Streptococcus pneumoniae, Haemophilus influenzae, Klebsiella pneumoniae, Mycoplasma pneumoniae, Chlamydia trachomatis, Rickettsia* 등이 있으며, 바이러스로는 RSV, Influenza A virus, Measles virus, Ad-

표 16–1. 호흡기계통의 정상상재균총

속	특징	설명
Staphylococcus	Gram 양성 구균 포도 모양	대체로 잠재적 병원성 포도상구균을 포함한다. 비강(콧구멍) 내에 상재, 통성혐기성이다.
Corynebacterium	Gram 양성 간균 다형태 모양 비운동성의, 비아포성균	Diphteroids는 호기성과 혐기성인 것을 포함 산소내성인 균도 포함한다.
Moraxella	Gram 음성 쌍구균, 단간균	호기성이며, 간혹 *Neisseria meningitidis*(수막염균)와 같은 병원성을 나타낸다.
Haemophilus	Gram 음성 소간균	통성혐기성;보통 잠재적 병원성으로 *H. influenzae*를 포함한다.
Bacteroides	Gram 양성 소간균 다형태 모양	편성혐기성이다
Streptococcus	Gram 양성 연쇄상으로 연결된 구균	α, β, γ형 ; 잠재적 병원성 *S. pneumoniae*는 종종 나타난다. 산소에 내성을 갖는다.

enovirus, Herpes simplex virus, CMV 등이 있다. 진균에는 Aspergillus sp., Candida sp., *Cryptococcus neoformans, Histoplasma capsulatum, Mucor* sp. 등이 있다(표 16–1). 기생충으로 원충은 *Pneumcystis carinii, Toxoplasma* 등이 호흡기의 조직 내에서 증식할 수 있고, 때로는 국소감염을 일으키며, 때때로 호흡기와 관련되어 있는 여러가지 혈관을 통해 순환계에 침입하며 인체의 다른 기관으로 혈류(blood stream)를 통해 퍼져 나간다.

호흡기의 감염을 일으키기 위해 병원균은 하부호흡기에서 특히 강력한 방어기구들을 이겨내야 한다. 공기매개성 감염은 종종 병원미생물을 가지고 있는 사람이 기침, 재채기 시 소수포(droplets)가 감수성 있는 사람에게 옮겨질 때 나타난다(표 16–1).

호흡기 감염과 관계되는 기침과 재채기는 특히 연무질(aerosols)에서 병원균 확산의 원인이 된다. 이러한 질병의 발생은 기침이나 재채기를 할 때 입과 코를 막음으로써 방지할 수 있으며 전염시킬 수 있는 사람과의 접촉을 피함으로써 방지될 수 있다.

Ⅱ. 상기도 호흡기계 세균성 감염 질환 (Bacterial Infection of the Upper Respiratory System)

많은 종류의 세균이 상기도 호흡기에 상재하고 있다. 그 중에서 A군 β-용혈성 연쇄구균인 *Streptococcus pyogenes*와 *Haemophilus* 속이 호흡기에 감염되어 인후통(sore throat)이라 불리우는 염증이 상부호흡기에 발생된다.

1. A군 용혈성 연쇄구균성 인두염 (Streptococcal Pharyngitis)

A군 β-용혈성 연쇄구균인 *Streptococcus pyogenes*가 소아에서 50%를 차지한다. 인두, 후두, 편도에 감염되어 나타나는 주 증상은 인후부의 통증, 인두 내층의 발적과 발열이 있다. 그 후 편도선의 염증과 고열, 오한, 구역질, 구토, 특히 목젖이 벌겋게 붓고, 목의 림프절이 커지고 아프며 합병증으로 류마티스성열이나 사구체신염이 생기는 경우가 있어 문제가 되고 있다(그림 16–2).

인두염에 가장 먼저 발견되는 세균은 *Streptococcus pyogenes*균이다. 이 균이 소아 인두에 가장 빈번히 감

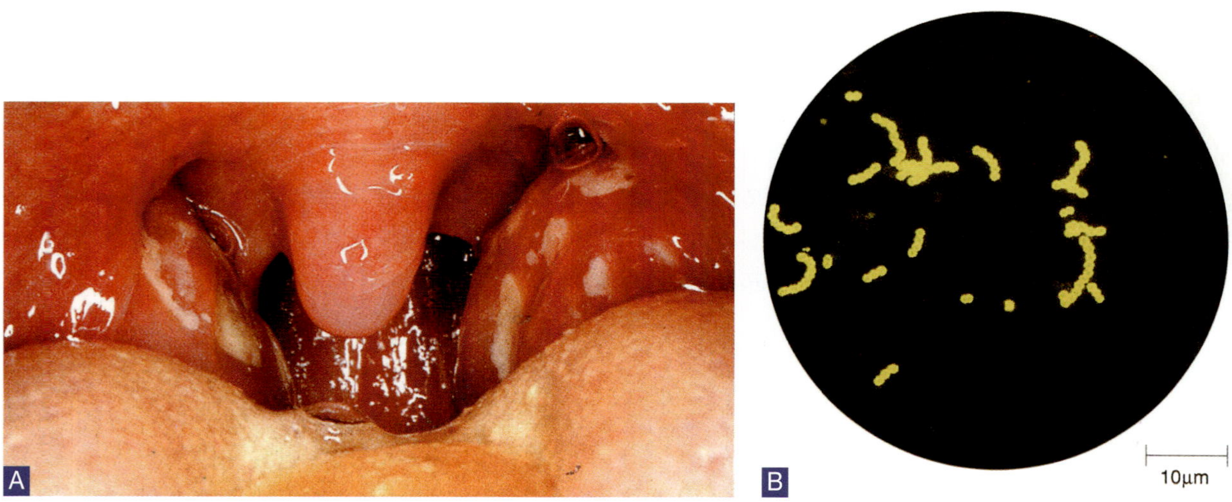

그림 16–2. (A) A군 용혈성 연쇄구균성 인두염, (B) 화농성 연쇄구균. 화농성 연쇄구균을 배양한 것을 형광항체 염색을 하여 형광 현미경으로 관찰한 연쇄구균의 형태

표 16–2. 연쇄구균성 인두염(Sore Throat ; Streptococcal Pharyngitis)

① 화농성 연쇄구균은 코로 흡입되어 들어가거나 입으로 섭취한다.
② 인두염, 발열, 림프절의 비대
: 때때로 편도선염 농양
: 성홍열을 동반하는 균주는 erythrogenic 독소를 생성한다.
③ 증상은 별로 나타나지 않는다.
④ 화농성 연쇄구균은 코와 입에서 배출된다. 후에 합병증을 일으킨다.
⑤ 사구체 신염
⑥ 류마티스열
⑦ 무도병(Chorea) 같은 증상을 나타낸다.
⑧ 손상된 심장판막의 누출, 심장 쇠약으로 전이된다.

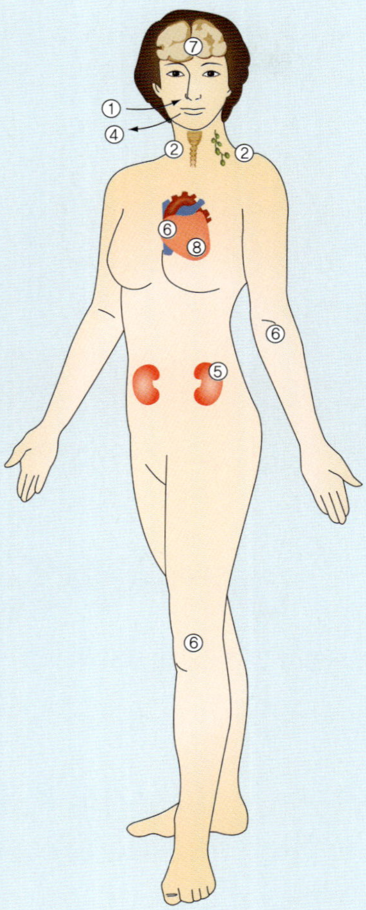

증 상 : 인후가 붉어짐. 종종 농과 출혈을 동반, 목의 림프절의 통증과 비대. 다소 드물지만, 편도부분에 농양형성 류마티스열, 사구체신염 유발.
잠복기 : 2~5일
병원체 : 화농성 연쇄구균(*Streptococcus pyogenes*)이며, Lancefiled group A의 β-용혈성 연쇄구균이다.
병원성 : hyaluronic acid 협막과 M protein이 독력에 관여한다. 양쪽 다 식균작용을 저해한다.
: G protein은 IgG의 Fc 부위에 결합한다. F protein은 점막에 접착한다. 다양한 효소를 분비하여 조직은 파괴, 감염을 촉진한다.
역 학 : 직접 접촉과 비말감염
: 오염된 음식을 섭취함으로 감염.
예 방 : 여러 사람이 모인 곳을 피한다
: 적당한 환기
: 류마티스성, 장질환의 병력을 가진 이들에게는 재감염을 막기 위해 매일 penicillin을 처방.
치 료 : 10일 정도 penicillin과 erythromycin을 투여.

염되어 용혈독(streptolysin), 발적독(erythrogenic toxin)으로 피부에 발진이 생기고, 성홍열(scarlet fever)이라는 병명으로 불리는 질병을 일으킨다(표 16–2).

*Streptococcus pyogenes*균이 인후에 감염되어 목이 붓고 발열이 나타나는 것을 일반적으로 인후통(sore throat)이라 부른다. 인후통의 진단과 치료는 매우 중요하다. 그 이유는 *Streptococcus pyogenes*가 증식하면서 생성한 독소가 인체의 다른 부위로 확산되어 더 심한 질병인 성홍열(scarlet fever), 류마티스성 열(rhumatoid fever), 급성사구체신염(AGN; glomerulonephritis), 독소성 쇽 증후군(toxic shock syndrome)과 급성 괴사성 근막염(necrotizing fascilitis)과 같은 새로운 감염증의 출혈과 패혈증(septicemia), 산욕열(puerperal fever), 봉와직염 등의 침습성 질환(invasive disease)이 증가되고 있기 때문이다. *Streptococcus pyogenes* 감염증에 대한 관심이 고조되고 있다(표 16–3).

2. 디프테리아(Diphtheria)

원인균인 *Corynebacterium diphtheriae*가 호흡기에 감염되어 나타나는 질병인 디프테리아는 효과적인 vaccine으로 전 세계적으로 현저히 감소되었다.

11월부터 4월 사이에 밀집 생활을 하는 사람들 즉 가난하고 비위생적인 사람들에게 잘 생기며 2~5세의 어린이가 잘 걸려 치사율이 높은 2군 법정감염병이다(그림 16–4 (A)).

디프테리아에 걸린 환자나 보균자가 기침, 재채기할

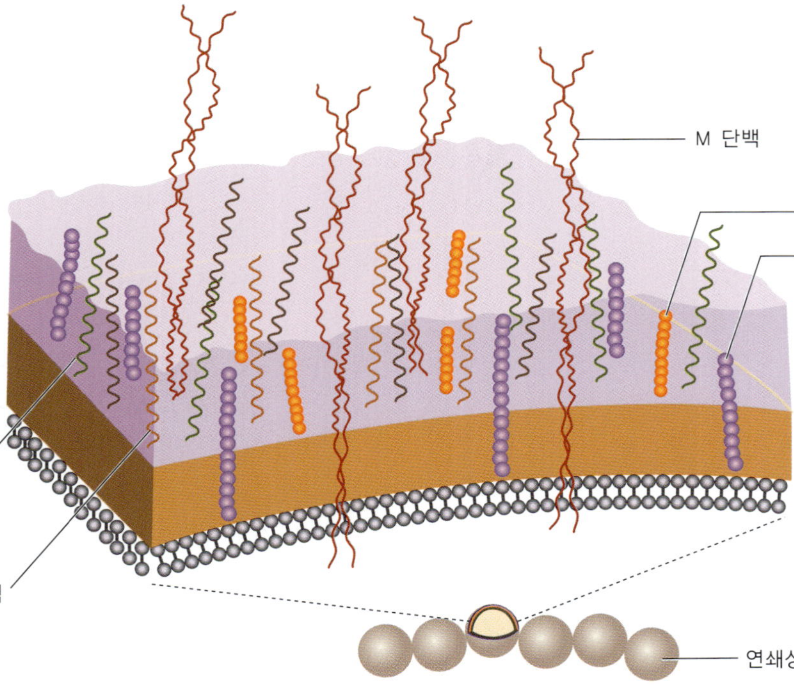

그림 16-3. 화농성 연쇄구균의 세포벽 구성

때 비말된 입자가 주위에 있는 사람이 호흡 시 목(tonsils), 편도(tonsils), 비강(nasal cavity) 점막에 부착하여 잠복기를 거쳐 회백색의 위점막(whitish gray membrane)을 형성하면서 외독소(extoxin)를 생성하는데 이 외독소가 체내에 퍼져 독소에 의한 독혈증(toxemia) 증세가 심하여 의식이 흐려지며 치료의 시기를 놓치면 사망까지 할 수도 있다(그림 16-4 (A)).

디프테리아에 심하게 감염되었을 때 나타나는 증상은 발열, 컹컹거리는 기침, 인후염, 림프선 비대, 인두후두에 회백색 위점막이 24시간 이내에 형성되면서 외독소를 분비하여 목이 붓고, 기도 흡착으로 호흡곤란이 와서 질식하지 않도록 하기 위해 기관 절개수술을 하거나 기관 삽입을 실시한다.

III. 상기도 호흡기계 바이러스성 감염질환
(Viral Infection of the Upper Respiratory System)

바이러스가 호흡기계에 침입하면 얼마 동안 잠복기간을 지나 숙주의 방어 기능이 약해지면 증식 시 바이러스를 수없이 많이 자가 복제하여 숙주에 치명적인 손상과 질병을 일으키는 경우가 흔히 있다. 바이러스는 살아있는 세포에 편성기생성이므로 바이러스 진단을 위해서는 조직세포에 배양하여 세포변성 효과(cytopathic effect)를 확인하는 방법과 면역 혈청학적 진단 방법으로 진단을 할 수 있다.

1. 감기(Common Cold)

Rhinovirus(rhino는 nose)는 가장 흔한 감기의 병원체로 전체의 20~30%를 차지하며 그 다음이 picornavirus(pico는 small, rna는 RNA)와 cornavirus 등이 호흡기에 감염되어 숙주의 면역반응에 따라 감기(common cold) 질환이 나타나고 주 증상은 발열, 콧

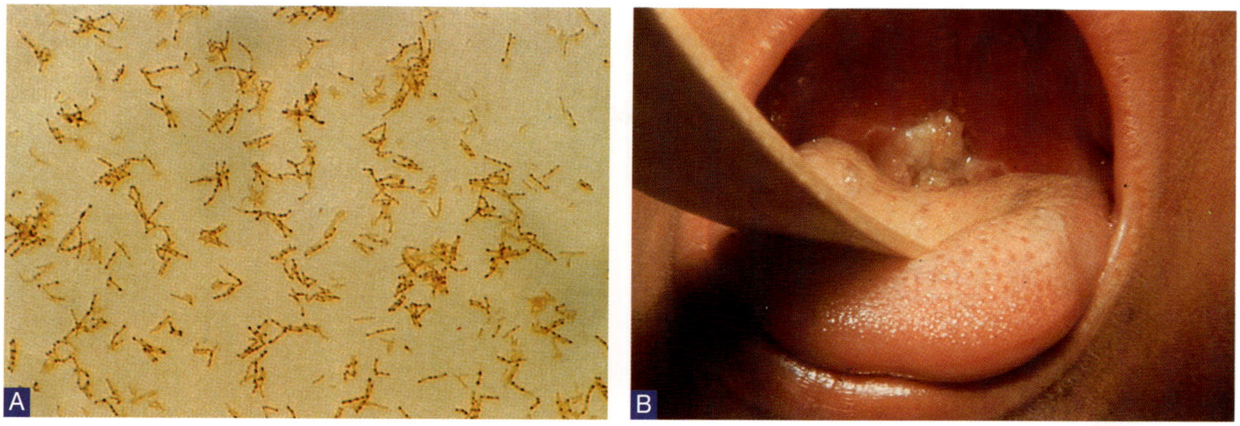

그림 16–4. *Corynebacterium diphtheriae*. (A) *Corynebacterium diphtheriae* 균을 Albert's 염색하여 현미경으로 관찰한 뗏목 모양의 형태에 균체에 이염과립이 들어있다. (B) *Corynebacterium diphtheriae*가 인후에 감염되어 형성된 회백색 위점막

표 16–3. 디프테리아(Diphtheria)

① *Corynebacterium diphtheriae* 는 공기 흡입으로 되어 들어간다.

② 이 균에 감염되면 균은 비강이나 인후에서 정착한다.

③ 균은 위점막을 형성하고 독소를 방출한다.

④ 독소는 마비를 일으키고, 심근, 심장, 신경을 손상시킨다.

⑤ 위점막은 기도를 막아 호흡 장애를 일으킨다.

⑥ 기침 재채기 호흡 시 분비물은 공기 중으로 퍼져나간다.

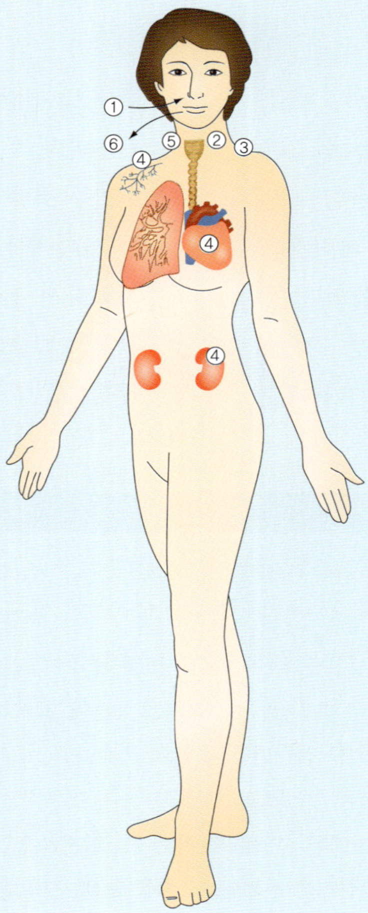

증 상 : 인후통증, 발열, 피로, 불쾌
; 편도, 인후, 코에 막을 형성
마비, 심장과 신장의 부전.

잠복기 : 2~6일

병원체 : *Corynebacterium diphtheriae*,
Gram 양성 간균, 무아포 형성 Albert's 염색에 의해 이염소체를 확인함

병원성 : 상기도 인후, 후두 감염
; 외독소를 방출하고 심장혈류에 독소가 퍼진다. 독소는 단백질 합성을 방해함으로써 세포를 죽인다. 이러한 효과는 독소에 수용체를 가진 세포상에 있다. 주로 심장, 신장, 신경조직 등.

역 학 : 소수포(droplet 비말) 흡입
; 환자 또는 보호자의 직접 접촉, 오염된 물건에 간접 접촉

예 방 : diphtheria 변성독소를 면역주사, 생후 6주 후나 4개월, 6개월, 8개월 그리고 4~6세에 접종, 매 10년마다 재접종

치 료 : 항독소를 주사하여 독소의 독을 중화시키고, erythromycin으로 균의 전파를 막기 위해 투여한다.

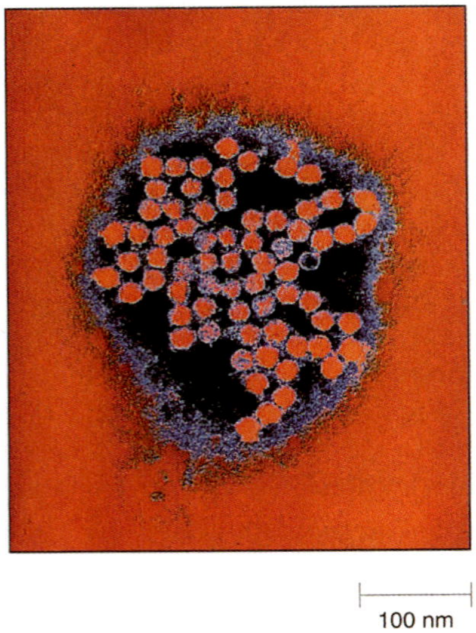

그림 16-5. Rhinovirus 투과전자 현미경으로 관찰한 rhinovirus의 구형입자

물, 코막힘, 재채기(sneezing), 인두통(sore throat), 권태감(malaise), 기침(cough), 두통(headache), 콧물이 흐르고(runny nose), 근육통(myalgia), 목 쉰소리(hoarsenes)가 나며, 상부호흡기 부분에 염증을 일으킨다(그림 16-5). 감기는 대개 일주일 내에 완쾌되지만 심한 경우에는 부비동염, 중이염, 기관지염 등의 합병증이 생긴다. 감기에 걸린 다음에는 면역이 생기지만, 다시 재감염이 생기는 이유의 하나로는 잠복기가 너무 짧아서 면역반응이 생길 시간적 여유가 없었기 때문이다(표 16-4).

2. 아데노 바이러스성 인두염 (Adenoviral Pharyngitis)

Adenovirus는 외피보유 DNA 바이러스로서 급성 상기도감염이 가장 많으나 점막이나 림프조직에 친화성이 있어 감염이 잘 되고 흔히 편도선염, 인두염, 기관지염, 세기관지염, 폐렴 등 다양한 증상을 나타낸다.

4~10일의 잠복기가 지난 다음에 기침, 인두통, 콧물, 열이 나고 이러한 증세는 3~5일간 계속되며 임상적으로 다른 virus에 의한 감염증 Influenza virus, Parainfluenza virus, RS virus, 일부의 Enterovirus, Rhionovirus에 의한 감염증과 감별하기는 어렵다(표 16-5).

① 급성 인두염 : 겨울철 유아, 소아, 초등학교 학생들에 많이 발생하며 발열, 인두통이 주 증상이며 인두의 발적과 경부림프절의 종창이 나타난다.

② 비인두 결막염 : 여름철 수영장에서 수영 후 아동들 사이에서 발생한다. 비염, 인두염, 결막염 등의 3가지 전신증상을 일으킨다. 이른바 수영장 '풀열' 이라고 한다.

③ 급성호흡기 질환 : 군인 집단 생활을 하는 부대에

표 16-4. 감기(Common Cold)

증 상	인후가 아프며, 비강 분비물, 불쾌감, 두통, 기침이 난다.
잠복기	1~2일
병원체	주로 rhinovirus -100형(type) 이상 ; 많은 다른 virus, 몇몇 세균이 있음
병원성	바이러스는 기도점막에 흡착하며 인접세포로 퍼져 나감으로써 감염이 시작된다. 섬모 활동이 중단되고 세포가 떨어져 나간다. 점액분비는 증가, 염증반응이 일어남, interferon 방출과 항체 생성에 의해 감염을 예방할 수 있다.
역 학	흡입을 통한 감염 ; 감염된 점액은 오염된 손가락에 의해 코 또는 눈으로 전파한다. 아이들은 비강 분비물의 관리 부족으로 가족 내에서 주로 먼저 걸리는 편이다. 기침을 할 때 손으로 입이나 코를 가리고 한다.
예 방	손 씻기, 감기에 걸린 사람을 피하고 특히 걸린 사람의 얼굴을 만지지 마라.
치 료	증상을 조절하는 것 이외에는 치료법이 없다. 두통이나 열이 있으면 aspirin 투여, 목이 아프면 소금물로 구강을 헹군다.

표 16-5. 아데노 바이러스성 인두염(Adenoviral pharyngitis)

증 상	발열, 인후통증, 심한 기침, 목 림프절이 붓는다. 편도와 인후에서 농이 나옴, 그리고 결막염이 생긴다. 다소 드문 경우로 폐렴을 유발한다.
잠복기	5~10일
병원체	Adenovirus – 53형 이상
병원성	바이러스는 상피세포에서 증식한다–세포를 파괴시키고 염증을 일으킨다 ; 잠복기 감염은 몇몇 균주에서 일어난다.
역 학	비말 흡입을 통한 감염 ; 위장관계 통로로 퍼져나간다.
예방과 치료	생균 백신을 사용한다. 증상을 조절하는 치료 외의 특별한 방법은 없다.

서 주로 발생한다. 5세 이하의 소아에서 비염, 인두염, 편도염, 기관지염 등이 발생한다.

④ 폐렴 : 겨울철 어린 아기에게 감염 시 급성호흡기 질환의 하나로 치명적일 수도 있다.

Ⅳ. 하부 호흡기계 세균성 감염질환

(Bacterial Infection of the Lower Respiratory System)

1. 폐렴구균성 폐렴(Pneumococcal Pneumonia)

Gram 양성 쌍구균의 형태인 폐렴구균(*Streptococcus pneumoniae*)은 사람의 구강내와 상기도에 상재하며 건강 성인의 30~70%가 보유하고 있다. 폐렴은 종종 바이러스 감염에 대한 2차 감염으로 합병증을 일으키는데 숙주의 면역기전이 이상이 있을 시 하부호흡기계에 감염되어 대엽성 폐렴, 부비강염, 중이염, 수막염, 유방염, 안 결막염 등을 일으킨다. 최근 penicillin에 내성균주가 생계 치료의 문제가 되고 있다(표 16-6-1), (그림 16-7).

표 16-6-1. 폐렴구균성 폐렴(Pneumococcal pneumonia)

증 상	기침, 발열, 오한, 변성된 혈액으로부터 청녹색의 객담이 객출됨. 호흡이 짧아지고 가슴에 통증이 온다.
잠복기	1~3일
병원체	Pneumococcus를 *Streptococcus pneumoniae*라고 한다. Gram 양성 란셋 모양의 쌍구균의 형태이며 이균은 균체 주위에 협막으로 둘러싸여 있어 병원성이 강하다.
병원성	환자의 비말을 흡입으로 감염된다. 폐포에서 증식된 균은 염증반응 응답을 일으킨다. 혈장, 혈액, 그리고 염증반응 세포가 폐포를 채운다. 말초신경의 통증을 유발한다.
역 학	*Streptococcus pneumoniae*가 가장 감염률이 높다. 폐렴의 위험률은 알콜 중독자, 마약 사용자, 만성 폐 질환자의 경우 높고 바이러스 감염은 점액성 섬모의 상승을 저해한다. 다른 감염인자로서는 만성 신장 질환, 당뇨, 암이 있을 경우로 역시 폐렴이 걸리기 쉽다.
예 방	백신 이용은 23협막 항원을 포함한다.
치 료	penicillin, erythromycin 등이 이용된다.

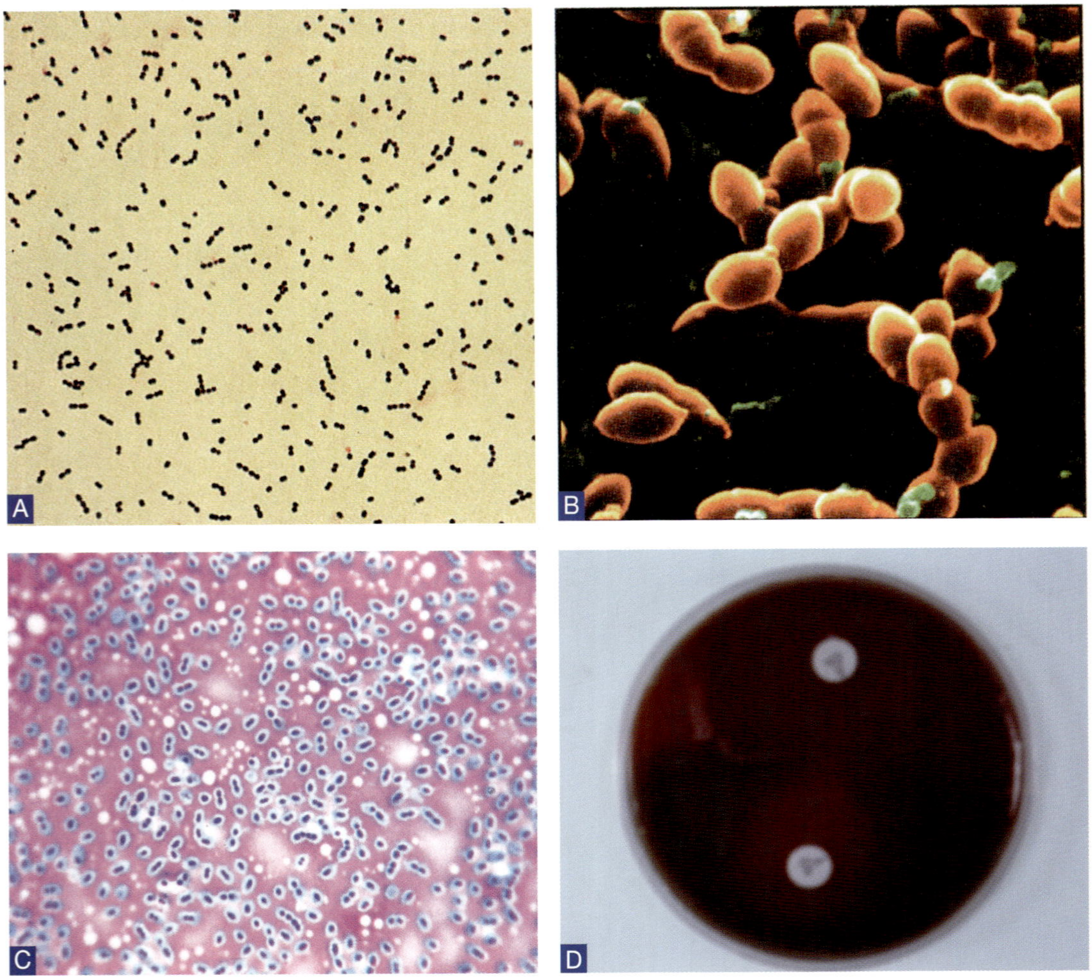

그림 16-6. 폐렴구균의 형태의 특징. (A) 폐렴구균, Gram 염색하여 광학 현미경으로 관찰한 란셋트 모양의 Gram 양성 쌍구균, (B) 주사전자 현미경관찰 폐렴구균, (C) 협막 염색하여 현미경 관찰한 것, 균체 주위에 협막이 있다. (D) Optochin disc 감수성이면 폐렴구균이다.

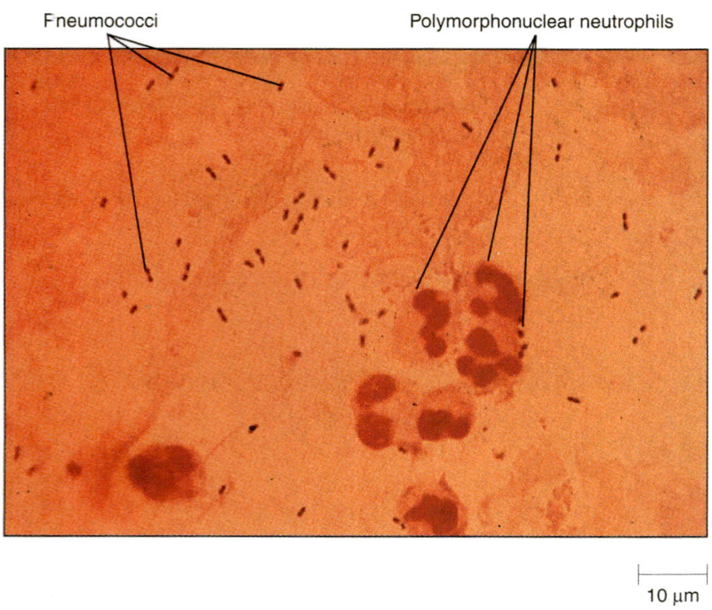

그림 16-7. *Streptococcus pneumoniae*. 객담을 Gram 염색한 것, Gram 양성 쌍구균 주위에 협막이 있다. 다형핵 호중구 백혈구가 있다.

2. 크레부시엘라 폐렴(Klebsiella Pneumonia)

Gram 음성 간균이며 균체에 협막을 가진 *Klebsiella pneumoniae* 균이 병원성이 있어 호흡기 감염증의 원인균으로 원발성 폐렴을 일으키며 저항력이 낮은 노인, 알콜 중독자, 만성기관지 질병, 당뇨병 환자에 기회감염 병원체로 알려져 있으며, 신생아 집단감염에서 검출되고 있다. 최근 penicillin, ampicillin 항생제 사용 증가로 인해서 백혈병, 당뇨병, 악성종양 등의 기초질환이 있는 저항력이 저하된 환자에서 분리율이 높아지고 있다(그림 16–9) (표 16–6–2).

3. 마이코프라스마 폐렴 (Mycoplasma Pneumonia)

호흡 시 어린이에게는 *Mycoplasma pneumoniae*가 잘 감염되어 하기도에 기관지벽 상피세포에 부착하여 기관지염, 세기관지염, 폐렴, 급성폐렴 등 원발성 이형

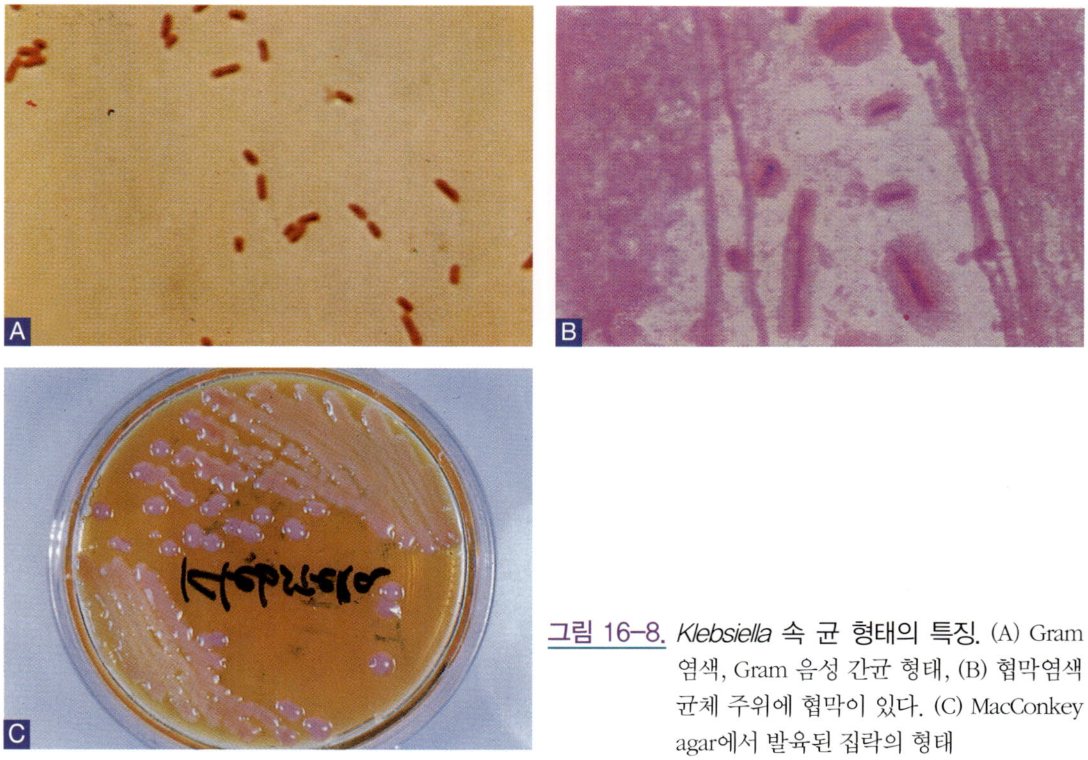

그림 16–8. *Klebsiella* 속 균 형태의 특징. (A) Gram 염색, Gram 음성 간균 형태, (B) 협막염색 균체 주위에 협막이 있다. (C) MacConkey agar에서 발육된 집락의 형태

표 16–6–2. 크레브시엘라 폐렴(*Klebsiella pneumoniae*)

증 상	오한, 발열, 기침, 가슴 통증, 화농성 객담, 혈액성 객담, 점액성 가래
잠복기	1~3일
병원체	*Klebsiella pneumoniae*(장내세균과에 속함.) Gram 음성 간균, 협막을 보유하며 편모가 없다.
병원성	인후에 서식한 균이 점액성 비말을 형성하여 목을 통해 흡입 후 폐포의 증식된 균은 염증반응을 자극한다. 혈장, 혈액 그리고 염증세포가 폐포를 채운다. 폐조직은 파괴되고 공통으로 농양을 형성한다. 감염은 혈액을 통해 다른 인체조직으로 퍼져나간다.
역 학	*Klebsiella* 속 그리고 Gram 음성 간균은 치명적으로 병원성 폐렴의 원인이다.
예방과 치료	어떤 백신도 유용하지 않다. aminoglycoside를 겸한 cephalosporin이 감수성이다.

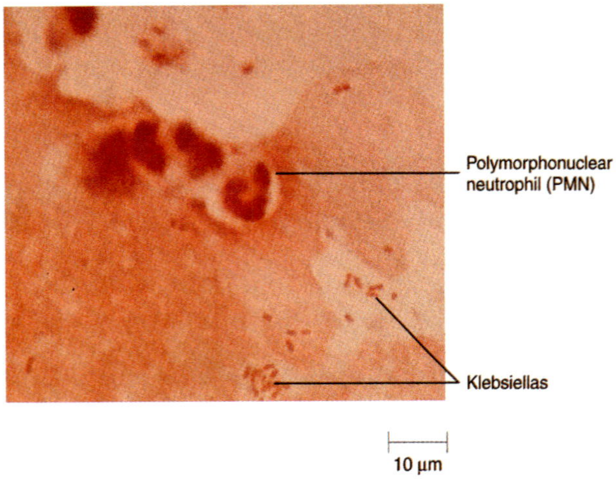

그림 16-9. *Klebsiella pneumoniae* 객담을 Gram 염색한 것. 다형핵 백혈구에 탐식된 *Klebsiella pneumoniae*의 폐렴 간균

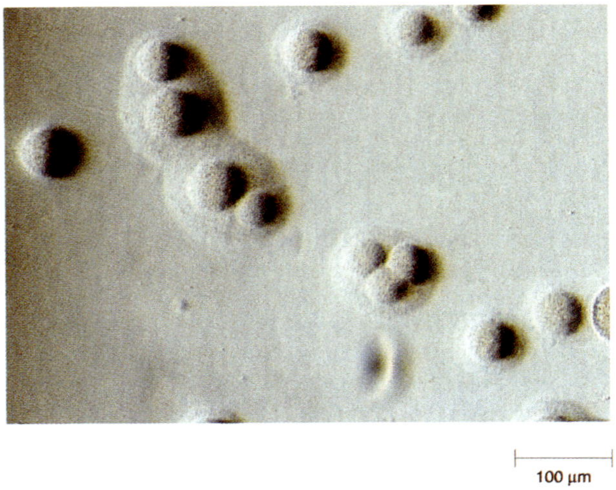

그림 16-10. *Mycoplasma pneumoniae* 집락은 계란을 후라이한 모양이다.

폐렴을 일으킨다.

잠복기는 10일~2주이며 사람에서 사람으로 비말에 의해서 감염을 일으키고 완고한 기침이 오래 계속되는 것이 특징이다(그림 16-10, 표 16-6-3).

4. 백일해(Pertussis, Whooping cough)

백일해(pertussis) 감염된 환자가 기침, 재채기할 때 나오는 소수포(droplet)가 다른 사람의 호흡기에 흡입되면 기관이나 기관지의 섬모상피세포에 부착하여 증식하면서 괴사성 염증과 궤양을 형성한다(그림 16-11).

백일해 원인균인 *Bordetella pertussis*은 생후 1~2세 정도의 소아가 가장 감염되기 쉽고 1~5세의 아동에게 소수포 감염(비말감염; droplet infection)으로 상기도에 감염됨으로써 백일해를 일으키게 된다. 잠복기는 5~21일로서 10일 이내에 발병하는 일이 많다.

초기는 기도 점막에서 증식하여 발병하고 콧물, 미열, 가벼운 기침, 야간성 기침 등의 감기 증상으로 이 시기를 카타르기(catarrhal stage)라 한다. 이 시기에 상기도에서 균 분리가 잘 되고 다른 사람에게 감염되기 쉽다(표 16-7). 다음으로 특유한 기침이 발작적으로 심하게 나타나는 것을 발작시기(paroxysmal stage)라고 하는데 기침 때문에 호흡이 곤란하여 산소결핍이 되는 경우도 있다. 그래서 안면 청색(cyanosis), 경련(convulsion), 기관지염(bronchitis) 등이 유발된다.

표 16-6-3. 마이코플라스마 폐렴(Mycoplasma pneumonia)

증 상	기침, 발열, 가래가 생김, 두통, 피로, 근육통
잠복기	2~3주
병원체	*Mycoplasma pneumpniae*
병원성	세포는 호흡기 점막상에 특정한 수용체에 부착한다. 기관지염, 폐렴, 원발성 이형폐렴, 섬모 운동성이 저해되고 세포를 파괴한다.
역 학	감염된 비말의 흡입, 중등도 감염
예방과 치료	유용한 백신은 없다. 근대 편의 시설과 학교에서의 복잡한 곳, 많은 사람들이 있는 곳을 피하는 것을 권한다. tetracycline 또는 erythromycin이 치료에 이용된다.

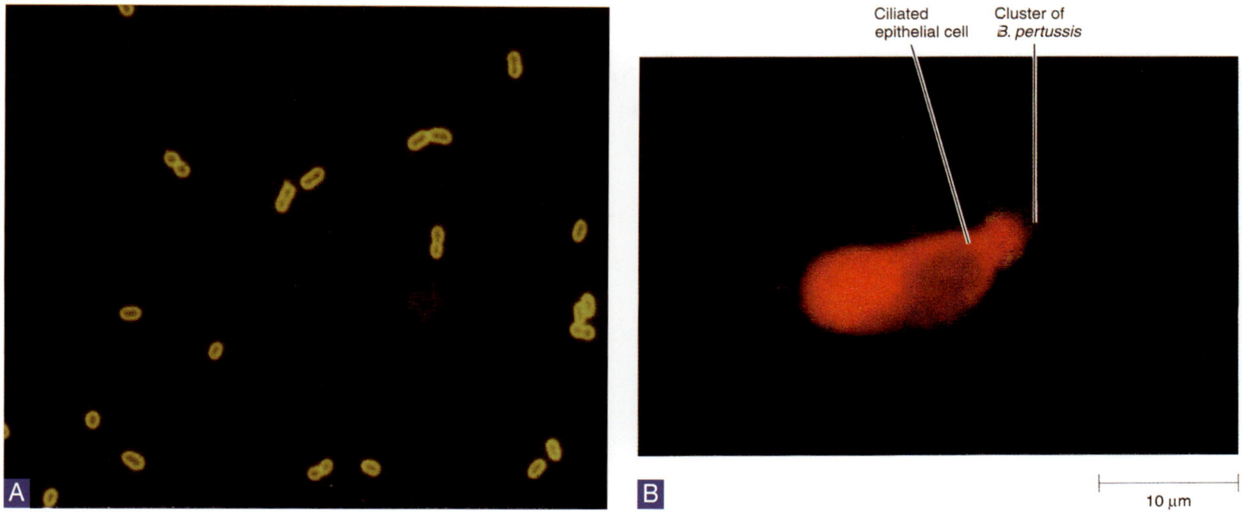

그림 16–11. 백일해 환자 호흡기 분비물을 형광항체 현미경으로 검경한 백일해균

4~5주일이 가장 심하고 7~8주일에는 치유된다. 상피세포에 부착하여 증식한다.

말초혈액의 백혈구 증가와 림프구수의 증가가 특징이나 2차 감염으로서는 폐렴구균, 포도상구균, 인플루엔자균 등에 의한 기관지 폐렴을 동반하는 경우가 많다.

5. 결핵(Tuberculosis ; *Mycobacterium tuberculosis* 감염증)

결핵은 인류를 오랫동안 괴롭혀왔다. *Mycobacteria* 속의 대표적인 병원균은 인간에 결핵(tuberculosis)을 일으키는 결핵균(*Mycobacterium tuberculosis*)과 한센병(나병; leprosy)을 일으키는 한센균(나균; *Mycobacterium leprae*)이 있다.

결핵에는 주로 폐결핵을 일으키는 인형결핵균(*My-*

표 16–7. 백일해(pertussis; whooping cough)

증 상	비강 출혈과 중등도 기침으로 시작하여 발작성 심한 기침이 계속되어 경직에 이른다. 구토와 경련이 일어날 수 있다.
잠복기	7~21일
병원체	*Bordetella pertussis*, Gram 음성 소간균
병원성	상기도와 기관지계의 상피세포에 백일해균이 부착하여 증식한다. 이 때 섬모의 기능이 억제된다. *B. pertussis*에 의해 방출되는 백일해 독소(pertussis toxin ; Ptx)는 상피세포를 죽이고 cAMP(cyclic AMP)를 증가시킨다. 발열과 과다한 점액 방출의 결과로 혈류 내에 림프구의 수가 증가한다.
역 학	감염된 환자로부터 비말의 흡입 ; 성장한 아이와 어른은 중등도 증상을 나타냄
예방과 치료	무세포성 백신(면역주사로서 무세포성 백신 이용), 우리나라에서는 혼합백신인 DPT를 주사한다. 만약 기침 경직이 시작되기 전 주사하면 *B. pertussis*를 죽임으로서 어느 정도 효과가 있다. Erythromycin이 효과가 있다.

* cAMP ; cyclic adenosine monophosphate

국내결핵사망률 OECD(경제협력기구) 국가 중 1위(2003.4.1)

20대에서 환자 발생이 높다.

cobacterium tuberculosis var hominis)과 장결핵을 일으킬 수 있는 우형결핵균(Mycobacterium bovis)이 있다. 결핵균 이외에도 기타 마이코박테리아균(Mycobacteria other than tubercle bacilli; MOTT)이 있는데 MOTT가 후천성면역결핍증(AIDS)의 환자나 면역기능이 약해지거나 저항력이 감소하면 기회감염을 일으킨다.

폐결핵 환자가 기침을 하거나 재채기를 하거나 이야기를 할 때 호흡기로부터 나온 소수포(droplet)에 결핵균이 포함되어 비말로 공기 중에 퍼진 결핵균(Mycobacterium tuberculosis)이 호흡기계를 통해 감염된다. 이때 tuberculin 반응 양성이다(그림 16-13).

폐에 초기 감염 병소가 생기면 대부분의 사람은 면역이 되어 치유된다. 이때 tuberculin 반응은 양성이다.

폐결핵의 주 증상은 열이 나며 체중감소, 기침, 두통, 식욕부진, 잠잘 때 식은 땀, 기침, 화농성 객담이 나오며 심한 경우 객혈을 하며 가슴 통증이 있으며 얼굴이 창백해진다. 결핵에 대한 면역성은 결핵균(Mycobacterium tuberculosis) 표면 항원에 대한 지연형 과민성이 생긴다.

결핵균(Mycobacterium tuberculosis)에 대한 항체를 생산하지만 지연형 과민성을 나타내지 않는 개체는 보통 이 질병으로 죽는다(표 16-8).

현재 전 세계적으로 연간 약 800만 명 정도의 결핵 환자가 발생하고 있으며 수십 년 뒤에 1,200만 명 정도로 발생이 증가할 것이라는 예측을 하고 있으며 사망률은 전 세계적으로 한해 200만 명으로 추정하고 있다.

우리나라에서 1962년 국가 결핵 관리사업을 처음 시작한 이래 계속해서 대한 결핵협회와 의료기관에서 결핵 치료와 실태 조사를 꾸준히 실시하며 감소 추세에 있지만 결핵감염 양성률은 0.9%(x-ray상)이며, 이는 연간 8,200억 원의 사회·경제적 손실을 끼친다. 최근 청년들의 감염 증가는 PC방, 오락실, 밀폐된 공간, 다이어트 등으로 인한 발병이 증가라고 추정되고 있으며 아직도 선진국에 비하면 매우 높은 결핵 유병률에 시달리고 있다.

최근에 결핵 환자 발생률이 감소되다가 각종 항결핵제에 대한 내성결핵 증가 MDR-TB(multi-drug resistant tuberculosis), 학교 중심 결핵 집단 발생 증가 등으로 결핵관리의 위기상황이 우려되고 있다.

2011년 1월 26일 결핵예방법이 새로 개정 공포된 주요조항 및 가지를 정리하면 다음과 같다.

(1) 결핵 조기 발견을 위한 결핵검진 실시(제11조)

결핵 검진 및 치료를 담당하는 의료기관 종사자, 결핵 발생 우려가 높은 사회복지시설 수용자, 부랑인, 노숙인, 미신고 시설 수용자 등 집단 생활을 하는 자, 결핵에 감염될 상당한 우려가 있다고 인정하여 학교의 장이 요청하는 자 등을 대상으로 결핵검진을 실시할

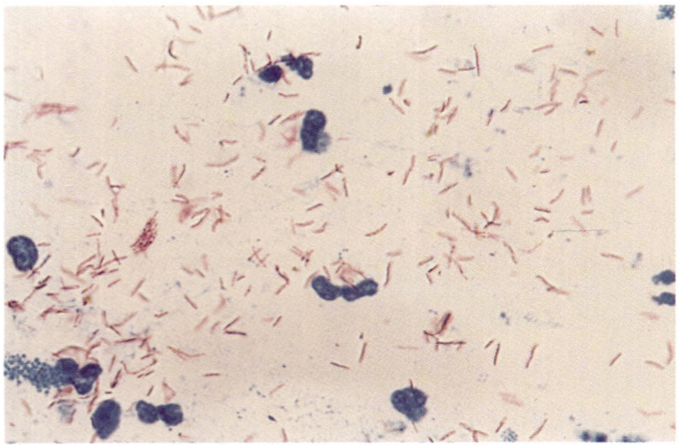

그림 16-12. 객담을 항산균 염색한 *Mycobacterium tuberculosis* 결핵균은 적색으로 염색된다

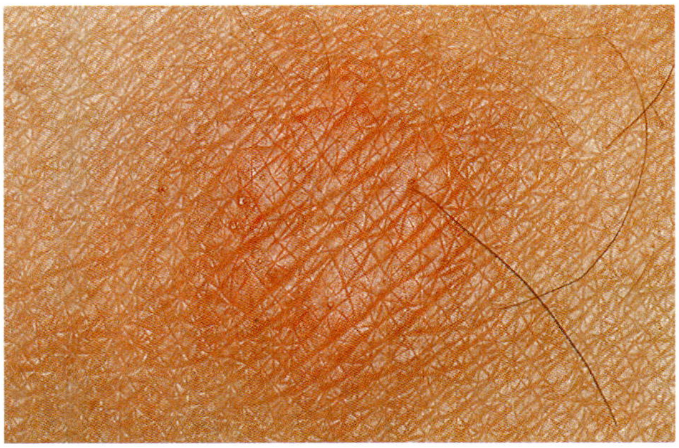

그림 16-13. Tuberculin Test 양성 지연형 과민반응이 나타난다.

표 16-8. 결핵(Tuberculosis)

① 공중에 떠다니는 *Mycobacterium tuberculois* 세균이 흡입되고, 폐에 침범한다.

② 세균은 폐의 대식세포에 의해 작용이 이루어지고 그들은 세포벽에 포함된 지질에 의해 보호되면서 증식한다.

③ 감염된 대식세포는 신장, 뇌, 폐, 림프절과 같은 체내의 다양한 부분으로 전이된다.

④ 지연형 과민성의 발달이 느려진다
; *M. tuberculosis*에 감염된 곳 어디든지 침범한다.
강력한 염증반응이 전개된다.

⑤ 세균은 대식세포와 림프구에 의해 둘러싸여진다
: 세균의 성장이 멈춘다.

⑥ 강한 염증반응과 건락성 괴사 와 공동 형성물을 일으킬 수 있는 효소를 방출한다.

⑦ 조절되지 않거나 반응성 감염 에 *M. tuberculosis*는 기침 또는 노래를 할 때 입을 통해 몸밖으로 빠져나간다.

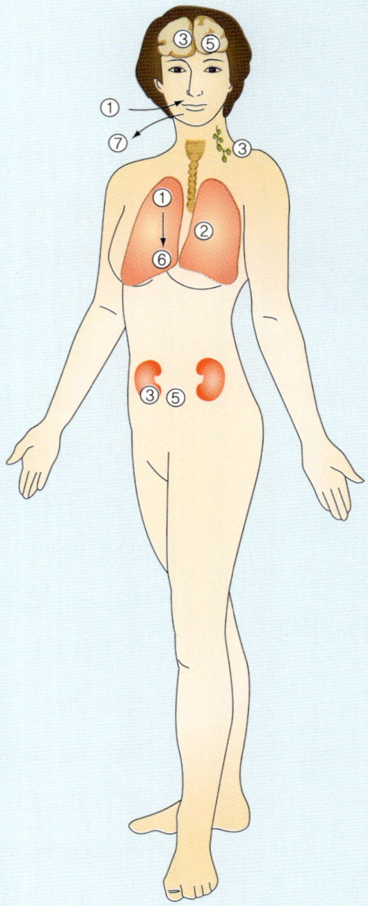

증 상 : 발열, 체중감소, 객담형성, 기침

잠복기 : 2~10주

병원체 : *Mycobacterium tuberculosis* 항산성균임

병원성 : 폐포의 발육하는 균은 염증반응 응답을 자극한다. 식세포에 의하 섭취, 병원체는 음식물 섭취시 림프절, 폐 다른 조직으로 운반된다. tuberculin반응 양성이다. 결핵균은 증식한다. 과립괴사 덩어리를 형성

역 학 : 공중에 떠다니는 결핵균을 흡입, 잠복기 감염은 재발할 수 있다.

예 방 : BCG를 접종.

치 료 : 4개 또는 그이상의 항 결핵제를 약물투여, INH, rifampin, EMB, PZA의 항결핵제를 1차로 사용한다.

진 단 : 보건환경연구위원에서 확인진단 인터페론감마검사(2011.1.26 시행)

결핵환자 신고주기 : 현행 7일 → 지체없이 신고 결핵환자 사망시 신고 신설

수 있도록 하였다.

(2) 전염성 결핵 환자에 대한 지원(제15, 제18, 제19, 제20조)

다제내성결핵 등 전염성 결핵환자에 대하여 예산의 범위에서 결핵 치료에 드는 비용을 지원할 수 있다.

(3) 전염성 결핵 환자에 대한 입원 명령 및 부양가족 보호(15조, 16조)

결핵 환자가 동거자 또는 제3자에게 결핵을 전염시킬 우려가 있다고 인정할 때에는 결핵의 예방을 위하여 결핵 환자에게 일정 기간 보건복지부 장관이 지정하는 의료 기관에 입원할 것을 명할 수 있다.

결핵 환자를 강제 명령으로 입원시킬 경우 생계가 어려운 경우에는 부양가족의 생활보호에 필요한 조치를 하도록 하였다.

(4) 기타(제2조, 제4조)

① '전염성결핵환자' '잠복결핵환자' '다제내성결핵' 용어 신설 등

② 결핵 예방의 날 신설(3월 24일)

③ 결핵은 퇴치 가능한 질병이나 우리나라에서는 결핵 질병 부담이 여전히 높아 국민의 건강을 위협할 뿐만 아니라, 사회적 · 경제적 손실도 많으며

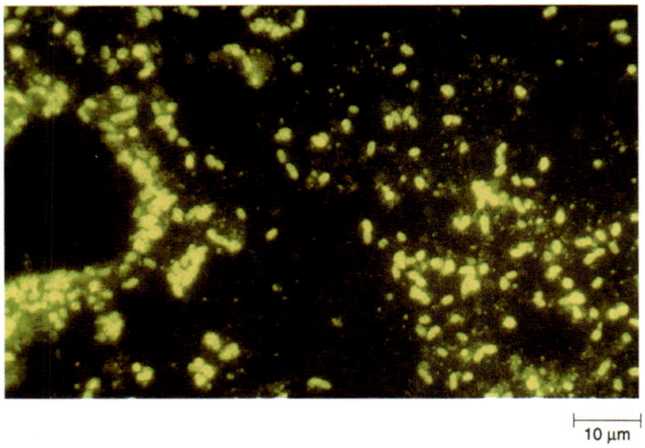

그림 16-14. *Legionella pneumophila* 형광염색한 균의 형태

결핵의 조기 퇴치를 위해서는 적극적인 국가 결핵관리정책 추진과 더불어 의료인들의 적극적인 질병관리 노력과 정부 민간의 긴밀한 협력이 무엇보다도 중요함을 강조하고 있다.

6. 재향군인병(Legionnaires Disease)

1976년 여름 미국 Philadephia시 한 호텔에서 재향군인 대회가 열렸을 때 투숙자에 집단으로 원인불명의 폐렴이 발생하여 참가자 15%가 사망했다. 그 폐렴의 원인균을 1977년 미국의 CDC(center for disease control)에 의해 처음으로 새로운 병균이 발견되었다.

그 당시 폐렴의 원인균을 재향군인(Legionnaire)의 이름을 따서 Legionnaire disease(재향군인병)이라 부르며, 인플루엔자처럼 경과하며 열이 나는 것을 미국의 폰티악 지역에서 발생하여 폰티악열(pontiac fever)의 두 가지의 형태로 나눌 수 있는 질환이다(그림 16-14).

Legionella pneumophila 균은 토양이나 수중에 분포해 있다. 에어컨 냉방용 냉각탑 속의 물에도 분포하여 증식하며 냉각 목적의 냉각탑에서 토출 분무하는 공기 비말에 감염되고 그 비말이 송수 파이프의 틈새로부터 새어나와 사람에게 감염된다. 기도를 통하여 공기 감염에 의해 일어난다. 이 병은 폐렴형과 비폐렴형 두 가지로 나눈다. 잠복기는 1~10일이며, 고열, 기침, 호흡곤란, 흉통 등이 있고 설사, 구토 등의 복부증상, 열이 있는 것에 비해 맥박이 낮은 등의 증상이 나타난다. 경과가 급격하여 사망률이 높다. 남성은 담배를 피우는 중년층 또는 노인이 걸리기 쉽다. 또 스테로이드 호르몬제 등을 투여하는 환자, 저항력이 약한 사람에서 기회감염을 일으키는 일이 많다. 발열, 근육통 등의 증상은 가볍고 2~5일에 자연히 치유되는 예도 있다. 한편 pontiac fever로 알려진 증상은 고열, 불쾌감, 근육통, 두통 등을 나타내지만 호흡기계의 폐렴증세가 나타나지 않는 것이 특징이다(표 16-9).

표 16-9. 재향군인병(Legionnaire disease)

증 상	근육통, 두통, 발열, 기침, 호흡이 가빠짐. 가슴과 복부에 통증, 탈수 증상이 있음
잠복기	2~10일
병원체	*Legionella pneumophila, Gram* 음성 간균이며, 균체에 편모가 있다. 에어컨 냉각탑에 있음. γ-proteobacteria의 막을 가짐
병원성	병원체는 식세포내에서 증식 ; 식세포가 죽고 난 다음 세균은 세포의 조직괴사. 미세 농양 형성
역 학	빌딩 냉각탑의 분무시 토출되는 소수포 흡입시 감염, 샤워시 소수포 흡입 감염
예 방	오염된 물의 연무질을 피하라, 규칙적으로 청소와 진공청소기, 가습기의 살균을 요한다.
치 료	erythromycin, rifampin 등이 효과 있다.

V. 하부 호흡기계 바이러스성 감염 질환
(Viral Infection of the Lower Respiratory Tract)

1. 독감(Influenza)

외피보유 RNA influenza virus가 호흡기에 감염되어 일으키는 독감(Influenza)은 겨울부터 봄에 걸쳐 해마다 유행하는 바이러스 감염증이다. Influenza 환자의 호흡기 분비물과 함께 기침이나 재치기 또는 작은 물방울 등의 소수포(비말 ; droplet, aerosol) 흡입으로 감염되어 초등학교 교실이나 직장에서 급속히 전파되며 다시 가정으로 옮겨오게 된다(그림 16-15). Virus가 호흡기 상피세포에 흡착되면 1~2일간의 잠복기를 거쳐 세포 내로 들어가서 증식이 시작되며 이어 감염세포는 죽을 때까지 몇 시간 동안 virus로 방출하게 되고 이때 주변에 있는 세포가 다시 감염된다(표 16-10).

이 시기에 높은 열과 두통, 근육통, 관절통, 전신권태 등의 전신증상이 다른 감기에 비해 심한 것이 특징이다. Virus의 방출이 시작된 지 1~2일이 지나면 혈액이나 콧물에는 Interferon이 나타나고 이때부터 임상증세가 호전되기 시작하고 virus 방출량도 감소하며 Influenza virus는 Interferon에 대하여 예민하며 3~4일 후에 경쾌되어 모두 1주일이면 치유되나 2주에는 바이러스 증식에 의해 기도 점막상 세포의 변성이나 괴사가 일어나서 콧물, 가래, 기관세척액이 나오고, 국소의 방어기능이 저하하여 포도구균(*Staphylococcus*), 헤모피루스 인플루엔자균(*Haemophilus influenzae*) 등의 세균에 의한 2차 감염이 성립되기 쉬우므로 만성호흡기 질환 환자나 노인, 소아에서는 중증 폐렴이 합병될 때가 있으므로 주의를 요한다. 1차 세계대전 시 전 세계에서 1,000만 명이 독감으로 죽었다.

독감(Influenza)유행기에는 사망자수가 기대치를 상회하는데 이것을 초과사망이라 한다. 폐렴이외에 심근염 등의 심장 합병증이 있으며 또 중추신경 합병증으로서 influenza B형에 의한 증후군이 알려져 있다. 이것은 신경증상이 갑자기 나타나서 뇌부종, 간의 지방변성, 저혈당이 나타나며 사망률이 높은 질환이다.

2. 조류 인플루엔자(Avine Influenza ; AI)

1997년 홍콩에서 처음 발견된 조류 인플루엔자는 2003년 동남아에서 대규모로 발생한 데 이어 2006년 들어서는 중동, 아프리카, 유럽 등 세계 각국으로 확산되면서 우리나라 전북 지역 양계 농가에 감염되어 전염 방지를 위해 직경 3km 이내 양계를 모두 폐사시켰다.

H5N1형 조류 인플루엔자 바이러스(AI)는 철새 이동으로 순식간에 철새 도래지인 각 국가로 퍼져 조류에서 사람으로 감염 시 신종 독감변종으로 나타나 인간을 공포로 몰아놓고 있다.

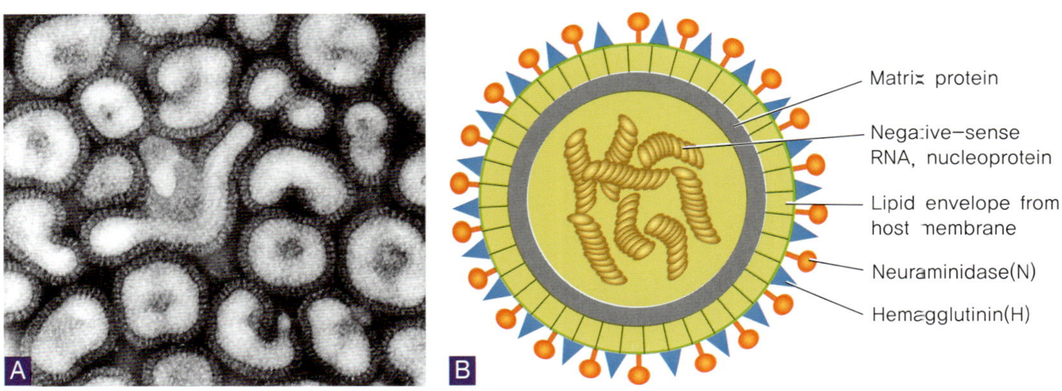

그림 16-15. Influenza virus의 구조. (A) Human influenza virus(×282,000) 입자 전자 현미경 사진. (B) 표면구조 : 적혈구응집소와 neuraminidase가 있다. 내부구조 : 8개체절 게놈에 (−)sense RNA와 핵단백 외피표면에 H와 NA가 4~5 : 1 비율 존재한다. Influenzae virus는 ABC 3가지형이 있다.

표 16-10. 독감(Infleunza)

① 독감 바이러스 환자나 보균자의 비말 흡입으로 감염
② 독감 바이러스가 적혈구와 결합하여 혈구응집반을 일으켜 상피세포와 결합하는 역할을 함.
③ 숙주 섬모상피세포에 증식하면서 계속 새로운 바이러스 방출한다.
④ Neuraminidase를 생성하여 인체의 세포내에서 복제를 마친 바이러스들이 세포 밖으로 나오는데 중요한 역할
⑤ Hemagglutimin Spike는 세포 안에 침투하도록 돕는다.
⑥ 심한 전신증세를 나타내지만 섬모상피세포에 괴사를 일으킨다.
⑦ 2차로 폐, 귀, 부비동(sinuses)에 세균 감염이 흔히 나타난다.
⑧ 기침 시 바이러스는 비말로 외부로 방출된다.

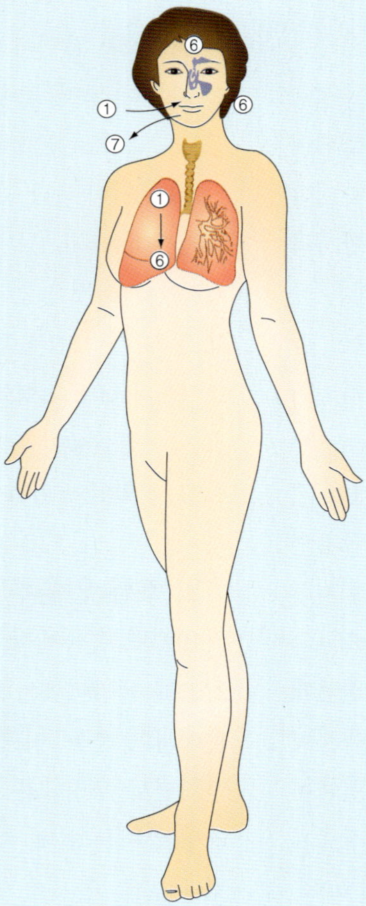

증 세 : 고열, 두통, 근육통, 인두통, 기침, 콧물, 피로감, 무력감으로 드러누워야 한다.
잠복기 : 1~2일
병원체 : Orthomyxovirus 과에 속하는 Influenza virus, 외피보유 단일가닥 RNA virus이다.
병원성 : 전신증세를 나타내지만 호흡기 상부와 중부에 있는 섬모상피 세포에 흡착되어 괴사가 주 병원인이다. 2차로 세균감염으로 폐합병증이 나타난다. 세균성 폐렴에는 다음의 균을 예로 들 수 있다. *Streptococcus pneumoniae*, *Staphylococcus aureus*, *Haemophilus influenzae* 감염으로 이차적인 폐렴이 생긴다.
역 학 : 저온, 습도의 상태에 잘 견디는 까닭에 겨울철(10월~4월)에 생기지만, A형 바이러스는 산발적 발생, 세계적 대유행을 일으킨다. B형 virus는 세계적 유행을 일으키는 일은 없다. 항원성이 변한 바이러스가 나타나면 여름이라도 유행을 일으킨다.
예 방 : Vaccine을 주사하면 70~80%는 예방되는 까닭에 현재로서는 vaccine이 가장 좋은 예방이다.
치 료 : 대중요법으로 중요한 것은 누워서 안정, 발열, 두통, 근육통을 덜어주기 위하여 aspirin 투여, 기침이 나면 codeine 시럽 복용, 그러나 세균성 폐렴인 경우 다음의 amantadine 또는 rimantadine 항균제를 투여한다.

WHO는 21세기는 전염병의 시대라고 경고하여 조류 인플루엔자 바이러스가 많은 인류를 희생 시킬 것으로 내다보고 있다.

3. 호흡기의 합포체형성 바이러스 감염

(Respiratory Syncytial Virus Infection; RSV)

매년 가을부터 봄에 걸쳐 유행하는 생후 2년 이내의 소아 감기의 원인 중에서 가장 많은 것이다. 주로 하부기도염을 일으키며 특히 영아에서는 중증 폐렴, 세기관지염, 기관기관지염으로 사망하는 예가 적지 않다. 이것은 모체로부터 이행 항체가 존재하는 생후 6개월 이내의 영아에서 중증인 경우가 많은 것이라든지 불활화 백신 접종자에서 자연감염보다 중증화하는 일이 많은 것으로 보아 항원항체 결합물에 의한 과민반응이

표 16-11. 호흡기의 합포체형성 바이러스의 감염(Respiratory Syncytial Virus Infection)

증 상	생명을 위협하는 기관지염의 범위, 위막성 후두염성 폐렴, 공통적으로 감기 증상이 있다.
잠복기	1~4일
병원체	RSV는 paramyxovirus 속에 속한 단일가닥 RNA virus로서 합포체를 형성한다
병원성	호흡기 상피의 반흔과 염증반응은 기관지를 막아서 기관지 폐렴을 일으키며 기관지와 폐포의 염증으로부터 폐렴을 일으키거나 2차 감염을 일으킨다.
역 학	해마다 추운 달에 유행 : 중등도 증상을 가진 건강한 청소년과 어른들에 의해 쉽게 퍼진다. 영구적 면역은 아니다.
예방과 치료	백신은 없다. 단일크론 항체의 주사에 의해 예방, 효과적인 항 바이러스 치료제는 없다.

아닌가 추정되고 있다. 소아에서는 이와 같이 중요한 바이러스나 성인에서는 발열도 없는 경증이기 때문에 경시되고 있다. 그러나 재감염이 많고 만성 기관지염의 급성화 인자로 지적되고 있다. 잠복기는 4~5일이며, 상·하기도호흡기 감염을 유발한다.

4. 한탄바이러스성 폐질환 증후군

(Hantavirus Pulmonary Syndrome)

Hantavirus를 한국형 신증후출혈열이라고도 한다. 잡초가 무성한 늪, 강기슭, 논둑, 밭둑, 초원에 서식하는 등줄쥐가 감염되면 배설하는 분변, 요, 타액 등에 바이러스가 포함되어 있는데 이 배설물이 건조되어 먼지로 나올 때 흡입하여 전파될 가능성이 높다.

호흡기계통으로 감염되면 3~7일간 계속 41℃의 고열이 나타나고 발병초기에는 갑작스런 발열, 오한, 두통, 근육통, 안구통, 안면홍조, 결막출혈, 구토, 복통, 저혈압, 출혈성 경향으로 신수질(renal medulla) 출혈, 우심방의 출혈, 뇌하수체 전엽괴사, 위장관 출혈, 피부 겨드랑이 출혈, 주사 맞은 부위 출혈을 나타내는 질병이다.

1) 신증후 출혈열

(Hemorrhagic fever with renal syndrome ; HFRS)

신증후 출혈열은 1951년 한국전쟁 당시 중부전선을 중심으로 주둔한 미군병사에 원인모를 유행성 출혈열이 발생하여 그 당시 이 질환의 명칭을 유행성 출혈열, 한국형 출혈열 등으로 불렀다. 세계 의학자들이 유행성 출혈열의 병원인체를 규명하기 위해 몰두하였는데

표 16-12. 한탄바이러스성 폐질환 증후군(Hantavirus pulmonary syndrome)

증 상	발열, 근육통, 구토, 탈수, 감기, 숨 가쁨, shock
잠복기	3일~6주
병원체	Bunyavirus 과에 속한 hantavirus 속, 외피보유 RNA virus이다.
병원성	바이러스 항원은 폐에 있는 모세관벽에 감염되어 염증을 일으킨다. 쥐의 배설물 속에 virus가 보균되어 있다가 건조되어 호흡 시 먼지와 함께 흡입되어 감염된다.
역 학	동물에서 인간으로 전염되는 질환으로서 대개 쥐가 많은 곳에 사는 사람들이 걸리기 쉽다. 일반적으로 인간에서 인간으로 전파되지는 않는다.
예방과 치료	설치류와의 접촉을 피한다. 집과 음식물에 설치류의 접근을 차단해야 한다. 적당한 환기를 하고, 먼지를 피하고, 설치류에 오염된 지역을 살균제로 소독한다. 증명된 항 바이러스 치료제는 없다.

1976년 우리나라 고려대학 의과대학 미생물학교실 이호왕 교수와 연구팀에 의하여 한탄강 근처에서 포획한 등줄쥐의 폐장 및 신장조직에서 병원체를 분리하여 혈청형에 따라 Hantaan virus, Seoul virus라고 불리우고 있다.

- 감염경로 : 한탄바이러스를 보유한 등줄쥐, 집쥐, 박쥐, 조류 등의 타액, 분변, 소변이 건조하여 먼지와 함께 호흡기로 들어와 폐에 감염되어 질병이 발생된다.
- 증상 : 잠복기 9~42일(평균 14~21일)이며 임상증상 및 생리학적 변화 등을 기준으로 다음과 같은 병기로 구분한다.
  - ① 발열기 : 3~7일간으로 대부분의 환자에서 38~40℃의 고열이 발생하고 오한, 식욕부진, 무기력 등을 호소한다.
  - ② 저혈압기 : 이 기간은 수 시간 내지 2일로 혈압하강, 맥압감소 및 기타 증상이 나타나 쇼크 상태가 되어 환자의 1/3이 사망한다.
  - ③ 핍뇨기 : 대개 3~7일 정도 요량이 감소하면서 오심, 구토 및 출혈이 심하면서 기타의 증세를 호소하게 된다. 심한 환자에서는 폐부종 및 중추신경 증상이 나타나기도 한다. 환자의 2/3가 이 시기에 사망하게 되므로 치료에 최선을 다해야 한다.
  - ④ 이뇨기 : 약 10~13일간 이뇨기에 접어들면서 1일 3~6리터의 소변이 이뇨되는데 소변의 양과 기간은 질환의 경중과 신장병변의 정도에 비례한다.
  - ⑤ 회복기 : 약 1~2개월로 환자는 다소의 활동을 할 수 있으며 발병 6개월 후에 정상으로 회복될 수 있다.

신증후 출혈열의 역학은 도시형, 농촌형, 실험실형으로 구분을 한다. 계절적으로 7월에서 10월에 주로 발생을 한다.

- 예 방 : 등줄쥐, 들쥐, 집쥐, 박쥐 등이 서식하는 장소의 먼지를 흡입하지 않도록 한다. 살충제와 살서제를 사용하여 쥐를 제거한다. 생백신을 투여한다.

2) 한탄바이러스 폐증후군

1993년 미국 애리조나주와 뉴멕시코주에서 엘리뇨와 따뜻한 겨울 날씨 영향으로 유난히 더워 "쥐" 개체수가 폭팔적으로 늘었고 "쥐"가 보유한 한탄바이러스도 크게 늘어 인간이 호흡 시 흡입되어 한탄바이러스 폐증후군이 남미까지 퍼져 50%의 치사율이 나타났다.

VI. 폐 진균성 감염

(Fungal Infection of the Lung)

폐에 침입하는 심재성 진균증은 표재성 진균증과는 달리 살아있는 조직인 진피, 피하지방층 및 내부 장기에 침범하여 발생하는 진균성 질환을 말한다. 전 세계적으로 분포되어 있지만 일부국가 지역에 국한되어 나타나는 풍토병도 있다. 심재성 진균증은 건강한 사람에도 발병할 수 있으나 여러가지 요인에 의해서 면역상태가 저하될 때 기회감염으로 진균 증을 일으키는 경우도 있다. 폐에 감염되는 진균중 이형성 진균으로 *Coccidioides immitis, Histoplasma capsulatum* 등이 대표적이다. 우리나라에서는 드문 질환이다.

1. 콕시디오이도 진균증

(Coccidioidomycosis ; Valley fever)

*Coccidioides immitis*에는 심재성 진균 중 감염성이 가장 높으며 콕시디오이도 진균증(Coccidioidomycosis)의 원인균으로 토양, 식물, 과실에 많이 오염되어 있으며 감염은 오염된 먼지에 퍼져있는 분절포자를 흡입하여 폐에 발병하여 급성 만성 호흡기 감염증을 일으키는

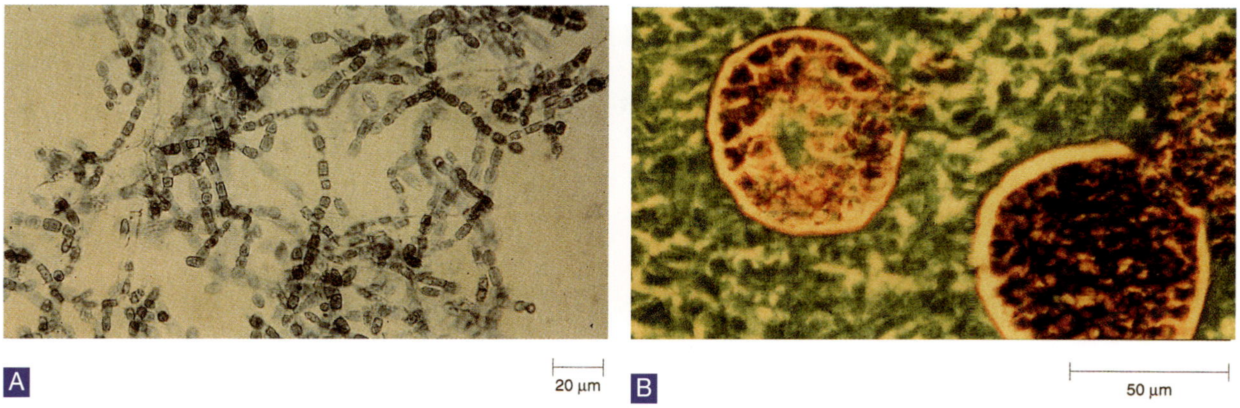

그림 16–16. *Coccidioides immitis*. (A) 분절포자모양의 효모균, (B) 조직내의 구형의 포자

Coccidioidomycosis이다.

폐조직 내에서는 원형의 내포자를 형성한다(그림 16–16 (A)(B)). 미국 남서부 일부에서 발견되어 지역적 분포 때문에 Valley fever라고도 한다. 그 밖에 멕시코 일부 지역, 중앙 및 남아메리카 토양에 자생하는 진균인 *Coccidioides immitis*의 분절포자(arthroconidia)를 호흡 시 흡입함으로써 감염되어 염증을 일으킨다. 증상으로는 가슴 압박감, 발열, 권태감, 그리고 마른기침 등이 있다.

원발성 콕시디오이도 폐 진균증을 나타낸다. 콕시디오이도 진균증(Coccidioidomycosis) 치료는 amphotericin B의 정맥주사요법이 있다.

2. 히스토프라즈마증

(Histoplasmosis ; Spelunker's Disease)

오염된 토양의 분포되어 있는 포자를 흡입함으로써 발생하며 조류의 배설물이나 조류의 둥지 먼지에 *Histoplasma capsulatum*의 포자를 흡입함으로써 폐내에 감염된다. 미국의 오하이오주와 미시시피 강변의 계곡과 같은 특정지역에서 발생되는 풍토병이다. 단순한 감기와 비슷할 수도 있는 자기 제한적 질병이다. 원발성 폐 히스토프라즈마증을 나타낸다. 우리나라에서의

표 16–13. Coccidioidomycosis

증 상	발열, 기침, 가슴 통증, 식욕부진과 체중감소 ; 드물게 사지의 마디에 통증, 관절통, 피부, 점액성막, 뇌, 때때로 내부 장기도 포함
잠복기	2일~3주
병원체	*Coccidioides immitis*, 이형성 진균의 형태를 나타냄.
병원성	폐에 이상이 생긴 후에 분절포자는 구절내에서 성장하여 내포자(endospore)를 유출한다. 그런 다음 각각의 내포자는 또 다른 구절내에서 성장한다. 염증반응은 조직을 손상시킨다. 진균성 항원에 대한 과민반응은 뼈마디와 관절의 통증을 일으킨다.
역 학	병원체는 토양에 생존해있던 포자가 공기중의 먼지와 함께 *C. immitis* 포자를 흡입함으로 감염된다. 미국의 서남부 지역과 몇몇 건조지역에서 유일하게 발생한다.
예방과 치료	목초식물과 물주기와 같은 방법으로 먼지의 양을 조절한다. 치료제는 amphotericin B와 fluconazole를 사용한다.

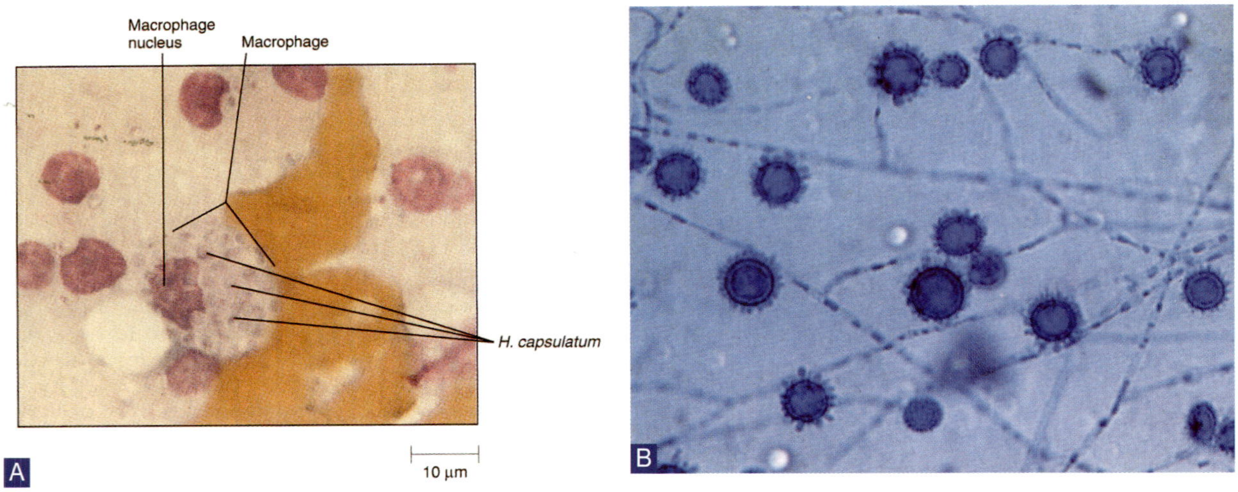

그림 16-17. *Histoplasma capsulatum*의 이형성진균 형태. (A) 세포질과 대식세포에 탐식된 효모형, (B) *Histoplasma capsulatum*의 분생자

감염은 극히 드물다(그림 16-17)(표 16-14).

VII. 폐 원충 감염질환
(Protozoa Infection of the Lung)

1. 카리니 주폐포자충 폐렴
(Pneumocystis Pneumonia)

뉴모시스트 카리니(*Pneumocystis carinii*)는 원충으로 영양형과 포낭형 두 가지 형태가 있으며 영양형은 직경이 2~5μm이고 세포벽은 없고 형태가 다양하다. 이 원충이 면역기능이 저하되어 있는 환자 폐포벽에 붙어서 증식하여 폐포는 폐색되지만 이때 폐포벽은 파괴되고 혈청이나 조직액이 폐포 내로 들어가서 저산소증을 일으킨다.

폐 실질 내로 들어가서 카리니 폐렴을 일으킨다. AIDS 환자나 면역억제 투여받은 사람, 백혈병 환자들이 이런 원충에 감염되기 쉽다(그림 16-18), (표 16-15).

표 16-14. 히스토프라즈마증(흑색증; Histoplasmosis)

증 상	중등도 호흡기 증상 ; 드물게 불쾌감을 일으킴, 발열, 가슴통증, 기침, 인후에 만성적 염증
잠복기	5~8일
병원체	*Histoplasma capsulatum*, 이형성 진균의 형태를 나타냄.
병원성	조류의 분변이 토양에 오염되어 먼지를 통해 호흡기로 흡입, 조직을 변화시킴, 대식세포에서 증식. 과립종을 형성. AIDS나 다른 면역결핍 질병이 있는 사람에 퍼져나간다.
역 학	진균은 조류의 분변이 오염된 토양 내에서 잘 자란다. 특히 오하이오와 미시시피강 계곡과 미국 남동부에서 분포한다. 세계의 많은 다른 나라에서는 많이 분포하지 않는다. 동물 탐험가의 경우 감염될 위험이 높다.
예방과	닭, 새 또는 박쥐에 의해 토양이 오염되는 것을 피하라
치 료	치료제는 amphotercin B와 itraconazole를 사용한다.

표 16-15. 카리니 주폐포자충 폐렴(Pneumocystis pneumonia)

증 상	*Pneumocystis carinii*로 생기는 폐렴 증세는 영양상태 불량인 소아나 성인, 면역기능이 저하되어 있는 소아나 성인의 폐에 감염되면 고열, 기침, 호흡곤란, 빈삭호흡, 심한 저산소혈증(hypoxemia)이 나타난다.
잠복기	4~8주
병원체	*Pneumocystis carinii* 원충은 자낭형과 관련 있는 진균에 속하며 원충으로 생각되는 이유로는 광학 현미경 또는 전자 현미경으로 관찰되는 cyst의 형태가 진균과 비슷하지만 항진균제로는 치료 효과가 없어서 진균은 아니고, 원충 감염증의 치료나 예방에 사용되는 약품에 치료 효과가 있어서 원충에 포함시켜 *Pneumocystis carinii* 원충이라고 불리 우고 있다.
병원성	*Pneumocystis carinii*가 폐포에 도달하면 대부분 폐포의 macrophage로 식균되지만 면역기능이 억제되어 있는 환자(세포매개성 면역결핍자)에서는 폐포벽에 붙어서 증식하여 폐포벽이 파괴되고 조직액이 폐포내로 들어가서 저산소혈증을 일으킨다. AIDS 환자 폐에 감염되어 카리니 폐렴을 유발한다.
역 학	*Pneumocystis carinii*는 전 세계적으로 분포되고 있으며 애완동물, 가축동물에 있다. 감염경로는 공기를 통해서 생기는 호흡기 감염이며 최근 동성연애자 AIDS 환자에서 빈번히 발견되어 새로운 관심의 초점이 되고 있다.
예 방	면역기능 결핍자, 면역억제재 투여환자, 영양상태 불량자, 방사선조사환자, AIDS 환자에 잘 감염되므로 이러한 인자를 감소시키는 방법이 슬기로운 해법이다.
치 료	치료는 trimethoprim-sulfamethoxazole 투여로 $CD4^+$ 림프구 수 증가로 면역기능을 회복할 수 있다.

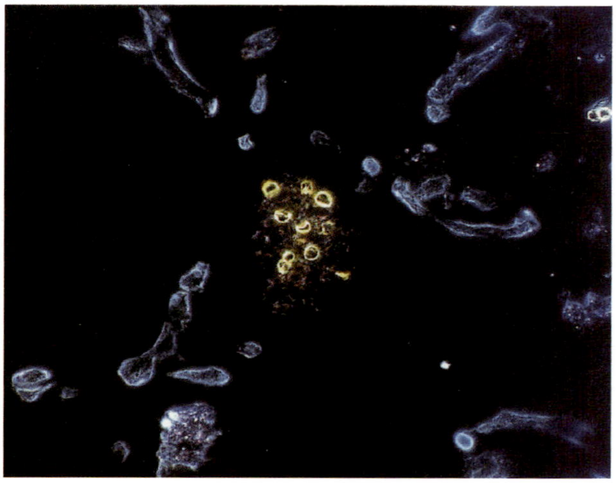

그림 16-18. *Pneumocystis carinii* 원충 포자

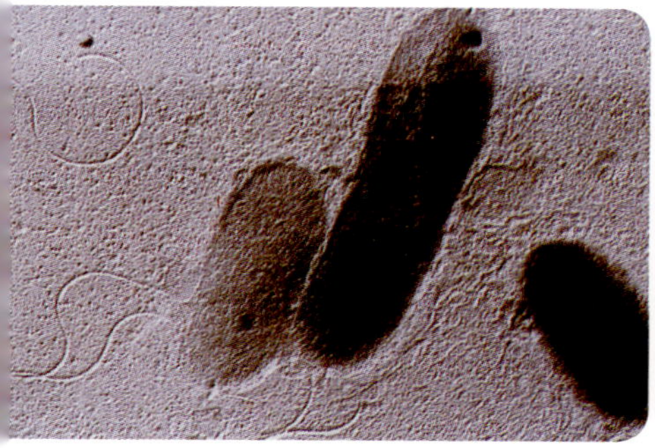

17장

소화관계통 감염 (Alimentary System Infection) 또는 위장관계통 감염 (Gastrointestinal tract nfection)

Gastro는 그리스어이고 "stomach"는 영어이다. entero는 "intestine" 뜻이고, itis는 "inflammation" 뜻이고, enteric은 "enterobacteria"(장내세균) 뜻이다.

I. 위장관계 해부생리구조 (Gastrointestinal Anatomy and Physiology)

소화관을 위장관계라고 불리운다. 즉 소화관(위장관계)의 해부생리구조는 입(구강) → 타액선 → 식도 → 위 → 소장 → 췌장 → 간 → 대장 → 직장 → 항문으로 구성되어 나눌 수 있다.

상부소화기관은 입(구강) → 타액선 → 식도 → 위까지를 말하고,

하부소화기관은 소장 → 췌장 → 간 → 대장 → 직장 → 항문까지를 말한다.

위장관은 섭취한 음식물의 소화, 영양분 흡수, 찌꺼기의 배설을 하는 체내기관이다. 미생물에 오염된 물이나, 음식물들이 사람의 입(구강)으로 들어와 소화기관을 거쳐 항문을 통해 배출되는데 질병을 일으키는 병원미생물이 구강으로 들어와 항문으로 배설하기까지의 위장관 내에서 질병을 일으키는 경우가 흔히 있다.

II. 위장관 정상상재균총 (Gastrointestinal Normal Flora)

정상상재균총은 인체의 병원성균 침입을 방어하는데 중요한 역할을 한다. 구강의 정상상재균총과 장관의 정상상재균총이 있다.

1. 구강 정상상재균총(Mouth Normal Flora)

구강은 다양한 미생물의 정착을 위해 서식처를 제공하며 상재하고 있다. 구강 내의 타액, 구강 점막, 치아의 치근은 물과 영양분의 이용으로 미생물 증식에 좋은 환경을 제공해 주어 많은 세균이 상재하고 있다.

구강 내의 정상상재균총은 대부분 연쇄상구균이 차지한다. 이들 연쇄상구균은 당 대사과정에서 젖산(lactic acid)을 생성하는 Gram 양성 연쇄상구균으로 *Streptococcus sanguis, S. salivarius, S. mitis* 등의 균이 상재하고 있다. 또한 구강내 *S. mutans, S. sanguis* 균은 당을 분해하여 치아의 에나멜 표면을 부식하고 치아 표면에 치태(치석 dental plaque)을 형성하며 충치의 원인을 만든다.

- 세균 : 구강내 상재균총은 *Streptococcus* sp., *Staphylococcus* sp., *Neisseria* sp., 편성혐기성 Gram 음성 구균인 *Veillonella* sp., 혐기성 Gram 음성 간균인 *Bacteroides* sp., *Fusobacterium* sp. 등을 포함하며, *Lactobacillus* sp., *Actinomyces* sp.,

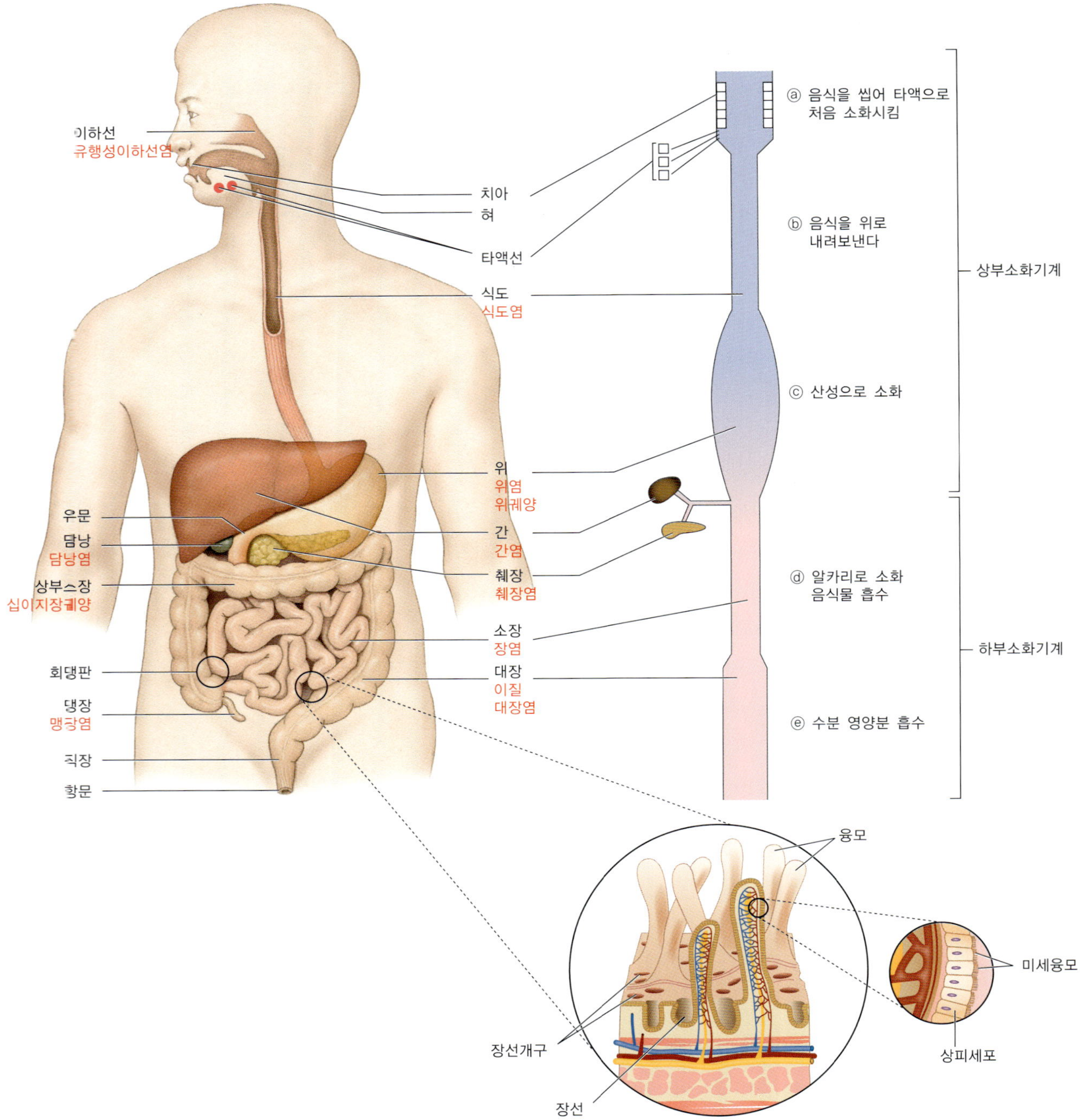

그림 17-1. 위장관계통의 구성과 질병

Eikenella sp., *Corynebacterium* sp., *Haemophilus* sp., *Treponema* sp. 등이 상재균총으로 서식하고 있다.

- 진균 : *Candida* sp.
- 원충 : *Trichomonas tenax, Entamoeba gingivalis*

2. 대장, 직장 정상상재균총

(Intestinal Normal Flora)

대장 내에는 *Lactobacillus* sp., *Bacteroides* sp., *Escherichia* sp., *Enterobacteer* sp., *Citrobacter* sp. 등의 균종들이 상재한다. 특히 혐기성 조건에서 발육하는 *Bacteroides* sp.는 분변량의 총 1/3에 해당될 정도로 장관 내

에 많이 분포되어 있다.

- 세균 : *Bacteroides* sp., *Fusobacterium* sp., *Eubacterium* sp., *Bifidobacterium* sp., *Clostridium* sp., fecal *Streptococcus* sp., *Peptococcus* sp., *Lactobacillus* sp., Coliforms group bacilli (*Escherichia* sp., *Enterobacteer* sp., *Citrobacter* sp.)
- 진균 : *Candida* sp.
- 원충 : *Entamoeba coli*, *Trichomonas hominis* 등이 있다.

Ⅲ. 상부소화기계 세균성 질환 (Bacterial Disease of the Upper Alimentary System)

1. 치아우식증 (Dental Caries; Tooth decay) → *Streptococcus mutants*

치아우식증(충치)은 치아의 경조직에 발생하는 질환으로 치아의 무기질이 탈회되고 유기질은 파괴되어 나타나는 하나의 만성질환이다.

구강에 상재하고 있는 미생물 중 연쇄상구균이 치아 표면에 성장하는 결과로 치아우식(충치)과 치주질환을 일으킨다.

치아우식증의 중요 병원체는 *Streptococcus mutans* 이며, 그밖에 *S. sanguis, S. salivarius, Lactobacilli* 등으로 알려져 있다. 이들 균은 치아표면에 붙어 에나멜층(dental enamel) 표면을 용해시킬 수 있으며 중합성 기질을 만드는데 이것은 치아 표면과의 접촉에서 자신들이 남아있게 한다. 이런 세균은 치태(치석 dental plaque)의 축적이 원인이 되는 연쇄상구균이 자당(sucrose)을 동화시키는 능력을 가지고 있고, 세포의 dextran(일명 glucans)을 형성한다고 믿고 있는데, 이 dextran은 불용성이며 끈적끈적하고 점착성있는 gel 상태로 비교적 불활성을 띠고 있어 치태가 치아 표면에 강하게 접착하게 하고, 타액에 의해 치태 내에서 생산된 산을 희석하는 완충작용에 대해 장애를 가져오게 된다(표 17-1).

치태(치석; dental plaque)는 dextran matrix에 있는 혼합된 미생물의 축적물이다. 치아우식증은 세균이 산(acid)과 치석을 만드는 설탕 섭취를 제한함으로써 예방될 수 있다.

2. 치주질환(Periodontal disease) → Dental plaque

구강 안에 상재하고 있는 미생물은 치아의 지지기반 조직과 관련된 질병을 일으킬 수 있다. 치주 질환에는 치은염(gingivitis), 급성괴사성 궤양성 치은염(acute necrotizing ulcerative gingivitis), 치주염(periodontal) 그리고 유년기성 치주염(juvenile periodontal) 등이 있다(표 17-1).

치주질환은 어느 한 종류의 미생물에 의해 발생되는 것이 아니고 여러 종류의 미생물에 의해서 유발된다. 치석이 치아 주변의 조직 사이에 축적될 때 발생하며 사람의 건강한 치근조직은 비교적 정상상재 미생물과 관련이 있는 듯하다. 이 미생물의 대부분은 놀랍게도 치아표면에 위치하고 있는 Gram 양성 구균이 많고, 치주질환과 관련된 대부분의 미생물은 *Streptococcus mitis, S. sanguis, Actinomyces viscosus, Actinomyces naeslundii,* 그리고 간혹 *Neisseria* 균종과 혐기성 Gram 음성균인 *Veillonella, Fusobacterium* 세균이 만연하게 된다(그림 17-2).

3. 참호구강염(Trench mouth)

Treponema pallidum, Fusobacterium, Prevotella, Fusobacterium, Borrelia

참호구강염(trench mouth)은 Vincent's disease이라고도 하며 주된 증상은 치아 사이에서 열, 종창, 궤양, 조직의 괴사와 함께 잇몸의 출혈 등을 나타낸다.

주 원인균은 *Treponema pallidum, Fusobacterium,*

표 17-1. 치아 및 치은의 감염되는 주요 질환

질 병	치아우식증 (충치; Dental Caries)	치주질환 (Periodontal Disease)	참호구강염 (Trench Mouth)
증 상	진행된(상급의) 질병까지는 증상 없고 그 후에는 변색되고 거칠어지며 치아가 점차 부서지고 욱신욱신 쑤시는 고통을 수반한다.	대부분의 경우 병이 진전되기 전까지는 징후가 없다. 출혈, 민감성 잇몸, 나쁜 호흡, 치아의 벌어짐, 변색되어 노출된 치근을 가진 수축한 잇몸	갑작스러운 발열, 고통스런 잇몸 출혈, 불결한 입냄새
잠복기	충치를 겨우 알아보기까지 1~24달 소요	몇 달 혹은 몇 년	잠복기 ; 미확인
병원체	치석은 *Streptococcus mutans* 또는 그 비슷한 종과 함께 한다.	*Streptococcus mitis* *Streptococcus sanguis* *Veillonella,* *Fusobacterium*에 의해 발병된다	*Treponema*속의 나선균속(spirochete)과 혐기성세균인 *Fusobacterium, Prevotella* 또는 다른 혐기성세균의 작용에 의해 발병된다.
병원성	치석은 식용 설탕으로부터 산을 생성하여 이는 이를 구성하는 calcium phosphate 결정을 서서히 녹인다.	잇몸 가장자리와 점차적으로 확장되는 gingival cervices에서의 치석과 세균의 생산물이 염증성 반응을 자극한다. cervices는 넓고 깊어지며 혐기성인 부분이 증가되어지며 독소와 효소는 치아를 지지하는 조직을 약하게 하여 벌어지게 한다.	Spirochete와 대부분의 다른 혐기성 미생물은 상호 의존적으로 작용해서 조직의 괴사을 일으키고 spirochete는 조직의 침윤의 원인이 된다.
역 학	전세계적으로 분포하고 식용 설탕, 자연에서 혹은 첨가 플로오르화물에 의해 흔히 유발된다. 어릴수록 어른보다 영향받기가 더 쉽다.	처음에는 35세 이상인 사람들의 질병으로 알려졌었다. 면역부전의 사람들은 심한 질병의 위험이 증가된다.	전 연령이 구강 위생불량, 영양부족 또는 면역부전으로 관계하여 영향을 받기 쉽다. 전염성은 아니다.
예방 및 치 료	식용 설탕, 첨가 플로오르화물의 제한과 치석의 기계적 제거 그리고 어린이들의 치아의 구멍과 틈새를 메워 준다.	치석형성을 피하고 심한 경우엔 치근을 노출시켜 치석과 결석을 제거하는 외과적 치료가 필요함	치석의 제거와 결석의 제거를 위한 숙련된 세척으로 매일 주의를 기울인다. 치주질환에 치료에 뒤이어 감수성 있는 항생제로 치료한다.

Prevotella, 혐기성균(Anaerobes)이 조직에 스며들어가 이 질병의 원인이 될 수 있다고 밝혀졌다.

참호구강염이란 이름은 세계 1차, 2차 세계대전 시 연합국측의 참호(trench; 땅속) 속에 있는 군인들에서 만연한 것에서 유래되었다(표 17-1). 피로, 일정치 못한 식사 습관, 구강 위생 불량, 스트레스 등은 이 질병의 발생에 중요한 역할을 하는 요인이 된다. 치아질환의 예방을 위해 치주질환에 중요한 역할을 하는 경화된 치석을 제거한다. 치주염에서 분리된 75%는 Gram 음성 세균이고, 혐기성세균인 *Prevotella melaninogeni-*

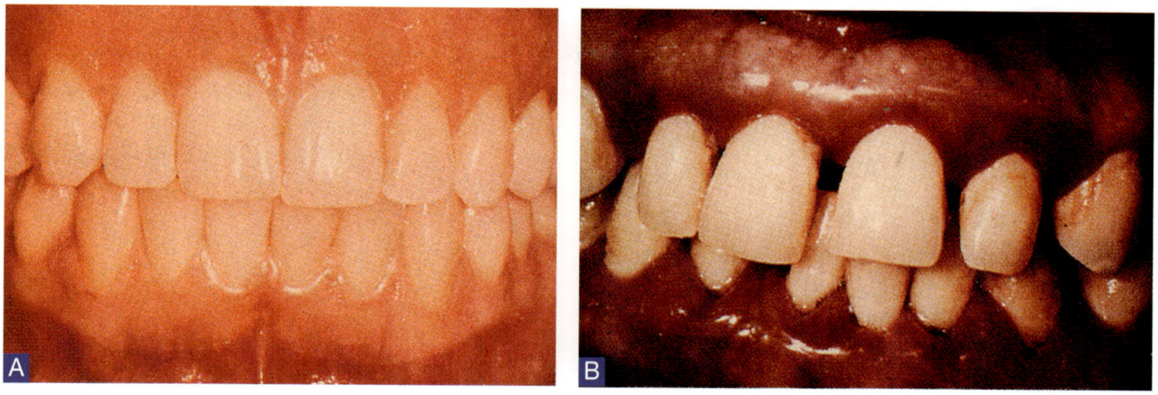

그림 17-2. 치주질환(Periodontal disease). (A) 정상치은, (B) 치주질환 환자의 치석과 치은의 염증과 출혈이 있다.

*cus*와 *Fusobacterium nucleatum, Eikenella corrodens, Borrelia vincenti,* 그리고 다양한 운동성 있는 세균들에 의해 발생된다. 특히 중증의 치주염은 트리코모나스(*Trichomonas gingivalis*)가 현저히 많다.

소아치주염의 경우에 세균은 보통 65%가 Gram 음성균으로 구성된다. *Bacteroides*와 *Actinobacillus actinomycetmomitans*는 이 질병의 원인에 중요한 역할을 한다(그림 17-3).

4. 위(Stomach) → 헬리코박터 파이로리 위염 (*Helicobacter pylori* Gastritis)

1983년 B형 만성위염 환자의 위 유문부 상피세포에서 새로운 균을 발견하여 *Helicobacter pylori*라고 명명하였다. 이 균은 급성 위염의 원인균으로 이 균이 위점막 상피세포에 접착하여 위궤양, 위염, 위암 발병의 원인이 된다(그림 17-4).

구토, 복통, 위장출혈 등의 위염과 위궤양을 일으킨다. 보통 십이지장 궤양 환자에서 약 90%, 위궤양 환자에서 70%, 위염 환자에서 50~60% 정도 *Helicobacter pylori*균이 검출되며 소아보다 성인에 보균자가 많다(표 17-2).

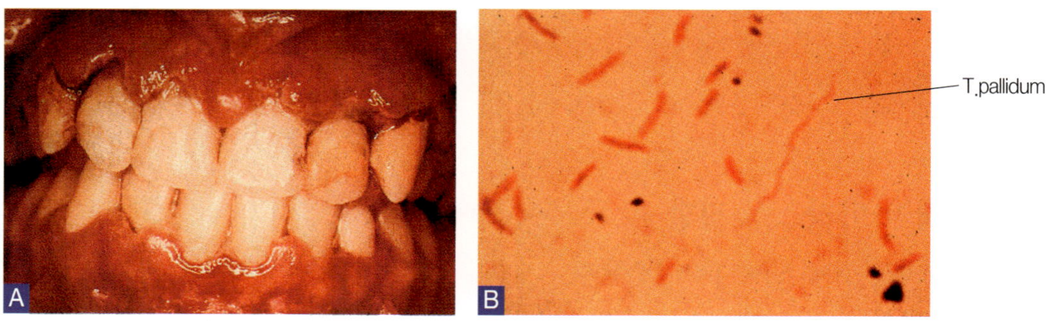

그림 17-3. 참호구강염(trench mouth)의 급성 괴사성 궤양성 치은염. (A) 치은이 벌겋게 붓고 염증이 있다. (B) 치은의 화농을 Gram 염색한 Gram 음성 간균과 나선균

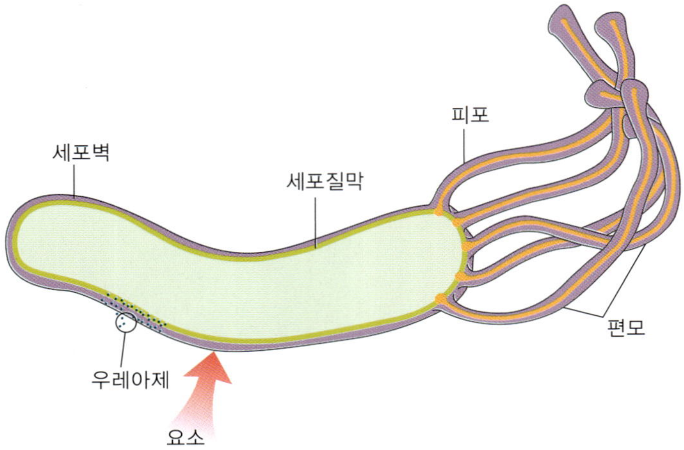

그림 17-4. *Helicobacter pylori*의 형태. Gram 음성 S자 형의 만곡형균이며 균체 말단에 편모 타래를 가지고 있으며 urea를 매우 강력한 암모니아로 가수분해하는 urease 효소를 생산한다. Urease에 의해서 생산된 암모니아는 위산을 중화해서 세균이 살아남아 더 잘 증식할 수 있게 된다.

표 17-2. 헬리코박터 파이로리 위염

증 상	초기 감염시엔 트림과 구토로 인한 약한 복부통증을 나타내고 궤양이나 암으로 악화되었을 때에는 부분적인 복부통증과 만지면 아프고 출혈을 보임
잠복기	미확인
병원체	*Helicobacter pylori* ; Gram 음성 호기성 나선형 미생물세균, 총모성 편모를 가짐
병원성	*Helicobacter pylori* 병원체는 강력한 urease 생산으로 인해 위액의 산성에서 견딜 수 있다.
	점막층에 붙어서 상피표면에 침투하고 거기에서 세균의 생성물은 염증성 반응을 자극한다. 점막층은 얇아지고 감염된 사람의 10~20%는 궤양 상태로 발전한다. 단지 작은 퍼센트만이 암으로 발전하지만 위암에 걸린 사람의 90% 이상이 *Helicobacter pylori*의 감염에 의해서다.
역 학	대개는 분변 배설물이 구강으로 들어와 전염. 나이에 따라 점진적으로 증가하고 75세 이상의 거의 80%가 감염되어 있다.
예방과 치료	증명된 예방은 없다. 대부분의 감염은 두 가지 항생제와 함께 위산을 억제하는 약물 치료를 병행해서 치료한다.

IV. 상부소화기계 바이러스성 질환 (Viral Disease of the Upper Alimentary System)

헤르페스 바이러스과(Herpesviridae)에 소속되어 있는 바이러스 중 사람에 감염을 일으키는 것으로 단순포진 바이러스(Herpes simplex virus), 수두-대상포진 바이러스(varicellazoster virus), 세포거대 바이러스(cytomegalo virus), 엡스타인-바(Epstein-Barr virus) 바이러스 등이 있다.

1. 단순포진 바이러스(Herpes simplex virus) 감염증

- 병원성

1형은 일차적으로 구인두(oropharynx) 상피세포를 침범하며, 2형은 일차적으로 생식기 점막과 근처의 피

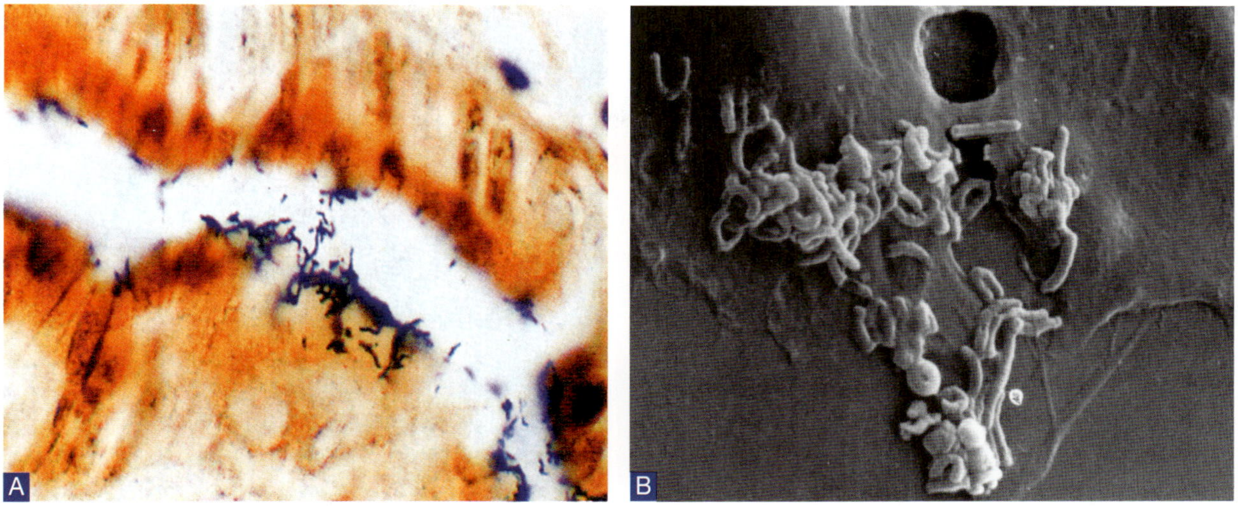

그림 17-5. *Helicobacter pyloric*균의 특징. (A) 위 생검 조직을 silver 도은염색, 흑색의 나선형 균. (B) 위세포에 서식하고있는 *Helicobacter pylori*. 위상차 현미경 관찰

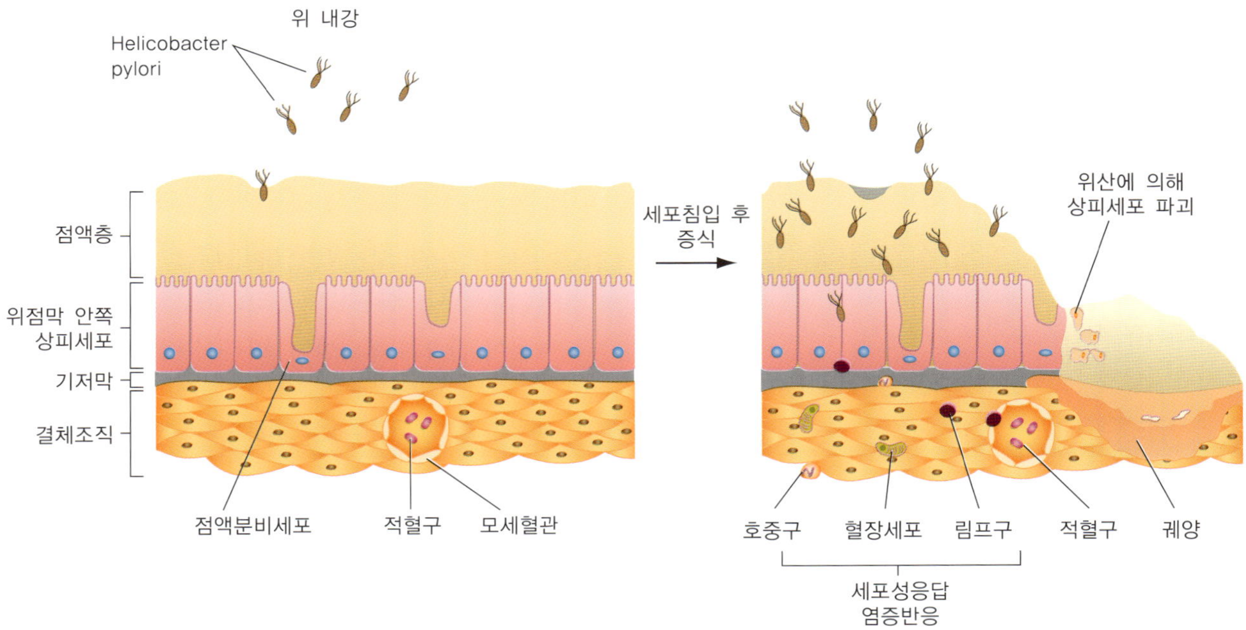

그림 17-6. *Helicobacter pylori* 감염으로 위궤양 형성과정, 세포성응답 염증반응. *Helicobacter pylori*균이 위점막상피세포에 접착하여 urease를 생성하여 암모니아를 발생하면서 증식하고 이 암모니아는 위점막 세포를 파괴하는 원인이 되며 위궤양을 일으키는 중요한 인자로서 작용한다.

부에 감염되지만 중증감염에서는 호흡기와 위장관의 상피세포로 침입하고 피부와 간장에도 가지만 이러한 환자들은 면역기구 특히 세포매개 면역계에 결함이 있는 사람들이다.

그러나 이차적으로는 신경조직을 침범하여 잠재하다가 어떠한 자극이 있으면 축색을 따라서 점막이나 피부로 가서 다시 병소를 만들지만 1형은 뇌염을, 2형은 수막염을 일으키기도 한다. 신생아는 분만 도중에 산모의 질에서 HSV-2의 감염을 받기도 한다.

HSV가 피부를 침범할 때는 상피세포에서 증식하며

이때 침범된 부위에는 염증이 생겨서 두께가 얇은 수포가 생기고 풍선양 변성이 있는 거대세포와 핵내 봉입체 형성이 나타난다. 이어 림프계가 침범되어 더 진행되면 바이러스혈증(viremia)이 생겨서 전신에 전파된다.

신경절에 잠재하던 HSV가 재활성화(reactivation)되어 다시 병소를 만드는 기전은 확실하지 않지만 항체(antibody), 인터페론(interferon), 대식세포(macrophage), 세포매개성면역(cell mediated immunity), K-cell 세포독성 등이 관여하리라 생각되고 있다(그림 17-7).

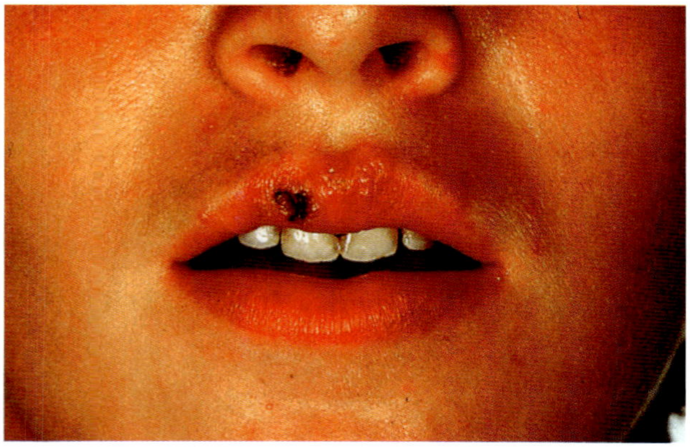

그림 17-7. 단순포진 감염증. 입술 주위에 수포성 물집이 형성된다..

- **아사이클로비르(acyclovir) : HSV의 DNA합성을 저해하는 항 바이러스제이다.**

2. 유행성 이하선염

(Mumps ; epidemic parotitis)

유행성 이하선염(mumps ; epidemic parotitis)은 이하선의 종창을 일으키는 질환이며 이하선염(mumps) 환자로부터 타액이나 호흡기 분비물이 직접적인 접촉이나 작은 소수포(droplet) 또는 다른 오염된 물질이 코나 입으로 들어가서 감염된다.

Mumps virus가 타액선으로 가서 증식한 다음에 바이러스혈증(viremia)을 일으켜 타액선이나 다른 장기로 가서 병소를 만들고 이러한 장기로부터 이차적인 바이러스혈증이 생겨서 퍼진다고 생각되고 있다.

이하선이 가장 많이 침범되는 까닭에 유행성 이하선염이라는 병명이 생겼지만 타액선, 고환, 난소, 췌장, 유방, 수막 등에도 침범된다(그림 17-8).

- 병원성 : Mumps virus에 감염된 후 일정 기간 잠복기를 지나 권태, 식욕부진, 한쪽 또는 양쪽의 이하선이 급속히 팽대한다. 따라서 이하선이 팽대하

표 17-3. 단순포진(Herpes simplex)

증 상	초기 감염 시에는 발열, 심한 목의 통증, 입과 목의 궤양화가 나타나고 재발 시에는 대부분 입술 부위의 가려움을 느끼고 따끔거림 또는 통증, 뒤이어 수포가 생성되면서 고통스런 상처가 남게 된다. 그것은 7~10일 이내에 치료된다.
잠복기	평생 감염이기 때문에 잠복감염이다.
병원체	단순포진바이러스(HSV), type I
병원성	이 바이러스는 상피에 번식하고 세포파괴와 많은 수의 감염성 비리온을 가진 수포를 형성하고 면역반응을 감염을 재빠르게 제한하나 비병원성 HSV DNA는 감각기관에 살아남는다. 후에 스트레스를 받으면 이 DNA는 감염성 비리온의 원천이 되는데 감염성 비리온은 보통 입술에 있는 재발한 상처의 피부나 점막에서 온 것이다.
역 학	광범위한 바이러스로 가까운 물리적 접촉에 의해 전파된다. 자각증상이 없는 사람의 침에 의해 공통적으로 감염된다.
예방과 치료	acyclovir, penciclovir과 HSV DNA 중합체를 저해하는 비슷한 약물치료는 발병을 저해하고나 재발을 예방할 수 있다. 썬 크림은 자외선 노출에 의한 재발을 막는데 도움을 준다.

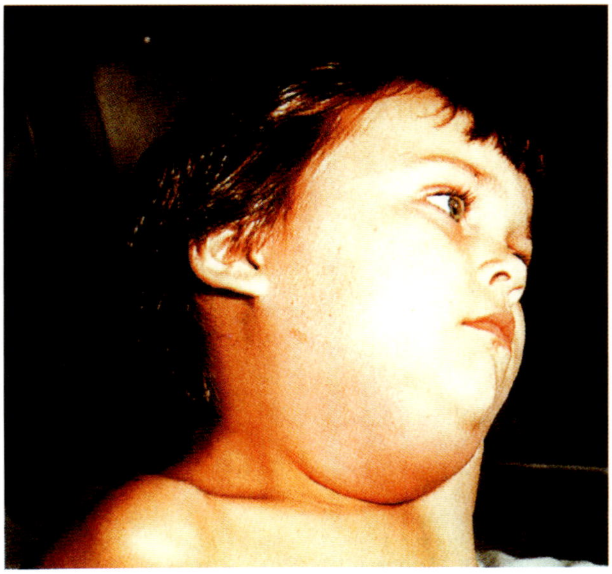

그림 17–8. 소아환자의 유행성 이하선염

여 입을 벌릴 때 심한 고통이 따르고 열을 동반한 타액선염이 1주간 계속된다. 전형적인 이하선염 외에도 열과 구토증, 세기관지염, 또는 폐렴, 인두염, 또는 경부선염, 불현성감염 등을 보이는 경우가 있으며 합병증으로는 고환염, 난소염, 귀머거리, 무균성 뇌막염, 뇌염, 췌장염 등이 나타난다(표 17–4).

V. 하부소화기계 세균성 질환

(Bacterial Disease of the Lower Alimentary System)

하부소화기계 위장감염증을 일으키는 병원체는 세균, 바이러스, 진균, 원충 등이 원인이 된다. *Salmonella, Shigella, Vibrio* 등과 같은 고유한 병명을 가진 감염증을 일으키는 세균도 있지만 그밖에 고유 병명을 갖지 못하는 세균도 위장장관 질환을 일으켜 흔히 위장염(gastroenteritis)이라고 부르고 있다.

그러나 실제로는 염증은 장관에만 있고 '위'에는 거의 없는 까닭에 장염(enteritis)이라고 불리워야 하겠지만 관습상 아직도 위장염이라고 불리우고 있다.

다음의 세균이 장관에 감염되어 질병을 일으키는 대표적인 균종이다.

① *Vibrio*속 : *Vibrio cholerae* ~ 해수에 서식하는 Gram 음성 굽은 만곡간균이다.
Vibrio parahemolyticus ~ 해수에 서식하는 Gram 음성 만곡간균이다.
Vibrio vulnipicus 호염성이다.

② 장내세균 과 : 다음의 4균종이 장관에 병원성이다.
*Salmonella*속 ~ *S. typhi, S. paratyphi* A&B Gram 음성 간균이며 주모성 편모가 있다.
*Escherichia*속 ~ *E. coli* Gram 음성 간균이며 주

표 17–4. 유행성 이하선염

증 상	발열, 두통, 식욕부진, 전형적으로 하나만 혹은 양쪽의 이하선의 고통스런 종창을 수반한다. 고환의 고통스런 확대, 여자는 골반에 통증이 있다. 사춘기가 지난 사람들에서 뇌와 관련되어 일어나는 증상의 부산물
잠복기	일반적으로 15~21일
병원체	Mumps virus ; Paramyxovirus과의 단일나선 RNA 바이러스
병원성	바이러스는 초기에 상부호흡기계에서 복제한 후 혈류를 통해 이하선과 몸의 다른 기관으로 퍼진다. 세포파괴에서의 염증성반응은 특징적인 종창과 고통의 원인이 된다.
역 학	인간은 바이러스의 유일한 소스이다. 전파는 증상 없는 감염이 높은 퍼센트로 보인다.
예방과 치료	효과적인 약독화 생백신은 1967년부터 이용되고 있고 항 바이러스 요법은 이용되지 않는다.

모성 편모가 있다.

Shigella 속 ~ *S. dysenteriae, S. flexneri, S. boydii, S. sonnei* 균은 Gram 음성 간균이며 편모가 없다.

Yersinia 속 ~ *Y. enterocolitica* 균은 Gram 음성 간균이며 주모성 편모가 있다.

③ ***Campylobacter* 속** : *Campylobacter jejuni* 균은 Gram 음성 굽은 S자 모양이고 단모성 편모를 가지고 있어 운동성이 있다. 호기성이다.

상기의 미생물이 장관에 도달하여 독소를 장표면 장관상피세포에 부착 결합하여 대장벽에 염증을 일으켜서 설사의 원인이 된다.

Shigella 독소가 체내로 들어가면 이에 대한 수용체(receptor)는 소장에 있는 까닭에 소장에서 분비량을 증가시켜 설사와 점혈변이 배출된다.

장관감염을 일으키는 미생물은 물과 함께(water borne infection) 또는 식품과 함께(food borne infection) 체내로 들어간다.

이 두 가지 방법은 비슷하지만 식품 매개인 경우는 식품이 물에 있던 세균으로 오염되어 매개하는 경우도 있지만 조리자의 손이나 파리, 쥐 등에 의한 오염으로도 매개될 수 있고 또 식품 내에서 미생물이 증식하는 까닭에 비교적 대량의 세균이나 세균독소가 섭취될 가능성이 높다.

1. 콜레라(Cholera) : 1군 법정전염병

콜레라는 O1과 O139가 10년마다 유행한다.

현재 분리된 콜레라균의 생물학적형(biotype)에는 1817년 인도 갠지스강 유역 등에서 발생 유래한 진성 콜레라균과 이의 생물학적 변이형인 El Tor 2형(1961년)을 포함한 O1과 1992년 인도와 방글라데시에서 발견된 O139가 있다. 공통으로 편모(H)항원을 가지며, 균체(O)항원에 의하여 여러 가지 혈청군으로 분류되는데 Ogawa형, Inaba형이 중요하다.

O-1 *Vibrio cholerae*는 O항원인자 A, B, C에 따라 Ogawa형, Inaba형 그리고 Hikojima형 세 가지 혈청형으로 분류된다. pH 6.0 이하이거나 56℃에서 15분간 가온하면 균이 죽는다. 끓는 물에서는 순간적으로 죽으며, 실온에서는 약 2주, 물에서는 수 일간, 그리고 하천과 해수에서는 오래 산다.

- 지리적 분포 : 1817년 이래로 일곱 차례의 세계적인 유행이 있었으며, 현재는 *Vibrio cholereae* biotype El-Tor형이 1960년대 초반과 1970년대에 걸쳐 아프리카, 중동지방, 서유럽, 필리핀, 동남아시아 등지에서 발생했다. 우리나라에서는 30여회 유행된 기록이 남아있다.
- 잠복기 : 12~48시간
- 병원체 : *Vibrio cholerae* : 1.0~5.0×0.3~0.6μm의 Gram 음성 콤마모양의 간균으로 균체 한쪽에 한 개의 편모가 있어서 운동성이 활발하며 아포나 협막은 없으며 구부러진 것이 특징이다(그림 17-9).
- 증상 : *V. cholerae*가 식음료를 통해 체내로 들어오면 위산은 첫번 째 방어 역할을 하며 따라서 저산증이나 무산증 환자는 콜레라에 걸리기 쉽다. 일단 위를 통과하여 소장으로 들어가면 장점막에 붙어 증식하면서 콜레라젠 장관독소(choleragen enterotoxin)를 만들어 설사를 하게된다. 콜레라 증상의 특징은 다음과 같다.

① 쌀뜨물과 같은 설사가 계속 쏟아져 나온다.
② 피부는 차가워지고 피부 살결이 쭈글쭈글해진다.
③ 혈압이 떨어지고 맥박이 빨라진다.
④ 탈수 증상이 보인다.
⑤ 설사 시 혈액이 섞이므로 세균성 이질로 의심될 수도 있다.
⑥ 잠복기는 8~20시간(평균 12시간)이며, 설사, 구토, 복통은 있으나 열이 없는 것이 보통이다.
⑦ 전형적인 급성위장염으로 권태감, 오한, 발열

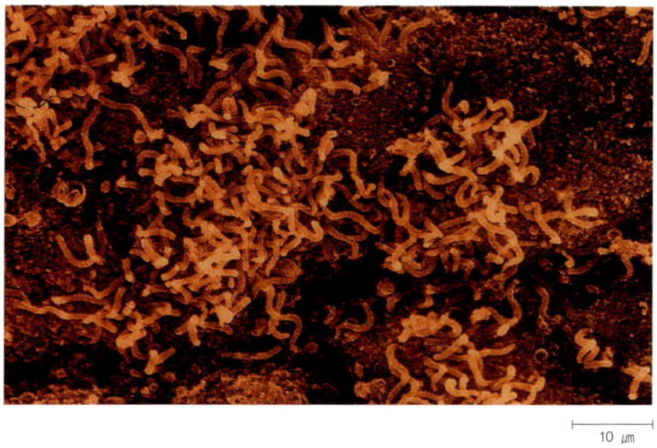

그림 17-9. 소장점막상피에 접착된 *Vibrio cholerae* 균. 주사전자현미경으로 관찰한 것

(37~38℃), 두통 등이 나타난다.

- 병원성 : 콜레라는 12~48시간의 잠복기를 지나 갑자기 설사가 시작되면서 누런 색깔의 물같은 설사변이 계속 나오며 점액이나 피가 섞이는 수도 있지만 대부분 쌀뜨물(rice water)같은 수양변이고 뿌연색은 인체세포와 콜레라젠(choleragen)으로 이루어진다. 설사가 심할 경우에 24시간 내에 15~20liter가 나오며 설사가 계속되면 탈수상태(dehydration)에 빠지며 순환 혈액량이 적어져서 몸이 차가워진다. 피부는 끈적끈적하며, 노인처럼 쭈글쭈글하고 손과 다리에 쥐가 나며 정신상태가 불안하여 때로는 의식도 흐려지고 혈압도 떨어지며 청색증(cyanosis)이 생기면서 사망에 이른다. 콜레라 초기에는 토하고 복통이 있으나 열은 없는 것이 보통이다. 환자가 처음으로 의사를 찾을 때는 설사가 상당히 계속된 다음이므로 환자는 청색증(cyanosis)이 있고 눈은 움푹 들어가 패이고 피부는 쭈글쭈글하고 탄력성이 없으며 배는 들어가고 맥박은 약하고 때로는 거의 만져지지 않는다. 목소리는 잘 들리지 않으며 혈압이 하강된다. 한편 소실된 수분의 보충과 전해질의 교정이 빨리 이루어지지 않으면 신장으로 가는 혈류가 적어져서 급성세뇨관 괴사(acute tubular necrosis)를 일으키며 어느 정도가 지나면 콜레라 자체의 증세가 회복되더라도 요독증(uremia)으로 사망한다. 콜레라 특징은 다음과 같다(표 17-5).

① 콜레라균은 열에 약하여 끓는 물에서 사멸함(100℃ 30초).

② 보통의 물에서는 수 일간(실온의 경우 2주), 바닷물 및 하천에서는 오래 생존함.

③ 냉장, 냉동 상태에서도 7~10일간 생존 가능

④ 음식물과 함께 섭취된 콜레라균은 소장상부의 장관 내에 정착, 증식하여 독소를 생산한다.

이 독소가 소장의 점막 상피세포에 결합하여 전해질(나트륨 이온, 칼륨 이온 등)과 같은 물의 수송

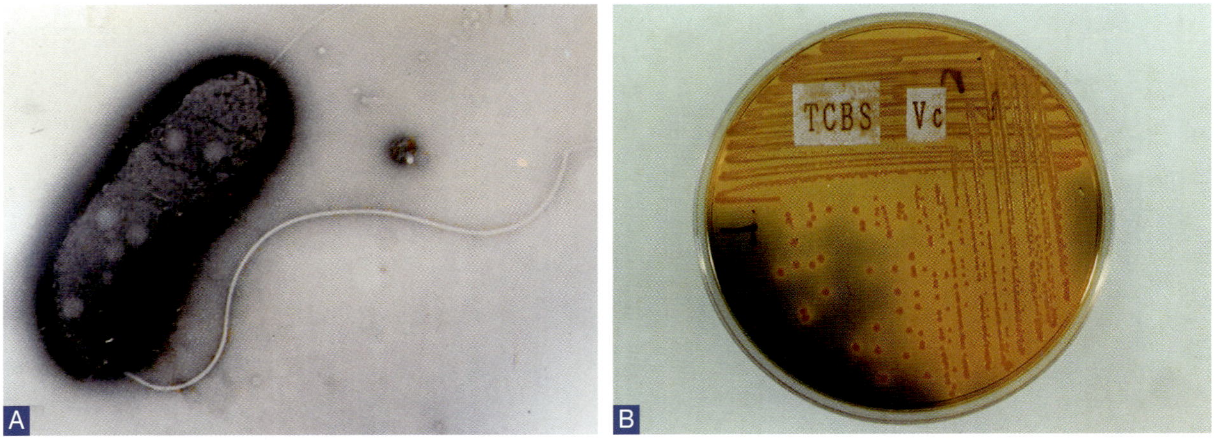

그림 17-10. *Vibrio cholerae*균의 특징. (A) 전자 현미경 관찰한 형태, 단모성 편모가 있다. (B) TCBS agar에서 황색으로 발육된 집락의 성상

을 항진한다. 이것이 특징적인 수양성 하리를 발생시키는 기전(mechanism)이다.

콜레라균이 소장조직 내에 침입하는 것은 아니다.

- 역학 : 콜레라는 겨울철에 월동할 수 없어 우리나라 토착병은 아니며 유행지인 동남아지역 국가로부터 여행자를 통해 들어오는 전염병이다.
  ① 전염원 및 전파 방법
  환자의 분변과 토물, 회복기 환자의 분변이 전염원이며 오염된 식품이나 음료수에 의해 경구 전염된다.
  보통 발병후 7~14일간 강력한 전염력을 가지는데 오염된 손이나 식기 또는 파리에 의해서도 전염된다.
  ② 전염기간
  대변 중에 콜레라균을 배설하는 기간 동안(즉, 항생제를 사용하지 않을 경우 발병 1주 전후이며 주요 증상 쇠퇴 후 수일동안)이다.
- 예방법
  ① 콜레라에 걸릴 가능성이 있는 사람은 매년 예방접종을 한다.
  ② 환자 발생시 환자를 격리하고 보건당국에 보고한다.
  ③ 환자의 배설물, 오염된 물건을 소독한다.
  ④ 먹다 남은 음식을 태운다.

표 17-5. 콜레라(Cholera)의 성상

① 분변 속에 있는 콜레라균이 음식과 음료에 오염된 것을 구강을 통해 들어온 콜레라균이 원인이 된다.

② 콜레라균은 콜레라젠 독소를 생산한다. 이 독소는 장관 상피세포를 침입해 물과 전해질 분비를 과다하게 촉진시킨다.

③ 콜레라 독소는 상피세포 장관 내강 쪽에있는 혈액으로부터 물과 전해질을 배설함으로써 물과 같은 설사가 나온다.

④ 그 상피세포는 장관 내강 쪽에 있는 혈액으로부터 물과 전해질을 배설함으로써 물과 같은 설사가 나온다.

⑤ 순환계통에서 탈수가 일어나 수분을 보충해 주지 않으면 쇼크나 사망이 일어난다.

⑥ 이 콜레라 세균은 분변으로 몸 밖에 나온다.

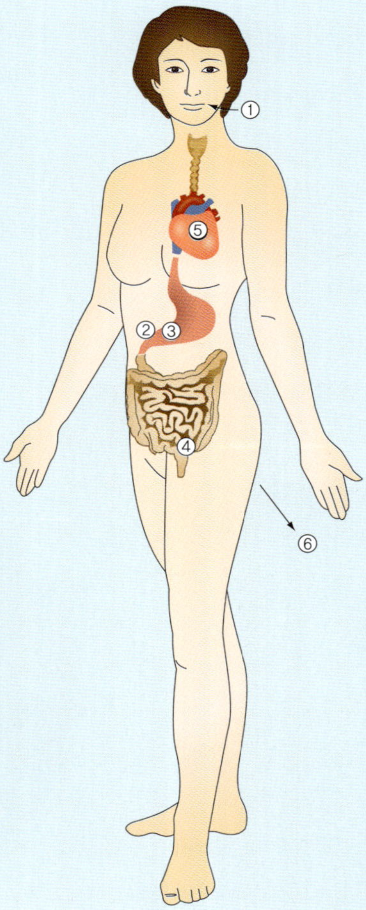

증 세 : 갑작스런 많은 설사를 하게 되고 대개 구역질 없는 구토, 근육의 경련, 심할 땐 탈수와 쇼크가 이어진다.

잠복기 : 잠복기는 짧다. 대개 12~48시간정도이다.

병원체 : 원인균은 *Vibrio cholerae*. Gram 음성 간균으로 단모성 편모를 갖는 콤마 모양의 굽어있는 형태이며 용혈능이 있다.

병원성 : 콜레라젠 장관독소를 생성하여 장관상피세포에 흡착하여 물과 같은 쌀뜨물 같은 심한 설사로 전해질 분포에 이상으로 혈압이 하강되어 사망에 이른다.

역 학 : 환자 분변에 포함된 콜레라균이 물과 음식에 오염된 것을 섭취 시, 때로는 자연의 동물 플랑크톤, 바다의 갑각류로 생각되어진다. 무증후성 보균자도 있다.

예방과 치료 : 전염 지역에 갈 때는 예방 백신을 접종한다. 하절기에는 물을 끓여 먹는다.

⑤ 환자 또는 오염된 물건과 접촉한 사람은 5일간 격리하고 감시한다.

⑥ 물을 끓여 먹고 파리를 없앤다.

- 치료

① 즉시 tetracycline 항생제로 치료한다.

② 수액요법으로 탈수증을 치료한다.

③ 중독증을 예방한다.

2. 장염비브리오 감염증

(*Vibrio parahemolyticus*)

- 증세 : 여름철에 어 · 패류를 생식하여 생긴 위장염 증세로 물과 같은 설사와 복통, 구역, 구토, 두통, 발열, 오한 등이 있다. 설사는 처음 24시간 동안에 15회 내외가 계속되지만 탈수에 의하여 저혈압이 되는 경우는 적고 백혈구수 20,000/cmm^3이 되는 경우가 흔히 있다.
- 잠복기 : 4시간 ~ 2일
- 병원체 : *Vibrio parahemolyticus* ; Gram 음성 간균이며 단모성 편모가 있다.

NaCl이 1~3% 들어있는 peptone broth 배지에서 잘 자라는 까닭에 호염균(halophilic bacteria)이라고도 불리운다(그림 17-11.(A)).

- 병원성 : *Vibrio parahemolyticus*는 *Shigella, E. coli, Campylobacter jejuni, Y. enterocolitica*처럼 단순한 설사를 일으키기도 하고 혈변이 나오기도 한다.
- 역 학 : *Vibrio parahemolyticus*는 해수에서 살고 있으며 겨울에는 해수 바닥에 있다가 여름이 되면 물 위로 떠올라서 어패류를 오염시키며 오염된 어패류를 생식한 사람이 감염된다.

겨울철에는 발생하지 않고 온대 지방의 6~10월 사이에 발생된다. 생선회를 많이 먹는 일본에서는 식중독의 주종을 이루고 있으며 우리나라에서도 흔히 발생되고 있다.

- 예방 : 여름철에 어패류의 생식을 피하는 길이 최선의 방법이며 일반적인 예방법은 콜레라와 같다. 회를 수돗물에 한 번 씻으면 상당한 예방이 가능하다.
- 치료 : Gentamycin, chloramphenicol, tetracycline 등이 항균력이 있다.

※ 회를 전혀 안 먹었는데 감염되는 이유는 교차오염(도마, 행주) 때문이다.

3. 세균성이질

(Shigellosis ; Bacillary dysentery)

- 분포 : *Shigella* 감염증은 아직도 세계 도처에서 발생되며 소수의 세균으로도 감염이 일어나므로 쉽게 감소되지 않고 있다

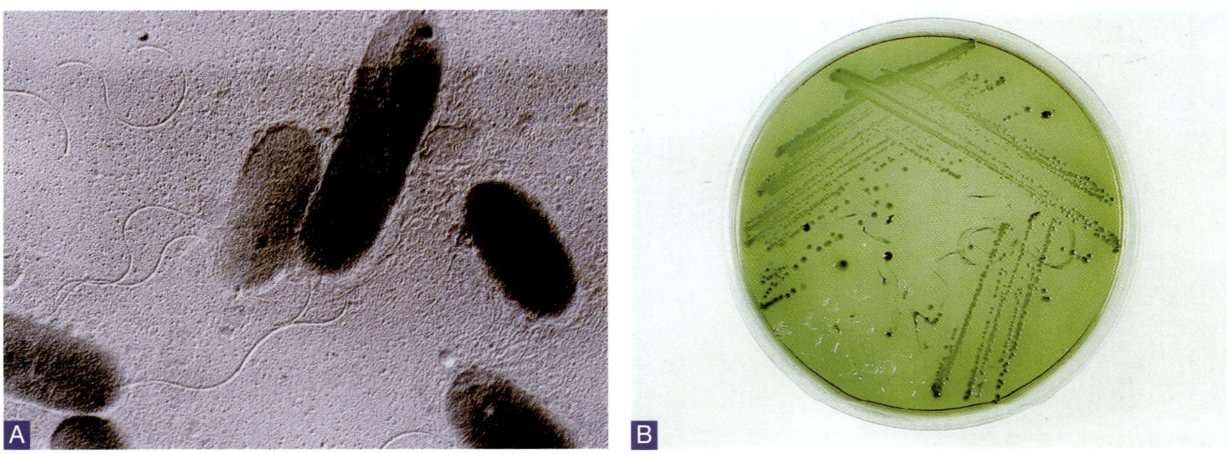

그림 17-11. 장염 비브리오균의 특징. (A) 전자 현미경 관찰한 형태, 단모성 편모가 있다. (B) TCBS agar에 발육된 집락의 특징

- 증상 : 고열과 구토 구역질, 경련성 복통, 후중기(tenesmus)를 동반한 설사가 주요 증상이며 전형적인 경우에는 대변에 혈액이나 고름이 섞여 나온다. 보통 사람에 따라 경하거나 증상 없이 지나기도 한다. 이질은 이질형(dysenteric type), 콜레라형(choleric type), 설사형(diarrhea type)으로 나눌 수 도 있다(표 17–6).
- 병원체 : 이질균(*Shigella*)속은 Gram 음성 간균이며 편모가 없다(그림 17–12).

  이질균(*Shigella*)속은 혈청군으로 4아형으로 나눈다.

Shigella dysenteriae	A아군
Shigella flexneri	B아군
Shigella boydii	C아군
Shigella sonnei	D아군 : 우리나라 유행

- 병원성 : 세균성 이질(쉬겔라증 *Shigellosis*)은 *Shigella*균속에 의해 일어나는 장관계 감염을 통칭하여 말하며 병원체인 *Shigella*균속은 1898년 일본인 Shiga에 의해 처음 분리되었고 현재 4개의 균종이 있다.

  *Shigella*균속은 점액성 혈변을 동반한 이질(dysentery)을 일으키는 대표적인 균종으로 오랫동안 *Shigella*균속만이 이질을 일으킨다고 생각해 왔으나 일부 대장균(*E. coli*)과 원충(protozoa)인 이질아메바(*Entamoeba histolytica*)도 설사(이질)를 일으킨다.

  일반적으로 분변으로 오염된 식수의 섭취나 오염된 물로 조리한 음식을 섭취하는 경우 감염이 이루어지며 파리에 의해서 음식물이 오염될 수 있다.

  사람은 *Shigella*균속의 병원소이며 고등 영장류

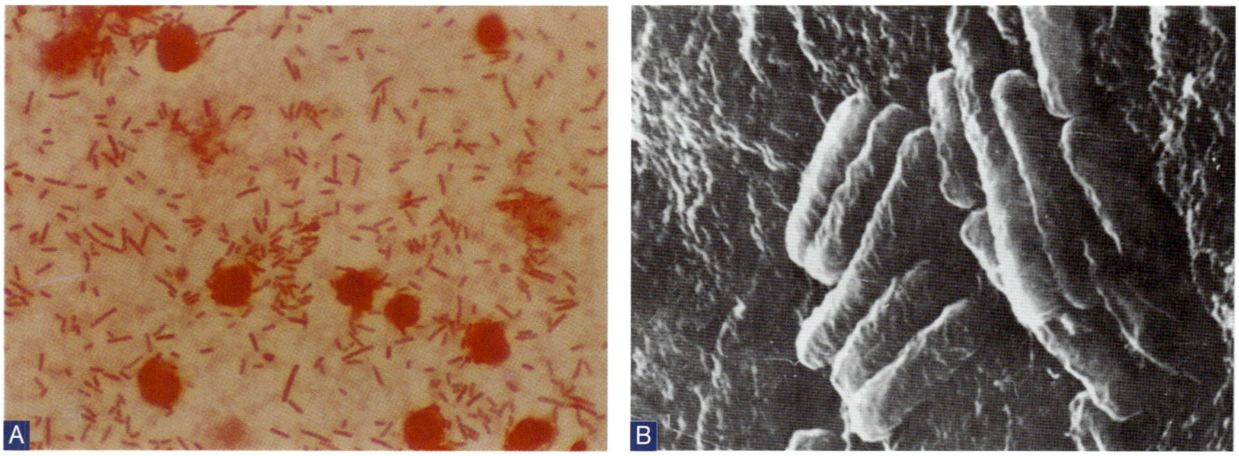

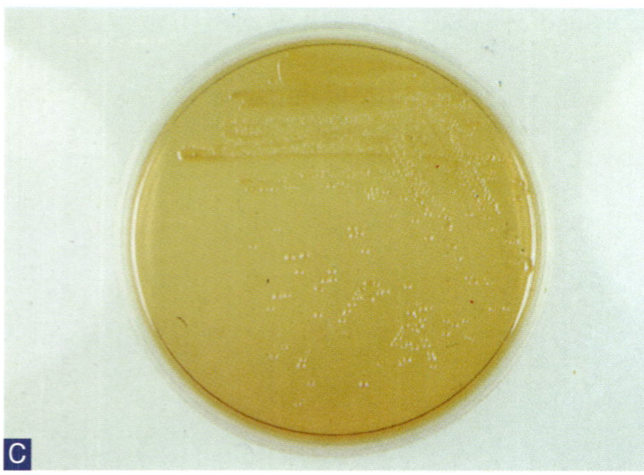

그림 17–12. *Shigella*균의 특징.
(A) Gram 염색 형태, 그람 음성 간균,
(B) 전자 현미경 형태,
(C) MacConkey agar에서 무색으로 발육된 집락의 성상

표 17-6. 세균성 이질(Shigellosis; Bacillary dysentery)

증 상	발열, 설사, 구토, 농 · 혈변, 드물게 두통, 뻣뻣한 목, 경련, 관절통증
잠복기	3~4일
병원체	장내세균과에 속하며 Shigella 4아종이 있다. : Gram 음성 간균, 비운동성,
병원성	장 상피세포 내 침윤하거나 증식. 세포사멸, 장 염증과 장 내면의 궤양화
역 학	배설물-구강경로를 통해 전파, 때로 변에 의한 음식물 또는 물의 오염, 증상없는 보균자에 의해서 유발, 인간은 일반적으로 유일한 소스다.
예방과 치료	세심한 손 씻기를 포함한 위생적 예방, ampicillin, cotrimoxasole같은 항생제 약물치료는 증상 지속과 *Shigella*의 배출시간을 단축시킨다. 다양한 R factor 저항이 존재할지도 모름

를 제외한 동물에게는 근본적으로 감염을 일으키지 않는다.

Shigella 균속에 의한 이질은 위생시설이 부족하거나 식수 공급이 원할치 못한 개발도상국가에서 풍토병화 되어 있으며 건강한 성인은 스스로 자가치유가 가능하나 영유아, 어린이에게는 치명적이다.

4. 대장균에 의한 위장염

(*Escherichia coli* Gastroenteritis)

대장균이란 사람이나 동물의 장내에 상재하는 균으로 대장과 분변에 주로 존재하므로 그명칭을 Escheric에 의해 발견되어 *Escherichia coli*라고 이름을 명명하여 부르고 있다.

대장균은 장내에서는 비타민 K의 합성 등의 역할을 하기도 하는데 대장에 있는 한 사람에게 무해하다. 즉 사람과 공존하는 균이라고 할 수 있다. 그러나 장관 이외의 다른 기관에 침입하면 병원성을 나타내며 여행자 설사증과 장관출혈을 일으키는 원인균이다(그림 17-13, 17-14).

사람이나 동물의 장관, 특히 회맹부에서 대장 사이에 상재할 때는 병을 일으키지 않으나 이 균이 장관 이외의 장기에 침입하면 병변을 일으킨다. 급성 요로 감염증(신우신염, 방광염), 복막염, 간농양, 담도 감염증, 패혈증, 수막염 등 많은 감염증의 원인균이 된다(표 17-7).

- **발증형에 따라 다음과 같이 나눈다.**

① 장관병원성 대장균(EPEC : Enteropathogenic *E. coli*)

주요 감염 부위는 소장이며 소장점막의 상피세포에 섬모를 사용하여 부착 증식함으로써 장염을 일으킨다. O55, O86, O111, O126 등의 혈청형이 있다.

② 장관조직 침투성 대장균(EIEC : Enteroinvasive *E. coli*).

이질과 유사한 증상을 보이고 장관 점막에 염증을 일으킨다. O29, O112, O124, O143 등의 혈청형을 가진다.

③ 장관독소원성 대장균(ETEC : Enterotoxigenic *E. coli*).

소장의 상부에 감염하여 콜레라와 같은 독소를 생산함으로써 복통과 수양성 설사를 유발한다. O6, O8, O20, O25, O63, O78 등의 혈청형을 가진다.

④ 장관출혈성 대장균(EHEC : Enterohaemorrhagic *E. coli*)

장관에 장착 후 베로독소를 생산한다. 이 독소에 의해 장관 상피세포, 신장 상피세포가 장애를 받는다. 특히 어린이와 노인에게 있어서 용혈성 요독 증후군(HUS: hemolytic uremic syndrom)을

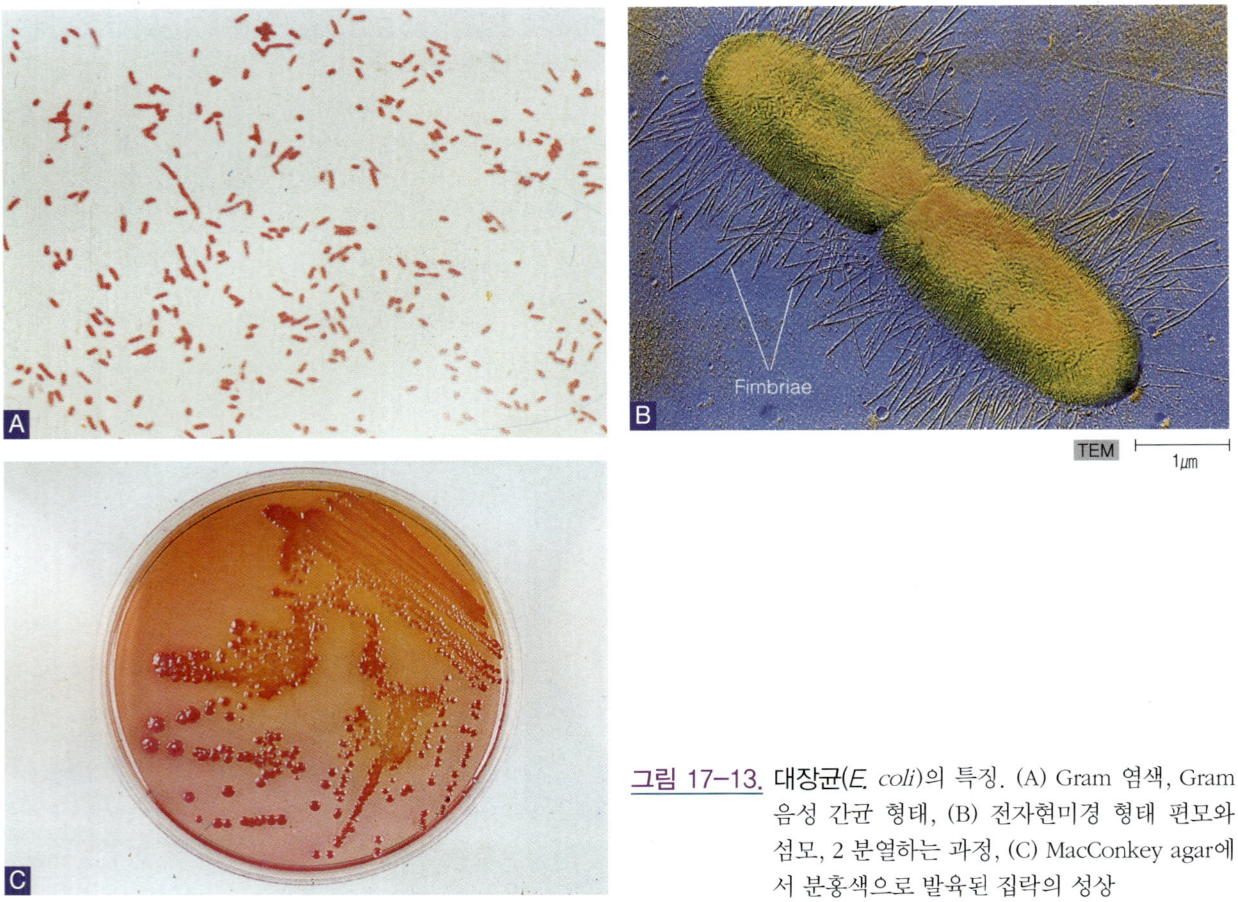

그림 17-13. 대장균(*E. coli*)의 특징. (A) Gram 염색, Gram 음성 간균 형태, (B) 전자현미경 형태 편모와 섬모, 2 분열하는 과정, (C) MacConkey agar에서 분홍색으로 발육된 집락의 성상

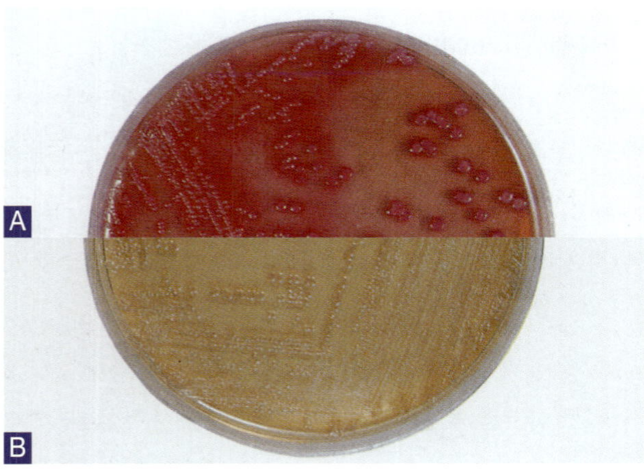

그림 17-14. 대장균 O157 : H7 집락의 성상. (A) MacConkey agar에서 lactose 분해하며 발육된 핑크 집락, (B) MacConkey sorbitol agar에서 sorbitol 비분해하며 발육된 무색 집락.

일으킬 수 있는 대장균. O157, O26, O111, O113, O146 등이 여기에 해당된다.

⑤ 장관부착성 대장균(EAEC : Enteroaggrative *E. coli*)

최근에 보고된 새로운 형으로 잘 알려지지는 않았으나 주로 열대와 아열대의 위생 취약 지역에서 장기간에 걸친 소아설사의 원인균이다.

● 장관 출혈성 대장염(EHEC)의 임상적 의의

- 증상 : 대장균 중 혈청형 O157-H7 균주는 동물의 위장관에 상재하기 때문에 사람의 감염은 대부분 오염된 육류를 섭취한 후에 감염되며 폭발적 감염은 오염된 육류제품 또는 멸균하지 않은 우유와 우유로 가공된 식품을 공급한 지역에 발생한다.

표 17-7. 설사 유발하는 *E.coli*의 특성

명 칭	특징적 정상	임상적 정상
Enterotoxigenic *E. coli* (ETEC) : 장관독소원성 대장균	두 종류의 독소 방출이 가능한데 그 중 하나는 콜레라 독소와 유사하며 소장에 위치한다.	오심, 구토, 복부경련, 탈수를 일으키는 수양성 설사
Enteroinvasive *E. coli* (EIEC) :장관조직침투성 대장균	장상피에 들어가서 자라고 세포파괴를 동반하며 대장에 위치한다.	발열, 경련, 농・혈변
Enteropathogenic *E. coli* (EPEC) : 장관병원성 대장균	세균의 부착으로 미세융모의 소실과 세균 아래의 액틴섬유의 발 또는 단형성하고 소장에 위치한다.	발열, 구토, 점액을 포함한 수양성 설사, 혈청형으로 응집반응이 결정되어짐
Enterohemorrhagic *E. coli* (EHEC) : 장관출혈성대장균	대장에서 기생하는 것과 shiga-li-ke 독소 방출하는 것만 제외하고는 위와 같다.	발열, 복부경련, 농을 동반한 피섞인 설사. 2~7%는 hemolytic uremic syndrome으로 발전되며 대부분의 경우 혈청형은 O157 : H7에서 나타난다.

표 17-8. 대장균에 의한 위장염(*Escherichia coli* Gastroenteritis)

① *E. coli*의 병원성 균주는 오염된 음식물 또는 음료를 섭취하여 분뇨 성분이 구강을 통해 체내로 들어오는 것이 보통이다.
② 대부분의 균주는 소장에 이주하여 물과 같은 설사를 일으킨다.
③ 일부 다른 균들은 대장에 침입하고 이질의 원인균이 된다.
④ 어떤 균주는 신장과 적혈구를 파괴시켜 용혈성 요독증의 원인이 되고 혈류에 흡수되어 이질균과 같은 독소를 생산한다.
⑤ 이 세균은 분변을 통해 인체 밖으로 나온다.

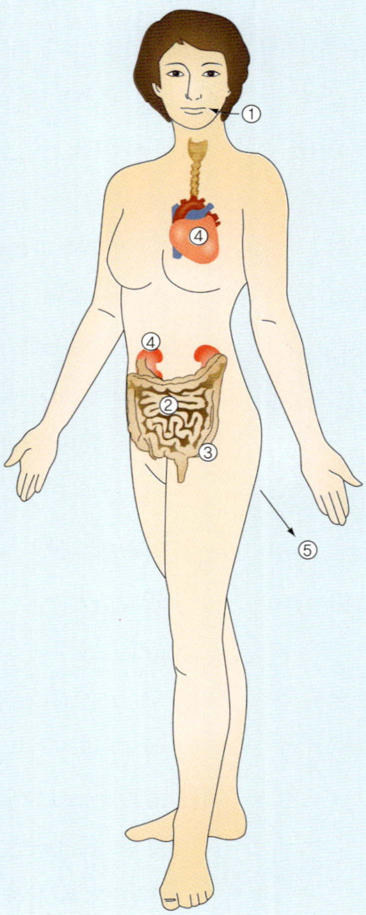

증 세 : 구토, 설사, 때로 이질이 나타남
잠복기 : 2시간~6일
병원체 : *Escherichia coli*, Gram 음성 간균
병원성 : 다양한 기전 ; 소장에 부착하여 세포를 전이 증식시킨다.
; 어떤 균주는 하나 혹은 많은 장독소를 생산한다
; 어떤 균주는 이질과 흡사하고 대장 상피를 침입한다
; 또 다른 균주는 숙주 세포막의 비후와 미세 융모의 소실, 이질균 독소 생성의 원인이 될 수 있다.
역 학 : 동남아 여행자에게서 공통적
; 수인성, 식품 매개체로 전파,
; 분변에 있던 대장균이 구강을 통해 들어와서 감염된다.
; 때로 동물이 근원이 된다.
예 방 : 손을 잘 씻고 위생학적인 분변 처리를 요하고
; 음료의 저온멸균, 육류는 잘 익혀 먹는다.
치 료 ; 탈수를 치료하고, 항생제, 비스무트 화합물을 사용한다.

5. 살모넬라증(*Salmonellosis*) : 2,200 종류가 있음

*Salmonella*는 세균학적으로 장내세균과(*Enterobacteriaceae*)에 소속되어 있는 속(genus)으로 임상적으로 매우 중요하다.

*Salmonella*속의 새로운 분류는 *Salmonella enterica, Salmonella bongori* 2균의 종만이 속한다.

생물학적 성상에 의한 *Salmonella enterica* 종은 또 다시 6개의 아종으로 혈청형에 의한 균종명은 다음과 같다.

- 분류 :

① *Salmonella enterica*종

Salmonella enterica subsp. enterica	(I)
Salmonella enterica subsp. salamae	(II)
Salmonella enterica subsp. arizonae	(IIIa)
Salmonella enterica subsp. diarizonae	(IIIb)
Salmonella enterica subsp. houtenae	(IV)
Salmonella enterica subsp. indica	(VI)

② *Salmonella bongori* 종(V)

종래에 불리던 명칭 중 *Salmonella Typhi*균은 *Salmonella enterica subsp. enterica serova typhi*라고 부르는 것이 정식 명칭인데 흔히 *Salmonella typhi*라고 불리우고 있다.

*Salmonella*는 Gram 음성 간균이며 2,200여종의 혈청형이 있지만 세균학적으로는 *Salmonella* Typhi, *Salmonella Coleraesuis, Salmonella Enteritidis, Salmonella* Typhimirium 등이 주로 병을 일으킨다.

우리나라에서 검출되는 *Salmonella*는 D군에 속하는 *Salmonella* Typhi, *Salmonella Enteritidis*에 의한 장열(enteric fever)이 가장 많다.

1) 살모넬라균(*Salmonella*) 감염증의 임상형 증상

(1) 위장염(Gastroenteritis)

*Salmonella*균종이 대량으로 음식물과 함께 입을 통해 체내로 들어간 다음에 잠복기를 지나 심한 설사, 복통, 발열을 주 증세로 하는 위장염을 일으키는데 실제로 위장염을 식중독이라고 말한다.

(2) 장열형(enteric fever form)

*Salmonella*가 균혈증을 일으킨 다음에 전신으로 퍼져서 증세를 나타내는 경우이며 발열, 위장증세, 장미진, 간장과 비장의 종대 등이 주 증세이며, *Salmonella* Typhi로 생기는 장티푸스가 대표적이지만 다른 *Salmonella*로도 생긴다.

(3) 국소감염(forcal infection)

*Salmonella*가 어떤 특정한 장기나 조직에 감염된 경우이고 담낭염, 복막염, 난소염 등의 여러가지 질환이 생길 수 있다.

(4) 보균자(carrier)

*Salmonella*에 감염된 후 회복되었을지라도 자신의 담낭에 *Salmonella*균이 보균되어 있는 담낭에 균이 쓸개액과 함께 장관으로 들어와 대변으로 배출되어 감염원으로서 중요한 의미가 있다.

2) *Salmonella* Typhi균에 의한 장티푸스 질환 (Typhoid fever)

- 증상 : 장티푸스는 일종의 장열(enteric fever)이다. *Salmonella* 감염증의 한 임상증상인 장열은 *S. Typhi*뿐만 아니라 *S. Paratyphi* A, B, C와 이 밖에도 S. Choleraesuis로도 생기고 흔하지는 않으나 다른 Salmonella로도 생길 수 있다. 따라서 장열이란 병명으로 이러한 모든 질환을 함께 기술하는 것이 원칙이지만 장티푸스는 장열이란 병명이 사용되기 오래전부터 있던 질환일뿐만 아니라 중요한 감

염증이므로 장열을 대표하여 장티푸스를 기술하고 자 한다. 파라티푸스는 병원체가 *S. Paratyphi*일뿐 이고 장티푸스와 흡사하다(표 17–9).

- 병원체 : *Salmonella* Typhi와 *S. Paratyphi*가 병원체로서 Gram 음성 간균이며 2~3×0.6μm 정도의 크기이고 균체 주위에 주모성 편모가 있어 운동성이 있다(그림 17–15).
- 잠복기 : 10~20일 침입한 세균 수에 따라서 차이가 많다.
- 병원성 : 물이나 음식에 오염된 *S. Typhi*균이 경구감염으로 구강을 통해 장으로 들어온다. 이때 첫 번째의 방어기전은 위산이며 이 살균작용을 벗어난 *S. Typhi*는 소장으로 이동되지만 저산증(hypoacidity)이 있는 환자는 감염되기 쉽다.

물과 함께 위로 들어간 *S.* Typhi는 식품과 함께 위로 들어간 *S.* Typhi보다 위에 정체하는 시간이 짧아져서 감염되기 쉽다. 소장으로 들어간 *S.* Typhi는 일부는 대변으로 배설되지만 일부는 공장의 상피세포를 뚫고 조직으로 침입하여 림프계를 거쳐서 장간막 림프절(mesenteric lymphnod)로 가서 증식한 다음에 일차적으로 균혈증(primary bacteremia)을 일으킨 다음에 간장, 비장, 골수, 림프절로 가면 호중구 백혈구(neutrophil)에 잡혀 균혈증이 끝나지만 식균한 호중구 백혈구내에서 번식한 다음에 대량의 *S.* Typhi가 다시 혈액으로 방출되어 이차적인 균혈증(secondary bacteremia)이 생기고 전신으로 퍼져서 병변을 일으킨다. 이때 담낭으로 들어간 *S.* Typhi는 증식하여 장관으로 배설하며 이들의 일부는 영구보균자가 된다. *S.* Typhi가 혈중에 증식하면서 생성하는 내독소(endotoxin)에 의해 오한, 발열, 두통, 근육통, 식욕감퇴, 구역질, 혈소판감소, 백혈구감소증 등의 장티푸스의 거의 모든 증세가 나타날 뿐만 아니라 병리조직학적 병변으로 세망내피계(reticuloendothelial system; RES)에 유래한 대단핵구의 증식이며, 장간막이나 비장의 육아종성침윤과 림프절여포(lymph node follicle)가 형성된다.

장관에서는 주로 회장말단 부위에 있는 림프조직인 Peyer's씨 판에 괴사와 궤양이 생기고 이 부위에 있는 혈관의 미란(erosion)이 생겨서 장관출혈이 생기고 장천공이 되기도 한다. 발병 1주 말쯤이면 39℃~40℃에 이르고 발병한 지 5~6일이 지나면 두통, 특히 심한 전두통이 나타나고 정신은 흐려지고 혀에는 두터운 백태가 끼고 피부는 건조하고 직경이 2~3 mm인 장미진(rose spot)이 가슴이나 복부에 나타난다.

발병한지 2주째에 접어들어도 고열은 계속해서 나타나며 주위에 대한 관심이 없어지고 불안해지고 깊이 잠들지 못하며 심하면 헛소리를 하고 의식을 잃기도 하며 발병 1주째보다 증세가 심하며 헛소리를 하고 의

표 17–9. *Salmonella* Typhi의 성상

증 상	설사와 구토, 드물게 열이 지속되며 두통, 복통, 종기, 쇼크
잠복기	주로 6~7시간 장티푸스질환은 잠복기가 1~3주가 될 수도 있다.
병원체	*Salmonella enterica* : 운동성있는 Gram 음성 간균이고 유당을 비발효하는 장내세균
병원성	아래쪽 소장과 대장의 막세포에 침입하여 underlying tissue에 침윤한다. 신체의 염증반응을 유동성 분비작용의 증가를 유발하고 때로 대식세포내에 살아남아 몸전체에 퍼지며 peyer's patches를 파괴한다.
역 학	동물배설물 특히 가축에 의해 오염된 음식물 섭취. 병처럼 장티푸스균이 있는 인간의 배설물
예방과 치료	음식의 적절한 조리와 처리 ; 장티푸스성 질환에 대항하는 저농도의 백신이 보통 조직이나 혈액에 침입하지 않으면 항생제(antimicrobial)을 권하지 않는다.

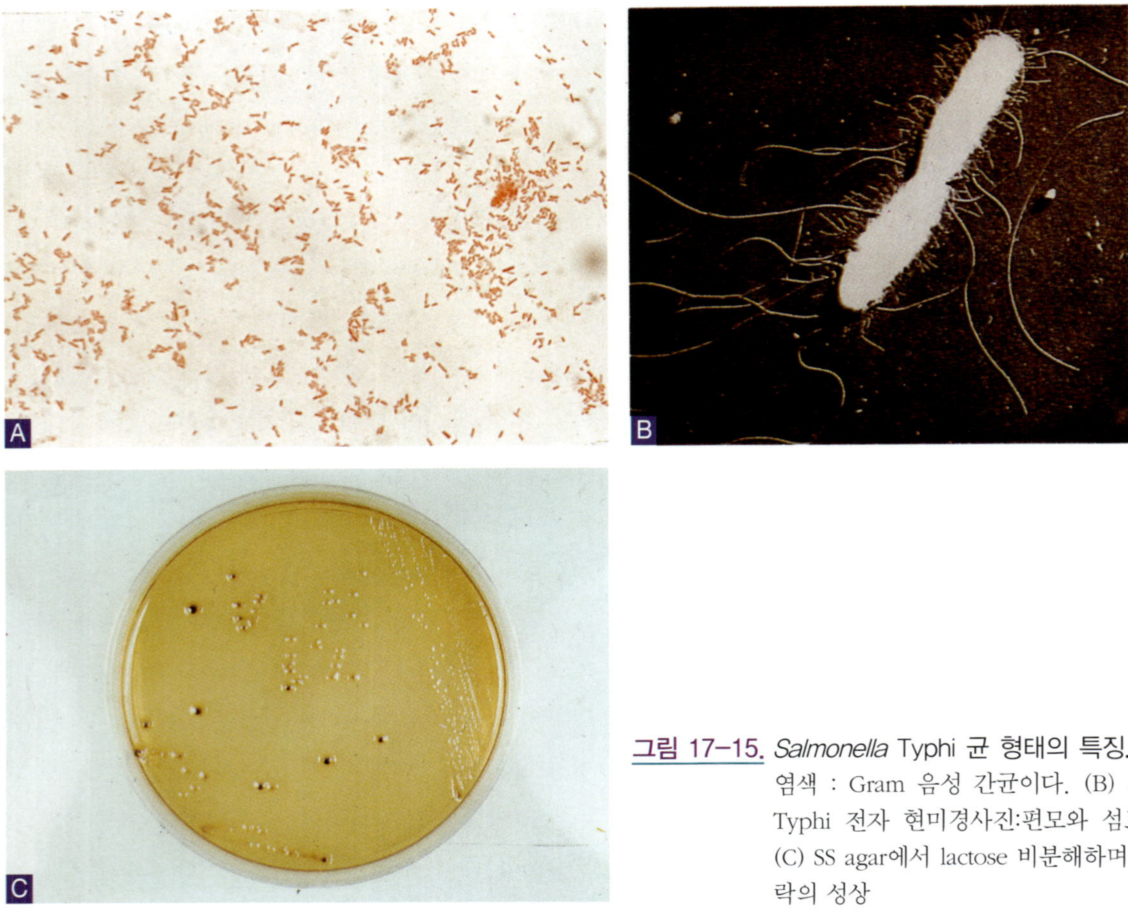

그림 17-15. *Salmonella* Typhi 균 형태의 특징. (A) Gram 염색 : Gram 음성 간균이다. (B) *Salmonella* Typhi 전자 현미경사진:편모와 섬모가 있다. (C) SS agar에서 lactose 비분해하며 발육된 집락의 성상

식을 잃기도 한다. 환자는 식욕을 잃어 먹지 않지만 배는 팽창하고 회맹부에는 압통이 나타나며 설사하는 환자가 많아지고 경한 장출혈로 혈변이 나온다. 간장과 비장이 커진 것을 알 수 있는 시기이기도 하다. 맥박은 열에 비하여 느리다.

발병 3주째가 되면 환자는 건드려도 반응이 없고 정신도 없이 허공을 쳐다보면서 헛소리를 하며 의식이 있는지 없는지 분간하기 어렵다. 복부는 더 팽만하여진다. 이 시기에는 소장의 Peyer's씨 판에 괴사와 궤양이 생기는 까닭에 장출혈이나 장천공을 일으키기 쉽다. 합병증이 생기지 않으면 3주말에는 고열이 차츰 떨어지기 시작하여 4주말까지는 해열되면서 회복되기 시작한다. 그러나 이 때 잘 조리하지 않으면 다시 열이 난다. 합병증으로 장출혈, 장천공, 신경계 합병증이 나타난다.

- 급성 패혈증형
  ① 패혈증을 나타내는 것이 특징이다.
  ② 체온 상승(39℃~41.7℃). 식욕부진, 호흡 촉박, 급사
  ③ 복부, 배, 팔, 다리의 연한 피부는 장밋빛 반점 출현
  ④ 현저한 비장 종대와 전신의 장액출혈성 림프선염이며 간혹 황달증을 보인다.
  ⑤ 신장, 방광 등의 점상출혈과 맹장, 결장의 단추상궤양은 돈 콜레라와 감별이 힘들다.
- 만성 장염형
  ① 지속적인 설사로 심하게 여위고 간헐적인 발열
  ② 설사 변에는 장점막 상피세포의 괴사편이 있고 출혈의 흔적이 보일 때도 있다(회맹결장염).
  ③ 회음부에 설사변이 부착되어 있고 드물게는

직장폐쇄가 될 때도 있다.

④ 결장과 맹장의 비후, 회장은 고무호스처럼 딱딱해져 있다.

⑤ 심한 비장의 종대

- 역학 : 장티푸스는 전 세계에서 발생되고 있는 감염형이지만 선진국에서는 환경위생 등의 개선으로 거의 자취를 감추었고 개발도상국에서는 계속적으로 발생되고 있다. 우리나라에서도 1990년 이후로는 현저히 감소되었다.
발생계절은 다른 수인성 감염 질환처럼 기온이 높은 여름철에 많이 발생되지만 *S.* Typhi는 외계의 낮은 온도에서도 살 수 있고 또 보균자로부터 직접 감염될 수도 있어서 우리나라에서는 연중 발생되고 있으며 때로는 겨울철에도 발생된다.
*Salmonella*속은 토양이나 분변 중에 오랜 기간 존재하기 때문에 한번 농장에 침투하면 근절은 거의 불가능한 수준에 도달한다. 종 타조가 감염이 되었을 경우에는 오히려 도태시키는 것이 현명한 판단이다. 감염된 농장은 부화 중의 알뿐만 아니라 어린 병아리, 육성 타조병아리 등 연령을 구분하지 않고 폐사가 발생하여 손실을 가져온다. 일반적인 전염원인 오리, 닭 등의 조류를 들 수 있고 쥐 등의 설치류와 야생조류와 사람, 소, 돼지 등의 포유동물을 들 수 있다. 특히 부화 중에 취급 부주의에 의해 감염이 될 수 있다.
- 전파경로 : 계란, 닭, 돼지 등
① 오염된 사료, 물 등에 의해 경구 감염
② 수송 등에 의한 스트레스는 균을 배설하지 않은 보균 돼지에서 잠복균이 활성화되어 균을 배설하게 함으로써 농장, 다른 돼지, 차량, 도축장 등을 오염시켜 전염의 요인이 된다.
③ 도축 대기 중에 도축장으로부터 감염되는 예가 많고, 도축 과정에서도 오염되는 경우가 많다.
- 예방 및 치료
① 사료나 물의 위생적 관리
② 돈사 내 · 외부 소독 철저
③ 초기에는 감수성 항생제에 효과를 보이나 만성이 되면 세포내 기생을 하게 되어 효과가 떨어진다.
④ 사료에 지속적인 저농도의 항생제를 첨가할 경우 내성균주가 생겨 치료 효과가 떨어진다.

6. 캠피로박타 설사증(Campylobacteriosis)

*Campylobacter jejuni*가 소, 염소, 돼지, 개, 닭, 고양이 등의 병원균으로 설사나 유산을 일으킨다. 최근 사람의 위장염의 원인으로 설사와 식중독을 일으킨다.

*Campylobacter jejuni*가 오염되어 있는 식품을 섭취하여 발생하는 감염성 식중독이다. 이 균은 소, 염소,

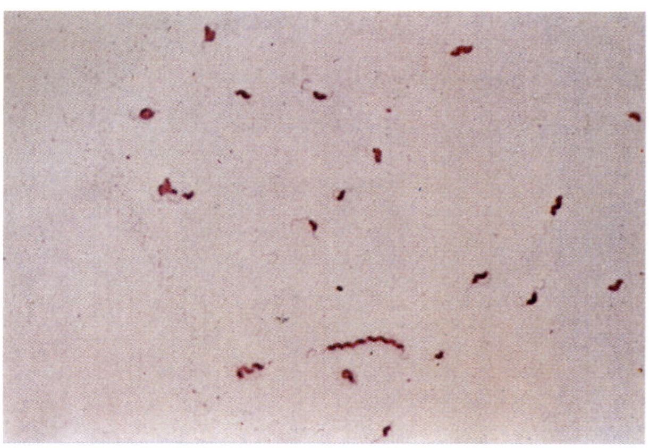

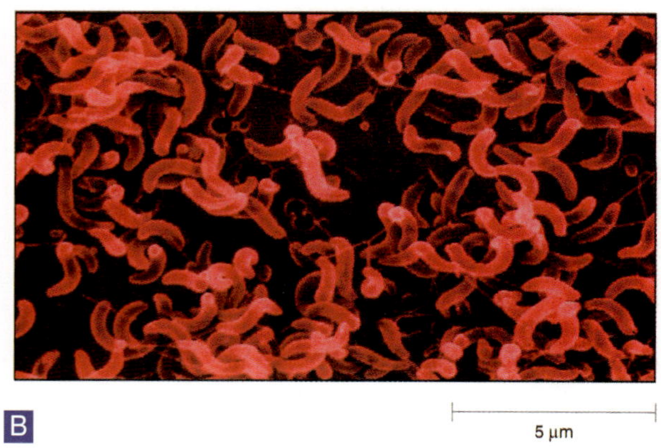

B

그림 17-16. *Campylobacter jejuni* 균의 특징. (A) Leifson의 편모 염색한 균의 형태 (B) *Campylobacter jejuni* 전자 현미경 사진, S자 모양의 간균이다.

표 17-10. 캠피로박타 설사증(Campylobacteriosis)

증 상	설사, 열, 복부경련, 메스꺼움, 구토, 혈변
잠복기	주로 3일(1~5일 범위 내)
병원체	*Campylobacter jejuni* : 굽은 Gram 음성이며 미호기성 간균이다.
병원성	Low infecting dose. 박테리아는 상피세포 내부와 아래쪽에서 증식하고 염증반응을 자극시킨다. 혈류에는 잘 침투하지 않는다. 일반적인 마비에 의한 복합성, Guillain-Barre syndrome은 드문 경우에 속한다.
역 학	광범위한 식품유래 그리고 물에 유래한 발생은 닭, 암소와 다른 동물들에서 유래되고 있다. 인간에서 인간으로의 전염은 거의 일어나지 않는다.
예방과 치료	물의 염소처리와 음료수의 저온살균은 효과적인 통제방법이다. 손에 의한 오염과 요리되지 않은 가축을 음식을 조리하는 장소에서의 오염을 피하고 고기가 분홍색을 띄지 않을 때까지 조리하는 것도 효과적이다. 항생제 약물 치료없이 10일 이내에 감염자들은 회복된다.

돼지, 개, 닭, 고양이 등이 보균하고 있으며, 대부분 처리하지 않은 우유나 오염된 음・용수가 감염원이고 또한 가금류를 비위생적으로 처리하여 요리한 음식이 원인이 되기도 한다. 이 균은 Vibrio fetus로 알려져 있던 균주였으나 1963년에 Campylobacter로 명명되어진 다음 10년 후에 현재 분류시스템을 기본으로 하여 체계화되기 시작했다.

가축의 분뇨 처리를 잘하고, 음료수 등의 소독을 철저히 하여 미생물의 파급을 방지한다. Erythromycin, aminoglycoside, tetracycline 항생제에 효과적이다.

7. 예시니아 위장염(Yersiniosis)

- 분포 : 물, 샘물, 우유, 과일, 야채 등에 분포되어 있다. 특히 야생동물이나 가축이 보균하고 있어 분변이 물에 흘러 들어가 오염된 물을 섭취함으로써 감염을 일으킨다.
- 증상 : *Yersinia enterocolitica* 감염으로 생기는 증세는 다양하다. 장염(enterocolitis), 급성 장간막 림프절염, 회장염, 관절염, 결절성 홍반, 패혈증 등이 생긴다. 그러나 장염이 가장 흔하고 전체의 2/3를 차지하며 발열, 설사, 복통이 1~3주일간 계속되고 대변으로 혈액이나 점액이 나오지만 이보다는 백혈구가 자주 나온다.
- 병원체 : *Yersinia enterocolitica*는 Gram 음성 단간균으로 위장염, 식중독의 원인 병원체이다.

  이 세균은 25~30℃에서 발육 시 편모가 생겨서 운동성이 활발하다. 또한 저온성 균이기 때문에 4~5℃에서도 증식하는 까닭에 겨울철에도 환자가 발생할 수 있다(표 17-11). 냉동식품 내에서도 증식이 가능하며 감염성 있는 충분한 양으로 증식이 된다.
- 잠복기 : 1~2주
- 병원성 : *Yersinia enterocolitica*는 음식물이 소화기를 통하여 인체로 들어와 식중독 및 구토, 복통, 설사를 동반한 장염을 일으키면서 회장 말단 부위에 궤양이 생기고 Peyer 판의 괴사성인 병변과 장간막 림프절 종대가 생긴다.
- 역학 : 장염에 걸리는 사람은 대개는 5세 미만의 어린이이고 산발적으로 생긴다.

  저온에서도 증식하는 까닭에 겨울철 산의 샘물을 먹고 발생할 수 있다. 냉동식품 내에서도 증식이 가능하며 감염성 있는 충분한 양으로 증식이 된다.

  예 : 겨울철 산의 샘물을 먹고 장염을 일으킬 수 있는 세균이다.
- 예방 및 치료 : 샘물이나 음료수를 끓여 먹고 보균 동물인 감염 동물인 설치류, 토끼, 돼지, 양, 소, 말,

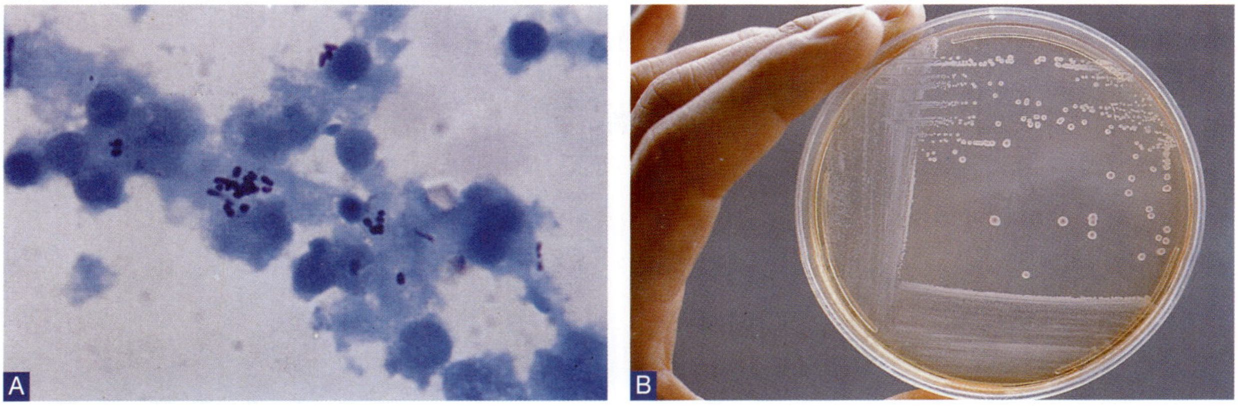

그림 17-17. *Yersinia enterocolitica* 균 형태의 특징. (A) Methylen blue 염색한 형태, (B) MacConkey agar에서 lactose 비분해하며 발육된 집락의 형태

표 17-11. *Yersinia enterocolitica* 감염증의 증세

연 령	임상증세
5세 미만	급성 설사
5~15세	급성 장간막림프절염
10~20세	급성 말단회장염
성 인	급성설사, 장관외 증세(다발성 관절염, 결절성 홍반)
영아와 노인	패혈증
면역저하자	패혈증

개, 고양이의 접촉을 피하는 것이 최선책이다. 치료는 Aminoglycoside, chloramphenicol, tetracycline 등에 감수성이며 penicillin G에는 내성이다.

Ⅵ. 하부소화기계 바이러스성 질환
(Viral Disease of the Lower Alimentary)

하부소화기계통에 바이러스 감염으로 장관에 급성 위장염과 간에 침입한 바이러스는 간염이라는 질병을 일으킨다. 유아나 소아에 급성위장염과 설사를 일으키는 Rotavirus와 Norwalk virus가 있으며 모든 사람의 연령에 관계없이 간에 염증을 일으키는 간염바이러스(hepatitis virus)는 A형 간염바이러스(hepatitis A virus), B형 간염바이러스(hepatitis B virus), C형 간염바이러스 (hepatitis C virus) 등이 있다.

1. 로타바이러스성 위장염
(Rotavial Gastroenteritis)

- 증상 : 전세계적으로 널리 분포되어 있다. Rotavirus는 국민소득이 낮은 국가의 낙후된 지역의 유아나 아동에 겨울철에 발생하는 바이러스성 위장염으로 심한 설사를 일으키는 질병이다.
- 병원체 : Rotavirus ; 직경 약 70nm의 정 20면체 구조를 한 2중나선의 RNA 외피 비보유 바이러스이며, genome은 11개의 RNA 분절로 되어 있다. Capsid는 2층으로 되어 있으며 전자현미경으로 관찰한 rotavirus의 형태가 수레바퀴 모양인 Latin어 rota에서 유래하여 capsid의 외모가 바퀴처럼 생긴 까닭이다(그림 17-18), (표 17-12).
- 병원성 : 겨울철 유아, 아동에 갑작스런 구토를 2~3일 하며 백색의 심한 설사를 평균 5일간 계속하며 생후 6~24개월 어린이에 가장 많은 설사병이다. 탈수와 전해질 이상 등으로 치료의 시기를 놓치면 사망할 수도 있다. 혈청내 Na^+는 150~160mEq/ l 에 이른다(소아의 혈청 중 Na^+ 정상수치는 138~145mEq/ l 이다).
- 역학 : 추운 계절에 발생되며, 생후 12개월 미만의

어린이에게 많이 생기며, 개발도상국가의 위생상태가 낙후된 지역의 주민이 많이 발생된다. 감염경로는 주로 대변으로 배설된 바이러스가 입으로 들어가거나 상수도, 식품에 오염된 것을 섭취하므로 감염된다. 성인은 감염되어 대부분 증세가 없다.

- 예방 : 환경위생이 나쁘면 rotavirus 감염증이 생길 기회가 많다. 손을 깨끗이 씻기, 소독약으로 손을 깨끗이 씻기, 분변을 위생적으로 처리는 장중첩증 등 심각한 부작용이 보고되어 현재 사용되지 못하고 있다.
- 치료 : 심한 탈수 증상이 있으므로 수분을 공급하고 수액(fluid)을 정맥 내에 주사하고 전해질 균형을 위하여 적절한 전해질을 정맥내 주사한다.

2. 노로바이러스성 위장염

(Norwalk (Noro) viral Gastroenteritis)

- 증상 : 전 세계적으로 퍼져있고, 겨울철에 유행한다. 1972년 미국 Ohio주 Norwalk 지방 초등학교 학생들이 구토, 발열, 두통, 설사 등으로 위장염이 발생되어 겨울철 구토병이라고 불리울 정도로 구토를 심하게 하는 질병인데 rotavirus와 같은 증상을 동반하는 위장염 질병이다. 증상이 나타난 후 회복은 보통 1~2일 내에 호전된다(표 17-12).
- 잠복기 : 18~72시간
- 병원체 : Norwalk virus ; Norwalk virus는 직경 30nm의 아주 작은 입자 크기이며 핵산의 나선구조는 단일가닥 RNA virus이다(그림 17-19).
- 예방 : 음식물, 음용수, 배설물의 위생적 처리와 손 씻기로 감염을 예방할 수 있다. 유효한 백신은 없다. 항 바이러스 치료제도 없다.

3. A형 간염(Hepatitis A → Hepatitis A virus ; HAV)

- 증상 : 법정감염병 1군이며, 전 세계적으로 분포되어 있다. 분변에 있는 바이러스가 경구적으로 침입하여 소장에서 증식한 다음 바이러스 혈증을 일으켜 간세포에 감염된다.
  전신권태, 식욕부진, 발열 등 흔히 감기로 진단되는 증상이 1주일 가량 계속된 후 황달이 나타나고 혈청 SGOT, SGPT 수치가 상승한다. 황달은 수일~1개월 계속되나 예후는 비교적 양호하다.
- 잠복기 : 2~6주
- 병원체 : Hepatitis A virus(HVA) ; 27nm 단일가닥

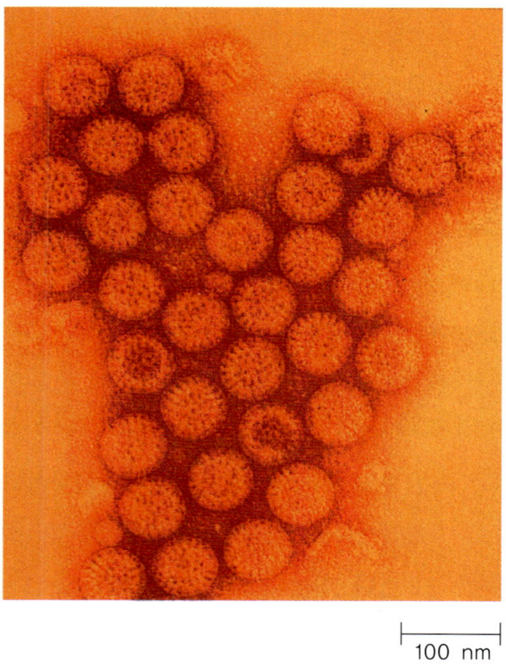

그림 17-18. Rotavirus 전자 현미경 사진. 수레바퀴 모양의 형태

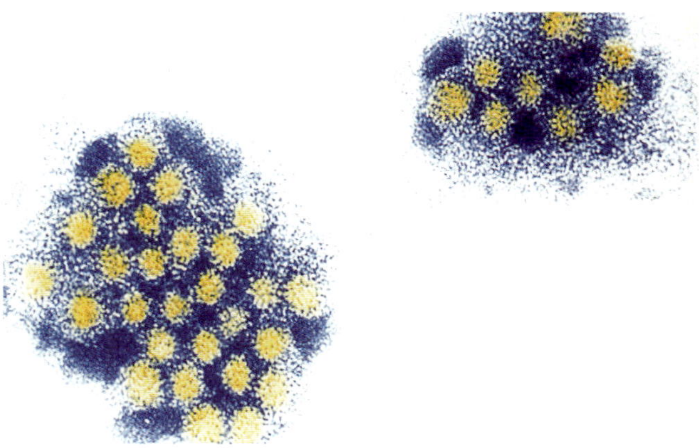

그림 17-19. Norwalk virus 전자 현미경 사진

표 17-12. 로타바이러스와 노로바이러스의 비교

병원이체	로타바이러스	놀워크바이러스
특징	직경 70nm, 이중벽 캡시드, 이중나선 RNA	직경 30nm, 단일나선, 양성 RNA, positive sense RNA
잠복기	24~48시간	18~72시간
대표적인 증상	구토, 복통, 설사가 5~8일간 지속	구토, 복통, 설사가 24~48시간 지속
예방	저농도 백신	백신이 없다.

RNA이며 picornavirus 과에 속해있다.

- 병원성 : HBV 보다 증상이 미약하다. 황달과 발열이 주된 증상이다. 경구적으로 감염된 바이러스가 장을 통해 체내로 감염되면 소화관에서 증식하고 간으로 전이되어 감염이 확산되며 간세포에서 증식하게 된다. 감염 후 바이러스 혈증이 일시적으로 나타나며 증상이 나타나기 전 분변에서 바이러스를 검출할 수 있다(표 17-13).
- 역학 : 전 세계적으로 광범위하게 분포하고 거의 모든 국가에서 만연하고 있다. 선진국에서는 감소하는 추세이나 후진국과 낙후된 지역의 서민들에 높은 빈도로 발생한다.

  전파 경로는 분변이 물, 음식에 오염되어 경구로 들어와 전파되는 경우가 많고 하수에 오염된 물에 서식하는 조개류, 갑각류를 생식함으로써 감염될 수 있다.
- 예방 : 빈곤 국가를 여행하는 여행자는 음식물 섭취 시 조심을 하고, 급성질환자와 접촉한 가족에게 정상인의 면역글로불린(immunoglobulin; Ig)을 접종하는 수동면역으로 예방이 가능하다. 약독화 백신 불활화 백신이 있지만 최근에 불활화 백신을 접종하는 능동면역이 효과를 볼 수 있다.

4. B형 간염(Hepatitis B → Hepatitis B virus ; HBV)

- 발견 : 전 세계적으로 분포되어 있다. 1965년 Dr. Blunberg가 호주 원주민 혈액에서 이상항원을 발견하여 Australia antigen(현재 HBS Ag)이라 하였고 그 당시 성병, 당뇨병, 결핵 환자, 치료받는 병원환자, 혈우병으로 수혈받는 환자, 수술로 인해 수혈받는 환자, 혈청주사, 또는 백신 주사자 사이에 황달환자가 집단적으로 생기면서 이들의 감염원이 오염된 주사기 또는 주사 바늘이라는 것이 밝혀졌다. 황달이 생겨 이 황달은 감염성황달(infectious icterus)과는 다르다는 사실이 인식되어 혈청간염(serum hepatitis)등의 여러 가지 병명으로 불리우다 현재의 B형 간염(hepatitis B)으로 통일되었다.
- 증상 : Hepatitis B virus (HBV)에 감염된 지 4~28주 잠복기가 지난 다음에 발병한다. 그러나 불현성 감염으로 지나는 경우가 더 많고, 이때는 SGOT 등의 상승으로 감염된 사실을 알 수는 있지만 때로는 간 기능도 정상이고 특이혈청반응으로만 알 수 있는 경우도 있다. 임상적으로 간장 질환임이 의심되기 이전에 환자의 약 10~20%는 홍반성인 반문구진 발진과 관절에 관절염이 생기는 혈청병양 증세가 약 2~10일간 지속된다.

  급성 B형 간염의 증세는 대체로 A형보다는 심한 중증의 증세를 나타내는데 보통 두통, 피로감, 식욕감퇴, 구역, 중등도의 발열 등이 2~7일간 계속되다가 황달이 생긴다.

  이때 식욕이 떨어지고 담배를 피우던 사람은 담배 냄새조차 싫어진다. 우측 상복부에 동통이 생기고 소변은 암적색이 되고 대변은 진흙색이 되고 때로는 소양증이 생긴다(표 17-13).

표 17-13. 바이러스성 간염(Viral Hepatitis)

질병	A형 간염(Hepatitis A)	B형 간염(Hepatitis B)	C형 간염(Hepatitis C)
병원체	HAV ; Hepatitis A virus, 단일가닥 나선형 RNA 유전체와 외피보유, Picornavirus과에 속한다.	HBV ; Hepatitis B virus, 이중가닥 나선형 DNA 유전체와 외피보유, Hepadnaviridae과에 속한다.	HCV ; Hepatitis C virus, 단일가닥 나선형 RNA 유전체와 외피보유, Flavivirus 과에 속한다.
전파경로	배설물인 대변→구강으로 침입	혈액, 정액	혈액, 정액일 가능성이 있음
잠복기	3~5주	10~15주	6~7주
예방	감마글로불린, 불활화백신 접종	불활화백신, 초면역글로불린	백신은 개발 중에 있다.
설명	평균적으로 증상은 미약하지만 아동이 잘 감염된다. 잠복기는 짧다. B형 간염보다 경미한 증상이며 발열, 식욕부진, 전신권태가 1주일간 지속되며 황달이 나타난다. 황달은 2~4주에 자연적으로 소실되고 회복된다. 바이러스는 드물게 혈중에 나타나나 보균율은 낮다.	A형 간염보다 심한 중증의 증상이 나타난다. 혈액으로 들어간 HBV는 간세포에 감염되어 괴사와 염증을 유발하여 간을 손상시키고 계속해서 진행되면서 1~6%가 간경화, 간암으로 진행되며, 만성보균 상태를 유지한다. 만성보균자는 태반을 통해 태아에 수직감염이 이루어진다.	경미한 증상 또는 무증상이다. C형 간염 환자의 약 50%가 만성간염, 간경변으로 진행되면서 간세포성 암과 관계가 된다. 태반을 통과한다.
질병	D형 간염(Hepatitis D)	E형 간염(Hepatitis E)	G형 간염(Hepatitis G)
병원체	HDV ; Hepatitis D virus, 단일가닥 나선형 RNA 유전체와 외피보유, Flavivirus 과에 속한다.	HEV ; Hepatitis E virus, 단일가닥 나선형 RNA 유전체와 외피비보유, Calici-virus과에 속한다.	HGV ; Hepatitis G virus, 단일가닥 나선형 RNA 유전체와 외피보유,
전파경로	혈액, 정액	배설물인 대변→구강으로 침입	혈액, 정액일 가능성이 있음
잠복기	2~12주	2~6주	1~6주
예방	백신 있음	백신 있음	백신 없음
설명	HBV와 함께 감염됨. HBV에 감염된 일부 환자세포에서 delta 항원과 항 delta 항체가 발견됨, 만성간염으로 HBV보다 더 나쁜 경우가 될 수 있다. 태반을 통과한다.	임산부에서 심한증세를 나타내는 것을 제외하고는 A형 간염과 유사하다. 쥐에서는 같거나 관련있는 virus	주로 경미한 증상이고 6개월 내지 1년 내에 바이러스 혈증을 나타낸다.

- 병원체 : B형 간염(hepatitis B)은 hepatitis B virus(HBV)가 원인체이며 Hepadnavirus과에 속해 있는데 hepa- "간이라는 뜻", -dna는 "DNA" 라는 뜻에서 유래되었다.

  Hepatitis B virus(HBV)가 병원인체이며, 42nm의 외피보유 바이러스로 이중가닥 나선의 DNA genome을 포함한 정 20면체 nucleocapsid 핵심부를 가지며 핵심부에는 역전사 효소가 있다. HBs Ag(hepatitis B surface Antigen) 환자혈청을 전자현미경으로 관찰하려면 딘입자(Dane), 구형(spherical), 간상형(elongated)의 3가지 입자가 관찰되는데 이들 입자는 면역원으로 모두 표면항원으로 구성되어 있다. 이중 22nm인 구형입자가 모두 HBs Ag으로 되어있다. HBV의 외피는 표면항원(HBs Ag)으로 불리는 단백질을 함유하고 있는데 감염된 지 3~4주 후에 나타난다(그림 17-20). HBs Ag 외에 Core 항원인 HBc Ag와 HBe Ag가 중요한 항원이다.

- 병원성 : 이화학적 소견으로는 우측 상복부에 압통이 있고 간종대가 있으며, 황달이 생기며 비장종대, 림프절종대 등이 나타나고 때로는 성망상 혈관종(spider angioma)도 생기지만 이러한 모든 변화는 소아는 2주일, 성인은 4~6주일이면 없어진다.
- 급성간염 : 간기능에 이상이 생기면서 나타나는 급성감염은 혈청 bilirubin 수치가 10~14일간 높아지지만 SGOT 검사수치는 등은 발병전에 이미 상승하고 발병 1주가 되면 최고치에 이르러 보통은 1000U/ml이상이 되지만 SGPT가 SGOT보다 높다. 이러한 효소(enzyme)의 SGPT, SGOT의 높은 수치는 간 손상의 정도와 일치되는 경우가 많고 치유되면서 정상치로 돌아가지만 알카리 포스파타제(alkaline phosphatase) 검사 수치는 높아지지 않는다.
- 만성 간염 ; 급성 간염 다음에는 심한 우울증 신경증세(수막염, 척수염, 뇌염 등) 조혈혈관계이상(재생불량성빈혈, 무과립구증, 혈소판감소증)이 생기기도 한다.
- 초급성 간염 ; 초급성 간염은 전형적인 B형 간염과는 달리 간부전으로 뇌증(과흥분성, 정신장애 등)이 생겨 사망하는 경우가 종종 있다.
- 만성 지속성 간염 ; 급성 B형 간염으로 지속되면서 황달이 나타난 B형 간염 환자의 90%는 HBs Ag이 없어지고 완전하게 치유되지만 10%는 지속적으로 HBs Ag이 양성이다. HBs Ag이 계속적으로 양성인 환자의 70%는 만성 지속 감염으로 이행하지만 나머지 30%는 만성 활동성 간염으로 이행한다.

만성 지속 간염 환자는 황달은 생기지 않으면서 SGOT나 SGPT가 지속적으로 또는 단속적으로 상승되며 간이 커져있고 때로는 비장도 커지지만 대체로 건강하다. 간염은 진행되지 않지만 때로는 오랜 시일이 지난 다음에 완전히 치유되며 HBs Ag도 소실되는 경우도 있다.

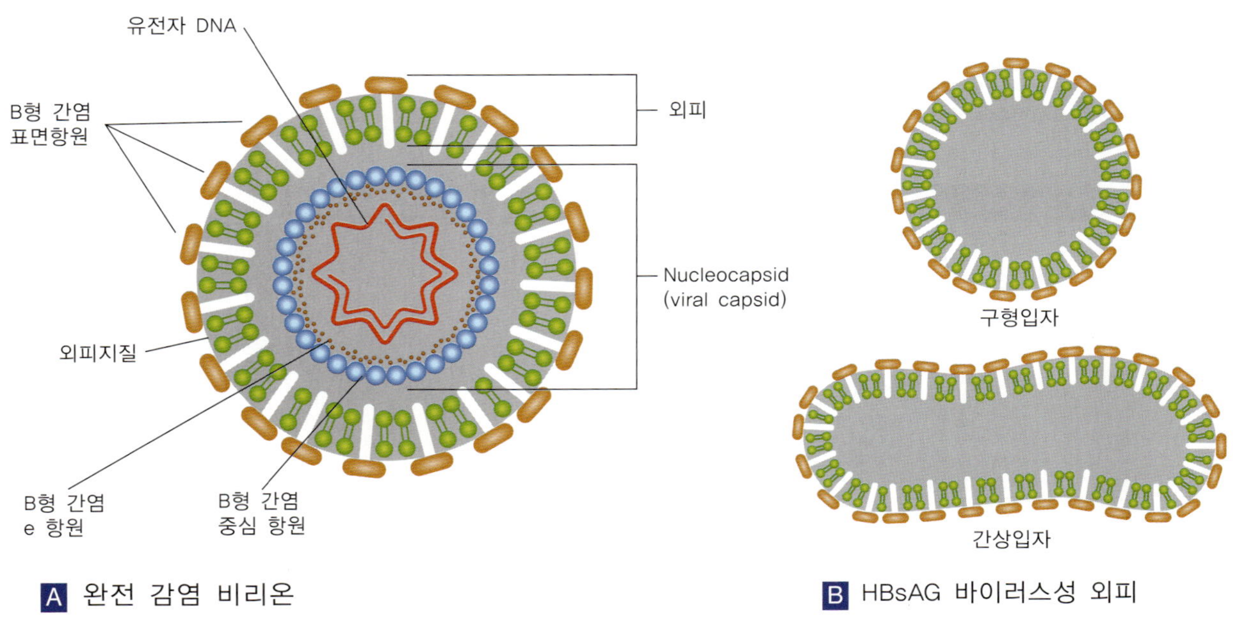

그림 17-20. Hepatitis B virus 구조

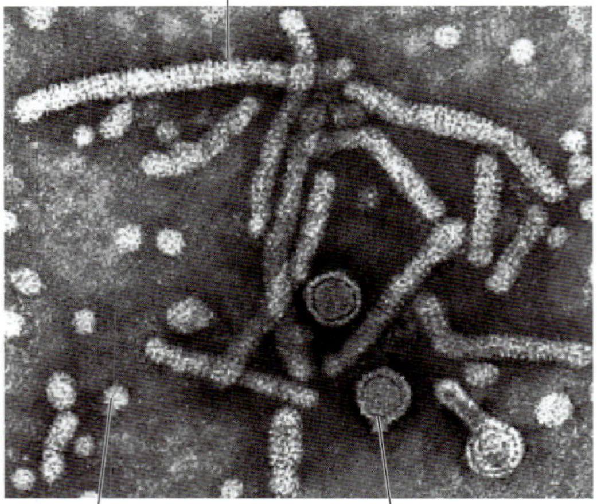

그림 17-21. Hepatitis B virus(HBV)의 항원입자

- 만성 활동성 간염 ; 급성 B형 간염으로 황달을 앓고 난 다음에 HBs Ag이 양성으로 남아있는 환자의 약 30%는 만성 활동성 간염이 된다. 이 경우에 예후는 일정하지는 않지만 간경변증으로 진행되는 환자가 많고 일부는 1년 이내 사망한다.
- 역학 : B형 간염은 우리나라가 높은 감염률을 보이고 있다. 국민 건강에 큰 문제가 되고 있다. 치료의 시기를 놓치면 간경변증 또는 원발성 간암으로 전이되기 때문이다.

  감염원은 환자와 보균자의 혈액, 혈액제재, 타액, 소변, 담즙, 눈물, 정액, 질분비물, 모유, 척수액, 제대혈액, 면도기, 치솔, 타올 등이 HBs Ag이 전파되어 감염원이 될 수 있으리라 본다.
- 예방 : B형 간염 바이러스의 전파경로의 차단과 감수성이 있는 사람에게 B형 간염 vaccine이나 면역혈청을 투여하여 저항력을 증가시키는 두 가지 방법이 있다.
- 개인 위생 : 오염된 손으로 피부 상처를 건드리거나 눈의 점막을 비빌 때에 감염되는 까닭에 늘 손을 씻도록 하고 환자나 보균자가 사용한 칫솔, 식기, 장난감, 면도칼, 수건 등을 통해 전파되므로 공동사용하지 않도록 하고 성교로도 전파되므로 주의 해야 된다.
- 소독 : 100℃ 끓는 물 10분에는 사멸되지 않으므로 고압증기멸균에서 15분간이면 완전 멸균되며, 건열멸균 160℃ 2시간이면 사멸되고, 0.5~1.0의 sodium hypochloride에서 30분, 40%의 formalin에서는 12시간, ethylene oxide 등으로 살균 처리한다.
- 병원내 조치 : 검사하고 난 환자의 혈액, 체액, 사용 기물은 고압멸균을 필히 요하고 채혈하거나 오염된 물건을 취급할 때는 고무장갑을 끼고 가운을 입고 마스크를 착용한다. 환자와 접촉하거나 오염된 기물을 만진 다음에는 반드시 손을 씻도록 하며 HBs Ag 양성인 환자에게 사용하는 의료 기구(체온계, 혈압계)는 다른 환자에게는 사용하지 않도록 한다.
- 기타 : HBs Ag이 양성이라고 모두 강한 전염력이 있는 것은 아니므로 이들의 활동을 제한하지는 않지만 환자와 접촉하는 HBs Ag 양성인 의료인(의사, 치과 의사, 간호사, 병리사 등)은 전파의 가능성을 지니고 있으므로 환자 진료시에 특별히 주의를 하여야 한다.
- 면역처치 : 능동면역(active immunization)과 수동면역(passive immunization)이 있다. 능동면역은 감염 이전에 실시되는 간염 백신의 주사이며 수동면역은 감염 기회가 있은 다음에 응급처치로서 실시되는 면역글로블린(immune globulin)의 투여이다.
- Vaccine : 국내에서 제조하여 사용하고 있는 헤파박스 백신을 주사하면 90%에서 anti- HBS가 생기지만 시간이 지나면 점차 감소되나 최소한 2년 정도는 예방 효과가 있다.
- 면역혈청 : 면역혈청글로불린(immune serum globulin-ISG)과 B형 간염 고면역글로불린(hepatitis B hyperimmune globulin-HBIG)이 사용되고

있다.

5. C형 간염(Hepatitis C → Hepatitis C virus ; HCV)

- 증상 : 과거에 non A, non B 중 90% 이상이 HCV가 원인이었다. HCV는 수혈에 의한 감염으로 발생되는 C형 간염이다. HBV보다 증상이 미약하다. 임상경과 기간에 따라 급성 간염, 무증상 감염, 재발성 감염의 단계로 구분할 수 있으며 급성감염은 2~3년간 지속된다. 무증상 감염은 10~15년간 지속된다.
- 병원체 : Hepatitis C virus는 외피보유 단일가닥 RNA virus이다.
- 잠복기 : 6~8주
- 병원성 : C형 간염 환자의 약 50%가 만성간염으로 되고 상당수가 간경변증으로 진행되어 간세포성 암과 관계가 있다(표 17–12, 13).
- 역학 : HCV는 혈액을 통하여 감염되는 HBV와 같이 성접촉과 같은 행위로도 감염되며 다른 감염과정으로도 전파된다.
- 예방 : HCV 백신은 아직 개발되지 않았으며, 초면역글로블린의 이용도 어렵다. 특이적 항 바이러스성 치료제는 없으나 -Interferon이 HCV에 의한 만성활동성 간염 환자에 사용되고 있다.

6. D형 간염(Hepatitis D → Hepatitis D virus ; HDV ; Delta agent)

B형 간염 환자의 일부에서 delta항원과 항 delta항체가 HBsAg 내부에서 발견되어 Delta agent라고 불려지기도 하고, Hepatitis D virus라고도 한다(표 17–13).

Delta 간염은 수혈, 성교, 주사 바늘 등 비경구적 경로로 감염된다. 만성 감염을 일으킨다. 백신은 아직 개발되지 않았다.

7. E형 간염(Hepatitis E → Hepatitis E virus ; HEV)

Hepatitis E virus는 저개발 국가의 주민들의 분변이 식수에 오염된 수인성 질병의 병원체이다. A형 간염과 증상이 유사하다. 임산부에 높은 감염률을 나타낸다(표 17–13).

백신은 아직 개발되지 않았다.

표 17–14. 미국의 바이러스성 간염의 발생 현황

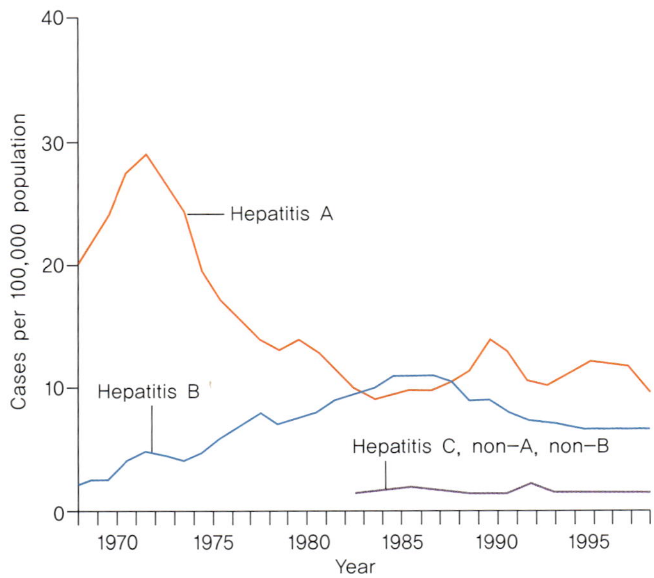

8. G형 간염(Hepatitis G → Hepatitis G virus ; HGV)

혈액, 정액으로 감염되며 경미한 증상을 나타낸다. 6개월~1년 후에 바이러스 혈증을 나타낸다(표 17-13).

Ⅶ. 하부소화기계 원충성 질환
(Protozoan Disease of the Lower Alimentary)

인체의 장관에 기생하는 원충에는

근족충류의 *Entamoeba historytica*(이질 아메바)가 사람의 장관에 병원성이다.

편모충류의 *Giardia lamblia*(람블 편모충)가 사람의 장관에 병원성이다.

포자충류의 *Cryptosporidium parvum*(작은 와포자충)이 사람의 장관에 병원성이다.

섬모충류의 *Chilomastic mesnii*는 비병원성으로 알려져 있다.

1. 이질 아메바 설사증
(Amebiasis ; *Entamoeba historytica*)

전 세계적으로 발생되고 있다. 근족충류의 아메바는 여러 종이 있지만 대표적으로 이질아메바(*Entamoeba historytica*)가 병원성이다.

그 밖의 대장아메바(*Entamoeba coli*), *Dientamoeba fragilis*, *Acanthameba*, *Naegleria* 등의 아메바 감염으로 인한 이질 증세로 설사를 하게 된다.

분변속에 있던 *Entamoeba historytica* 포낭(cyst)과 영양형(trophozoite)이 경구적으로 들어와 장관점막 상피세포에 흡착되어 상피세포 조직의 용해와 파괴로 설사, 점액성 혈변, 복통 등이 나타난다.

이질아메바가 장관에서 염증반응을 보이다가 혈류를 타고 간장에 도달하여 간농양이 생기며, 간농양이 터지면 폐나 흉막강으로 가서 병변이 나타나지만 혈류를 통하여 뇌로 들어가서 뇌농양을 유발한다(표 17-15).

이질아메바 감염증은 전 세계에서 발생하고 있으며, 열대지방, 온대지방, 후진국은 50~60% 감염되어 이질아메바 원충을 보유하고 있으며 우리나라는 1980년대에는 약 10% 미만이지만 위생적인 분변 처리와 매개곤충 제거, 물, 상수도 소독으로 현저히 감염되었다.

재래식 화장실 분변에 이질아메바 원충의 포낭이나 영양형이 파리에 의해 음식물에 전파되거나 분변이 샘물, 지하수에 오염된 물을 마심으로써 감염이 된다.

표 17-15. 이질아메바 설사증

증 상	설사, 복통, 혈변
잠복기	이틀~여러달
병원체	이질 아메바(*Entamoeba historytica*) 4개의 핵이 있고 위족이 있다.
병원성	경구적으로 들어온 포낭은 소장에서 영양형으로 되고 대장에 도착할 때까지 영양형은 장의 점액과 세포의 내층을 먹고 살아간다. 장의 상피에 침투될 수 있는 효소가 생산되고 가끔씩 소장의 벽과 혈관에도 침투가능하고 간과 다른 기관에도. 결과적으로 농양이 생기게 된다.
역 학	이질아메바 포낭이 오염된 음식이나 물의 경구적인 섭취로 인하고 가난, 동성애자, 이동하는 노동자와 관련있는 질병이다.
예방과 치료	좋은 위생과 개인 위생관리 치료법에는 metronidazole, paromomycin이 있다.

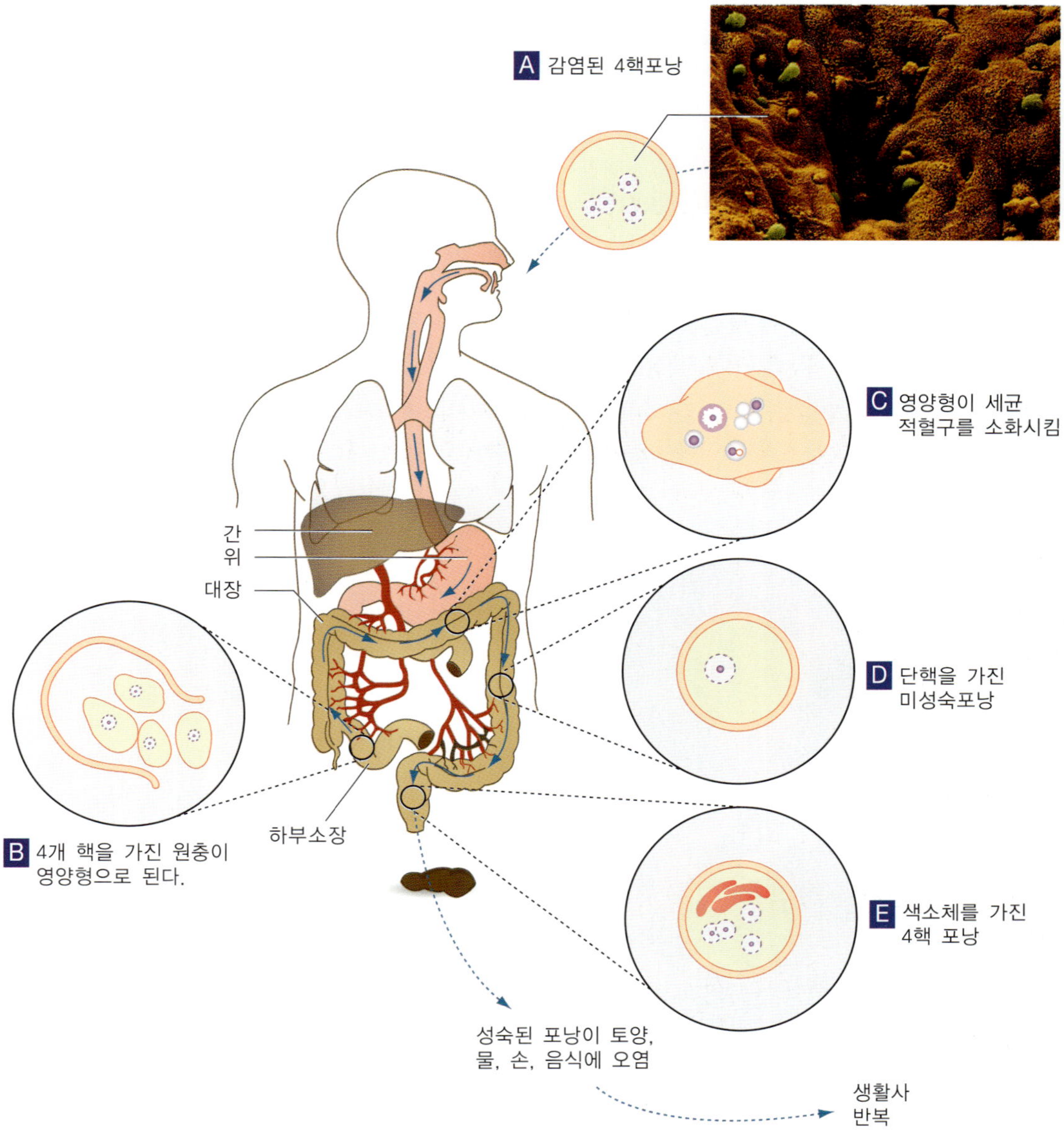

그림 17-22. 이질 아메바의 생활사. (A) 4핵 포낭이 입으로 들어가고, (B) 위에서 소장을 통해 지나간다. (C) 4개 딸 원충은 각 포낭으로 부터 방출되고 영양형내로 발전하며, (D) 영양형 형성. (E) 대장내의 탈수증은 포낭 발달이 진행됨에 따라 촉진된다. 성숙 포낭은 오염된 토양, 물, 손, 음식이 분변에서 옮겨온다. 장관혈관내의 위에 있는 영양형은 간 또는 다른 기관으로 운반할 수 있고 농양을 일으킨다. 전자 현미경 사진은 감염된 4핵 포낭을 볼 수 있다.

2. 람불 편모충 설사증

(Giardiasis ; *Giardia lamblia*)

분변 속에 있던 람불편모충(*Giardia lamblia*) 포낭(cyst)이나 영양형(trophozoite)이 경구적으로 들어와 위에서 탈낭하여 상부소장에서 번식하여 흡반으로 장상피세포에 흡착되어 소장점막에 형태학적 변화가 나타나 설사를 일으킨다.

1~2주의 잠복기를 지나면 설사, 복부경련, 구역질, 식욕감퇴를 호소한다. 이 기간에 이유 없이 장기간 설사가 계속되는데 수분 흡수 불량으로 설사를 하게 된다(그림 17-23).

전 세계적으로 퍼져 있으며 환경 위생이나 개인 위생이 나쁜 지역의 주민들이 감염률이 높다. 대변으로 배출된 포낭(cyst)을 섭취하므로 감염되는데, 오염된

표 17-16. 람블 편모충 설사증

증상	경증일 때는 소화불량, 위장에 가스가 차고 메스꺼움을 느끼며 중증일 때는 구토, 설사, 복통, 체중감소를 보인다.
잠복기	6~20일
병원체	*Giardia lamblia* : 2개의 핵이 있고 편모가 있는 배모양의 원생동물
병원성	경구적으로 들어온 포낭들은 위의 통로에서 생존하며 영양형들은 소장에 있는 포낭으로부터 나와 일부는 상피에 붙고 다른 나머지는 자유롭게 이동한다. 생충에 의한 가역반응으로 점막 손상을 일으키는 것은 약물 치료로 근절시킬 수 있다.
역학	분비물로 오염된 물을 통해 섭취되며 탁아소에서 인간에서 인간으로 감염된다.
예방과 치료	끓이거나 감염되지 않은 물을 마시는 것, 지역사회에 공급되는 물의 여과 치료법에는 quinacrine hydrochloride(Atabrine) 또는 metronidazole(Flagyl)이 있다.

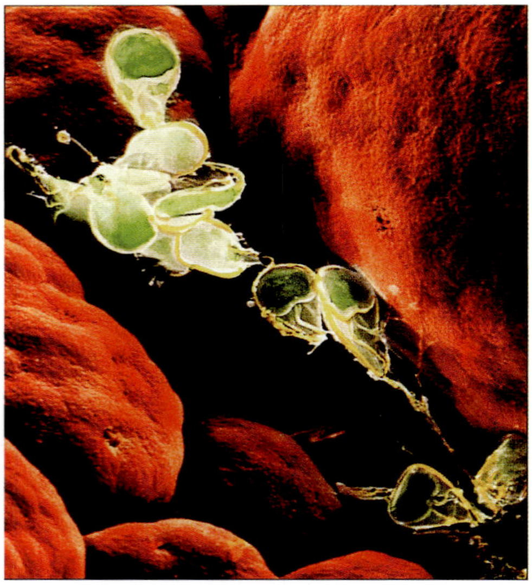

그림 17-23. *Giardia lamblia* 주사전자 현미경 사진

물, 오염된 식품으로 감염되며, 보유숙주인 동물의 배설물로도 감염이 된다.

샘물, 우물물, 상수도의 소독이 예방의 가장 중요한 지름길이다.

3. 작은 와포자충증(Cryptosporidiosis)

작은 와포자충(*Cryptosporidium parvum*)은 장관 내에 기생하는 원충류 중 포자충에 속하며 설사를 일으켜 작은 와포자충증(*Cryptosporidiosis*)이라고 불리운다.

Cryptosporidiosis은 *Cryptosporidium parvum*의 포자가 소장의 점막 표면에 기생하는 매우 작은 원충으로서 AIDS 등 면역결핍 환자뿐만 아니라 정상인에서도 단기간 설사를 일으킨다.

가축중의 소의 소변, 분변, 애완 동물 분변에 있는 포자가 냇물, 호수, 강물에 흘러 들어가 물을 통한 전파 경로가 많다.

면역기능이 정상이면 1~2주일정도는 계속 설사 및 복통 이외의 심각한 증상은 없다. 주 증상은 발열, 구역질, 설사를 하는데, 설사는 물과 같은 설사를 10~14일간 하여 심한 체중감소를 일으킨다.

Cryptosporidium parvum 소장 상피 세포점막에 붙어 기생하는데 포자의 크기는 4~6μm의 작은 난포낭(Oocysts)이며, 그 속에 4개의 포자소체만을 갖고 있다. 가축의 분변이 위생적으로 처리가 덜된 상태로 호수나 강물에 흘러 들어가 물을 섭취시 감염된다(그림 17-24).

세포매개성 결과로 면역기능이 저하된 환자에서 극심한 물과 같은 설사와 심한 탈수현상으로 체중감소, 식욕부진(anorexia), 무력증(malaise), 근육통, 두통이 나타나 생명에 위협을 주기도 한다(표 17-17).

1976년 미국인 소화기질환 면역결핍환자 부검에서 난포낭(Oocysts)를 발견하였다.

1980년대 들어서면서 전 세계 각 국가에서 발생보고가 있었으며

1993년 세브란스병원에서 인체감염이 확인되었고

표 17-17. 작은 와포자충증(Cryptospororidiosis)

증상	열, 식욕부진, 메스꺼움, 복통, 수양성 설사를 하며 주로 10~14일간 지속된다.
잠복기	평균 약 6일(범위, 4~12일)
병원체	*Cryptosporidium parvum*
병원성	난포낭이 경구적으로 들어오면 장의 체액은 4개의 바나나 모양의 포자소체의 방출을 유발하고 포자소체는 상피세포에 침입하여 세포들과 장의 융모를 기형화하고 염증반응을 자극한다.
역학	*Cryptosporidium parvum*의 난포낭은 배설물이 쏟아져 나올 때 감염된다. 감염력은 작고 사람에서 사람으로의 감염은 비위생적인 상태에서는 곧바로 발생한다. 감염된 사람은 몇 주동안은 증상이 가라앉은 후에 다시 난포낭을 방출할 수 있다. 난포낭은 염소처리를 방해하고 대부분의 지방자치의 수원지 '물' 여과시스템도 통과한다. 숙주범위는 넓고 소, 돼지, 개가 포함된다.
예방과	우유나 사과 쥬스와 같은 음료수는 저온살균하고 물은 끓여 마시거나 크기가 1μg정도의 구멍의 필터를 사용해 정수해서 마신다.
치료	인간과 동물의 분비물을 위생적으로 처리해야 하며 효과적인 치료제는 없다.

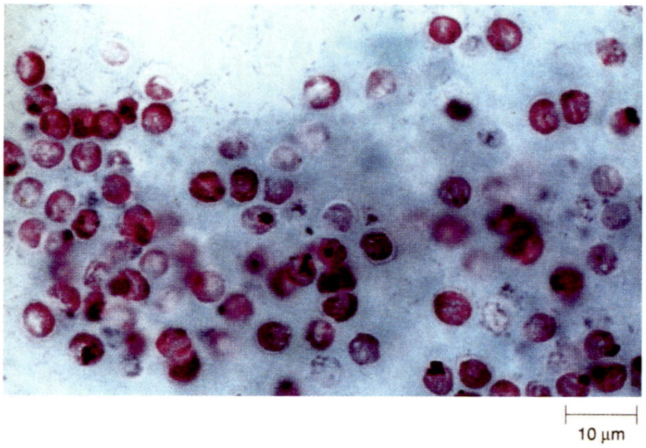

그림 17-24. *Cryptosporidium parvum* 포자. 분변을 항산성 염색 한 난포낭(Oosysts)

1995년 우리나라에서도 전남 화순 지방에서 발견되어 주민의 40%가 작은 와포자 원충에 감염되었음이 밝혀졌다고 보고되었으며, 최근 우사육, 돈사육 확대로 우리나라에서 차츰 발병률이 높아질 것으로 사료된다.

조류 포유류 동물의 분변 속에 난포낭(Oocyst)이 경구로 들어와 위장관에 기생하면서 장염, 결장염을 일으킨다. 최근 AIDS 환자에 감염되며 면역기능이 약한 환자에서 발견된다.

물을 끓여 먹거나 정수한 물을 먹는다. 포낭체는 1.0μm의 여과기를 통과 못한다.

우유나 사과주스는 확실히 살균 처리된 것을 먹도록 한다.

집단으로 사육하는 소의 분변처리를 위생적으로 잘 처리해야 된다. 분변 속에 포자가 냇물이나 강이나 호수에 흘러 들어갔을 때 이물을 식수로 사용 시, 염소 처리가 덜된 물을 먹을 때 감염의 원인이 되고있다.

아직 효과적인 치료제는 없다.

4. 사이크로포자충증(Cyclosporiasis)

- 증 상 : 피로, 식욕 저하, 메스꺼움, 수양성 설사, 체중 감소 증상은 3~4일 후면 좋아지나 재발은 한 달까지 유효하다.
- 잠복기 : 평균 약 8일(범위, 1~12일)
- 병원체 : *Cyclospora cayetanensis*라 임의로 이름 지어진 coccidian, 이전에는 cyanobacterium-like body로 알려짐
- 병원성 : 인간의 장의 생검에서 장상피에서 무성생식 그리고 유성생식단계가 보인다. 실험동물은 감염될 수 없다.

- 역 학 : *Cyclospora cayetanensis*의 난포낭은 배설물에 방출되었을 때 감염성이 없다. 그래서 사람에서 사람으로의 감염은 일어나지 않는다. 열대성의 나라로 여행하는 사람들은 감염의 위험이 있다. 열대성의 중앙 아메리카에서 수입되고 생산된 특히 나무딸기 열매는 대부분이 북미의 전염 발생과 관련이 있다.

- 예방 및 치료 : 물을 끓이거나 여과해 마시는 방법은 열대지방에서 권하는 방법이다. 수입한 딸기류와 잎이 많은 야채들은 철저하게 씻어야 한다. 대부분의 감염자들은 trimethoprim-sulfamethoxazole(trade names Bactrim, Septra)로 효과적으로 치료된다.

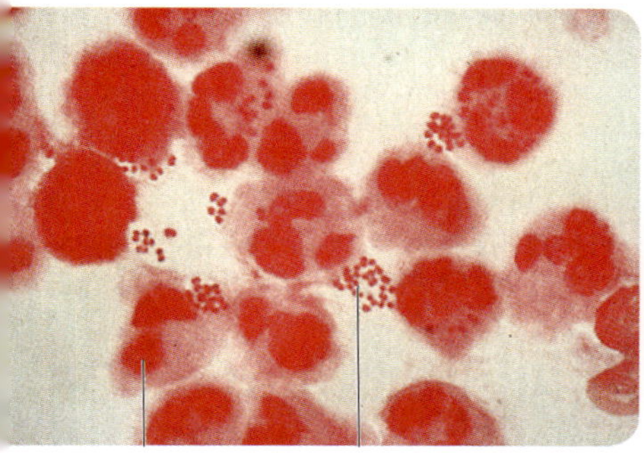

18장

비뇨생식기 감염 (Genitourinary Infection)

I. 비뇨생식기의 해부생리구조 (Anatomy and Physiology)

비뇨기계는 대사산물을 소변으로 배설하여 체액의 양과 성분을 조절하는 기관으로 구성되며 두 개의 신장(kidney), 두 개의 요관(ureters), 방광(urinary bladder), 요도(urethra)로 이루어져 있다. 남성의 요도, 여성의 요도, 자궁 등이 병원균 침입 경로로 되어있다.

1. 비뇨기계 구성(The Urinary System)

신장의 주 기능은 섭취한 영양분이 순환하고 있는 혈액 중에 다양한 물질 즉 수분 전해질 및 대사산물 노폐물을 여과하여 소변으로 형성하여 방광에 모았다가 요도를 통해 배설한다. 그리고 부신피질 호르몬인 aldosterone은 Na, K, 이온의 조절과 체내 수소이온 농도 조절을 하고 있다.

2. 생식기계 구성(The Genital System)

방광에서 체외로 요를 배설하는 남성의 요도는 정액의 배출 역할을 하는 생식기계의 한 부분이다. 남성의 생식기계는 3부분으로 구성되어 있다. 한 쌍의 고환은 남성의 정자를 만들고 고환은 음낭에 포함되어 있으며 남성호르몬인 testosterone의 생성과 연관되는 필수적인 생식기관이며 생성된 정자와 호르몬을 체외로 배출한다(그림 18-2. A, B).

여성의 생식기계는 난자와 생식호르몬을 만드는 한 쌍의 난소로 이루어졌다.

난자를 자궁으로 옮기는 역할을 하는 난관이 있으며 임신 중 태아 발육을 보호하고 둘러싸는 자궁, 출산 통로 작용과 성교 행위를 하는 질이 있는데 질은 외음부로 구성되어 있다.

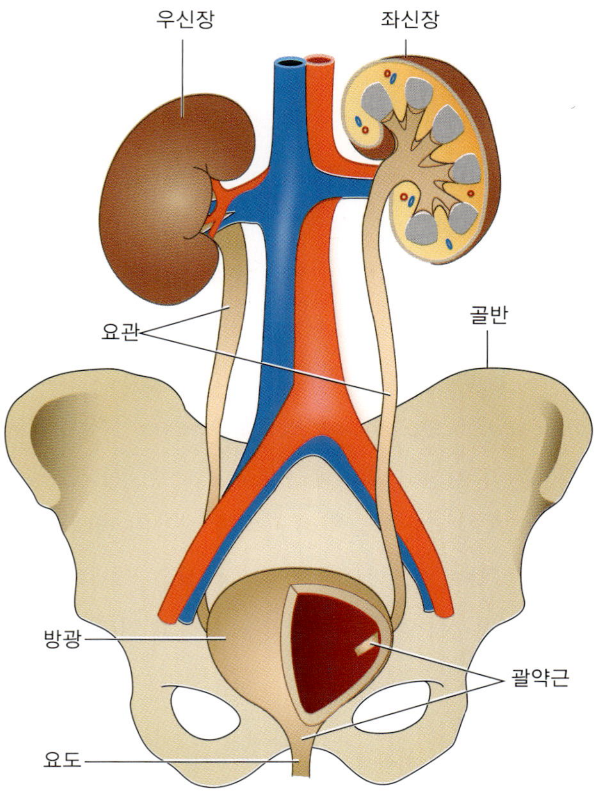

그림 18-1. 비뇨기계의 해부구조

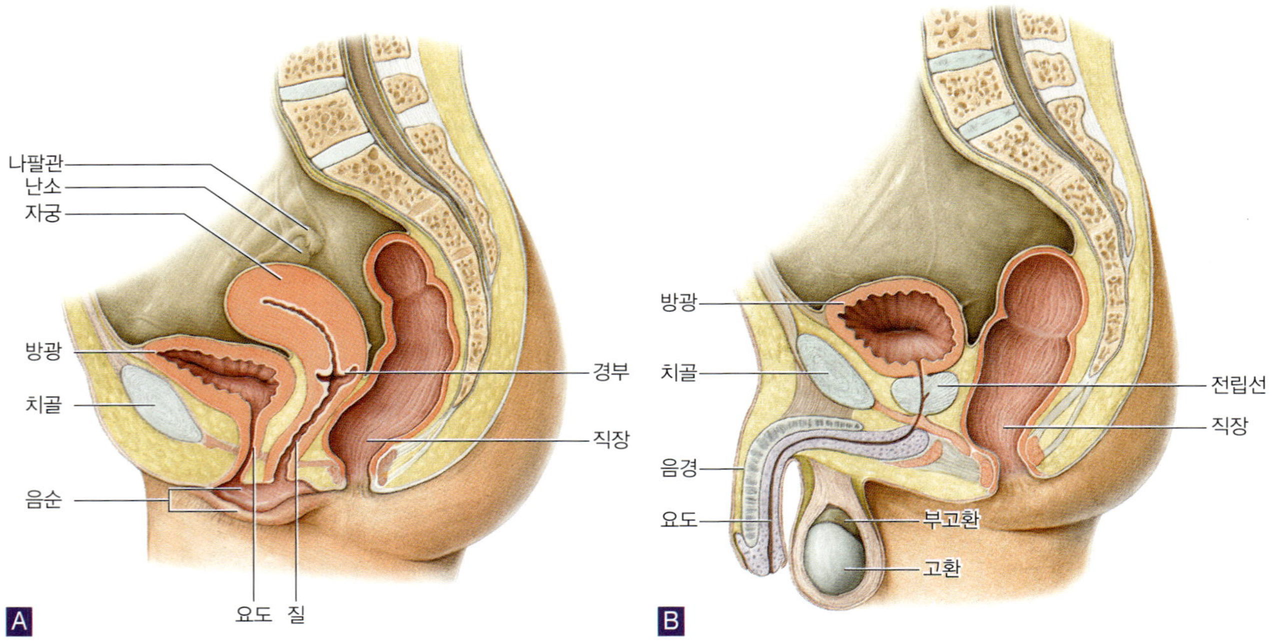

그림 18-2. 생식기계의 구조. (A) 여성, (B) 남성

3. 비뇨기계에서 관찰되는 미생물
(Normal flora of the Genitourinary System)

요도 내측부터 방광까지 비뇨기계에는 정상적으로 미생물이 없다. 요도 하부 1/3 부위에서 외음부에 걸쳐 미생물이 존재한다.

정상 요에는 *Staphylococcus epidermidis*, Diphtheroid, 혐기성 세균들이 있을 수 있다.

여성의 질(vaginal)에는 연령에 따라 다르나 젖산균(*Lactobacillus*) 디프테로이드(Diphtheroid), *Staphylococcus, Streptococcus,* 혐기성 구균 및 간균, *Clostridium, Enterobacteria, Gardnerella, Candida* 등이 상재해 있다. 특히 여성의 질내에는 *Lactobacillus* (*Döderlein bacillus*)가 상재함으로써 이 균이 증식하면 질내의 pH를 산성화하여 침입한 미생물의 증식을 억제해 주고 질내의 낮은 pH 역할로 자정작용을 하고 있다.

- **생식기에서 다음의 미생물이 검출되면 병원미생물로 생각을 한다.**

세 균 : *Neisseria gonorrhoeae*
Gardnerella vaginalis
Mycobacterium tuberculosis
Haemophilus ducreyi
Treponema pallidum
Mycoplasma hominis
Chlamydia trachomatis
진 균 : *Candida albicans*
바이러스 : *Herpes simplex* virus
Cytomegalovirus
원 충 : *Trichomonas vaginalis*

II. 세균성 방광염(Bacterial Cystitis)

비뇨기계에 가장 흔한 감염은 방광에 세균이 감염되어 염증을 일으키는 세균성 방광염으로 건강한 여

표 18-1. 세균성 방광염

증상	갑작스런 발병, 배뇨시 심한 통증, 요의 핍박, 불결한 냄새, 적색뇨, 신우신염을 동반, 발열, 오한 등의 통증, 구토 등
잠복기	1~3일.
병원체	대부분 *E. coli* 이다. 다른 장내세균, *Staphylococcus sprophyticus*는 여성의 방광염의 원인이 된다. 폐렴구균, *Serratia, Enterococcus* 속 등의 균들이 항생제 내성 균주로 병원성 감염을 일으킨다.
병원성	보통 세균은 요도로 올라가서 담낭으로 들어가고 요도관 상피의 수용체에 섬모를 이용하여 방광에 도달한다. 세포의 반흔과 염증반응이 잇달아 일어난다. 신우신염과 잠정적으로 신장부전을 유발한다.
역학	세균성 방광염은 여성에서 자주 발생하며, 이는 짧은 요도, 성교, 피임에 의해 더욱 쉽게 발병한다. 중년의 남성은 전립선 비대로 인한 요도의 부분적 파괴로 감염되기 쉽다. 방광에 카테터 삽입은 감염의 원인이다.
예방과 치료	하루 4~5회 요를 비우기 위해 충분한 수분을 섭취하고, 앞에서 뒤로 소변을 닦는다. 성교에 의한 항생제의 한 가지 투약은 여성에서 세균성 방광염을 방지하는 것에 도움이 된다. 단시간 항생제 치료는 보통 효과적이다. 신우신염은 장시간 치료한다.

성에 흔히 있으며, 병원 입원 환자에게도 자주 발생된다. 여성의 방광염 원인은 요도와 외음부가 가까워 대장균(*Escherichia coli*)이 80~90% 감염, 폐렴간균(*Klebsiella pneumoniae*), *Enterobacter, Proteus*가 5~10% 감염, Gram 양성 구균인 *Staphylococcus saprophyticus*가 젊은 부인에 5~10% 정도 감염되어 방광염을 일으킨다(표 18-1).

병원 입원 환자인 경우 요도관 삽입으로 요도염과 방광염을 일으키는데 영균(*Serratia marcescens*), 녹농균(*Pseudomonas aeruginosa*), 장구균(*Enterococus faecalis*) 등이 감염되는 경우가 있다. 이들 균들은 항균제에 내성을 가지고 있으며 내성을 획득한 균이 감염 시 치료에 어려움이 있다.

방광염의 증상은 치골 위의 통증과 소변을 자주 보게 되며, 요도염의 증상은 소변을 볼 때 요도가 따끔하고 심한 통증을 호소한다.

1. 신우신염(Pyelonephritis)

요도염 또는 방광염은 세균이 신장으로 번져나갈 수 있다. 신우신염은 신장 장애로 갑작스런 빈뇨 증상과 신장의 통증 호소를 한다. 성인 여성에 자주 나타나는 이유는 여성은 비뇨기관의 해부학상 구조로 미생물 감염이 쉽기 때문이다.

2. 렙토스피라 증(Leptospirosis)

렙토스피라증의 병원체는 *Leptospira interrogans*이며 급성고열을 동반하는 전신성 질환으로 Weil's disease라고 하며, 폐출혈과 황달증세도 나타난다(그림 18-3).

들쥐가 이균을 보균하고 있으면서 요, 분변을 통해 *Leptospira interrogans*균을 배설하고 사람은 피부상처, 눈의 점막, 비인강을 통해 들어오며 7~12일의 잠복기를 거쳐 다양한 증세를 보이며 급성고열을 동반하는 전신 질환으로 균혈증 시기에는 급성으로 전신감염 증상을 보여 고열, 오한, 두통, 특히 허리부위의 근육통, 오심, 복통을 일으키며 4~7일 정도 지속된다. 열은 대개 39℃ 미만으로 1~3일 지속된다. 발병 1주에 혈액을 뽑아 Fletcher, Korthof 액체배지에 배양을 하며 발병 2주에는 소변을 배양한다(표 18-2).

표 18-2. 렙토스피라 증(Leptospirosis)

① 들쥐, 시궁쥐 소변에 있음. 이균이 토양이나 물에 오염되어 다리 찰과상, 입점막, 안점막 등에 침입.

② 일정한 잠복기를 지나 혈액, 수액, 및 여러 조직에서 균이 증명.
발열, 두통, 심한 근육통, 피로감.

③ 발병 1주 내에 혈액, 수액 및 여러 조직에서 균이 증명됨.
소변에서는 안 나타남.
발병 2주가 되면 소변에서 균 검출.

④ 패혈증 증세가 나타나 간장과 신장에 손상을 입어 황달증세가 나타난다.

⑤ 황달이 나타나지 않으면 2~3주면 회복된다.
황달이 생긴 중증 환자는 간장 장애가 아닌 신부전으로 5~30%가 사망한다.

⑥ 계속해서 소변에 균이 배출된다.

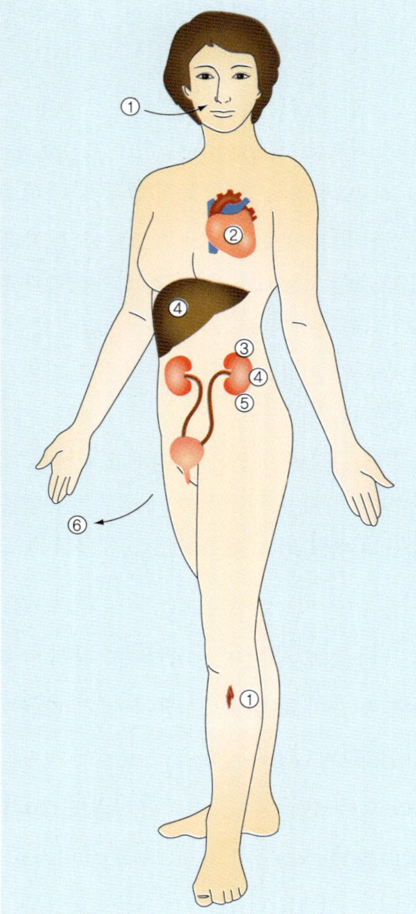

증 상 : 황달이 생김. 발열, 두통, 심한 근육통, 충혈, 패혈증이 1~3일간 계속됨. 뇌 심장, 간장, 신장에 손상을 입힌다.

잠복기 : 약 7~12

병원체 : *Leptospira interrogans*; 꼬불꼬불한 나선형

병원성 : 피부 상처 점막을 통해 침입하여 혈액 내에서 증식하며 전신에 퍼지며 간세포에 변화를 가져와 황달 증세가 나타남. 신장에는 세뇨관 상피세포 괴사로 신기능 부전이 생긴다.

역 학 : 가축, 시궁쥐 보균함, 시궁쥐의 소변 배설물에 오염된 토양, 하수도 공사자, 개천에서 일하는 사람, 광부, 농부 등이 감염.

예방과 치료 : 유행 지역에 vaccine을 접종하면 면역에 효과가 있다; 치료는 Penicillin, tetracycline 등이 효과가 있다.

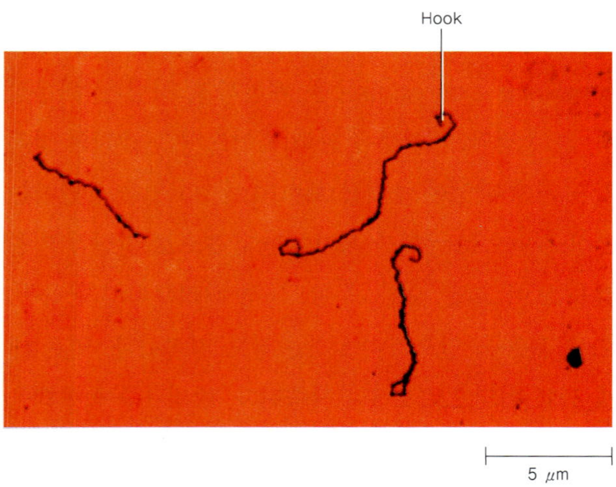

그림 18-3. *Leptospira interrogans.* 나선 모양의 균이며 균체 끝이 갈고리 모양으로 굽어있다.

Ⅲ. 생식기계 비성병 질병

(Non-Venereal Genital System Disease)

여성생식기에 미생물이 침입하는 경로는 성행위 시 전파되는 성매개감염(sexually transmitted infection ; STI)과 성매개행위가 아니면서 생식기에 감염되어 질병을 일으키는 경우도 있다. 이런 경우를 비성병성 생식기 감염질병(non-venereal genital infection)이라고 한다.

특히 여성의 경우 출산 시 자궁파열로 인한 외상시 *Streptococcus pyogenes* 감염으로 발생되는 산욕열(puerperal fever ; 'childbed')과 월경 시 성교로 인한 출혈, 피임 기구 사용 시 외상은 여성생식기 감염의 원

인이 되고 있다.

인공유산, 자연유산 시 혐기성균인 *Clostridium perfringens*균 감염으로 가스괴저(gas gangrene)가 발생되는데 분변 중의 세균이 질 속에 유입되어 일어난다. 그 밖에 바이러스, 진균, 원충 등이 질염을 일으킨다.

1. 세균성 질염(Bacterial Vaginosis)

여성의 질내에는 상재균이 서식하고 있지만 성행위 시 외부의 세균이 감염되어 세균성 질염을 일으키는데 *Gardnerella vaginalis, Mobiluncus, Prevotella, Mycoplasma,* 혐기성 *Streptococcus* 등이 질염의 원인이 된다. *Gardnerella, Mobiluncus* 등의 균이 감염되면 생선 비린내 냄새가 나며 질 분비물을 Gram 염색하여 관찰하면 clue cell을 관찰할 수 있다. Clue cell은 질 상피세포에 Gram 음성 구간균이 붙어 있다. 여성의 질이 pH 4.5 이상이고 분비물에 생선 냄새가 나고 상피세포에 Gram 음성 간균이 들어있는 Clue cell 형성을 확인하고 질 분비물과 10% KOH와 혼합 시 비린내 냄새가 특징이다(그림 18-4).

2. 외음질 캔디다증(Vulvovaginal Candidiasis)

외음질의 캔디다증은 세균성 질염이 있은 후 2차적으로 흔히 감염되는 질환이다. *Candida albicans*가 질 점막에 증식하여 질의 점액성 세포 내벽에 변화를 가져와 회백색의 점액성 물질을 분비한다. 출산 조절을

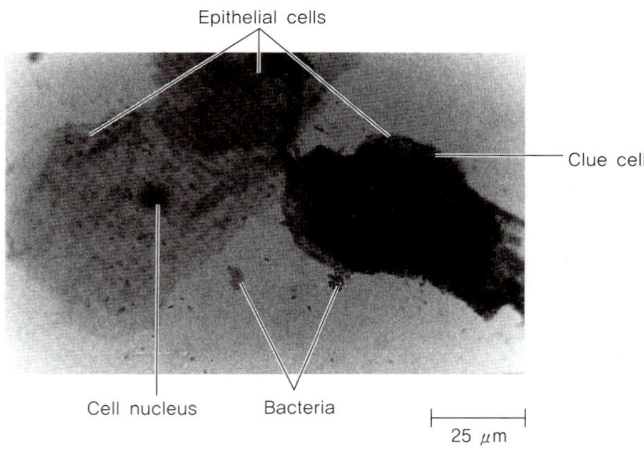

그림 18-4. 세균성 질염에 나타나는 상피세포내의 Clue cell

위한 피임약 사용 시 pH 변화와 tetracyclines계의 항균제 복용 시 질 내의 *Candida* 감염에 기회를 제공해 준다(표 18-4, 그림 18-5).

3. 포도구균성 독소성 쇽 증후군 (Staphylococcal Toxic Shock Syndrom)

황색포도구균(*Staphylococcus aureus*)에 의해 독소성 쇽 증후군(toxic shock syndrome)이 생기는 것을 1978년 미국인 Todd가 발견하였다. 전형적인 증상으로 갑작스런 고열, 저혈압, 두통, 심한 근육통, 구토, 설사, 점막 염증, 신경이상의 확대, 박리성 피부 발진이 나타난다. 그리고 심한 합병증으로 쇽, 심장 부정맥, 신부전, 호흡곤란을 보이는 증상이다.

1980년경 여성의 생리 기간 중 착용하는 탐폰(tam-

표 18-3. 세균성 질염(Bacterial Vaginosis)

증상	회백색이고 불쾌하고 비릿한 냄새를 가진 질 분비물
잠복기	알려지지 않음
병원체	알려지지 않음
병원성	불분명, 정상 분비물의 뚜렷한 변화. 염증이 없는 질상피에 허물이 증가한다. 냄새는 비호기성 세균의 대사 생성으로 인한다. 임신중 합병증을 일으키며 미성숙 출생도 가능성이 있다.
역학	많은 성생활 파트너 또는 새로운 파트너에서 밝혀지나, 성교 없이도 일어날 수 있다. 아마도 성관계에 의한 전이 질환은 아닌 것 같다.
예방과 치료	증명된 예방법은 없다. 치료제는 metronidazole 또는 초기 임신에서 clindamycin 이 효과가 있다.

표 18-4. 외음부 질의 칸디다증(Vulvovaginal Candidiasis)

증 상	소양감, 열상, 두꺼운 백색분비물(백태), 음문의 발진
잠복기	알려지지 않음. 항생제 약물 투여가 있을 때는 보통 3~10일.
병원체	*Candida albicans*의 효모양 진균이 원인균이다.
병원성	정상 분비물 중에 존재할 수 있으나 세포내벽에 대한 염증반응이 있을 수 있다.
역 학	비전염성, 일반적으로 성교에 의해 전이되지 않는다. 항생제 치료제, 구강 피임약의 사용에 의해, 조절되지 않는 당뇨 등으로 인해 전파인자로 알려져 있으나 증명된 예방법은 없다.
예방과	증명된 예방법은 없다.
치 료	Clotrimazol과 같은 질내의 항진균제 약물 투여가 효과적이다.

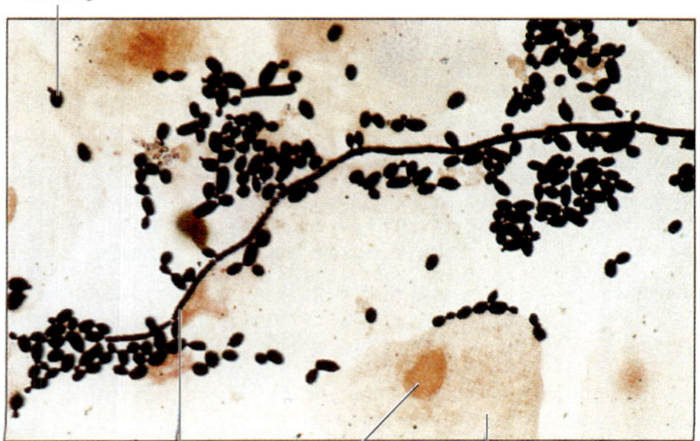

그림 18-5. 여성의 질 분비물을 Gram 염색한 *Candida albicans*. 효모양균과 균사가 있다.

pon)이 질(vaginal)내의 상재해 있는 황색포도구균(*S. aureus*)을 흡수하여 증식시키면서 생성한 독소가 다시 혈액으로 전파되어 갑자기 고열, 구토, 설사, 근육통, 눈충혈, 저혈압, 혼미 상태를 동반한 증상이 주로 젊은 여성 생리 때 나타났다. 독소성 쇽 증후군 환자에서 분리배양된 황색포도구균(*S. aureus*)이 독소성 쇽 증후군 독소 1(toxic shock syndrome toxin 1)이라는 독소를 생성하는데 황색포도구균의 장관독소 F(enterotoxin F)와 발열외독소 C(pypgenic exotoxin C)에 의한 것으로 밝혀졌다(표 18-5).

Ⅳ. 성매개성 질병

(Sexually Transmitted Disease ; STD)

성매개질병(sexually transmitted diseases)이라는 용어는 과거에는 임상증상과 병변이 생식기에 존재하는 상태를 나타내는 성병(Venereal disease, VD)이라는 용어로 사용되어 왔다. 그러나 이러한 VD라는 용어로는 성접촉에 의하여 전파되는 이들 질병의 특성을 제대로 표현하지 못하기 때문에 이후에 성매개 질병(sexually transmitted diseases, STD)으로서 명명하여 사용하였다. 그러나 질병(disease)이라는 용어는 감염 여부와 상관없이 병적 상태를 나타내는 단어이기 때문에 STD라는 용어의 사용으로는 이들 질병이 성 접촉에 의하여 전파되는 병원체에 의한 감염증임을 제대로 표현할 수 없다. 따라서 WHO에서는 이들 질병이 역학적 특성인 성 접촉에 의하여 전파되며, 임상증상이나 병변의 유무에 관계없이 병원체의 전파에 의한 감염증이라는 사실을 표현할 수 있는 용어로서 성 접촉에 의하여 전파되는 감염증 또는 성매개 감염증(sexually transmitted infection, STI)으로 부를 것을 권장하고 있다.

● 성매개 감염증(Sexually transmitted infection, STI)

성매개 감염증(Sexually transmitted infection, STI)은 성접촉으로 전파되는 감염증을 말하며, 병원체의

표 18–5. 포도구균성 독소성 쇽 증후군(Staphylococcal Toxic Shock Syndrom)

증상	발열, 구토, 근육통, 저혈압, 피부 발진, 피부가 벗겨진다.
잠복기	3~7일
병원체	황색포도구균(*Staphylococcus aureus*) ; Gram 양성 포도송이 모양의 형태를 한 구균으로 1.0μm 정도의 크기이며 독소를 생산하는 균이다.
병원성	*Staphylococcus aureus* 균주에 의해 독소가 생산된다(TSST-1). 일부 다른 균종도 생산한다. 독소에 의해 사이토카인을 방출하고 혈압을 떨어뜨리는 작용을 하는 항원성이 강한 물질이다.
역학	여성의 생리 시 착용하는 고도의 흡수능이 있는 tampon에 포도상구균이 흡착이 되어, 긴 시간 동안 착용시 tampon에서 생존하면서 증식된다. 탐폰 사용 시 포도상구균이 증식 후 질의 표피가 벗겨진다.
	피부, 뼈, 폐, 외과적 상처와 같이 인체의 다른 부분에는 특정한 독소를 생산하는 *Staphylococcus aureus*의 감염을 초래한다.
예방과	증상을 자각할 수 있다. *Staphylococcus aureus* 감염에 대한 신속한 치료를 한다; 월경중인 여성은 탐폰을 자주 갈아준다.
치료	병원인체인 *Staphylococcus aureus* 균주를 항생제 감수성 검사를 실시하여 잘 듣는 항생제를 정맥내 주사하는 것이 효과적이다.

종류에 따라 세균성, 바이러스성, 원충성, 체외기생충성으로 구분되어진다. 세균성 감염증에는 임질(gonorrhea), 매독(syphilis), 연성하감(chancroid), 클라미디아(chlamydial) 등이 있다. 세균성 성매개 감염증(bacterial STI)의 경우에는 감수성 있는 항생제들의 투여로 대부분 치료가 가능하지만, 바이러스성 성매개 감염증(viral STI)은 항생제로 치유가 불가능할 뿐만 아니라, 많은 감염자들의 경우에 자각 증상이 없어 계속적으로 타인과 불성실한 성접촉을 조용히 은밀히 계속적으로 함으로서 성병을 전파시키기 때문에 세균성 성매개 감염증(bacterial STI)보다 심각한 현상이다.

바이러스성 성매개 감염증(viral STI)으로서는 AIDS가 있으며, 첨규콘딜롬(condyloma acuminatum)과 음부포진(genital herpes), 인유두종 바이러스(human papilloma virus, HPV)와 단순포진 바이러스 2형(herpes simplex virus type 2)이 바이러스성 성매개 감염증을 유발한다(표 18–6).

표 18–6. 성매개성 질환과 의심되는 증상(Symptoms that Suggest STD)

1. 여성의 질 또는 남성의 성기로부터 비정상적으로 분비물이 흐른다.
2. 배뇨 시 요도의 통증 또는 따끔따끔한 통증을 느낀다.
3. 생식기나 그 부위에 궤양과 수포가 생기고, 서혜부 부종 시 통증은 없을 수도 있다.
4. 비정상적 질 출혈 또는 비정상적으로 심각한 월경통이 있을 수 있다.
5. 여성의 질 또는 항문 부위의 소양감이 있다.
6. 여성의 아랫복부의 통증이 있으며; 성교 시 통증이 있다.
7. 피부발진 또는 입술 부위 수포성 병변이 나타난다.

1. 세균성 성매개 질병(Bacterial STD)

세균성 성매개 질병은 불결한 환경 조건인 화장실 시트, 악수, 은밀한 성 접촉, 매춘 행위, 원조교제, 불성실한 성관계로 생식기, 항문, 인두, 점막 표면에 감염되어 일정한 잠복기를 지나 질병이 발생된다.

세균성 성매개 질병은 임질(gonorrhea), 매독(syphilis), 클라미디아성 감염(Chlamydial infection), 연성하감(Chancorid) 등의 질병을 일으키는 병원체들이

표 18-7. 공통적으로 성교를 통한 질병(미국의 통계1999)

질병	원인체	설 명
세균성		
임질	*Nesseria gonorrhoeae*	1995~1998년 평균 보고된 경우 = 350,000명 발병율은 더욱 높다.
클라미디아감염	*Chlamydia trachomatis*	1995~1998년 평균 보고된 경우 = 527,000명 실 발병율은 더욱 높다.
매독	*Treponema pallidum*	1995~1998년 평균 보고된 것= 51,600명
연성하감	*Haemophilus ducreyi*	1995~1998년 평균 보고된 것 = 356명 실 발병율은 더 높다.
바이러스성		
생식기단순포진	*Herpes simplex virus*	보고된 것은 없다. 대략 3천만 명 미국인감염 : HSV type 2가 85 % 감염. 약 4천만 명 미국인 감염됨.
유두종바이러스 감염	*Human papilloma virus*	
AIDS	*Human immunodeficiency virus*	1995~1998년 평균 보고된 경우, 60,860명
원충성		
트리코모나스증	*Trichomonas vaginalis*	보고된 것은 없다. 대략 매년 2백5십만 명이 새로이 감염
다세포성 기생충성		
사면발이	*Phthirus pubis*	최근 보고된 것 없다.
옴진드기	*Sarcoptes scabies*	피부과 방문자의 2~4%. 어른에서는 종종 성교 시 전파된다.

성행위 시 생식기를 통해 전파되는 세균성 질병이다(표 18-7).

1) 임질(Gonorrhoea)

임질은 1차 세계대전 당시 흔한 성병이었으나 항생제 개발과 치료로 1970~1980년대부터 감소된 경향을 보이고 있다. 임균(*Neisseria gonorrhoeae*)을 보균하고 있는 사람과 성행위를 하고 나서 2~5일의 잠복기를 지나면 성인 남성 요도에 농이 배출되어 속옷에 묻을 정도의 급성 요도염이 시작된다. 요도염으로 인한 요도협착을 일으킬 수도 있고 치료를 하지 않은 경우에 관절염, 전립선염, 부고환염, 패혈증 같은 질병을 일으킨다.

성인 여성인 경우 초기 감염은 자궁경부(cervix), 요관(ureter), 항문(anus)에서 염증이 발생한다. 초기에는 경미하거나 무증상을 보이기도 하고 농이 배출이 되지 않거나 의식하지 못하는 경우도 종종 있다. 치료하지 않을 때 감염은 난관이나 골반 복막으로 확대된다. 난관염과 골반염(PID : pelvic inframmatory disease)은 화농성 진행이 원인이 되어 불임을 초래하기도 한다. 특히 여성에 있어서 증상을 보이지 않거나 의심되지도 않는 경우 새로운 접촉을 통해 질병의 파급에 많은 영향을 미친다. 인두와 항문 직장의 감염이 동성애자뿐만 아니라 이성간에도 감염되며 인두 감염은 증상이 거의 나타나지 않지만, 삼출성 인두염으로 발현되기도 한다. 일반적으로 임균은 염증반응의 한 부분을 담당하는 많은 수의 다형핵 호중구 백혈구(PMN cell)

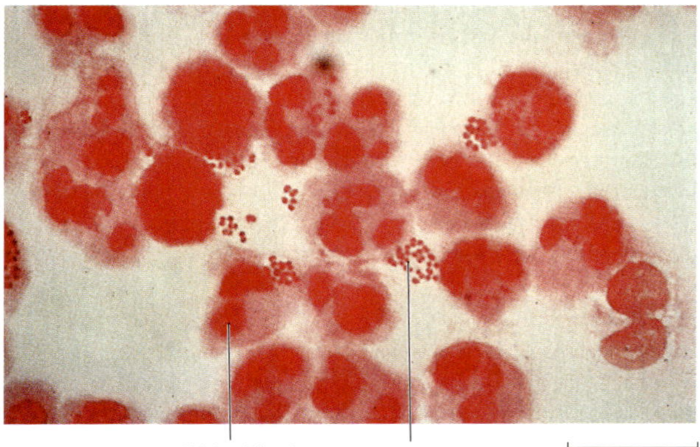

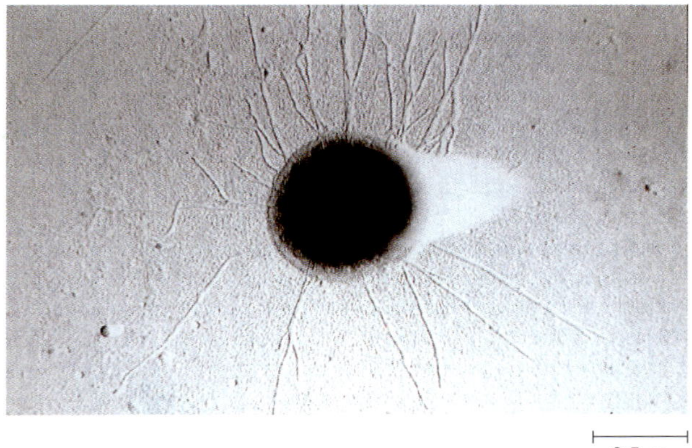

그림 18–6. (A) 요도분비물을 Gram 염색한 임균, 다형핵백혈구내 탐식된 쌍구균 (B) 전자 현미경으로 관찰한 임균의 섬모

표 18–8. 임질(gonorrhoea)

① 어른과 어린이의 눈은 임균에 오염되기 쉽다.
태아의 경우 심각한 감염은 시력을 상실할 수도 있다.

② 병원체는 혈류에 의해 옮겨지면서 심장판막과 관절을 감염시킨다.

③ 임균이 감염된 팔로피오관으로부터 복강으로 들어오면 간의 바깥 쪽 표피가 감염된다.

④ 전립선의 임균성 농양은 제거하기 어렵다.

⑤ 팔레피오관의 감염은 반흔을 야기할 수 있는 상처를 일으킨다.

⑥ 자궁은 일반적으로 여성의 초기 감염자 이다.

⑦ 임균감염에 의해 생긴 요도의 상처는 다른 기관에 의해 요로 감염을 일으킬 수 있다.

⑧ 고환의 염증은 불임의 원인이 될 수 있다.

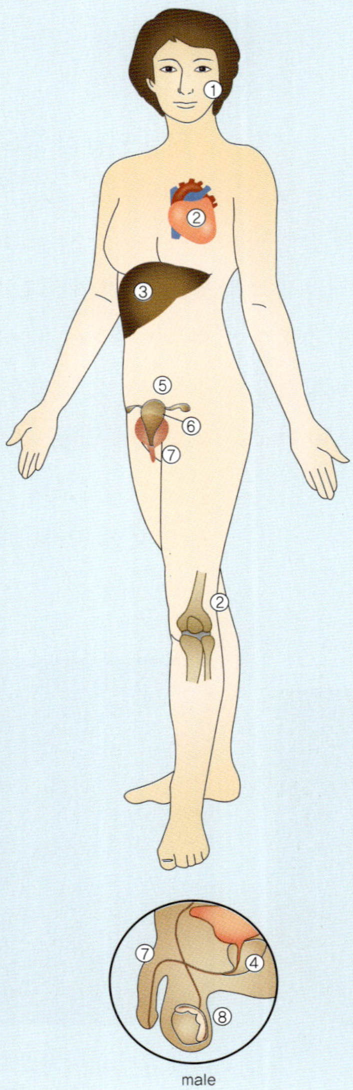

증 상 : 남자 - 배뇨 시 통증, 농루 ; 때때로 배뇨액의 이상으로 불임 또는 관절염 ; 여성 - 무증상, 배뇨 시 통증, 농루, 발열, 반통, 불임, 자궁외 임신, 관절염

잠복기 : 3~5일.

병원체 : *Nesseria gonorrhoeae,* Gram 음성 쌍구균

병원성 : 병원체는 섬모에 의해 상피세포에 접착하고 식균작용을 방해한다.
표면단백의 다양한 상태는 다른 숙주세포에 접착하게 하고 면역기작으로부터 벗어난다.
염증 반흔을 통해 혈류에 의해 퍼져나갈 수 있다.

역 학 : 성접촉에 의해 전파된다. 무증상 보균자로 남을 수 있다, 면역이 안된다.

예방과 치료 : 성교육, 콘돔 사용, 성 접촉 후 조기 치료 처방. 치료제는 근육내 ceftriaxone ; 만약 균주에 감염되기 쉬운환 경이라면 penicillin 또는 tetracyclin 처방.

에 탐식된다.

임질 감염이 일어나려면 임균(*Neisseria gonorrhoeae*)이 민감한 상피 부위로 침투되어야 하는데 유일한 상피부위인 자궁내막, 직장, 인두, 결막인대, 여성의 성기를 입술, 혀로 자극하는 행위, 항문성교는 전파되는 주요 원인이 된다.

2) 여아임질(Infantile gonorrhoea)

사춘기 이전 소녀의 자궁 상피 세포는 각질화되지 않아서 자궁 전체가 임균 감염에 감수성이며 음순을 포함하여 심한 감염의 경우 요관이나 방광으로 확산될 수 있다. 이러한 점막의 염증에는 백혈구가 다량 포함된 삼출액을 배출한다. 감염된 성인과의 밀접한 접촉이 대부분의 원인을 제공한다.

3) 신생아 결막염(Ophthalmia neonatorum)

신생아 결막염은 임신한 산모가 임균을 보유하고 있을 경우 출산 시 산도를 통해 임균이 신생아 눈에 감염되어 급성 결막염으로 진행되어 빠르게 각막에 작용해서 결막염으로 발전한다. 치료의 시기를 놓치면 결국에는 실명하게 된다. 신생아가 태어나면 눈에 예방하기 위해 1% tetracycline 안연고, 1% 질산은($AgNO_3$) 안약을 넣어 예방할 수 있다(그림 18-7).

4) 클라미디아성 생식기계 감염증

(Chlamydial genital system infection)

남녀 성행위시 남성의 요도염이 임균 감염으로 경험이 있는 80~90% 중에서 임균감염이 진단되지 않을 때 다른 세균에 감염을 받게되는데 25~45%가 *Chlamydia trachomatis*가 감염되어 비임균성 요도염으로 클라미디아성 요도염, 고환염(testitis), 부고환염(epididymis)으로 전이되고, 여성인 경우 난관손상(fallopian tube damage)을 입게 된다. 이 경우는 성행위 시 여성의 질 내에 사정된 정자에 임균, 클라미디아균이 접착하여 자궁으로 돌진하여 들어갈 때 난관염을 일으키게 되며 계속해서 골반으로 이행하여 골반염(PID)을 일으킨다. 난소에 정착한 정자는 수정을 하여 임신이 되는데 이때 자궁 외 임신이 될 수 있다(그림 18-8, 표 18-9).

5) 비임균성 요도염(Non gonococcal urethritis : NGU)

비임균성 요도염의 원인균으로는 *Chlamydia trachomatis, Mycoplasma pneumoniae*로, 성행위시 요도 및 질에 감염된다. 남성인 경우 NGU 증상은 임질과 유사하지만 NGU에서 요도의 농은 임질에서 보다 덜 나오고 좀 더 점성을 띠고 있으나 두 질병의 임상적 차이를 구분하는 것은 어렵다. 요도 분비물의 Gram 염색상에서 세포내 세포외 Gram 음성 쌍구균이 관찰되지 않으면 클라미디아 감염으로 생각할 수 있으나 종종 두 세균이 혼합 감염을 일으키기도 한다. 또한 *C.*

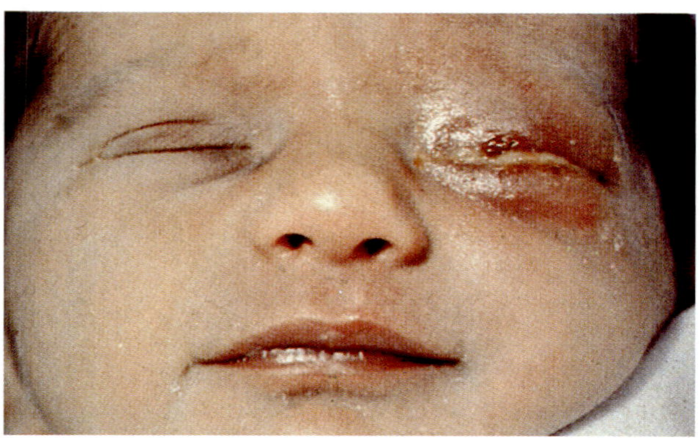

그림 18-7. 임균성 신생아 결막염

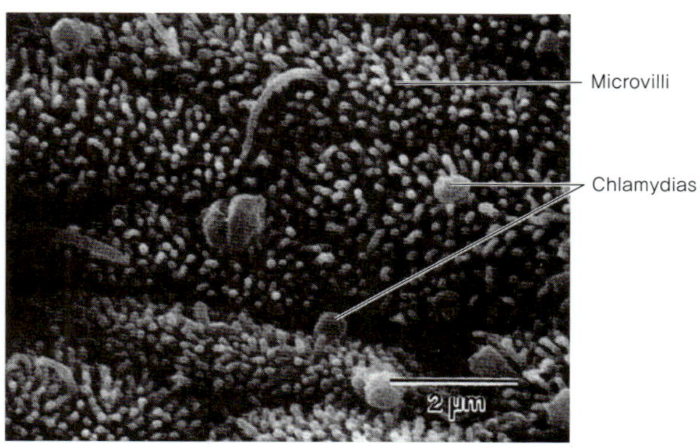

그림 18-8. 나팔관 점막에 흡착된 *Chlamydia trachomatis* 주사전자 현미경으로 관찰한 것

표 18–9. 클라미디아의 생식기계 감염

증상	남자 요도에 회백색 농이 나옴, 고환의 통증, 여성 질에 화농 형성, 질 출혈, 상 · 하복부 통증
잠복기	7~14일
병원체	*Chlamydia trachomatis*, 절대적 세포내 세균, 몇 종류의 혈청형이 있다.
병원성	*Chlamydia trachomatis*의 감염된 형태는 상피세포상에 특이 수용체와 접촉하고 식작용을 일으킨다. 이는 식세포내에서 망상체로 전환된다. 이 망상체는 분열에 의해 재복제되고 기본체내로 분열한다. 공포가 파괴되어 방출된 기본체는 근처의 세포를 감염시킨다. 감염된 세포는 사이토카인을 방출한다. 감염에 대한 세포면역응답은 손상을 증가시키는 원인이다. 반흔 조직형성은 자궁외 임신 또는 불임으로 야기된다.
역학	세균감염으로 미국 내에서 보고되고 있다. 많은 수의 무증상 남성과 보균자에 의해 전파된다.
예방과 치료	성행위 금욕, 일부일처제, 무증상 감염자를 색출하기 위해 적어도 1년에 한 번은 검사를 실시한다. 치료제는 azithromycin, 한 가지 약제 사용 ; 다른 항생제 사용

*trachomatis*는 성행위가 많은 젊은 남자의 부고환염과 동성연애 남성의 전립선염에도 관여한다. 클라미디아 감염은 임질에서와 마찬가지로 남녀 모두 무증상일 때가 많다.

여성에게 있어서 감염의 주요한 임상증후는 많은 수의 다형핵 호중구 백혈구 증가를 동반한 점액성 자궁경부 분비물이다. 이 질병은 생식기로 확산되어 난관감염(salpingitis)과 자궁내막 감염(endometritis)을 일으킨다. 소변의 현미경적 검사로 많은 수의 다형핵 호중구 백혈구를 관찰할 수 있지만, 세균이 관찰되지 않거나 배양되지 않을 경우 비임균성 클라미디아 요도염으로 간주된다. 클라미디아 감염된 임산부가 출산 시 신생아에게는 봉입체성 결막염이나 폐렴이 발생될 수 있다.

6) 매독(Syphilis)

매독균을 보유하고 있는 남녀가 매춘 행위와 그외의 은밀한 접촉의 성행위를 하고 나서 감염되는데 남자는 생식기 귀두, 여성은 음순, 질벽, 자궁경부에 무통증 괴양을 형성한다. 페니실린이 치료에 보급되기 이전 즉 세계 2차대전 당시만 하여도 매독환자가 많았으나 penicillin 항균제로 치료가 되어 현재는 많이 줄어든 셈이다.

매독균 역시 남녀간 매춘 성행위 시 매독균(*Treponema pallidum*)에 감염된 개인과의 밀접한 접촉의 결과로 점막이나 피부 상처를 통해 체내로 침투한다. 이러한 방식에 30% 정도가 매독으로 진행된다(그림 18–9).

매독 1기에는 매독균이 성기 국소부위에서 증식하

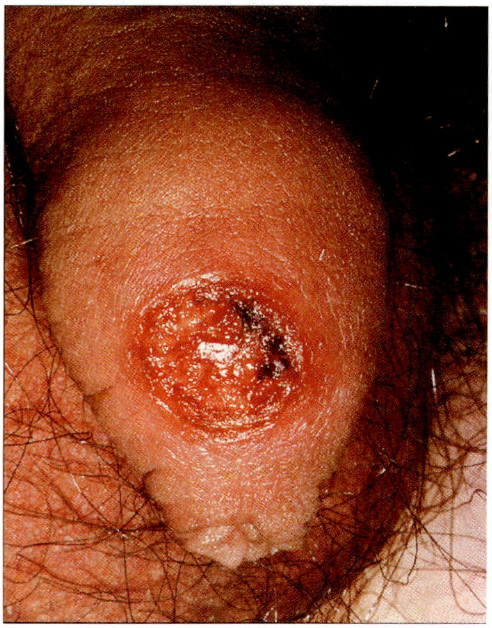

그림 18–9. 매독균에 감염된 경성하감

여 경성하감(chancre)이라 하는 피부표면의 병변을 형성하며 어떤 경우에는 림프절과 혈류로 확산되기도 한다. 경성하감은 단단한 기저층을 가진 무통증의 궤양으로 대개 남성의 성기, 음순, 질벽이나 자궁경부에 발생된다. 감염의 형태에 따라 다른 부위 손바닥, 구순(입술) 같은 곳에 나타나기도 하고 단지 한 곳에만 병변을 형성하기도 한다. 국소 림프절이 종종 확장되기는 하지만 통증을 동반하지는 않는다.

경성하감은 치료를 하지 않더라도 점차적으로 치유가 되지만, 치료하지 않을 경우 전신적인 감염이 지속된다. 경성하감이 사라진 4~6주 후에 (대개 성행위 시기로부터 감염 된지 3개월내) 제 2기 병변을 형성한다(그림 18-10).

매독 2기는 보통 몸통, 사지, 생식기 손바닥, 발바닥 등의 피부 병변을 의미한다. 반점이 있는 융기된 농포성의 발진은 생식기, 인두점막, 항문에 나타나기도 한다. 이러한 점막의 반점에는 많은 매독균이 들어 있고, 높은 감염성을 가진다. 일반적인 림프절 질환이 이 시기에 흔하며 관절염이나 간, 비장, 눈, 중추 신경계에 증상을 나타내기도 한다.

매독 환자에 대한 치료가 이루어지지 않거나 치료를 하더라도 부적절한 경우에는, 또 다른 무증상 시기로 계속되다가 병변이 재발할 경우에는 잠재적 감염성을 유지한다. 2년 후 말기 후반부에는 성접촉에 의한 전염성은 저하되지만 감염된 모체에 의해 태아에게 전파하게 된다(표 18-10).

말기매독은 일생동안 지속되기도 하지만 치료되지 않는 경우의 1/3 정도는 3기나 후기 매독으로 발전된

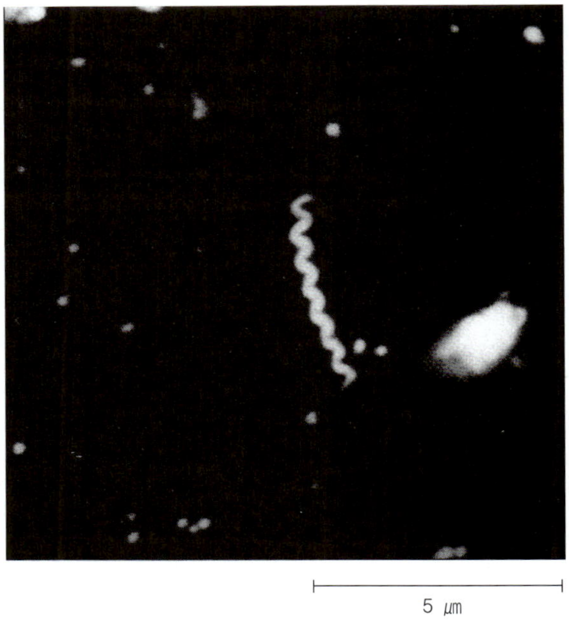

그림 18-10. 암시야 현미경으로 검경한 매독균

다. 이 시기의 시작은 초기 감염으로부터 빠르면 3년, 늦으면 30년 후까지 보고 있으나 대부분의 경우 3기 증상이 발현되기 전까지 적어도 10년이 경과한다.

후기매독은 gumma라 불리는 연한 육아종성 병변의 형성으로 특징되며, gumma는 피부, 뼈, 혈관, 간, 중추신경계 등 다양한 조직에서 발생된다. 이러한 병변에서 매독균을 증명하기는 어렵지만 세균이나 항균제에 대한 지연형 과민반응으로 나타날 수도 있다. 중추신경계의 증상은 AIDS 환자에게 흔하게 나타난다. 신경 매독의 증상 중 어떤 것들은 마비(불완전 마비), 청력상실, 실명과 정신적 퇴행을 나타낸다(표 18-11).

표 18-10. 매독의 단계(stage of syphilis)

질병의 단계	주 증상	감염여부?
제1기	감염부위가 단단하고, 무통증괴양, 림프절의 비대	예
제2기	발진, 통증과 고통, 점막병변	예
제3기	고무종 : 큰혈관, 눈, 신경계의 손상 ; 발작	아니오

7) 선천매독(Congenital syphilis)

임산부가 치료받지 않을 경우 매독이 태반을 통과하여 태아에게 선천성 매독을 일으키기도 하고, 유산이나 사산이 되기도 하지만 중추신경계를 포함한 일반적인 병변을 가지고 임신 말기까지 생존한다. 때때로 출생시 매독을 나타내는 명백한 증후가 없기도 하지만, 수 개월 혹은 수 년이 흐른 뒤 선천성 매독은 실명, 청력상실이나 정신적 퇴행으로 발전한다. 매독에 걸린 영아를 껴안고 키스하는 성인들에게 전염되기도 하고, 반대로 정상적인 아기들이 1기나 2기 상태에 있는 사람들에게서 전염되기도 한다. 매독은 특징적인 병변의 형태와 감염된 사람과의 성접촉 여부로 진단에 도움이 될 수도 있지만 증후학적으로 다양하고 결과가 심각하기 때문에 검사실의 실험결과를 참고해야 한다(표 18-11).

8) 성병성 림프육아종

(Lymphogranuloma venereum : LGV)

Chlamydia trachomatis 균이 성병성 림프육아종(LGV) 원인균으로서 성행위로 전파되어 성접촉이 많은 젊은 성인들에게 주로 나타난다. 성병성 림프육아종(LGV)은 침입 부위의 생식기 점막에서 작고 통증이 없는 일차 병변으로 시작된다. 이것은 구진(papule)이나 궤양화되기도 한다. 감염 후 2주 정도면 국소 림프절이 비대되는데 이것은 화농으로 진행되어 고열과 불쾌감, 눈 관절염에 이상증상을 나타낸다.

표 18-11. 매독(syphilis)

① *Treponema pallidum*은 미세한 찰과상 또는 생식기, 입, 항문과 같은 점막을 통해 체내로 들어온다.

② 매독으로 인해 생기는 병변은 초기 감염 국소에서 발생한다.

③ 병원체는 국소적으로 번식하고 혈류에 의해 체내로 퍼져나간다.

④ 2차 매독은 점막병변과 피부의 발진으로 나타난다. 그 결과로 선천성 매독에 걸린 태아를 낳거나 유산한다.

⑤ 무증상적 잠복기가 있다.

⑥ 몇 달 또는 수 년 후에 3차 매독의 증상이 나타난다. 심장과 혈관의 부전, 고무종, 발작, 눈의 비정상 염증, 부전마비, 발작.

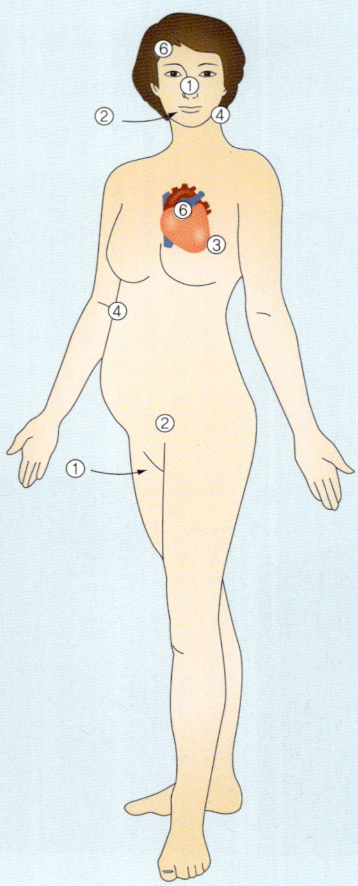

증 상 : 하감, 발열, 발진, 발작, 신경계 치매증이 나타남. 많은 다른 질병과 유사.

잠복기 : 10~90일

병원체 : *Treponema pallidum* 배양이 안 되는 나선균. Gram 염색이 안됨

병원성 : 초기병변, 또는 하감은 잠복된 위치에 나타난다.
2~6주 후에 자연 치유된다.
*Treponema pallidum*은 혈관계를 침범하고 전신에 퍼진다. 발열, 발진, 점막병변을 야기한다. 뇌동맥과 말초신경의 손상도 1년 후에 나타난다.

역 학 : 감염된 파트너와의 성접촉에 의한다. 키스할 때 태반을 통과한다.

예방과 치료 : 성교육, 콘돔의 사용, 성접촉 시 즉시 치료.

표 18-12. 연성하감(Chancroid)

증상	생식기나 생식기 근처의 괴사, 하나 또는 몇 개의 괴사, 통증, 림프절이 비대해지는 경향이 있다.
잠복기	3~10일
병원체	*Haemophilus ducreyi* ; 작고 다형태모양의 Gram 음성 간균(발육 시 X-인자 요구성)
병원성	처음엔 작은 구진이 나타나며 점차 궤양을 형성하고 커진다. 림프절의 확장, 세포를 용해하고 피부표면에 농이 유출될 것이다.
역학	성접촉에 의해 전이. 매춘부에서 주로 발생: AIDS의 전파를 불러일으킨다.
예방과	성적으로 절제된 생활, 한 명의 파트너와의 관계
치료	안전한 성관계를 실행(성관계가 문란한 파트너와의 관계를 피한다) 적절한 콘돔을 사용. 치료제는 몇 가지 항생제 약물투여가 효과적이나 내성이 생길 수 있다.

9) 연성하감(Chancroid)

연성하감은 성행위로 인하여 전파되는 질병으로 연성하감균(*Haemophilus ducreyi*)이 생식기에 감염되어 초기 병변이 시작되면 매끄럽지 못한 가장자리를 보인다. 매독의 경성하감과는 달리 궤양이 국소 림프절과 같이 부종과 통증이 있다. 연성하감과 림프절은 화농성과 괴사성을 보이고 농이 들어있는 세혜부 화농에서 새로운 부위로 전이되며 생식기의 병변은 점막이나 혀, 구순, 가슴, 배꼽 등 피부 병변에서 볼 수 있다(표 18-12, 그림 18-11, 18-16).

VI. 바이러스성 성매개성 질병(Viral STD)

바이러스성 성매개질환은 세균성 성매개질환보다 병원성이 심각하다. 음부포진(genital herpes simplex)에 감염되면 잠복감염(latent infection) 형태로 수 년간 재발되며 평생감염(persistent infection)이 일어난다. Papilloma virus가 여성의 생식기에 감염되면 첨규콘딜로마(genital warts)가 생겨 나중에 자궁경부암과 깊이 관련이 있으며 HIV가 감염되면 AIDS가 나타난다.

사람에 병원성이 있는 음부포진(genital herpes simplex)에는 human herpes virus(HHV)군에는 현재 8개의 형(type)이 알려져 있다. 그 중에서도 HSV-2 형(type)이 병원성이다.

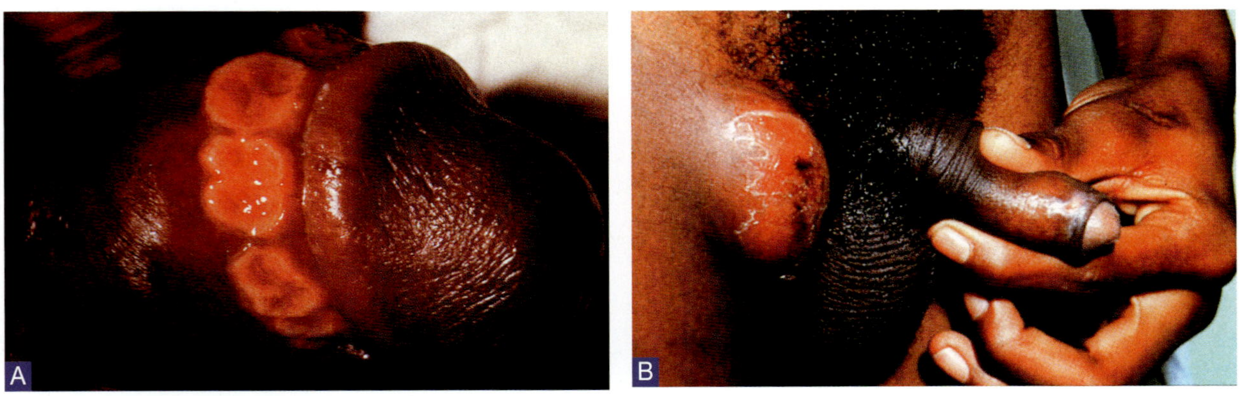

그림 18-11. (A) 매독균에 감염된 경성하감. 남성의 성기에 괴사, (B) 연성하감. *H. ducreyi*균이 감염됨. 서혜부 림프절이 팽대

1. 음부포진(Genital Herpes Simplex)

HSV(Herpes simplex virus)는 감염된 사람과의 성적 접촉에 의해 광범위하게 전파된다. 음부포진은 HSV-2 type이 관여하여 남성에게 포진성 소낭을 주로 음경의 귀두, 음경 표피나 음경 골간에서 발생한다. 여성의 경우는 음부포진의 주된 부위가 자궁 경부이지만 병변이 질이나 외음부에도 생길 수 있다. 병변 부위의 분포는 남녀 모두 다양하지만 주로 성행위에의해 전파된다. 음부포진의 특징적인 병변은 맑은 액으로 가득 찬 소낭과 염증, 부종, 울혈로 둘러싸여 있다. 이러한 소낭성 병변은 궤양화되어 심한 통증을 느끼게 된다. 면역이 저하된 환자나 임산부가 신생아 분만 시 산도감염으로 인해 신생아에 감염된다. 신생아에 뇌막염을 유발할 수 있다(표 18-13, 그림 18-12).

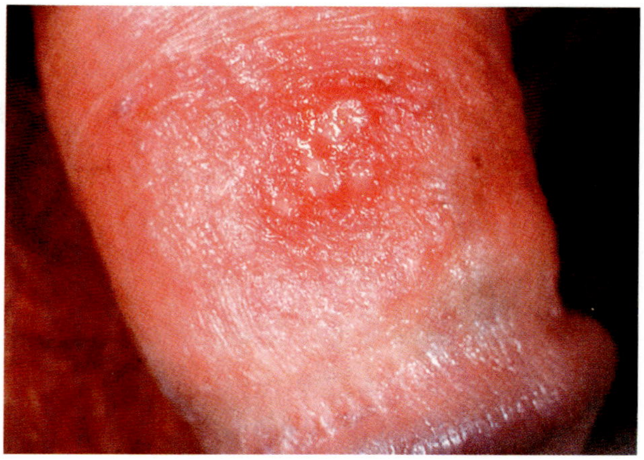

그림 18-12. 음부포진

2. 첨규콘딜로마(genital warts, 음부 사마귀) 성매개 감염증(Papillomavirus STI and Cervical Cancer)

인간유두종 바이러스(HPV, human papillomavirus)에 감염된 사람과 성행위로 접촉되어 전파되는 가장 흔한 바이러스성 성매개질병(STD)이다. 남성에게는

표 18-13. 음부포진(Genital herpes simplex)

증상	소양감, 감염된 곳에 따끔따끔한 타는 듯한 통증, 배뇨 시 통증이 있다. 언뜻 보아 알 수 없는 옅은 색의 붉고 얇은 수포, 수포가 터지고 통증을 수반하는 표재성 궤양만 남는다; 반흔 없이 치유된다. 재발이 가능함.
잠복기	보통 1주(2~20일)
병원체	보통 Herpes simplex virus 2형이 음부포진을 일으킨다. cold sore virus는 단순포진 1형이 원인이다. 단순 포진 바이러스는 외피로 싸여있고 2중 나선으로 된 DNA virus이다.
병원성	감염된 상피세포의 용해는 감염성 바이러스 입자를 포함한 액으로 가득 찬 수포를 생성한다. 이들 수포가 터지짐으로써 통증을 수반한 궤양형성, 급성염증은 체내 방어에 의해 조절된다. 유전체는 생체방어의 영향을 받지 않으면서 비감염 형태로 신경세포에서 살아 남는다. 감염성 바이러스 입자는 증식할 수 있고 신경에 의해 공급된 범위에서 재현된 증상을 야기한다.
역학	동물병원체 숙주는 없다. 성교에 의해 전파된다. 구강-생식기 접촉. 질병이 활발한 처음 몇 일 동안이 성행위로 전염될 가능성이 높다. 감염되어도 무증상으로도 발생할 수 있다. HSV-2형에 한번 감염되면 치료되지 않고 잠복감염과 재활성의 감염을 반복하면서 평생 타인에게 전파 원인이 된다. 신생아는 그들의 엄마가 분만 시 증상적인 감염을 가진다면 태아는 뇌막염 유발로 치명적인 헤르페스성(herpetic) 감염을 안고 태어난다. 생식기 단순포진과 자궁경부암 사이에는 높은 상관관계가 있다. 단순포진은 AIDS 환자에 걸릴 위험률이 높다.
예방과 치료	절제된 성생활, 일부일처제, 전이를 막기 위해 콘돔 사용. 재발 방지와 증상을 치료하기 위해 약물 투여, 생식기 단순포진을 가진 여성은 적어도 1년에 한 번은 Pap. 검사(자궁암세포검사)를 하는 것을 권장한다. 현재까지 유효한 백신은 없기 때문에 감염자의 분비물과의 접촉을 막는 방법이 최선의 예방대책이다.

대부분 음경 골간에 위치하고 여성의 경우에는 회음부 질, 자궁경부에 전형적으로 발생한다. 대부분의 환자가 무증상이지만 소양증, 따끔거림, 통증이 수반된다. 최근에는 papillomavirus type 2가 여성의 자궁경부암과 관련이 있다는 것이 밝혀져 첨규콘딜로마(genital warts)의 병력을 가진 여성은 갖지 않은 여성에 비해 자궁경부암의 발생이 4배 정도 높다는 역학적인 조사 결과가 나왔다(표 18-14, 그림 18-13).

미국의 HPV의 감염률은 성행위가 왕성한 20~25세의 연령에서 가장 높은 것으로 보고되고 있으며 이들 감염은 2~10년 후 자궁경부암의 유발과 연관된다. 따라서 자궁암 세포검사로 흔히 실시되는 PAP smear를 하여 자궁암발생 가능성에 대한 정보를 미리 습득함으로써 자신의 자궁암 발생여부를 꾸준히 모니터링하여 효과적인 조치를 취할 수 있다. 예방은 현재 HPV에 대한 효과적인 백신이나 치료제가 없기 때문에 HPV에 대한 전략은 전적으로 감염의 예방에 의존하여야만 한다.

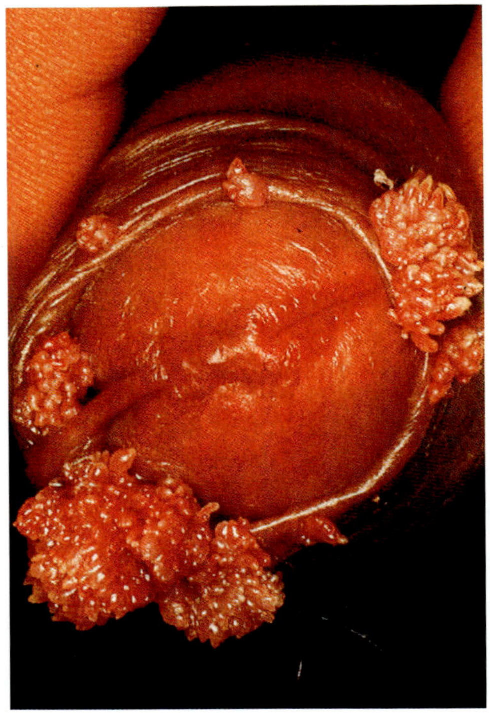

그림 18-13. 첨규콘딜로마, 남성 성기에 Papillomavirus 감염

3. 에이즈; AIDS(후천성면역결핍증)

에이즈(AIDS ; acquired immunodeficiency syndrome ; 후천성면역결핍증)는 미국의 대도시 뉴욕과 LA에서 동성연애자, 극심한 면역결핍상태 환자로부터 *Pneumocystis carinii* 원충에 의한 폐렴과 피부에 카포시 육종(Kaposi's sarcoma)이 있는 환자에서 AIDS 증

표 18-14. 첨규콘딜로마(인간유두종 바이러스)

증상	보통 무증상, 대부분 같은 증상으로 생식기 내외부의 사마귀(우췌).
잠복기	보통 2개월(3주~8개월)
병원체	인간유두종바이러스(Papillomavirus), 여러형이 있고 크기는 작다. Papo 바이러스 과에 속하며, 외피 비보유 2중나선의 DNA virus이다.
병원성	바이러스는 찰과상을 통해 상피로 들어간다. : 상피층 깊이 감염 ; 잠복기가 있고 증식주기는 숙주세포가 성숙을 시작할 때 같이 일어난다. 암과 관련된 바이러스형은 숙주세포 염색체내에 들어가게 된다.
역학	증상이 없는 개개인도 질병을 전이한다. 한쪽 성접촉에 의한 60 % 전이 : 성적 파트너가 많은 사람이 걸릴 확률이 높다. 사마귀(우췌)는 oral sex에 의해 입에 전이될 수 있다. 신생아에게도 전이될 수 있다.
예방과 치료	콘돔은 전파를 최소화할 수 있다. 다수의 성 파트너를 가진 이들과의 관계를 피한다. Pap. 검사는 성관계가 활발한 여성은 일년에 적어도 1번은 받아야 한다. 사마귀(우췌)는 여러 가지 기술에 의해 제거하고 감염의 치료는 불가능하다. Imignimod는 항문과 외부생식기의 다발성사마귀(우췌)를 치료 시 유용하다.

세가 나타나 1981년 미국의 질병통제 예방센타(CDC)가 AIDS를 발표한 뒤 20년이 지난 오늘날 AIDS로 사망한 사망자는 전 세계적으로 2,100만 명에 이르며 현재 전 세계 감염자수는 3,600만 명 안팎으로 추정된다. '20세기에 흑사병'이라고 떨칠 만큼 전 세계 과학자들은 예방백신과 치료용 백신 개발에 매달리고 있다(그림 18–14).

AIDS의 원인체는 1983년 프랑스와 1984년 미국의 연구팀에 의해 AIDS 환자로부터 바이러스를 분리하여 AIDS 원인 바이러스는 역전사효소 활성을 나타내는 retrovirus 일종임이 확인되었으며 발견 당시 프랑스에서는 LAV(Lymphadenopath Associated Virus)를 미국에서는 HTLV-III(Human T-Lympotrophic virus typeIII)으로 불렀으나 1986년 WHO에서 LAV와 HTLV-III는 모두 동일한 것으로 AIDS를 나타내어 HIV(인체면역결핍바이러스 ; Human Immunodeficiency virus)로 명칭을 통일하여 부르기로 정했다.

AIDS 원인체인 HIV type I은 단일가닥 RNA 외피보유 바이러스로서 retrovirus과에 소속되어 있다. AIDS 감염경로는 HIV 감염된 사람의 혈액, 점액, 질 분비물에 HIV가 있는데 동성연애자끼리 성행위 시, HIV를 보균하고 있는 남자나 여자와 성행위 시 감염되며, HIV 감염된 혈액을 수혈 시, 혈액 성분제제 주사 시, 마약 환자들끼리 오염된 주사 바늘을 같이 사용 시 쉽게 감염된다(표 18–15).

잠복기 중 대략 6주간의 감기와 같은 증상이 지속되며 몇 개월에서 수 년 동안에 걸쳐 AIDS의 중증 증세가 나타나기 전 피로감, 불쾌감, 체중 감소, 발열, 호흡곤란, 오한, 설사, 림프절종창 등의 전구증상이 나타난다.

HIV는 CD4 림프구에 친화성을 나타내어 면역세포인 CD4 림프구에 감염되어 공격하면서 CD4 림프구는 손상되거나 파괴되고 무력화시켜 CD4 림프구 세포수가 현저히 감소되어 면역기능이 결핍된다. 그 결과 *Pneumocystis carinii* 원충이 폐에 감염되고 피부에 카포시 육종(kaposis sarcoma)이 나타나며 2차로 세균, 진균, 바이러스 등의 여러 종류의 미생물들의 감염으로 기회감염질환 등을 같이 발병하며, 임상적으로 지속성 림프절증, AIDS 관련 복합증(AIDS related complex, ARC)을 거쳐 AIDS로 진전된다(표 18–16).

AIDS 원인 바이러스(HIV)에 의해 잠복기를 거쳐 일단 발병하면 CD4(T4) 림프구수가 현저히 줄어 면역결핍이 나타나 평균 수명은 고작 1.8년이고, HIV는 8~12

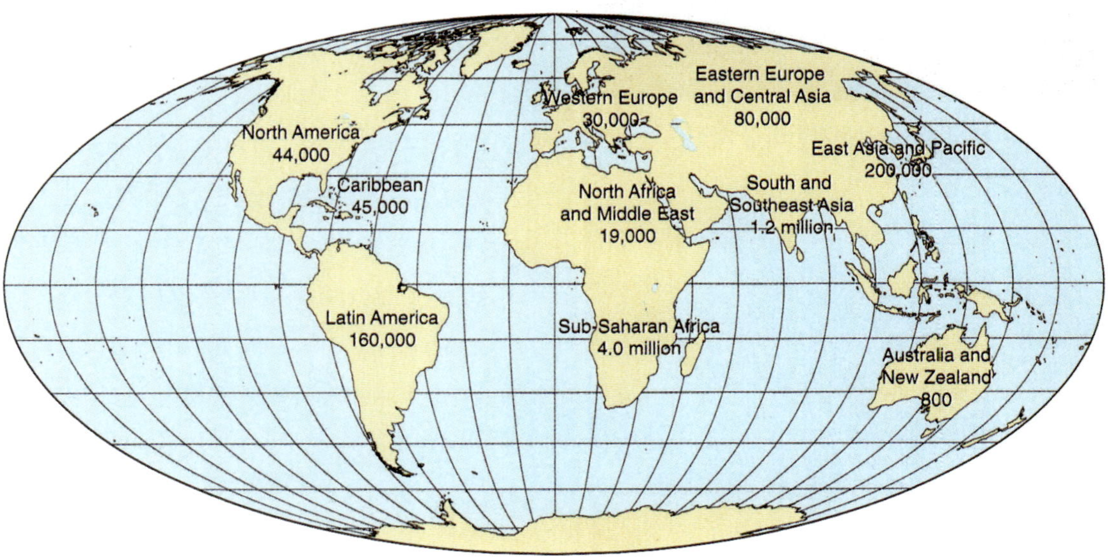

그림 18–14. 전 세계에 감염된 AIDS 환자 수

표 18-15. HIV 질병과 AIDS

증상	무증상, 병의 초기에는 influneza와 유사한 증상: 전형적으로 무증상적 기간이 계속된다. 폐, 장기, 피부, 뇌와 그 외 부위 감염의 증상과 몇몇 종류의 암이 생긴다.
잠복기	대략 6주간 감기와 같은 증상, 수 개월 또는 수 년동안에 걸쳐 나타나는 암과 비정상적인 감염들.
병원체	인간 면역결핍 바이러스, 1형(HIV-1)
병원성	바이러스는 $CD4^+$ 림프구와 대식세포에 감염된다. 그러므로 감염과 암에 대한 면역계의 저항력이 서서히 파괴되어간다.
역학	HIV는 증상이 있거나 무증상인 경우에도 혈액, 정액, 질 분비물에 존재한다. 보통 성관계에 의해 전파되고, 감염된 약물 남용으로 인한 감염된 주사바늘에 의해 이루어지며, 임신중인 산모는 태아에게도 감염을 전파한다. 다른 STD의 후천적 전이가 있다.
예방과 치료	성 접촉과 약물 남용으로부터 절제 ; 일부일처제 ; 콘돔의 사용을 권장 : 많은 파트너 또는 STD의 병력을 가진 사람이나 약물남용에 의해 감염된 사람과의 성접촉을 피한다. 감염이 예상되는 산모와 그들의 태아에게 항-HIV 약물투여. 치료제는 역전사효소 억제제와 protease 효소 억제제를 함께 사용.

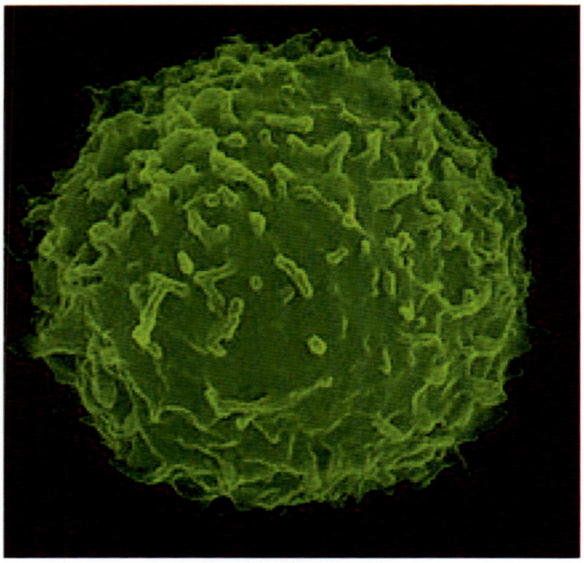

그림 18-15. 정상 $CD4^+$ T-cell(전자현미경 사진)

시간마다 복제를 하면서 그때마다 돌연변이를 일으킨다(그림 18-16, 그림 18-17).

RNA HIV 핵이 T4 림프구 면역세포에 침입하여 역전사효소의 도움을 받아 HIV의 DNA가 만들어지고 이 DNA가 CD4(T4) 면역세포 핵속으로 다시 들어가 수많은 HIV를 복제하고, 복제된 HIV가 면역세포 밖으로 나와 다른 CD4(T4) 림프구세포를 감염시킨다.

성매개행위로 AIDS는 다른 질병과 비교할 수 없을

표 18-16. HIV와 혼합감염되는 미생물

바이러스	Cytomegalovirus, Herpes simplex virus, HumanT-lymphotropic virus, Epstein-Barr virus, Human palilloma virus
세균	*Mycobacterium tuberculosis*, MOTT
원충	*Pneumocystis carinii, Toxoplasma gondii*

만큼 빠른 속도로 퍼지고 있다. AIDS가 난치병인 이유는 인체의 면역체계를 마비시켜 HIV의 공격을 받은 면역세포들이 HIV 항원이 들어와도 항체를 생산하지 못하기 때문이다. 예방은 파트너를 바꾸는 빈번한 성행위 근절이 절대적이다.

치료는 역전사효소 억제제와 protease 효소 억제제가 대표적이다. 역전사효소 억제제는 HIV 복제에 꼭 필요한 효소를 차단하는 약이다. 미식품의약국(FDA)이 1987년 승인한 지도뷰딘(AZT) 등 여러 종류가 있다. 그러나 HIV가 이 약물에 쉽게 내성을 띠는 단점이 있다. 백신 개발은 아직 성공하지 못하고 있다. 조만간 백신 개발에 성공할 것이며 AIDS 퇴치는 성공적으로 이루어질 것이다.

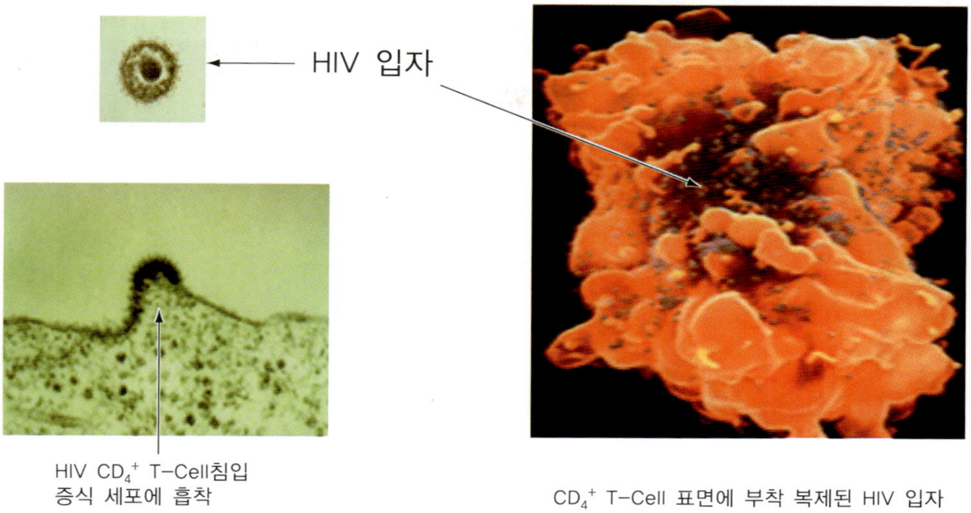

그림 18-16. HIV, Human Immunodeficiency virus $CD4^+$T-cell 침입과정

- AIDS(HIV)에 잘 감염되는 사람

주사 마약 사용자 – 주사기와 주사 바늘을 공동으로 사용 시, 생활 환경이 나쁜 사람

수혈 및 혈액제제 사용 시 – AIDS 환자의 혈액수혈 또는 혈액제제 주사자

성적인 성행위 시 – HIV 보균자와 성접촉으로 인하여 감염

산모 출산 시 – 산모가 HIV 감염으로 출산시 아기에 감염

Ⅶ. 원충성 성매개 질환(Protozoan STD)

성매개 행위로 인하여 편모충류에 속하는 질트리코모나스가 비뇨기계에 감염되어 나타나는 질트리코모나스증(Trichomoniasis)과 분변이 구장을 통해 들어와 장관에 기생하는 람불편모증(Giardiasis), 크리프토스포리디증(Cryptosporidiosis)으로 설사를 일으키는 질병이 있다.

성매개 행위로 인하여 비뇨기계에 감염되는 원충은 Trichomoniasis가 대표적이다.

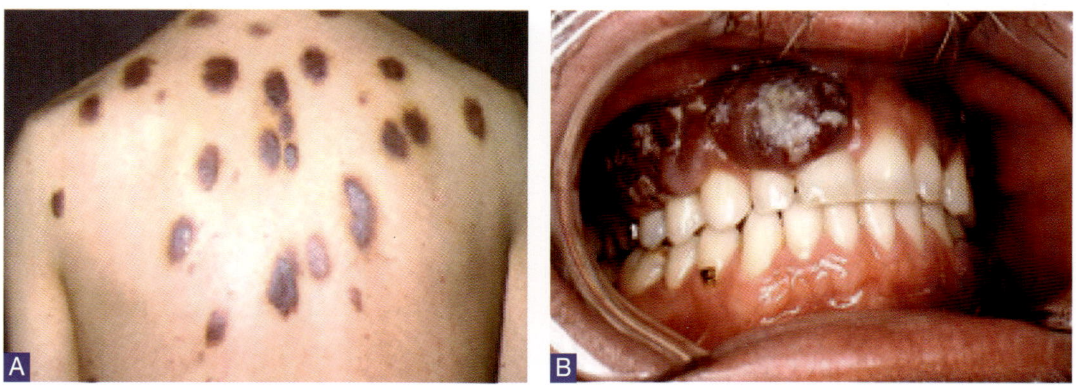

그림 18-17. HIV 감염환자 피부와 구강의 나타난 Kaposi's 육종. A. HIV 양성 환자 피부에 나타난 Kaposi's 육종. B. HIV 양성환자 구강에 나타난 Kaposi's 육종

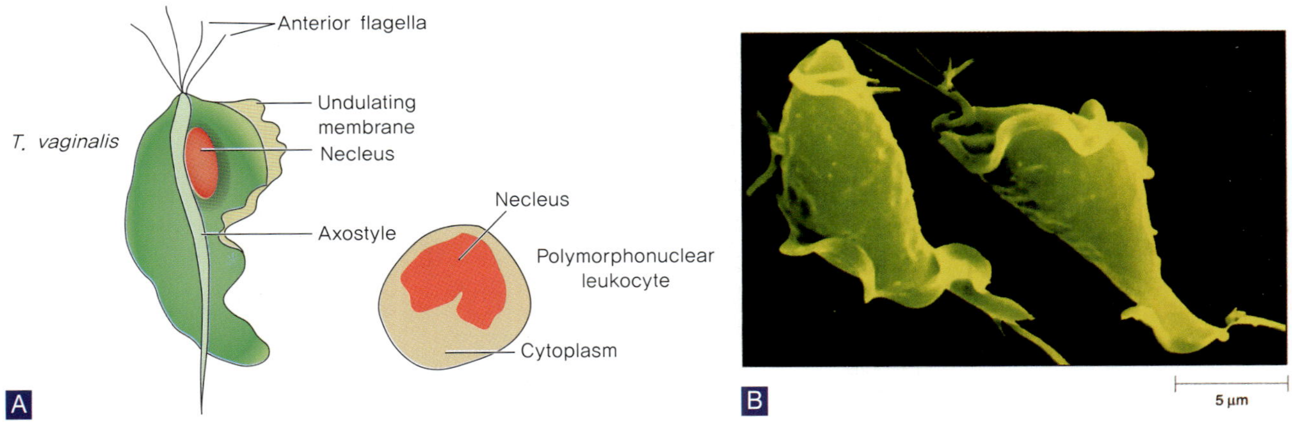

그림 18-18. 성행위시 감염되는 질 트리코모나스(A). 원충의 영양형에 편모가 있다(B).

1. 질 트리코모나스증

(Trichomoniasis, "Trich" 트리코모나스증)

트리코마나스증의 원인 병원체는 *Trichomonas vaginalis*로서 원충류 편모충에 속하며 남성의 요도나 여성의 질내에 기생하는 유일한 병원체로서 세균성 질염과 진균성 캔디다 질염 다음으로 트리코모나스 질염이 성매개 행위에 의해 감염되는 질병이다.

영양형에 4개의 편모가 전단에 있으며 축색은 가늘고 길며 영양형 후단에 길게 돌출되어있다. 성행위로 인한 직접 접촉에 의해 남자는 요도, 여자는 질내에 기생한다(그림 18-18).

여자의 질내에서 질점막에 발적, 출혈, 점막괴사, 세포침윤이 생기며 임상적 증상으로는 황녹색 질분비물인 대하증(leucorrhea), 악취, 국부소양감, 작열감이 심하다. 남자에서는 아무 증상이 없으나, 때로 요도염과 전립선 정낭염이 생기기도 한다(표 18-17).

예방은 절제된 성생활과 콘돔 사용으로 전파를 방지하는 것이며, 우리나라 기혼 여성 25~35세에서 20~30%, 남자에서 2~3%가 감염되어 있다.

치료약제로서는 metronidazol을 경구 투여한다.

표 18-17. 질 트리코모나스증(Trichomoniasis)

증 상	여성의 질 소양감과 따끔따끔한 아픔, 데인 듯 한 따가움, 질이 붓고, 질부가 붉어짐, 수포형성, 때때로 냄새가 나는 노르스름한 농 분비물이 흐르고, 배뇨시 요도가 따가웁다. 남성의 요도–성기에 농 분비물이 흐르고, 배뇨시 요도가 따갑고, 고환의 통증, 전립선도 유사한 증상, 여성의 경우 많은 수가 증상이 있으며, 남성의 경우 대부분이 무증상이다.
잠복기	4~20일
병원체	*Trichomonas vaginalis*(질 트리코모나스) 영양형 전방에 4개 편모를 가진 원충, 후방 편모는 물결모양의 막에 접착된다. 명백한 급격한 운동성이 있어 활발히 움직인다 ; 미토콘드리아가 없다. ; hydrogenosome은 존재한다.
병원성	염증성 변화와 출혈은 운동성이 있는 질 트리코모나스 감염으로 소양감과 농이 흐른다. 전 세계 널리 분포 ; 무증상 보균자는 점차 퍼져나간다. 은밀한 성접촉에 의해 전이된다.
역 학	여러 파트너를 상대하는 사람은 감염의 위험이 더욱 높다.
예방과 치료	감염된 산모로부터 태어난 아기는 출생시에 감염된다. 절제된 성생활, 일부일처제, 질병을 막기 위해 콘돔의 사용, 치료제는 metronidazole.

VIII. 성매개행위에 의해 감염되는 절지동물 기생충증
(STD Caused by Multicellular Parasites)

"이"(lice)는 인간의 체외 기생충이며 전 세계적으로 널리 분포되어 있다. "이"(lice)는 날개가 없으며, 불완전한 변태를, 하는 체형이 작고 납작한 곤충이다. 흡혈하기 편리한 입과 3체절로 되어있으며 흉부에 3쌍의 다리가 있는데 다리 말단에는 날카로운 발톱이 있다. "이"(lice)는 머릿니, 몸이, 사면발이 등이 인체에 기생하고 있다.

1. 이기생증(pediculosis ; Pubice Lice ; Crabs)

"이"(lice) 기생증은 한대지역에 사는 사람 중 목욕을 자주하지 않거나 옷을 많이 입는 경우에 생기며 교도소, 군부대 내무반, 전투중인 군인, 간이 숙박소 거주자, 위생 상태가 좋지 않은 주민, 많은 사람이 함께 모여 생활하는 탁아소, 초등학교 아동들 사이에 많이 생긴다.

1) 머릿니(head louse)

기생 부위는 모발 부위이며 머리 빗, 솔, 모자를 같이 사용 시 사람에서 사람으로 쉽게 옮겨 전파되며 질병을 매개하지는 않는다. 머릿니는 후두부와 경부에서 흡혈을 한다.

2) 몸이(body louse)

의복 섬유에 붙어있다. 접촉이나 의복에 의해서 혹은 서캐(알, nits)가 있는 사람에 의해서 전파되며 의복과 접촉 부위에서 흡혈 시 유행성 발진티프스(epidemic typhus), 재귀열(relapsing fever), 참호열(trench feveer) 질병을 매개한다.

3) 사면발이(crab louse, phthirus pubis)

몸이 머릿니 와는 뚜렷이 구별되며 길이에 비해 넓이는 상당히 넓다. '게'와 같은 형태를 하고 있다.

크기는 수컷이 약 1.0mm이고 암컷은 약 1.5mm이다. 동체에 비해 비교적 긴 발톱이 있는 다리가 특이하다. 체색은 희색이고 때로는 약간 붉은 색이다. 주로 음모에 기생하나 때때로는 겨드랑이 털, 가슴 털, 눈썹에도 부착한다. 모발에는 기생하지 않는다.

음모에 붙어 있다 성접촉 시 상대방 파트너에 전파된다. 그 밖에 수건, 욕조, 변기, 속옷 내의 등으로도 전파될 수 있다(그림 18–19).

- 사면발이 병원성–사면발이는 남녀 음부 음모에 붙어있으면서 흡혈시 '이' 타액이 자상 부위로 주입되어 심한 가려움증과 발진이 생긴다. 이때 심한 가려움으로 긁어서 출혈반점도 보이지만 흔히 2차 감염을 일으키기도 한다(표 18–18).
- 치료 : 머리 및 음모를 감고 깨끗이 말린다. 1% gamma benzene hexachloride가 함유된 샴푸나 0.2% pyrethrins, 0.3% copper oxalate를 국소적으로 처치하면 효과가 있다.
- 구제법 : 털에 붙은 것은 forceps으로 제거한다.

2. 옴 진드기(Sarcoptes scabies)

'옴 진드기'(*Sarcoptes scabies*)가 유일하게 인체에 기생하는데 수놈은 250μm 정도, 암놈은 350μm 정도의

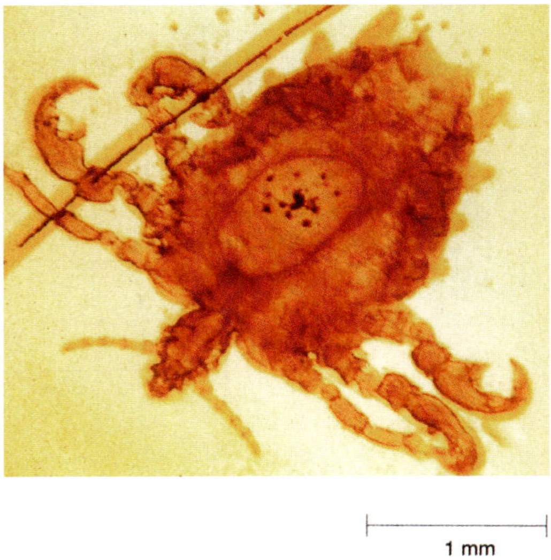

그림 18–19. 모발에 붙어있는 사면발이

표 18-18. 사면발이와 옴진드기의 특징

	사면발이	옴진드기
증 상	강력한 소양감, 이와 알을 음부에서 볼 수 있다.	강력한 소양감
잠복기	보통 1주일	보통 1달
병원체	*Phthirus pubis* '이'	*Sarcoptes scabies* '옴 진드기'
병원성	피를 흡혈 시 사면발이는 피부 내로 침투, 그곳에 알러지 반응이 나타난다.	거미류로서 표피에 구멍을 파고 침입한다. 그곳에 알러지 반응이 나타난다.
역 학	성교에 의해 전이되고 다른 육체적 접촉에 의해 때때로 침구류에 의해 전파된다.	사면발이와 동일
예 방	질병을 가진 사람의 옷이나 침구를 피한다.	사면발이와 동일
치 료	살충제를 피부에 뿌린다.	ivermectin과 sulfur iontment

크기이며, 사람의 피부 속을 뚫고 들어가 굴을 만들어 한번에 40~50개씩 산란하여 알이 부화하여 유충이 굴을 빠져나와 다른 부위 모낭이나 피부를 뚫고 들어간다(그림 18-20).

'옴 진드기' 성충은 앞쪽에 2쌍의 다리에 흡반과 발톱이 있어 피부속에 굴을 파고 들어가기 좋고, 뒤쪽 두 쌍의 다리는 긴 장모를 가진 흡반 모양의 구조가 있다.

'옴 진드기'를 보유하고 있는 사람과 동침하는 과정에 전파되며 의복, 침구류에 의해서도 전파된다. 빈민가, 교도소, 군부대에 감염자가 많다. 호발 부위는 겨드랑이, 서혜부, 가슴, 음경 등이며 피부 표면에 굴을 파고 들어가 붉은 수포가 생기며 심한 소양감으로 긁거나 할퀴면 2차로 세균감염을 유발한다.

병소 부위에 12~25% benzyl benzonate를 국소 부위에 주입하면 효과적이다.

1% gamma benzone hexachloride ointment를 목욕 후 바르면 효과적이다.

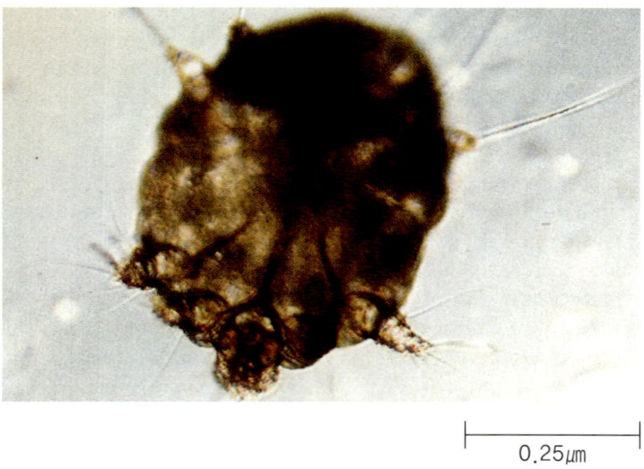

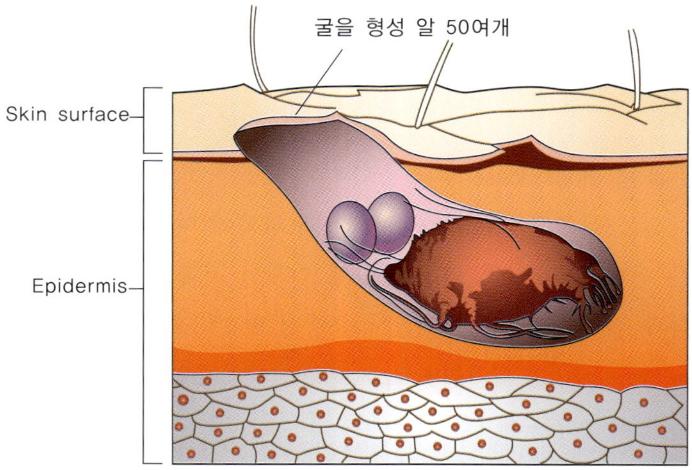

그림 18-20. 옴 진드기

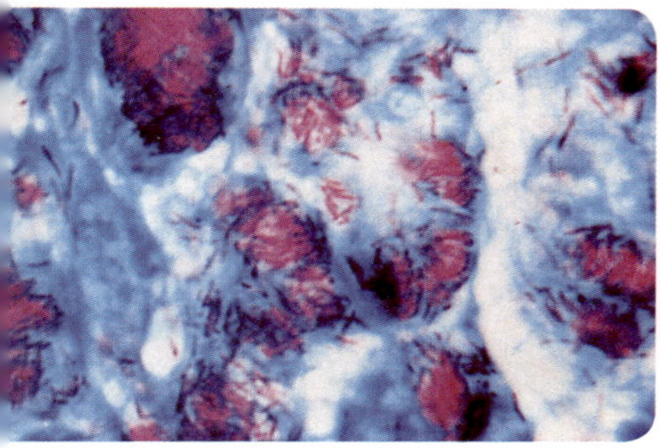

19장

신경계 감염
(Nervous System Infection)

I. 신경계 해부생리의 구조
(Neurous System Anatomy and Physiology)

우리 몸의 활동이 잘 통제되고 있는 것은 주로 신경계의 기능에 의한 것으로 신경계에는 크게 나누어 중추신경계(central nervous system ; CNS)와 말초신경계(peripheral nervous system ; PNS)로 구분된다.

1. 중추신경계(central nervous system ; CNS)

중추신경계(CNS)는 뇌(brain)와 척수(spinal cord)로 구성되며 이는 전신활동을 직접 조절하는 중요한 중추로 일정한 집단을 형성하며 외부로부터의 자극에 반응하여 정보를 분석하고 이에 알맞은 반응을 신체에서 나타날 수 있도록 주관하고 있다.

뇌와 척수는 정신의 집중, 이해, 사고, 말초신경간의 메시지 전달 등을 조절하는 중추신경계이다. 이 뇌와 척수는 2개의 피막으로 보호를 받는다. 외피는 뼈로 이루어졌고, 두개골(cranial)은 뇌를 감싸고 척추골은 척추를 감싼다. 내피(inner cover)는 수막이라 불리는 막으로 구성되어 있다(그림 19-1).

뇌척수경막(dura mater)은 가장 끝에 있는 층이며 지주막(arachnoid membrane)은 뇌척수경막과 유막(pia-mater) 사이에 놓여있다. 이것이 가장 안쪽에 있는 층이다.

수막은 뇌와 척수 바깥표면에 있어서 혈관을 포함한다. 유막과 경막 사이에는 경막하강(subdural space)이라는 작은 공간이 있고 그리고 지주막과 유막 사이에는 뇌척수액(cerebrospinal fluid)을 함유하고 있는 지주막하강(subarachnoid space)이 있다.

뇌척수액은 또한 뇌와 척수의 주위를 둘러쌈으로써 충격완화(cushion)와 뇌 및 척수를 보호한다. 뇌와 척수 주변의 지주막하강과 내부의 뇌실(ventricles)과 도

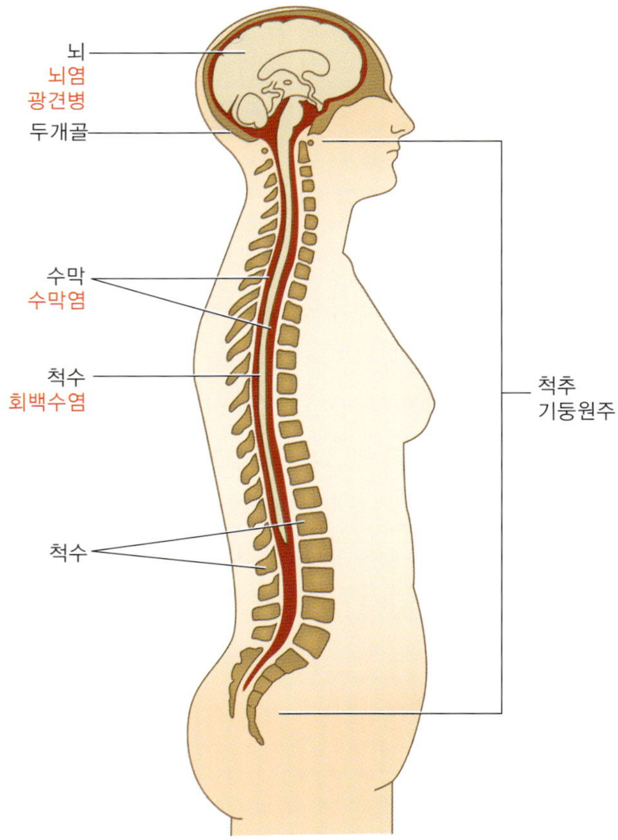

그림 19-1. 중추신경계구조. 붉은색의 수막에 수막구균이 감염되어 수막염을 일으킨다.

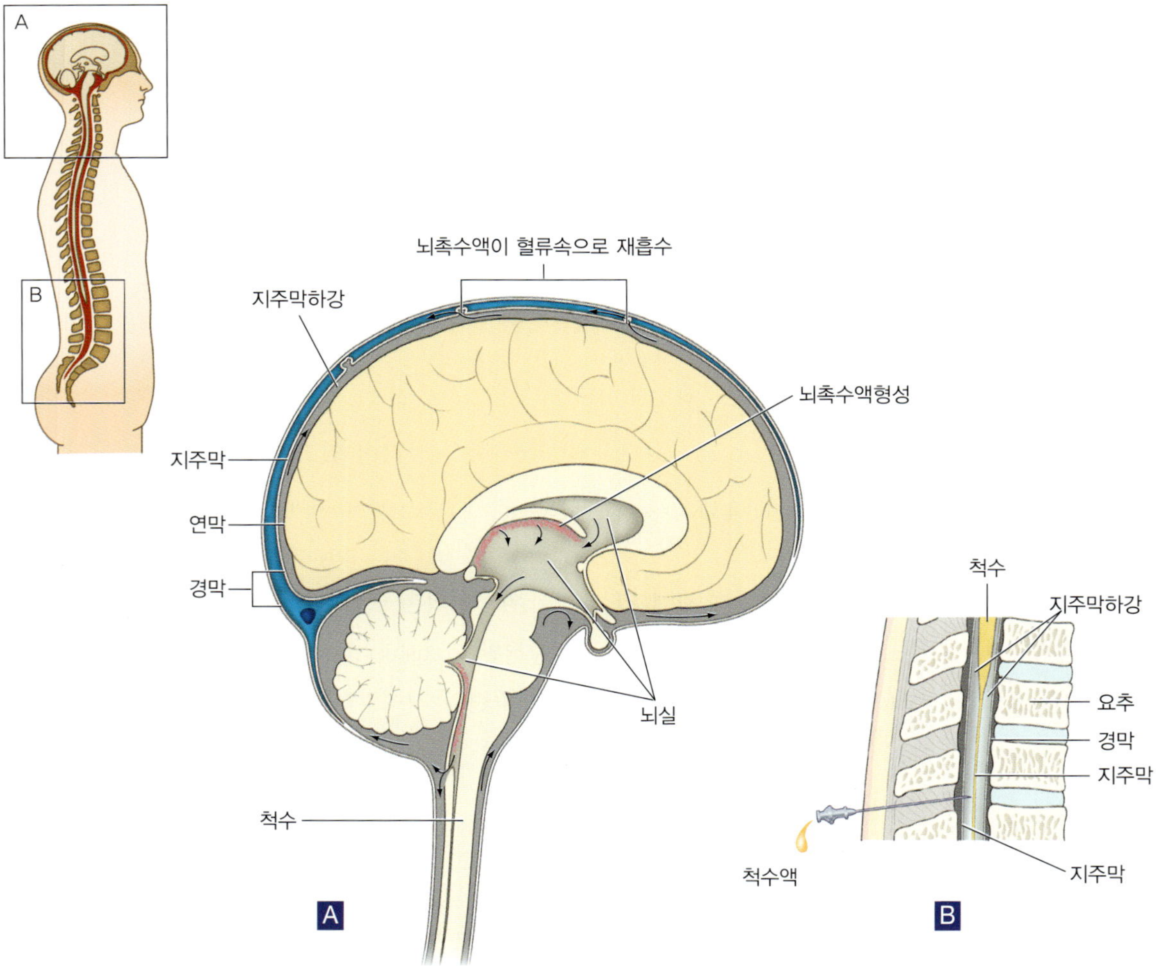

그림 19-2. 뇌척수액. (A) 뇌실에 들어있는 수액. (B) 척수관 내에 들어있는 수액

관 및 척수내부에 있는 중추통로(central canal) 모두는 뇌척수액을 함유하고 있다(그림 19-2).

뇌척수액에 대한 분석으로 중추신경계의 미생물 감염이 어디서 일어났는지 그리고 감염성 미생물의 본질을 밝혀낼 수 있다. 예를 들어 비교적 많은 수의 백혈구와 단백질의 수치 증가, 당의 감소 등은 세균성 감염의 징후로 추정할 수 있어 수막염과 뇌막염을 의심한다.

2. 중추신경계의 방어

중추신경계는 다양한 물리적 방벽(physicial barriers)으로 미생물의 침투에 대항하여 잘 보호되며 정상균총을 갖고 있지 않는다. 중추신경계의 감염은 미생물로부터의 보호역할을 하는 물리적인 방어체계의 장애와 관련이 된다. 어떤 중추신경계의 감염질환은 중이(middle ear)에서 측두골의 유양돌기(mastoid to brain)에 이르는 부위로부터 광범위한 질환을 가져온다. 다른 질병은 광견병 바이러스(rabies virus)같은 병원균이 말초신경에서 중추신경계로 이주할 때 발생된다.

두개골의 장애와 혈액 – 뇌 방벽의 장애와 같은 외상(trauma)은 종종 중추신경계의 감염과 연관된다.

신체의 다른 모세혈관과는 달리, 뇌에 혈액을 공급하는 모세혈관은 제한된 침투성을 갖는다. 산소와 같은 어떤 물질은 혈액에서 뇌로 이동한다. 그러나 미생물과 대부분의 항생물질을 포함하여 다른 물질은 정상적으로 혈관을 통해 중추신경계로 이동할 수 없다.

Ⅱ. 신경계 세균성 감염질환 (Bacterial Nervous System Infection)

세균이 뇌와 척수에 침입하여 화농성 수막염을 일으키며 한센균(나균 ; *Mycobacterium leprae*)은 인후 또는 피부 상처에 감염되어 말초신경에 침입하여 한센씨병(Hansen's disease, 나병 leprosy)을 유발한다.

일반적으로 여러 종류의 세균이 수막(meninges)과 뇌척수(cerebral spinal fluid)에 침입하여 수막염(meningitis)의 원인이 된다.

수막염은 심한 염증성 반응을 일으키며 수막과 뇌척수액에 침입한 세균에 대응하기 위해 백혈구가 많이 모여들어 뇌 조직이 붓거나 수액이 혼탁을 이룬다. 세균성 수막염의 원인균은 *Haemophilus influenzae, Neisseria meningitidis, Streptococcus pneumoniae*의 3균종이 주로 감염되어 질병을 일으키며, 가끔 *Streptococcus agalactiae, Escherichia coli*도 감염되어 수막염을 일으키는 경우도 있다(그림 19–3).

영유아의 수막염은 산모가 출산 시 산도에 상재하고 있던 *H. influenzae, N. meningitidis, S. pneumoniae* 균이 감염되어 수막염을 일으킨다. Gram 음성 간균인 *H, influenzae* 혈청형 b형이 신생아에 감염되는 경우에는 어머니의 IgM 항체가 태반을 통과할 수 없어 면역기능이 허약하여 *H. influenzae*가 감염되어 수막염을 일으키며, *E. coli* 또한 임산부 항문 주위에 가까운 질과 비뇨기계에 상재해 있다가 신생아 출산 시 감염을 일으킨다.

*Streptococcus pneumoniae*는 성인에게도 흔히 감염되는데 중이염(otitis media), 부비강염(sinusitis), 폐렴(pneumonia)을 일으켜 폐렴구균성 수막염(pneumococcal meningitis)을 일으킨다. *Neisseria meningitidis* 균이 인후에 감염되어 중이염을 일으킨 후 중추신경계로 침입하여 수막염을 일으킨다.

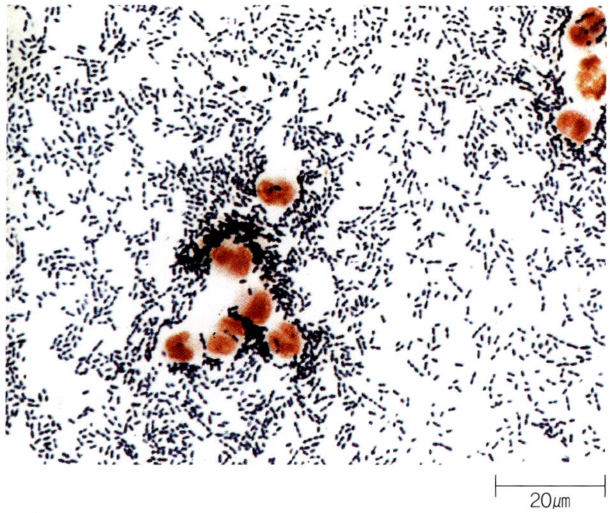

그림 19–3. 폐렴구균(*S. pneumoniae*). 수막염 환자의 수액을 Gram 염색한 폐렴구균과 다형핵호중구 백혈구

1. 수막구균성 수막염(Meningococcal Meningitis)

수막구균성 수막염의 원인균은 *Neisseria meningitidis*이며 6~11개월 된 유아에 가장 잘 감염되며 아동이나 성인에게도 자주 감염된다. 이 균에 감염된 환자와 밀접한 접촉이 있는 사람들로부터 감염되어 수막염을 일으킨다(그림 19–4).

수막염에 감염되면 증상이 매우 빨리 퍼져 나가므로 증상이 발생된 지, 몇 시간 내에 신경계에 손상으로 사망하기 때문에 신속한 진단과 치료가 필수적이다.

세균성 수막염 증상은 갑작스런 열, 심한 두통, 목의 심한 경직성, 오심, 구토, 발작과 빈번한 혼수상태 등이 특징이다(그림 19–5).

*Neisseria meningitidis*의 세포벽에 있는 lipopolysaccharides는 이 질병의 발증에 매우 중요하다. 이 세균의 독력(virulence)은 대개 탐식작용(phagocytosis)에 대항하여 균체를 보호할 수 있는 협막의 존재 여부에 의해 결정된다(표 19–1).

2. 리스테리아증(Listeriosis) : 4℃에서 잘 자란다.

Gram 양성 단간균인 *Listeria monocytogenes*균은 토양, 식물 등에 분포되어 있으며, 양, 소, 돼지, 가축

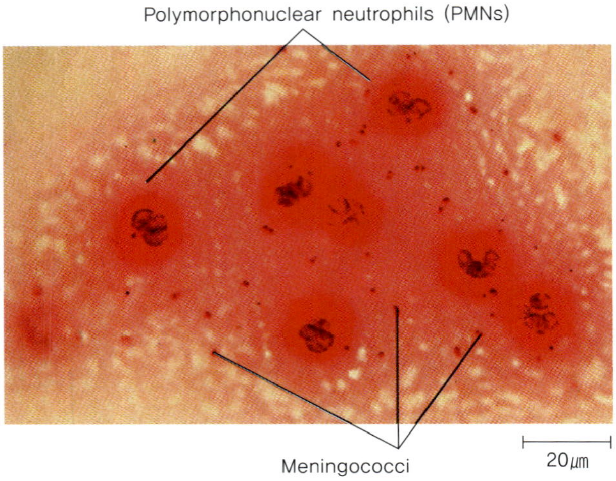

그림 19-4. 수막염 환자의 수막액을 Gram 염색한 것. 다형핵호중구 백혈구가 수막염구균을 탐식한 것

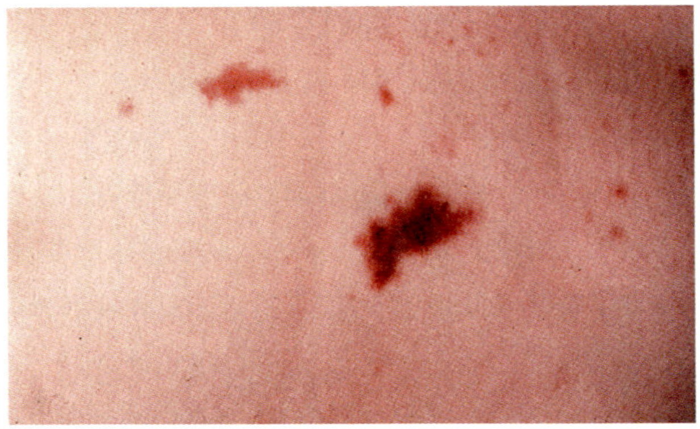

그림 19-5. 수막구균 감염에 의한 피부점상출혈반점

동물에 자연감염을 일으킨다. 사람은 이러한 가축과의 접촉, 배설물이 식품에 오염된 것을 섭취함으로써 감염이 된다. Listeriosis는 사람과 가축의 공통감염증의 하나로 *Listeria monocytogenes* 균이 사람에게 병

표 19-1. 수막구균성 수막염(Meningococcal Meningitis)

① 수막구균은 호흡기에 흡입되어 상기도에 감염된다.
② 수막구균은 심장대동맥을 통해 체내에 퍼지게 된다
③ 수막구균은 피부에도 머무를 수 있으며 점상출혈을 일으킨다.
④ 뇌막에 침입한 수막구균은 뇌막염을 일으킨다.
⑤ 순환계에서 용해된 수막구균은 내독소를 방출하고 shock 증상을 일으킨다.
⑥ 뇌막에서의 염증반응은 난청의 원인으로 청각신경을 손상할 수 있고 뇌 내에서 뇌척수액의 흐름을 방해하므로 뇌내의 압력을 증가시킨다.
⑦ 수막구균은 기침 재채기 시 호흡기 분비물과 함께 비말로 공기 중에 퍼진다.

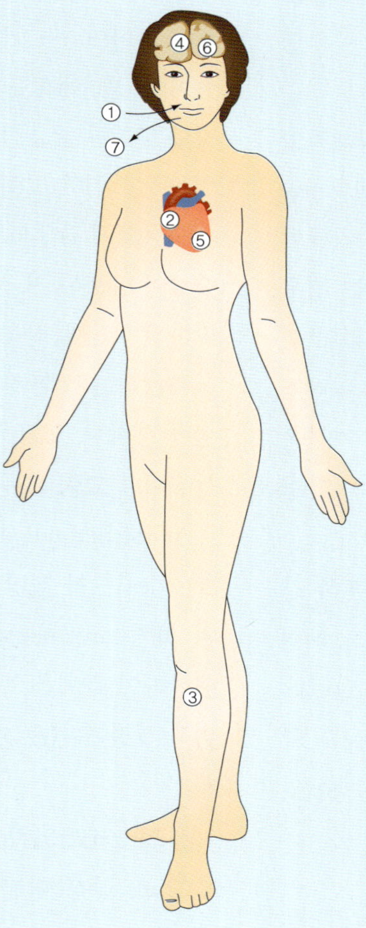

증 상 : 두통을 동반한 중등도 감기, 열, 통증, 목과 등의 경직, 점상 출혈을 보인다.

잠복기 : 1~7일

병원체 : 수막구균성 뇌막염 또는 수막구균성 수막염균의 병원체는 *Neisseria meningitidis*이며 Gram 음성 쌍구균이다.

병원성 : 수막구균은 세포벽에 섬모(pili)가 있는데 이 섬모가 상기도 호흡기관에 흡착되어 증식을 하면서 혈류로 들어간다.
뇌막과 척수액으로 이동한다. 염증반응은 수액의 정상유출을 방해한다.
뇌 기능 흐름 방해에 의해 야기된 높은 압력은 뇌 기능을 방해한다.
운동신경의 손상은 마비를 일으킨다.
내독소의 방출은 shock를 일으킨다.
비말로 공기 중에 퍼진다.

역 학 : 수막구균 감염자와 가까운 접촉을 피하고, 감염자의 기침, 재채기 시 공기 중의 비말의 흡입을 피하고, 많은 사람들이 있는 곳을 피한다.
피로는 수막염에 걸리기 쉽다.

예 방 : types A, C, W135, Y에 대한 다당류 백신으로 주사하여 고위험집단을 면역하는데 이용된다.

치 료 : rifampin, penicillin, ceftriaxone 등이 치료용으로 이용된다.

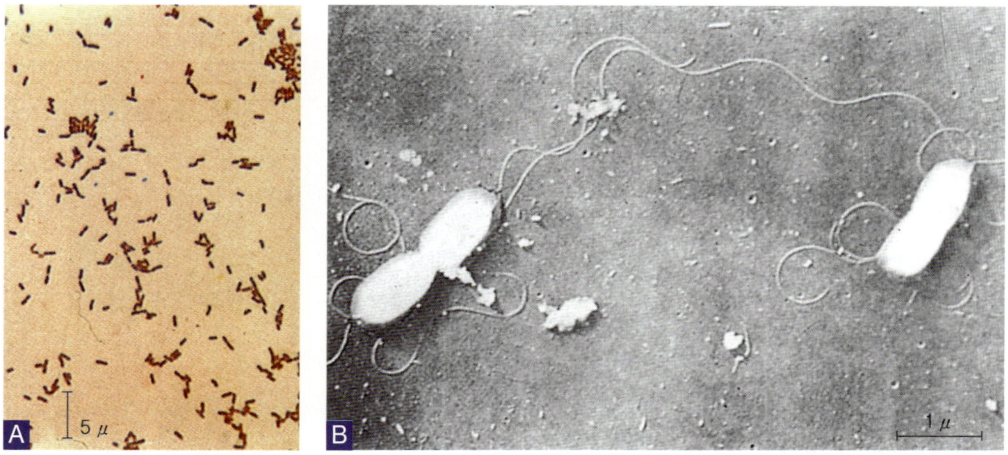

그림 19–6. *Listeria* 균의 형태. (A) Gram 염색 형태, Gram 양성 간균이다. (B) 전자 현미경 관찰, 편모가 있다.

원성이 강하다. 사람에게는 수막염이 가장 많고, 다음으로 뇌염, 패혈증이다. 임신한 부인의 자궁내 이 균의 감염은 태아 패혈증, 유산, 신생아 사망의 원인이 된다 (표 19–2).

표 19–2. 리스테리아증(Listeriosis)

① 원인균인 *L. monocytogenes*는 멕시칸치즈, 핫도그, 콘슬로우와 같은 음식물과 함께 섭취된다.

② 세균은 재빨리 장관상피에 침입하고, 균혈증을 일으키며 특히, 임산부, 노인, 그리고 면역결핍인 사람에서 쉽게 발병한다.

③ 임신한 산모에서 *L. monocytogenes*의 순환은 태반을 통과하고, 치명적으로 태아에 감염된다. 태생기의 아이에게 전이된 세균은 1~4주 이내에 뇌막염을 일으킨다.
산모는 보통 심각한 증상을 나타내지 않는다

④ 나이 든 사람과 근원적으로 병을 가지고 있는 숙주(사람)는 뇌와 뇌막을 공격하며 뇌막염, 뇌종양을 일으킨다.

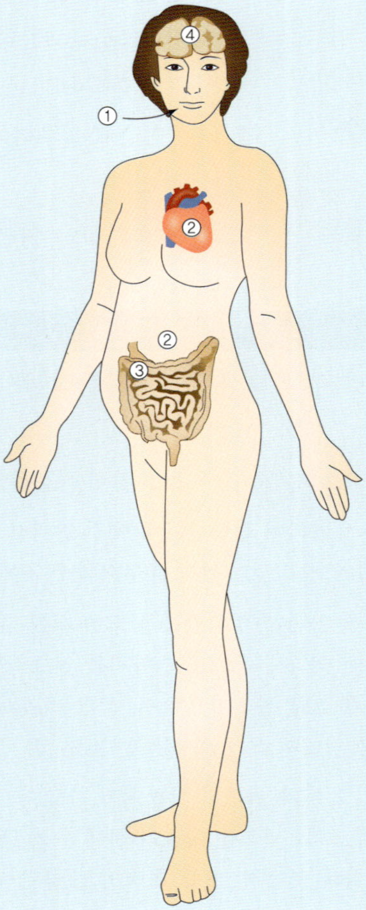

증 상 : 열, 근육통, 간헐적인 위장장애, 두통, 목의 경직은 뇌막염의 초기증상이다.

잠복기 : 수 일에서 2~3개월 ; 신생아의 경우 1~4주

병원체 : *L. monocytogenes*균은 무아포형성 Gram 양성 간균이며 4℃에서 잘 자란다. 편모가 있다

병원성 : 섭취된 *L. monocytogenes*는 장관상피로 침투하여 혈류로 들어간다. 균혈증의 결과로 세균은 뇌막으로 옮겨가서 뇌막염을 일으킨다.

역 학 : 뇌막염의 원인은 오염된 치즈, 살균처리가 덜 된 우유, 콘슬로우, 핫도그를 먹음으로써 전파된다.
이 균에 감염된 임산부는 균혈증을 일으키기도 하며, 치명적일 수도 있다.
산모는 유산을 일으킨다. 유아는 태어날 때 감염되고 이는 생후 1개월 동안 뇌막염으로 발전한다.
면역성이 떨어지고, 암, 당뇨를 가진 중년 이상의 사람들은 이 병에 걸릴 확률이 높다.

예 방 : 날생선을 요리하거나 다룰때 주의; 야채를 씻을 때, 핫도그, 먹다 남은 음식물(냉각된 것)을 해동시켜 먹을 때 감염되므로 익혀 먹는다.

치 료 : penicillin과 같은 적당량의 항생제의 치료가 효과적이다.

이 병은 절반 이상이 신생아 및 5세 미만의 소아에서 발병되는데 회복 후에도 후유증으로 중추신경 이상증상(정신장애, 운동장애)이 나타나는 경우가 많다. 신생아 세균성 수막염의 10~15%를 차지한다.

성인에는 면역기능이 저하된 환자, 감염방어능력이 약해진 환자, 혈액질환 환자, 악성림프종 환자에게 기회감염되어 리스테리아증을 유발한다. 이 균을 토끼의 정맥 내에 접종하면 수일 후에 말초혈액 중의 단구(monocyte)비율이 증가하기 때문에 단구성 리스테리아(*Listeria monocytogenes*)라고도 하며 사람에는 단구가 증가되지 않는다고 한다. 성인에 있어서 이균의 감염으로 수막염이 가장 흔한 증세이다.

3. 보툴리즘(Botulism) 식중독

Gram 양성 아포형성 간균인 *Clostridium botulinum* 균은 세균성 식중독의 원인균으로, 소시지(sausage), 통조림 음식물에 균이 증식하면서 생성한 신경독소를 음식과 함께 섭취하였을 때 생명을 위협하는 신경마비성질환인 보툴리누스(botulinus) 중독증을 일으킨다.

보툴리누스 중독은 독소형의 식중독이며 잠복기는 수 시간에서 2~3일간이다. 위장 증상 이외의 보툴리누스(botulinus) 독소는 장관에서 흡수되고 혈류를 따라 전신을 돌면서 말초 신경계의 신경근 접합부에 결합하여 연하불능, 호흡근마비 등을 초래하며 사망률은 30~70%이다(그림 19-7, 표 19-3).

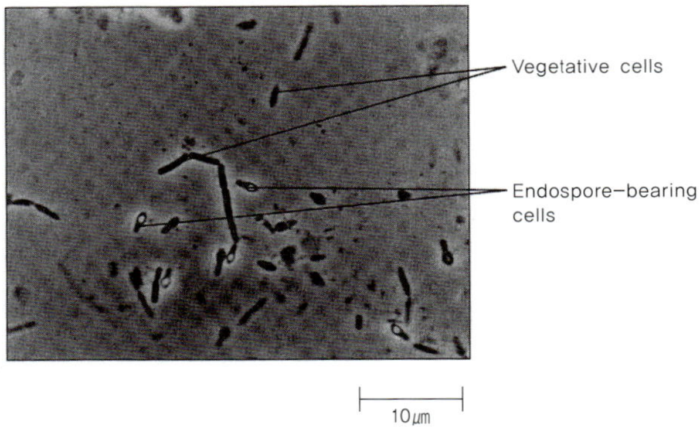

그림 19-7. *Clostridium botulinum*의 포자. 포자는 100℃에 끓여도 죽지 않는다.

4. 한센병(나병, Leprosy;Hansen's disease)

1873년 Hansen에 의해 나병(leprosy)환자의 병소에서 처음 발견되어 Hansen's bacilli이라고도 불렀다. 그 후 나병으로 불리우다가 지금은 Hansen's 병으로 불리우고 있다.

한센병(나병)의 원인균은 *Mycobacterium leprae*이

표 19-3. 보툴리즘 식중독(Botulism)

증 상	시야가 흐려지거나 물체가 2개로 보임, 허약, 오심, 구토, 탈수, 마비와 호흡이 곤란하다.
잠복기	12~36시간
병원체	*Clostridium botulinum*이 원인병원체이며, 혐기성 Gram 양성 아포형성 간균이다.
병원성	*Clostridium botulinum*이 음식물에 오염되어 적당한 온도에서 번식하고, 신경독소를 방출한다. 위산과 소화효소를 견뎌낸 독소는 섭취되고, 소장에서 흡수되며 혈류에 의해 운동신경으로 운반된다.
역 학	독소는 신경신호의 근육으로의 전이를 차단하여 역할을 하고 마비를 일으킨다. *C. botulinum*은 장관 또는 상처 부위에 증식을 하면서, 건강이 쇠약해지고 또는 마비를 일으키는 원인이 된다. 오염된 음식 섭취함으로써, 부패한 통조림 섭취함으로써, *C. botulinum*의 아포를 죽이기에 불충분하게 열을 가한 음식을 섭취함으로써 감염되며 이 균의 아포는 토양, 물, 퇴적물, 먼지 등에 널리 분포한다.
예방과 치료	통조림에 있는 균은 상재균이 결핍된 유아와 어른의 장관에서 자랄 수 있다. 가정에서 만든 통조림의 올바른 방법 교육; 음식을 내놓기 전에 우선 15분 가량 끓인다.(통조림) 관장을 실시한다. 독소를 제거하기 위해 위세척, 염증 조직의 감염된 상처를 소독하고 항독소를 정맥투여 한다. 인공보조호흡을 실시한다.

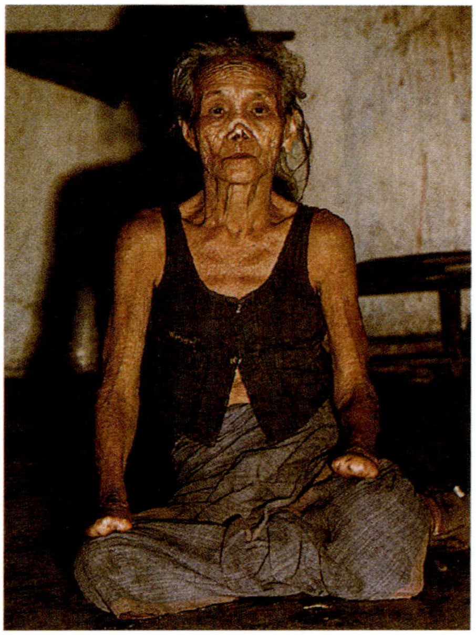

그림 19–8. 나환자 손가락이 없어짐

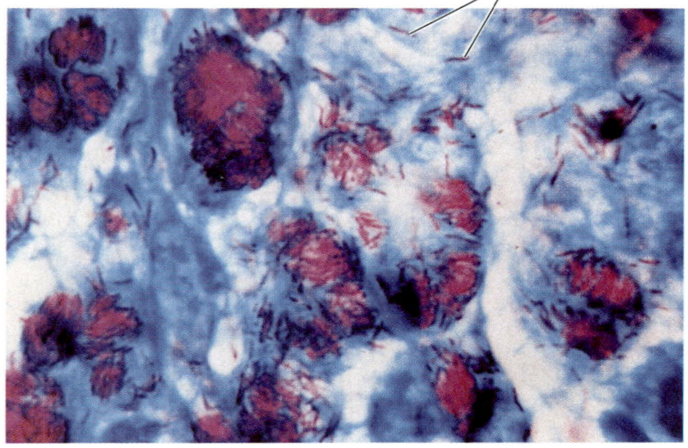

그림 19–9. 나결절형 조직 속의 나균을 Ziehl–Neelsen's 염색한 것

며 현재까지 인공배지나 또는 조직배양에서 배양되지 않는다(그림 19–8).

한센균(*Mycobacterium leprae*)은 결핵균과 형태가 유사한 절대세포내 기생 항산성 성질을 가진 균으로 주로 체온보다 낮은 온도의 신선한 조직 특히 피부조직에 있는 조직구, 대식세포, 내피세포, 신경조직에서 증식한다(그림 19–9).

나균의 감염경로는 나환자 비강점막 병소에 증식하고 있던 균이 콧물을 통해 외부로 나와 다른 사람의 피부의 상처 부위에 감염될 가능성이 있다. 나병의 잠복기간은 3~6년으로 추정하고 있으며 임상적으로 나종형(lepromatous type)과 유결핵형(tuberculoid type)과 중간형(indeterminate type)으로 구별되고 있다(표 19–4).

나종형 나병은 악성형으로 대칭성 피부병변을 보이며 초기에는 수많은 작은 탈색반점을 나타낸다. 시간이 경과됨에 따라 피부가 비후해지며 결절성 피부병소가 몸통에 나타나고 눈썹이 빠지고 사자와 같은 흉한 얼굴로 변형되는 경우도 있다.

병변 조직에는 많은 수의 나균이 존재하며 신경조직에도 나균이 침윤하여 증식함에 따라 후기에는 신경이 비후해지고 피부감각을 잃게 되어 피부의 국부적 부위에 무감각 증상을 나타낸다.

레프로민(lepromin) 피부반응 검사에 음성이며 나균에 대한 세포성 면역은 저하된 상태이나 나균항원에 대한 항체는 다량 검출되고 있다. 반면에 유결핵형 나병은 양성이며 비대칭성 피부병변으로 하나 또는 수개의 경계선이 뚜렷한 탈색, 홍반성 반점을 보인다. 경우에 따라서는 신경간(nerve trunk)에 심한 손상으로 손 또는 발이 마비되어 불구가 되기도 한다.

병변 조직에서는 나균을 거의 찾아볼 수 없으며, 레프로민 반응검사는 강 양성이며, 나균에 대한 세포성 면역은 정상에 가까우나 항체는 거의 검출되고 있지 않다. 나병의 의한 기형 또는 불구(deformity)는 대부분 말초신경의 병변으로 지각신경과 운동신경의 기능을 잃게 되어 손 또는 발에 주로 나타난다.

표 19-4. 한센병 Hansen's Disease(나병; Leprosy)

증상	무감각한 피부 병변, 점액성막의 궤양성 병변, 얼굴의 변화, 손가락 또는 발가락의 소실
잠복기	3개월~20년 ; 보통 3년
병원체	*Mycobacterium leprae*이며 항산성의 균이다. 인공배양이 안 되는 간균이다.
병원성	피부의 작은 신경을 침범 ; 대식세포내에 증식 질병의 과정은 숙주의 면역응답상에 의존, 활성화된 대식세포는 세균의 성장을 제한한다. 감염된 신경세포에 대한 면역세포의 공격을 신경손상과 변형을 야기한다. *Mycobacterium leprae*의 무한한 성장에 의해 축적된 항원성 세균은 때때로 면역성을 완전히 없애버린다.
역학	나병환자 비강 점액성막 또는 피부괴사 병변으로부터 한센균(*M. leprae*)이 다른 사람의 피부상처나, 상처에 직접 접촉함으로서 감염된다.
예방과 치료	오염된 물품은 소독(살균), 손 씻기, 의사의 지도하에 예방접종한다. dapsone과 rifampin을 수 개월 또는 수 년 동안, clofazimine은 나결절 환자에는 추가로 처방한다.

Ⅲ. 신경계 바이러스성 감염질환

(Viral Disease of the Nervous System)

많은 종류의 바이러스가 중추신경계에 감염되어 질병을 일으키는데 주로 mumpus, rubeola, varicella-zoster, herpes simplex, enterovirus 등이 중추신경계에 감염된다.

바이러스가 중추신경계에 감염되어 일으키는 질병은 수막염(meningitis), 뇌염(enceph- alitis), 소아마비(poliomyelitis), 광견병(rabies) 등이다.

전염성 감염성 단핵 세포증가증인 EB virus를 포함한 유해성 이하선염(mumpus), 홍역(rubeola), 수두-대상포진(varicella-zoster), 단순포진 바이러스(herpes simplex virus) 등의 다른 많은 종류의 바이러스들은 중추신경계를 감염시킬 수 있다. 일반적으로 인간 enterovirus와 확실한 인축공통전염 바이러스이다.

대부분의 경우 사람을 감염시키는 바이러스의 매우 적은 수치만이 신경계에 관련하여 일어난다. 중추신경계 바이러스성 감염으로부터 생기는 4가지 병의 종류는 수막염(meningitis), 뇌염(encephalitis), 소아마비(poliomyelitis), 광견병(rabies) 등이다.

1. 바이러스성 수막염(Viral Meninigitis)

바이러스성 수막염은 세균성 수막염보다 더 많은 신경계에 감염되어 무균성 수막염(aseptic meningitis)을 일으킨다. 외피비보유 RNA picornavirus과에 속한 enterovirus가 바이러스성 수막염의 절반을 차지하며 그 다음이 echovirus와 coxackievirus이고 간혹 mumpus virus도 감염을 일으킨다.

바이러스성 수막염의 침입은 전형적으로 갑작스런 열, 심한 두통, 눈의 시력이 흐려지고 침침해지고 복부의 통증과 목의 경직이 나타난다. 게다가 인후통, 호흡시 가슴 통증, 이하선이 붓고 피부 발진 등이 나타난다. 즉 무균성 수막염의 주 증상은 열, 목의 경련, 피로, 홍분을 나타낸다.

2. 회백수염

(Poliomyelitis ; 소아마비 Polio ; Infantile paralysis)

회백수염(소아마비)의 원인 바이러스는 picorna과에 소속되어 있는 enterovirus속과 poliovirus 혈청형 1, 2, 3으로, 분변에 있으면서 물이나 음식에 오염된 것을 섭취하여 구강과 인두와 소화관 점막 그리고 그 부분의 림프절에서 부분적으로 증식 한다. 그 후 혈액에 침입하여 바이러스 혈증이 나타나고 뇌의 장벽을 통과하여

표 19–5. 바이러스성 수막염(Viral Meningitis)

증상	갑작스런 열, 심한 두통, 목의 경직, 잦은 구토, 목의 궤양, 이하선이 붓고 발진, 가슴 통증을 호소한다.
잠복기	보통 echovirus는 1~2주 동안, 유행성이하선염은 2~4주 동안이다.
병원체	대부분의 경우 picornavirus 과의 작고 외피 비보유 RNA enterovirus이다. 보통 echovirus와 coxackievirus도 원인 병원체가 된다.
병원성	우선 수막에 감염되면 바이러스혈증, 세균성감염, 많은 단핵구보다 적은 백혈구가 뇌척수액으로 들어간다. 보통 CSF glucose는 감소하지 않는다.
역학	Enterovirus는 분변에 있는 바이러스가 입을 통해 전파되고 유행성이하선염은 호흡의 분비물과 타액으로 전염된다. Enterovirus는 주로 여름과 초가을에, 유행성이하선염은 가을과 겨울에 잘 전염된다.
예방과 치료	Enterovirus가 유행하는 동안 복잡한 수영장을 피하고 손을 잘 씻는다. 유행성이하선염 예방을 위해 백신을 접종한다. 특별한 치료법은 없다.

뇌나 척수에 증식하면서 운동신경세포를 선택적으로 파괴하여 대칭적으로 팔과 다리 근육을 마비시키는 것이 두드러진 특징이다.

증상은 두통, 열, 구토, 목의 경직, 근육의 경련과 통증, 그리고 영구적인 마비증상을 포함하여 심각한 신경병증으로 진행된다. 회백수염의 발병률은 온대지방에서는 늦여름과 가을에 가장 빈번하게 소아에게 감염되어 불현성 감염인 무증상으로 경과되는 경우가 많으나 1~2%가 마비증상을 일으킨다(표 19–6, 그림 19–11).

1960년대 Salk 사균 백신 피하에 예방접종과 1970년대 Sabin 약독화 백신 구강 투여로 1990년대에 선진국가에서는 poliovirus에 의한 질병이 현저히 감소되었다. WHO에서는 2000년까지 근절하려는 계획 아래 예방접종을 계속 실시하고 있다. (제2군 법정 전염병으로 지정되어 있다).

3. 공수병(Rabies ; 광견병)

광견병은 RNA Rhabdovirus과에 소속되어있는 Lyssavirus속의 rabies virus가 개, 고양이, 여우, 스컹크 등의 동물에 감염되어 그 동물이 사람을 물어 감염된다. 상처에 감염되면 물린 상처의 근육이나 결합조직에서 증식하면서 말초신경에 감염되고 축색을 따라 확산되어 중추신경계에 감염되며 중증의 뇌염이 발생한다.

사람에서의 증상은 물에 대한 공포를 느끼는 공수병

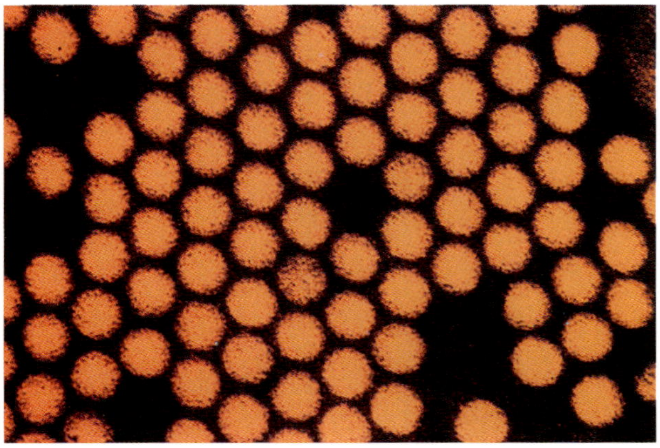

그림 19–10. Poliovirus 입자 전자 현미경사진

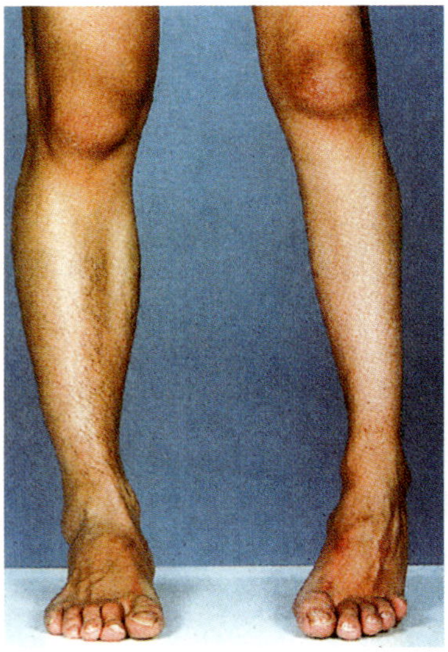

그림 19–11. 소아마비 환자의 다리

표 19-6. 회백수염(Poliomyelitis)

증 상	두통, 발열, 목의 경직, 오심, 통증, 근육경직, 마비를 일으킨다. 불현성 감염도 많다.
잠복기	7~14일
병원체	Polioviruses 1, 2, 3은 picomavirus과에 속함
병원성	Virus는 인후와 장관에 감염되고, 혈류를 경유해서 순환되며, 두뇌, 척수의 몇몇 운동신경세포로 들어간다; 감염된 신경세포는 성숙한 virus의 방출에 의해 용균된다.
역 학	소아의 배설물이 다른 소아의 구강으로 들어가 퍼짐 ; 공통적으로 자각증상이 없고 비마비성 증상이 있다.
예방과 치료	유행성 또는 풍토성 질환의 범위내에 Salk 사균백신을 주사하거나, Sabin 생백신을 약물투약에 의해 예방은 거의 완전하게 되었다. 호흡기성 마비에는 잦은 환기를 시키고, 물리적 치료로 회복을 시킨다.

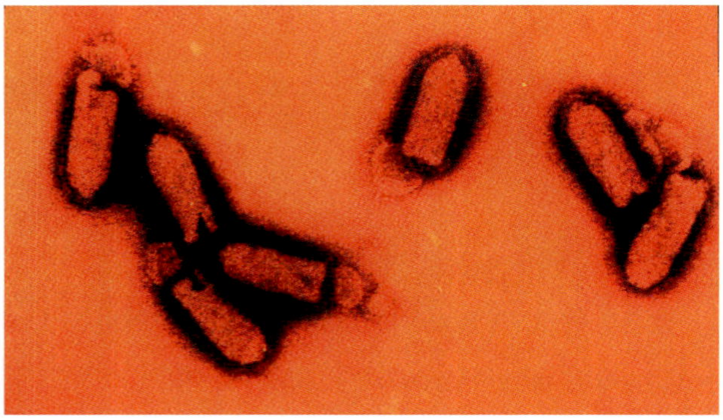

그림 19-12. Rabies virus ; RNA virus (×200,000) 전자현미경 사진

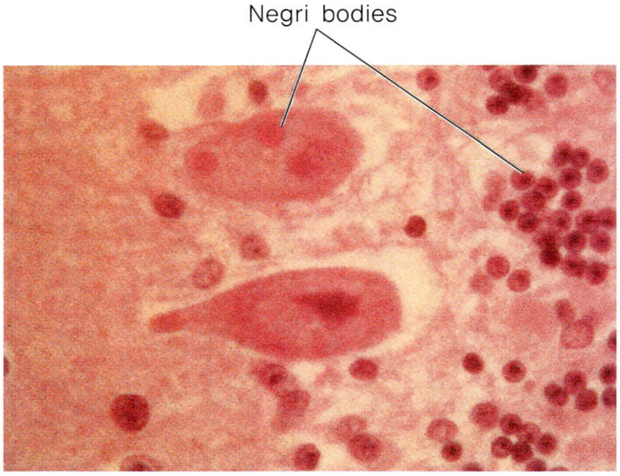

그림 19-13. 광견병 걸린 개 뇌세포의 Negri bodies

의 형태와 마비증상이 나타나는 마비형, 그리고 불안, 초조, 돌진, 사람을 물려고 하는 광폭형의 3가지의 형태로 나타난다.

뇌와 척수신경세포에 네그리 소체(Negri body 또는 inculusion body ; 봉입체)를 형성한다. 효과적인 치료제는 아직 없지만 면역글로블린을 투여할 수 있으며 광견병 약독화 생백신, 불활화 백신을 주사하여 예방을 한다(표 19-7).

4. 유행성 바이러스성 뇌염 (Epidemic Viral Encephalitis)

1) 일본뇌염(Japanese Encephalitis)

일본뇌염 바이러스를 보유한 culex 모기가 인체를 흡혈 시 체내에서 증식한 virus가 viremia를 일으켜 발열, 두통, 오한, 구토, 전신통 등이 생기며 이때 바이러스가 뇌에 침범되어 의식장애, 신경장애 등이 나타나며 중추신경계와 수막 전반에 걸쳐서 부종, 출혈, 뇌염을 일으킨다(표 19-8).

2) 니파뇌염

1999년 말레이시아에서 농지 확충을 위해 삼림을 벌목했고 서식지를 잃은 '박쥐'가 주거지까지 침입했다. 이 박쥐에 서식하던 바이러스가 모기에 의해 돼지에 옮았고 다시 인간에게 전염되어 뇌염이 발생하였다.

표 19-7. 공수병(Rabies)

증상	발열, 두통, 오심, 구토, 인후통이 있으며, 초기에 기침, 후기에 입과 목의 근육의 경직, 혼수 상태 그리고 사망에 이른다.
잠복기	보통 30~60일, 때때로 수 개월 또는 수 년 내에 발병할 수 있다. 두부, 목, 어깨 부위를 물리면 다리를 물린 경우보다 잠복기가 짧다.
병원체	Rabies virus는 단일가닥 RNA 바이러스이며, rhabdovirus 과에 속한다. ; 비정상적 구절모양을 한다.
병원성	잠복기 동안 virus는 물린 부위에서 증식한다. 그런 다음 신경계에서 증식하며 중추신경계에서 심장과 다른 기관으로 번져 나간다.
역학	광견병에 감염된 개, 고양이, 스컹크, 너구리, 박쥐 동물에게 물림, 흡입 또한 가능한 경로이다.
예방과 치료	의심스런 동물을 피한다. 애완동물을 예방접종한다. 물린 직후의 효과적인 처치방법 ; 즉시 상처를 비누로 씻고 살균작용을 한다. 광견병 백신과 인간 광견병 면역글로블린(RIG ; rabies immunne glolobulin, human)을 가능한 빨리 접종한다. 광견병 증상이 한번 시작되면 효과적 치료법은 없다.

표 19-8. 유행성 바이러스성 뇌염(Epidemic Viral Encephalitis)

① 뇌염 virus를 보균한 culex 모기에 물려 virus가 체내에 침투된다.

② virus는 물린 국소부위에서 증식하여 균혈증을 일으킨다.

③ virus는 혈액-뇌간문을 통과하고, 뇌를 쉽게 공격한다.

④ 파괴된 뇌조직은 얼굴, 팔, 다리의 마비, 정신지체, 무력감, 불안정감 같은 영구장애를 일으키며 사망할 수도 있다.

⑤ 단순한 균혈증으로 인한 virus의 유출은 없다.
그러므로 인간은 마지막 숙주이다.

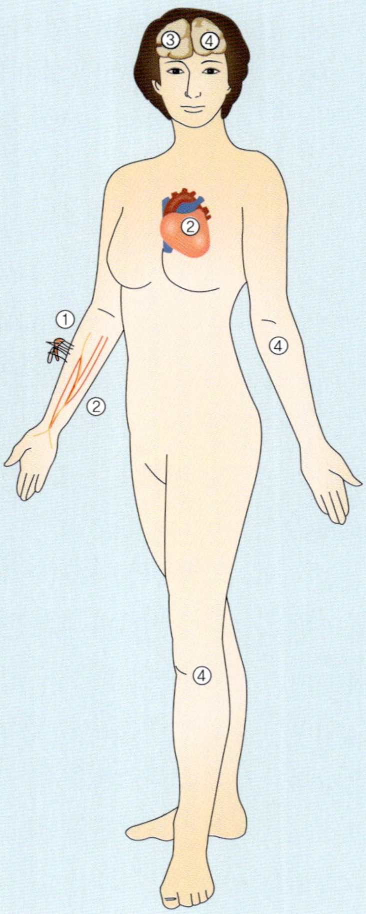

증 상 : 급격한 발병으로 발열, 두통, 구토, 혼미, 마비, 발작, 난청, 혼수 등이 나타난다.

잠복기 : 물린 후 수일 내 첫 증상이 나타난다. 뇌막증상은 첫 주 이내에 종종 나타난다.

병원체 : Japanese Encephalitis virus는 Flaviviridae(과)에 속하며 직경 40nm 단일가닥 외피보유 RNA virus이다.

병원성 : 모기에 물린 부위에 virus 증식, 점점 더 림프절내로 번져서 전파되고, 그런 다음 균혈증으로 virus는 뇌조직으로 침입한다. 뇌의 신경세포를 침범하고 파괴한다. 중화항체에 의해 진행을 멈출 수 있다.

역 학 : 조류, 설치류, 가축 동물의 보균하고 있는 virus를 culex 모기가 흡혈하여 다시 사람의 피를 흡혈 시 사람에게 전파된다.

예방과 치료 : 모기에 물리지 않도록 한다. 살충제와 다른 항모기제로 예방할 수 있다. Arbovial 뇌염의 치료제는 없다.

3) 웨스트나일 뇌염

1998년 8월 미국 뉴욕에서 처음으로 발생한 웨스트나일 뇌염은 1937년 아프리카 우간다에서 처음 발견되었다. 비행기를 타고 온 모기에 의해 미국에 전파된 것으로 추측하고 있다. 매년 4,000~5,000명이 감염되며 치사율은 5~15%이다.

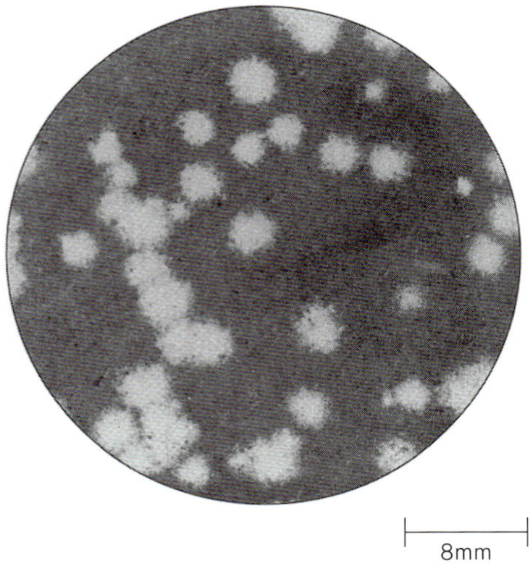

그림 19-14. 세포배양한 소아마비. 바이러스 플러그 현상

Ⅳ. 신경계 진균 감염

1. 크리프토코갈 수막뇌염 (Cryptococcal Meningoencephalitis)

효모양 진균인 Cryptococcus neofermans은 yeast와 비슷한 구형의 진균이고 직경은 4~6μm 정도이며 출아에 의하여 증식한다. *Cryptococcus neofermans*은 Cryptococcal 수막뇌염염의 원인균으로 비둘기 분변이나 토양, 식물에 있는 진균이 먼지와 함께 호흡기로 들어와서 암환자, 당뇨환자, AIDS 환자, 면역억제제 투여 환자 등의 코, 부비동(sinuses)에 감염되어 뇌에 침입하여 Cryptococcal 수막뇌막염으로 항균제 치료가 안되어 사망하는 경우가 있다(그림 19-15, 표 19-9).

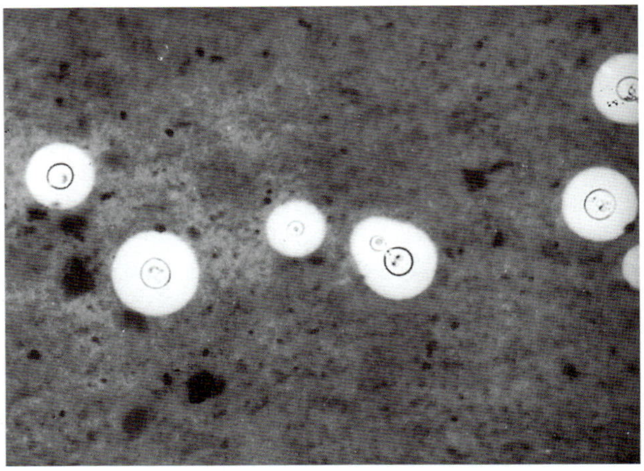

그림 19-15. CSF 검체에서 India ink로 검경한 *Cryptococcus neoformans* 효모균. 효모균 주위에 협막이 있음

Ⅴ. 중추신경계 원충성 감염질환

1. 아프리카 수면병(African Sleeping Sickness)

아프리카 수면병(African trypanosomiasis)은 우리나라에서는 발생되지 않았다. 아프리카 적도 부근 중서부 감비아 지역의 풍토병으로, 이 지역에 서식하는 체체파리(tsetse fly)가 타액, 위액에 보유하고 있는 *Trypanosoma brucei gambiense*(감비아 파동편모충)를 매개로 한다. 동부지역에는 *Trypanosoma brucei rhodesiense*(로데시아 파동편모충)이 보유하고 있다가 사람의 피를 흡혈시 감염되어 혈액, 림프선 내에서 발육하면서 뇌척수액 속에 들어가 뇌염증상을 나타내며 수면 상태를 지속하다 사망하는 수면병이다(그림 19-16, 표 19-10).

잠복기는 2~3주이며 발열, 오한, 두통, 근육통, 관절통이 심하며 식욕부진이 나타난다. 이 시기를 경과하면, 두통, 불면증, 무력감, 림프선 비대, 비종, 불규칙 발열이 계속된다. 만성으로 되면 혈액, 뇌척수액의 변성으로 격심한 두통, 무욕상태, 근육경련, 혼수상태로 되어 사망하게 된다.

표 19-9. 크리프토코갈 수막뇌염(Cryptococcal Meningoencephalitis)

증상	구토, 두통, 착란 상태, 체중 감소, 열은 없고 발작이 진행되고, 마비, 혼수로 사망에 이른다.
잠복기	매우 다양하며, 몇 주~4주간 경과 후 발병된다.
병원체	*Cryptococcus(Filobasidiella) neoformans* 효모양 진균으로 효모 주위에 협막이 있다.
병원성	폐에 감염되어 폐렴 및 수막염이 발생 ; 협막에 둘러싸인 *Cryptococcus neoformans*균이 증식하여 혈류를 타고 들어가고 신체의 여러 부분으로 전파된다 ; 협막이 있어 식균작용은 억제되고 옵소닌 작용으로 중화된다. 뇌막과 뇌 조직으로 감염이 시작한다.
역학	마른 비둘기 배설물을 포함한 진균의 먼지를 흡입, 대부분 사람은 이 질병에 저항성이 있다.
예방과 치료	예방법은 없다. 그러나 비둘기 분변 배설물의 먼지 흡입을 피하는 것이다. flucytosine 또는 itraconazole와 함께 amphotericin B로 치료함.

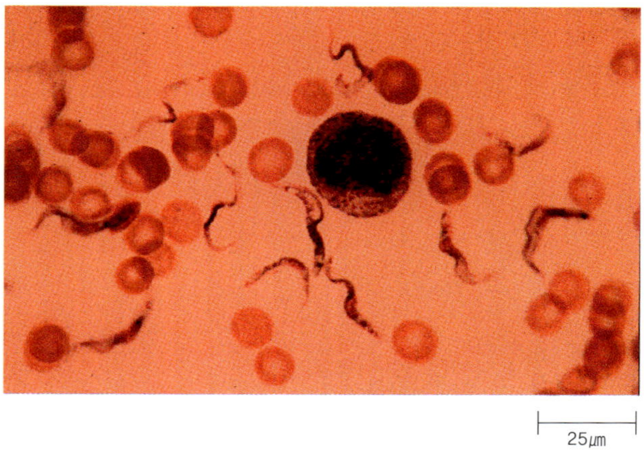

그림 19-16. *Trypanosoma brucei*(아프리카 수면병 병원체) 혈액도말표본

표 19-10. 아프리카 수면병(African Sleeping Sickness)

증상	발열, 발진, 림프절 간 비장의 비대 ; 중추신경계의 이상으로 주체할 수 없는 수면, 두통, 집중력 감소, 불안, 혼수, 사망
잠복기	3주
병원체	*Trypanosoma brucei*, 편모를 가진 원충으로 원생동물 편모충류에 속한다.
병원성	원충은 체체파리에 물린 부위에서 증식한다. 그런 다음 혈액으로 들어가고, 림프를 순환한다. 기생충의 새로운 순환이 방출된다. 그들 표면 단백은 변하고 인체내 새로운 항체를 옹립하기를 요구한다.
역학	감염된 체체파리가 흡혈 시 물림은 체체파리 타액을 통해 *Trypanosoma*을 전염시킨다. *Trypanosoma brucei rhodesiense*의 병원체로는 들짐승.
예방과 치료	옷을 입어 물리는 것을 방지하고, 살충제로 파리의 번식지를 제거한다. Suramin ; 중추신경계에 미친다. melarsoprol 또는 eflornithine 등을 투약한다.

20장

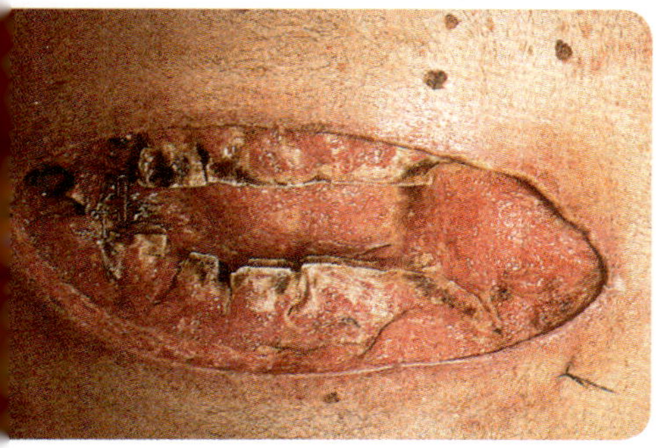

창상 감염
(Wound Infection)

피부 표면에 미생물이 부착되어 있어도 발육이나 증식을 할 수 없다. 대부분의 미생물은 성장이 억제되는데 그 이유는 피부의 기온, 수분, pH, 염분에 견딜 수 있는 미생물들만이 증식할 수 있기 때문이다. 이러한 피부 환경조건에 지배적으로 존재하는 미생물은 Gram 양성 세균으로 *Staphylococcus*와 *Micrococcus*이다. 왜냐하면 이들 세균은 피부의 염분에 내성이 있으며 피부표면에 존재하는 지질을 이용할 수 있기 때문이다. 그 밖에 *Corynebacterium diphtheroids, Propionibacterium acnes, Bacteroides* 등의 세균들이 피부 표면에 상재해 있다가 상처에 감염되어 화농성 염증을 일으킨다.

I. 세균성 창상감염(Bacterial Wound Infection)

1. 농양(Wound abscess)

포도구균이 흔히 피부 땀샘, 모낭, 상처 등에 감염되어 농양이 생기지만, 허약한 사람이나 영양상태가 나쁜 사람 또는 수술하거나 면역기능이 저하된 사람에서는 심부농양(deep seated abscess)이 생긴다.

건강한 사람에서는 심부농양은 거의 생기지 않는다. 신체의 어느 부위이건 농양이나 병소가 생기면 자연 치유되는 경우도 있으나 때로는 균혈증을 일으켜서 폐, 신장, 골 또는 기타의 장기에 전이병소(metastaic lesion)가 생기게 된다. 이러한 병변들이 포도구균의 어떠한 직접적인 작용으로 생기는지는 불명하지만 포도구균체내에 있는 여러 가지 물질들이 복합적인 작용으로 생길 것이라고 생각되고 있다. 즉 협막항원은 식균작용을 방해하고 hemolysin, leukocidin 및 기타의 효소는 세포나 조직에 유해작용을 일으킨다.

식세포에 식균된 포도구균의 일부는 식세포내에서 오랫동안 생존해 있다가 새로운 질병을 일으키기도 한다.

2. 혐기성 농양(Anaerobic abscess)

창상부위 깊은 조직에 혐기성세균이 침입하여 조직 속에 산소가 결핍된 조건에서 60~70%가 혐기성세균이 감염되어 심부농양을 형성한다. *Clostridium tetani* 균의 포자가 발아하여 증식되면서 화농을 형성하며 독소를 생성하여 위중한 증세를 나타낸다. 그 밖에 *Peptococcus* sp., *Peptostreptococcus* sp., *Bacteroides* sp. 등의 균종들이 혐기성 조건에서 화농을 형성한다.

3. 포도구균성 창상감염
(Staphylococcal Wound Infection)

포도구균하면 황색포도구균(Staphylococcus aureus)을 의미할 정도로 대표적이다. 피부 상처 부위에 감염되어 상처 국소에 화농성 염증, 외과적 수술 부위 염증, 모낭 부위 모낭염, 뾰루지, 등창 등의 염증을 일으키며 종종 전신으로 퍼져나가 여러 신체 조직과 기관에 퍼진다.

포도구균은 피부 상처에 잘 감염되어 화농성 염증을

일으키는 황색포도구균(*Staphylococcus aureus*), 표피포도구균(*Staphylococcus epidermidis*)이 가장 빈번한 감염증을 일으키는 병원체이며 A군 용혈성 연쇄구균(*Streptococcus pyogenes*)도 피부 상처에 감염 시 화농성 염증을 일으킨다.

피부 상처에 황색포도구균(*Staphylococcus aureus*)이 감염되어 나타나는 증상은 고열, 염증부위의 통증, 피부발진, 독소성 쇽 증(toxic shock syndrome)이다(그림 20-1, 20-2).

황색포도구균(*Staphylococcus aureus*)은 시험관 내에서 사람 또는 토끼의 혈장과 혼합하여 37℃ 수 시간 배양을 하면 혈장응고효소를 생성하며 혈장이 수 시간 내에 응괴된다.

즉 인체의 혈액 중의 혈장과 포도구균과 결합하여 fibrinogen을 fibrin으로 바꾸어 혈관응고시키는 역할을 하며 Staphylothrombin을 형성하여 fibrin이 세균의 표

표 20-1. 황색포도구균의 질병

증 상	*S. aureus*가 피부 모낭, 창상에 감염되어 부스럼, 농가진, 다래기, 종기, 수술 상처 감염, 피부 박탈, 독소패혈증, 심내막염, 폐렴, 골수염, 관절염, 식중독, 수막염, 심장염, 독소성 쇽 증후군, 요로감염 등의 질병을 일으킨다.
잠복기	1~3일
병원체	*S. aureus*는 Gram 양성 구균이며 0.7~1.2μm의 크기이고, 포도송이처럼 뭉쳐있어 포도구균이라고 한다.
병원균	*S. aureus*가 피부 상처에 침입하여 농양이나 화농성염증을 일으키지만 노약자, 쇠약자, 건강이 나쁜 사람이나 술을 하거나 면역기능이 저하된 사람에서는 심부 농양을 형성한다. *S. aureus*는 응고효소(coagulase)를 생성하여 혈장중의 fibrin을 응고시켜 혈관을 막히게 한다. *S. aureus*가 인체에 여러가지 병변을 일으키지만 침습성과 독성으로 질병을 일으킨다. *S. aureus*는 세포벽에 teichoic acid가 있으며 세포내성분으로 Protein A가 세균체외로 방출되어 IgG의 Fc와 결합하여 보체를 활성화, 감염국소 발적과 팽진, 식균현상을 방해한다. 세포외 성분으로 Coagulase를 생성하여 plasma를 응고시키며 Hemolysin을 생성하여 RBC를 용혈시키고, 파괴하고 Leukocidin을 생성하여 다형핵백혈구와 대식세포를 죽이고 Enterotoxin을 생성하여 설사와 식중독을 일으키며 Exfoliation을 생성하여 상피의 과립층을 박리시킨다. Staphylokinase을 생성하여 plasminogen을 비활성화한다. Hyaluronidase을 생성하여 상처의 확산을 돕는다. 이러한 세포성분은 *Staphylococcus epidermidis*와 *Staphylococcus saprophyticus*에는 없다.
역 학	*S. aureus*는 사람의 피부, 비강, 장관 등에 상재해 있다가 손, 피부, 옷, 침구 등에 오염된 후 상처에 감염된다. 병원에 있는 *S. aureus*는 penicillin에 대한 내성균이 생겨 이에 대한 새로운 항생제인 methicillin을 개발하여 투약하다보니 80% 이상이 methicillin에 내성이 생겨(MRSA) 치료에 문제가 되고 있다.
예 방	포도구균은 우리 몸 주위에서 많이 펴져 있으므로 개인의 위생을 깨끗이 할 필요가 있다. 환자의 배농 등의 검체를 철저히 소독과 멸균을 해야 된다. 병원 중환자실의 경우 원내감염을 막기 위해 환자의 격리수용, 의료인의 전파억제, 소독과 멸균 문제 등 가능한 방법이 이용되고 있지만 완전히 해결하기는 어려운 문제로 남고 있다.
치 료	Penicillin이 유일하게 치료제로 이용되어 왔으나 β-lactamase를 생성하여 methicillin에 내성균이 생겨서 포도구균의 R-plamid 인자가 다른 포도구균에 전달되어 내성균이 점차 확대되고 있다. methicillin 항생제보다 강력한 항생제를 개발한 것이 vancomycin인데 최근 vancomycin 내성균주가 나타나고 있어 앞으로 큰 문제가 되고 있다.

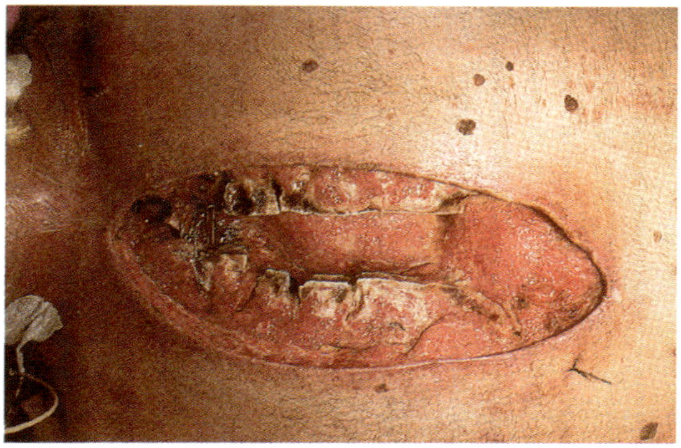

그림 20–1. 상처에 황색포도구균 감염으로 인한 염증

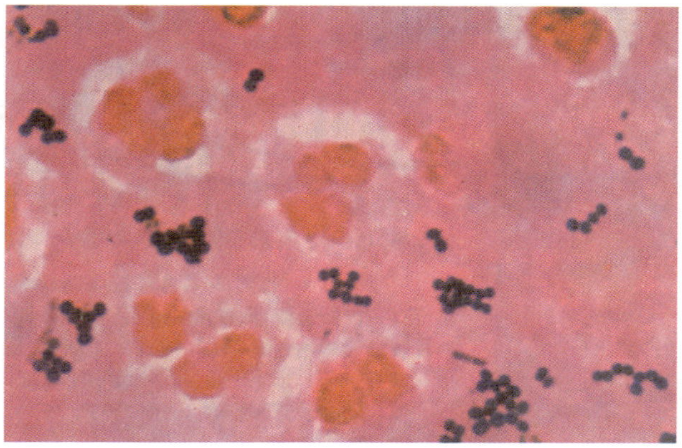

그림 20–2. 화농을 Gram 염색한 포도구균. 광학현미경관찰

면에 붙어 백혈구가 포도구균 탐식작용을 저지한다(표 20–1).

표피포도구균(*Staphylococcus epidermidis*)은 면역 기능이 저하된 환자나 수술 후 체내 정맥내 도관 삽입 환자 등에서 감염증을 일으키므로 이러한 환자들이 증가하고 있는 현재로서는 표피포도구균(*Staphylococcus epidermidis*) 감염증도 증가되어 새로운 관심을 끌고 있다. 표피포도구균(*Staphylococcus epidermidis*)은 간혹 방광의 감염증을 일으키는 세균이다. 부인의 요도나 방광에 잘 감염되어 염증을 일으키는 비병원성 부생성 포도구균(*Staphylococcus saprophyticus*)도 커다란 문제가 되고 있다.

4. A군 용혈성 연쇄구균 창상감염

(Group A Streptococcal wound Infection)

A군 용혈성 연쇄구균(Streptococcus pyogenes)은 Gram 양성 구균이며 연쇄상으로 배열되어있다. 이 균이 피부 상처에 감염되면 국소에 화농성염증을 형성하고 주변으로 퍼지면서 성홍열(scarlet fever), 단독(erysipelas) 등의 증상을 일으키며, 종기(carbuncle), 부스럼(furuncle), 여드름(acne), 농피증(pyoderma), 모낭염(folliculitis), 농가진(impetigo) 등의 염증을 일으킨다.

상기도, 인두, 후두에 감염되면 상피세포에 부착하

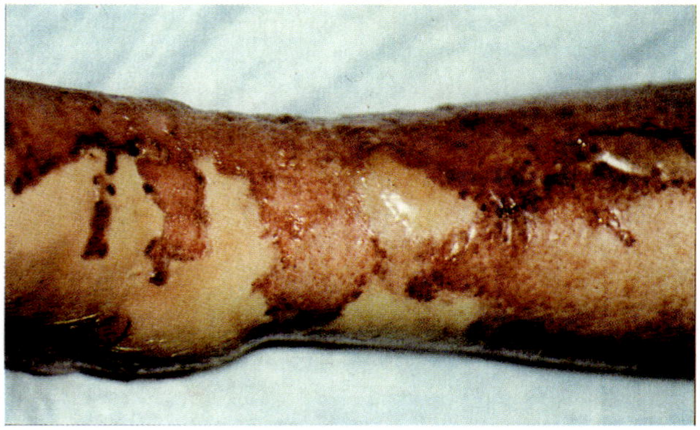

그림 20–3. A군 β–용혈성 연쇄구균 감염으로 인한 괴사성 염증

여 인후염(pharyngitis)을 일으킨 다음에 점막을 뚫고 들어가서 다른 기관으로 침입하여 폐렴(pneumonia), 수막염(meningitis), 산욕열(puerperal fever), 괴사성 근막염(necrotizing fascitis), 연쇄구균성 독소성 쇽(Streptococcal toxic shock)을 일으킨다.

특히 A군 용혈성 연쇄구균(*Streptococcus pyogenes*)의 90% 이상이 발열독소(pyrogenic exotoxin)를 생성하여 여러 가지 질병이 나타난다.

5. 녹농균증(Pseudomonas aeruginosa Disease)

녹농균(*Pseudomonas aeruginosa*)은 자연 환경에 넓리 분포되어 있으며 특히 병원 입원 환자에 기회감염 원인균으로 피부 상처나 화상 환자 피부에 감염되면

표 20-2. 창상감염의 원인균

원인균	특징	결과
Staphylococcus aureus	Gram 양성 구균 포도송이 모양의 배	서서히 치료가 됨, 상처의 화농을 배농, 조직내 상처를 확산시키는 인자가 있음 패혈증, 독소성 쇽 증후군
Streptococcus pyogenes	Gram 양성 구균 연쇄상으로 배열 Lancefield group 'A'	서서히 치료가 됨, 괴사성 근막염, 농피증
Pseudomonas aeruginosa	Gram 음성 간균 녹색의 화농 형성	서서히 치료가 됨, 농양형성, 화농을 배농, 패혈증, septic shock.

녹색의 화농을 형성한다.

녹농균(*Pseudomonas aeruginosa*)은 특별한 영양소가 없어도 잘 자랄 수 있고 실온에서도 증식하는 까닭에 대부분 병원내의 싱크대, 욕조, 배수구 등 습한 곳에 서식하고 있는 원내감염의 중요한 원인균이다. 항생제에 대해서 내성을 가지며 중증 화상 환자 피부 상처에 감염, 창상 감염, 카테타 유치시 요로 감염, 호흡기 감염, 외과 수술 후 감염, 혈중으로 균이 들어가 패혈증을 일으키며 특히 septic shock 으로 환자는 치명적으로 사망하는 경우가 많다(그림 20-4).

녹농균(*Pseudomonas aeruginosa*)이 병원 입원 환자에게 감염의 가장 문제가 되는 것은 요로, 수술 상처,

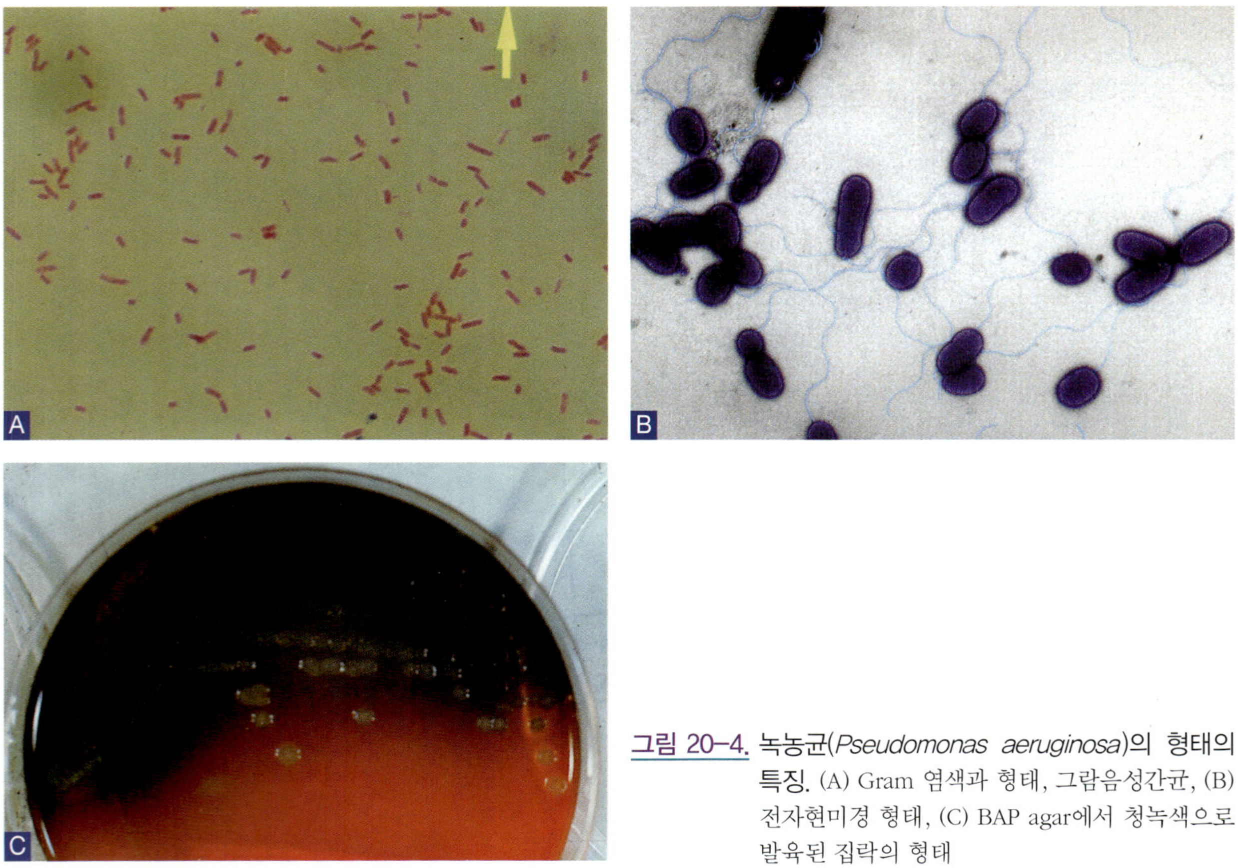

그림 20-4. 녹농균(*Pseudomonas aeruginosa*)의 형태의 특징. (A) Gram 염색과 형태, 그람음성간균, (B) 전자현미경 형태, (C) BAP agar에서 청녹색으로 발육된 집락의 형태

화상 부위, 하기도 부위이며 일단 감염되면 항생제에 내성이므로 균혈증(septicemia)이 생기면 70%가 사망하고, 폐렴(pneumionia) 때에는 80%가 사망한다.

녹농균(*Pseudomonas aeruginosa*)은 건강인에게는 무력하지만 면역기능이 저하된 환자나 또는 숙주의 방어기전에 이상이 생긴 환자에 유치카테텔, 호흡보조기 사용, 혈관내 카테텔 사용시 균이 침입하여 발병하기 쉽다.

6. 비브리오 불니피쿠스 창상감염

(*Vibrio vulnificus* Wound Infection)

- 증상 : 상처 부위가 바닷물과 접촉하거나 어패류를 취급하다 다치거나 낚시 중에 상처를 통해 균이 감염된다. 상처에 균이 들어오면 상처 부위에 방출된 헤모글로빈이 세포의 단백분해효소(protease)를 활성화시켜 상처 부위에 피부 괴사를 일으키기 쉽다.
- 잠복기 : 보통 12시간(4시간~4일)
- 병원체 : *Vibrio vulnificus* ; Gram 음성 간균이며 2~3.5×0.7μm 크기의 구부러진 만곡형이고 단모성 편모를 갖고있다. 호염성이라 1~3% NaCl 함유된 해수에서 균이 검출된다. TCBS agar에서 발육시 자당(sucrose)을 비분해하여 녹색집락이다.
- 병원성 : 창상 부위에 *Vibrio vulnificus* 균이 증식하면서 생성한 세포용해소 독소가 간 질환이 있는 사람이나 만성 알콜중독자의 손상된 간세포로부터 저장철이 혈중 내로 나와 철분이 증가하면 *Vibrio vulnificus* 균은 더욱더 왕성히 증식을 하면서 창상부위에 수포와 괴사가 일어나면서 다른 부위로 점점 확산된다(그림 20–6).

  창상 부위에 감염되어 균이 증식하면서 생성한 세포용해소인 Protease, DNase 등의 외효소를 생성한다. 이 외 효소는 짧은 시간 내에 근육세포 손상, 괴사, 염증세포 침윤, 혈관의 평활근내의 adenylase cyclase를 활성화시켜 cGMP치를 증가시켜 혈관 확장을 일으키고 혈관 반응을 떨어뜨려 저혈압을 일으킨다.
- 역학 : 우리나라 서해안 남해안 강하구의 해수와 담수가 만나는 갯벌에 서식하는 어류, 패류, 해초류, 플랑크톤에 Vibrio vulnificus균이 창상 부위에 감염되어 균이 증식하면서 생성한 세포용해소에 의해 피부괴저병이 발생된다.

  90% 이상이 40대 이상에서 발병하며 여자보다 남자가 감염되는 확률이 높고, 7월~9월 사이에 집중적으로 발생되는데 수온 21℃ 이상에서는 균이 검출되므로 하절에 서해안, 남해안에 서식하는 어패류(조개류, 게, 새우, 낙지, 망둥어, 가물치, 송어, 미역, 해초류)에는 균이 많다.

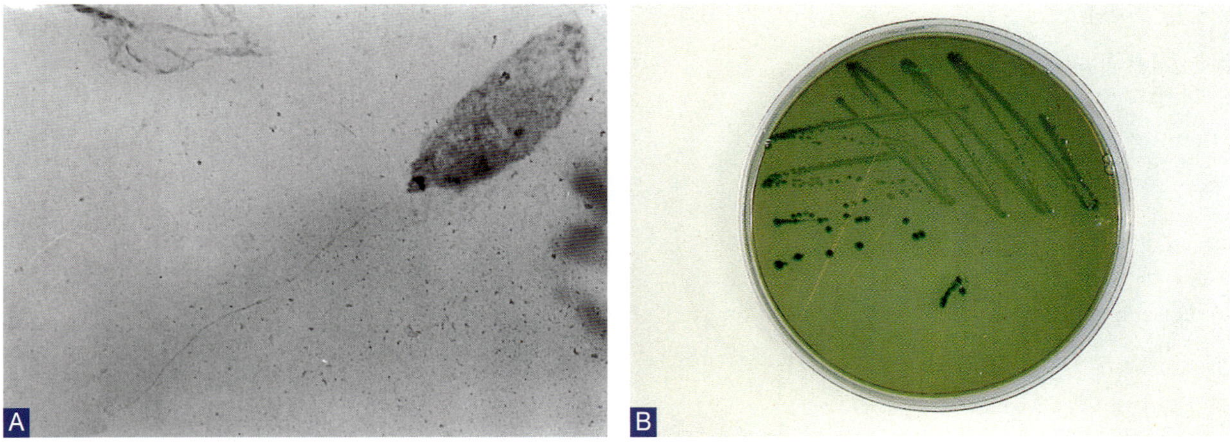

그림 20–5. *Vibrio vulnificus* 균의 형태. (A) 전자 현미경 관찰, 단모성의 편모, (B) TCBS agar에 녹색으로 발육된 집락의 특징

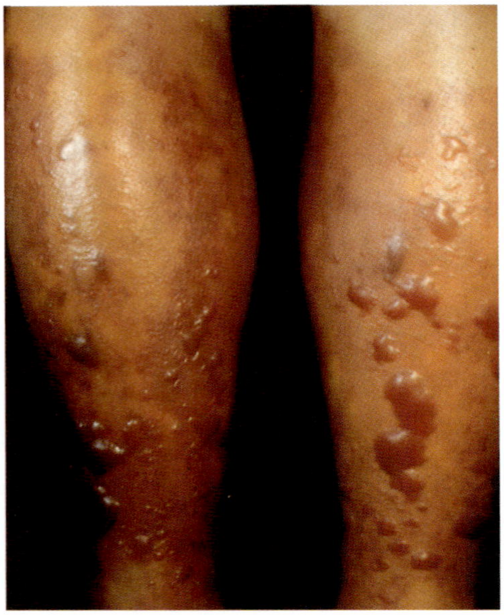
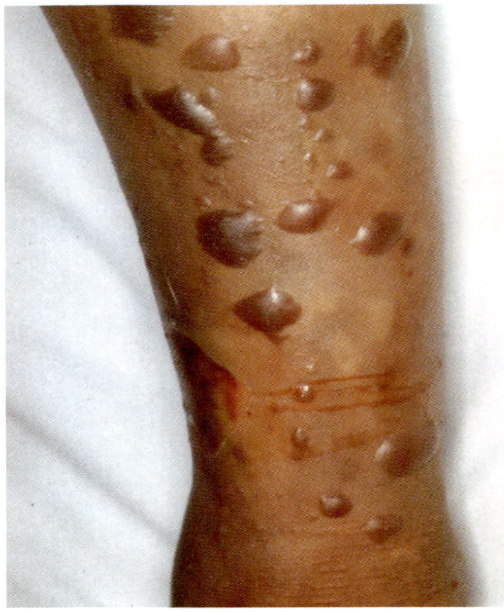

그림 20-6. *Vibrio vulnificus* 피부괴저병, 수포가 형성됨

- 예방 : 여름철에는 어패류를 익혀 먹을 것
  다음에 해당되는 사람들은 6월~10월 사이에 어패류를 날것으로 먹지말 것

● 조심해야 될 사람

간질 환자(간경화, 만성간염, 간암)
알콜 중독자, 매일 술을 마시는 자, 폭주 음주자
만성질환자(당뇨병, 폐결핵, 만성신부전, 만성골수염)
악성종양 환자, 백혈병, 재생불량성 빈혈, 위절제 수술을 받은 사람
항암제나 면역억제제를 복용 중인 사람, AIDS 환자나 HIV 환자

- 치료 : 조기진단과 신속한 치료가 생존율에 큰 영향을 미치므로 신속한 약제 감수성 결과에 따라 치료를 하여야 한다.
  Chloramphenicol, ampicillin, tobramycin, tetracycline, cefoperazone 등의 항생제가 감수성이 있다. 특히 tetracycline에 효과가 있다.

II. 혐기성 세균성 창상 감염증

(Disease due to Anaerobic Bacterial Wound Infection)

피부 상처 깊숙한 조직에 혐기성세균이 감염되어 혐기성조건에서 증식하면서 생성하는 독소에 의해 나타나는 질병으로, 파상풍(tetanus ; "Lockjaw")과 가스괴저(gas gangrene ; "Lumpyjaw") 등의 질병이 있다.

1. 파상풍(Tetanus ;"Lockjaw")

파상풍의 병원체인 *Clostridium tetani* 균이 토양 속에 아포(spore) 형태로 존재하고 있다가 논과 밭에서 일하다 난 상처에 아포균이 조직 깊숙한 상처에 감염된다. 이 때 균이 증식하면서 생성된 독소가 혈류나 운동신경을 거쳐 중추신경계에 결합되면 근육의 경련을 일으키는 신경독(neurotoxin)을 생산해 내고 특유의 삼차신경에 근육경직(muscle rigidity)이 시작되어 연하곤란, 개구불능(lockjaw)이 나타난다.

턱과 목의 근육이 경련과 수축을 일으키며 치아를 꽉 물고 있어 입을 벌리기 어려울 정도로 신경독이 강하다.

상처에 감염된 포자가 발아하여 증식하면서 tetanospasmin이라는 외독소를 생성하여 이를 악물고, 얼굴 모양이 일그러지고, 안면에서 하행하여 배부와 팔과 다리가 굳어진다. 경련과 홍분, 근육경련(muscle spam) 발작이 일어나고 이어서 전신성 경련이 일어나면 후궁반장(opisthotonus)이 나타나면 목이나 등은 뻣뻣하므로 등이 아치형으로 휘고 어깨와 궁둥이만이 자리에 닿고 팔다리를 죽 뻗고 고통스러운 자세로 누워 있다(표 20–3).

2. 가스괴저

(Gas gangrene ; Clostridal Myconecrosis)

가스괴저의 대표적 원인균인 *Clostridium perfringens*균은 Gram 양성 간균, 포자형성 혐기성균으로 토양과 먼지 등에 분포되어 있으면서 교통사고로 찰과상, 피부 상처에 감염된다. 조직 깊숙한 국소에 포자가 발아하여 증식하면서 생성한 독소인 lecithinase C는 세포 조직을 괴사시켜 가스를 발생하고 조직괴사액을 방출한다(표 20–4).

*Clostridium perfringens*균은 C형도 있지만 대부분

표 20–3. 파상풍(Tetanus ; "Lockjaw")

① 혐기성인 탄저균 *Clostridium tetani* 아포가 토양에 있으며 피부 상처를 통해 감염된다.
② 조직 깊숙한 상처에 산소가 공급되지 않는 조건에서 탄저균의 아포가 발아하고 증식하면서 tetanospamin 이라는 외독소를 방출한다.
③ tetanospamin은 혈류를 따라 활동성 신경축색에 의해서 중추신경계로 이동된다.
④ 외독소는 어떠한 억제신경이라도 기능을 발휘하는 것을 막는다.
⑤ 근육수축의 관계하는 계통의 신경들은 그것을 저해하는 신경불활성으로 인해 수축반응을 나타내지 못한다.
⑥ 무반응의 결과로서 고통스런 경련과 같은 계속되는 근육강직을 초래한다.

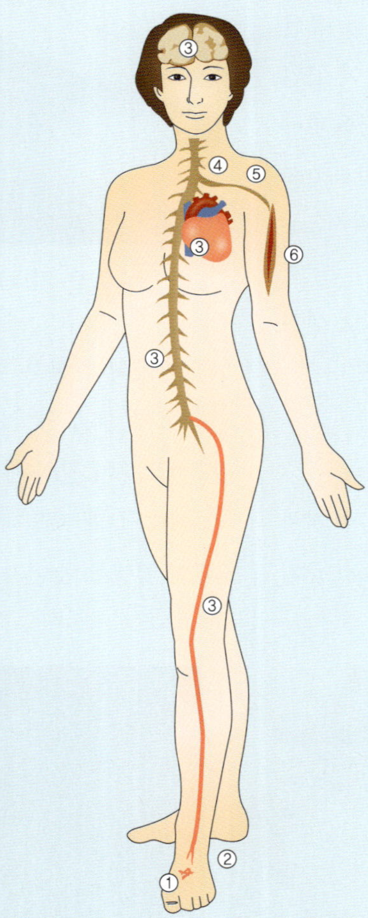

증 상 : 불안감, 과민성, 두통, 침삼키는 것이 어려움, 근육통, 턱, 또는 전신의 경련
잠복기 : 3일~3주(평균 8일)
병원균 : *Clostridium tetani*, 혐기성 아포형성 Gram 양성 간균
병원성 : 파상풍균이 생성한 외독소인 tetanospamin으로 발생한다.
독소는 뇌척수로 활동성 신경축 또는 혈액순환에 의해 운반된다.
독소는 주로 근육수축을 저해하는 신경세포에 작용한다.
근육신경수축을 하는 그 외의 신경들도 무저항 근육경련을 일으킨다.
역 학 : 파상풍균은 토양에 상재함.
; 토양 속의 아포가 찰과상 상처에 감염되어 혐기성상태에서 발아하여 증식하면서 외독소를 방출한다.
예 방 : DPT 파상풍 백신으로 태어난 지 2개월째 첫 번째 주사, 4개월째 두 번째주사, 6개월째 세 번째 주사, 18개월째 마지막 추가 예방접종 주사하여 면역화시킨다.
그 후 학교에 입학할 시기에 10년 단위로 TIG (tetanus immune globulin)을 주사하여 면역이 생기게 한다.
치 료 : 상처를 깨끗이 소독하고 metr-onidazole과 파상풍 항독소로 치료한다.

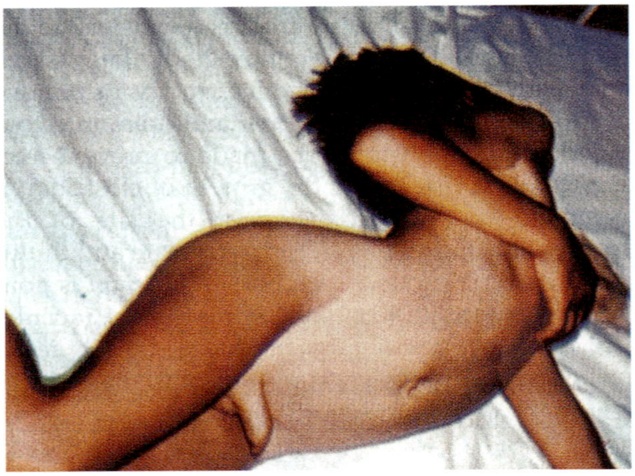

그림 20-7. 파상풍 환자의 후궁반장. 목과 허리가 뻣뻣해진다.

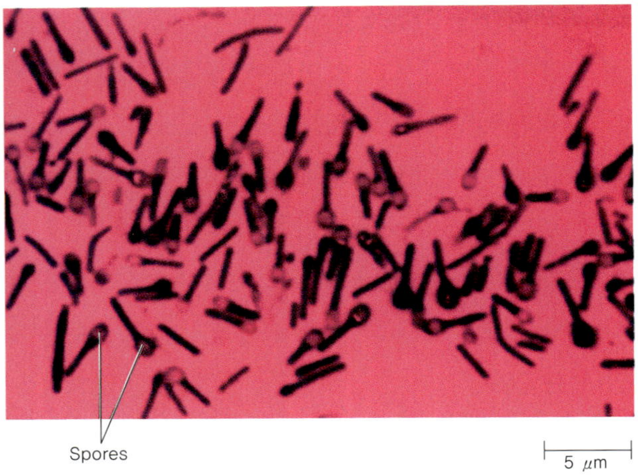

그림 20-8. 파상풍균의 단재성 포자

A형이고 우리주변에 흔히 있는 이 균은 특히 교통사고, 전쟁 중 부상 등의 외상으로 복합골절, 인공 유산 시, 분만 후 자궁파열 등의 창상 부위에 포자균이 침입한다. 증식이 진행됨에 따라 창상부위 조직 근육괴사로 다량의 가스 생성, 악취, A형 독소생성으로 toxemia가 나타나 전신증상을 일으킨다. 이것을 가스괴저(gas gangrene)라고 한다(그림 20-9).

가스괴저의 약 80%는 *Clostridium perfringens*로 생기지만 *C. novyi*, *C. septicum* 등으로도 생길 수 있다.

3. 방선균증(Actinomycosis ; Lumpy Jaw)

방선균(*Acitnomyces*)은 Gram 양성 혐기성 분지형이며 방선균증의 원인균종인 *Acitnomyces israelii*균이

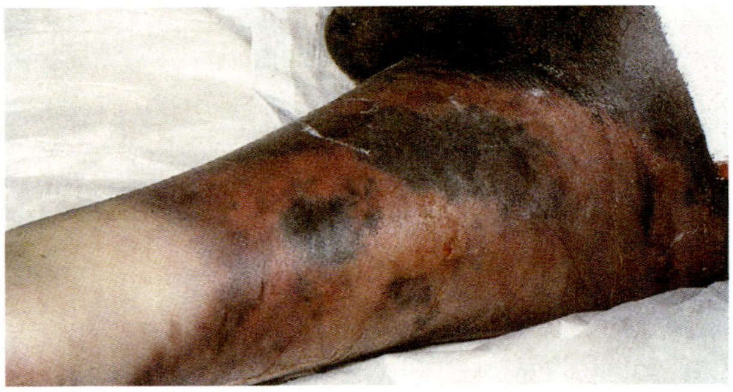

그림 20-9. 가스괴저병으로 인한 피부의 흑색 괴사

피부 상처나 복부 수술 부위, 흉부 수술 부위, 경부안면, 흉부, 복부 및 골반 등에 감염증을 유발하여 화농성 방선균증이 형성된다. 특히 열대지역 주민들이 맨발로 걸어다닐 때 토양에 있던 방선균이 발의 상처에 감염되어 혈류로 들어가 방선균증(mycetoma)을 나타낸다.

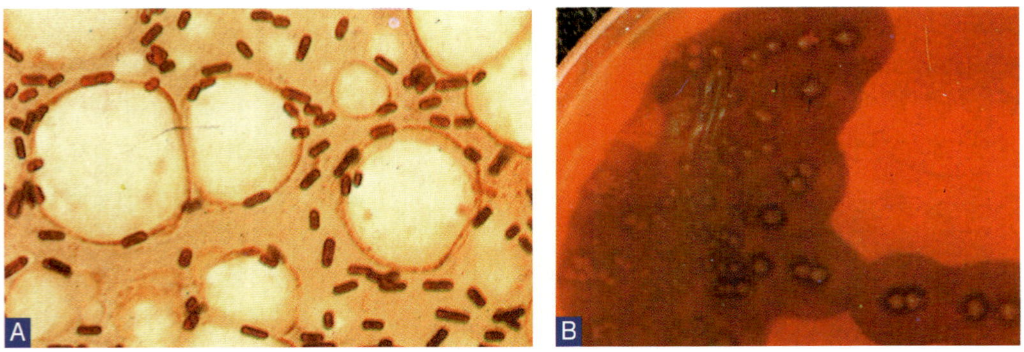

그림 20-10. *Clostridium perfringens*균의 특징. (A) Gram염색 형태, 그람 양성 간균, (B) BAP 배지에 혐기성조건에서 발육된 집락

표 20–4. 가스괴저(Gas Gangrene)

① *Clostridium perfringens*균의 아포가 창상감염되어 혐기성 조건에서 조직을 괴사시킨다.

② 상처조직에서 아포는 발아하여 영양형이 되고 영양형은 증식을 반복하면서 α-독소를 생산한다.

③ α-독소는 정상조직 내로 확산되고, 그 정상조직은 죽인다. 감염은 새로이 죽은 조직 내로 확산되고 세균은 아미노산을 이용하고 성장인자가 세균의 효소에 의해 조직으로부터 방출된다.

④ 조직이 붓고 발효된 아미노산에 의해 가스가 생성되고 근육 당원은 감염을 빠르게 확산시킨다.

⑤ 다량의 α독소가 생성되고, 이는 심동맥내로 확산되며 혈액과 전신을 통해 세포를 파괴한다.

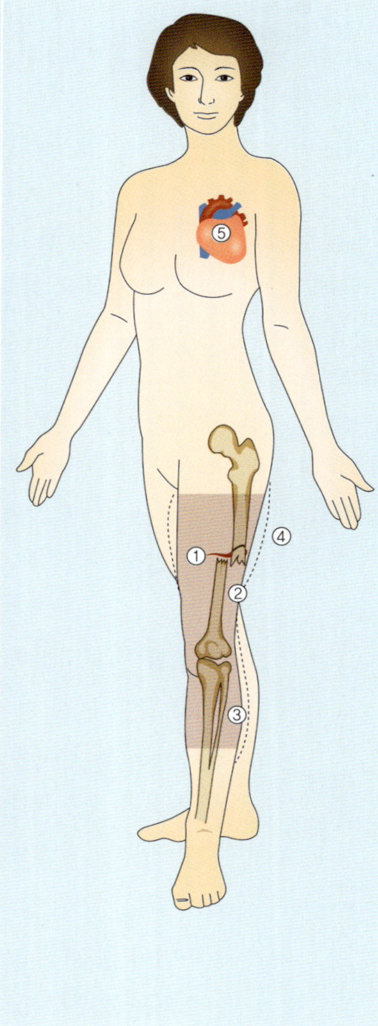

증 상 : 중증의 통증, 상처로부터 gas와 조직괴사액이 스며나오며, 염증부위 피부가 검게 된다.
shock 상태에 빠져 대부분 사망이 잇따른다.

잠복기 : 보통 1~5일

병원체 : *Clostridium perfringens*이다. 그 외 다른 Clostridium는 발병 빈도율이 적다.

병원성 : 유기체는 죽거나 산소가 적은 조직에서 자라며 α-독소를 방출한다.
독소는 백혈구와 정상조직에 있는 lecithin 성분을 분해시킴으로써 그 세포들을 죽인다.
근육이 관계되지만 잘 알려지지 않은 기작에 의해 shock를 야기한다.

역 학 : 전투 중 상처, 개천 하수관 수리 시 상처의 오염으로 조직의 괴사, 당뇨로 인해 순환이 잘 되지 않는 사람들은 조직에 손상을 받는다. 자연유산을 야기시킨다.

예방과 치료 : 즉시 상처를 치료하고 상처의 파편은 치료. 이용 가능한 백신은 없다.

치 료 : 첫째로 더럽고 죽은 조직을 외과적으로 제거하는 것이 중요하고 산소요법이 가능성이 있고 항생제는 최소량으로 균체 *C. perfringens*을 죽인다.

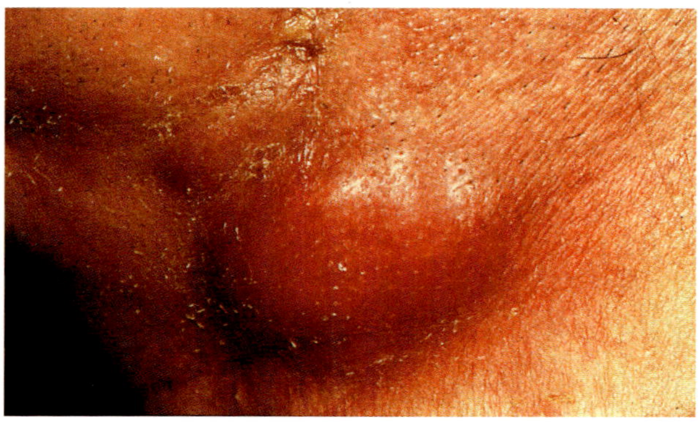

그림 20–11. 방선균증

그리고 복부, 흉부, 안면, 화농 조직 속에는 유황과립상의 균괴(sulfar granules)와 다수의 많은 백혈구가 있는 것이 특징이다(그림 20–11, 20–12).

이 균은 penicillin에 감수성이기 때문에 치료가 잘 되어 최근에는 발생률이 현저히 감소되었다(표 20–5).

Ⅲ. 동물에 물리거나 할킨 상처에 감염되는 세균성 질환

(Bacterial Bite Wound Infection)

애완동물, 실험동물의 가축동물의 입과 구강에 보균하고 있는 균이 동물을 다루는 사육사가 물리면서 피

표 20-5. 방선균증(Actinomycosis ; Lumpy Jaw)

증상	방선균증은 구강에 있는 상재균의 침범으로 주로 안면, 목, 폐, 복부 골반 회맹부에 화농을 형성하는 만성 감염증질환이다. 육아종성 및 화농성인 병변이며 외부로 개구되는 동(sinus)을 만들고 유황과립(sulfur granule)을 배출하는 특이한 질환이다.
병원체	*Acitnomyces israelii*는 서서히 자라는 사상체의 형태를 한 혐기성인 Gram 양성 분지형 간균이다.
잠복기	수 개월(일반적으로 정해지지 않음)
병원성	대개 구강 등에 있으면서 질병을 일으키지 못하고 있다가 산화 환원전위도가 떨어지면 번식하여 구강치아 발치 시 발병의 원인이 된다. 조직에 관계없이 얼굴, 목 또는 윗가슴을 경계로 퍼진다. 때때로 폐, 장기 또는 여성의 골반에서 화농을 형성한다.
역학	사람에서 사람으로 전파를 하지 않는다.
	*Acitnomyces israelii*균은 보통 정상인의 구강, 상기도, 장기, 질분비물 등에 상재한다. 치과 치료중인 환자. 장관 절제수술환자, 자궁내 착상조절기구(IUD)의 삽입된 부위에서 감염을 일으킨다.
예방과 치료	서서히 자라므로 효과적인 예방법은 없다. *Acitnomyces israelii* 감염은 장기간 치료를 요구한다. 항세균성 약물 치료가 효과적이다.

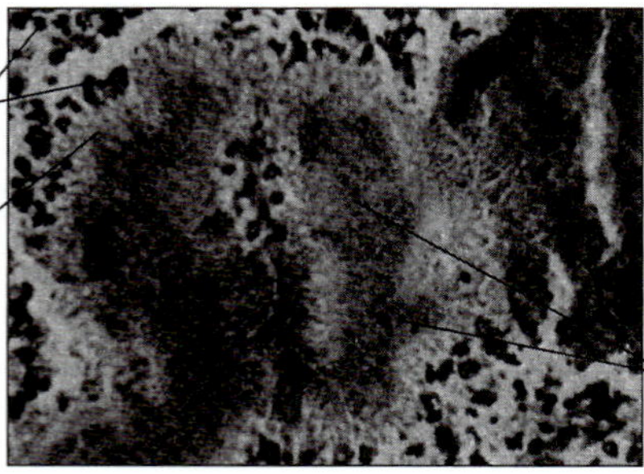

그림 20-12. 화농속의 유황과립

부 상처에 감염된다. 애완동물과 자주 접촉할 수 있는 기회가 많은 사람이 물리거나 할퀸 자리에 광견병 바이러스(rabies virus) 감염으로 나타나는 질병이 가장 위험한 질병이다.

1. 동물에 물려 감염되는 파스테렐라 말토시다 창상감염

(*Pasteurella multocida* Bite Wound Infection)

*Pasteurella multocida*는 Gram 음성 구균 또는 간균으로 운동성이 없다. 주로 고양이와 개에 병을 일으키는 병원체이나, 사람에게도 병을 일으킨다. 애완동물의 호흡기와 위장관에 상재해 있다가 사람을 물거나(bite) 할퀸 긁힌 상처에 *Pasteurella multocida*균이 감염되어 24시간 내에 물린 부위에 동통(통증)을 수반하는 발적과 국소 림프절에 발증이 나타나며 기관지염, 호흡기감염, 창상감염, 봉와직염, 농양 등의 국소염증이 생긴다. 물린 상처가 깊으면 건초염(tenosynovitis), 골수염이 생긴다. 그리고 수막염, 뇌농양, 균혈증 등을 일으키는 경우도 있다(표 20-6).

이 균을 보유하고 있는 동물은 개, 고양이, 원숭이 등이 대표적인 동물이다. 그리고 사람이 균에 감염되었을 경우 기침 재채기 등의 비말이 다른 사람의 호흡기에 감염 시 전파되기도 한다.

2. 묘소병

(고양이에 할퀸 후 감염되는 질병 ; Cat scratch disease)

*Bartonella henselae*는 Gram 음성 구간균이며 고양이가 균을 보균하고 있다가 사람을 물거나 할켰을 때 피부 상처에 감염되어 화농성을 형성하면서 혈류로 균이 들어가 림프절이 팽대되고 균혈증을 일으키는 질병이다(표 20-7, 그림 20-13).

표 20-6. *Pasteurella multocida* 창상감염

증상	홍반, 동통, 농, 농양 형성
잠복기	24시간 이내 또는 24시간
병원체	*Pasteurella multocida* ; Gram 음성 구간균, 통성혐기성, 균체 주위에 협막이 있다.
병원성	가축에 물린 상처에 세균이 감염, *Pasteurella multocida*는 조직을 공격하고 세균 자체에 협막을 가지고 있기 때문에 대식세포에 탐식되지 않는다. 또한 협막은 세포를 파괴하는 독성이 있다. 부종이 계속 퍼지고 농양을 형성한다. 옵소닌 자극을 받아서 식균작용에 의한 사멸이 한정적인 속도로 일어난다.
역학	많은 동물의 입 또는 상기도 호흡기관에 의해 전파된다.
예방	인간에 사용하는 백신은 아직 없다. 즉시 상처를 치료하는 것이 예방법이다.
치료	Penicillin으로 치료, 다른 항생제로도 치료를 즉시하면 효과적이다.

3. 서교열(Streptobacillus Rat Bite Fever)

*Streptobacillus moniliformis*균은 다형태성의 Gram 음성 간균으로 운동성이 없고, 통성혐기성이고 들쥐, 집쥐, 실험실 쥐의 구강과 상기도에 있는 정상상재균이다. 쥐가 사람의 피부를 물었을 때 상처에 감염되어 2~10일간의 잠복기를 지나 서교열(rat bite fever)이라는 열병을 일으킨다. 서교열의 증상은 구토, 두통, 오한, 출혈성반점, 발진, 관절염, 폐렴, 심내막염 등의 합

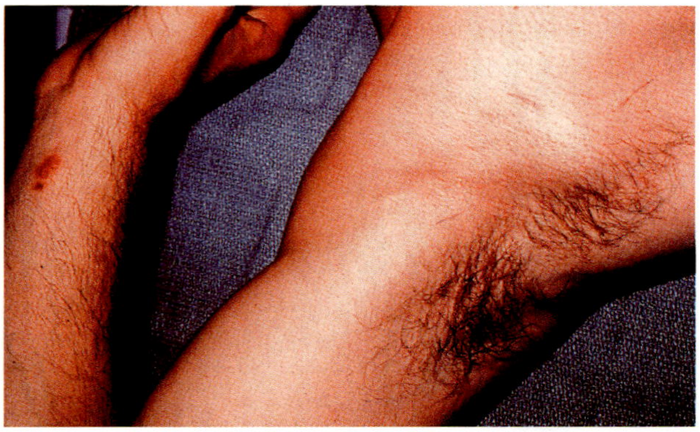

그림 20-13. 묘소병(Cat scratch disease). 고양이에 물려 겨드랑이에 림프절이 팽대됨

표 20-7. 고양이가 할퀸 후의 질병

증상	구진은 물리거나, 할퀸 부위에 뾰루지가 나타나며 말초림프의 확대와 열이 동반된다. 림프절은 약해지고 농이 유출된다. 계속적인 발열, 경련은 다른 신체 부분으로 퍼져나가는 것을 암시한다.
잠복기	보통 1주 이내.
병원체	세균은 고양이에게 물리거나 할퀸 상처를 통해 침입되어 질병이 주로 저지되는 장소인 림프절에 도달한다.
병원성	주로 혈류에 의해 퍼지며, 심장 · 뇌 또는 다른 기관의 감염을 야기시킨다. 간의 자반병, 세균성 혈관증은 AIDS와 함께 발병한다.
역학	고양이에 의한 동물기생체증. 고양이 벼룩에 의해 다른 곳으로 퍼져 나가며, 고양이 벼룩은 생물학적 전파자이며 그 배설물에는 *Bartonella henselae*가 있다. 벼룩이 감염된 고양이는 보통 자각증상이 없으나 종종 균혈증을 일으킨다. 인간은 우발적인 숙주이며, 사람사이에는 감염되지 않는다. 이 질병은 주로 18세 미만에서 발생한다.
예방과 치료	거친 놀이를 피하고 피부에 상처가 생기면 즉시 씻고 항 패혈증제를 공급한다. 고양이의 배설물을 처리한다. 대부분 *Bartonella henselae* 혐의가 있는 것은 항생제로 치료한다.

표 20-8. 쥐에 물려 연쇄상간균이 창상에 감염되어 발병되는 서교열

증상	오한, 발열, 근육통, 두통 그리고 구토 이후에 발진. 하나 이상의 큰 관절에 통증이 온다.
잠복기	보통 2~10일 (병원 1~22) 쥐에 물린 후
병원체	*Streptobacillus moniliformis* 고도의 변이적 Gram 음성 간균. 자연적으로 L-form을 생산.
병원성	물린 상처는 특별한 치료 없이 치유된다. *S. moniliformis* 재빨리 혈류로 침범한다. 불규칙적으로 열이 난다. 대부분의 경우 자연 치유된다. : 다른 경우에는 다양한 신체기관에 일어난 감염의 경우 치료가 되지 않으면 사망에까지 이른다.
역학	야생쥐와 실험실 쥐는 *S. moniliformis*를 옮길 수 있다. 그들을 먹이로 하는 다른 설치류와 동물의 물림, 상처는 질병을 인간에게까지 옮길 수 있다. 설치류 분비물(배설물)에 오염된 음식 또는 음료는 또한 감염을 전파한다
예방	우유를 마신(food born) 후 감염되어 Haverhill fever라고 불리기도 한다.
치료	야생쥐와 생쥐를 이용할 때, 실험실 동물을 취급시 주의를 해야한다.
예방	penicillin 처방이 효과적, 다른 항생제 약물을 투여한다.

병증을 나타난다(표 20-8).

IV. 사람이 사람을 물었을 때 감염되는 질환 (Human Bites)

사람끼리 물었을 때 타액, 치아 주위에 있던 세균이 상처에 감염되어 화농을 일으키는 질병이 있다. 매독, 결핵, HIV, B형 간염, C형 간염 등을 전파한다. 구강 내 세균 중 혐기성세균이 상처에 감염되어 화농을 형성하면 화농에서 심한 악취가 난다(표 20-9).

V. 진균성 창상감염(Fungal Wound Infection)

진균성 감염은 경제소득이 낮은 저개발국가 국민들이 흔히 감염되는 질환인데 예외로 Candida albicans 균이 화상 환자 피부나 상처에 감염되고 면역기능이 저하된 환자나 당뇨 환자, 암환자에 감염되며, 항균제 치료를 오랜 기간동안 치료받은 환자에 감염을 일으킨다.

열대지방 지역 국가 주민들 사이에서 맨발로 걸어다니는 사람들의 발에 상처에 감염을 받아 Madura foot 라는 피부질병을 일으킨다(그림 20-14. (A), (B)).

이 질병은 손, 팔, 다리, 얼굴, 부위에 감염되어 국소

표 20-9. 사람에게 물린 상처에 감염

증상	빠르게 진행. 통증. 덩어리진 종창, 불쾌한 냄새가 나는 농의 배출.
잠복기	보통 6~24시간.
병원체	입속 타액에 섞여있다. 약호기적 연쇄상구균, 방추형간균(Fusiforms bacilli), 매독균, 약호기성 Gram 음성 간균. 때때로 *Staphylococcus aureus*(황색포도구균) 등이 감염된다.
병원성	구강 내의 다양한 세균은 조직을 파괴할 때 상호 의존적으로 활동한다.
역학	알코올과 관련이 있어 격렬해짐. 부주의한 구강 청결과 증가하는 치과 질병.
예방과 치료	증명된 예방은 언쟁을 피하는 것 이외에는 없다. 즉시 상처를 씻고 항 패혈증제를 공급하도록 권한다. 치료는 대개 외과적이다.

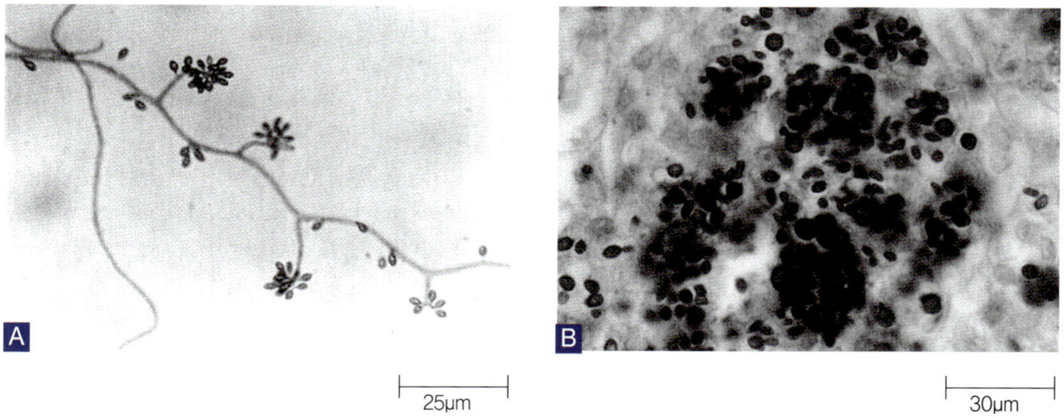

그림 20-14. (A) 스포로트리쿰증의 균사형 형태. (B) *Sporothrix schenckii*의 효모형 형태

에 염증과 림프절이 팽대되며 면역결핍환자나, AIDS 환자에 흔히 나타나는 질병이다.

1. 스포로트리쿰증

(Sporotrichosis ; Rose Gardener's disease)

*Sporothrix schenckii*는 이형성 진균의 형태를 이루며 이 진균의 포자가 토양이나 식물에 존재해 있다. 흙과 접촉이 많은 농부, 정원사, 광부 등의 피부의 외상에 감염되면 1~3주의 잠복기를 지나 피하조직 상처에 피부결절과 림프관에 결절을 형성하고 화농성의 궤양을 형성한다. 대체로 정상인에서는 감염이 되더라도 피부에만 국한되어 나타나지만 면역계통의 질환이나 면역억제제를 사용하는 사람에게는 전신성 감염을 일으키기도 한다(그림 20-14).

피부 림프절형 스포로트리쿰증은 가장 흔히 관찰되는 병형이다. 외상을 통해 감염된 후 소결절을 형성하고 시간이 지나면서 무통성 궤양을 형성하고 수주에 걸쳐서 림프관을 따라 상행하면서 새로운 병변을 형성한다. 피부 국소형 스포로트리쿰증은 소아 얼굴에 잘 발생한다. 병변은 속발성 병소의 형성 없이 원발성 병소만이 나타나며 초기에 무통성의 소결절이 발생하여 궤양을 형성하고 가피로 덮힌 양상을 나타낸다.

전신성 스포로트리쿰증은 면역기능이 저하되어 있는 사람이 균의 전파를 억제하지 못하는 경우에 발생하며, 피부뿐만 아니라 내부장기를 침범하여 치료를 하지 않으면 수 주 내지 수 개월 후 사망하는 경우도 있다.

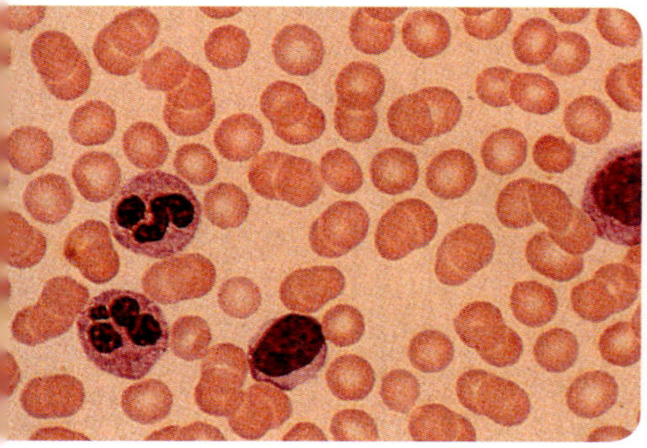

21장 혈관과 림프계 감염질환 (Blood and Lymphatic Infection)

I. 순환계 해부와 생리 (Circulatory System Anatomy and Physiology)

체내에 체액이 끊임없이 일정한 방향으로 흐르고 있는데 이것을 순환(circulation)이라고 한다. 사람이나 포유동물에서는 2종류의 순환이 있다. 하나는 혈액이 흐르는 순환계로 이것을 혈관계라 하고 또 다른 하나는 림프가 흐르는 순환계로 림프계라고 한다.

혈관계는 심장과 혈관으로 크게 나누고 혈관은 동맥, 모세혈관, 정맥으로 나눈다. 혈관계는 혈액을 순환시키는데 필요한 펌프 역할을 한다. 혈액의 순환과 림프의 순환이 서로 협력해서 체내에서 필요한 여러 물질을 각 세포에 운반해주고 세포에서 방출되는 노폐물을 모아 배설장기까지 운반하는 작용을 가지고 있다.

1. 심장(Heart)

심장은 흉강 속에 있고 좌폐, 우폐 사이에 끼어 있으며 타원형에 가까운 모양을 하고 있다. 심장 속은 공간이 있고 공간은 중격에 의해 좌우로 나누어져서 각각 심방과 심실로 구별된다.

심장에서 심방과 심실은 심내막, 심근층, 심외막의 3개의 층으로 되어 있는데 심장의 외피에 있는 심외막은 연장되어 심장을 싸는 주머니 같은 낭을 형성한다. 그 속에 약간의 장액이 들어있어 주변의 마찰을 완화시킨다. 이것이 심막(pericardium)이다.

심장은 아주 규칙적으로 수축함으로써 혈액을 밀어내는 펌프작용을 해서 혈액순환의 원동력이 되며 혈액순환의 원동력이 된다.

2. 동맥(Arteries)

심장으로부터 압축된 혈액은 먼저 동맥으로 들어간다. 동맥혈관은 압축된 혈액의 압을 견디기 위해 두터운 근육층으로 이루어졌고 동맥은 심장에서 멀어질수록 점점 가지를 내서 가늘어져 모세혈관(capillary)이 된다. 여기에서 혈액과 조직 사이에 영양물이나 노폐물의 이동이 이루어진다. 모세혈관을 통과하면 혈관은 점차 모여 굵어져서 정맥(vein)이 되어 심장으로 돌아온다. 동맥혈은 산소와 혈색소와 결합하여 선홍색을 띤 적혈구이다. 동맥혈이 파손되거나 매독균에 감염되면 위험한 상태가 된다. 동맥혈관이 굳어지면 동맥경화증을 가져오며 세균이나 바이러스가 감염되면 수 년 후에 동맥경화증이 나타날 수 있다(그림 21-1).

3. 정맥(Vein)

모세혈관 내의 산소가 결핍되면 혈액은 암적색으로 된다. 순환하는 정맥혈액은 압력이 낮아지며 이산화탄소를 폐로 운반한다. 또한 간, 비장, 림프절에 혈액이 순환하면서 침입한 미생물들을 대식세포가 탐식해서 제거한다.

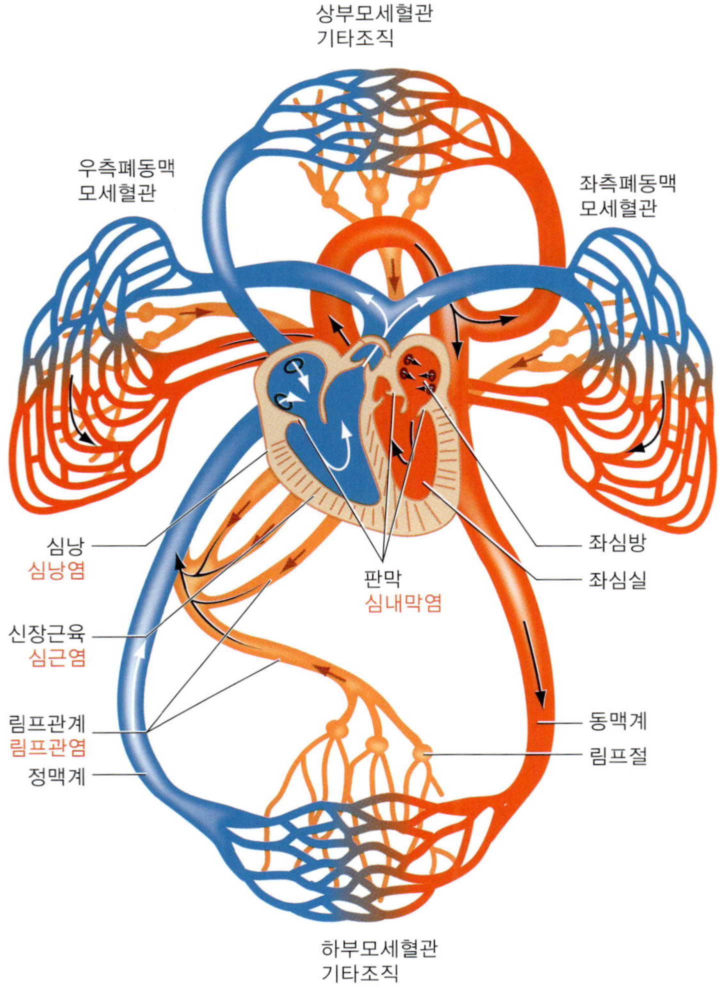

그림 1-1. 세균의 형태와 배열.

4. 림프관(Lymphatic)

림프관은 림프액을 혈관에서 채워진 체액 중의 약 10%를 혈관계로 되돌려주는 역할을 하며 장내에서 흡수된 단백과 기질 분자를 혈액순환으로 운반하며 조직의 공간에서는 단백질을 되돌려 주고 림프기관에서 만들어진 림프구와 단구가 혈액순환으로 들어가도록 하기 위한 통로를 제공해 준다.

림프기관은 림프결절, 비장, 흉선, 편도선 등을 포함한다. 가장 큰 림프기관인 비장은 비과립 백혈구 생성과 연관되며 또 다른 기능은 혈액과 관련이 있다.

림프계 세포는 주로 대식세포와 림프구로 구성되어 있으며 면역응답을 담당하고 있는 조직의 총칭이다.

혈액과 림프는 침입한 미생물의 전신적인 확산에 대하여 인체를 효과적으로 보호하며 면역에 관여하는 세포 또는 단백질 분자를 동원하여 침입한 미생물의 증식과 확산을 억제한다.

다형핵백혈구와 대식세포는 모세혈관에 부착하여 모세혈관을 빠져나온 다음 미생물 침입 병소로 이동하여 침입한 미생물을 탐식 섭취하여 세포내 소화작용을 일으킨다.

그러나 탐식작용이 이루어지지 못했을 경우 염증반응이 나타난다. 손, 팔, 다리 등의 상처 부위에 미생물이 침입하여 조직을 손상시켜 국소적 세동맥과 모세혈관의 확장과 혈장유출을 시작으로 섬유소 침착과 림프관 폐쇄로 림프절이 붓고 염증이 생기게 하는 것을 림프절염(lymphangitis)이라고 한다.

혈액과 림프는 침입한 미생물에 대해 백혈구로 탐식작용을 하며 β-lysin, 항체(antibody), 보체(complement), 라조자임(lysozyme), 인테페론(interferon) 등의 항미생물인자 물질을 생성하며 미생물에 대항하여 미생물 증식을 억제해주고 있다.

5. 비장(Spleen)

비장은 복강의 왼쪽 상부에서 위의 뒤쪽에 위치한다. 복강으로 향한 장측면의 중앙부를 차지하는 비문으로부터 혈관이 있다. 비장은 세망조직으로 이루어지고 그 속에 대식세포 및 다량의 혈구성분을 담고 있다. 비장은 척수 속에 혈액을 많이 저장해서 순환 혈액량을 조절하고 또한 노쇠한 적혈구 및 혈중의 이물처리를 한다. 비장의 림프소절에는 모세포와 T 세포가 분포해 있고 일반 림프조직과 똑같이 면역응답의 발현에 관계하고 있다. 심내막염 때에 비장 농양이 잘 생기는데, 그 이유는 비장에는 많은 식세포가 있는데 식세포 기능에 이상이 있으면 발병될 가능성이 높기 때문이다. 말라리아(malaria), 재귀열(relapsing fever), 장티푸스(typhoid fever), 전염성 단핵구증(infectious mononucleosis)이 발현 시 비장이 팽대된다.

II. 아급성 세균성 심내막염
(Subacute Bacterial Endocarditis)

심내막염은 혈관내 감염증이라고 할 수 있다. 혈관내 감염증이란 혈관내피세포 표면에 부착된 혈소판-섬유소 결합물에 미생물이 감염된 현상이며 심장에 이러한 병변이 생긴 경우가 심내막염이다. 심내막염은 임상경과에 따라서 급성(acute), 아급성(subacute) 또는 만성(chronic) 등으로 분류된다. 급성은 병독성이 강한 세균으로 생기고 선행하는 심장질환이 없는 사람에게도 생기며 아급성은 병독성이 약한 세균으로 생기고 심장판막 등에 선행질환이 있는 환자에게 생긴다고 생각되고 있다.

사람에게 감염증을 일으키는 모든 세균과 진균은 심내막염을 일으킬 수 있다고 하지만 실제로는 균혈증으로 심장 판막부위에 염증을 나타내는 *α-hemolytic Streptococcus, Staphylococcus epidermidis*가 전체의 90%를 차지한다.

Gram 음성 간균이 병원균으로서 비교적 적은 이유는 보체와 특이항체가 있으면 용균되는 까닭이다(Gram 양성균은 용균되지 않는다).(표 21–1)

표 21–1. 아급성 세균성 심내막염

증상	발열, 수 주 또는 몇 달 기간 이상 기운 쇠약 ; 때때로 발작이 일어난다.
잠복기	수 주일
병원체	보통 구강에 α-용혈성 연쇄상구균 또는 표피포도구균이 상재하고 있다.
병원성	정상균총은 치과 치료 시 또는 다른 외상을 통해 혈류에 의해 들어와 증식한다. 다른 비정상적 심장에서 불규칙한 혈류의 흐름은 순환계를 곤란하게 하는 얇은 덩어리를 형성한다. 생필름을 형성하여 식균작용을 어렵게 한다. 부서진 덩어리 조각은 중요한 혈관을 막고 조직의 죽음을 유도한다.
역학	발병의 위험이 높은 사람은 주로 심장의 선천적 결핍을 가졌거나 류마티스열과 같은 질병에 의한 손상이 있는 사람이다.
예방과 치료	치과치료 작업에서 균혈증 증상을 보이는 시기에는 항생제를 투여한다.
치료제	세균성 항생제인 penicillin이나 gentamicin와 같은 항균제를 함께 투여한다.

III. Gram 음성 간균 균혈증
(Gram Negative Bacillus Bacteremia)

균혈증(bacteremia)이란 혈관과 혈관 외의 병소 림프절을 거쳐 혈액내에서 세균이 침입하여 증식하면서 살고 있는 상태를 뜻하며, 패혈증(septicemia)은 혈액 내에 세균 또는 세균독소(endotoxin)로 인한 질환이 생긴 경우를 뜻한다.

균혈증과 패혈증은 이러한 차이가 있으며 실제로는 혼용되고 있어 균혈증이란 용어가 많이 사용되고 있지만 균혈증이라고 표현될 때에는 임상증세가 없는 상태를 의미하는 경우도 있다

Gram 음성 간균 균혈증은 여러종류의 Gram 음성 간균으로 생기지만 증세가 비슷하여 임상적으로는 감별하기 어려운 까닭에 병원세균의 종류와는 상관없이 Gram 음성 간균 균혈증이란 병명이 흔히 사용되고 있다. 그러나 *Salmonella, Brucella* 등으로 생기는 감염증은 salmonellosis, brucellosis라는 병명이 있는 까닭에 보통은 Gram 음성 간균 균혈증안에 포함되지 않으며 흔히는 장내세균과 균종과 슈도모나스과의 균종이 속해있는 세균으로 생긴 균혈증을 뜻한다.

균혈증은 혈관내 카테터 이용 시, 혈전정맥염, 심내막염일 때, 비뇨생식기와 장관에 상주하고 있는 세균들이 혈관에 침입 시 생기는데 흔히 *E. coli*가 가장 많으며, *Klebsiella, Enterobacter, Proteus, Pseudomonas* 등은 *E. coli* 보다는 훨씬 적고, 기관절개 호흡보조기사용, 요로 유치 카테터 장기간 사용 시, 요로 감염증의 재발시에 나타난다.

Pseudomonas 균혈증은 피부화상이나 혈액 악성 질환이 있는 환자에서 잘 생긴다. 혐기성세균의 여러 균종 중 *Bacteroides*는 여성 질 감염증이나 장관수술 후에 생긴 감염으로 세균이 생성하는 내독소(endotoxin)에 의해 발열, 오한, 과호흡(hyperpnea), 핍뇨(oliguria) 등으로 장기 기능장애로 저혈압과 shock에 빠지거나 사망을 하게 된다.

IV. 림프절과 비장에 감염되는 세균성 질환
(Bacterial Disease of the Lymphnodes and Spleen)

림프절은 염증부위로부터 유입되는 림프 내에 있는 미생물을 여과하는 까닭에 미생물이 림프동(sinusoid)의 내막에 증생(hyperplasia)과 백혈구 침윤이 생긴다.

림프절염은 어느 곳에서도 생길 수는 있지만 경부와 서혜부에 생기는데 서혜부 림프절에 림프가 흐르는 부위는 주로 외부생식기, 하부 다리이므로 이러한 부위에 염증이 있을 때는 림프절염이 생긴다.

화농성 급성 림프절염의 원인균으로는 *Staphylococcus aureus*와 A군 용혈성 연쇄구균(*Streptococcus pyogenes*)이 가장 많으며 경부림프절염은 결핵균, 서혜부 림프절염은 매독균 등이 일으킨다.

비장에 염증은 균혈증 심내막염일 때 잘 생기는데 미생물이 침입하면 혈액 중의 탐식세포는 단핵구와 대식세포 계열의 탐식기능을 가진 세포군에 의해서 탐식된다. 탐식세포는 다형핵 호중구 백혈구와 단핵식 세포로 되어 있다. 이들 백혈구는 둘 다 어떤 자극이 가해지면 혈관 내로부터 조직으로 이동하여 탐식세포로서 기능을 갖게 된다. 혈관내 균이 증식하면 비장과 림프절이 팽대되는 질환은 야토병(tularemia), 부루셀라증(brucellosis), 흑사병(plague) 등이 있다.

1. 야토병(Tularemia ; Rabbit fever)

야토병(tularemia)의 원인균은 1900년 미국인 Edward Francis가 캘리포니아 다람쥐, 토끼에서 발견한 Gram 음성 작은 구간균을 *Francisella tularensis*라고 하며 균명이 정해졌다.

야토병(tularemia)은 인수공통감염증이며 야생동물을 취급하는 사냥꾼, 가축도살업자, 가축관리자, 농부들이 이 균에 감염된 동물을 다룰 때, 손, 피부 상처에 감염되어 상처에 균이 증식하면서 국부적인 궤양을 통해 림프절 내로 확산되어 전신감염을 일으킨다

표 21-2. 야토병(Tularemia; Rabbit fever)

증상	균이 침입된 상처에 궤양을 일으키고 그 부근의 림프절의 비대, 발열, 오한, 몸이 쑤신다.
잠복기	1~10일 ; 보통 2~5일.
병원체	*Francisella tularensis*. 호기성 Gram 음성 간균.
병원성	병원체는 식작용세포에 의해 섭취된다. 그리고 이들의 세포 내에서 성장한다. 전신을 통해 퍼져 나간다.
역학	미국의 대부분 주에 야생동물에 존재한다. 주로 사냥꾼, 올가미꾼, 경기관리자, 야생동물을 손으로 만지는 사람에서 걸리기 쉽다. 특히 병원균은 토끼와의 접촉으로 인해 손상된 피부를 통해 침투한다. 예로서 감염된 곤충 또는 진드기에게 물려 감염되는 경우도 있다. 가끔은 흡입으로 감염되기도 한다.
예방과 치료	고위험성이며 각각에 백신투여; 곤충과 진드기에 물리는 것을 피한다. 토끼를 만질때는 장갑을 끼고 안경을 착용한다. 실험실에서 병원균을 다룰 때는 항상 주의를 요한다. 치료제로는 gentamicin 또는 tetracyclin이 효과가 있다.

(표 21-2).

주된 증상은 열, 피부궤양, 림프절 팽대 등이 있다. 피부를 통해 감염된 경우 치료를 하지 않으면 사망률은 5%이며 호흡기를 통해 감염되면 30%에 달하는 높은 치사율을 나타낸다.

2. 파상열

(Undulent Fever ; Brucellosis ; "Bang's Disease")

Brucella melitensis 균이 파상열(undulent fever)의 원인균이며 동물과 사람에 감염되는 인수공통전염병이며 이 질병을 부루셀라증(Brucellosis)이라 부른다. 최초로 F. Bang이 파상열을 발견하여 "Bang Disease"라고 불리었다. 가축을 다루는 가축사 수의사의 피부 상처에 *Brucella melitensis*가 인체에 감염되어 나타나는 증상은 불규칙한 열이 발생되므로 파상열이라 하며 다른 증상으로는 오한, 불안, 두통, 허약 등의 통증과 열을 나타낸다(표 21-3).

*Brucella*의 감염은 식균세포 안에서 증식되면 림프절에도 증식되어 비장이 팽대된다.

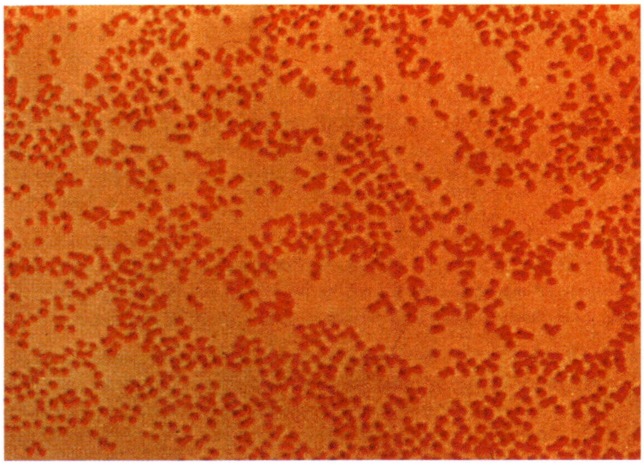

그림 21-2. Brucella 균의 형태. Gram염색 형태

3. 흑사병("Black Death", Plague)

페스트(plague)는 흑사병(Black Death)이라고 알려졌었다. 1346~1350년 유럽인구 1/4이 흑사병에 걸려 사망하였다.

1894년 홍콩에서 Yersin이 발견하여 이 병원체를 *Yersinia pestis*라고 명명하였다. 쥐벼룩 위장에서 페스트균이 증식하여 있다가 쥐벼룩이 흡혈 시 물린 교상부위에 페스트균이 혈관 내에 침투하여 소속림프절 종창과 출혈성 염증을 일으키는 선페스트(bubonic plague)와 다시 전신에 전파되어 패혈증을 일으키는 폐페스트(pnueumonic plague)가 있다. 폐페스트는 폐염증을 일으킨 환자로부터 페스트균이 함유된 비말이 기침, 재채기 시 객출되어 이것이 공기 전염 경로를 따라

표 21-3. 파상열(브루셀라증; Undulent Fever)

① *Brucella melitensis*는 점막, 피부찰과상 또는 저온살균 처리가 덜 된 우유를 섭취 시 체내로 들어온다.

② 세균은 림프관과 심장혈류로 들어가고 체내조직으로 운반된다.

③ 세균은 식세포에 의해 탐식되지만 소화되지 않고 세포 내에서 성장한다.

④ 감염은 다른 인체조직, 심장벨브, 신장, 뼈에서 증식된다.

⑤ 골수염은 빈번히 발생되는 심각한 합병증이다. 대부분 심내막염이 원인으로 사망한다.

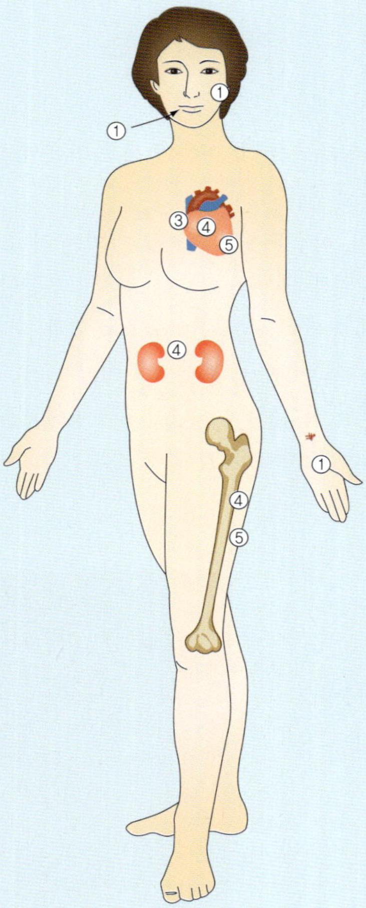

증 상 : 발열, 몸이 쑤시며 체중감소, 림프절의 비대, 비장비대. 치료 없이 사라지며 그런 다음 재발한다.

잠복기 : 보통 5~21일

병원체 : *Brucella melitensis*, 호기성, Gram 음성 소간균

병원성 : 병원체는 점막을 침투하고 심장, 신장 그리고 혈액과 림프 관계를 경유하여 체내의 다른 부분으로 운반된다. 그들은 대식작용에 대해 저항하고 이들의 세포 내에서 성장한다.

역 학 : 인간감염의 주 요인은 사육하는 동물이다. 질병은 큰사슴, 순록, 들소 같은 야생동물이나 도살업자, 농부, 수의사, 위험한 상태로 저온살균하지 않은 우유를 마신 경우 등을 통해 감염된다.

예방과 치료 : 동물의 질병을 박멸, 파스퇴르 처리된 우유와 그런 우유를 생산시 장갑과 마스크 착용으로 얼굴을 보호한다. 치료제는 rifampin을 함유한 tetracycline.

다른 사람에 감염된다(그림 21-3, 4, 표 21-4, 5).

사망률은 100%에 가깝다.

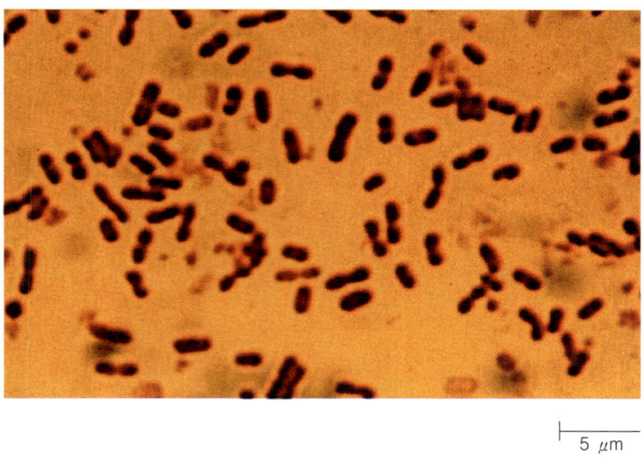

그림 21-3. *Yesinia pestis* 현미경 사진

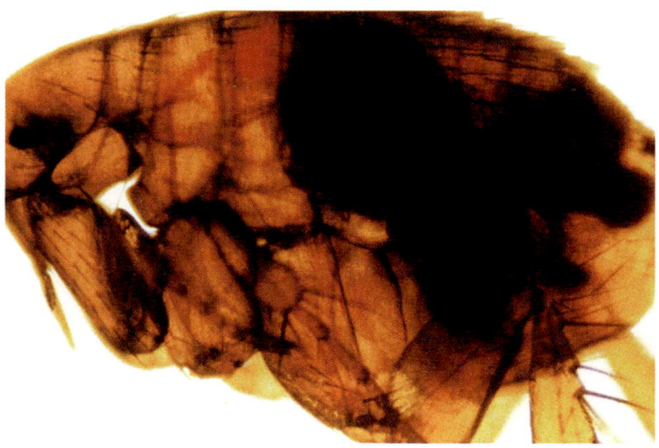

그림 21-4. *Yersinia pestis*를 매개하는 쥐벼룩

표 21-4. 페스트의 독력인자

인자	clone	활동
pla(protease)	9,5kbp 플라스미드	plasminogen 활성화시킴 ; 보체 C3b, C5a를 파괴
Yops(단백질)	72-kbp 플라스미드	식균작용을 방해하고 다른 기작에 의해 면역응답한다.
Fra 1	110-kbp 플라스미드	37℃에서 항 식세포성 협막을 형성.
PsaA(adhesin)	염색체	숙주세포에 부착하는 역할.
보체 저항성	염색체	활성화된 보체에 의해 용해되는 것에 대해 보호된다.
철습득	염색체	hemin과 다른 철-포함물질을 옮아맨다. 철 성분을 세포 내에 저장한다.

표 21-5. 흑사병("Black Death", Plague)

① 페스트병원균은 감염된 벼룩에 물리거나 벼룩의 배설물에 의해 감염된다.

② 세균은 국소적 림프절의 림프관으로 이동한다.

③ 식세포는 세균을 섭취하나 세포내 상태는 협막형성을 활성화하고 다른 유전자는 독성에 반응한다.

④ 독성이 강한 세균은 식세포를 파괴하고 가래톳을 형성하면서 림프절을 감염시켜 선페스트를 일으킨다.

⑤ 세균은 폐혈성 페스트를 일으키며 심장 혈류내로 옮겨준다.

⑥ 폐는 쉽게 감염될 수 있으며 전파율이 높고 치명적인 폐렴 페스트를 일으키며 감염된다.

⑦ 세균은 기침에 의해 비말로 공기중에 퍼진다.

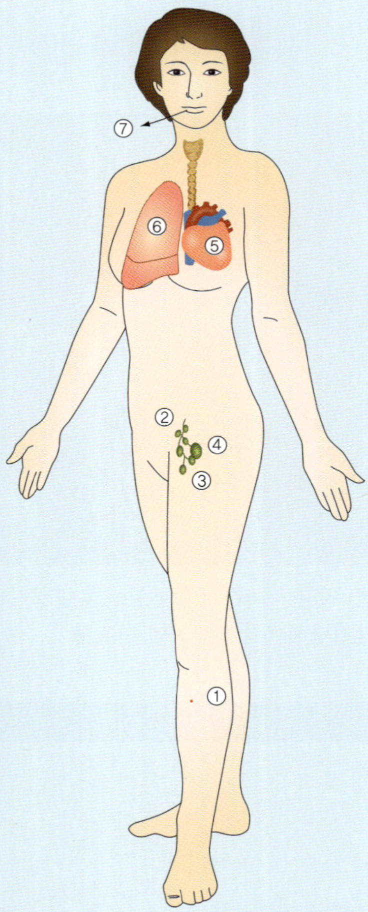

증 상 : 고열이 갑작스럽게 시작되고 림프절페스트(buboes) 부위의 림프절 비대, 피부출혈, 때때로 객혈

잠복기 : 보통 1~6일

병원체 : *Yersinia pestis*, 협막으로 싸인 장내세균으로 많은 플라스미드와 염색체에 독력인자를 가짐

병원성 : 감염된 벼룩에 물림으로 체내로 들어온다.
세균은 대식세포에 의해 포식된다.
세포내 환경은 세균이 협막을 형성하여 숙주에 부착할 수 있는 다양한 독성을 가지게 되고 대식작용과 면역작용에 저항할 수 있게 한다.

역 학 : 우리나라에서는 아직 발병된 적이 없다.
설치류와 다른 야생동물들의 기생하는 벼룩에 물려 발생하는 풍병.
특히 미 동부지역 애완동물에 의해 인간에게 전파되어진다.
벼룩에 의해 교상으로 감염되고, 페스트 환자의 기침으로 사람과 사람 사이의 전파가 가능하다.
전파의 시기에 독성이 가득하기 때문에 페스트 환자의 기침은 매우 위험하다.

예 방 : 백신은 짧은 기간 보호하기에 유용하다.
야생 설치류와 그들 서식지의 직접 접촉을 피한다.
살충제로 쥐를 구서한다.
즉시 진단하고 항세균제 치료는 치사율을 줄이기 위해 필요하다.

V. 림프절과 혈관벽계에 바이러스성 질환

(Viral Disease of the Lymphoid and blood Vascular System)

여러 종류에 바이러스가 혈관과 림프절에 침입하여 질병을 일으키는데 HIV(AIDS), Cytomegalovirus가 면역결핍된 사람에 감염되면 심각한 질병을 일으킨다.

전염성 단핵구증에 원인 바이러스, 황열 등은 순환하는 혈액 내에 침입하여 질병을 일으킨다.

1. 전염성 단핵구증

(Infectious Mononucleosis ; "mono", Kissig Disease)

1964년 Epstein과 Barr에 의해 종양조직에서 발견된 virus가 전염성 단핵구증을 일으키는데 EB virus (Epstein-Barr virus)가 병원체로서 서구에서는 젊은 남·여 15~24세에서 많이 나타난다. 발열, 인두염, 림프절, 종창, 간비종대, 간기능 장애 등으로 나타나는데 키스(Kiss)로 인해 타액으로 감염되기 때문에 키스병이라고도 한다(그림 21-5).

E-B virus가 감염되면 30~60일간의 잠복기를 거쳐 B 세포에 침입되어 지속감염을 일으켜 정상인에게도 타액에서 검출되는 경우가 많다. 증상은 발열, 인두염, 림프

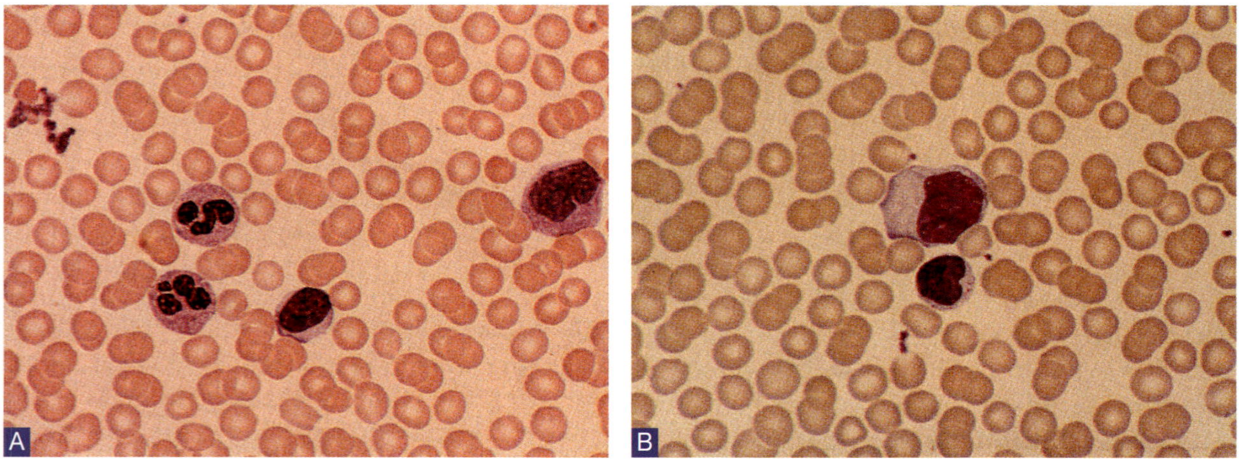

그림 21-5. 혈액 도말표본에서 전염성 단핵구증. (A) 정상인 사람의 말초혈액 도말검경에서 다형핵호중구백혈구, 림프구, 단구. (B) 전염성 단핵구증의 환자의 혈액 도말검경에서 비정상적인 림프구

표 21-6. 전염성 단핵구증(kissing disease)

증상	피로, 발열, 인후통증, 림프절 비대
잠복기	보통 1~2개월
병원체	Epstein-Bar virus, herpesvirus 과의 DNA 바이러스
병원성	인후와 타액관의 상피세포에서 감염이 생성된다. 그 후 B 림프구의 감염 : B 림프구와 T 림프구가 활성화된다. 비대된 비장으로의 출혈은 드물게 나타나지만 합병증은 심하다.
역학	타액에 의해 전파 ; 무증상의 타액 내의 바이러스의 방출이 일생동안 반복된다. 그 후에 개인 각각이 감염된다.
예방과 치료	타액에 있는 바이러스로 오염될 수 있는 칫솔과 술잔 같은 것들을 공동으로 사용하는 것을 피한다. 치료제는 보통 쓰여지는 것은 없다. 드물게 acyclovir가 유용한 경우도 있다.

절종창, 간비종대, 간기능장애 등을 나타낸다(표 21-6).

면역억제제를 투여한 환자에서 높은 빈도로 감염되어 바이러스가 검출된다.

성인의 80~90%가 EB virus에 대한 항체를 가지고 있다.

2. 황열(Yellow fever)

1902년 미국인 의사 Walter Reed가 병원체를 열대지방 숲속에 서식하는 *Aedes aegypti*라는 모기가 흡혈시 황열(yellow fever) 바이러스를 전파시키는 사실을 발견하여 황열 바이러스가 인간이 발견한 최초의 인간 바이러스로서 알려졌다.

중앙아메리카, 남미, 카리브 연안, 아프리카 등 지역이 유행 지역이며, 우리나라에서 검역전염병이다.

Aedes aegypti 모기에 물리면 3~6일간의 잠복기를 지나 증상은 발열, 두통, 식욕부진, 오심, 구토, 설사, 토혈, 하혈, 황달 및 신장염으로 단백뇨가 나타나며, 혼수상태가 되어 사망하게 된다. 사망률은 5~10%이다(표 21-7).

이 질병은 간의 손상을 입어 온몸이 황달을 일으켜 황열(yellow fever)이라고 부른다. 원인 바이러스를 황열 바이러스(Yellow fever virus)라고 명명하였다.

약독화 생백신을 접종함으로써 예방이 가능하다.

VI. 원충성 혈관 질환(Protozoan Blood Disease)

혈관과 림프절계통에 감염되는 원충은 말라리아(Malaria), 아프리카 수면병(*Tripanosoma brucei*) 질병이 전 세계적으로 분포되어 있는 질병이다.

1. 말라리아(Malaria)

말라리아(Malaria)는 *Plasmodium* 속 원충에 의한 급성 열성 전신감염증으로, 주기적 열발작이 전형적인 임상증상이며, 심한 경우에 황달, 응고불량, 간 및 심부전, 급성뇌염, 혼수로 진행될 수 있다.

말라리아 전파 매개체는 학질모기(*Anopheles* 모기)이며, *Plasmodium* 속 원충에 감염된 모기가 사람의 혈액을 흡혈할 때 전파된다. 잠복기는 보통 9~30일이다.

우리나라에서는 삼일열 원충(*Plasmodium vivax*)이 주로 발견되었으나 1979년에는 말라리아 박멸을 선언하기에 이르렀다. 그 후 말라리아 발생은 해외여행과 빈번한 국제 교류의 증가로 해외에서 열대열 원충에 걸려서 들어오는 사례가 1년에 10~30 예씩 보고되어 왔고, 1993년 7월 서부전선 휴전선 부근 현역군인이 발생한 이후 말라리아는 재유행이 시작되어 늘어나고 있다.

최근 들어 휴전선 일대에서 복무중인 군인과 전역한 예비군의 발생이 보고되고 있으며 전세계적으로 발생이 증가하는 추세이다(표 21-8).

표 21-7. 황열(Yellow fever)

증상	단지 두통과 발열을 일으킨다. 심한 경우 고열, 황달, 흑토증, 피부 내의 출혈
잠복기	보통 3~6일
병원체	황열 바이러스. 협막을 가진 flavivirus과의 단일가닥 RNA 바이러스이다.
병원성	바이러스는 감염된 모기에게 물린 장소에서 증식을 시작한다. 간과 혈류에 의해 체내를 통하여 전파된다. 바이러스는 간세포를 파괴하여 황달과 혈액응고 단백의 생산을 저해한다. 출혈과 심장의 활동력 감소는 혈액순환적 부전과 신장 쇠약의 결과를 초래한다.
역학	바이러스는 아프리카와 남아프리카와 아프리카 중앙지역 숲에 사는 영장목과 그들의 먹이인 모기 안에 존재한다.
예방과 치료	생백신이 효과적이다. 증명된 항바이러스 치료제는 없다.

감염 및 전파경로 : 질병의 전파 매개체는 학질모기(Anopheles 속)이며, 원충에 감염된 모기가 사람의 혈액을 흡혈할 때 전파된다.

말라리아 발생은 5월부터 증가하기 시작하여 8월에 정점을 보이며 10월까지 발생한다.

말라리아의 전파는 수혈이나 오염된 주사기 혹은 태반을 통해서도 가능하다.

온대기후 지역에서 발생은 수혈에 의한 말라리아 대부분은 *P. malariae*에 의한 것이나 최근에 수혈에 의한 *P. falciparum* 감염이 증가하고 있다. 마약 중독자들 사이에 주사기 공동 사용으로 집단 발생이 생길 수 있다. 잠복기는 보통 9~30일이다.

병원성 : 말라리아의 초기 증상은 막연한 불편감, 두통, 피로, 근육통, 발열 등 비특이적이므로 최근에 열대 지역을 여행한 경력이 있으면 말라리아를 의심할 필요가 있다.

갑작스러운 발열, 황달, 응고 불량, 간 및 신부전, 급성뇌병증과 혼수로 진행되기도 하며, 삼일열 말라리아는 불완전하게 치료하면 재발할 수 있다.

① 아노페레스 모기, 검은줄무니 모기가 흡혈 시 모기 타액 내에 있는 포자소체(sporozoite)가 모세혈관에 들어온다.

② 포자소체(sporozoite)는 감염 30분 이내에 간세포에 들어가 증식하면서 분열하여 수천 내지 수만

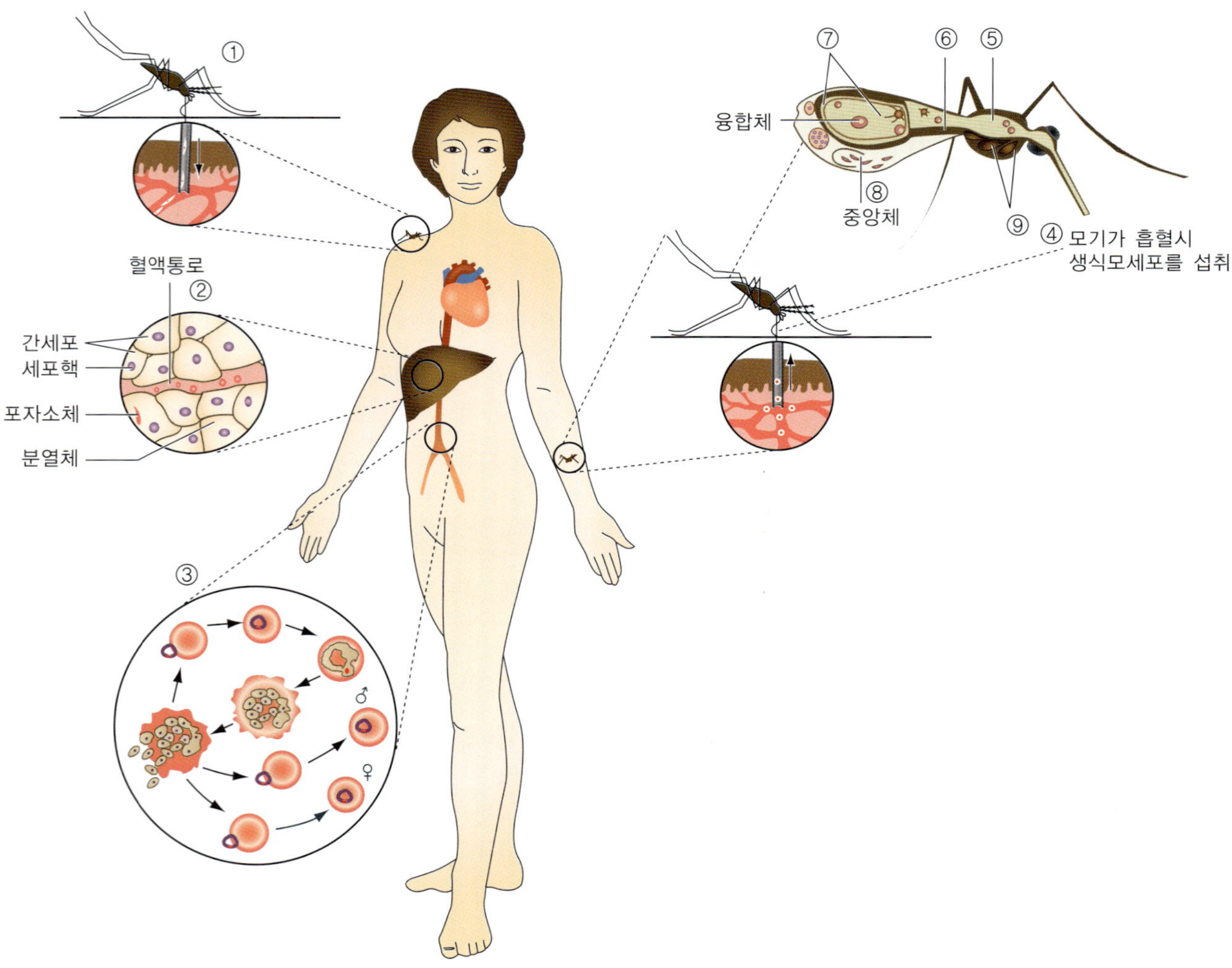

그림 21-6. 삼일열 말라리아(*Plasmodium vivax*)의 생활사

표 21–8. 말라리아(Malaria)

증상	오한과 격렬한 발작을 일으키며 발열과 정상열이 교대로 나타난다.
잠복기	종에 따라 차이가 있다. ; 6~37일
병원체	*Plasmodium* 속의 4종의 원충
병원성	세포파열, 발열의 원인인 원충을 방출한다. 감염된 적혈구세포는 각각 다른 세포와 모세관 벽에 접착한다. 관이 막히고 조직에 산소를 빼앗긴다. 많은 양의 이물질과 순환계로부터의 비정상적인 혈액세포를 제거하기 위해 비장이 비대해진다.
역학	감염된 환자를 물었던 학질모기에게 다시 물림으로 인해 사람과 사람으로 전파된다. 몇몇 각자의 유전적인 요인에 의해 감염을 저항한다.
예방과 치료	말라리아 발생지역에는 1주 정도 chloroquine의 약제를 투여한다.; 말라리아가 지난 후 prinaquine을 투여한다. 내성균주에는 또 다른 약제를 투여한다. 모기, 병원매개충의 제거; 살충제를 이용하여 수태된 모기를 박멸한다. 백신은 개발 단계에 있다. 치료제로는 같은 약제를 사용한다. 더욱이 내성균주에 대한 것은 이용 가능성에 따라 선택한다.

개의 분열소체(merozoite)로 분열하여 간세포가 터지면서 탈출하여 적혈구 내로 들어간다.

③ 분열소체(merozoite)가 적혈구 내에 들어가 발육하기 시작한 유약형 영양형 원충은 반지모양(ring form)을 형성한다. 반지형 발육이 계속 진행하여 아메바양 영양형으로 성숙하여 다시 미숙한 분열체, 완숙한 분열체가 된 후 분열소체가 되어 적혈구를 파괴한 후 다시 새로운 적혈구에 들어가 적혈구내 발육을 계속하고 일부는 생식모세포(gametocyte)를 형성하였다가 생식세포(gamete)로 되어 인체내 발육은 끝난다.

④ 모기 체내에서는 유성생식을 한다. 말라리아 환자의 피를 모기가 흡혈하면 피 속에 들어있는 분열체와 생식모세포(microgametocyte)가 모기 장내에 들어온다. 모기의 중장 내에서 분열체는 소화되지만 생식모세포(microgametocyte)가 성숙하여 macrogametocyte가 macrogamete가 되어 유성생식기(gametogony)가 된다.

⑤ 생식모세포 gametocyte는 장벽으로 침투하여 그곳에서 암 · 수 생식체가 결합하여 수정되어 융합체(zygote)가 되고

⑥ 다시 분열하여 포낭체(oocyst)로 되고 포낭체는 다시 포자낭(sporoblast)을 형성하며,

⑦ 그 속에는 많은 포자체(sporozoite)가 들어있다. 이시기를 포자생식기(sporogony)라고 한다.

⑧ 포자체는 포자낭을 파괴하고 장벽으로부터 모기 타액선(salivary gland)으로 이동 집결되어 있다가

⑨ 모기가 흡혈 시 다시 인체로 들어가 말라리아를 감염시킨다.

4 편
미생물학 각론

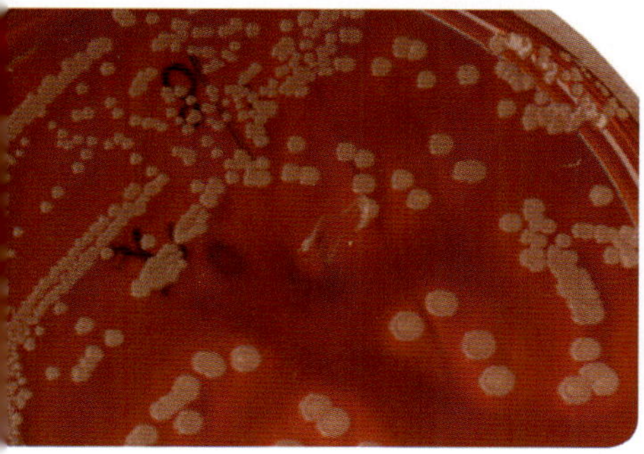

22장

Gram 양성 구균 (Gram Positive Cocci)

Gram 양성 구균에는 소구균 속(*Micrococcus*), 포도구균 속(*Staphylococcus*), 연쇄구균 속(*Streptococcus*), 장구균 속(*Enterococcus*), 페프토연쇄구균 속(*Peptostreptococcus*) 등이 있다. 이들 균속의 일부 균종들은 인간에 감염되어 화농성 염증과 각종 질병을 일으키는 병원균이 있다.

분류 : 포도구균 속에는 27개 균종이 있다. 그 중에서 인간에 흔히 감염되어 검출되는 균종은 다음과 같다.

A. 포도구균 속(*Genus Staphylococcus*)
황색포도구균(*Staphylococcus aureus*)
표피포도구균(*Staphylococcus epidermidis*)
부생성포도구균(*Staphylococcus saprophyticus*) 외 25종이 있다.

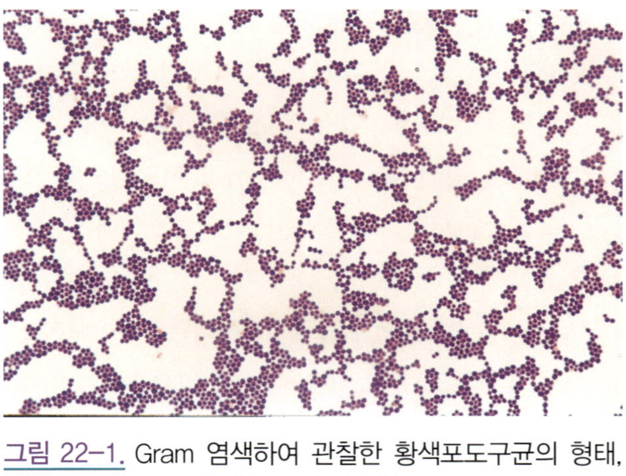

그림 22-1. Gram 염색하여 관찰한 황색포도구균의 형태, Gram 양성 포도송이구균

A. 포도구균 속(Genus *Staphylococcus*)

포도구균은 포도송이 모양의 불규칙한 배열을 형성한 Gram 양성 구균이며 인간에 화농성 염증, 농양, 패혈증, 식중독을 일으키는데 황색포도구균이 병원성이 강하며, 메치실린 내성 황색포도구균이 출현하여 치료에 어려움과 더불어 원내감염의 주요한 원인균이다.

1. 황색포도구균(*Staphylococcus aureus*)

1) 형태 및 배양

Gram 양성 구균이며 0.6~1.0μm 정도의 크기의 구형이고 포도송이 모양의 불규칙한 배열을 하고 있다(그림 22-1).

면양혈액한천배지(sheep blood agar)에 24~48시간 동안 배양하면 발육된 집락의 크기는 2~3mm 정도이다. 집락의 모양은 융기형이고, 집락 주위에 β-용혈(완

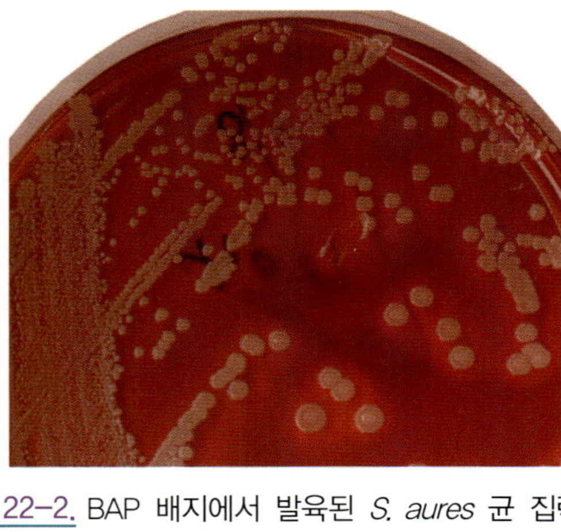

그림 22-2. BAP 배지에서 발육된 *S. aures* 균 집락회백색 집락주위에 β-용혈이 있다.

전용혈)을 일으키는 것과, β-용혈을 일으키지 않는 균도 있다(그림 22-2).

황색포도구균은 황색색소를 생성하여 연한 황색집락으로 자란다. 혈장응고효소시험 양성, DNase 시험 양성이다.

2) 병원성(pathogenicity)

혈장응고효소시험 양성 포도구균(Coagulase positive *Staphylococcus*)인 황색포도구균이 병원성이 강하여 다음과 같은 질병을 일으킨다.

(1) 혈장응고효소(coagulase) 생성 : 황색포도구균은 혈장응고효소를 분비하여 백혈구의 공격을 피하려고 혈관 내에 혈장을 응고시켜 혈전을 만들어 혈관 주위를 응고시킨다.

(2) 하이알우로니다제(hyaluronidase) 생성 : 하이알우로니다제를 분비하여 조직 깊이 파고들어 결체조직을 형성하여 상처를 확산(spreading)시킨다.

(3) 백혈구사멸독소(leukocidin) 생성 : 백혈구를 파괴하는 독소를 생성한다.

(4) 표피박탈독소(exfoliative toxin) 생성 : 표피박탈독소를 분비하여 심한 피부박탈을 일으켜, 피부박탈증후군(Staphylococcal scalded-skin syndrome ; SSSS)을 일으키는 독소로 이것을 엑스플리아틴(epidermolytic toxin 혹은 exfoliatin)이라 부른다.

(5) 독소성 쇼크 증후군 독소(toxic shock syndrome toxin-1, TSST-1) 생성 : 1978년 미국인 Todd가 발견하였다. 황색포도구균이 감염되어 발열, 발진, 혈압하강, 각종 장기에 장애를 일으키는 것을 포도구균성 쇼크 증상이라고 보고했다.1980년경 여성의 생리기간 중 월경처리용 탐폰(tampon)을 착용시 질(vaginal)내의 상재해 있는 황색포도구균(*S. aureus*)이 증식되면서 생성한 독소가 혈액으로 전파되어 고열, 구토, 설사 및 저혈압을 동반한 증상이 주로 젊은 여성에서 나타났다. 이 증후군의 원인 독소는 황색포도구균(*S. aureus*)의 enterotoxin F와 pyogenic exotoxin C에 의한 것으로 밝혀졌다.

(6) 장독소(enterotoxin)에 의한 식중독(food poisoning) 발생 : 황색포도구균이 식중독의 원인이 된다. 황색포도구균이 식품에 증식하면서 장독소를 생성하여 이 식품을 섭취 시 발생된다. 불량식품, 재고 유통 불량식품, 실온이나 그 이상의 부적절한 온도에 방치하거나 보관된 식품, 음식을 요리하는 사람의 손의 상처를 통해 눈, 종기, 얼굴 여드름, 피부에 감염된 포도구균이 손에 묻어 퍼진다. 음식을 조리할 때 음식에 들어가, 실온에 음식을 방치하면 균이 증식하면서 생성하는 장독소는 열에 파괴가 안 되고(heat stable), 소화 효소에도 내성을 가진다. 장독소가 생성된 음식을 섭취한 지 2~4시간 내에 장독소로 인하여 열은 없으면서, 오심(nausea), 심한 구토(severe vomiting), 설사(diarrhea), 심한 복통 등의 증세를 나타내지만 8시간 후면 자연 치유된다.

3) 질병(Disease)

(1) 피부 질환 : 모낭염(folliculitis), 부스럼(furuncles), 종창(carbuncles), 농가진(impetigo), 상처에 화농성 염증을 형성하며, 섬유소 용해

(2) 혈액 질환 : 혈액 내에 침투하여 악성종양, 간, 담도 질환, 신장질환 등의 기초 질환에 속발하여 패혈증(septicemia), 균혈증(bacteremia)을 일으키면서 고열이 발생된다. 골수염(osteomyelitis), 화농성 관절염(septic arthritis), 뇌막염, 수막염(meningitidis), 폐렴(pneumonia), 혈관내 혈장을 응고시켜 혈전증을 일으킨다.

(3) 요도 감염 : 요도에 감염 시 요도염(urethritis), 방광에 감염 시 방광염(cystitis)을 일으킨다.

(4) 식중독 : 식품에 황색포도구균이 오염되어 증식 시 장독소(entertoxin)를 생성하여 이 독소를 생

성한 음식을 섭취 시 식중독(food poisoning)을 일으킨다.

(5) 원내감염 : 병원입원환자에 감염의 주 원인이 되며 메치실린(methicillin) 내성 황색포도구균 감염 시 치료에 문제가 되고 있다.

4) 항균제 감수성

Penicillin 발견 이후 치료에 효과적으로 이용되었다. 차츰 penicillin계 항균제에 내성이 생기면서 β-lactamase를 생성하여 penicillin계 항균제에 내성을 갖는 균이 있으며, 최근에는 메치실린 내성 황색포도구균(methicillin resistant *Staphylococcus aureus* ; MRSA)이 나타나 치료에 어려움이 있다(그림 22–3. (A), (B)).

2. 표피포도구균(*Staphylococcus epidermidis*)

균의 형태는 황색포도구균과 비슷하다. 혈액한천배지에서 발육시 백색집락이고 β-용혈이 없다. 표피상재균이며 병원성은 미약이나 허약자, 노인 등의 기회감염을 일으킨다.

혈장응고효소시험 음성, DNase 시험 음성, 만니톨 비분해한다. 항균제에 감수성이다.

3. 부생성포도구균

(*Staphylococcus saprophyticus*)

균의 형태는 표피포도구균과 비슷하다. 혈액한천배지에서 발육 시 백색집락이고 β-용혈이 없다. 병원성은 미약하나 가끔 부인의 요도에 감염 시 요도염, 방광염의 원인이 된다.

혈장응고효소시험 음성, DNase 시험 음성, 만니톨 비분해, novobiocin 항생제에 내성이다.

B. 연쇄구균 속(Genus *Streptococcus*)

연쇄구균 중 β-용혈성연쇄구균은 인두염, 성홍열, 농가진, 비뇨기계 감염, 류마치스성열, 급성사구체신염, 류마치스성 심장질환을 일으킬 수 있다.

분류 : 연쇄구균 속에는 α-용혈성연쇄구균, β-용혈성연쇄구균, γ-용혈성 연쇄구균 등이 있다.

연쇄구균 속(Genus *Streptococcus*)
배타-용혈성연쇄구균(β-hemolytic *Streptococcus*)

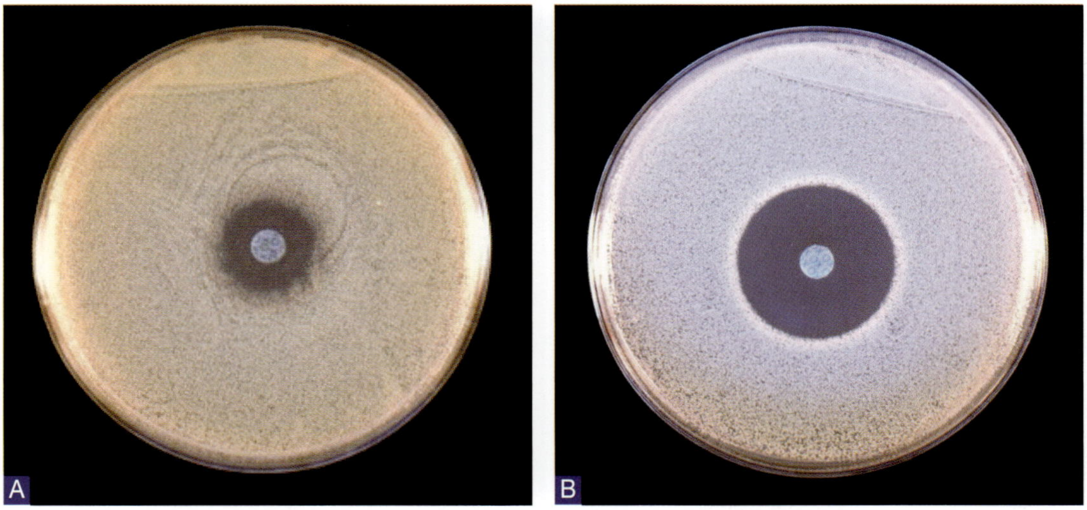

그림 22–3. (A) MRSA : Methicilline Resistant *Staphylococcus aureus* = Oxacillin resistant *Staphylococcus aureus*.
(B) MSSA : Methicilline Sensible *Staphylococcus aureus* = Oxacillin Sensible *Staphylococcus aureus*

1. A군 용혈성연쇄구균(*Streptococcus pyogenes*)
2. B군 용혈성연쇄구균(*Streptococcus agalactiae*)
3. C군 용혈성연쇄구균(*Streptococcus eqisimilis*) 등이 있다.

알파-용혈성 연쇄구균(α-hemolytic Streptococcus)
1. 폐렴쌍구균(*Streptococcus pneumoniae*)
2. 녹색연쇄구균(*Streptococcus viridance*)
3. 충치연쇄구균(*Streptococcus mutans*)
4. 젖산연쇄구균(*Streptococcus lactic*)
5. 타액연쇄구균(*Streptococcus salivarius*) 등이 있다.

1. A군 용혈성연쇄구균(*Streptococcus pyogenes*)

1) 형태 및 배양

Gram 양성 구균이며 0.5~1.0μm 크기의 세균이 염주처럼 연쇄 배열을 하고 있어 연쇄구균이라 한다(그림 22-4).

면양혈액한천배지에서 β-용혈을 일으키면서 발육을 하며 집락의 크기는 1~2mm 정도의 원형의 융기형의 집락이며, 집락주위의 용혈대가 넓다(그림 22-5).

Bacitracin A disc에 감수성이다.

2) 병원성

Bacitracin A disc에 감수성(억제대가 형성되면)인 A군 용혈성연쇄구균(*Streptococcus pyogenes*)이 병원성이 강하여 다음과 같은 질병을 일으킨다.

(1) 피부질환 : 발적독(erythrogenic toxin), 단독(erysipelas), 농가진(impetigo), 성홍열(scarlet fever)을 일으킨다.

(2) 호흡기질환 : 인두염(pharyngitis), 후두염(nasopharyngitis), 편도선염(tonsillitis)을 일으킨다.

(3) 혈액질환 : 혈액 침입 후 산욕열(puerpral fever), 아급성세균성 심내막염(subacute bacterial endocarditis : SBE), 급성 사구체 신염 또는 신장염(acute glomerulonephritis ; AGN), 류마티스열(rheumatic fever) 등의 질병을 일으킨다.

(4) 용혈독(streptolysin O) ASO 생성 : A군 용혈성 연쇄구균이 혈액 내에 증식하면서 Streptolysin "O" 용혈독을 생성하여 혈액 내에 A군균에 대한 항체가 생성되어 ASO 검사(Antistreptolysin O)로 연쇄구균 감염을 진단한다.

(5) 합병증 : 용혈성 연쇄구균 감염 후 합병증은 다음과 같다

① 급성사구체신염, 또는 신장염(AGN : acute glomerulonephritis)

주로 피부감염 후에 생기며, 급성으로 부종(edema)이 생기며, 핍뇨(oliguria)로 소변이 잘 안나오며, 단백뇨(proteinuria)가 나오고, 혈뇨(hematuria)가 나온다.

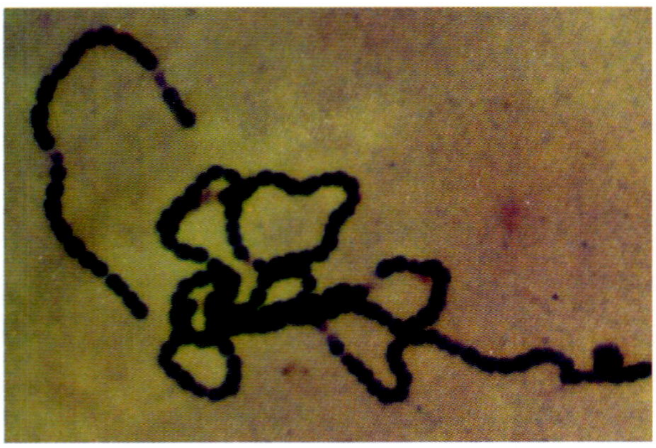

그림 22-4. Gram 염색하여 관찰한 A군 용혈성연쇄구균의 형태, Gram 양성 연쇄배열구균

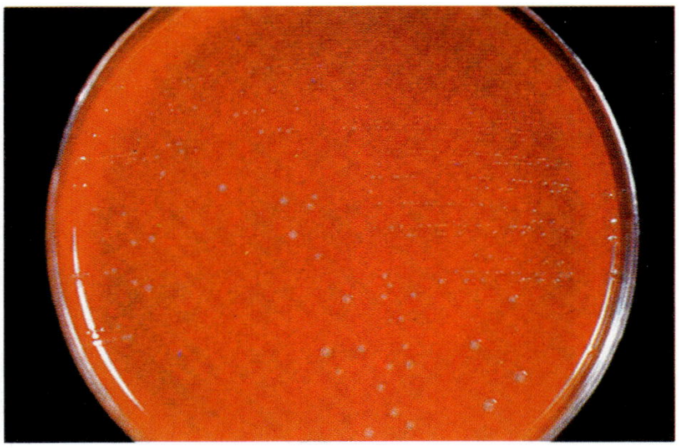

그림 22-5. BAP 배지에서 발육된 A군 β-용혈성연쇄구균. (*S. pyogenes*) 회백색 집락 주위에 β-용혈이 있다.

고혈압(hypertension) 증세가 보이고, 심부전증(congestive heart failure)을 일으키고, 유아나 아동에 경기(seizure)를 유발한다. 원인 기전은 면역복합형(immune complex type) 때문에 나타난다.

② 류마티스성열(rheumatic fever, 주로 rheumatic carditis)

A군 용혈성연쇄구균(*Streptococcus pyogenes*)이 호흡기감염(sore throat) 후에 다음과 같은 증상이 나타난다.

A. 주 증상(major manifestations)은 다음과 같다.

① 심장병(carditis) : 주로 심내막염, 심근염을 일으킨다.

② 다발성관절염(polyarthritis) : 이동성이며 여러 곳에 생김.

③ 무도병(chorea, 특히 Sydenham's chorea) : 비율동성, 불규칙성, 비예측성 증상,

④ 주변부 발적(erythema marginatum) : 임시적이며 이동성임, 몸통에 생김.

⑤ 피하결절(subcutaneous nodule) : 급성기에만 나타남.

B. 부 증상(minor manifestations)은 다음과 같다.

① 열(fever) : 고열이 난다.

② 관절통(arthralgia) : 관절에 통증을 일으킨다.

③ 과거에 류마티스성 열(rheumatic fever)나 류마티스성 심장병(rheumatic heart disease)을 앓은 병력이 있을 때

3) 항균제 감수성

연쇄상구균은 대체로 항생제에 잘 듣는다. Penicillin G, amoxicillin, erythromycin, lincomycin 등에 감수성이 있다.

2. B군 용혈성연쇄구균(*Streptococcus agalactiae*)

1) 성상

Gram 양성 연쇄상구균으로 0.5~1.0μm 크기이고 균의 형태와 집락의 모양, β-용혈성 등은 A군 용혈성연쇄구균(*Streptococcus pyogenes*)과 비슷하다.

여성의 질내에 상재하고 있으면서 출산 시 신생아에 감염되어 균혈증, 수막염, 폐렴 등을 일으키고 급속히 진행되면 예후가 나쁘고 성인에게는 심내막염, 폐렴, 요로 감염을 일으킨다.

젖소의 유방염의 원인균이 되기도 한다. 마뇨산을 가수분해하고 CAMP 시험 양성으로 균을 동정한다. API kit와 자동화 기기로 균을 동정한다. Penicillin, cephem제에 감수성이다.

3. 폐렴쌍구균(*Streptococcus pneumoniae*)

1) 형태 및 배양

Gram 양성 란셋형의 쌍구균이며 0.5~1.0μm 정도의 크기이다. 환자의 객담 속에 있는 균은 균체 주위에 협막을 형성하고 있어 병원성이 있다(그림 22-6).

면양혈액한천배지에서 발육 시 적혈구를 부분적으로 용혈하여 α-용혈(녹색)을 집락 주위에 형성한다.

Optochin disc에 감수성이며, 담즙에 용해된다(그림 22-7).

2) 병원성

Optochin disc에 감수성이고, 담즙(bile)에 용해되고, 협막을 가진균이 독력이 강하여 병원성이 있다. 폐렴구균이 호흡기계에 감염되면 폐렴(pneumonia), 중이염(otitis media), 뇌막염 · 수막염(meningitis), 복막염(peritonitis) 등을 일으킨다.

3) 항균제 감수성

Penicillin, cephalosporin 등에 감수성이 있다.

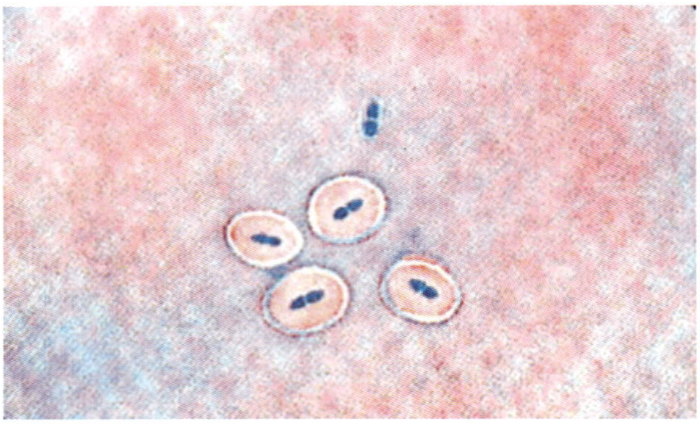

그림 22-6. Gram 염색하여 관찰한 폐렴쌍구균의 형태(균체주위협막) Gram 양성 란셋형쌍구균

4. 충치 연쇄구균(*Streptococcus mutant*)

성상

Gram 양성 구균이며 0.6~1.2μm 크기이며 원형의 세균이 염주처럼 연쇄를 이룬 배열을 하고 있어 연쇄구균이라 한다(그림 22-2 참조).

면양혈액한천배지에서 발육 시 적혈구를 부분적으로 용혈하여 α-용혈(녹색)을 집락 주위에 형성한다. 이 균은 충치의 원인균이다.

비교적 항균제에 감수성이며 Penicillin, cephalosporin 등에 감수성이 있다.

C. 장구균 속(Genus Enteroccoccus)

사람의 장관 내에 상재균이다. 장관 이외의 다른 기관에 침입 시 여러 질병을 일으킨다.

분류 : 현재 12종의 균종이 있으며 다음의 균종이 사람에서 자주 검출되며 병원성이 있다.

장구균 속(*Genus Enteroccoccus*)
Enterococcus faecalis
Enterococcus faecium
Enterococcus avium 등 외 9종이 있다.

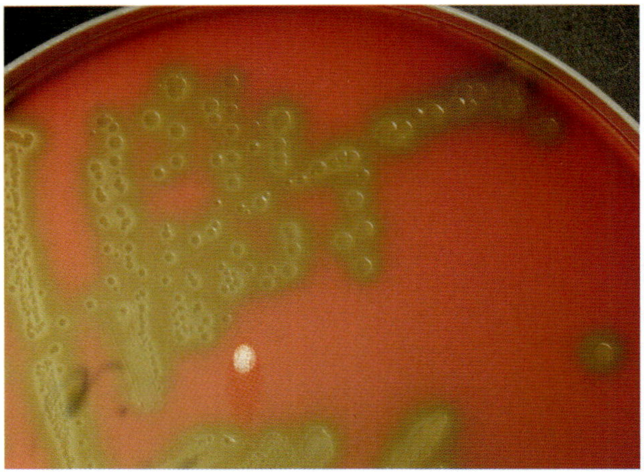

그림 22-7. BAP 배지에서 발육된 *S. pneumoniae*균 집락

1. 훼카리스 장구균(*Enterococcus faecalis*)

1) 형태 및 배양

Gram 양성 구균이고 0.6~1.2μm 크기의 원형의 세균이 짧은 연쇄를 이룬 배열을 하고 있다(그림 22-8).

혈액한천배지에 발육 시 집락은 α-용혈, β-용혈, γ-용혈을 나타내는 균종도 있는데 용혈이 없는 회백색의 집락의 균종이 대부분 검출이 된다(그림 22-9).

6.5% NaCl 육즙배지에서 발육되며, 60℃에 30분간 가온한 후 배양하면 발육이 되고, Bile esculin을 가수분해한다.

2) 병원성

장관에 흔히 분포되어 있으나 장내에서는 비병원성이며 장관 이외의 다른 기관에 침입 시 여러 질병을 일으킨다. *Enterococcus faecalis*는 요도계통 감염증(urinary tract infection), 심내막염증(endocarditis)을 일으킨다.

3) 항균제 감수성

Penicillin, cephalosporin 등에 내성이다. 1980년부터 vancomycin 항균제에 내성을 갖는 균이 나타나 원내감염에 주목을 받고 있어 반코마이신내성장구균(VRE; Vancomycin Resistant Enteroccocci) 감염 시 치료에 어려운 문제가 되고 있다.

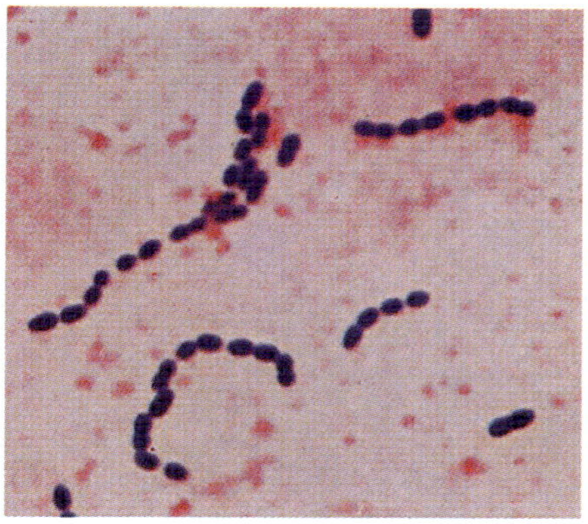

그림 22-8. Gram 염색하여 관찰한 장구균의 형태, Gram 양성 짧은 연쇄모양구균

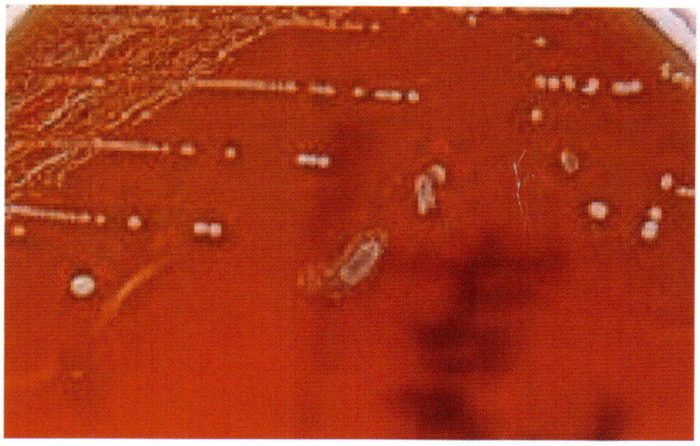

그림 22-9. BAP 배지에서 발육된 *E. feacalis* 균 집락 회백색 집락이며 용혈이 집락 주위에 없다.

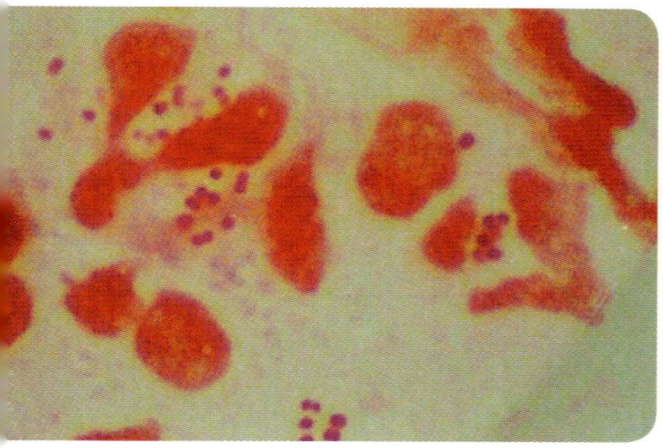

23장

Gram 음성 구균 (Gram Negative Cocci)

Gram 음성 구균에는 *Neisseria* 속, *Moraxella* 속, *Veillonella* 속, *Acidaminococcus* 속, *Megasphaera* 속 등의 5균 속이 있으며 *Neisseria* 속이 병원성이다.

A. 나이세리아 속(Genus *Neisseria*)

분류 : *Neisseria* 속에는 여러 종류의 균이 있으나 임균과 수막염균이 병원성이 있다.

A. 나이세리아 속(Genus *Neisseria*)
1. 임균(*Neisseria gonorrhoeae*)
2. 수막염균(*Neisseria meningitidis*)
3. *Neisseria lactamica*
4. *Neisseria sica*
5. *Neisseria subflara*
6. *Neisseria mucosa*
7. *Neisseria flavescens*

B. 몰라세라 속(Genus Moraxella)
Moraxella catarrhalis

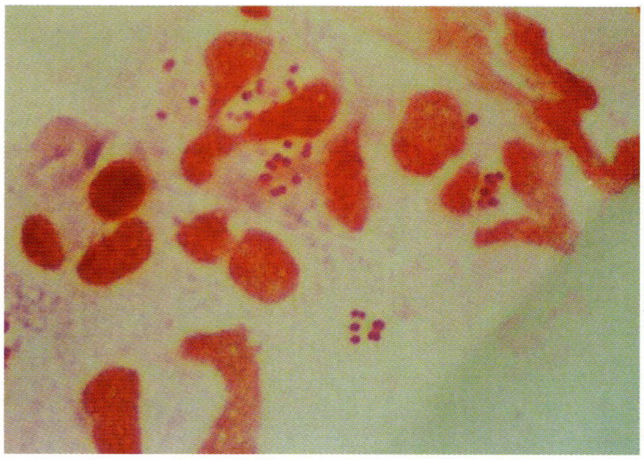

그림 23-1. 요도의 화농을 그람 염색하여 관찰한 임균의 형태, Gram 음성 쌍구균

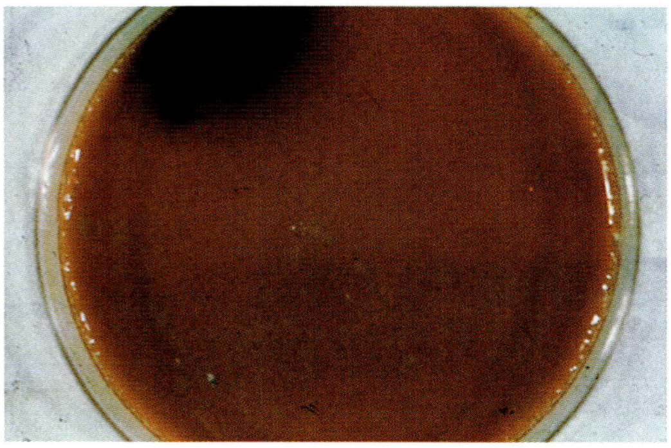

그림 23-2. T-M 배지에서 발육된 *Neisseria gonorrhoeae* 균 집락

1. 임균(*Neisseria gonorrhoeae*)

1) 형태 및 배양

임균은 Gram 음성 쌍구균이고 0.6~10μm 정도의 크기로 마주보고 있는 신장(kidney, 콩팥) 모양, 커피열매(coffee bean) 모양의 쌍구균의 배열을 하고 있다(그림 23-1).

특히 남성 요도의 화농과 여성의 질내의 화농을 Gram 염색을 하여 현미경으로 관찰을 하면 수많은 다형핵백혈구 내 탐식된 쌍구균이 보이거나 다형핵백혈구 외 쌍구균이 관찰된다.

초콜릿한천배지와 Thayer Martin 한천배지에 배양시 이산화탄소(CO_2) 5~10% 조건으로 35~37℃의 온도에서 24~48시간 배양을 하면 회백색 1~2mm 크기의 집락으로 발육된다(그림 23-2).

포도당을 넣은 CTA(cystine trypticase agar) 배지에서 포도당을 분해하는 특징이 있다.

2) 병원성

임균은 균체 주위에 섬모(pili)를 가지고 있어 이균을 보유하고 있는 남・여가 성교시 요도, 질, 상피점막에 부착하여 요도협착(urethral stricture), 요도염(urethritis), 전립선염(prostatitis), 부고환염(epididymitis), 질염(vaginalitis), 자궁내막염(endometritis), 난관염(salpingitis), 골반염(PID; pelvic inflammatory disease), 신생아 결막염(ophthalmia nenatorum) 등의 화농성 질환을 일으킨다. 임균에 의해 요도나 질에서 화농이 배출되는 것을 임질(gonorrhoea)이라 하며 성병 중의 하나로 취급되고 있다.

3) 항균제 감수성

경구로 amoxicillin, ampicillin을 투여하면 신장에서 배설을 억제한다. Procaine penicillin G 주사액을 근육 주사한다.

Penicillin을 많이 사용하다 보니 penicillin 내성균(penicillinase 생성 : PPNG-penicillinase producing *Neisseria gonorrhoeae*)이 15% 정도 출현하여 치료의 문제가 되고있다.

2. 수막염균(*Neisseria meningitidis = Meningococcus*)

1) 형태 및 배양

Gram 음성 쌍구균으로 0.5~1.0μm 정도의 크기이며 척수액 도말한 Gram 염색 표본에서 다형핵백혈구 내 신장형 모양의 쌍구균을 탐식하고 탐식이 안 된것은 다형핵백혈구 밖에 분포되어 있다. 호중구백혈구에 탐식된 쌍구균의 수는 임균보다 적게 나타난다(그림 23-3).

수막염 환자의 수액을 초콜릿한천배지와 Thayer Martin 한천배지에 배양 시 이산화탄소(CO_2) 5~10% 조건으로 35~37℃ 온도에서 24~48시간 배양을 하면 2~3mm 크기의 집락으로 발육된다(그림 23-4).

CTA(cystine trypticase agar)에 포도당과 맥아당 배지에서 포도당, 맥아당을 분해하는 특징이 있다.

2) 병원성

10세 이하의 소아 호흡기 상기도에 감염 후 인두염(pharyngitis)과 함께 갑자기 열이 나면서 심한 두통, 구역질, 구토, 허탈상태(collapse), 전신쇠약(prostration), 신경쇠약(nervous prostration), 저혈압(hypotension), 수막염 균혈증(meningococemia)으로 순환부전으로 전신성 혈관내 응고증(DIC; disseminated intravascular coagulation)과 피부 점상출혈(petechial eruption), 반상출혈(ecchymosis), 중추신경(central nervous) 손상으로 난청이 나타나는 법정 2군에 속하는 질병이다.

수막염 균혈증일 경우 혈액 내에 균이 증식하면서 균혈증(bacteremia), 패혈증(septicemia)을 일으켜 중추신경 가까운 곳인 뇌막의 척수액(CSF;cerebral spinal fluid)에서 잘 자란다.

수막염균이 부신피질(adrenal cotex) 혈관을 파괴시켜 출혈이 되면서 호르몬 분비가 안되어서 열이 나면서 저혈압 순환 허탈상태와 혼수상태로 사망하게 된다.

3) 항균제 감수성 및 치료

Penicillin제가 선택적으로 쓰이며 가장 효과가 있다.

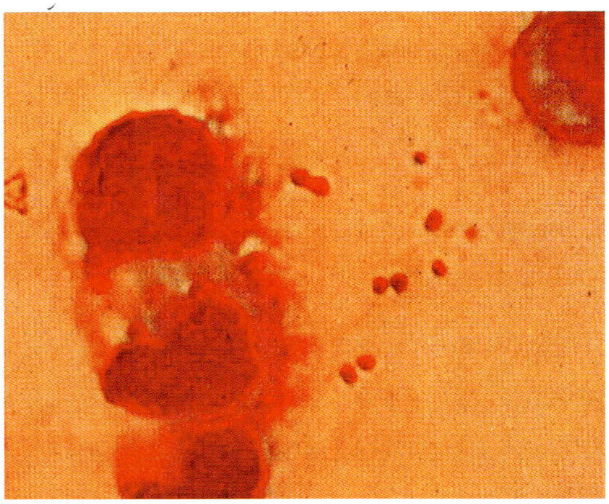

그림 23-3. 수막염 환자의 뇌척수액을 Gram 염색하여 관찰한 수막염균의 형태, Gram 음성쌍구균

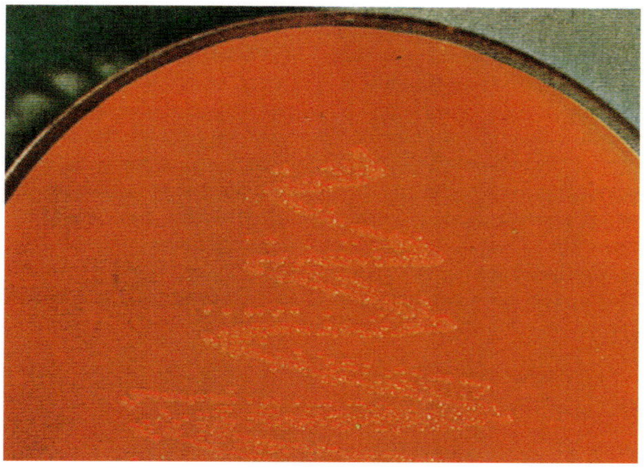

그림 23-4. Chocolate agar 배지에서 발육된 *Neisseria meningitidis*균 집락

Penicillin에 부작용이 있는 경우에는 chloramphenicol을 사용하며 tetracycline, erythromycin도 치료제로 이용된다. Sulfa제에도 감수성이지만 내성률이 높다.

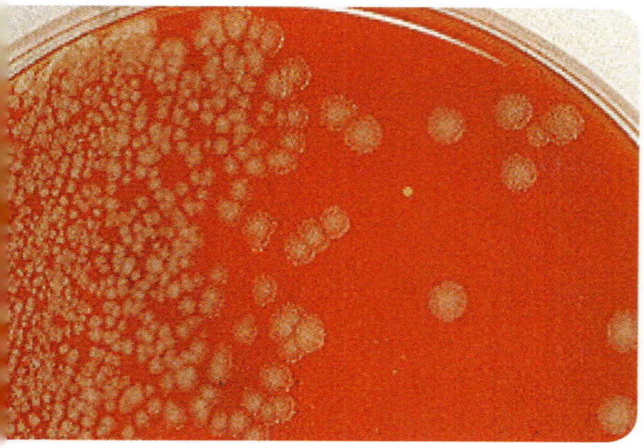

24장 Gram 양성 간균(호기성) (Gram Positive Bacilli, Aerobic)

I. Gram 양성 호기성 유아포 간균

아포(spore)를 만드는 간균 중 의학적으로 중요한 것은 *Bacillus* 속과 *Clostridium* 속의 두균 속이 있다. *Clostridium* 속은 혐기성에서 설명을 한다.

분류
A. 바실러스 속(*Genus Bacillus*)
1. *Bacillus anthracis*(탄저균)
2. *Bacillus cereus*(세레우스식중독균)
3. *Bacullus subtilis*(고초균)

A. *Bacillus* 속

1. 탄저균(*Bacillus anthracis*)

1) 형태 및 배양

탄저균은 Gram 양성 간균으로 1.0~1.5×3.0~5.0μm의 비교적 큰 간균이다. 조기 배양된 균은 연쇄를 이루어 대나무 마디 모양 간균(bamboo-like bacilli)처럼 보이지만 생체 내에서는 연쇄를 이루는 일이 드물다(그림 24-1).

균체가 공기중에 노출되어 환경조건이 나빠질 때 균체 중앙에 아포(central spore)를 형성한다.

면양혈액한천배지에 호기성 배양시 집락은 3~5mm 크기이며 용혈성이 없으며 회백색의 불투명하고 건조하고 편평하고 거칠다(그림 24-2).

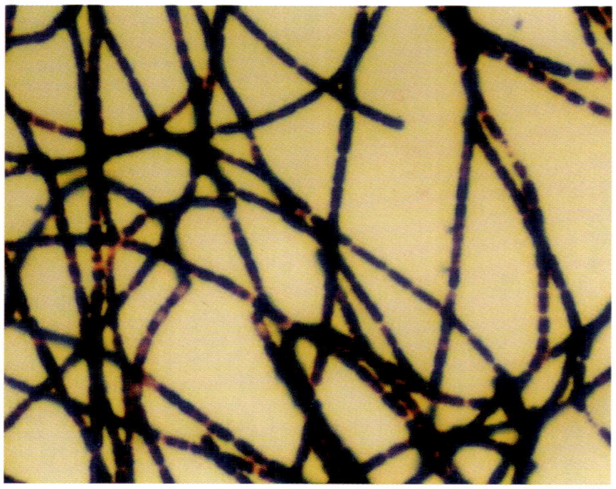

그림 24-1. Gram 염색하여 관찰한 탄저균의 형태, 대나무 마디 모양 Gram 양성 간균

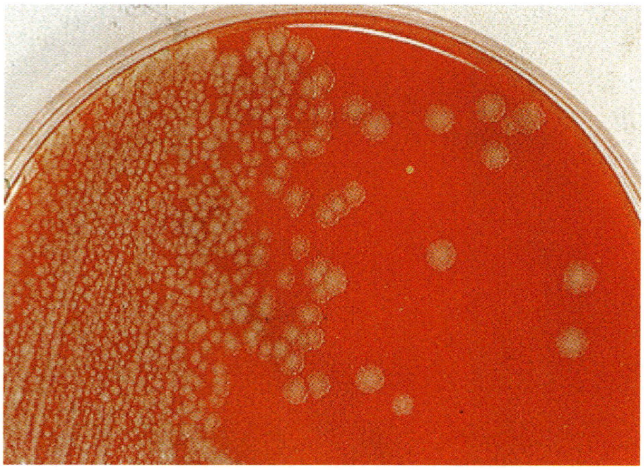

그림 24-2. BAP 배지에서 발육된 *Bacillus anthracis* 균집락 회백색의 건조한 집락

2) 병원성

원래 소, 말, 염소 등 가축의 탄저병의 질환이다. 면양과 소가 잘 걸리는데 감염은 오염된 사료를 먹은 가축의 장내에서 아포가 영양형으로 되어 혈액중에 들어가 급속히 균이 증식되어 패혈증을 일으켜 가축이 사망하게 된다.

사람은 탄저병으로 죽은 가축을 생식하거나 창상부위에서 경피적으로 감염되어 국소에 악성 농포가 생기고 다시 혈중으로 들어가 패혈증을 일으킨다. 혈액은 암흑색이 되고 비장이 종대된다.

공기중의 아포가 호흡에 의해 흡입되어 폐탄저가 되거나, 음식물과 함께 다량의 아포가 소장으로 들어가서 장탄저가 되거나, 피부 상처에 감염되어 피부탄저를 일으키는 것을 악성 농포라고 한다.

3) 항균제 감수성 및 치료

Penicillin, tetracyclin, erthromycin, clindamycin, ciproflaxin 등의 항생물질에 감수성이다.

동물 감염 예방에 생균 백신이 이용되나, 사람에게는 이용되지 않는다.

피부탄저병인 경우 상처를 I & D를 실시한다.

2. 세레우스 식중독균(*Bacillus cereus*)

1) 형태 및 배양

Gram 양성의 대간균이다. 양단은 직각이며 중앙성의 아포를 만든다. 주모성 편모를 가지며 운동성이다(그림 24-3).

면양혈액한천배지에 발육된 집락은 β-용혈성을 나타내며 Phenol red yolk polymixin agar에서 30℃, 4시간 배양하면 lecithinase가 양성이면 집락 주변에 유백색의 띠가 나타난다(그림 24-4).

2) 병원성

토양이나 수중, 공중 또는 식물 표면 등 자연계에 널리 분포한다 일반적으로 비병원성균이지만 식중독을 일으키는 균이다. 잠복기는 짧고 예후는 좋다. 때로는 심내막염, 패혈증, 화농성 질환을 일으킨다.

3. 고초균(*Bacillus subtilis*)

자연계에 널리 분포하고 있는 비병원성 균이다.

Gram 양성 간균이며 아포와 편모를 소유하며 BAP 배지에서 β-용혈을 집락 주위에 형성한다.

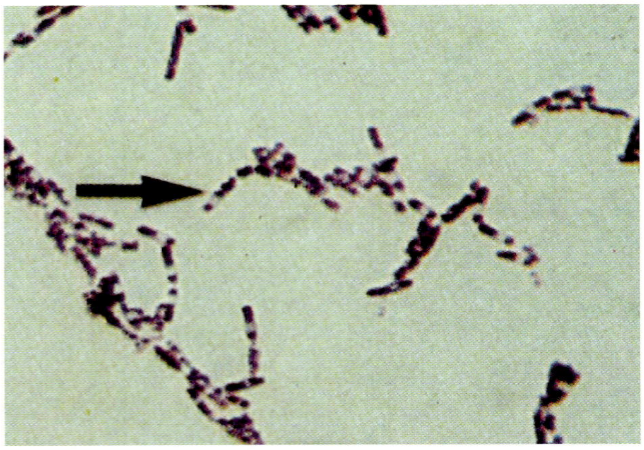

그림 24-3. Gram 염색하여 관찰한 *Bacillus cereus*균의 형태, Gram 양성간균포자형성

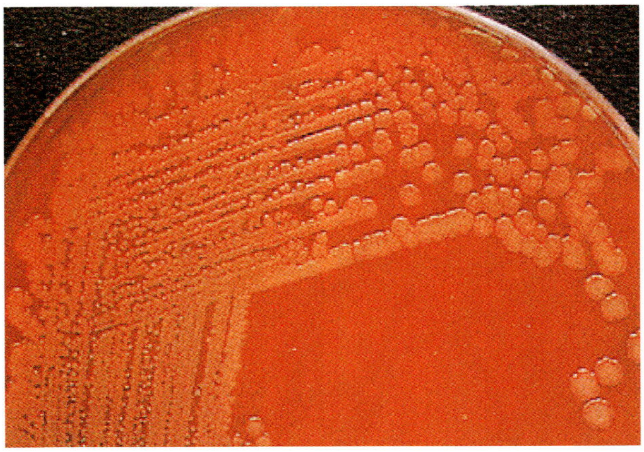

그림 24-4. BAP 배지에서 발육된 *Bacillus cereus*균 집락 회백색의 집락

Ⅱ. Gram 양성 호기성 무아포 간균

분류
A. 코리네박테리움 속(*Genus Corynebacterium*)
디프테리아균(*Corynebacterium diphtheriae*)
B. 리스테리아 속 (*Genus Listeria*)
리스테리아균(*Listeria monocytogenes*)
C. 노카르디아 속(*Genus Nocardia*)
Nocardia asteroides
D. 방선균 속(*Genus Actinomyces*)
Actinomyces israelii

A. *Corynebacterium* 속

1. 디프테리아균(*Corynebacterium diphtheriae*)

1) 형태 및 배양

아동의 편도, 인두, 후두, 기관의 회백색 위점막을 채취하여 Gram 염색한 균의 형태는 Gram 양성 간균으로 크기는 0.3~0.8×1.0~8.0μm이고 균의 배열은 특이하여 V, W, Y자 또는 중국문자(chinese letter like bacilli)모양, 곤봉 모양(club shaped) 또는 야구방망이 모양이다.

Albert's 염색, Neisser's 염색 등을 하면 곤봉 모양의 균체에 구슬과 같은 형태의 이염소(metachromatic granules)가 균체 양단 또는 중앙 부분에 있는 것이 특징이다(그림 24–5). Loeffler serum 배지에 회백색 집락으로 발육된다(그림 24–6).

2) 병원성

디프테리아 걸린 환자나 보균자의 호흡기에서 비말된 균이 유아나 아동의 편도, 인두, 후두, 기관의 점막을 침범하여 회백색의 위막을 만든다. 국소적으로 증식하며 균이 혈중에 들어가는 일은 없다. 국소에 대량의 디프테리아 외독소(exotoxin)를 생성하고, 이 독소가 전신적으로 퍼져 중독증을 일으킨다. 독소는 말초신경과 친화성이 있어 연구개 마비, 안근 마비, 심장의 자극 전도계에 장애를 일으키는 제1군(종) 법정전염병이며. 치료의 시기를 놓치면 사망하게 된다.

외독소(exotoxin)는 사람의 세포의 단백합성을 억제하고 세포괴사(necrosis)를 일으켜 심장 근육에 마비를 일으키고, 말초신경장애(neurotoxicity)를 초래한다.

균형에서는 gravis형이 가장 중증이고 mitis형이 경증이라 하지만, 균형에 따른 명확한 증상은 없다. 비말감염을 일으킨다.

3) 항균제 감수성

Penicillin, erythromycin, tetracycline, rifampin, clindamycin, amoxicillin 등 많은 항생물질에 감수성이다. 감염 초기에는 세균의 증식을 억제하므로 유효하

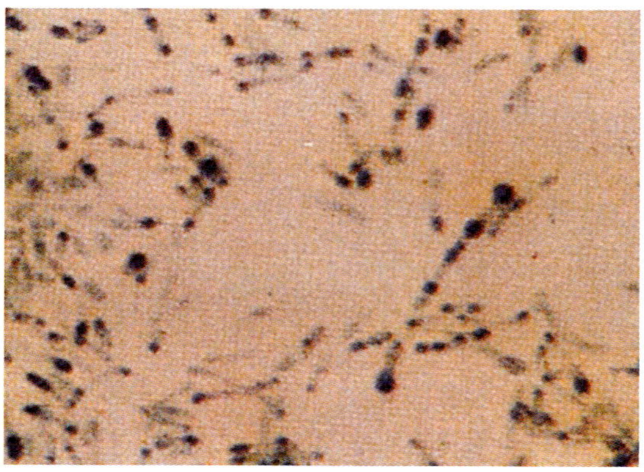

그림 24–5. 위점막을 Albert's 염색하여 관찰한 디프테리아 균의 이염소체 형태

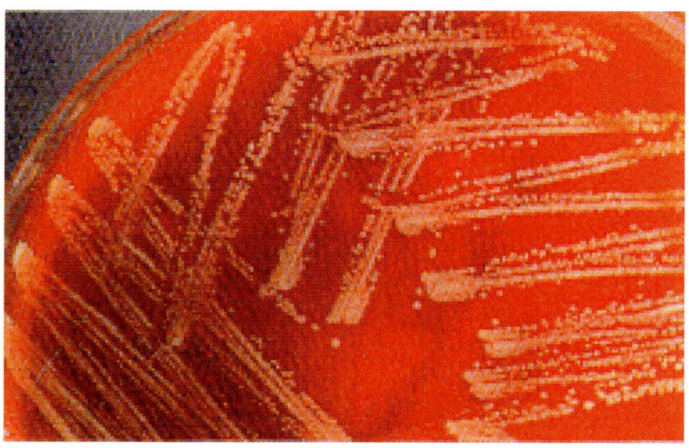

그림 24–6. BAP 배지에서 발육된 *C. diphtheriae* 균 gravis형 집락

지만 생성된 독소에는 별로 효과가 없다.

임상 소견상 디프테리아 증상이 있으면 제일 먼저 해야 할 치료는 항독소(antitoxin) 투여이다. 그 다음은 항생제를 투약하여 디프테리아 독소 생산균을 억제하는 것이다.

4) 예방법

독소에 대한 혈청요법이 있으며 항독소 혈청에 의해 독소를 중화시킨다. 디프테리아 독소에 의한 예방접종이 행해진다. 한번 디프테리아에 걸리면 평생 면역이 된다.

디프테리아 항독소는 태반을 통해 모체로부터 태아에 이행하고 생후 3~5개월의 영아는 항체를 가지고 있다. 따라서 디프테리아 예방접종은 DPT 백신을 생후 6개월 이후에 한다.

디프테리아 독소에 대한 항체가 있는지 없는지 조사하는 방법에 Shick test가 있다.

B. *Listeria* 속

1. 리스테리아균(*Listeria monocytogenes*)

1) 형태 및 배양

Gram 양성 간균으로 2~3×0.5μm의 크기이다.

20℃~25℃ 배양에서 4개 이하의 편모를 가지며 운동성이 활발하다. 아포와 협막은 없다(그림 24-7).

면양혈액한천배지에 발육된 집락은 β-용혈을 일으키고 집락의 크기는 1~2mm 정도이고 원형의 융기형의 집락이다. 실온에서 운동성이 활발하다.(그림 24-8)

2) 병원성

양, 소, 돼지 등 많은 동물에 자연감염을 일으킨다. 사람에게는 수막염이 가장 많고 다음으로는 뇌염, 패혈증이다. 임신한 부인의 자궁내 감염은 태아 패혈증, 유산, 신생아 사망의 원인이 된다.

이 병은 반수 이상이 신생아 및 5세 미만의 소아에서 발병된다. 성인에는 면역능이 저하한 혈액질환, 악성 림프종 등에 발증한다. 이 균은 세포내 기생성이 강하다. 기회감염균으로서 중요하다.

3) 항균제 감수성

Tetracycline, ampicillin, gentamicin, macrolide제에 감수성이다. 임상적으로는 ampicillin, tetracycline이 유효하다. Penicillin G와 chloramphenicol의 치료 효과는 낮다.

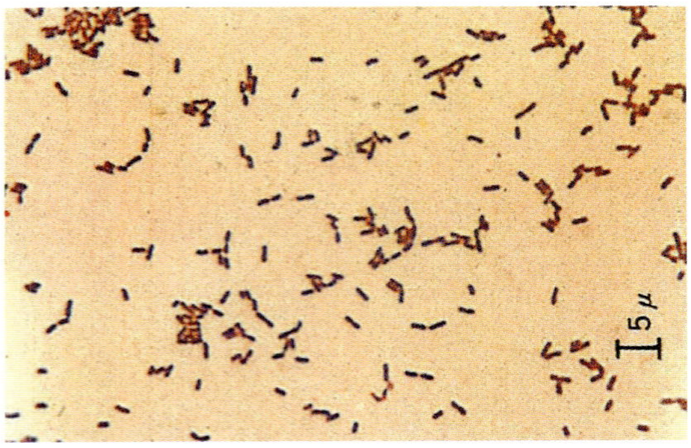

그림 24-7. Gram 염색하여 관찰한 *Listeria monocytogenes* 균의 형태 Gram 양성간균

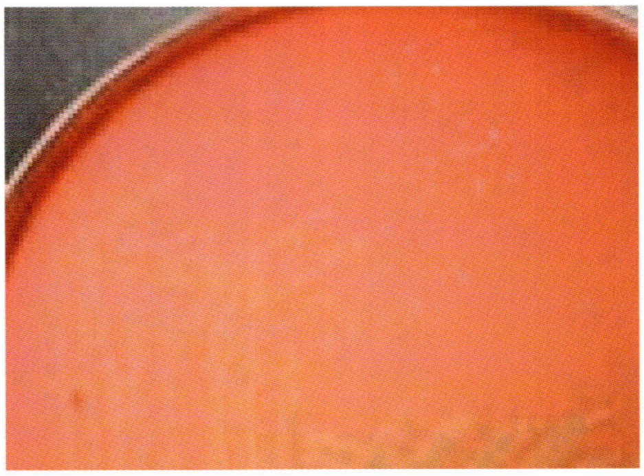

그림 24-8. BAP 배지에서 약한 β-용혈의 *L. monocytogenes* 균 집락

C. *Nocardia* 속

1. 노카르디아균(*Nocardia asteroides*)

1) 형태 및 배양

Gram 양성 분지가 있는 필라멘트상의 간균이다. 약항산성으로 Ziehl-Neelsen's 염색 과정에서 0.5~1% 황산으로 탈색하면 탈색이 안되어 적색으로 염색된다(그림 24-9). 면양혈액한천배지와 Sabouraud dextrose agar에 발육된다.(그림 24-10).

2) 병원성

토양 중에 널리 분포되어 있다. 사람은 기도를 통하여 흡입되어 폐렴, 폐농양, 농흉 등의 폐병변을 일으킨다. 면역 억제제의 치료를 받고 있는 환자, 면역 부전증의 환자에 발증하는 일이 많다. 2차적으로 균혈증을 일으키고 뇌농양, 신농양 등의 전신성 nocardiosis를 일으킨다. 외상 부위로 들어와 mycetoma를 형성한다.

*N. asteroides, N. brasiliensis, N. caviae*가 감염균이 되는 일이 많다. 기회감염균이다.

3) 항균제 감수성 및 치료

Sulfa제, ST 합성제, minocycline에 감수성이 있고 치료에 이용된다. 대부분의 Nocardias는 β-lactamase를 생성한다.

D. *Actinomyces*속(방선균속)

1. 방선균(*Actinomyces israelii*)

1) 형태 및 배양

Gram 양성 분지형 간균이지만 비항산성이며 분지되어 균사를 만든다. 미호기성 내지 편성혐기성이다. 주로 편성혐기성으로 취급되는 경우가 많다(그림 24-11).

Thioglycollate broth에 혐기성으로 발육된다. BAP 배지에 혐기성으로 발육 시 1mm 정도의 작은 회백색 집락으로 자란다(그림 24-12).

2) 병원성

사람에게 병원성인 것은 *A. israelii* 뿐이고 *A. bovis*는 소에게 actinomycosis를 일으킨다. 방선균증은 만성 화농성 육아종성의 염증성 질환이다. 안면경부 방선균증, 흉부 방선균증(폐화농증, 농흉 등), 복부 방선균증(복막염, 충수염, 농양 등)이다.

농 속에 유황 과립상의 균괴(druse)와 다수의 백혈구가 있다. 흔히 다른 세균과 혼합감염을 일으킨다. 이 균은 penicillin 감수성이기 때문에 근년에는 감염예의 보고가 적어졌다.

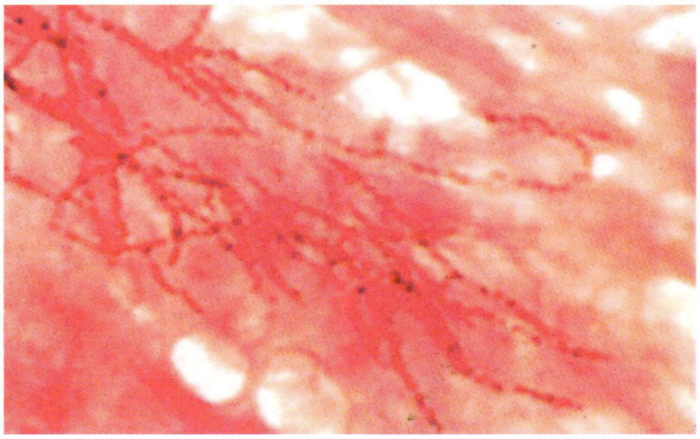

그림 24-9. Ziehl-Neelsen's 염색하여 관찰한 *Nocardia asteroides* 균의 형태 약항산성

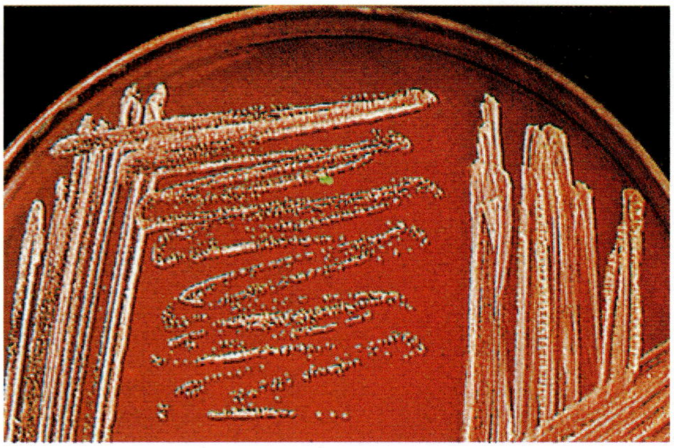

그림 24-10. BAP 배지에서 발육된 *N. asteroides* 균 집락

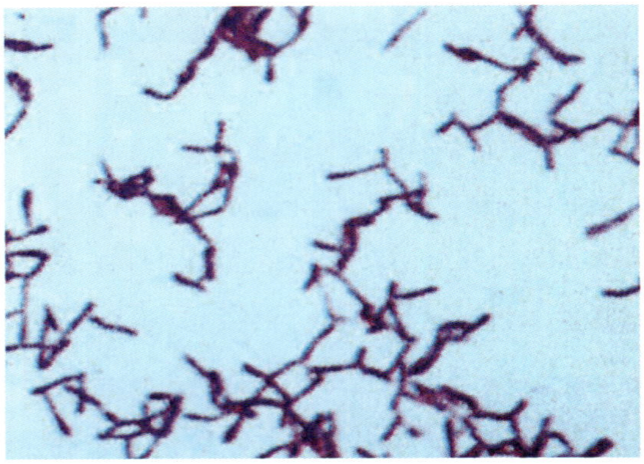

그림 24-11. Gram 염색하여 관찰한 *Actinomyces israelii* 균의 형태, Gram 양성 분지형간균

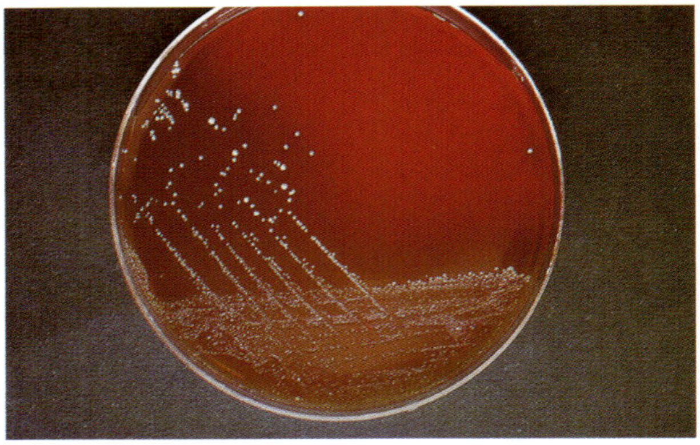

그림 24-12. BAP 배지에 혐기성 배양으로 발육된 *Actinomyces israelii* 균종 집락

3) 항균제 감수성

Penicilin, erythomycin, aminoglycoside제 등 많은 항생물질에 감수성이다.

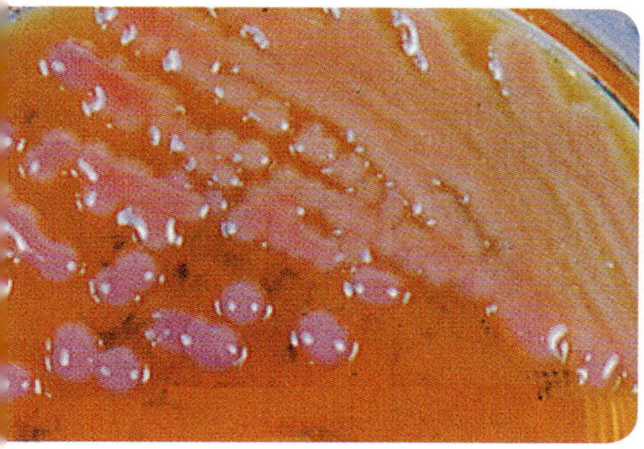

25장

Gram 음성 간균(호기성) (Gram Negative Bacilli, Aerobic)

I. 장내세균 과(*Enterobacteriaceae*)

장내세균 과는 28종의 속으로 되어있다. 그 중에서 인간에 흔히 감염되어 질병을 일으키는 균속의 종류는 다음과 같다.

분류 : 다음의 균종이 병원성이 있다.

장내세균 과(*Enterobacteriaceae*)

A. 에스체리키아 속(*Genus Escherichia*) : 대장균(*Escherichia coli*)

B. 크레브시엘라 속(*GenusKlebsiella*) : 폐렴간균(*Klebsiella pneumoniae*)

C. 살모넬라 속(*Genus Salmonella*) :

1. 장티푸스균(*Salmonella* Typhi : D군)
2. 파라티푸스-A(*Salmonella* Paratyphi A)
3. 파라티푸스-B(*Salmonella* Paratyphi B)
4. 타이피무리움 식중독균(*Salmonella* Typhimurium B군)
5. 장염 식중독균(*Salmonella* Enteritidis D군)

D. 쉬겔라 속 (*Genus Shigella*) :

1. *Shigella dysenteriae*(A아군 혈청형)－선진국에서 흔하다.
2. *Shigella flexneri*(B아군 혈청형)－한국에서 가장 흔했던 형이다.
3. *Shigella boydii*(C아군 혈청형)－선진국에서 흔하다.
4. *Shigella sonnei*(D아군 혈청형)－98년 이후 한국에서 가장 많이 유행되고 있다.

E. 예르시니아 속(*Genus Yersinia*) :

1. 페스트균(*Yersinia pestis*)
2. 장염 예시니아균(*Yersinia enterocolitica*)

인간의 병원성인 *Salmonella, Shigella, Escherichia, Yersinia* 속 등의 장내세균은 음식과 함께 구강을 통해 장관에 들어와 구토, 복통, 설사, 식중독, 발열, 패혈증을 일으켜 치료의 시기를 놓치면 사망하는 경우도 있다.

인간의 장관에 비병원성인 장내세균은 *Escherichia, Klebsiella, Enterobacter, Citrobacter, Edwardsiella, Morganella, Hafnia, Proteus, Providencia, Serratia* 속 등의 균들이 상재해 있다. 이들 균속은 인간의 장관에 비병원성으로 정상적으로 상재하지만 장관 이외의 다른 기관인 혈액, 요도, 방광, 신장, 척수, 복강, 호흡기계, 창상 등에 침입하여 여러 질환을 일으키며 또한 기회감염증을 일으킨다. 예를 들면 다음과 같다(표 25-1).

표 25-1. 장내세균의 질병과 감염부위

부위	질병	균종
장관	위장염, 장열, 설사, 점혈변 설사	*Salmonella, Shigella, Yersinia* 등
혈액	원인불명의 고열, 패혈증, 균혈증	*Salmonella, Escherichia* 등
비뇨기	요도염, 방광염, 신장염,	*Escherichia, Proteus* 등
호흡기	폐렴, 기관지염, 폐농양	*Klebsiella* 등
복강	복막염	*Escherichia, Proteus*
창상	화농, 염증	*Escherichia, Proteus*

이들 균종은 인간에 장관이나 동물의 장관, 토양, 식물과 야채 등에서 발견되며, 기생생활을 하는 비병원성인 것도 있지만 *Salmonella, Shigella, Yersinia* 등 몇몇 균속의 균종들은 인간에 병원성이 강하여 수인성 전염성 질환과 감염성 질환을 유발하는데 인간에 장관염, 위장염, 식중독, 요도염, 패혈증 등을 일으킨다.

A. 대장균 속(*Genus Escherichia*)

1. 대장균(*Escherichia coli*)

1) 형태

Gram 음성 막대모양의 간균이며 0.5×2~5m의 크기이고 주위에 주모성 편모가 있어 운동성이 있다(그림 25-1).

일반섬모(general pili)는 사람과 동물 조직에 부착하여 적혈구 응집반응을 일으키는 역할을 하고, 성섬모(sex pili)는 세균과 세포사이에 접합에 의해 plasmid 유전자를 전달하는 역할을 한다.

2) 배양

MacConkey agar에서 발육 시 lactose를 분해하여 핑크색의 집락으로 발육된다.

장관출혈성 대장균(Enterohaemorrhangic *Escherichia coli*; EHEC) 혈청형 O-157:H7균은 MacConkey sorbitol agar에서 발육 시 sorbitol을 비분해하여 무색의 집락으로 발육된다(그림 25-2).

균 동정은 API 20 E kit 및 Vitek system GNI card를 이용하여 동정한다.

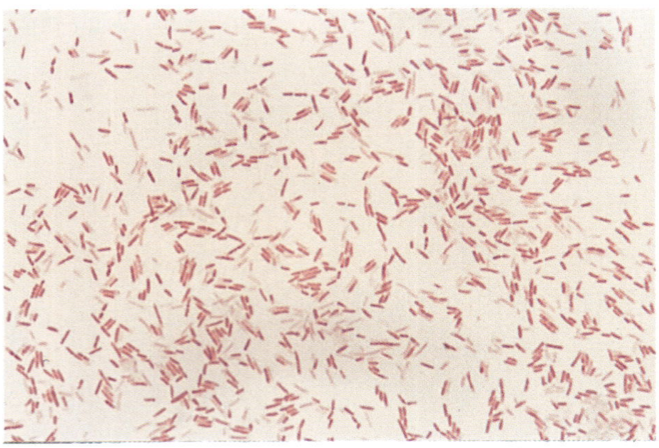

그림 25-1. Gram 염색하여 관찰한 대장균(*Escherichia coli*)의 형태 Gram 음성간균

3) 병원성

*Escherichia coli*는 임상검체에서 가장 흔히 검출되는 균으로 장관 이외의 다른 장기에 침입하면 즉 요로계에 감염되어 방광염(cystitis), 신우염(pyelonephritis)을 일으키고 복강에 침입하여 복막염(peritonitis), 간에 침입하면 간농양(liver abscess), 담도에 침입하면 담도 감염증(biliary infection), 혈액에 들어가서 균혈증(bacteremia)과 패혈증(septicemia ; sepsis), 척수에 침입하여 수막염 · 뇌막염(meningitidis)을 유발한다.

피부 찰과상에 감염되어 창상감염(wound infection)을 일으키며 면역 억제 치료받은 입원 환자에 감염되어 염증을 일으키며 대장균이 생성하는 장독소(enterotoxin)에 의한 쇽(shock) 증상을 나타내며 유아에 설사병, 여행자 설사증을 일으킨다. 균주에 따라서 병원성이 다르다.

장관출혈성 대장균(Enterohaemorrhangic *Escherichia coli* ; EHEC) 혈청형 O-157 : H7 균주가 인체에

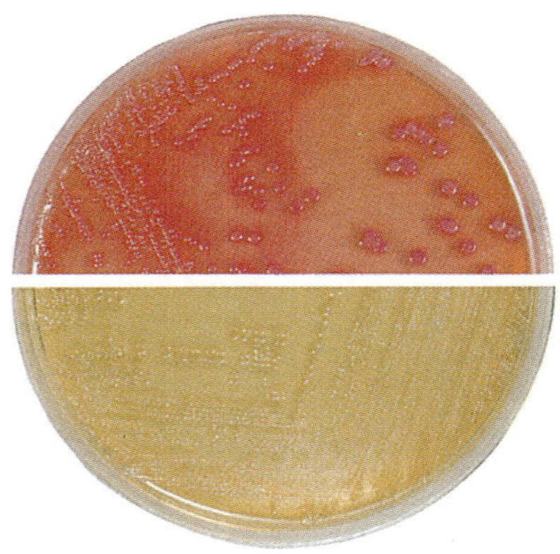

그림 25-2. 상 ; MacConkey agar에서 핑크색으로 발육된 *E. coli* O-157 : H7 균 집락하 ; MacConkey sorbitol agar에서 무색으로 발육된 *E. coli* O-157 : H7 균 집락

감염되면 혈액이 많이 섞인 설사를 하는데 미국에서(1982) 덜 익은 햄버거를 먹은 사람에서 처음 발견되어 복통이 나고 혈변의 설사환자가 발생하여 심각한 사회 문제를 일으켰다. 1998년 우리나라에서도 수입 쇠고기에서 EHEC 출현 여부에 대한 논란이 있었다.

4) 항균제 감수성

일반적으로 설사 환자에게는 항생제 감수성 검사를 실시하여 적합한 항생제를 선택하여 치료를 한다. 흔히 많은 약제에 내성을 가진다. Ampicillin, teracycline, chloramphenicol 등에는 40~60%가 내성이다.

B. 크레브시엘라 속(Genus *Klebsiella*)

1. 폐렴간균(*Klebsiella pneumoniae*)

1) 형태 및 배양

Gram 음성 막대형 간균이며 0.3~1.5×0.6~6.0μm의 크기인데 대장균보다 조금 굵고 짧다. 균체 주위에 두꺼운 협막을 가진 것이 특징이다. 편모가 없어 운동성이 없다. 아포도 없다.(그림 25-3).

MacConkey agar에서 발육시 lactose를 분해하여 핑크-적색의 점액성 집락으로 발육된다(그림 25-4). API 20 E kit 및 Vitek system GNI card를 이용하여 동정한다.

2) 병원성

현재는 모든 임상재료에서 검출되며 호흡기 감염증, 요로 감염증, 간·담도 감염증, 패혈증, 복막염, 수막염, 창상감염 등에 화농균이 되어 내인성 감염, 원내감염으로 발증하는 경우가 많다. 저항력이 낮은 환자에 기회감염 병원체로서 중요하다.

3) 항균제 감수성과 치료

*E. coli*와 비슷하다. 일반적으로 설사 환자에게는 항생제 감수성 검사를 실시하여 적합한 항생제를 선택하여 치료를 한다. 흔히 많은 약제에 내성을 가진다. Ampicillin, teracycline, chloramphenicol 등에는 40~60%가 내성이다. Gentamycin, amikacin 등의 aminoglycoside계, cephem제에 감수성이다. 그리고 설사 환자에게는 적절한 수분과 전해질을 공급한다.

4) ESBL 생성 균주(extended-spectrum β-lactamse)

Fluoroquinolone은 Gram 음성 간균에 대해 우수한 항균력을 갖고 있고, 이 약제에 대한 내성은 별로 염려하지 않았다. 그러나 1993년도부터 levofloxacin에 내성 비율이 증가하면서 크게 우려가 되고 있었다. 최근 제3세대 cephalosporin도 *E. coli*와 *K. pneumoniae*는 대부분 감수성이었으나 차츰 cefotaxime에 내성을 보여 Gram 음성 간균에 대한 항균력이 강하다. 그러나

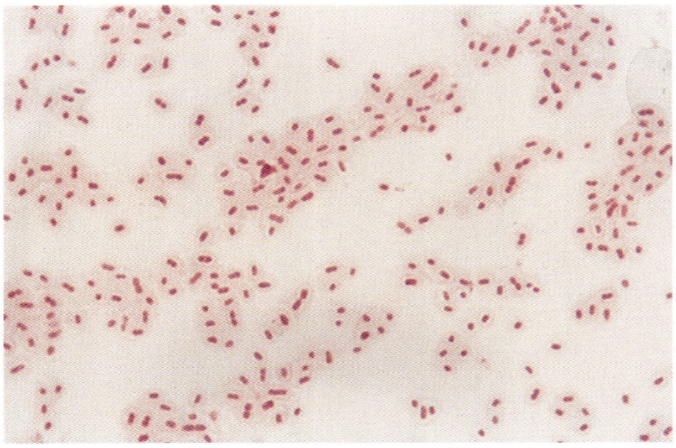

그림 25-3. Gram 염색하여 관찰한 *Klebsiella pneumoniae* 균의 형태, Gram 음성간균 협막소유

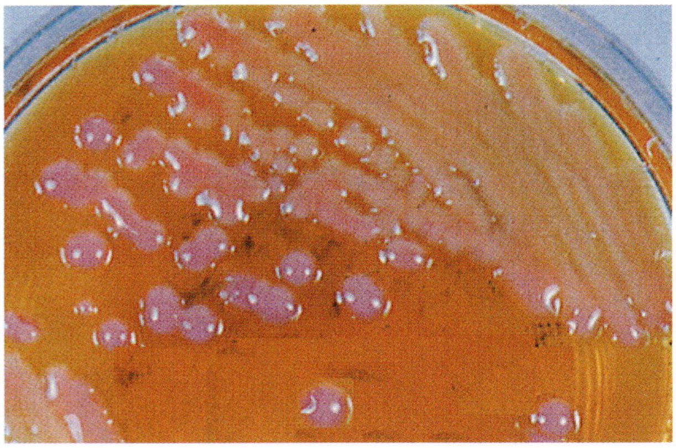

그림 25-4. MacConkey agar에서 lactose 분해하여 점액성 핑크색으로 발육된 *K. pneumoniae* 균 집락

이들에 내성인 extended-spectrum β-lactamse(ESBL)를 생산하는 균종이 cefotaxime에 내성을 보여 우리나라에서도 ESBL 생산균이 확산되고 있어 문제가 심각하다.

C. 살모넬라 속(*Genus Salmonella*)

Salmonella 속에는 *Salmonella* Typhi 균종이 병원균이라고 Eberth(1880)가 제일 먼저 발견하였으며, Gaffky(1884)에 의해 환자로부터 분리, 배양하였으며, Salmon & Smith(1885)는 Salmonella cholerae-suis를 발견하였다. Faertner는 식중독 원인균인 *Salmonella enteritidis*을 발견하였고, Loeffler(1892)는 역시 식중독의 원인균인 *Salmonella typhimurium*균을 발견하였다.

Salmonella 균 속의 분리, 동정방법이 발전되고 개선되면서 Kauffman과 White에 의해 1,300여 혈청형으로 분류되었다.

1. 장티푸스균(*Salmonella* Typhi : D균)

1) 형태 및 배양

Gram 음성 막대형 간균이며, 0.5~0.8×1.0~3.5μm 크기에 균체에 주모성 편모가 있어 운동성이 있는 균종과, 편모가 없어 운동성이 없는 균종도 있다(그림 25-5).

MacConkey agar, SS agar에서 발육 시 lactose를 비분해하여 무색의 집락으로 발육된다(그림 25-6). KIA 배지에서 H2S를 생성한다. 진단혈청 D군에 속한다. API 20 E kit 및 Vitek system GNI card를 이용하여 동정한다.

2) 병원성

Salmonella 속에는 다수의 균종 및 균형이 일으키는 주요 병원성과 질병은 다음과 같다.

장티푸스(thphoid fever), 파라티푸스(parathphoid fever), 패혈증(septicemia), 장열(enteric fever), 위장관염(gastroenteritis), 식중독(food poisoning), 담낭염, 골수염(osteomyelitis), 국소 감염증(local infecton)이 있다. 이 질병은 주로 수인성(water-born)으로 경구감염에 의해 발증한다. 임상적으로 장티푸스 질환을 일으킨다.

(1) 장티푸스 질환(typhoid fever)

장티푸스(typhoid fever)는 *Salmonella* Typhi균이 음식과 함께 구강으로 들어와 일정기간 평균 10일 정도의 잠복기를 지나 열이 나면서 균혈증을 일으키는 1군 법정전염병이다.

이 병의 증상은 미열에서 높은 고열과 심한 합병증까지 다양하며 항균제로 치료를 하지 않으면 대개 3~4

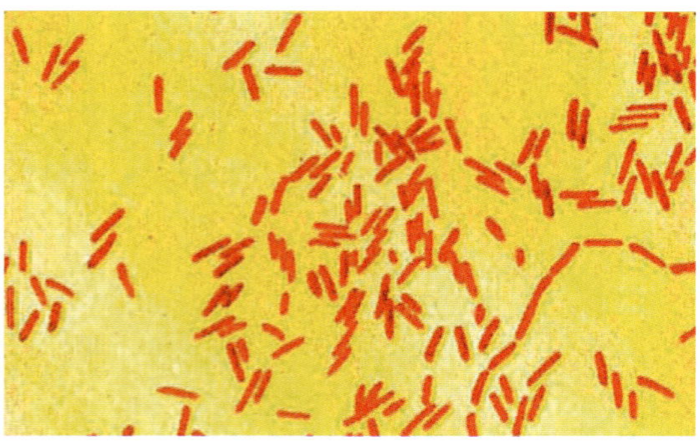

그림 25-5. Gram 염색하여 관찰한 *Salmonella* typhi균의 형태. Gram 음성 간균

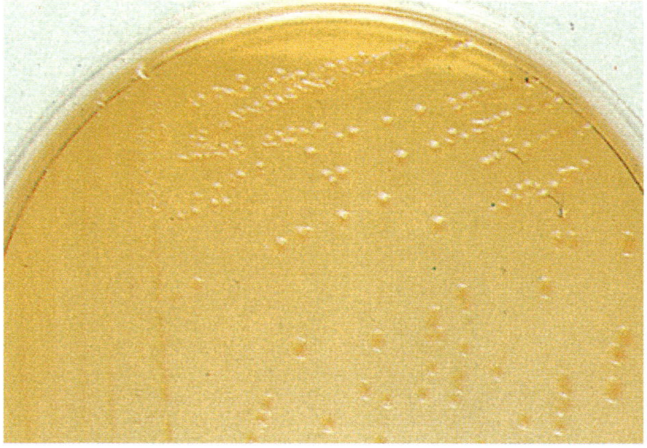

그림 25-6. MacConkey agar에서 lactose 비분해하여 무색으로 발육된 *S.* typhi 균 집락

주까지 병이 지속된다. 그 밖에 장열형(enteric fever form), 국소감염(forcal infection), 보균자(carrier) 등이 있다.

3) 항균제 감수성

Chloramphenicol에 감수성이므로 이 항균제를 많이 사용한다. Chloramphenicol을 오랜기간 투여하면 부작용이 일어나는데, Gray syndrome과 재생불량성 빈혈(aplastic anemia)이 생겨 백혈구 수가 감소되는 부작용이 생긴다.

그 밖에 ampicillin, cotrimoxazol, cephalosporins에 감수성이다.

4) 예방과 관리(preventation & control)

법정 제1군 전염병이므로 환자 발생시에는 환자 격리수용이 필수적이며 음식물(계란, 우유, 육류) 등을 익혀서 먹도록 하고, 분뇨 처리 철저, 손 세척을 철저히 하여 감염을 예방을 한다.

5) 예방백신 접종

장티푸스가 발생된 지역을 여행하거나 주변에 환자가 발생하였을 때 장티푸스 예방백신을 피하(subcutaneous)에 접종하면 70%정도 예방이 된다.

최근에는 구강으로 먹는 백신이 개발되어 쉽게 예방을 할 수 있다.

* 1군 법정감염병		
장티프스 (typhoid fever)	파라티푸스 (paratyphoid fever)	세균성 이질 (bacterial dysentery)
콜레라(cholera)	장출혈성대장균 감염증(EHEC)	A형 간염

2. 파라티푸스–A균(*Salmonella* Paratyphi A)

병원성 : 사람에게만 병원성을 나타낸다. 장티푸스와 같은 유사장티푸스 질환을 일으키나 경증이다. 진단혈청 A군에 속한다.

3. 파라티푸스–B균(*Salmonella* Paratyphi B)

병원성 : 사람 이외의 동물도 보유하고 있다. 장티푸스와 같은 유사장티푸스 질환을 일으키나 증상은 약하다. 진단혈청 B군에 속한다.

4. 타이피무리움 식중독균–B (*Salmonella* Typhimurium B)

병원성 : 식중독의 원인균이다. 진단혈청 B군에 속한다.

5. 장염 식중독균(*Salmonella* Enteritidis D)

병원성 : 식중독을 일으키는 Salmonella 중 가장 병원성이 강하다. 진단혈청 D군에 속한다.

D. 이질균 속(*Genus Shigella*)

이질균은 일본인 Shiga(1898)에 의해서 발견되었고, 1900년 독일인 Kruse가 같은 균을 발견하였으나 먼저 발견한 Shiga의 업적을 남기기 위해 Shigella라고 불리게 되었다.

현재 *Shigella* 속에는 4균종이 혈청학적 성상에 의해 4아군(sub group)으로 나눈다.

1. *Shigella dysenteriae*(A아군 혈청형)
2. *Shigella flexneri*(B아군 혈청형)
3. *Shigella boydii*(C아군 혈청형)
4. *Shigella sonnei*(D아군 혈청형) 등이 있다.

1. 이질균(*Shigella dysenteriae*)

1) 형 태

Gram 음성 막대형 간균으로 0.4~0.6×10~3.0μm 크

기이다. 편모가 없어서 운동성이 없다(그림 25-7).

MacConkey agar, SS agar에서 발육 시 lactose를 비분해하여 무색의 집락으로 발육된다(그림 25-8). KIA 배지에서 H2S를 생성하지 않는다. 진단혈청 A군에 속한다.

API 20 E kit 및 Vitek system GNI card를 이용하여 동정한다.

2) 병원성

세균성 이질은 우리나라 법정 제1군 전염병으로의 사람과 원숭이에 대해서 감염성 장염을 일으키며, 수인성 전염병이기도 한다. 이질균이 오염된 음식물과 함께 경구적으로 감염되어 대장의 점막에 침입하여 1~2일의 짧은 잠복기를 지나 갑자기 배가 아프고, 열, 두통, 근육통, 설사, 점액성 혈변을 동반한 이질(dysentery)로 장관에 괴사 궤양을 일으킨다.

혈액 중에는 들어가지 않으므로 체내에 특이적 항체는 형성하지 않는다. 발열, 설사(농, 점액 혈변), 이급후증(tenesmus)의 증상이 특징이다. 때로는 사람의 개체에 따라 전형적인 증상이 나타나지 않을 때도 있다. 발증 후 보통 2~5일 후 열과 설사가 멎는다.

*Shigella dysenteriae*에 감염되었을 때가 가장 중증이며 *S. flexneri, S. boydii*가 그 다음이며, *S. sonnei*에 의한 경우는 경증이다. 우리나라에서 유행되는 이질은 *S. sonnei*이다.

S. dysenteriae 1형은 외독소(신경독, 혈관독)를 생성하고 장관독소(enterotoxine)도 생성한다. 다른 *Shigella* 균도 양은 적으나 같은 독소를 생성한다고 한다.

10세 이하 소아에 급격히 심하게 발증하며, 신경장애, 순환기 장애, 탈수 증상이 나타나며 예후가 나쁠 때를 "역리"라 한다. 그러나 현재는 거의 드물다.

합병증으로 소아에 경련(convulsion)을 일으키며 저나트륨증(hyponatremia), 용혈성 요독증(heomlytic uremic syndrome), 신경염(peripheral neuritis), 전신성 혈관 응고증, 쇼크 증상, 관절염(arthritis), 결막염(conjunctivitis)을 일으키는 경우도 있다.

3) 항균제 감수성

임상에서 분리되는 균중 sulfa제, streptomycin, chloramphenicol, tetracycline의 내성균이 있다. 다약제내성(multiple drug resistance)이 흔한데 R plasmid의 전파에 의해 세균 세포질의 DNA 인자를 다른 데로 옮긴다.

이 내성은 장관 내에서 접합에 의해 전달될 수 있으므로 항균제 치료에 신중을 기해야 한다. Gentamicin, kanamycin, rifampicin, ampicillin에 감수성이다.

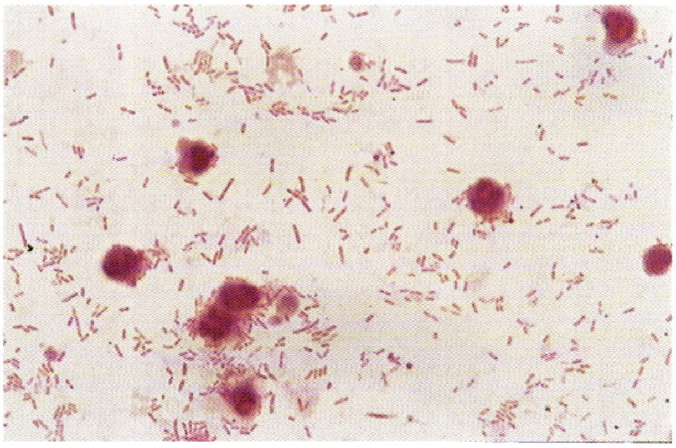

그림 25-7. Gram 염색하여 관찰한 *Shigella dysenteriae* 균의 형태, Gram 음성 간균

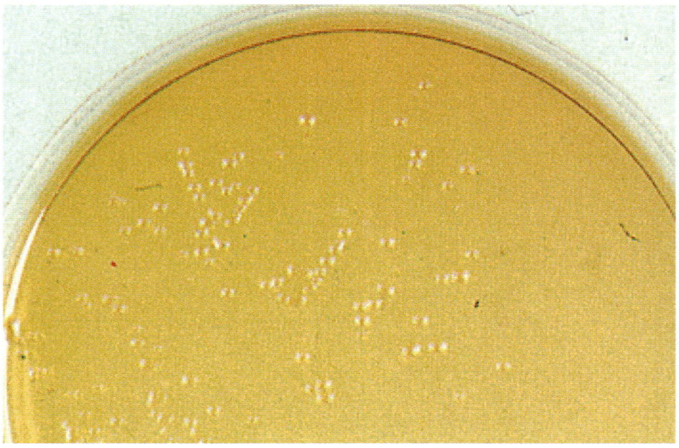

그림 25-8. MacConkey agar에서 lactose 비분해하여 무색으로 발육된 *S. dysenteriae* 균 집락

E. 예시니아 속(Genus *Yersinia*)

1. 페스트균(흑사병 ; *Yersinia pestis*)

페스트(흑사병, plague)의 병원체이다. Yersin이 1894년 Hong-kong에서 페스트가 유행했을 때 발견했다. 14세기부터 15세기에 걸쳐 유럽에서는 페스트가 크게 유행하여 많은 사망자가 발생했다. 우리나라에서는 발병한 적이 없고 법정감염병 4군이다. 1960년대 말 월남전쟁 당시 유행한 적이 있었다.

1) 형태 및 배양

Gram 음성간균Gram 음성 난원형의 간균이며 크기는 0.5~0.8× 1.5~2.0μm이다. 통성혐기성이며, 아포와 편모는 없다. 양단이 농염된다(그림 25–9).

Hemin을 첨가한 면양혈액한천배지에 잘 자란다.

API 20 E kit 및 Vitek system GNI card를 이용하여 동정한다.

2) 병원성

설치류(쥐, 다람쥐, 스컹크-skunk, guinea pig)에 전염병을 일으키는 균이다. 쥐벼룩 혹은 그 이외의 벼룩에 물려서 사람에게 감염된다.

폐 페스트(pneumonic plague)와 선 페스트(bubonic plague)의 두 가지가 있다.

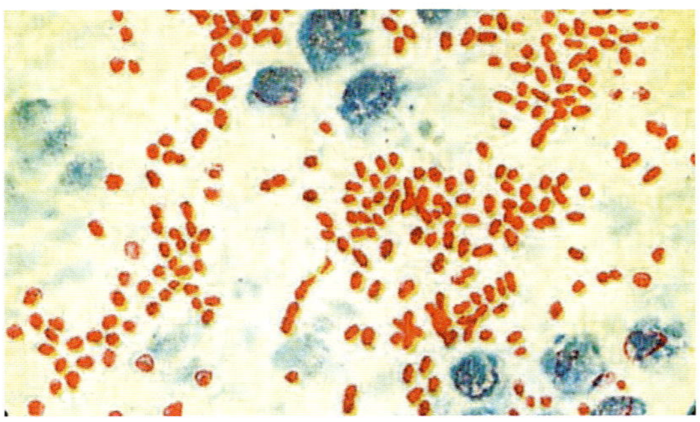

그림 25–9. Gram 염색하여 관찰한 흑사병균(*Yersinia pestis*)의 형태

3) 항균제 감수성

Penicillin은 무효하며 tetracycline, streptomycin, sulfa제, aminoglycosides가 잘 들으며, 치료를 잘하면 3일 내로 급속히 회복된다.

2. 장염 예시니아균(*Yersinia enterocolitica*)

산토끼, 다람쥐, 애완동물 등이 보균하고 있다.

1) 형태 및 배양

Gram 음성 간균으로 통성혐기성이며 아포는 없다. 30℃ 이하의 배지에서는 편모가 있으나 37℃ 배양에서는 형성되지 않는다(그림 25–10).

MacConkey agar에서 발육 시 lactose를 비분해하여 무색의 집락으로 발육되며, CIN agar에서는 mannitol을 분해하여 핑크색 집락으로 자란다(그림 25–11). API 20 E kit 및 Vitek system GNI card를 이용하여 동정한다.

2) 병원성

냉장식품 음식물, 간이식품, 육류, 샘물 음료수 등을 통한 경구감염에 의해서 위장염을 일으켜 발열, 복통, 설사가 가장 흔하고 패혈증을 초래한다.

3) 항균제 감수성

β-lactamase를 생성하므로 penicillin, cephalosporin 내성이다.

Aminoglycosides(Km, Gm) 감수성이고, tetracycline, S-T 합성제가 항균력이 있다.

Ⅱ. 비브리오 과(Vibrionaceae)

Vibrio 과(*Vibrionaceae*)에는 *Vibrio* 속, *Aeromonas* 속, *Pleisiomonas* 속 등이 있다. *Vibrio* 속에는 *Vibrio cholerae, V. parahaemolyticus, V vulnificus* 균종이 병원

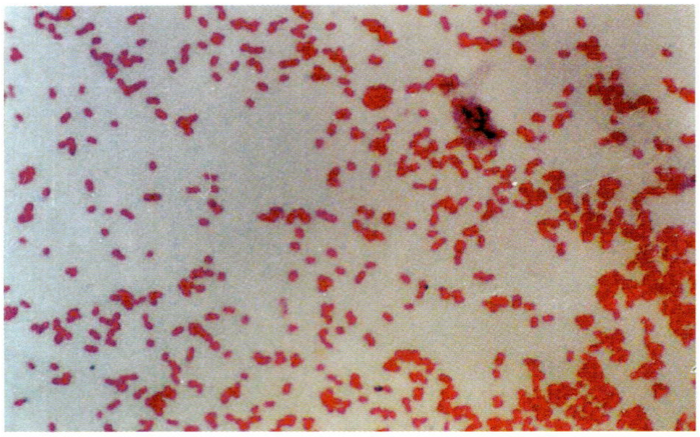

그림 25-10. Gram 염색하여 관찰한 *Yersinia enterocolitica* 균의 형태, Gram 음성 간균

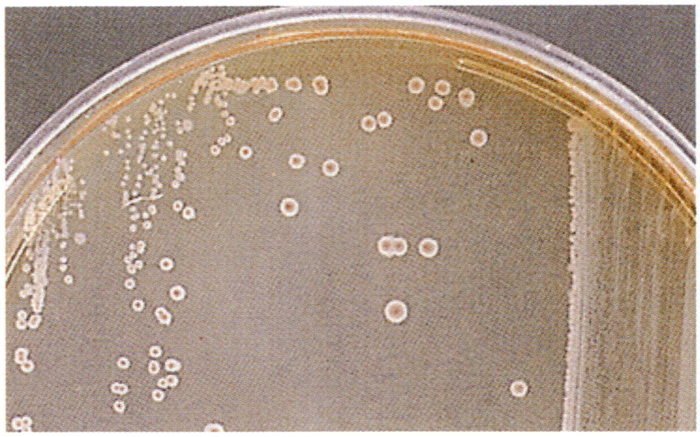

그림 25-11. MacConkey agar에서 lactose 비분해하여 무색으로 발육된 *Y. enterocolitica* 균 집락

성이 있다.

담수, 해수, 냉혈동물, 어패류에서 분리되며, 사람에 감염되면 설사, 위장염, 식중독, 균혈증을 일으킨다.

분류

A. 비브리오 속(*Genus Vibrio*)
- 콜레라(*Vibrio cholerae*)
- 장염비브리오(*Vibrio parahemolyticus*)
- 비브리오 패혈증(*Vibrio vulnificus*)

B. *Aeromonas* 속 : *Aeromonas hydrophlia*

C. *Plesiomonas* 속 : *Plesiomonas shigelloides*

A. 비브리오 속(*Genus Vibrio*)

1. 콜레라균(*Vibrio cholerae*)

Robert Koch(1883)가 이집트에서 설사 환자의 변에서 처음 발견하였다. 균의 형태가 콤마모양이어서 *Vibrio comma bacilli*이라고 불렀었다. 콜레라균의 생물형(biotype)에는 인도 지방에서 발생 유래한 진성 콜레라(classic cholera)균과 1905년 시나이반도 멕카부근 지역 El-Tor 연구소에서 성지 순례 여행자 설사변에서 발견하여 그 연구소 이름을 따서 El-Tor 형이라 부르는 2 종류의 콜레라가 있다.

인도의 갠지즈강 삼각주 지대가 기원이며, 이 지역에서 시작된 콜레라가 몇 번의 세계적 대유행을 일으켰다. 동남아시아, 아프리카 각지에 상재하고 있는 곳이 있다. 최근 교통기관 발달에 의해 유행지로부터의 수입감염증이 때때로 발생하고 있다.

1) 형태 및 배양

균의 크기는 0.5×1.0~5.0μm의 comma형으로 만곡된 Gram 음성 간균으로 통성혐기성이며 아포와 협막은 없다. 균체 한쪽에 단모성 편모를 가졌으며, 운동성이 활발하다. 편모에는 피막이 있으며 장내세균의 것보다 크다(그림 25-12).

TCBS agar에 발육 시 자당(sucrose)을 분해하여 황색 집락으로 발육되는 것이 특징이다(그림 25-13).

API 20 E kit 및 Vitek system GNI card를 이용하여 동정한다.

2) 병원성

콜레라균이 오염된 음식물에 의해서 경구감염되어 콜레라 증상을 일으킨다. 법정 1종 전염병으로 보통 3일 이내 잠복기를 거쳐 설사가 시작되면서 동시에 구토도 일어난다.

설사변의 횟수와 양은 점점 많아지며 맑고 갈색빛이 나는 쌀뜨물 같은 특이한 설사변에 작은 점액 덩어리가 섞여 나오며 이 시기에 *Vibrio cholerae*를 다수 가

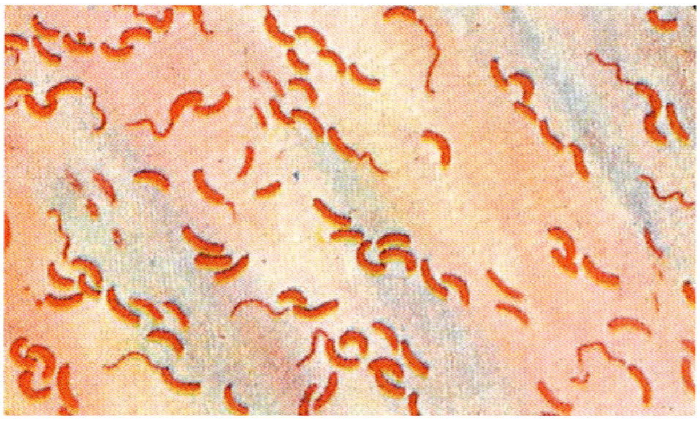

그림 25-12. Gram 염색하여 관찰한 *Vibrio cholerae* 균의 형태, Gram 음성 만곡형 간균

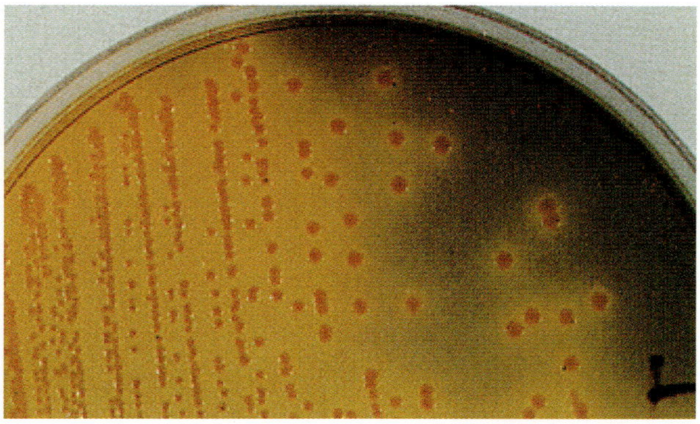

그림 25-13. TCBS agar에서 sucrose 분해하여 황색으로 발육된 *Vibrio cholerae* 균 집락

지고 있다.

구토와 대량의 설사(1일 5~10 *l*)로 인하여 탈수 증상이 심해 눈이 쑥 들어가고, 피부 탄력도 떨어지고, 맥박도 느리고, 안색이 창백해지고, 저혈량으로 쇼크(shock) 상태에 이르고, 알카리성 혈액이 산혈증(acidosis) 상태에 이른다. 그리고 포타시움(potassium) 이온이 부족된다. 치료가 늦으면 25~50%의 사망률을 나타낸다. 발열은 없으며 복통도 거의 없다.

수분과 전해질을 속히 공급하면 호전된다.

El Tor형에 의한 것은 Asia형에 비해 증상이 가벼우며 건강보균자가 많다. 최근의 *Vibrio cholerae*의 형은 거의 El Tor형이다.

*Vibrio cholerae*는 산에 저항력이 약하나 위 절제를 받은 사람은 위산의 영향을 받지 않기 때문에 감염되기 쉬우며 중독되기 쉽다.

3) 질병

콜레라(cholera), 식중독(food poisoning), 패혈증(sepsis), 괴사(necrosis), 장염(enteritis) 등의 질병을 일으킨다.

4) 독소

콜레라 독소인 choleragen(enterotoxin이라고도 한다)을 생성하며 설사 증상을 일으킨다.

콜레라에 의한 설사 발현기전은 adenylate cyclase를 활성화시켜 장관점막과 물의 흡수 장애를 일으켜 체액이 장관내로 대량 유출하여 설사가 일어난다.

5) 항균제 감수성

대부분의 항생물질에 감수성을 나타낸다. Tetracycline, chloramphenicol, gentamicin 등에 감수성이 높다. Colistin에는 비교적 내성이다.

2. 장염비브리오균(*Vibrio parahemolyticus*)

해수에 서식하면서 어패류를 생식 시 식중독을 유발한다. 호염균이며, 여름철에 증식하고 어패류를 통해서 사람에게 감염된다. 식중독의 원인균으로서 매우 중요하고 가장 발생빈도가 높다. 우리나라에서 세균에 의한 식중독이 73%인데 그 중 장염비브리오균에 의한 식중독은 17.8%를 차지한다.

1) 형태 및 배양

Gram 음성 간균이며, 균체 한쪽에 한 개의 편모를 가졌으며 운동성이 활발하다(그림 25-14).

TCBS agar에 발육 시 자당(sucrose)을 비분해하여 2~3mm 크기의 녹색 집락으로 발육되는 것이 특징이다. (그림 25-15).

API 20 E kit 및 Vitek system GNI card를 이용하여

그림 25-14. Gram 염색하여 관찰한 *Vibrio parahemolyticus* 균의 형태, Gram 음성 만곡형 간균

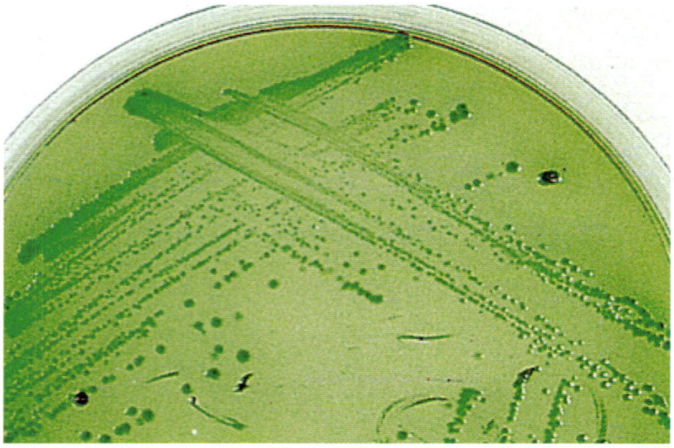

그림 25-15. TCBS agar에서 sucrose 비분해하여 녹색으로 발육된 *Vibrio parahemolyticus*균 집락

동정한다.

2) 병원성

여름에 어패류를 생식하여 사람에게 감염형의 식중독을 일으킨다. 잠복기는 통상 8~24시간, 2~3시간 등 짧은 때도 있다. 설사, 발열, 복통이 주요 증상이며 오심, 구토 등을 동반한다. 보통 2~3일이면 회복된다.

3) 항균제 감수성

Chloramphenicol, tetracycline, erythromycin, nalidixic acid 등에 감수성이 높다.

Ampicillin에는 내성균이 많다.

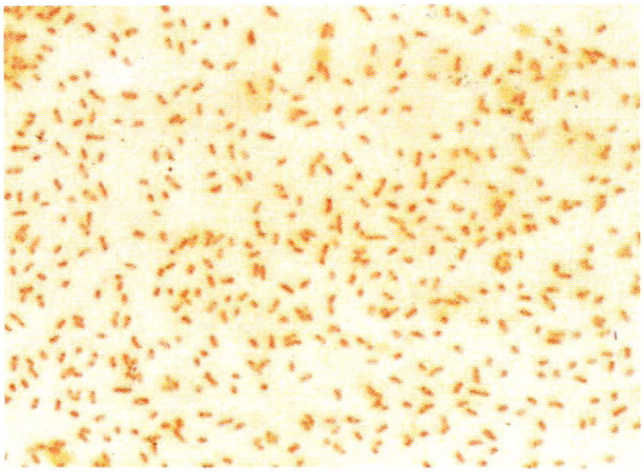

그림 25-16. Gram 염색하여 관찰한 *Vibrio vulnificus*균의 형태, Gram 음성 만곡형 간균

3. 비브리오 패혈증균(*Vibrio vulnificus*)

1) 형태 및 배양

Gram 음성 간균이며 단모성 편모를 가지고 있어서 운동성이 있다(그림 25-16).

TCBS agar에 발육 시 자당(sucrose)을 비분해하여 녹색의 2~3mm 크기의 등근 집락으로 발육한다(그림 25-17).

API 20 E kit 및 Vitek system GNI card를 이용하여 동정한다.

2) 병원성

식염 존재하에서 발육하는 호염성균이며 연안 해수 및 어패류로부터 분리된다. 이 균에 의한 감염증은 창상에 균이 감염되어 혈류로 균이 침입하여 기저질환이 있는 환자에 패혈증과 장관외 감염을 일으키는 격렬한 증상이다. 간 질환을 앓고 있는 사람이나 저항력이 낮은 사람에게 기회감염을 일으킨다. 연안해수의 어패류에 분포하며 환자는 항상 해수 또는 어패류와의 접촉에 의한다.

3) 항균제 감수성

Colistin에는 내성이다. Tetracycline, ampicillin, chloramphenicol에 감수성이 있다.

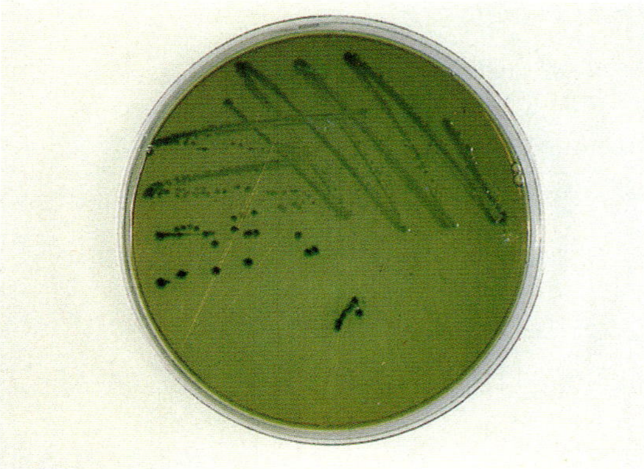

그림 25-17. TCBS agar에서 sucrose 비분해하여 녹색으로 발육된 *Vibrio vulnificus*균 집락

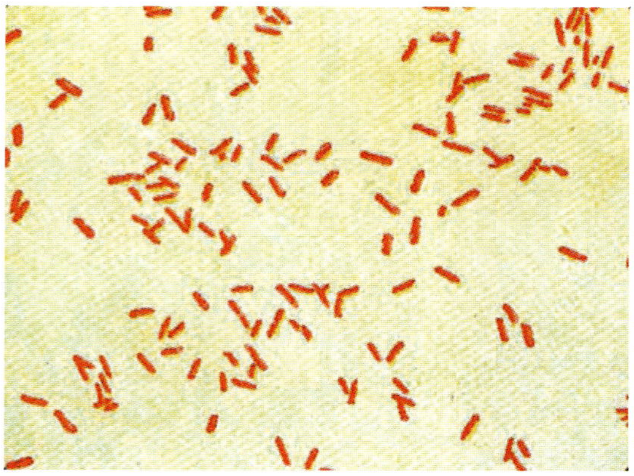

그림 25-18. Gram 염색하여 관찰한 Pseudomonas aeruginosa 균의 형태, Gram 음성 간균

III. 포도당 비발효 Gram 음성 간균

비발효 Gram 음성 간균은 포도당(glucose)을 발효하지 않는 즉, 당을 혐기적으로 분해할 수 없는 호기성의 Gram 음성 간균을 말한다. 포도당 비발효 Gram음성 간균의 새로운 분류는 1984년 이후 많은 변화가 있었다. *Pseudomonas* 속이 가장 대표적인 균이다.

분류

A. 녹농균 속(*Genus Pseudomonas*)
- *Pseudomonas aeruginosa*(녹농균)
- *Pseudomonas fluorescns*

B. *Acinetobacter* 속
- *Acinetobater baumannii*
- *Acinetobacter calcoaceticus*

C. *Alcaligenes* 속 : *Alcaligenes faecalis*

D. *Achromobacter* 속 : *Achromobacter xylosoxidans*

A. 녹농균 속(Genus *Pseudomonas*)

물, 흙, 오수, 야채, 축축한 땅과 같은 곳에 서식하며 널리 분포한다. 대부분 습기있는 환경에서 자랄 수 있기 때문에 병원 내의 싱크대, 배수구, 소용돌이 욕조 등 습한 곳에 다수 서식하고 있다. 사람에서는 코, 목, 요, 객담, 각종 농, 분비물에서 잘 분리된다.

*Pseudomonas aeruginosa*균이 가장 많이 검출된다.

1. 녹농균(*Pseudomonas aeruginosa*)

1) 형태 및 배양

Gram 음성 간균으로 크기는 0.5×1.0~1.5×3.0μm이다. 균체의 한 쪽에 1개의 편모(극단모성)가 있으나 드물게는 2개 이상을 가진 것도 있으며 운동성이 있다(그림 25-18).

혈액한천배지에서 불규칙한 집락에 -용혈을 일으키며, MacConkey agar에서 lactose를 비분해하여 무색 집락인데 녹색의 색소를 생성하면서 자란다(그림 25-19).

방향족 냄새가 나는 것이 특징이다. API 20 E kit 및 Vitek system GNI card를 이용하여 동정한다.

2) 병원성

녹농균은 원내감염의 중요한 원인균이며 대부분의 항생제에 대하여 별로 효과가 없다. 따라서 상용 항생물질 투여에 의하여 이들 약제에 감수성인 기타 세균이 발육 억제되는 경우 공생세균 총이나 병변 부위에서 이 녹농균의 증식이 우세하여지고 항생물질 투여에 의한 균교대현상 등이 나타나서 녹농균이 임상가검물에서 검출되는 예가 증가하는 원인중의 하나가 되었다. 또한 각종 광역 항생제 도입 이후 녹농균은 원내감

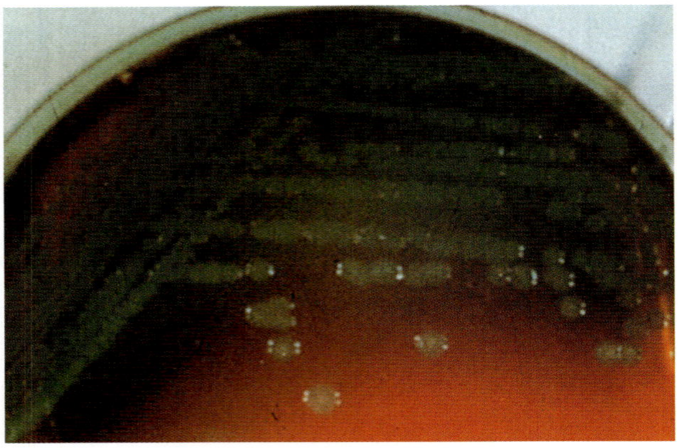

그림 25-19. BAP 배지에서 β-용혈이 있으며 녹색의 색소를 생성한 *P. aeruginosa* 균 집락

염의 중요한 병원내 정착균으로 대두되게 되었다.

1차 감염보다 2차적으로 균교대증, 기회감염으로 중증화상환자, 창상감염, 요로감염, 호흡기감염, 담도감염, 외과수술 후 감염되며, 패혈증, 만성 기저질환이 있거나 스테로이드 또는 면역억제제, 항암제, 방사선치료 등 숙주의 저항력을 약화시키는 여러 인자가 작용하면 발병이 촉진되며 이 경우 녹농균의 감염은 치명적인 결과를 초래한다. 중심정맥 카테터 삽입 시(central venous catheter, CVC), 삽입 부위, 의료 기구 등을 통하여 병원내 감염을 일으킨다. 특히 패혈증을 일으키면 치명률은 높다. 만성감염증의 원인균이 될 때가 많다.

내독소, 단백분해효소, 세포의 점액질을 생성하고 백혈구를 죽여 숙주의 방어기전을 방해하는 leukocidin과 같은 병원성을 증가시키는 독성물질을 생산한다.

3) 항균제 감수성

Gentamicin, tobramycin, dibecacin 등의 항녹농균성 aminoglycoside제, carbenicillin, sulbenicilin, ticarcillin 등의 항녹농균성 penicillin제, cefsulodin, cefoperazone의 cephem제, colistin, pipemidic acid(PPA)가 항균력을 나타낸다.

*P. aeruginosa*는 흔히 쓰는 항균제에 내성을 나타내는 균주가 많으며 유효한 항균제가 있어도 쉽게 내성을 득하는 균이다.

2. *Pseudomonas fluorescens*

녹황색의 형광 색소를 생성하는 *P. fluorescens* 병원 환경 중에서도 물, 가습기 및 정맥용 카테타에서 분리되고 있다. 그리고 객담, 요, 농, 분비물에서 때때로 분리된다. 병원적 의의는 녹농균과 같다. API 20 E kit 및 Vitek system GNI card를 이용하여 동정한다.

IV. 그 밖의 Gram 음성 간균

이 항에서는 보통한천배지에서 발육하기 어려운 호기성 또는 통성혐기성인 Gram 음성 간균을 모아서 설명한다.

분류

A. *Haemophilus* 속 : *Haemophilus influenzae*
연성하감균(*Haemophilus ducreyi*)
B. *Bordetella* 속 : 백일해균(*Bordetella pertussis*)
C. *Brucella* 속 : 파상열균(*Brucella melitensis*)
젖소유산균(*Brucella abortus*)
D. *Legionella* 속 : *Legionella pneumophila*(레이지오넬라 폐렴)

A. *Haemophilus* 속

1. 혈호 인플루엔자균(*Haemophilus influenzae*)

1) 형태 및 배양

Gram 음성 소간균이며 다형태성이다. 뇌척수액에서 관찰된 균의 크기는 1~1.5×0.3μm 정도로 협막을 가진 짧은 간균이고 협막이 없는 균은 다형태성이고 필라멘트를 형성할 수도 있다. 협막을 가지고 있다(그림 25-20).

Chocolate agar에 잘 발육된다. 포도구균 주위에서

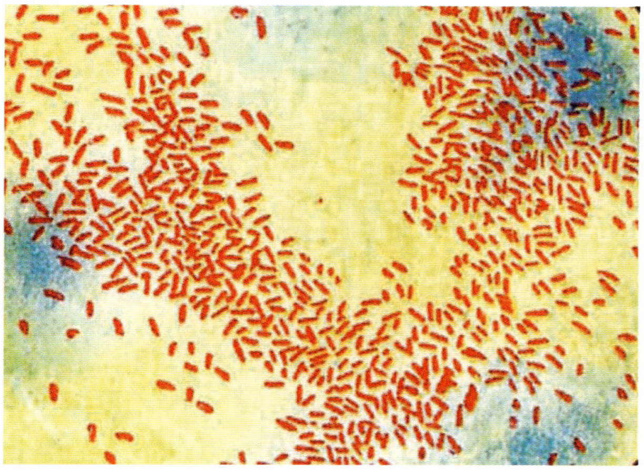

그림 25-20. Gram 염색하여 관찰한 *Haemophilus influenzae* 균의 형태, Gram 음성 간균

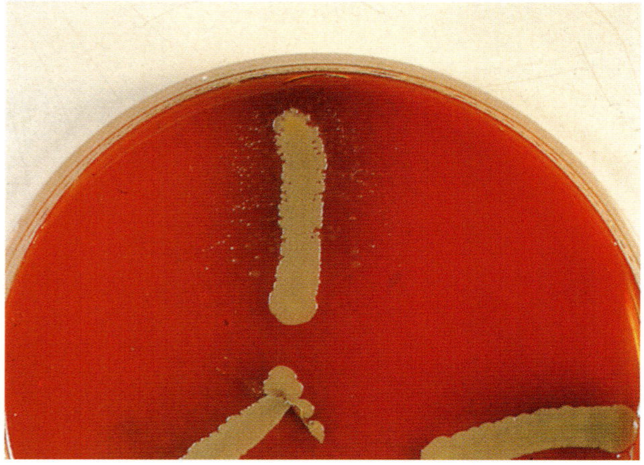

그림 25-21. Chocolate 배지에서 발육된 *H. influenzae* 균 집락 포도상구균 집락 주위에 위성현상으로 발육

위성 현상을 나타낸다. 별도로 X, V 인자가 있으면 더욱 잘 발육한다.(그림 25-21).

API 20 NH kit 및 Vitek system NHI card로 동정한다.

2) 병원성

사람 이외의 동물에는 자연감염을 일으키지 않는다. 이 균에 의한 감염증은 소아기에 일어나는 질환이다. 6개월에서 4세 정도의 소아에 화농성 수막염(혈청형 b)을 일으킨다. 그 밖의 균혈증, 기관지염, 중이염, 후두개염, 심내막염 등 여러가지 화농성 질환을 일으킨다.

생후 2~3개월 이내의 신생아나 유아는 어머니로부터 인플루엔자균에 대한 항체를 물려받았기 때문에 감염되지 않는다. 성인이 되면 항체를 만들 수 있어 소아기와 같은 화농성 질환을 일으키는 일은 드물다. 보통 상기도 호흡기계통의 바이러스 감염으로 유발된 비인후염으로 시작된다. 이에 이어서 부비동염이나 중이염, 더 나아가서는 폐렴이 생길 수도 있다. 균혈증을 심하게 앓는 경우 세균성 뇌막염을 일으킨다.

호흡기감염증, 화농성 수막염, 패혈증, 균혈증, 화농성 만성 중이염, 드물게는 심내막염, 충수염, 화농성 관절염, 담도감염증 등의 보고도 있다.

3) 항균제 감수성

Ampicillin, cefotaxime, rifampin 등의 제3세대 cephem제, ST 합성제, chloramphenicol이 항균제에 감수성이 강하다. 최근 penicillinase 생성균이 증가하고 있다. 이러한 것들은 ampicillin에 내성이다. Tetracycline 내성균도 증가하고 있다. 이 내성은 -lactamase 생성에 의한다.

2. 연성하감균(*Haemophilus ducreyi*)

1) 형태 및 배양

Gram 음성 작은 간균으로 연쇄배열의 0.6×1.0~1.5μm 정도의 크기이다. 아포, 협막, 편모가 없다(그림 25-22).

배양은 극히 어렵고 X 인자를 첨가한 토끼 혈액한천 배지에 배양이 가능하다.

2) 병원성

*H. ducreyi*는 남 · 여 생식기에 궤양 모양으로 생기는 연성하감(soft chancre; chancroid)이라고도 한다. 1890년 연성하감 환자에서 처음 원인균으로 분리하여 보고된 균이다. 화농성 병변 부위에서 분리된 세균의 모양은 작은 계란형의 간균이며 짝을 짓거나 집단으로 혹은 평행하게 배열되어있는 것을 볼 수 있다. 성병의 일종이다.

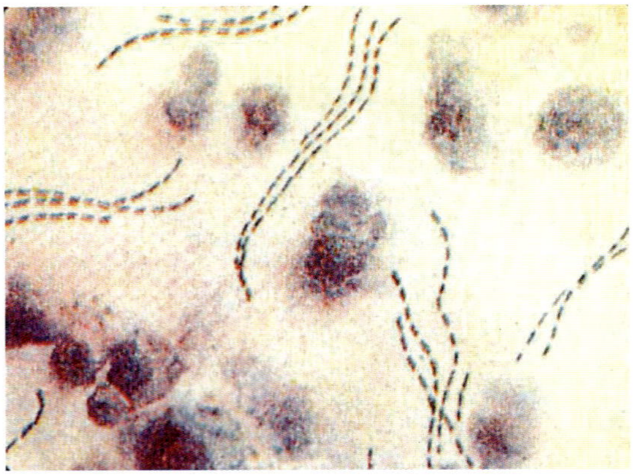

그림 25-22. Gram 염색하여 관찰한 *Haemophilus ducreyi* 균의 형태, Gram 음성간균 연쇄배열

남 · 여 성행위(sexually transmitted disease)로 전파된다. 경제적으로 후진국가 국민과 불결한 환경에서 주로 많이 발생된다.

B. *Bordetella* 속

1. 백일해균(*Bordetella pertussis*)

1906년에 Bordet와 Gengon가 백일해 환자의 상기도에서 발견했다. 그 당시 혈액을 좋아하므로 *Haemophilus pertussis*라고 불려진 적도 있었는데 현재는 *Bordetella pertussis*라고 불리운다.

1) 형태 및 배양

Gram 음성 단간균으로서 크기는 0.3~0.5×1.0~1.5μm 정도의 작은 난원형의 단간균이며 다형태성을 나타내기도 한다.(그림 25-23).

Bordet-Gengou agar에서 발육 시 집락은 진주빛 같다(그림 25-24).

2) 병원성

백일해(whooping cough 또는 pertussis)의 원인균이다. 기도를 통하여 비말감염(droplet infection)된다. 생후 1~5년 정도의 소아가 가장 걸리기 쉽다. 잠복기는 5~21일로서, 10일 이내에 발병하는 일이 많다. 사망은 1세 이하가 대부분이다.

3) 항균제 감수성

초기에 항균제를 투약하면 잘 낫는다. Erythromycin, tetracycline, chloramphenicol 등이 좋다.

C. *Brucella* 속

1. 파상열균(*Brucella melitensis*)

1) 형태 및 배양

Gram 음성 단간균으로 크기는 0.5~0.7×0.6~1.5μm

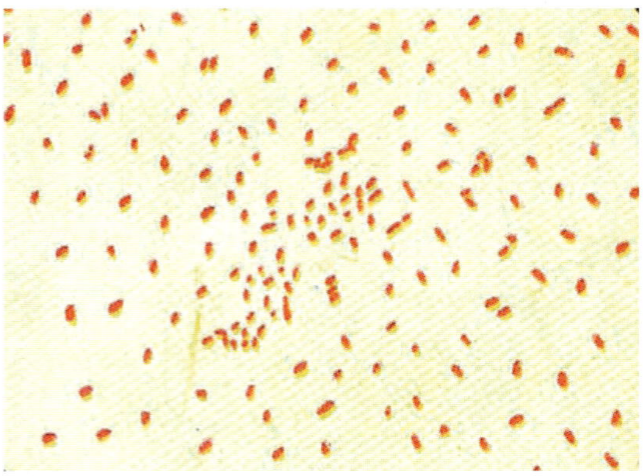

그림 25-23. Gram 염색하여 관찰한 *Bordetella pertussis* 균의 형태, Gram 음성 간균

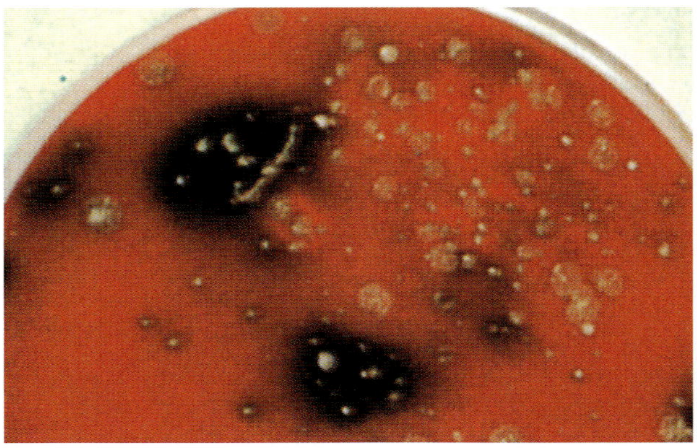

그림 25-24. Bordet-Gengou 배지에서 진주알모양으로 발육된 *B. pertussis* 균 집락

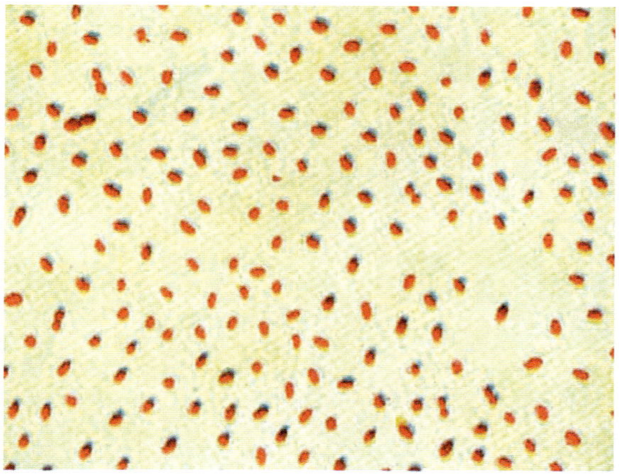

그림 25-25. Gram 염색하여 관찰한 *Brucella melitensis* 균의 형태, Gram 음성 간균

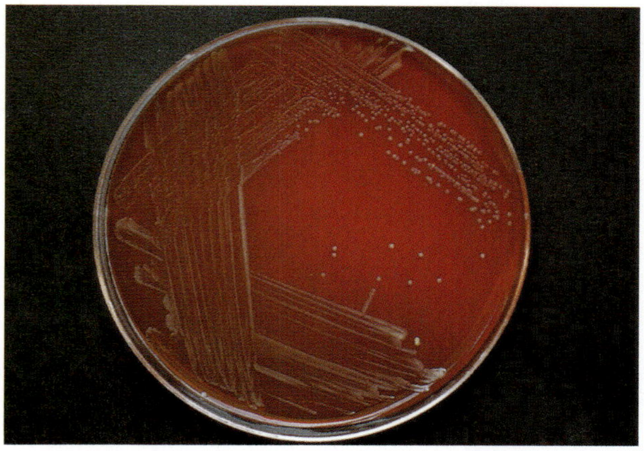

그림 25-26. BAP 배지에서 5% CO_2 조건에서 발육된 *B. melitensis*

의 비교적 작은 균인데 협막을 가지고 있는 것도 있다. 아포, 편모가 없다(그림 25-25).

Brucella broth, Brucella agar, Trypticase soy broth에 발육이 된다(그림 25-26).

2) 병원성

인축공통감염증의 하나인 brucellosis를 일으킨다. 각각의 균명이 말해 주듯이 감염되기 쉬운 동물이 있으며 감염을 일으키면 임신하고 있는 동물은 유산한다.

(1) 파상열

*Brucella melitensis*균이 주로 면양, 산양에 감염되며 임신된 태아가 유산된다. 사람은 유산을 일으키지 않는다.

세포 내에서 증식하며 불규칙적인 고열이 반복되는 파상열(undulant fever)을 일으킨다.

(2) 소유산

Brucella abortus 소 유산균은 우유에서 다량의 균이 포함되어 우유를 마실때 감염된다. 수소는 생식기장애 암소는 새끼를 유산한다.

3) 항균제 감수성 및 치료

Tetracycline, streptomycin, ST 합성제가 사용된다.

D. *Legionella* 속

발병원인은 대형 냉각탑을 이용한 에어컨 시설이 된 장소에서 토출 분무하는 공기비말(aerosol)이 호흡시 기관지에 감염된다.

1. 레이지오넬라 폐렴균(*Legionella pneumophila*)

1) 형태 및 배양

Gram음성의 간균으로 극단모성 편모를 가지고 있어 운동성이 있다. 균의 크기는 0.3~0.9×2~20μm이며 흔히 다형태성을 보이며 편성호기성이고 아포와 협막은 없다(그림 25-27).

Gram 염색법으로는 염색되지 않아 0.07% Gram Basic Fuchsin(BD 212544)으로 2~3분간 염색한다.

GVPC agar에서 크림빛을 띤 흰색 집락이며 약간의 점성이 있고, BCYE agar에 무색의 집락으로 발육된다.(그림 25-28).

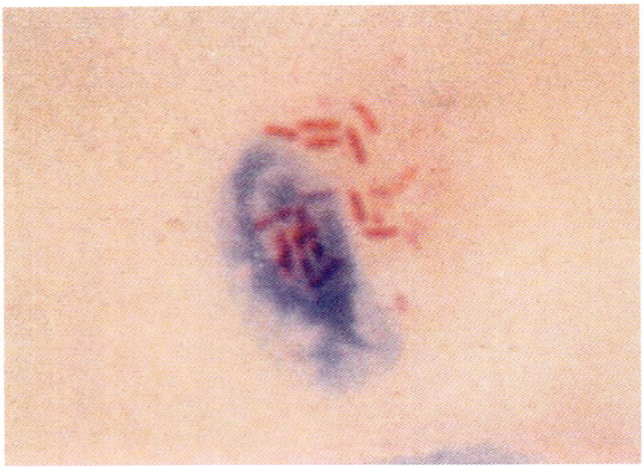

그림 25-27. Gimenez 염색하여 관찰한 *Legionella pneumophila*균의 형태, Gram 음성 간균

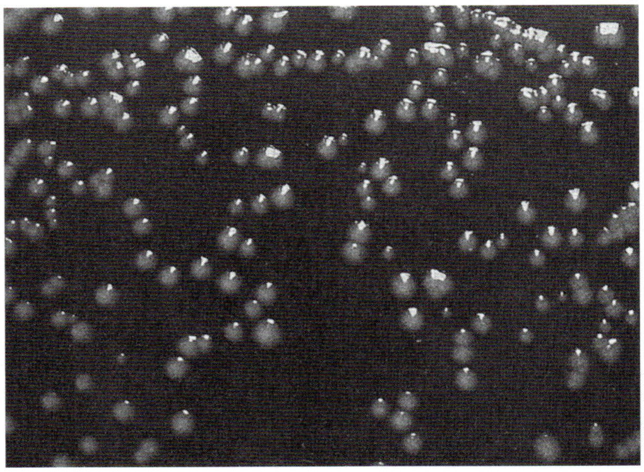

그림 25-28. BCYE agar에서 발육된 *L. pneuomphila* 균 집락

2) 병원성

(1) Legionnaires disease(pneumonia type) : 재향군인 폐렴

호흡기 기도를 통하여 공기감염에 의해 일어난다. 이 병은 폐렴형과 비폐렴형 두 가지로 나누어진다. 어느 것이나 폐렴을 동반하는 일이 많다.

잠복기는 1~10일이며 고열, 기침(dry cough), 호흡곤란, 흉통 등이 있고, 설사, 구토 등의 복부증상, 열이 있는 것에 비해 맥박이 낮은 등의 증상이 나타난다.

경과가 급격하여 사망률이 높다. 남성은 55세 이상의 담배를 피우는 중년층 또는 노인이 걸리기 쉽다. 또 스테로이드 호르몬제 등을 투여하는 환자, 저항력이 약한 사람에서 기회감염을 일으키며 발열, 근육통 등의 증상은 가볍고 2~5일에 자연히 치유되는 예도 있다.

(2) Pontiac fever(non pneumonia type) : 혼티악 열

미국의 pontiac 지방에서 발생하여 pontiac fever로 알려진 증상은 고열, 불쾌감, 근육통, 두통 등을 나타내지만 호흡기계의 폐렴증세가 나타나지 않는 것이 특징이다.

3) 항균제 감수성

Erythromycin, rifampicin, minocycline 등에 감수성이다. β-lactamase를 생성하여 penicillin, cephem제에는 내성이다. 치료에는 erythromycin이 이용된다.

4) 예방

Legionella균은 토양이나 호수, 하천 등에서 생존하고 있으며 에어컨이나 냉각탑 온수 등에서 증식하며 병원이나 호텔 등의 난방을 실시할 때 집단 발병의 주요한 전염원이 되고 있다. 따라서 이들 시설들에 대해 염소 소독이나 청결 유지를 위한 정기적인 청소, 또 물을 가열하여 주는 것 등으로 *Legionella*균의 증식을 어느정도 억제해 주어야 할 것이다.

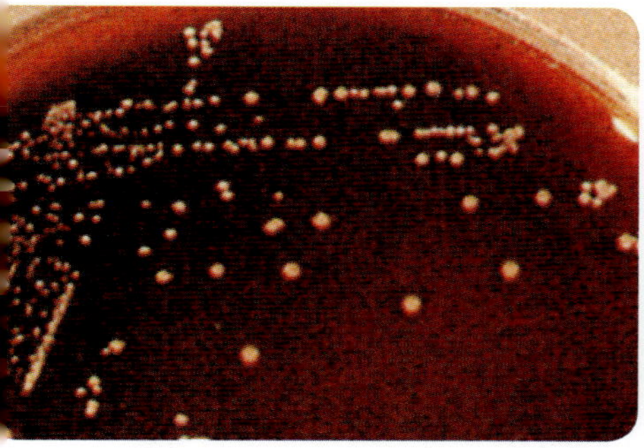

26장

혐기성균 (Anaerobic Bateria)

I. 혐기성 Gram 양성 구균

혐기성 Gram 양성 구균에는 *Peptococcus* 속, *Peptostreptococcus* 속의 두 균속이 병원균으로서 중요하다.

A. *Peptococcus* 속

1. *Peptococcus niger*

Peptococcus niger 1균종만이 포함되어 있다. 구강, 장관계, 비뇨생식계, 피부 등의 상재균으로 농의 분비물, 혈액 등에서 잘 분리된다.

1) 형태 및 배양

Gram 양성 구균이며 편성혐기성이고 포도구균과 유사한 모양이며 크기는 0.3~1.2μm의 2쌍, 4쌍의 배열을 하고 있다(그림 26-1).

편성혐기성 조건으로 혈액한천배지에 발육 시 흑색 집락으로 발육되어 흑색의 뜻인 niger의 명칭을 붙여서 *Peptococcus niger*라고 이름을 불리운다.

2) 병원성

심내막염, 패혈증, 산욕열, 폐렴, 폐화농증, 농흉, 부인과적 감염증, 골수염 등 여러가지 화농성 질환을 일으킨다. 이 균에 의한 감염증은 악취가 심하다.

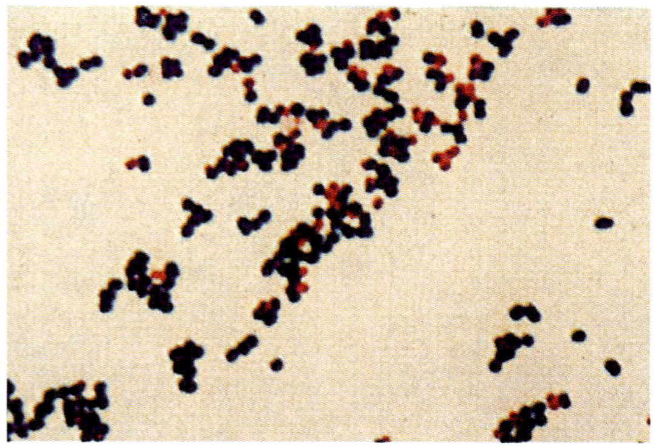

그림 26-1. Gram 염색하여 관찰한 *Peptococcus* niger 균의 형태, Gram 양성 구균.

3) 항균제 감수성

Penicillin, ampicillin, clindamycin에 효과가 있다.

B. *Peptostreptococcus*속

Peptostreptococcus anaerobius 외의 8종이 있다.

*Peptococcus*와 마찬가지로 사람의 구강, 소화관, 비뇨생식기 등의 점막에 널리 분포한다.

1. *Peptostreptococcus anaerobius*

1) 형태 및 배양

편성혐기성의 Gram 양성 구균으로 편성혐기성이고 연쇄구균과 유사하며 크기는 0.3~1.2μm이며 연쇄모양을 하고 있다.

*Streptococcus*와 흡사한 연쇄구균이다(그림 26-2).

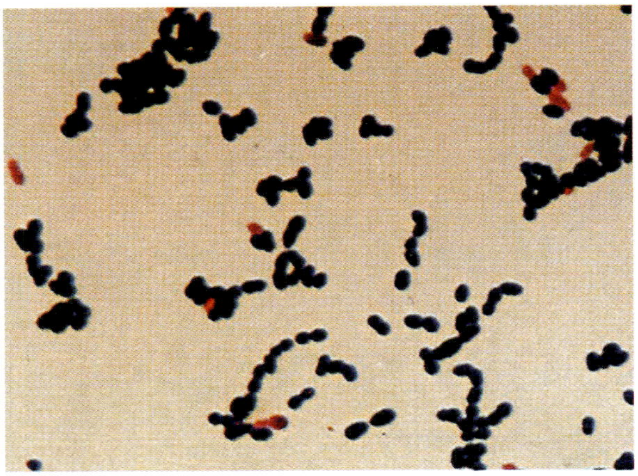

그림 26-2. Gram 염색하여 관찰한 *Peptostreptococcus anaerobius*균의 형태, Gram 양성 구균

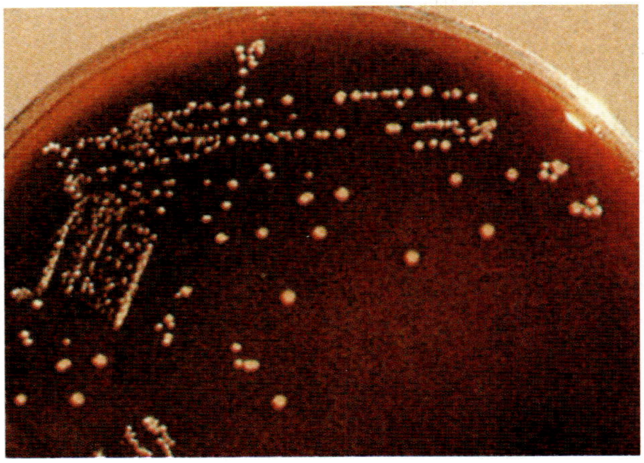

그림 26-3. BAP 배지에서 혐기성으로 발육된 *Peptostreptococcus anaerobius*균 집락

편성혐기성 조건으로 혈액한천배지에 배양하면 1mm 정도 크기의 비용혈성 회백색의 집락이다(그림 26-3).

2) 병원성

저항력이 낮은 사람(compromised host)의 악성종양, 대사성 질환, 면역결핍자, 방사선 치료 환자 등에 기회감염증 병원체로서 알려져 있다. 골다공증, 난관난소종양, 양막염, 패혈증, 태아유산 등에서 대장균(*E. coli*)과 *Bacteroides* 등과 함께 혼합되어 분리되는 경우가 있다.

3) 항균제 감수성

Penicillin, ampicillin, clindamycin, metronidazole에 효과가 있다.

Ⅱ. 혐기성 Gram 음성 구균

혐기성 Gram 음성 구균에는 *Veillonella* 속, *Acidaminococcus* 속, *Megasphaera* 속의 3균속이 있다. 어느 것이나 병원성은 약하다. 화농성 질환을 일으키는 일이 있지만 극히 드물다. 임상재료에서는 *Veillonella* 속이 가장 많이 분리된다.

A. *Veillonella* 속

Veillonella paravula 외의 2균종이 있다. Gram 음성 구균이다. 사람의 구강, 장관, 외 요도의 상재균이다. 특히 구강에서 100% 검출된다. 혈액한천배지에 혐기성 조건에서 발육된다(그림 26-4).

Penicillin, tetracycline, chloramphenicol 등에 감수성이다.

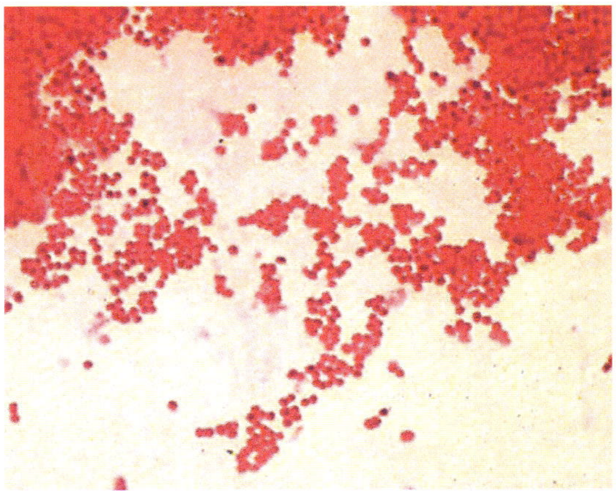

그림 26-4. Gram 염색하여 관찰한 *Veillonella paravula* 균의 형태, Gram 음성 구균

B. *Acidaminococcus* 속

Acidaminococcus fermentans 1균종이 있으며 하부 소화관에 상재한다.

Gram 음성 구균으로 크기는 0.6~1μm이며 형태는 난원형 또는 신장모양의 쌍구균이다.

Oxidase와 catalase는 음성이며 탄수화물을 발효하지 않는다.

C. *Megasphaera* 속

Megasphaera elsdenii 1균종이 있으며 하부 소화관에 상재한다. Gram 음성 구균으로 2.0~2.4μm의 크기이며 포도당 등의 탄수화물을 발효한다.

Ⅲ. 혐기성 무아포 Gram 양성 간균

혐기성 Gram 양성 간균은 유아포 간균(*Clostridium*)과 무아포 간균이 포함된다. 혐기성 Gram 양성 무아포 간균에는 *Propionibacterium* 속, *Eubacterium* 속, *Bifidobacterium* 속 등이 있다.

A. *Propionibacterium* 속

1. *Propionibacterium acnes*

형태 및 배양

다형태성의 Gram 양성 간균으로 크기는 0.5~0.8×1~5μm이다. 형태는 흔히 곤봉 모양으로 한쪽 끝은 둥글고 다른 한쪽 끝은 뾰족하다. 통성혐기성이지만 편성 혐기적으로 발육한다(그림 26-5, 26-6).

피부, 모발 부위의 상재균이다. 여드름의 원인균으로 알려져 있다.

심내막염을 일으키는 일이 있지만 극히 드물다.

B. *Eubacterium* 속

1. *Eubacterium lentum*

형태 및 배양

Gram 양성 간균으로 크기는 0.2~2.0×0.3~10μm이다. 형태가 다양하며 구균에서 긴 간균에 이르는 것도 있으며, 균체가 일부 부풀거나 만곡되기도 한다(그림 26-7).

혈액한천배지에 편성혐기성으로 발육된다(그림

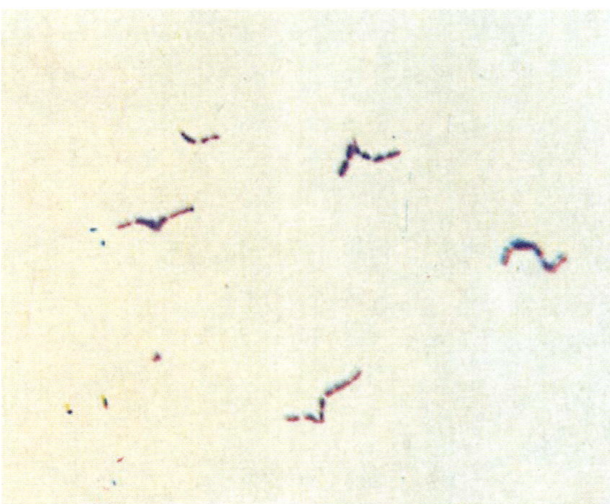

그림 26-5. Gram 염색하여 관찰한 *Propionibacterium acnes* 균의 형태, Gram 양성 간균

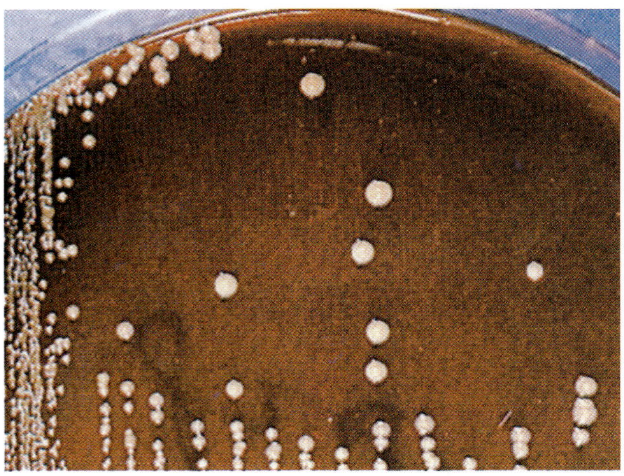

그림 26-6. BAP 배지에서 혐기성으로 발육된 *Propionibacterium acnes*균 집락

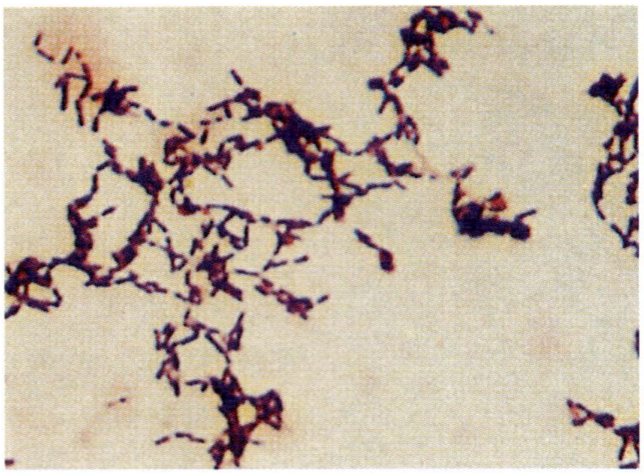

그림 26-7. Gram 염색하여 관찰한 *Eubacterium lentum* 균의 형태, Gram 양성 간균

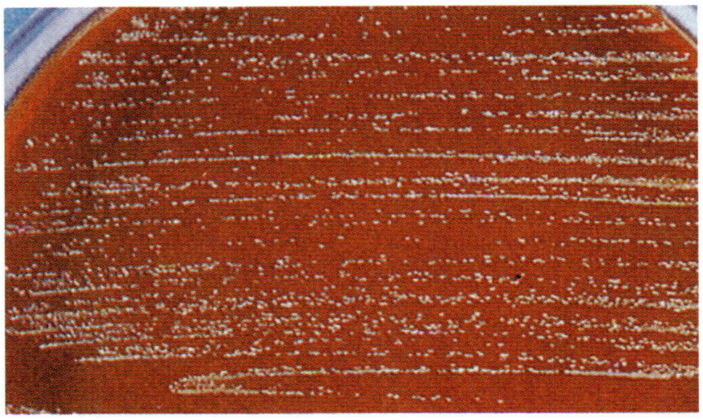

그림 26-8. BAP 배지에서 혐기성으로 발육된 *Eubacterium limosum* 균 집락

26-8). 장관 및 구강 내의 상재균으로 병원적 의미는 없으나, 때때로 치아 감염증을 일으킨다.

Ⅳ. 혐기성 Gram 음성 무아포 간균

임상검체에서 혐기성 Gram 음성 무아포 간균이 가장 많이 검출된다. 혐기성 Gram 음성 무아포 간균 속에는 *Bacteroides* 속, *Provotella* 속, *Fusobacterium* 속 등이 임상재료에서 잘 분리된다. 그 중에서 *Bacteroides fragilis* 균이 임상재료에서 잘 분리된다.

분류

A. *Bacteroides* 속 : *Bacteroides fragilis*

B. *Provotella* 속 : *Provotella melaninogenica (Bacteroides melaninogenicus),*

C. *Porphyromonas* 속 :
Porphyromonas asaccharolytica(Bacteroides asaccharolyticus)
Porphyromonas gingivalis(Bacteroides gingivalis),

D. *Fusobacterium* 속 : *Fusobacterium necrophorum, Fusobacterium nucleatum*

E. *Leptotrichia* 속 : *Leptotrichia buccalis*

A. *Bacteroides* 속

자연계에 널리 분포되어 있고 피부, 구강, 비뇨기계(URT), 결장(colon), 여성의 질 주위에 상재균총으로 존재한다. 비타민 K 합성에 관여하며, 담즙생산 역할을 하며, 지방을 흡수하여 콜레스테롤 대사작용을 돕고, *Salmonella, Shigella* 증식 간섭작용을 한다.

1. *Bacteroides fragilis*

Bacteroides fragilis 외에 여러 균종이 있다. 자연계에 널리 분포되어 있고 피부, 구강, URT, 결장(colon), 여성의 질 주위에 상재균총으로 존재한다. 담즙에 잘 발육하는 균종이다.

임상재료에서는 *Bacteroides fragilis*가 가장 많이 분리되며, 임상재료에서 분리되는 혐기성균의 약 30~35%는 *Bacteroides fragilis* 균이다.

사람의 소화관, 특히 대장, 외음부, 질, 요도 등에 상재한다. 대장에서는 분변 1g당 10^9 ~10^{11}개나 존재하며 대장균보다 100~1,000 배나 많다.

1) 형태 및 배양

Gram 음성이며, 선단이 다소 둥근 간균이다. 편성혐기성이며 비운동성이다. *Bacteroides fragilis*는 협막을 가지고 있지만, 그 밖의 *Bacteroides*는 없는 것이 많다

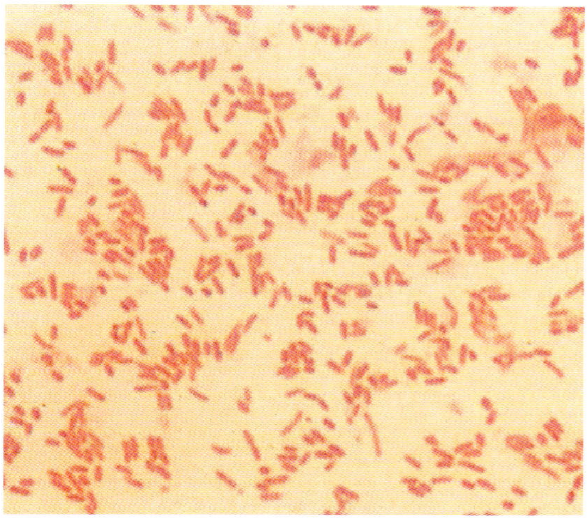

그림 26-9. Gram 염색하여 관찰한 *Bacteroides fragilis* 균의 형태. Gram 음성 간균

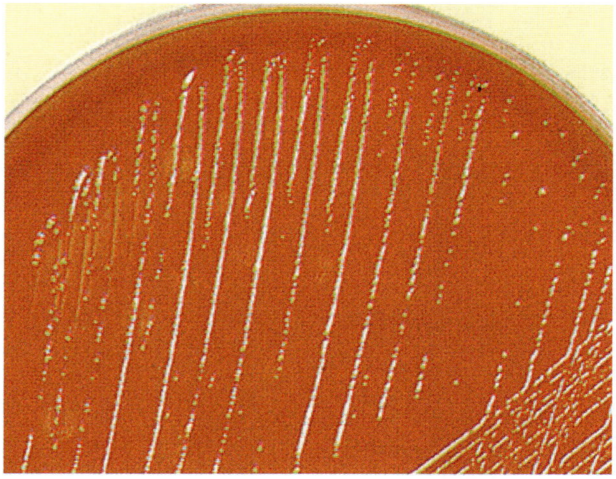

그림 26-10. BAP 배지에서 혐기성으로 발육된 *Bacteroides fragilis* 균 집락

(그림 26-9).

혐기성조건으로 면양혈액한천배지에 접종하여 혐기성 배양을 하면 1~2mm의 회백색 집락으로 자란다.(그림 26-10).

2) 병원성

복강내감염증(횡격막하 농양, 골반강내 농양, 간농양 등)의 원인균으로서의 빈도가 높다. 특히 장관의 수술 후 감염의 원인균으로서 중요하다. 그 밖에 균혈증, 농흉, 호흡기 감염증 등 여러 가지 감염증을 일으킨다. 대부분의 감염증은 통성혐기성균(대장균, 장구균, 프로테우스균 등)과의 혼합감염이다.

① 복강내 감염

장관 내에는 혐기성 Gram 음성 간균인 *Bacteroides fragilis*균이 많이 상재해 있다. 장관수술, 대장의 외상, 궤양, 암, 게실염이나 충수염으로 장관이 터지면 장관에 상재해 있던 *Bacteroides fragilis*에 의한 복강내 농양을 일으킨다. 화농성 복막염을 일으키거나 횡격막 아래 또는 맹장 주변에 농양을 형성하는 경우가 많다.

② 여성생식기와 골반감염증

난관과 난소의 농양, 자궁내막염을 일으킨다. 골반내 농야의 90%에서 혐기성 세균이 검출되며 그 중 약 반수가 *Bacteroides fragilis*이다. 대부분이 *E. coli*와 혼합감염이다.

③ 균혈증 심내막염

균혈증의 원인균 중 5~10%가 혐기성세균이다. *Bacteroides fragilis*가 중요하다.

3) 임상검체 육안적 관찰

검체에서 지독한 악취가 나거나, 점막 근처의 고름, 체액 검체가 화농성일 때, 조직괴사로 농양의 가스가 생길 때, 농양이 가스와 유황과립이 형성되었을 때 검체에는 혐기성균인 *Bacteroides*를 의심하게 된다.

4) 항균제 감수성

무아포 혐기성 세균은 공통적으로 aminoglycoside계 항균제와 colistin, nalidixic acid에도 내성이다. 그러므로 감수성 검사는 routin으로 하는 것이 아니고 특별한 경우에만 한다.

*B. fragilis*는 β-lactamase를 생산하므로 penicillin G,

ampicillin, 1세대 cephalosporin제에 내성이다. Minocycline, clindamycin, new quinolone, lincomycin (LCM)에 감수성이고 가장 항균력이 강한 항균제는 carbapenem계 항균제인 imipenem과 metronidazol이 감수성이다.

B. *Fusobacterium* 속

1. *Fusobacterium nucleatum*

1) 형태 및 배양

사람의 구강내, 상기도, 소화관, 질, 외요도 등에 상재한다. Gram 음성 간균으로 양 선단이 뾰족한 방추상을 하고 있다.

균체 내에 화농성 과립이 보이는 일이 있다(그림 26-11).

혐기성 조건으로 혈액한천배지에 배양 시 일반적으로 비용혈성의 집락이며 크기는 1~2mm이며, 일부는 α용혈을 일으키는 경우도 있다. 불투명하고 광택성의 집락을 만든다.(그림 26-12).

2) 병원성

연하성 폐렴 등의 호흡기 감염증, 여성 생식기 감염증, 간농양 등 수종의 농양, 장관의 수술 후 감염, Vincent's angina(*F. nucleatum*에 의한다) 등을 일으킨다.

3) 항균제 감수성

Penicillin, chloramphenicol, metronidazole 등에 감수성을 나타낸다.

V. Gram 양성 혐기성 유아포 간균

혐기성 Gram 양성 유아포간균에는 *Clostridium* 속만이 포함된다. 혐기성 조건에서 발육되며 발육환경이 나쁠 경우 포자를 형성한다.

분류 : 여러 종이 있지만 다음의 균종이 병원성이 강하다.

A. 클로스트리듐 속(*Genus Clostridium*)
1. 가스괴저균(*Clostridium perfringens ; C. welchii*)
2. 파상풍균(*Clostridium tetani*)
3. 위막성 대장염균(*Clostridium difficile*)
4. 보툴리누스균(*Clostridium botulinum*)

A. 클로스트리듐 속(*Genus Clostridium*)

1. 가스괴저균(*Clostridium perfringens ; C. welchii*)

1) 형태 및 배양

양단이 둥그스름하고 막대모양의 Gram 양성 간균이며 균의 크기는 0.5~1.5×0.7~8.0μm이다. 아포는

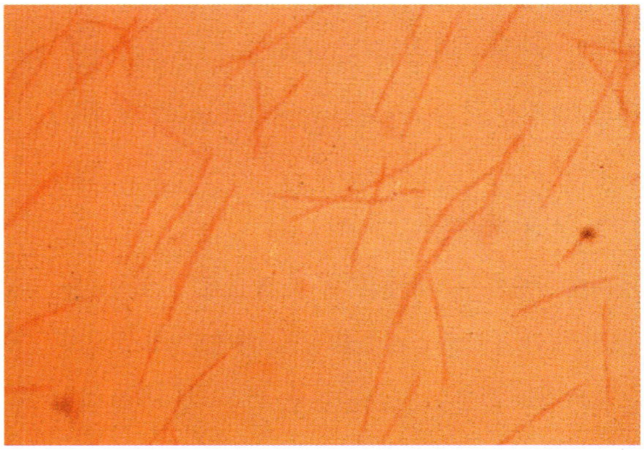

그림 26-11. Gram 염색하여 관찰한 *Fusobacterium nucleatum*균의 형태, Gram 양성 바늘모양 간균

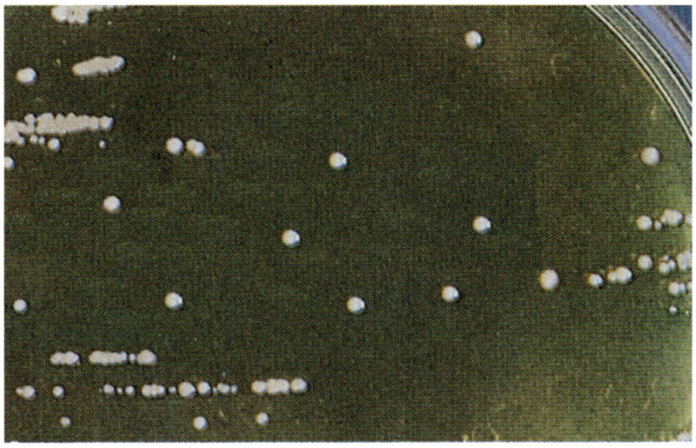

그림 26-12. BAP 배지에서 혐기성으로 발육된 *Fusobacterium nucleatum*균 집락

중앙 또는 편재성으로 위치하며, 그 부위는 팽륭되지 않는다. 배양균에서는 아포를 확인하기 어렵다. *Clostridium perfringens*는 편모가 없어 운동성이 없다(그림 26-13). 면양혈액한천배지에 혐기성으로 배양시 집락 주위에 2중의 용혈대가 형성된다(그림 26-14).

2) 병원성

이 균에 의하여 일어나는 병은 가스 괴저(gas gangrene), 식중독, 일반적인 감염증의 3가지 형식이 있다. 24시간 이내에 쾌유된다.

3) 항균제 감수성

Penicillin, clindamycin 등의 항균제가 감수성이다.

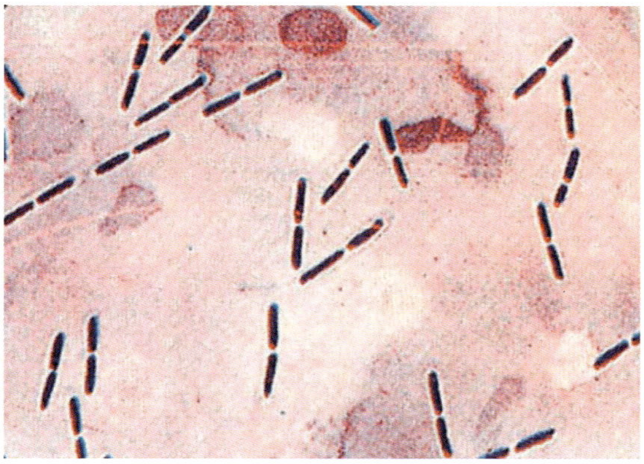

그림 26-13. Gram 염색하여 관찰한 *Clostridium perfringens*균의 형태, Gram 양성 간균, 포자형성

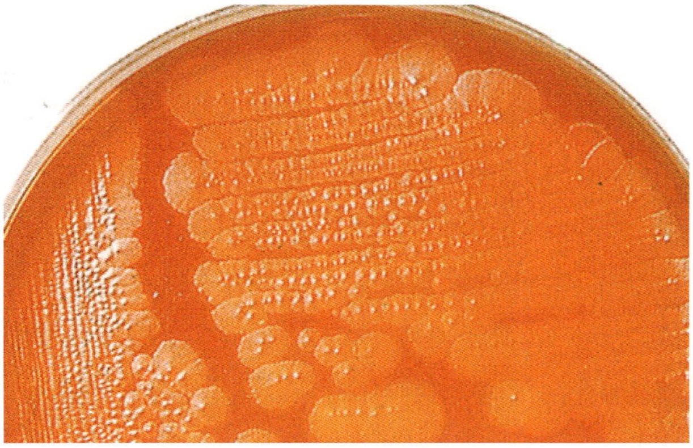

그림 26-14. BAP 배지에서 혐기성으로 발육된 *Clostridium perfringens* 균 집락

2. 파상풍균(*Clostridium tetani*)

1) 형태 및 배양

Gram 양성 북채 모양 간균이며 0.4~0.6×4.9~8μm 크기의 장간균이다. 아포는 원형이며, 균체의 한 쪽에 위치하며(단재성), 균체보다 팽륜되어 특징적인 북채모양(drum stick form)을 나타낸다. 주모성 편모를 가지고 있어 운동성이 있다. 협막은 만들지 않는다(그림 26-15).

혈액한천배지에 혐기성으로 발육 시 회백색의 집락으로 발육된다.(그림 26-16).

2) 병원성

(1) 파상풍(tetanus)

파상풍을 일으킨다. 교통사고 등의 외상에 의해 감염되어 국소 괴사, 산소 결핍 등에 의하여 혐기성 조건이 되면 증식하여 독소(toxin)를 생성하게 되어 질병을 초래한다. 그러나 감염되었다 하여 반드시 발증하는 것은 아니며, 4~7일 또는 4~5주의 잠복기 후에 증상이 나타난다. 감염 국소에 생성된 독소가 혈류나 운동신경을 거쳐 중추신경에 결합되면 특유의 증상이 나타난다.

(2) 임상증상

우선 삼차신경에 근육강직(muscle rigidity)이 시작되어 연하곤란 개구곤란(lockjaw)이 나타나 이를 악물고, 찌푸린 얼굴 모양이고, 다시 안면으로부터 하행하여 배부, 골격근 하지에 경련과 홍분 근육강직(muscle spam) 발작이 일어나며, 이어서 전신성 경련이 일어나 후궁반사(opisthotonus)가 나타나고 잠복기가 짧을수록 사망률은 50%로 높다. 연하성 폐렴, 기관지 폐렴이 합병되기 쉽다.

3) 항균제 감수성

보조적으로 penicillin을 투여한다. 발병한 경우에는 항독소 혈청, 면역 감마 글로블린의 투여, 경련 발작에

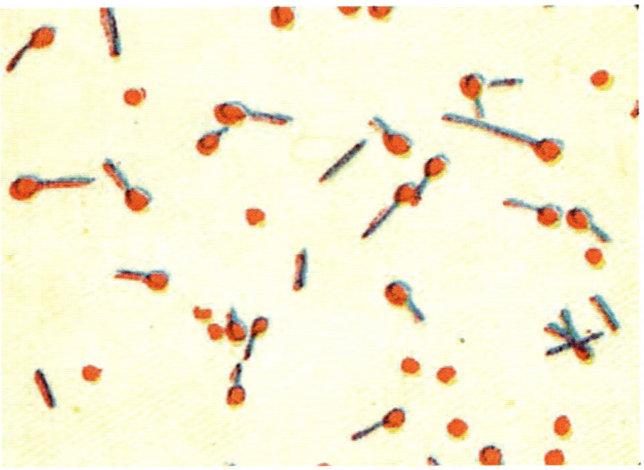

그림 26-15. Gram 염색하여 관찰한 *Clostridium tetani*균의 형태, Gram 양성 간균 단재성포자

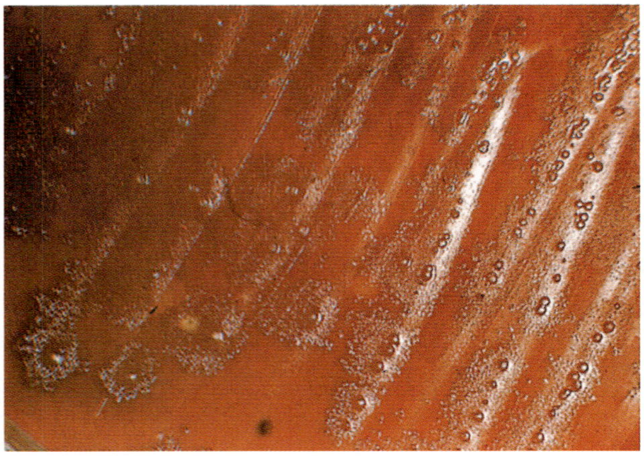

그림 26-16. BAP 배지에서 혐기성으로 발육된 *Clostridium tetani*균 집락

는 전신 마취하에 호흡관리를 한다.

3. 위막성 대장염균(*Clostridium difficile*)

1) 형태 및 배양

Gram 양성 막대형 긴 간균이며 크기는 0.6×6~8μm이고 아포는 난원형으로 편재성 내지는 단재성이며 아포 부위는 팽륜되지 않는다. 주모성 편모를 가지며 운동성이 있고 협막은 없다. 발육에는 엄밀한 혐기성 환경이 필요하다(그림 26-17).

CCFA 배지에 혐기성으로 배양 시 3~4mm의 불투명하고 불규칙한 광택이 없는 집락이다.(그림 26-18).

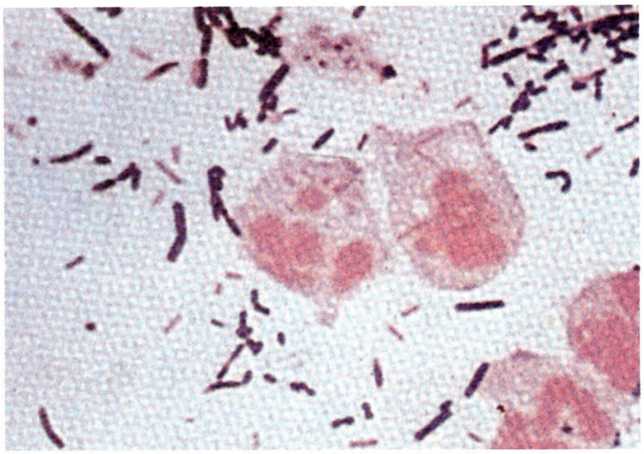

그림 26-17. Gram 염색하여 관찰한 *Clostridium difficile*균의 형태, Gram 양성 간균, 포자형성

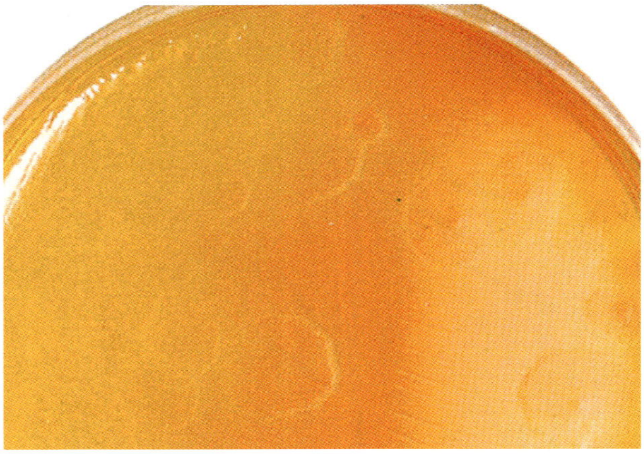

그림 26-18. BAP 배지에서 혐기성으로 발육된 *Clostridium difficile*균 집락

2) 병원성

위막성 대장염은 lincomycin, clindamycin, ampicillin, cephalosporin 등의 광범의 spectrum 항생물질을 1주 이상 장기간 구강으로 투여할 때 균교대현상(super infection)으로 항생제 유도 대장염이 발생한다. 그러므로 *C. difficile*균만이 증식하여 생성된 균체외 독소(enterotoxin)에 의하여 일어난다.

설사, 복통, 발열 등을 수반하여 탈수증이 일어날 때도 있다. 즉, 대장에서 약제내성의 *C. difficile*이 선택적으로 증식되어 괴사성 독소(necrotizing toxin, exotoxin, cytoxin)을 생성하므로써 일어난다.

3) 항균제 감수성과 치료

사용하고 있는 항생물질 투여를 중지한다. Vancomycin, metronitazole, bacitracin을 투여한다. 장운동을 감소시키는 약제는 투여하지 않는다.

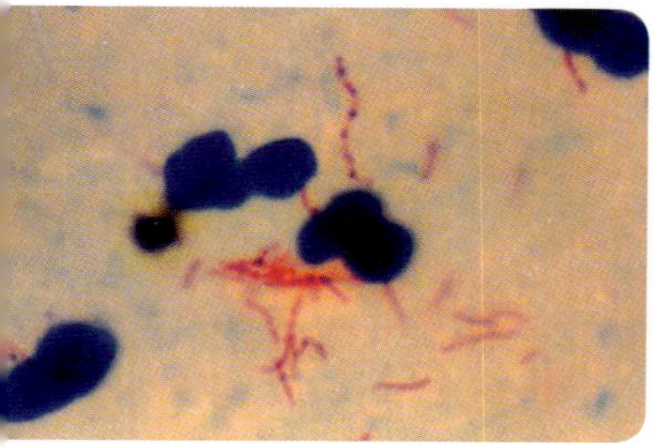

27장

항산균군 (Mycobacteria)

항산균에는 결핵균 군, 한센균 군(나균군), 비정형항산균군, 비병원성항산균 군으로 분류된다.

그 중에서 인형결핵균이 인간에 폐결핵을 일으키며 병원성이 강하다.

분류
1. 결핵균 군(*Mycobacterium tuberculosis complex*)
   ① 인형 결핵균(*Mycobacterium tuberculosis*)
   ② 우형 결핵균(*Mycobacterium bovis*)
   ③ 아프리카 결핵균(*Mycobacterium africanum*)
   ④ 쥐형(서형)결핵균(*Mycobacterium microti*)의 4종류가 알려져 있다.
   단순히 결핵균이라고 하는 경우는 인형 결핵균(*Mycobacterium tuberculosis*)을 말한다.
2. 한센균 군(나균군 ; Leprosy)
   ① 인형 나균(*Mycobacterium leprae*)
   ② 쥐형 나균(*Mycobacterium lepraemurium*)
3. 비정형항산균 군(Atypical *Mycobacterium*)
4. 비병원성항산균 군(Non pathogenic *Mycobacterium*)

A. 결핵균 군(*Mycobacterium tuberculosis complex*)

1. 결핵균(인형 결핵균, *Mycobacterium tuberculosis*)

여기에서는 결핵균만 다루기로 한다. 1882년 Robert Koch에 의해 결핵균이 발견되었다.

그 후 순수 배양하여 동물감염에 성공하고 Koch의 4대 원칙을 설정을 하였다.

1) 형태

결핵균의 크기는 0.3~0.5×1~4μm의 가늘고 긴 간균이다. Gram 양성 간균의 성질이 있으나 항산성이다.

염색은 항산성 염색법인 Ziehl-Neelsen's 염색법이 주로 이용되며 균체는 적색으로 염색된다(그림 27-1).

2) 배양

결핵균은 산소가 존재하는 호기성 조건에서 발육되며 특히 5~10%의 CO_2 조건에서 발육이 촉진된다. 혈청, 계란, 감자 등을 배지에 첨가해야 잘 자란다. 발육 최적 온도는 37~38℃이며 최적 pH는 6.8~7.3이다. 고체배지상에서 발육이 느려 집락은 4~8주 배양한 후에 육안적으로 관찰되며 비교적 다른 균에 비해 늦다.

보통 사용하는 배지는 Ogawa 배지이고 이 배지에는 잡균증식을 억제하기 위해 malachite green을 첨가하며 응고멸균하여 만든 녹색 계란배지이다.

Ogawa egg 배지, Lowenstein-Jensen egg 배지에 8주간 배양해야 표면이 거칠고 건조한 담황색의 집락으로 자란다(그림 27-2).

3) 병원성

(1) **폐결핵**(pulmonary tuberculosis)

폐결핵 환자가 기침 시 결핵균이 비말에 의해 호흡기에 감염되어 폐결핵이 85%로 가장 흔하고 기타 결핵은 폐의 1차 병소로부터 균이 전파되어 생기는 경우가 많다.

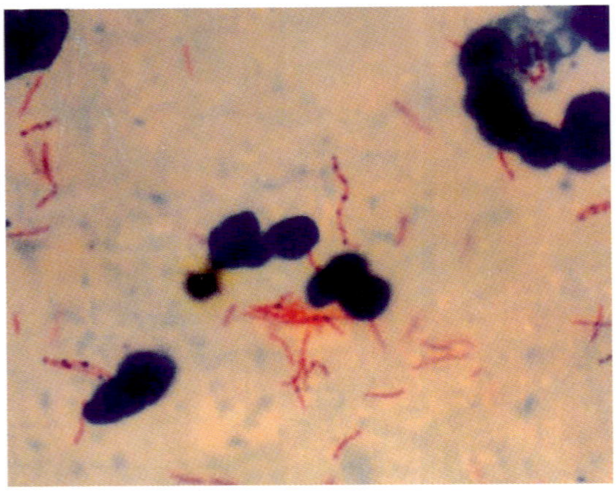

그림 27-1. 결핵 환자의 화농 객담을 Ziehl-Neelsen's 염색하여 관찰한 결핵균 (*Mycobacterium tuberculosis*)의 형태

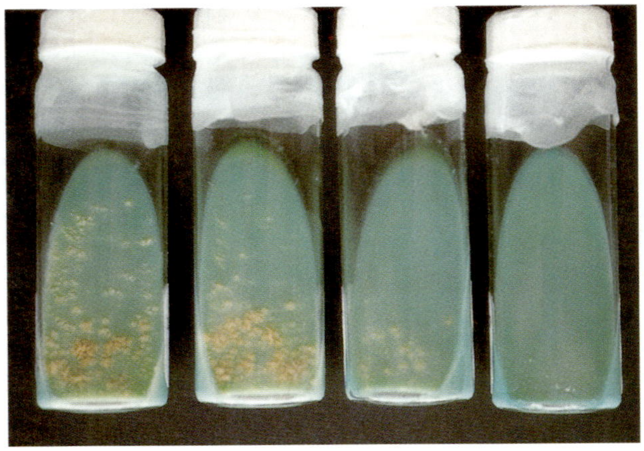

그림 27-2. Ogawa egg 배지에서 발육된 *Mycobacterium tuberculosis*균 집락

임상 증세는 열, 체중 감소, 두통, 식욕 부진, 밤에 잠을 잘 때 식은땀(night-sweat), 기침, 화농성 객담, 객혈(hemoptysis), 가슴에 통증이 있으며, 얼굴이 창백해진다.

(2) 폐외 결핵(extrapulmonaty)

신장결핵(renal tuberculosis), 요로결핵, 결핵성 수막염 (tuberculosis meningitis), 결핵성늑막염, 결핵성 복막염, 결핵성 림프선염(tuberculosis lymphadenitis), 장결핵, 골결핵, 피부결핵, 심낭염을 유발한다.

4) 저항성

- 결핵균은 산, 알칼리, 알코올에 강한 저항성을 가지고 있다.
- 건조에 대해서도 배양균을 6개월 이상 생존할 수 있다.
- 객담 중에 있는 것은 20~30시간 더욱 오래 생존한다.
- 그늘에 놓아둔 객담에서는 수 주일 생존한다.
- 60℃, 30분 또는 100℃에서 1~2분 가열해도 생존한다.
- 5℃에서는 1개월 가까이 생존한다.
- 5% 석탄산액에서 1분간, 5%의 크레졸액에서 5분간, 순 알코올에서 5분간 생존하며, 객담 중에서는 더 강하다.
- 역성 비누는 효력이 약하고 직사광선에서는 20~30분에 사멸하며, 자외선을 쪼이면 수 분 이내에 사멸한다.

5) 면역학적 진단 : 인터페론 감마 검사로 진단한다.

Tuberculin 반응 : Tuberculin은 결핵균의 대사산물과 균체단백의 추출물로 구성된다.

현재는 균체단백에서 추출한 정제 PPD(purified protein derivative)가 검사에 이용된다.

피내에 0.1ml 주사하여 48시간 후에 국소의 발적정도를 보는 방법으로 지연형 알레르기 과민반응이 발생하는 것을 관찰한다.

Tuberculin 반응 양성자(발적 직경 10mm 이상)는 결핵균의 감염을 받은 것을 의미한다. 중증 결핵환자나 면역이 저하되어 있는 사람은 결핵균이 감염되어도 양성이 되지 않는다.

6) 예방

BCG vaccine : 약독 생균 vaccine이다. Calmette와 Guerin이 *Mycobacterium bovis*로부터 독력은 없지만 면역성을 가지고 있는 변이 균주를 만들었다.

이 균을 BCG(Bacille de Calmette et Guerin)라고 한다. BCG 접종에 의해 결핵의 발병률은 현저하게 감소하였다.

7) 관리

실내의 전염된 공기를 옥외로 배출시켜 재순환을 막는다. 자외선을 조사하여 살균을 한다. 결핵에 감염된 노숙자, 노약자의 비말핵과 객출한 객담 관리를 철저히 한다.

노숙자들의 결핵 치료의 가장 큰 문제점은 치료를 시작한 환자를 적절히 추적하기가 어렵다는 것이다. 그리고 항결핵제를 정상적으로 먹지를 않아 다약제 내성균이 생기고 있다.

8) 전파

결핵의 감염된 사람이 기침, 재채기 또는 대화할 때 연무된 호흡기 분비물의 입자인 비말핵을 흡입하여 전파된다. 이 균은 공중에 오랫동안 떠 있을 수 있고 폐의 말단 폐포에 도달할 만큼 작다.

전파가능성은 오염된 공기 중에 오랫동안 노출되는 것과 관련되어 있다. 공기중 미생물의 수는 감염부위(폐, 후두), 기침의 세기, 객담 내의 균의 수, 비말핵을 억제하거나 제거하는 효율 및 감염된 사람이 화학요법을 받은 기간과 함수관계에 있다.

1985년도 후반 미국에서 HIV(인간면역결핍바이러스)에 감염된 사람과 결핵의 유병률이 높은 나라에서 온 이민자들의 결핵이 생겨서 문제시되고 있는데 이러한 집단에서 항결핵제에 내성 결핵균이 증가하고 있다

9) 항결핵제 치료

(1) 치료 원칙

① 치료법은 항균력이 탁월한 약제를 사용한다.
② 적어도 두 약제 이상을 병용하여 투약한다.
③ 살균제(bactericidal drug)을 사용한다.
④ 1차 치료에 실패할 시 즉 치료 후 3~4개월이 지나도 균이 검출될 때는 새로운 약으로 바꾸어야 한다.
⑤ 다른 약의 효과를 증가하기 위해 INH는 내성균이 생겨도 계속 사용한다. 1년~1년 반 치료기간은 충분히 지속되어야 한다.

(2) 치료 요법

강력 단기 화학요법으로서 rifampicin(RF), ethambutol(EB), INH(isonicotinic acid hydrazid ; Isoniazid)의 3자 또는 SM(streptomycin)을 추가한 4자 병용요법을 6~9개월 간 실시하는 경우가 많다. 옛날에는 1차 항결핵제로 SM, PAS, INH의 3자 병용요법을 실시하였으며, 내성균이 나타나면 2차 항결핵제를 사용한다.

10) 항결핵 약제 감수성 및 치료

약제감수성시험에 대해서는 총론에 기술하였다.

Isoniazid(INH), rifampin(Rf), streptomycin(SM), ethambutol(EMB) 등을 1차 치료약제로 사용한다. 그 밖에 kanamycin, cycloserine, ethionamide를 사용한다.

과거에는 para amino salicylic acid(PAS)를 사용하였으나 위장계통에 부작용이 있어서 잘 사용하지 않는다. 비정형 항산균(atypical *Mycobacterium*)은 PAS에 내성이 생긴다.

B. 나균군

1. 한센균(나균 ; *Mycobacterium leprae*)

1878년 Hansen이 나환자 농즙 부위에서 처음 발견하여 Hansen's bacilli라고 불렸으며

나병을 한센병(Hansen's disease)이라 고도 한다.

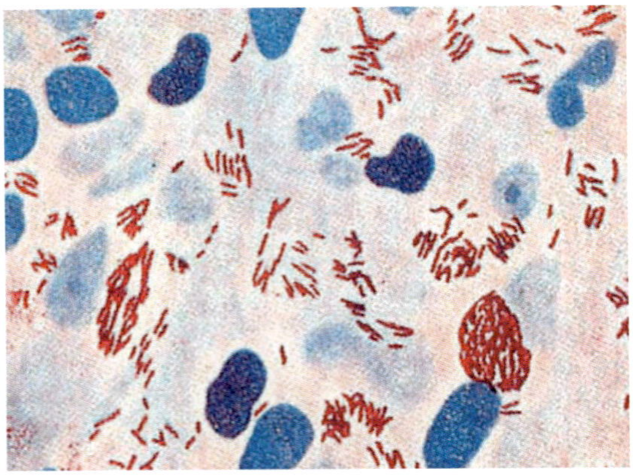

그림 27-3. 나환자의 피부 병소 부위를 Ziehl-Neelsen's 염색하여 관찰한 한센균(*M. leprae*)의 형태

1) 형태 및 배양

Gram 양성의 간균이나 염색은 Ziehl-Neelsen's 염색을 하여 현미경으로 검경하면 적색의 간균 덩어리가 보인다. 결핵균과 같이 항산균이지만, 항산성은 결핵균보다 약하다(그림 27-3).

조직의 도말염색표본에서는 괴상으로 밀집한 것을 관찰할 수 있으며, 이것을 나구(globi)라고 부른다.

한센균(나균)은 인공배양이 안 된다.

2) 배양

나균은 현재까지 인공배양이 안 되므로 설치류 동물에 접종하여 균을 확인한다.

세균학적 진단은 환자의 비즙이나 병소로부터 항산균의 검출과 lepromin 반응을 실시한다.

3) 병원성

나균이 감염되면 처음 비점막에 병변이 생기고, 여기서 다수의 균이 증명되어 감염원으로 생각된다. 그러나 감염양식은 명확하지 않다. 피부, 신경, 점막에 증식성 감염을 일으키며, 결절형, 나종형, 중간형의 병형으로 나눌 수 있다. 세포성 면역, 체액성 면역의 이상은 병형과 관련이 있다.

전 세계에 약 1,200만 명의 나병 환자가 있다. 특히 아시아, 중앙아시아, 남아메리카 지역 국가에 많이 감염되어 있다. 사람에서 사람으로 직접 감염된다.

4) 항나균제 치료

Sulfa제와 rifampin에 감수성이다.

DDS(Dapson= 4, 4'-diamino diphenyl sulfone), Rifampin, Clofazimine을 복용한다.

치료는 항산균 도말 염색에서 균이 안보일 때까지 계속한다. 약 2년간 투약을 한다.

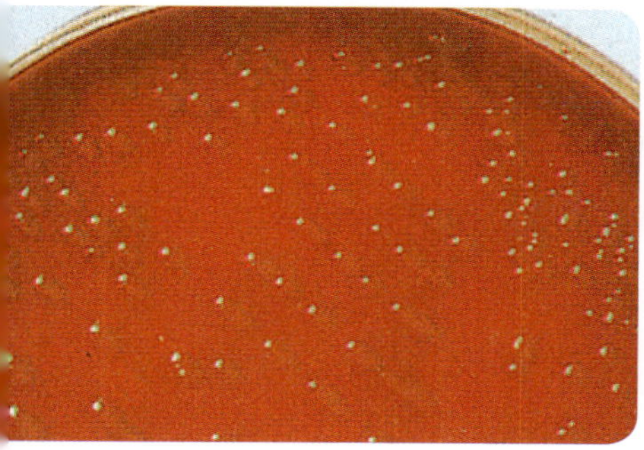

28장

만곡형 Gram음성 간균 (Curved Gram Negative Bacteria)

만곡형 Gram 음성 간균에는 *Campylobacter* 속, *Helicobacter* 속, *Spirillum* 속의 3종이 있다. 형태는 Spirochaeta와 비슷하나 나선 회전이 적은 간균이다. 균체의 일단 또는 양단에 편모를 가지고 있으며 축사는 없다.

분류
A. 캠피로박타 속(Genus *Campylobacter*) :
Campylobacter jejuni, *Campylobacter coli*
B. 헬리코박타 속(Genus *Helicobacter*) :
Helicobacter pylori

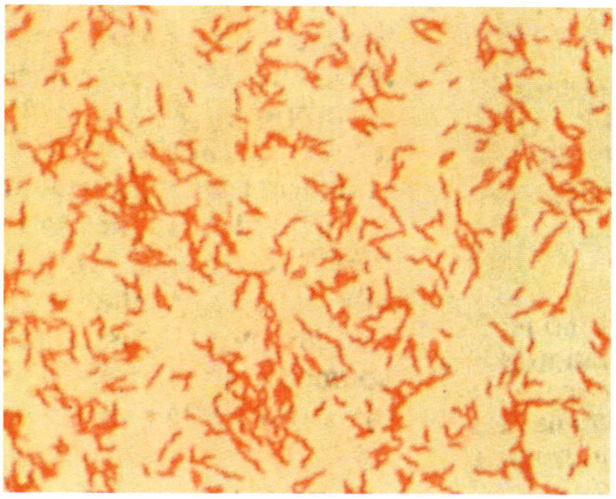

그림 28-1. Gram 염색하여 관찰한 *Campylobacter jejuni* 균의 형태, Gram 음성 나선형 간균

A. *Campylobacter* 속

1. *Campylobacter jejuni*

1) 형태 및 배양

나선상으로 만곡된 Gram 음성 간균이다. 이 균의 일단에 단모성의 편모(때로는 양극단모)를 가지며 운동성이다.

균의 크기는 0.2~0.5×0.5~5μm의 길이를 가진 나선형의 굽은 막대모양이며 이 외에도 S자 모양, 갈매기 날개 모양, 콤마형, 구형 등으로 관찰된다(그림 28-1).

Butzler배지, Skirrow 배지에 42℃ 배양하면 발육이 된다.(그림 28-2).

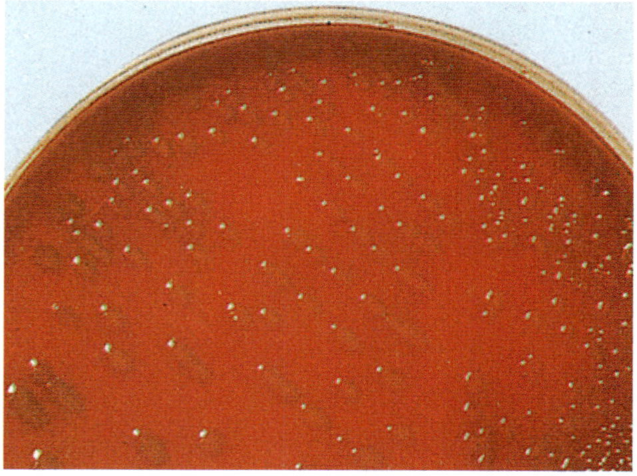

그림 28-2. Skirrow BAP 배지에서 약호기성으로 발육된 *Campylobacter jejuni* 균 집락

2) 병원성

*Campylobacter*는 고양이, 염소, 닭, 소 등의 병원균으로 가축이 유산, 설사 등을 일으킨다. 사람에게서 *Campylobacter jejuni*와 *Campylobacter coli*가 감염되어 설사를 일으킨다. 이것은 식중독으로서 알려져 있다.

최근 *Campylobacter*에 의한 장염은 증가하고 있다. *C. fetus subsp. fetus*, *C. laridis*가 패혈증, 수막염, 관절염을 일으키는 일이 있다.

Campylobacter 장염

*C. jejuni*와 *C. coli*에 의해 일어나는 감염성 장염(감염형 식중독)이다. 장염 화농의 대부분은 *C. jejuni*이며 *C. coli*는 적다. 이 균은 원래 개, 칠면조, 염소, 돼지, 닭 등의 장관에 서식하고 있다.

사람의 장관에는 거의 없다. 식품을 섭취하고 나서 발병까지의 잠복기는 평균 2~5일이며 증상은 설사, 복통, 발열, 구토 등의 위장증상이다. 패혈증을 일으키는 일도 있지만 예후는 좋다.

3) 항균제 감수성

Erythromycin, tetracycine, chlorampenicol, aminoglycoside에 감수성이며 penicillin이나 sulfa제에는 내성균이 많다. 대부분 자연 치유되며 항균제를 사용하면 잘 듣는다.

B. *Helicobacter* 속

이 균은 급성 위염의 원인균으로서 이 세균에 의하여 손상된 위 점막 및 상피세포는 펩신 및 위 내용물에 의한 작용을 더욱 잘 받기 때문에 이 균에 의한 위염은 위궤양 및 십이지장궤양, 위암의 발병 결정요인이 된다.

1. *Helicobacter pylori*

1) 형태 및 배양

Gram 음성 S자형의 선단이 완만한 만곡형이며 크기는 0.2~0.5×0.5~5μm이다. 총모성 편모(4~6개)를 가지고 있어 운동성이 있으며 축사는 없다. 위 점액과 같은 점 조성이 높은 환경에서도 자유롭게 운동할 수 있는 강한 운동성을 가지고 있다(그림 28-3).

Skirrow agar에 약호기성으로 배양을 하면 무색집락으로 발육된다.(그림 28-4).

2) 병원성

*H. pylori*는 위염을 일으켜 위궤양, 십이지장 궤양의 치료를 지연시키든지 재발시키는 작용이 알려져 있다. 이 균은 요소(urease) 생성이 강하므로 요소분해에 의

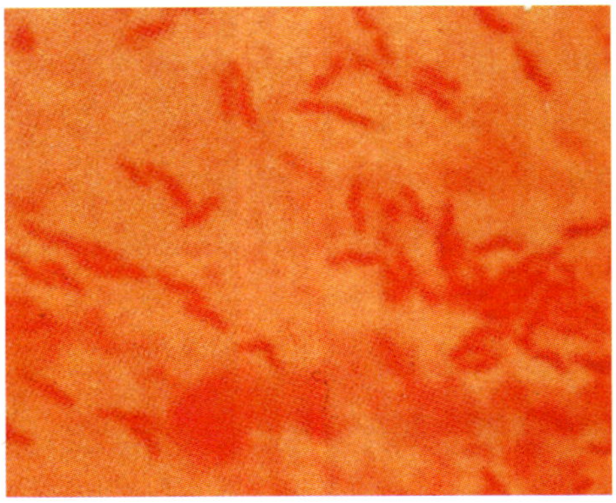

그림 28-3. Gram 염색하여 관찰한 *Helicobacter pylori* 균의 형태

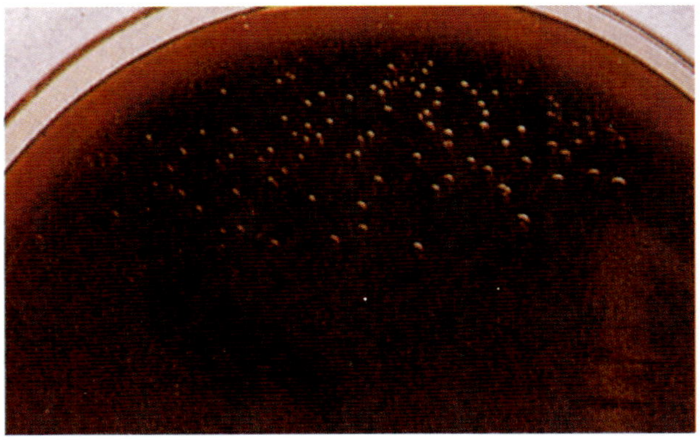

그림 28-4. Skirrow BAP 배지에서 약호기성으로 발육된 *Helicobacter pylori* 균 집락

해서 생긴 암모니아(ammonium) 이온으로 인한 세포상해성, 프로테아세(protease) 생산으로 인한 세포상해성 등이 보고되고 있다.

3) 예방

Helicobacter pylori 예방을 위해서 식생활 습관의 개선 등 청결한 위생적 식생활을 권유한다. 감염은 주로 소아시기에 발생하기 때문에 소아의 식생활 개선이 급선무이다.

H. pylori 감염된 사람은 비타민 C와 신선한 야채 과일 등을 먹거나 항산화제를 섭취하도록 권장을 한다.

4) 항균제 감수성

Erythromycine, tetracycline, penicillin, cephalosporin, chloramphenicol에 감수성이다.

Bismuth제에도 감수성이다. Nalidixic acid, colistin, vancomycin, sulfa제에 내성이다.

29장

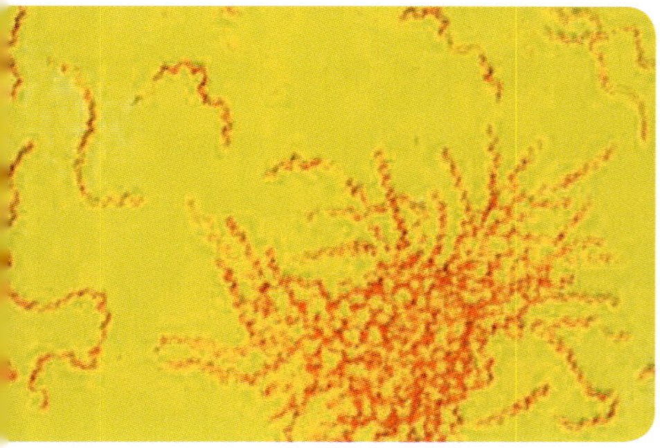

나선형 과 (Spirochaetaceae)

Spirochaetaceae 과에는 *Treponema* 속, *Borrelia* 속, *Leptospira* 속 등이 있다.

(1) *Treponema* 속 : 사람과 동물에 기생하며 혐기성이다. 매독의 원인균이 병원성이다. 인공배양이 되지 않는 것이 많다.

(2) *Borrelia* 속 : 회귀열의 병원체이다. 이 또는 진드기를 매개로 전염된다. 인공배양은 곤란하다.

(3) *Leptospira* 속 : 오수 중에 서식하며 호기성이다. Weil's씨 병 등의 병원체이다.

인공배양이 가능하다.

분류

A. 트레포네마 속(*Genus Treponema*) :
- 매독균(*Treponema pallidum*)
- Yaws 균(*Treponema pentenue*)
- Endemic syphilis 균(*Treponema endemicum*)
- Pinta 균(*Treponema carateum*)

B. 볼레리아 속(*Genus Borrelia*) :
- 재귀열균(*Borrelia recurrentis*)
- 라임병균 (*Borrelia burgdorferi*)
- *Borrelia hermsii*

C. 렙토스피라 속(*Genus Leptospira*) :
- 렙프토스피라균(*Leptospira interrogans*)

A. *Treponema* 속

1. 매독균(*Treponema pallidum*)

매독(syphilis)은 15세기말 콜럼버스가 아메리카 신대륙을 발견하고 돌아올 때 그 일행에 의해 유럽으로 전파되어 전 세계에 퍼졌다. 매독(syphilis)이란 매독 증상을 나타낸 양치는 소년의 이름을 따서 명명하였으며 매독이 성병의 하나라는 사실은 18세기에 들어서야 밝혀졌다.

표 29-1. 인체 질병을 일으키는 Treponema 속 균의 특성

병원체	질 병	발생지역	호발연령	전염방법	선천성감염
T. pallidum subsp. pallidum	성병매독	세계 전역	성인	성적 접촉	있음
T. pallidum subsp. pentenue	Yaws (frambesia, pain)	열대 지방	소아	피부 접촉	없음
T. pallidum subsp. endemicum	Endemic syphilis	아프리카 (동부 · 중부)	소아 청년	점막 접촉	드뭄
T. carateum	Pinta	중 · 남미 열대	소아 청년	피부 접촉	없음

1) 형태 및 배양

매독균은 길이 6~22μm, 폭 0.1~0.2μm의 규칙적 나선형을 나타내며 회전수는 8~14이다. Aniline 색소에 잘 염색되지 않으므로 암시야법, Giemsa 염색(분홍색으로 염색된다)(그림 29-1).

도은염색법(Levaditi silver impregnation), 면역형광항체염색을 하여 형광현미경으로 관찰할 수 있다(그림 29-2).

매독은 현재 인공적으로 배양이 안 된다.

2) 병원성

성교(sexual contact)에 의해 비뇨기관(genital organ)에 감염된다. 드물기는 하지만 기구, 수혈(blood transfusion) 등에 의해서도 감염되는 일이 있다. 매독이란 주로 혈관 (blood vessel) 및 혈관 주위조직(perivascular area)에 병변을 유발하는 질환이다. 매독균이 일단 체내 점막표면에 부착되면 침입부위에서 신속히 증식한 후, 일차 병소가 형성되기도 전에 혈관주위 림프절(perivascular lymphatics)을 거쳐 순환혈액을 통해 전신으로 파종된다.

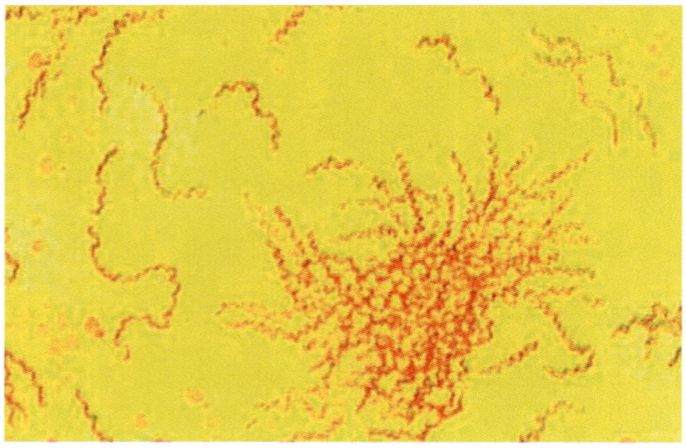

그림 29-1. 도은 염색하여 관찰한 매독균(*Treponema pallidum*)의 형태

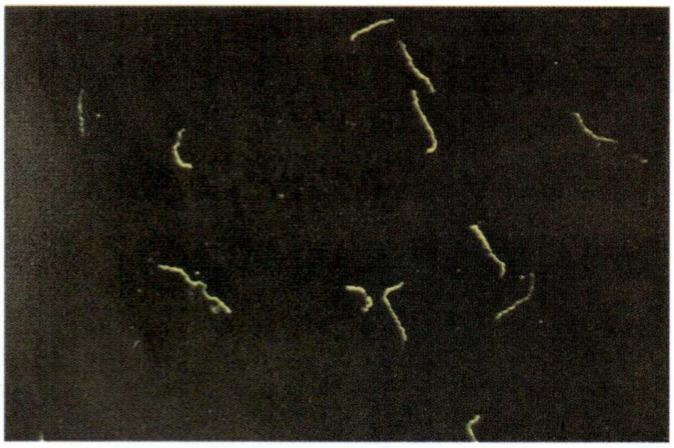

그림 29-2. 형광현미경 검경한 *Treponema pallidum* 균 형태

매독은 후천성 매독(acquired syphilis)과 선천성 매독(congenital syphilis)이 있다.

(1) 후천성 매독(acquired syphilis)

제1기 매독(primary syphilis) : 성행위 후 매독균이 감염되어 빠르면 침입 10~19일째, 대개는 3~4주안에 잠복기를 거쳐 균 침입국소에 외부 비뇨생식기(external genital), 자궁경부(cervix), 질벽(vaginal wall), 항문(anus), 입(mouth) 등의 부위에 염증반응에 의한 특징적 경성하감(hard chancre)이 나타나는데 병리학적으로 림프절 확대와 무통성 종창이 나타난다.

제2기 매독(secondary syphilis) : 매독균이 혈액을 따라 전신에 퍼지며, 피부의 장미마진, 점막의 발진, 골막염(periosteitis), 관절염(arthritis), 관절증(arthropathia), 신우염(nephritis), 간염(hepatitis), 맥락막(chorioretinitis), 수막염(meningitis), 원형탈모증(alopecia) 등의 매독성 변화가 일어난다.

제3기 매독(tertiary syphilis)

① 고무종(gumma) : 감염 후 3년이 되면 피부 궤양, 고무종(gumma)으로 입술이 갈라지고, 뼈 속에 염증이 생기고, 심한 괴사와 더불어 소수의 거대세포가 관찰되나 균은 거의 존재하지 않는 것이 특징이다.

고무종은 주로 내부장기, 뼈 및 피부 등에 호발한다. 대부분 괴사로 진행되며 흉터를 남기고 더욱 진행되면 중추신경에 침입하여 진행 마비 등의 변성매독이 된다.

② 신경 매독(neurosyphilis) : 치료하지 않은 환자의 약 8%에서 나타나며 남자에게 잘 생긴다. 신경에 침범되는 시기는 제1기 때이지만

증세는 5~10년 후에 나타나며 무증세인 경우가 많다.

③ 심장 매독(cardiovascular syphilis) : 치료하지 않은 환자의 10%에서 생기고 대동맥의 상행부와 횡행부에 잘 생기고 대동맥염(aortitis)의 합병증으로 대동맥 역류, 대동 맥류, 관상동맥구의 폐색 등이 생기고 대동맥판에도 변화가 생긴다.

(2) **선청성 매독**(congenital syphilis)

선천성 매독은 태반을 통하여 직접 태아의 혈액 내로 *T. pallidum*이 침입하여 임산부의 태아에게 감염되는 경우이다.

선천성 매독의 초기증상으로 간 비종대, 황달, 용혈성 빈혈, 폐렴 및 특히 긴뼈에 다발성 병소가 나타나기도 하며 코, 피부 및 고환에도 전형적 병변이 관찰되기도 한다.

임신 4개월 이후에 태아에게 매독병변이 나타나며 대개 사산 또는 유산된다.

일단 감염된 태아는 출생한 후에 치료를 하더라도 초기 증상의 발현은 억제되나 매독말기 징후의 발현은 완전히 막을 수 없다. 그러나 산모가 매독 초기에 적절한 치료를 받을 경우에는 선천성 매독을 방지할 수 있다.

모체로부터 태반감염을 받은 태아에서 트레포네마균 특이항원에 대한 IgM 항체가의 상승 및 리아진의 역가 상승이 증명된다.

- 태아감염(fetal infection) 시기 : 1기 매독시기 100% 감염, 2기 매독시기 90% 감염, 3기 매독시기 30% 태아에 감염된다.
- 허치슨의 3대 증상(Hutchinson's triad symptoms)

Hutchinson's teeth – 앞니가 송곳니 같이 뾰족해지고

Interstitial keratitis – 심질성 각막염으로 맹인

Nerve deafness – 청신경 이상으로 귀머거리 난청

Saddle nose – 안장코 콧등이 음푹 들어감

Rhagades – 입술이 갈라지고 째지는 째보

Saber shin – 검상경골이 비대해지고 뼈에 염증이 생김

3) 혈청학적 검사

매독의 혈청반응은 감염후 4~6주에 양성이 된다. 다음 두 가지 반응이 이용된다. 임상에서는 비특이적 반응 중 두 가지와, 특이적 반응 중 한 가지 등, 세 가지 방법으로 검사한다.

(1) **비특이적 반응(선별시험)**

소심장에서 추출한 cardiolipin과 cholesterol을 항원으로 사용하여 reagin이라고 불리우는 항지질 항체를 증명하는 시험으로

① VDRL test, ② RPR card test 방법이 있다. 이 방법은 생물학적 위양성 반응을 일으킬 수 있다.

(2) **특이적 반응(확인시험)**

Treponema pallidum 그 자체를 특이 항원에 대한 특이 항체를 이용하는 방법이다. 예민도와 특이성이 높아서 정확한 방법이다.

① TPHA test(*Treponema pallidum* hemagglutination)

② FTA-ABS test(Fluorescent Treponemal antibody-absorption)

③ TPI test(*Treponema pallidum immobilization*)가 신빙성이 있다.

4) 항체

T. pallidum 항원에 대한 항체는 IgM, IgA, IgG 등으로 밝혀졌으며, IgM은 감염 초기에 그리고 IgA와 IgG는 후반에 나타나고, 가장 오래 계속되는 것은 IgG이다.

5) 위양성 반응

말라리아, 만성 감염, 나병, 약물중독, 교원 맥관계 질환 등에서 만성 생물학적 위양성 반응이 나타난다. VDRL 검사 시 만성 생물학적 위양성 반응을 나타내는 항체는 주로 IgM이나 실제로 매독 환자에서 양성 반응을 나타내는 항체는 IgG이다. 그러나 전신성 홍반 루프스에서 VDRL 검사 시 만성 생물학적 위양성 반응을 나타내는 경우에는 흔히 FTA-ABS 검사에서도 양성반응을 나타내며 이 경우에는 TPI 검사로 감별 진단하여야 한다.

6) 예방

매독으로 진단된 환자는 즉시 penicillin 치료를 받아야 하며, 예방법으로 콘돔을 사용하거나 무분별한 성 접촉을 삼가하는 것이 가장 확실한 예방법이라 할 수 있다. 초기 매독은 국소에 무증상 또는 환자 자신이 자각하지 못하는 경우가 많아 예방에 문제점이 되고 있다.

7) 역학

매독은 전 세계 각국에 널리 퍼져 있는 성병으로, 주로 성접촉에 의해 이루어지며 최근에는 동성연애자에서의 발생이 증가하고 있다. 임신중이나 출산전에 모체의 혈청검사를 통해 환자를 발견, 적절한 치료를 함으로써 선천성 매독의 예방 관리를 효과적으로 시행할 수 있다.

8) 항균제 감수성

Penicillin제가 특효약이다. 그 밖의 erythromycin, tetracycline도 이용된다.

B. *Borrelia* 속

1. 재귀열(*Borrelia recurrentis*)

'이(louse-born)'가 물어서 매개하는 병원체는 *Borrelia recurrentis*이며, 풍토병으로 급성 감염 질환이다.

'진드기'(tick-born)가 매개하는 것은 진드기 종명인 *Ornithodoros hermsi* 종에 기생하는 원인균으로 *Borrelia hermsii*라고 명명하였다

1976년 미국 Lyme 지방에서 '진드기'가 매개하여 발생하는 Lyme 병의 병원체를 *Borrelia burgdorferi*라고 명명하였다.

비위생적 환경과 추운 지방에서 입는 내복, 밀집지역 잠자리에서 전파된다.

1) 형태 및 배양

나선균체가 길며 폭이 0.2~0.5μm 정도이고 길이가 10~30μm의 긴 나선형인데 20개 전후의 축사가 느슨하고 불규칙한 모양이며 Wright 염색이나 Giemsa 염색에 의해 염색된다(그림 29-3).

말초혈액을 직접 암시야 현미경으로 관찰하면 나선형의 균이 회전(꼬임)하면서 운동성이 활발하다.

인공배양이 잘 안 된다.

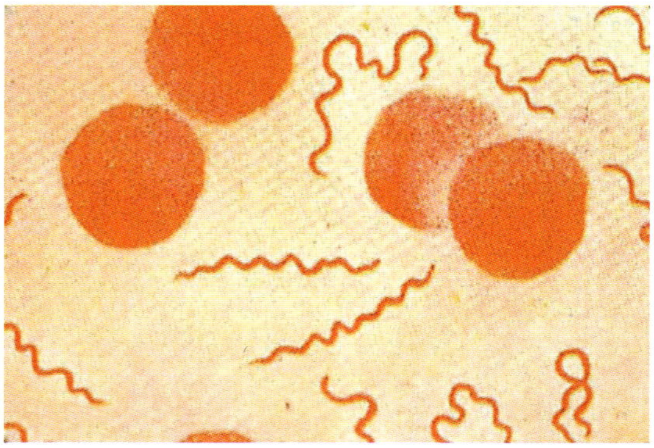

그림 29-3. Giemsa 염색하여 관찰한 *Borrelia recurrentis* 균의 형태

2) 병원성

(1) '이' 매개성 재귀열

사람 몸에 기생하는 '이'가 물어서 교상할 때 감염되면 약 1주일의 잠복기 후 발열, 두통, 근육통, 비종 등이 나타난다. 고열이 3~4일간 계속되다가 일단 해열되고, 1~2주 후 다시 발열이 시작된다. 이러한 열이 3~10회 주기적으로 반복되고, 반복 횟수가 거듭됨에 따라 증상은 가벼워진다. 그래서 재귀열(회귀열)이라 한다.

(2) '진드기' 매개성 재귀열

야생 설치류에 기생하는 진드기가 물어서 교상 부위에 침입한 병원체가 2~10일 잠복기를 거친 후 오한과 전율의 발열, 두통, 근육통 및 관절통이 수 일 동안 계속된다 열이 급속히 떨어졌다가 다시 1주일 후에 재차 발열한다. 이와 같은 증상이 3~10회 반복한다. 치명률은 2~5% 정도다.

3) 항균제 감수성

Penicillin과 tetracycline에 감수성이다.

C. *Leptospira* 속

1. 렙토스피라균(*Leptospira interrogans*)

1) 형태 및 배양

*Leptospira interrogans*균은 길이가 약 6~20μm이고 직경은 약 0.1~0.3μm의 가는 나선형태이며 균체의 양단 또는 일단은 구부러져 있고 두개의 축사(axial fibril)를 축으로 몸체가 16~20회 감겨있는 나선균이다(그림 29–4).

Giemsa 염색, 도은 염색, 형광항체법으로 관찰한다.

배양은 8~10%의 토끼혈청이 첨가된 Fletcher 한천배지, Korthof 한천배지에 배양된다.

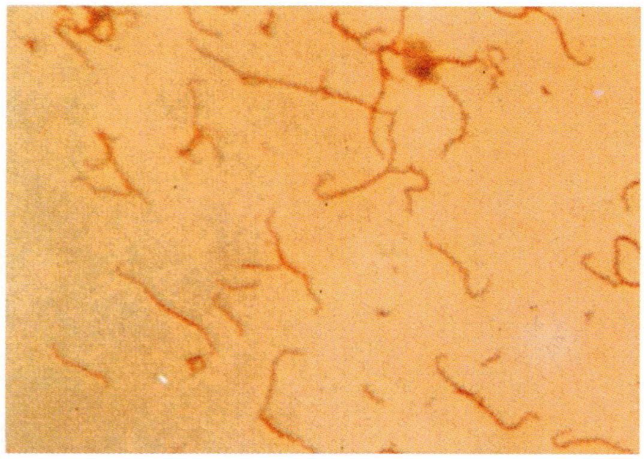

그림 29–4. Giemsa 염색하여 관찰한 *Leptospira interrogans* 균의 형태

2) 병원성

*Leptospira interrogans*는 인수공통으로 전염병이며 렙토스피라증의 병원체를 들쥐 요, 분변에 보균하고 있으면서 논바닥에 분뇨를 흘려 9월~11월 논에서 일하던 농부가 피부상처에 감염되어 보통 7~12일의 잠복기를 거쳐 다양한 증세를 보이며 갑작스런 고열, 패혈증, 몸살, 감기, 기침, 황달, 피로감을 동반하는 전신질환이다. 이 질환은 일명 Weil's disease라고도 한다.

우리나라에서는 가을(8~11월)에 농촌의 농부에 호발하며 90%가 남자에 감염된다.

인수공통 감염증(Zoonotic disease)으로 감염원은 다음과 같다.

(1) 설취류의 소변이 오염된 음식이나 물을 먹을 경우
(2) 설취류의 소변이 오염된 토양이나 물에 접촉할 경우
(3) 손상받은 피부나 점막을 통하여 감염된다.

3) 항균제 감수성

Streptomycin, penicillin, tetracycline 등이 감수성이다.

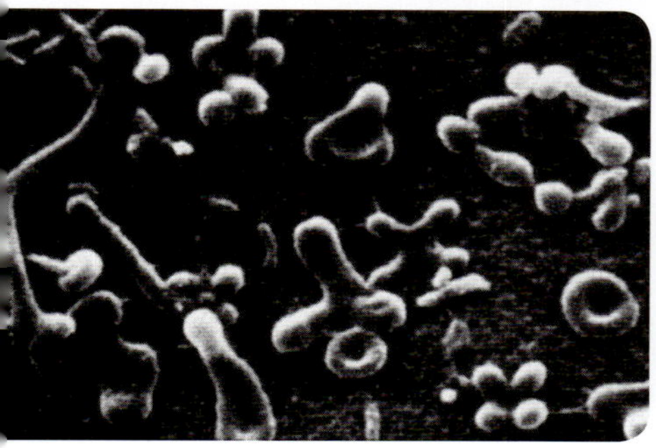

30 장

마이코플라스마 과 (Mycoplasmaceae)

● 정의

사람의 구강이나 상기도에 많이 상재하며 *M. pneumoniae*가 병원성이 있다.

*M. hominis*와 *M. fermentans*는 비뇨생식기의 점막에 상재하고 있다. 사람에게서 분리되는 *Mycoplasma*는 8종이 있다.

*M. pneumoniae*는 사람의 호흡기계에 감염되어 기관지염, 폐렴을 유발하고,

균종에 따라 요도염, 전립선염, 난관염, 질염, AIDS 환자에 감염된다.

① 세균중 가장 작은 125~150nm 크기이며 여과성 병원체이다.

② 형태는 구형, 환상형, 섬유형, 나성형 등의 형태이다.

③ Gram 염색이 어렵고 Giemsa 염색을 한다.

④ 형청이나 복수를 첨가한 Mycoplasma 배지, Chanock 배지에 발육된다.

⑤ 세포벽이 없어 penicillin이나 cephalosporin 등의 항생제에 내성이나. tetracycline계 erythromycin 등에 감수성이다

분류
마이코플라스마 속(*Genus Mycoplasma*)
Mycoplasma pneumoniae
Ureaplasma urealyticus

A. 마이코플라스마 속(*Genus Mycoplasma*)

1. 마이코플라스마 폐렴균 (*Mycoplasma pneumoniae*)

1) 형태 및 배양

세포벽이 없기 때문에 균의 모양은 다양하여 구상, 환상, 사상 등 다형태성을 나타낸다. Gram 음성이며 원형의 외층은 3층의 막으로 된 단위막으로 되어있으며 세포벽은 없다. 아포와 편모는 없다. Giemsa 염색이 잘 된다(그림 30-1).

Mycoplasma(PPLO) 한천배지, Mycoplasma(PPLO) 액체배지에 배양된다(그림 30-2).

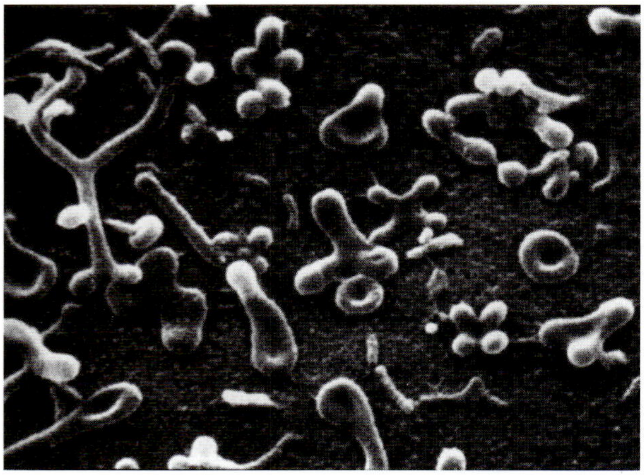

그림 30-1. 위상차 현미경으로 관찰한 *Mycoplasma pneumoniae* 균의 형태

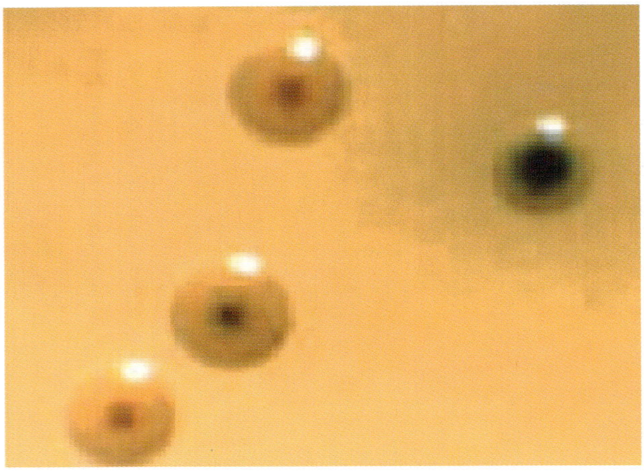

그림 30-2. Mycoplasma 배지에서 발육 시 egg fly한 모양의 *Mycoplasma pneumomniae*균 집락

2) 병원성

(1) Mycoplasma 폐렴

사람에게는 *M. pneumoniae*가 원발성 이형폐렴을 일으킨다. 이 병은 불현성 감염, 기관지염, 폐렴의 형태로 발증한다. 잠복기는 10일~2주이며 사람에서 사람으로 비말에 의해서 감염을 일으키고, 학교, 직장 등에서 작은 유행을 일으킨다. 완고한 기침이 오래 계속되는 것이 특징이다.

(2) 그 밖에 Mycoplasma 감염

*M. hominis, M. fermentans*는 비뇨생식기에 요도염, 전립선염, 난관염, 질염 등과의 관련을 생각할 수 있다.

(3) 비임균성요도염

*Ureaplasma urealyticum*은 요도나 외음에 상재하면서 비임균성요도염을 일으키는 것으로 생각되고 있다. 그 밖의 *Mycoplasma*는 사람의 병원성은 확증되어 있지 않다.

3) 항균제 감수성

세포벽 합성 저해제인 penicillin계 항균제와 cephem계 항균제는 효력이 없다. Macrolide계 항균제(erythromycin), tetracycline계 항균제(tetracycline, minocycline, doxycycline), lincomycin계 항균제(lincomycin, clindamycin)는 항균력이 좋다. new quinolone계 항균제에도 감수성이 있다. Penicillin계, cephem계는 효력이 없다.

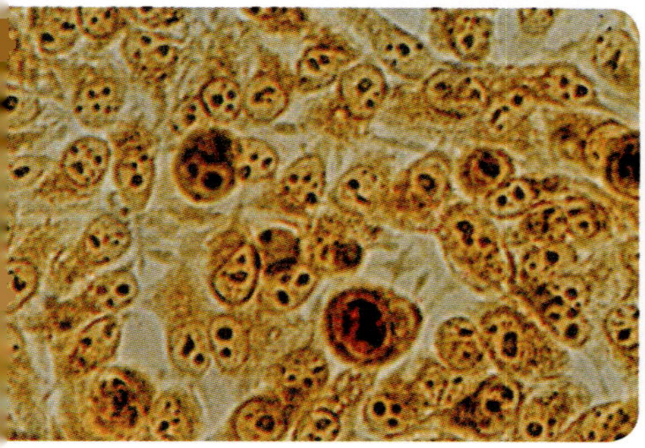

31 장

클라미디아 과 (Gram Positive Cocci)

● 정의

*Chlamydia*는 주로 사람에 기생하며 트라코마, 봉입체결막염, 서혜림프육아종, 비임균성요도염, 신생아 폐렴 등을 일으키는데 주로 성행위시 감염되는 질병이다.

① 편성세포기생성이며 인공배지에서 발육 못하고 생세포 내에서만 증식하여 봉입체를 형성한다.

② Gram 염색은 잘 안되고, Giemsa 염색이나, Macchiavella 염색에 잘된다.

③ 크기는 0.3~0.4μm로 일반세균보다 작아 여과성이며 광학현미경으로 관찰된다.

④ 2분열하며, 세포벽이 있으며 세포질에는 DNA와 RNA가 있다.

⑤ Tetracycline 계 항생물질 등에 감수성이다.

분류
A. 클라미디아 속(*Genus Chlamydia*)
　트라코마병 클라미디아(*Chlamydia trachomatis*)
　앵무새병 클라미디아(*Chlamydia psittaci*)
　폐렴 클라미디아(*Chlamydia pneumoniae*)

A. 클라미디아 속(Genus *Chlamydia*)

1. 클라미디아 트라코마균 (*Chlamydia trachomatis*)

*Chlamydia*속에 의한 감염증에는 ① 앵무새병, ② 서혜림프육아종증(제4성병), ③ 트라코마, 봉입체결막염, ④ 비임균성 요도염 등이 있다.

주로 사람에 기생하며, 트라코마, 봉입체결막염, 서혜림프육아종증, 요도염, 직장염, 신생아 폐렴 등을 일으킨다. 특히 성행위에 의해 감염이 전파된다.

성행위감염증(sexually transmitted disease)의 하나이다. 비임균성 요도염의 원인균으로서 중요하며, 이 원인 중 약 30~50%는 본 병원체에 의하여 일어난다. 임질에 유사한 증상을 볼 수 있다.

1) 형태 및 배양

균의 크기는 350~500nm이며 세포원형질 내에서 0.8~1.4μm 크기의 기본소체를 형성하므로 요오드(iodine) 염색하여 광학현미경으로 봉입체를 검경할 수 있다(그림 31-1, 31-2)

발육계란의 난황, mous의 복강 혹은 뇌 내에 접종하거나 McCoy 세포, Hela 229 세포에 배양을 한다.

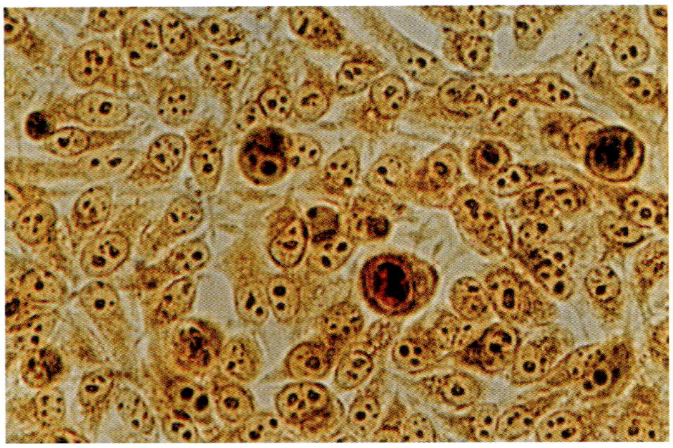

그림 31-1. Iodine 염색하여 관찰한 *Chlamydia trachomatis* 균의 봉입체 형태

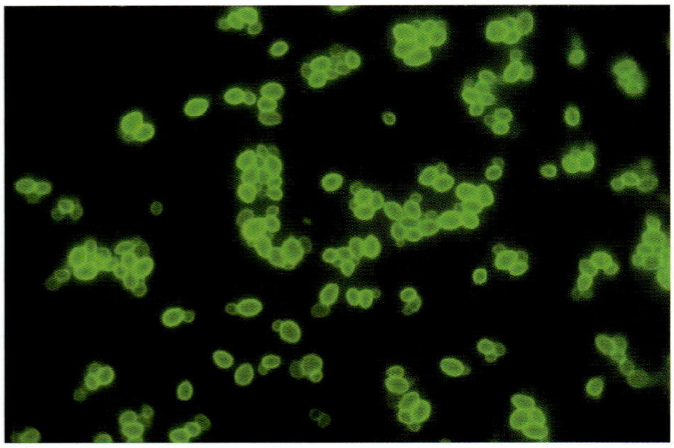

그림 31-2. 형광현미경으로 관찰한 *Chlamydia trachomatis* 균

2) 병원성

(1) 트라코마(trachoma)

잠복기는 5~10일 정도이며, 초기증세로 결막에 충혈, 모낭 비대가 생긴다. 주변의 각막에도 염증이 생긴다. 질병이 심해지면서 모낭이 커지고 쉽게 터지게 된다. 새로운 혈관이 형성되어 각막을 침범하면 이를 pannus라 하고 트라코마의 특징적 소견이다. 이후 반흔이 생겨 안검의 변형을 초래하고, 각막 자극 등의 증상이 생긴다. 전신적인 증상은 없다(그림 31-3).

(2) 봉입체 결막염(inclusion conjunctivitis)

신생아는 출산 시 산모로부터 눈에 감염되어 출생 5~10일 후 비강출혈과 눈에서 물같은 분비물이 흐르면

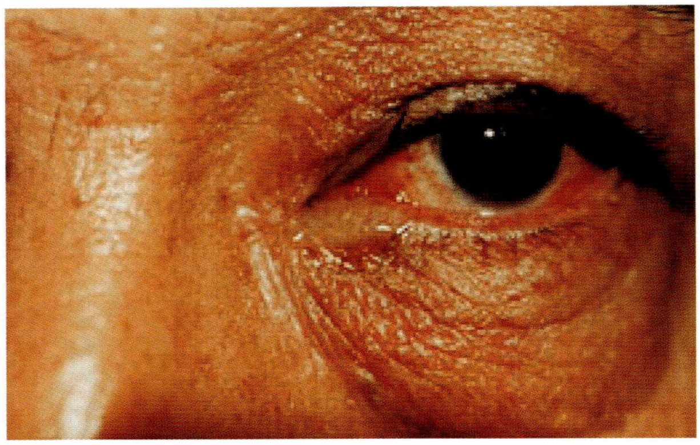

그림 31-3. *Chlamydia trachomatis* 감염으로 인한 트라코마 눈병

서 눈꺼풀의 부종, 눈의 공막출혈 점액성 농과 화농성 분비물이 눈을 덮어 결막염이 생긴다. 성인은 성 행위 시 감염되며 불결한 수영장에서도 감염된다.

(3) 비임균성 요도염(genital infection ; non gonococcal urethritis ; NGU)

비임균성 요도염의 40% 정도가 가장 흔한 원인이 된다.

남 : 요도염(urethritis), 부고환염(epididymitis), 전립선염(prostatitis)

여 : 요도염(urethritis), 자궁경부염(cervicitis), 자궁내막염(endometritis),

나팔관염(salphingitis), 골반내염증성질환(PID ; pelvic inflammatory disease) 후에 합병증으로 불임증(infertility)을 초래하기도 한다.

(4) 호흡기계 감염(respiratory tract infection)

신생아 폐렴 : 출생 시 어머니의 산도를 통해 눈, 코, 구강의 점막을 침범하여 생후 2~12주 후에 폐렴을 일으킨다. 지속적 기침, 발작성 기침(paroxysmal cough)으로 빈호흡(tachypnea) 증세가 나타난다.

(5) 성병성 림프육아종(Lymphogranuloma venereum ; LGV)

혈청형 L2, L3에 의해 일어난다. 사타구니 림파선에

염증이 생겨 코끼리 다리처럼 부풀어 제4성병이라고도 한다.

4) 항균제 감수성

각종 항균제의 항균력은 균종별로 거의 차이가 없다. Teracycline계 항균제, macrolide계 항균제, new quinolone계 항균제의 항균력이 강하다. 가장 우수한 항균제는 minocycline이며 다음이 doxycycline이다.

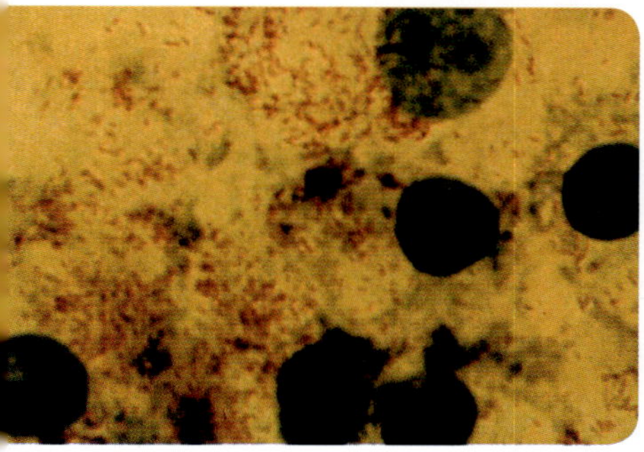

32장

리켓치아 과 (Rickettsiaceae)

1. 정의

리켓치아(Rickettsia)란 살아있는 세포에서만 존재하여 증식하는 편성기생 병원체로서 '이', '벼룩', '진드기'가 보유하고 있다가 사람을 물어서 감염 시 발진성, 열성 질환을 일으키며 다음과 같은 특징을 가지고 있다.

① 인공배지에서 발육 못하며 생세포 내에서만 증식하며

② Gram 염색은 잘 안 되나, Giemsa 염색, Macchiavella 염색에 잘되고

③ 일반세균보다 작으나 광학 현미경으로 관찰되며

④ 2분열하며, 세포벽을 가지며 세포질에는 DNA와 RNA가 있고

⑤ Tetracycline 계 항생물질 등에 감수성이다.

2. 발견

Ricketts(1910)와 Prowazek(1914)가 발진티푸스의 병원체를 연구하던 중 발진티푸스에 감염되어 사망하였다.

1916년에 da Roche-Lima가 발진티푸스 환자의 의복에 서식하는 '이(louse)'의 세포 내에서 다수의 미생물을 발견하여 이것을 발진티푸스 병원체라고 했다. 그래서 이보다 먼저 발진티푸스를 연구하던 중 병원체에 감염되어 사망한 Ricketts(1910)와 Prowazek (1914)의 두 사람의 이름을 기념하기 위해 *Rickettsia*라는 명칭을 부여하고, 병원체를 *Rickettsia prowazekii*라고 명명하였다. 그 후 유사한 성질을 가진 미생물이 다수 발견되어 *Rickettsia*에 포함시켰다.

분류

리켓치아 과(Rickettsiaceae)

- A. *Genus Rickettsia*
  - *R. prowazekii, R. typhi, R. rickettsii, R(O). tsutsugamushi,*
- B. *Genus Rochalimaea* : *R. quintana*
- C. *Genus Coxiella* : *C. burnetii(Q fever)*
- D. *Genus Ehrlicha* : *Ehrlicha sennetsu*

3. 형태와 배양

크기는 0.3×0.3~9.5μm의 구형 간상형 세균으로 편모가 없으며 아포도 없고, 협막도 없다.

Gram 염색으로 염색되기 어렵지만, Giemsa 염색하면 적자색, Macchiavella 염색에는 세포질은 청색으로 염색되고, 리켓치아는 적색으로 보인다.

인공 배양은 어렵고, 조직배양, 부화란 배양을 한다. 감수성 실험동물인 guinea pig, rat, mouse에 접종하여 배양을 한다.

A. *Rickettsia* 속

1. 발진티푸스균(*Rickettsia prowazekii*) : 거의 발병없음

1) 질병 : 발진티푸스(Epidemic typhus)

*Rickettsia prowazekii*균은 Gram 음성 소간균이며 발진티푸스(epidemic typhus)의 병원체이다. 몸 '이(body-louse)'를 통하여 전파(매개)된다. 사람의 몸에 기생하는 '이'가 흡혈할 때 감염된다.

이 균은 '이'의 장관의 상피에서 다량 증식하여 배설물에 배출되며 사람이 피부를 긁을 때 균이 체내로 들어가게 된다. *Rickettsia prowazekii*균은 Gram 음성 단간균이다(그림 32-1)

몸 '이'에 물린 자리에 염증, 피부발진, 열, 두통, 기침, 정신 상태가 혼미하고, 권태(malaise)증이 나타난다.

'이'는 열이 있는 환자를 떠나 새로운 숙주로 옮기는 경향이 있으므로 다른 사람을 물어 감염시킨다. 이렇게 이→사람→이의 경로로 매개되므로 많은 사람이 한꺼번에 모여 있는 환경에서 많이 생기며 전쟁, 피난, 가난, 기근 등과 밀접한 관계가 있다.

2) 증상

잠복기는 5~21일이며 갑자기 발열 후에 발진이 구간에서 사지에 걸쳐 나타난다. 전신적 근육통, 발열, 오한, 앞이마의 심한 두통 등의 증상이 나타난다. 합병증으로 의식의 변화, 혼수, 빈뇨, 혈압하강, 쇼크에 빠지는 일도 있으며 치료를 안 한 경우 3주 정도 지속되며 10~40%의 사망률을 나타낸다. 항생물질 투여로 사망하는 예는 적다. 감염 후 수 년을 경과하고 나서 발병할 수가 있다.

증상은 발진티푸스보다도 가볍고 발진을 수반하지 않는 일이 많다. 이 질환을 relapsing typhus라고 한다.

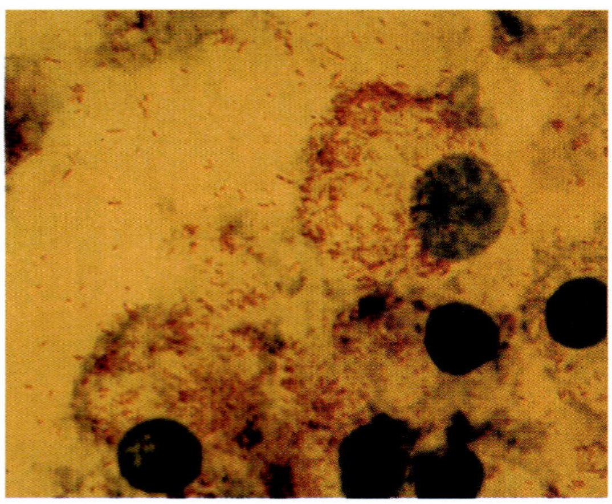

그림 32-1. Giemsa 염색하여 관찰한 발진열(*Rickettsia typhi*) 균의 형태

3) 진단

발진티푸스가 의심되는 환자의 혈액을 채혈하여 혈청학적 검사를 한다. Weil-Felix 반응 검사에는 Proteus OX-19와 OX-2에 대해 양성이다. 보체결합시험, 미세응집법 등도 사용되며 현재는 면역형광항체법이 많이 쓰인다.

4) 역학

발진티푸스(epidemic typhus)는 한때 전 세계적으로 유행하였으나 생활 수준이 향상된 지역에서는 대유행은 없어졌다. 우리나라에서는 1917년부터 발생이 기록되어 있으며 해방 직후까지 큰 유행이 있었다. 그 후 1950년 6 · 25 한국전쟁 중 많은 환자가 발생하였으나 1952년 이후에는 DDT 살충제와 생활 환경 개선으로 유행적 발생은 없으며 매개충의 소실로 현재는 없어진 질환으로 생각되고 있다.

5) 항균제 감수성과 치료

Tetracycline 과 chloramphenicol이 유효하다.

2. 발진열균(*Rickettsia typhi*)

1) 질병 : 발진열(murine typhus, endemic typhus)

원인균은 *Rickettsia typhi* 균이며, 발진열(또는 murine typhus, endemic typhus)의 병원체이다. 쥐에 기생하는 '쥐벼룩'과 쥐 '이'에 물렸을 때 긁어서 생긴 피부 상처를 통해 배설물 속에 있는 균이 혈액으로 들어가서 열이 발생되는데 발진티푸스(epidemic typhus) 질환보다 미약하다.

2) 증상

발진열은 거의 사망하는 예가 없는 가벼운 질환이다. 1~2주 정도의 잠복기 후에 발열, 두통, 무력감, 근육통과 함께 발병하고 3~5일경에 전신에 가렵지 않은 발진이 생긴다. 오한, 기침, 오심, 구토, 관절통 등의 증상이 오기도 한다. 치료하지 않는 경우 2주 정도 지속되며 갑자기 또는 천천히 열이 떨어진다.

3) 역학

발진열은 전 세계적으로 발생하며 우리나라에서는 1945년 해방 전부터 많은 발생이 있었던 것으로 알려져 있다. 1961년 확인된 예가 처음으로 학계에 보고되었다. 그 후에는 병 발생의 보고가 없었고 1986년 다시 보고된 후 전국적으로 발생됨이 알려져 있다. 과거에는 이 병은 특징상 도시 티푸스, 상점 티푸스로도 불리었으나 최근에는 오히려 시골이나 소도시 지역에서 더 많이 발생하는 경향이 있다.

4) 항균제 감수성과 치료

Tetracycline과 chloramphenicol이 감수성이다.

3. 로키산 홍반열균(*Rickettsia rickettsii*)

1) 질병 : 로키산 홍반열(Rocky Mountain Spotted fever)

원인균인 *Rickettsia rickettsii*는 록키산 홍반열(Rocky Mountain Spotted fever)의 병원체이다. 특히 미국 로키 산맥지방 및 동부지역에 분포하며 이 지역의 다람쥐, 생쥐 등에서 기생하는 '진드기'에 의해 매개되어 사람에게 감염된다. 증상은 발진열과 유사하지만 발진은 사지, 손바닥, 발바닥에서 나타나며 그 후 구간에 널리 퍼지는 것이 특징이다. Weil-Felix 반응은 *Proteus* OX-19주와 OX-2주에 양성이다. 균의 크기는 길이가 1.0, 폭은 0.2~0.3μm 정도의 간균이다.

4. 쯔쯔가무시증(*Orientia*(*Rickettsia*) *tsutsugamushi*)

1) 질병 : 양충병 또는 쯔쯔가무시증

(Scrub typhus, Tsutsugamushi)

쯔쯔가무시증의 원인균은 scrub typhus균의 *Orientia* (R.) *tsutsugamushi*에 의해 일어난다. Tsutsugamushi 라는 이름은 일본말의 쯔쯔가무시(진드기의 일종), 즉 tsutsuga(작고 위험스런 것)와 mushi(벌레)에서 유래하였고 scrub typhus는 발생지역이 주로 잣나무 숲(scrub)이 있는 지역에서 생긴다는 말에서 유래되었으며, 한국, 일본, 중국, 인도, 인도네시아, 필리핀, 파키스탄 및 호주를 포함하는 아시아 지역에서 광범위하게 발생되고 있다.

우리나라에서는 1951년 주한 UN군에서 발병의 보고가 있었고 균도 분리되었으나 1986년에 처음으로 우리나라에서 발병이 혈청학적으로 증명되었고, 1987년에는 환자로부터 *Orientia*(R.) *tsutsugamushi*가 분리되었다.

그 후 계속 연구하는 과정에 이 병이 제주도를 포함한 전국에서 발병되며 6~11월 사이에 여름철에 많이 발생함이 밝혀졌다.

이 균은 다른 *Rickettsia*보다는 크기가 작아 길이가 평균 1.2μm 정도 되며 Giemsa 염색이나 Giemenez 염색으로 염색이 된다. 전자 현미경으로 관찰을 하면 다른 리케치아와 달리 두 겹으로 된 세포막 중 외막이 더 두꺼운 것이 관찰된다.

2) 감염 경로

이 병은 털진드기의 일종인 양충의 유충이 매개하여 이것에 물려 감염된다. 털진드기 알→유충 →번데기→성충의 4단계로 생활환을 거치는데 유충이 번데기로 탈바꿈을 할 때에 동물의 조직액을 필요로 하므로 야생동물 설치류 등줄쥐를 물게 된다. 인체 감염은 이 시기에 우연히 유충(mite)에 물려서 병원체가 침입되어 발생한다.

3) 증상

진드기에 물린 후 1~3주 후에 갑자기 심한 발열, 오한, 심한 두통 등의 증세가 나타난다. 발병 1주일 전후에 발진이 나타나며 진드기 유충에 물린 자리에는 0.6~0.8cm의 수포가 생기고 농포로 되어 궤양이 나타난다. 이어서 이것은 흑색건조가피(eschar)로 덮이게 된다.

이 가피는 거의 모든 쯔쯔가무시병에서 나타나며 이 가피를 확인하면 쉽게 이 병을 진단할 수 있다. 또한 대부분의 환자에서 림프절 종창과 비장비대를 관찰할 수 있으며 특히 가피 주변에서 현저하다.

회복기는 대개 6~18일 경이다.

4) 항균제 감수성과 치료

Tetracycline이나 chloramphenicol로 치료가 된다.

5) 진단방법

(1) 환자로부터 균 분리

마우스에 접종 → 증상 확인 → 균분리

(2) 혈청진단법

① 간접형광항체법(IFA)

- 가장 널리 사용되고 진단에 표준 방법으로 채택됨
- 양성진단 기준

  회복기와 급성기 항체가 4배 이상 증가

  1회 혈청 검사시 IgG : 256 이상의 항체가 또는 IGM : 16 이상의 항체가 나타날 때
- 진단 보류 : 1차 혈청검사 IgG : 256 미만, IgM : 16 미만
- 진단 음성 : 1주일 후 2차 혈청검사에서도 미만인 경우

② PCR

혈액에서 원인균에 대한 유전자 검출

5. 리켓치아 폭스(*Rickettsia* pox)

이 균은 집'쥐'에 기생하는 '진드기'에 의해 전파되며 사람은 우연히 이 진드기에 물려 감염된다. 진단은 수포성 발진 기피가 특징이므로 감별이 가능하다. 균 배양은 어렵고 환자의 혈액을 마우스나 수정란에 접종하여 확인할 수 있다

B. *Coxiella* 속

1. 큐열(Q fever (*Coxiella burnetii*))

Q 열의 병원체는 *Coxiella burnetii* 이다. 오스트레일리아, 유럽, 북미 등 전 세계에 분포하며, 인축공통감염증을 일으킨다. 매개곤충은 진드기로 소, 양 등에 폐혈증을 일으키며, 사람은 우유에서 감염되거나 감염동물의 배설물, 진드기의 분변 흡입으로 감염 된다.

발열, 기침을 동반한 폐렴을 일으키며, 다른 리케치아증과 같은 발진은 출현하지 않는다.

5 편
바이러스학

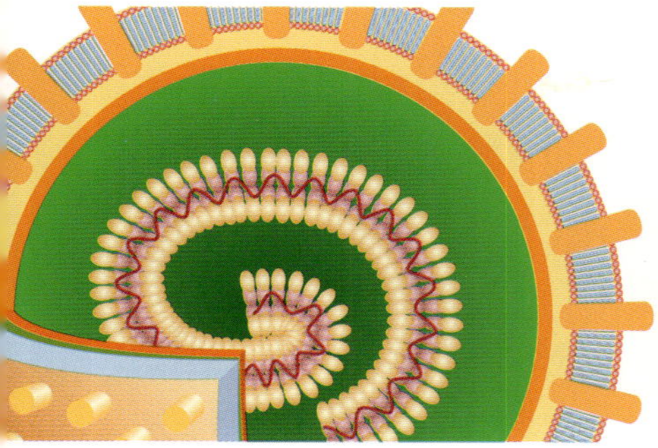

33장

바이러스학 총론

I. 바이러스의 정의

바이러스는 라틴어로 사독(蛇毒 Snake Venom) 또는 이와 비슷한 유독성 액체를 뜻하는 단어로서 미생물학 발달의 초창기에는 흔히 병원체에 대해 일반적으로 병독(病毒)이라는 명칭으로 사용되었으나 오늘날에 이르러서는 엄격한 정의를 지닌 과학용어로서 바이러스라고 쓰이고 있다.

바이러스는 미생물체 중 가장 작은 감염인자로서 세균여과기를 통과할 수 있으며, DNA나 RNA 어느 한 종류만을 갖는다.

바이러스는 여러 미생물 가운데서도 구조, 생화학적 성상, 증식 방식 등이 세균이나 곰팡이와 다르게 실존하는 생명체이다.

살아있는 생세포에서만 증식하며 세균과 같이 2분열법이 아닌 숙주세포에서 자기복제로 증식을 하며 단백질 합성계나 에너지 생산계가 없다. 그리고 인터페론에 의해 증식은 억제된다. 기생한 숙주세포에는 세포변성효과, 합포체거대세포형성, 세포의 응집, 봉입체를 형성하며, 감염 후 대개의 경우 숙주에 중화항체가 생성되고 면역이 형성되어 감염예방으로 백신 접종이 사용되고 있다.

1. 바이러스의 일반적인 성질

① 크기는 20~350nm로 매우 작기 때문에 전자 현미경으로만 보이고, 세균여과기를 통과한다.

② 유전정보로서의 핵산인 DNA나 RNA 어느 한쪽의 핵산만을 가지고 있으며 각 핵산은 단일나선이나 이중나선으로 구성되어 있다.

③ 바이러스는 DNA virus와 RNA virus로 나눈다.

④ Ribosome이나 mitochondria 등의 증식에 필요한 에너지원이나 단백질 합성기구를 보유하지 않고 있으므로 살아있는 생세포나 부화란에 배양된다.

⑤ 살아있는 생세포 내에서만 유전정보의 발현 및 자가복제가 가능하다.

⑥ Interferon이라는 물질을 세포 내에 생성하여 virus 증식을 억제한다.

⑦ 바이러스에 감염되면 숙주에 항체가 형성되며 항원 항체가 결합하면 응집반응이 일어나며 이 항체를 중화항체라 하고 중화항체는 면역을 성립하여 침입한 virus의 감염력을 잃게 한다.

⑧ 적혈구 응집능력과 적혈구 응집억제능을 가지고 있으며 보체결합 항원을 가지고 있다.

⑨ 기생한 숙주세포나 세포배양에 세포변성효과(cytopathic effect) 형성, 합포체거대세포 형성봉입체(inclusion body) 형성 등의 현상이 일어난다.

Ⅱ. 바이러스의 구조와 형태 및 크기

1. 바이러스의 구조

① 유전형질을 전달하는 핵산(DNA 와 RNA 어느 하나만 가짐)으로 구성된 중심부(core)와
② 이것을 싸고 있는 단백외각(capsid)이 있고
③ 또 어떤 종류의 virus는 그 단백 외각 밖을 싸고 있는 외피물질(envelope substance)로 구성되어 있다(그림 33-1).
④ 단백 외각은 단백 외각 단위가 질서 정연하게 결합되어 여러 가지 형태를 이루고 있다.

2. 바이러스의 형태

1) 비리온(virion)

성숙한 바이러스 입자로 증식이 정지된 상태를 비리온(virion)이라 한다. 핵산과 이를 보호하는 단백질인 캡시드(capsid)로 구성되어 있고 핵산과 단백은 혼합하여 뉴클레오캡시드(nucleocapsid)를 형성하고 있다(그림 33-2).

숙주세포에 접하지 않은 바이러스를 바이러스 입자 혹은 viron이라고 하여 일종의 입자처럼 간주한다.

2) 형태(그림 33-2)

구형, 정20면체, 벽돌형, 간상형, 정자형 등이 있다.

3. 바이러스의 크기

바이러스 입자 크기의 측정은 전자 현미경을 통한 직접 측정과 전리방사선 방법을 이용하여 측정할 수 있다. 바이러스 입자의 크기는 통상 작은 것은 20nm에서 큰 것은 250~400nm의 다양한 모양과 크기이다(그림 33-3).

Ⅲ. 바이러스의 분류

1. 일반적인 분류

바이러스를 분류하는 가장 일반적인 기준은 비리온의 형태, 유전체 구조 및 복제 방법에 따라 몇 개의 중요한 그룹으로 나뉘는데 그 기본단위를 과(family)라고 하며, 어미에 -vridae라고 쓴다.

각 과는 물리화학적 또는 혈청학적 차이에 따라 다시 속(genus)으로 나뉜다. 속을 규정하는 기준은 각 과마다 다르게 사용하며 어미에 -virus라고 쓴다.

바이러스 분류의 여러 가지 기준 중 중요한 것은 다음과 같다.

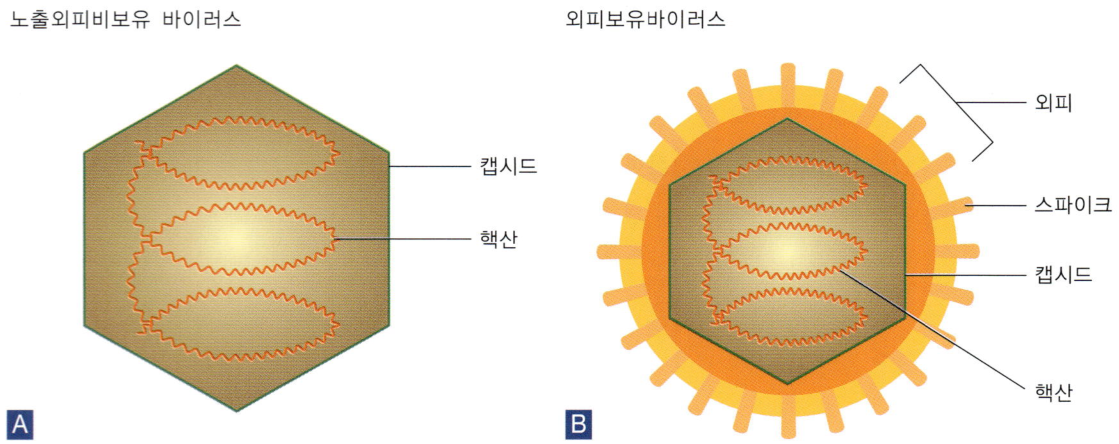

그림 33-1. 바이러스 입자의 기본구조1. 바이러스의 구조

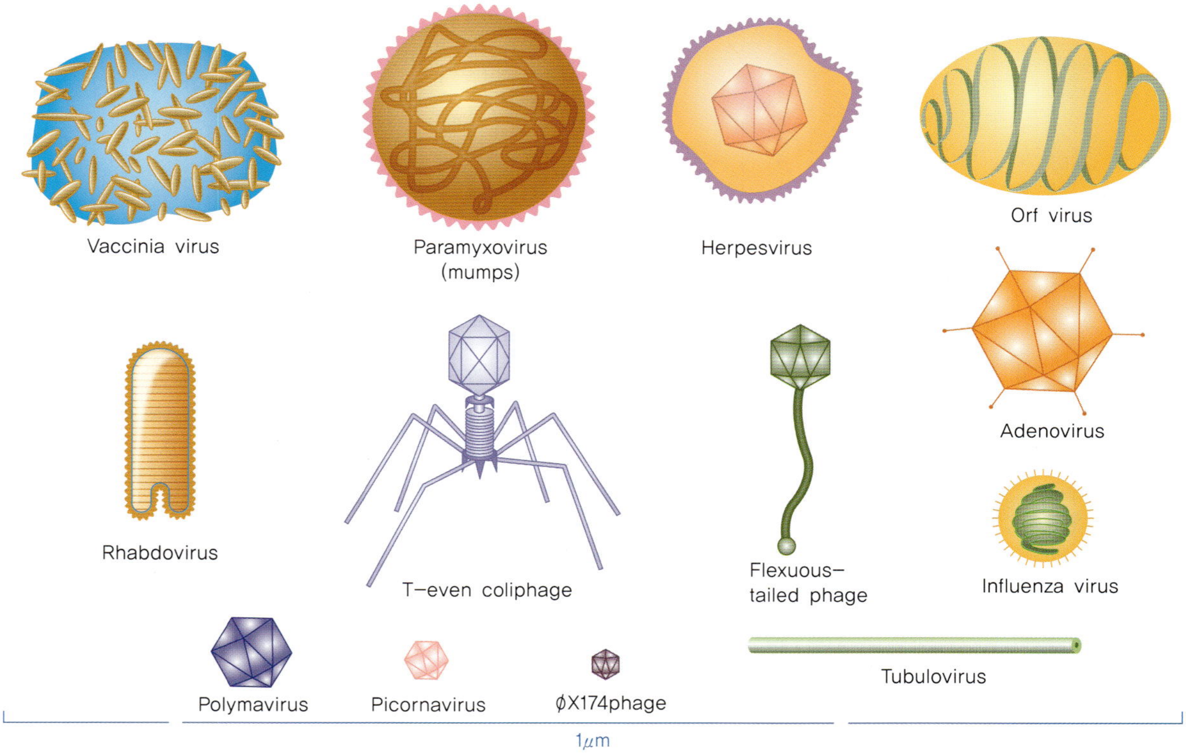

그림 33–2. 바이러스 형태와 크기

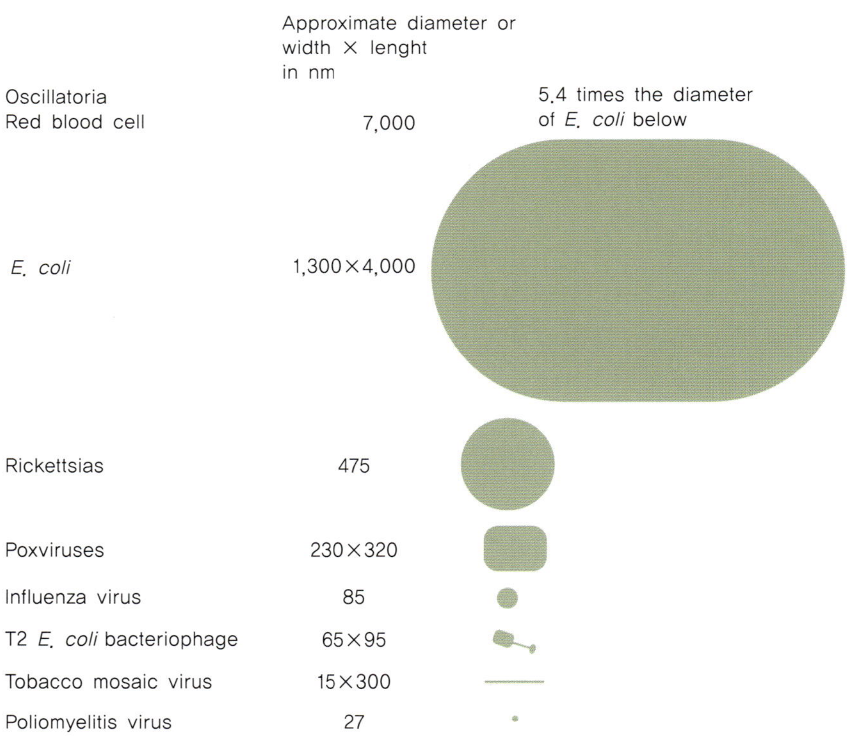

그림 33–3. 세균과 바이러스 크기의 비교

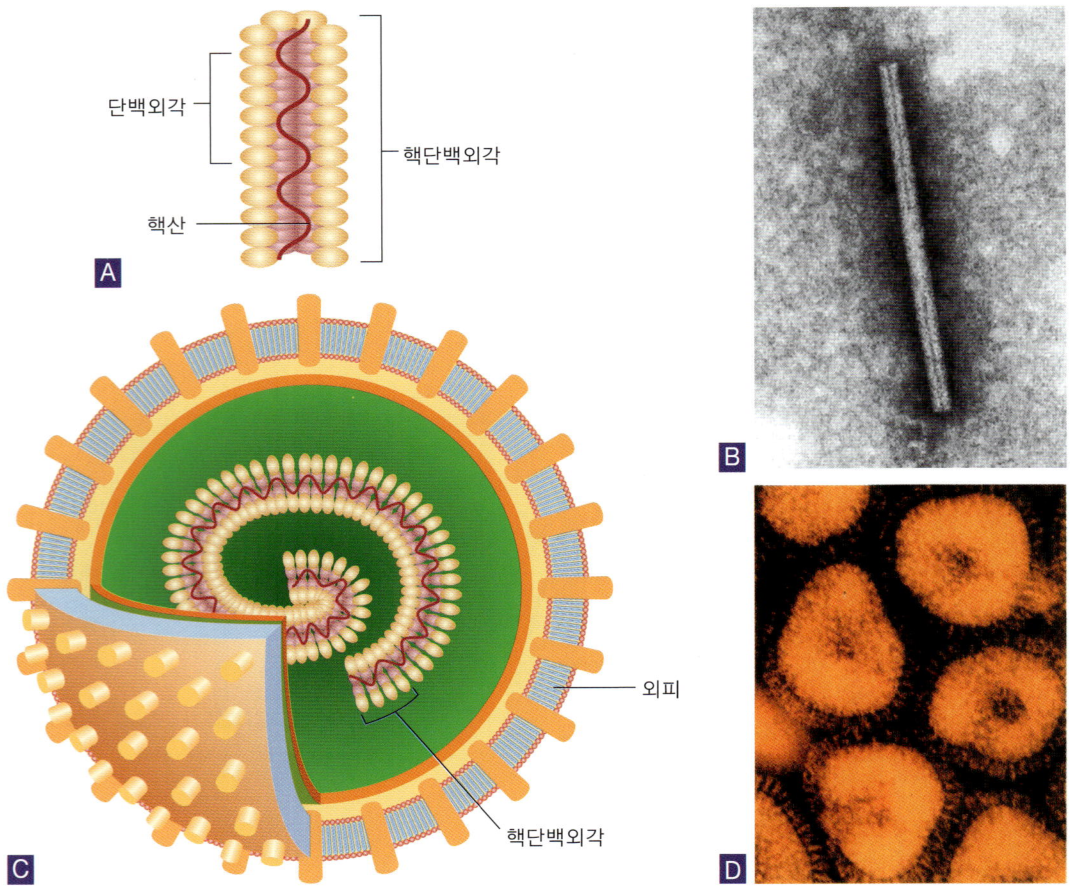

그림 33-4. 나선형 Tobacco mosaic virus 단백외각 형태. (A) 나선형 Tobacco mosaic virus의 도해, (B) 나선형 Tobacco mosaic virus 전자 현미경 사진, (C) 외피보유 나선형 influenza 바이러스구조 (D) Influenza virus 전자 현미경 사진 (350,000)

1) 핵산(nucleic acid)의 종류

바이러스의 유전정보를 갖고 있는 핵산의 종류가 DNA 또는 RNA 중 어느 것을 갖느냐는 바이러스 분류의 첫 단계이다. 갖고 있는 핵산의 종류에 따라서 DNA 바이러스와 RNA 바이러스로 대별된다.

2) 캡시드(capsid)의 대칭성

캡시드란 핵산을 둘러싸고 있는 단백질 외각을 의미하며 이 캡시드가 보여주는 대칭성(symmetry)에 따라 나선대칭형(helical symmetry), 입방대칭형(cubic symmetry), 복합구조형(complex structure)으로 구별된다 (그림 33-4).

3) 외피(envelope)의 유무

바이러스의 종류에 따라 캡시드의 외부를 둘러싸고 있는 지질성분의 구조물을 갖는데 이를 외피(envelope)라고 한다. 지질(lipid)성분의 구조물이기 때문에 유기용매에 용해되는 성질을 갖는다. 따라서 외피를 보유하는 바이러스는 에테르에 감수성을 보인다. 이러한 성질도 바이러스 분류의 한 기준이 된다.

4) 캡시드 형성부위

바이러스는 숙주세포에 들어가 자기의 캡시드를 복제하여 형성하는 부위가 숙주세포의 핵과 세포질로 대별되는데 이것도 바이러스 분류의 기준이 된다.

5) 외피의 형성 부위

숙주세포 내에서 외피의 형성부위는 세포질내막, 핵막, 원형질막 등인데 이러한 외피형성부위도 바이러스 분류의 기준이 된다.

6) 캡소미어(capsomere)의 수

캡시드를 구성하는 형태학적 소단위(subunit)를 캡소미어(capsomere)라 하며 바이러스에 따라 캡시드를 구성하는 캡소미어의 수가 다르다. 캡소미어의 수에 따라 바이러스를 분류하는 기준으로 삼기도 한다.

7) 핵산의 구조

자연계에 존재하는 생명체는 DNA는 이중나선(double stranded) 형태를 RNA는 단일나선(single stranded) 형태로 갖는 반면에 바이러스의 핵산은 DNA나 RNA 모두 이중나선과 단일나선 형태를 가질 수 있으며 핵산의 형태 역시 분류의 기준이 된다.

8) 비리온(virion)의 물리 화학적 특성

분자량, 침강계수, pH 안정성, 온도 안정성, 화학 물질, 특히 에테르와 계면활성제에 대한 감수성 등도 바이러스 분류의 중요한 기준이 된다.

9) 항원적 특성, 생물학적 특성

자연계의 숙주범위, 전파방법, 관련된 매개체, 조직 친화성, 병리 조직검사 소견 등으로도 구별된다.

2. 외피보유 유무에 따른 DNA, RNA 바이러스 분류

바이러스의 분류는 외피보유 DNA 바이러스와 외피비보유 DNA 바이러스로 나누고, 외피보유 RNA 바이러스와 외피비보유 RNA 바이러스로 나누어 분류된다(그림 33-5).

1) DNA 바이러스

(1) 외피보유 DNA 바이러스

① Poxviridae – poxvirus(천연두 바이러스), Vaccinia virus(종두 바이러스), Molluscum contagiosum virus(전염성 연우종 바이러스), Cowpox virus(우두 바이러스)

② Herpersviridae – Herpes simplex virus(단순포진 바이러스), Varicella-zoster virus(수두-대상포진 바이러스), Cytomegalovirus(거대세포 바이러스), Epstein-Barr virus

(2) 외피비보유 DNA 바이러스

① Adenoviridae – Adenovirus(아데노 바이러스)

② Papovaviridae – Human Papilloma virus (사람 유두종 바이러스),
Human polyoma virus(사람 폴리오마 바이러스)

③ Parvoviridae – Parvovirus(파보 바이러스)

④ Hepadnaviridae – Hepatitis B virus(B형 간염 바이러스)

2) RNA 바이러스

(1) 외피보유 RNA 바이러스

① Orthomyxoviridae – Influenza virus(독감 바이러스)

② Paramyxoviridae – Parainfluenza virus(파라인플루엔자 바이러스), Respiratory syncytial virus(호흡기 세포융합 바이러스), Measles virus(홍역 바이러스)
Mumps virus(유행성 이하선염 바이러스)

③ Rabdoviridae – Rabies virus(광견병 바이러스)

④ Filoviridae – Marburg virus(마버그 바이러스), Ebola virus(에볼라 출혈열 바이러스)

⑤ Bunyaviridae – Hantaan virus(한국형 출혈열 바이러스)

⑥ Togaviridae – Rubella virus(풍진 바이러스)

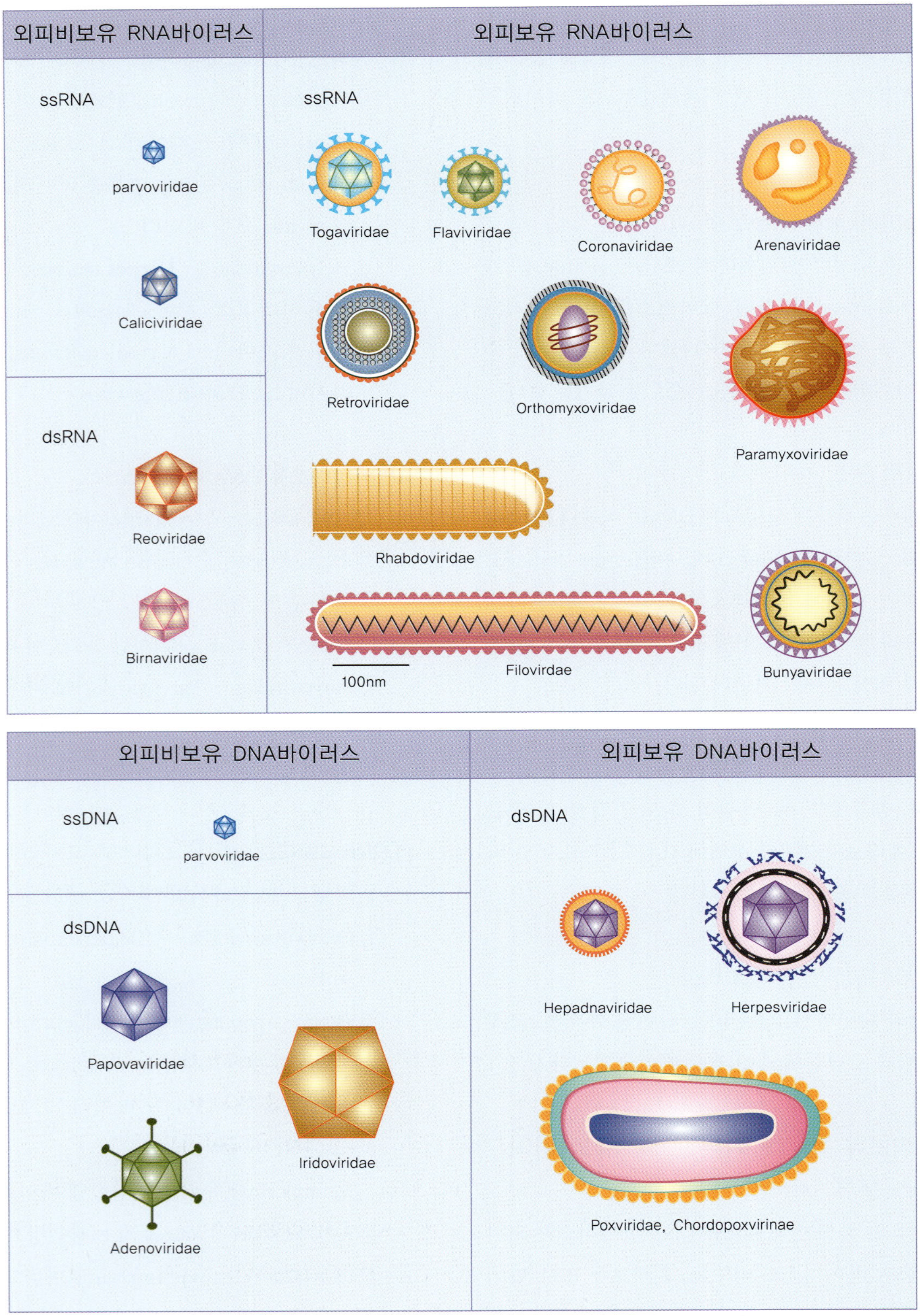

그림 33-5. DNA, RNA 바이러스의 형태 및 상대적 크기

표 33-1. DNA 및 RNA 바이러스의 분류

핵산	캡시드 대칭형	외피 유무	캡시드 형성부위	외피 형성부위	에테르 감수성	캡소미어 수	입자의 직경(nm)	핵산크기 kb/kbp	핵산의 나선구조	과명
DNA	정20면	무	핵		내성	32	18~26	4~6	단일나선	Parvoviridae
						72	45~55	5~8	2중나선	Papovaviridae
						252	80~110	36~38	2중나선	Adenoviridae
		유	핵	세포질내막	감수성	180	40~48	3.2	2중나선	Hepadnaviridae
				핵막	감수성	162	150~200	124~235	2중나선	Herpesviridae
			세포질	원형질막	감수성	812	130~170	170~200	2중나선	Iridoviridae
	복합형	복잡한 외피	세포질		내성		230×400	130~375	2중나선	Poxviridae
RNA	정20면	무	세포질		내성	32	28~30	7.2~8.4	단일나선	Picornaviridae
						32	27~38	7.4~7.7	단일나선	Caliciviridae
						132	60~80	16~27	2중나선	Reoviridae
						?	28~30	7.2~7.9	단일나선	Astroviridae
		유	세포질	원형질막	감수성	42	50~70	9.7~11.8	단일나선	Togaviridae
	복합형	유	세포질	세포질내막	감수성		45~60	9.5~12.5	단일나선	Flaviviridae
						11~13a	80~220	20-30	단일나선	Coronaviridae
				원형질막			50~300	10월 14일	단일나선	Arenaviridae
							80~100	07월 11일	단일나선	Retroviridae
	나선형	유	세포질	원형질막	감수성	50a	80×1,000	19.1	단일나선	Filoviridae
						9-15a	80~120	10~13.6	단일나선	Orthomyxoviridae
						18a	150~300	16~20	단일나선	Paramyxoviridae
						18a	75×180	13~16	단일나선	Rhabdoviridae
				세포질내막	감수성	10~12a	80~120	11월 21일	단일나선	Bunyaviridae

a; Ribonucleoprotein helix diam(nm)

⑦ Flaviviridae – Japanese encephalitis B virus (일본뇌염 바이러스),
Yellow fever virus(황열바이러스),
Dangue fever virus(뎅큐 열 바이러스)

⑧ Coronaviridae – Corona virus(코로나 바이러스)

⑨ Arenaviridae –Lassa fever virus(랏사 열 바이러스)

⑩ Retroviridae – Human T-cell leukemia I과 II virus(인간 T-세포 백혈병 I과 II 바이러스), Human immunodeficiency virus(인간 면역결핍 바이러스)

(2) 외피비보유 RNA 바이러스

① Picornaviridae – Poliovirus(폴리오 바이러스 ; 급성회백수염), Coxsakievirus(콕사키바이러스), Echovirus(에코 바이러스), Enterovirus(엔테로 바이러스), Rhinovirus(리노바이러스)

② Reoviridae – Reovirus(레오 바이러스), Colorado tick fever virus, Rotavirus(로타 바이러스; Human Rotavirus)

3. 바이러스의 임상적 분류

임상적 분류는 바이러스 분류의 기준은 아니지만 장

기친화성 감염에 따라 다음과 같이 분류하며 임상적으로 이해하는데 도움이 된다.

1) 전신성 바이러스

Smallpox virus, Vaccinia virus, Measles virus, Yellow fever virus, Dengue fever virus, Lassa fever virus

2) 장기친화성 바이러스

(1) 신경친화성 바이러스

Japanese encephalitis B virus, Poliovirus, Rabies virus, Enterovirus, Herpes simplex virus, Measles virus, Mumpus virus, Adenovirus

(2) 폐 호흡기 친화성 바이러스

Influenza virus, Parainfluenza virus, Coronavirus, SARS(Serve Acute Respiratory Syndrome) Respiratory syncytial virus, Rinovirus, Enterovirus, Adenovirus, Reovirus, Hantaan virus

3) 피부친화성 바이러스

(1) 수포성 바이러스

Poxvirus, Herpes simplex virus, Varicella-zoster virus, Molluscum contagiosum virus, Coxsacki virus, Varicella-zoster virus,

(2) 발진성 바이러스

Measles virus, Rubella virus, Enterovirus, Adenovirus, Eentervirus,

4) 안 감염 바이러스

Adenovirus, Herpesvirus, Enterovirus-70

5) 간염 바이러스

Hpatitis A virus, Hepatitis B virus, Hpatitis C virus, Hepatitis D virus, Hepatitis E virus 및 Hepatitis G virus, Cytomegalovirus, Herpes simplex virus, EB virus, Coxsacki virus, Echovirus, Adenovirus, Influenza virus

6) 림프선, 타액선 바이러스

Mumpus virus, Cytomegalovirus

7) 유행성 설사증 바이러스

SRSV(Small round structure virus), Enterovirus, Adenovirus type 40, 41, Rotavirus, Norovirus, Coronavirus, Astrovirus

8) 기형성 바이러스

Rubella virus, Cytomegalovirus

9) 성행위감염 바이러스

Herpes simplex virus, Human papilloma virus, Hepatitis B virus, HIV(AIDS) = Human immunodefeciency virus, Molluscum contagiosum virus

10) DNA 종양 바이러스

(1) Papova virus : genital condyloma

papiloma virus, polypma virus, vacuolating virus

(2) Oncogenic Human Adenovirus

- Herpes virus
  Herpes simple virus – 자궁경부암
  Ebstein-Barr virus – 후두암
- Pox virus : Molluscum contagiosum virus
- Hepatitis B virus : 지속감염 – 간경변증(liver cirrhosis), 원발성 간암(hepatoma)

11) RNA 종양 바이러스

Retrovirus, Rous sarcoma virus, HTLV adult T-cell leukemia

12) 당뇨병 원인 바이러스

Mumpus virus, Coxacki virus, Rubella virus — insulin 의존성 당뇨병

13) 지발 바이러스(Slow virus)

아급성 경화성 범뇌염(subacute sclerosing panencephalitis, SSPE)

진행성 다소성 백질뇌증(progressive multifocal leukoencephalopathy)

14) 최근 문제시되는 바이러스성 전염병

구제역 바이러스(foot and mouth virus)

광우병(Mad Cow Disease)

크로이츠 펠트-야곱병(Creutzfeldt-Jakob Disease, CJD)

15) 박테리오 파아지(Bacteriophage)

Ⅳ. 바이러스의 증식

바이러스는 세포 밖에서는 대사적으로 불활성이기 때문에 입자로서만 존재하나 숙주세포에 침입하면 핵산인 DNA, RNA가 노출되어 세포 내에 자체 유전정보를 발동시켜 전령리보핵산으로 하여금 숙주세포내 ribosome에서 외각 단백을 합성시켜 수많은 바이러스를 자가 복제하여 합성시켜 증식된다.

1. 바이러스의 증식 과정

바이러스의 증식 과정은 복잡하지만 다음과 같은 순서를 거친다.

1) 바이러스, 2) 숙주세포 흡착, 3) 숙주세포내 침입, 4) 탈외각, 5) mRNA전사, 6) 단백질합성, 7) DNA복제, mRNA 전사, 8) 소재의 집합외피형성, 9) 방출(그림 33–6)

2. 바이러스의 배양

일반적으로 바이러스는 자신의 성분을 스스로 합성하는 능력이 없으며 살아있는 세포조직이나 부화란의 장뇨막에 배양된다(Chlamydia, Rickettsia의 경우도 마찬가지임).

1) 실험동물

바이러스의 배양은 살아있는 실험동물인 흰쥐(mo-

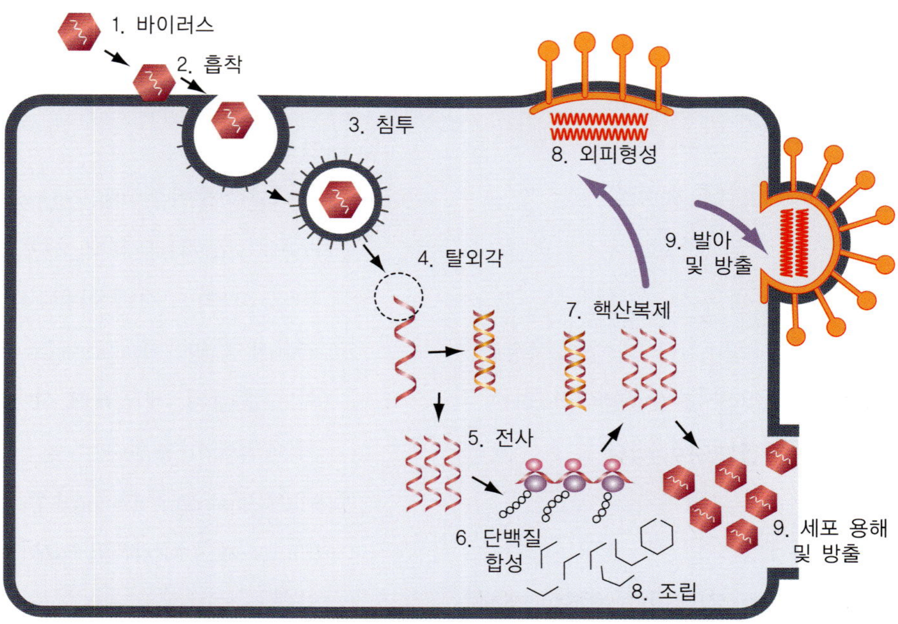

그림 33–6. 바이러스의 증식과정

use), 생쥐, 원숭이, 가토, 기니픽에 접종하는 방법과 부화란에 접종하여 배양하는 방법 등이 있다.

실험동물 접종방법 : 표피내 접종, 피내 접종, 피하 접종, 근육내 접종, 복강내 접종, 뇌내 접종, 정맥내 접종, 비강내 접종, 족저부 접종, 구강 접종, 안구 접종방법 등이 있다.

2) 부화란 배양법

닭의 수정란을 39℃에서 5~12일간 부화시킨 부화란에 바이러스를 접종하여 배양한다(그림 33-7).

접종경로 : 장뇨막상 접종, 요막강 접종, 양막강 접종, 난황낭 접종, 태아 접종 방법 등

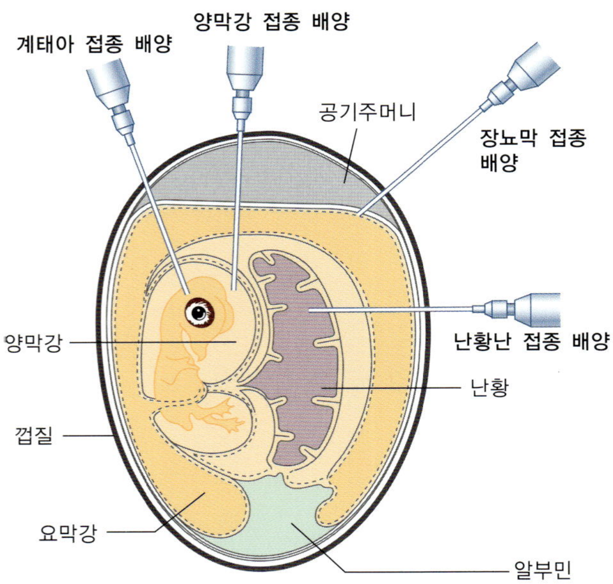

그림 33-7. 부화란 접종 배양법

3) 조직배양법

생체의 일부를 절취하여 유리 기구 내에서 적당한 배지를 사용하여 배양하는 것을 조직배양이라 한다. 조직배양에는 세포배양과 기관배양이 있다.

(1) 세포 배양

① 초대배양세포 : 원숭이 신장이나 계태아 생체의 세포를 trypsin으로 처리하여 세포를 분리시킨다. 이 세포를 시험관(병)에 넣어 배양하면 세포는 분열 증식하여 시험관 벽면에 단층으로 확산, 증식된다. 이러한 세포를 vaccine 생산에 이용하거나, 환자 검체로부터 virus 분리, 배양에 사용된다.

예 : 암 유래 HeLa 세포, HEp-2 세포, 사람의 양막유래 FL 세포, hamsters 유래의 BHK 세포 등을 virus 배양에 이용한다.

- 1952년 미국의 흑인여성 Herniett Lack라는 사람의 자궁암세포를 배양하여 얻은 세포를 여성의 머리글자를 따서 HeLa 세포로 명명한 것

② 연속 계대배양세포 : 초대 배양한 세포를 액체 배지에 계속 배양하여 증식시켜 단일을 형성하게 되는 시기에 검체나 virus 등을 접종하여 세포에 흡착되어 침투해서 증식할 때에 세포의 변성효과가 나타난다. 세포를 고형배양액에 넣어 사용할 경우 방출된 virus가 인접한 세포에만 감염되어 플라그가 형성된다.

(2) 기관배양

조직 또는 기관의 장기일부를 적출하여 시험관 내에 보존한 상태에서 배양하는 것을 장기배양이라 한다.

(3) 배양액

① 인산완충식염수 PBS (phosphate buffered saline) : virus의 부유액, 세포처리 시 세포의 삼투압, pH의 조절에 이용된다.

② 염류용액 BSS (Balanced salt solution) : virus의 수송배지, 세포처리 시 세포의 삼투압, pH의 조절에 이용된다.

③ MEM(Minimum Essential Medium) 또는 DMEM (Dulbecco's Modified Eagle Medium) : 세포배양액

V. 바이러스 감염세포의 변화

1. 세포변성효과(cytopathic effect : CPE)

세포에 바이러스가 감염되어 증식할 때에 감염세포의 핵산이나 단백질 합성은 정지되고 바이러스가 증식됨에 따라 세포는 현저한 변성을 일으켜서 결국에는 붕괴된다. 숙주세포나 세포배양세포가 변성하는 것을 세포변성효과(CEP)라고 한다.

2. 혈구 흡착현상(hemadsorption)

혈구응집능력을 가진 바이러스에서 감염세포 표면에 혈구응집소가 형성되어 감수성이 있는 적혈구가 흡착되는데 이것을 혈구 흡착현상이라고 한다.

3. 봉입체 형성(inclusion body)

(1) 핵내 봉입체

Herpes simplex virus, Varicella-zoster virus, Chicken pox virus

(2) 핵과 세포질내 봉입체

① Measles virus, Cytomeglovirus, Adenovirus가 감염되면 감염세포의 핵내 및 세포질내 호산성 또는 호염기성으로 염색되는 봉입체 세포질내 봉입체 ; Rabies virus에 감염되면 뇌 세포질내에 봉입체 형성 이것을 뇌구리 소체(negri body)라고 한다.

② 천연두 바이러스 감염시 Guanieri body 형성

③ B형 간염항원 / hepatitis B surface antigen / HBsAg 대부분 간세포의 세포질내 봉입체 형성

4. 세포표면의 변화

바이러스가 감염된 세포표면에는 항원이 생성된다. 이 항원은 바이러스 입자가 형성되기 이전에 생기고 이 항원을 표면항원(surface antigen)이라고 한다.

5. 세포융합

바이러스 감염세포가 감염후기가 되면 비감염세포나 불활성화 바이러스를 융합하여 합포체거대세포(syncytium)/다핵거대세포를 형성한다.

VI. 바이러스의 감염양식

1. 현성 감염(apparent infection)

감염에 의해서 명백한 증상을 나타내는 경우를 말한다.

2. 불현성 감염(inapparent infection)

감염에 의해서 항체생산이 인식되지만 명백한 증상이 보이지 않는 경우를 말한다.

바이러스성 질환의 대부분이 이런 형태의 경로를 밟는다.

3. 국소 감염

감염부위에서 바이러스가 증식하고 인접한 세포에 감염하여 병변이 일정부위에 한정되어 나타나는 경우를 말한다.

[예] 단순헤르페스 바이러스 - 구강점막, 아데노바이러스 - 소화관

4. 전신 감염

바이러스 감염이 전신에 확산되는 경우이며 다음과 같이 전파된다.

① 바이러스가 감염부위 혹은 소속 림프절에서 증식한다.

② 혈류나 림프를 매개로 하여 제1차 바이러스 혈증에 의해 간, 비장, 심장, 타액선 등의 장기에 도달한다.

③ 다음에 이들의 장기에서 바이러스가 증식한다. 여기서는 증상이 확실하지 않은 경우도 있다.

④ 또는 바이러스는 이들 장기에서 제2차 바이러스 혈증에 의해 다른 장기에 전파되고 그곳에서 증식한다. 그리고 발병하게 되는 것이다.

바이러스 혈증에는 다음 4가지형이 알려져 있다.

1) 혈류 중에 유리상태로 되어 있는 것
[예] 폴리오바이러스, 황열바이러스

2) 림프구나 단핵구에 감염되어 있는 것
[예] 홍역바이러스, 헤르페스바이러스

3) 적혈구에 흡착되어 있는 것
[예] 토가바이러스

4) 혈소판에 존재해 있는 것
[예] 생쥐백혈병바이러스(MuLV)

5. 지속감염(persistent infection)

바이러스가 감염세포에서 증식하는데, 숙주세포의 장애를 받지 않고 분열을 계속하여 장기간 숙주세포와 공존하고 있는 상태를 말한다. 이런 경우, 숙주는 바이러스 보유자가 된다. 지속감염은 그 발현방법에서 다음 3가지로 분류된다.

1) 잠재 감염(latent infection)

숙주가 무 증상으로 존재하고 원인바이러스는 오랜 기간 동안 체내에 존재한다. 그후, 발열 외상 등의 자극에 의해 병이 발생하는 경우가 있다.

[예] 헤르페스바이러스, 수두바이러스

2) 만성 감염(chronic infection)

감염이 만성적으로 이루어져 항상 바이러스의 존재가 명확하게 증명되는 경우를 말한다. 이런 형태는 급성감염에서 회복한 후에도 장기간 바이러스가 검출되는 경우를 말하며 넓은 의미로는 바이러스 보유의 상태가 지속되고 증상이 그 이상으로 진행하지 않는 것이 보통이다.

[예] EB 바이러스, B형 간염바이러스

3) 미발 감염(slow infection)

잠복기가 길고 바이러스는 서서히 증식하고 발병은 완만하지만 진행형으로 존재한다. 수개월에서 수년까지 지나고 나서 증상이 나타나는 경우도 있다.

[예] 다발성경화증, 구루병, 아급성경화성전뇌염 등등.

6. 선천성 감염(congenital infection)

바이러스를 보유하고 있는 모친에게서 태아에게 감염이 옮겨지는 경우를 말한다. 태아의 장기나 발육에 바이러스가 관여하여 선천성 기형이 나타나는 수도 있다.

[예] 풍진바이러스, 사이토메갈로바이러스, B형 간염바이러스

VII. 바이러스 감염증의 일반증상

① 화농병소가 없고 전신성 질환을 일으킨다.
② 대부분 발열 증상이 있다(내인성 발열물질이 발열중추를 자극하기 때문)
③ 백혈구 증가는 없고 임파구 증가를 약간 나타내며, 흔히 이형 임파구가 출현한다.
④ 항생물질은 효력이 없다.
⑤ 발진이 수반되지 않을 때가 많다.
⑥ 면역 때문에 재감염 되는 일이 적다.
⑦ 동일한 바이러스라도 다채로운 증상을 나타내기 때문에 임상증상만으로 바이러스를 진단하기 어렵다.

VIII. 면역방어

1) 항체에 의한 바이러스의 방어

비리온의 표면에 항체가 결합하고, 감염할 수 없게 해버리는 것을 중화라고 한다. 어떤 세포에는 감염할 수 없지만, 다른 별개의 세포에는 감염할 수 있는 경

가 있다.

① 흡착을 저해한다.

② 침입을 저해한다.

③ 탈외피를 저해한다.

④ 비리온과의 응집에 의한 감염 역가를 저하시킨다.

⑤ 바이러스 입자를 용해한다.

2) 항체에 의한 바이러스 감염세포의 파괴

① 보체매개성 세포상해 : 감염세포 표면에 새로운 항원이 형성되고 이것에 대한 항체가 생산되어 항원과 항체에 보체가 결합하여 세포를 파괴한다.

② 항체의존형 세포매개성 세포상해(antibody dependent cell-mediated cytotoxicity; ADCC) : IgG 항체가 결합한 감염세포를 Fc 수용체를 가지고 있는 킬러세포(B cell, macrophage, neutrophil, null cell 등)이 결합하여 세포를 파괴한다.

3) 세포성 면역반응에 의한 바이러스 감염세포의 파괴

바이러스 감염세포에 대하여 특이적으로 반응하는 감작 T 림프구가 마크로파아지 활성화 T세포를 생산하거나, lymphokine을 생산하거나, 세포상해성 T세포의 출현을 초래하여 세포를 파괴한다.

Ⅸ. 바이러스의 불활성화

바이러스의 불 활성화는 세균에 대한 멸균소독법에 준하는 것으로, 바이러스의 감염성이 소실 해버리는 것을 바이러스의 불 활성화라고 한다.

1) 물리적 불활성화

① 온도 : 일반적으로는 온도에 민감하고 100℃의 증기로 수분처리로 사멸된다. 저온에는 상당히 안정하다.

② pH : pH 5~9에서 안정하고 이외의 pH에서는 불활성화되기 쉽다.

③ 방사선 : γ선 이외에 χ선, 자외선 등이 핵산을 상해, 불활성화시킨다.

④ 삼투압 : 외피가 파괴되어 불활성화된다.

2) 화학적 불활성화

세균의 소독에 사용되는 페놀, 크레졸, 역성비누, 계면활성제 등이며 바이러스는 불활성화되지 않는다.

① 유기용매 : 에테르, 클로로포름 등은 envelope을 가진 바이러스를 용이하게 불활성화 시킨다.

② 알코올류 : 특히 에탄올은 85~90% 이상의 것이 일반적으로 사용된다.

③ 차아염소산나트륨 : 0.1~1%, 60분 이상 침적한다.

④ 글루타르알데히드 : 2% 용액

⑤ 에틸렌옥사이드 : 기재의 소독에 일반적으로 사용되지만 바이러스가 오염된 것에는 사용하지 않는다.

Ⅹ. 바이러스 감염증의 예방과 치료

1) 예방법

감염증의 예방은 다음 3가지 점에서 어느 하나로든 병원체의 전파를 절단하면 되는 것이다.

(1) 감염원 대책

이것은 병원바이러스 보유자와 병원바이러스에 대한 대책이다. 전자는 조기발견과 격리가 필요하다.

(2) 감염경로 대책

이것은 중요한 대책이며 감염경로를 숙지하는 것에서 시작하지 않으면 안 된다. 물, 식품의 소독, 바이러스 보유자와의 접촉, 기생해충에 대한 지식과 대책이 필요하다.

(3) 감수성숙주 대책

건강의 유지와 증진에 힘쓰는 이외, 백신접종, 전염병유행예방사업, 감염증보험사업 등의 실시가 필요하다.

2) 예방접종

바이러스 감염증에 대한 치료약이 충분하지 못한 지금, 백신에 의해 면역을 주는 것이 필요하다. 바이러스 백신은 바이러스 입자의 면역원성을 파괴하지 않고 독력만을 저하시킨 바이러스에 의해 만들어진다. 백신제조법은 다음 3가지가 있다.

(1) 불활성 백신(inactive vaccine)

불 활성화 조작에 의해 바이러스 입자의 감염력을 없앤 것

[예] 일본뇌염백신, 광견병백신

(2) 생백신(component vaccine)

발병성이 극히 낮은 변이주를 사용하는 것

[예] 홍역생백신

(3) 성분백신(component vaccine)

불활성백신의 부작용은 백신에 포함된 불순물에 의해서 발생한다. 필요한 성분만을 취하여 만들어진 백신을 성분백신 또는 스플리트(split)백신이라고 한다.

[예] 인플루엔자 HA백신 : B형 간염백신

이외에도 다양한 역가를 가진 다역가 백신이라는 것이 있다. 이것은 병원체가 여러 가지 형으로 분류되어 있는 경우 각형을 결집하여 만들어진 백신을 말한다.

[예] 인플루엔자 HA백신 : A형과 B형의 2가 백신
경구 생폴리오백신 : I형, II형, III형의 3가 백신

3) 치료법

(1) 면역요법

항체를 주사하는 수동적인 면역법에 의한 치료법이다.

[예] 회복기 환자혈청 또는 면역글로불린 제재 : A형 간염, B형 간염, 마진, 수두 등의 치료 및 발병예방

면역부전(γ-글로불린이 없거나 낮은 혈증, 백혈병) 환자 : IgM, IgG 항체. 다만 주사된 IgM의 반감기는 5일, IgG는 23일 정도라고 하며, 장기투여는 하지 않는다.

(2) 화학요법

바이러스 감염증의 화학요법은 바이러스의 증식이 숙주세포의 대사기구를 빌려서 행하게 됨으로 바이러스에 대한 선택적 독성을 가진 약제의 개발을 매우 어렵게 하고있다.

[예] 염산아만타딘(바이러스 탈외피저해제) : 인플루엔자바이러스 A형
리팜피신(전사저해제) : 폭스, 대상허피스, RNA 종양바이러스 및 감염세포의 악성 변환
2-(α-하이드록시벤질)-벤지미다졸(HBB) 핵산복제저해제 : 피코르나바이러스
5-요오드-2데옥시우리딘(IUdR) 핵산복제저해제 : 허피스바이러스(각막염, 구진허피스)
아데닌아라비노시드(Ara-A), 시토신아라비노시드(Ara-C) 핵산복제저해제 : 헤르페스 바이러스(각막염)
아시크로빌 : 허피스바이러스, 수두·대상포진 바이러스
아지드티미딘(AZT) : HIV

(3) 인터페론

XI. 바이러스와 다른 미생물과의 비교

바이러스는 표 33-2와 같이 세균, 미코플라스마, 리켓치아, 클라이미아 등과 같이 특이한 특징을 가지고 있다.

표 33-2. 바이러스와 다른 미생물과의 비교

구분 / 미생물	인공배지에서의 증식	2분열법에 의한 증식	DNA 및 RNA 동시함유	리보솜 함유	세균에 유효한 항생물질에 대한 감수성	인터페론에 대한 감수성
세 균	+	+	+	+	+	−
미코플라스마	+	+	+	+	+	−
리켓치아	−	+	+	+	+	−
클라미디아	−	+	+	+	+	+
바이러스	−	−	−	−	−	+

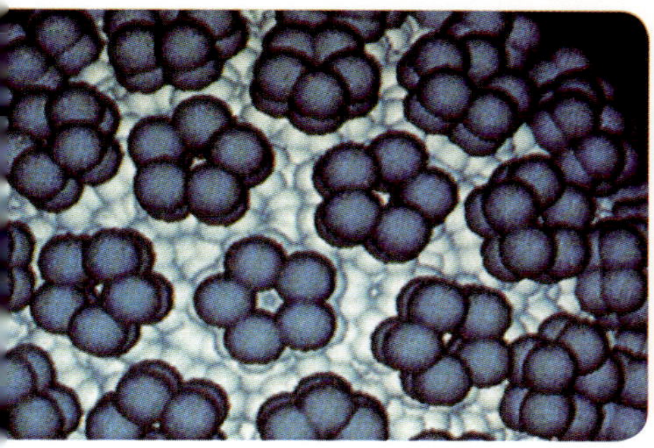

34장

바이러스학 각론

I. 외피보유 DNA 바이러스

1. Poxviridae(Poxvirus 과)

바이러스 중에서 가장 크고 230×400nm 크기의 벽돌 모양을 한 DNA 바이러스이다. 포유동물이나 조류에서 검출되며 사람에게 감염을 일으키는 주요 바이러스는 Orthopoxvirus에 속하는 Poxvirus(두창), Vaccinia virus(종두)와 Molluscum contaginosum virus(전염성 연우종)가 있다.

1) Poxvirus(천연두 바이러스)

천연두 바이러스는 바이러스 중에서 입자가 가장 크다. 크기는 100×240~300nm이다. Pox란 농포진을 말하며 얼굴에 곰보 흉을 남긴다(그림 34-1)

1979년 이후로 지구상에서 자취를 감추었다. 진단방법으로 농포 내 용액 속의 바이러스 입자를 전자 현미경으로 관찰하거나 H & E 염색으로 Guarneri body를 광학 현미경으로 관찰하는 것이 있다.

부화란을 사용하여 바이러스를 배양한다. 혈청학적 진단은 CF 시험과 NT 시험을 실시한다.

2) Vaccinia virus(종두 바이러스)

소에 감염되며 종두에 사용되는 두묘(痘苗)로서 사람에 접종하면 두창에 대해서 강한 면역을 획득하나 병원성은 접종한 부위에 국한된다(그림 34-2).

3) Molluscum contagiosum virus(전염성 연우종 바이러스)

피부에 직경 2~3mm 정도의 작은 전염성 사마귀를 형성하는 바이러스로서 소아나 운동선수 등에서 흔히 볼 수 있다. 얼굴, 팔, 등, 엉덩이에 진주처럼 광택이 있는 연한 사마귀 모양의 종양이 생기며 이것에 압박을

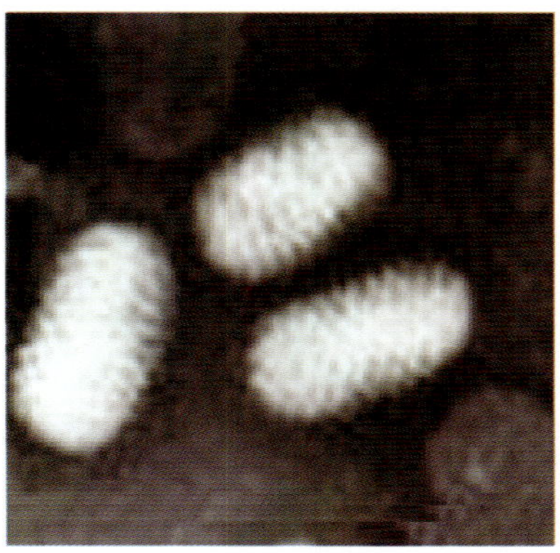

그림 34-1. Pox virus 입자(전자현미경사진)

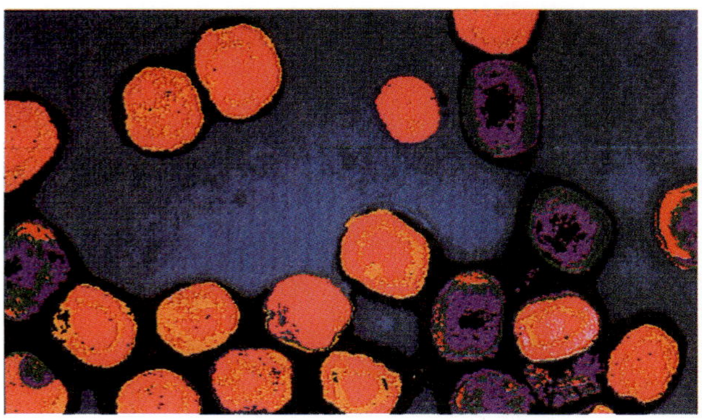

그림 34-2. Vaccinia virus(DNA virus)입자 전자현미경 사진

가하면 회백색의 죽상 물질이 나온다. 풀장이나 타올 등에서 접촉에 의해 주로 감염된다. 수 개월이면 자연히 치유된다.

4) Cowpox virus(우두 바이러스)

젖소 유방이나 젖꼭지에 병변이 생겨 사람에게 손이나 팔에 발진이 형성된다. 1798년 Janner가 8세 어린아이에게 실시한 두창 예방 접종은 젖짜는 한 아낙의 손가락에 생긴 우두의 부스럼을 따내어 사용한 것이다.

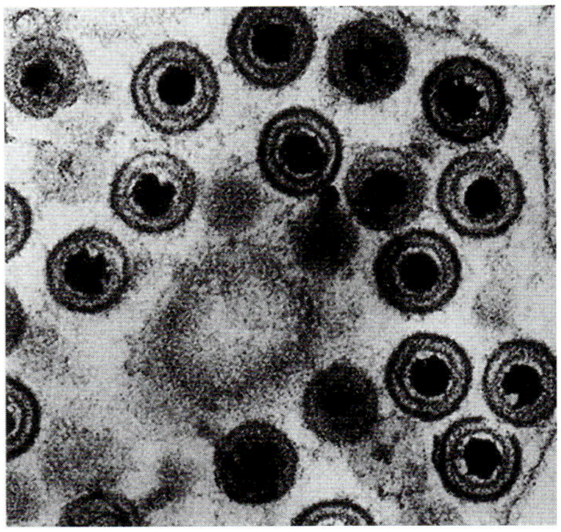

그림 34-3. Herpesvirus 입자 전자 현미경 사진(×100,000)

2. Herpesviridae(Herpersvirus 과)

비교적 큰 정20면체의 DNA 바이러스로서 약 150~200nm의 크기이다. 세포핵 내에서 증식하여 핵막으로부터 발아하여 이때 외피를 획득하는 바이러스이며 생체 내에서는 잠복 감염되는 것이 특징이다.

1) Herpes simplex virus ; HSV(단순포진 바이러스)

1형(구순형)과 2형(음부형)의 두 형이 있다.

① 1형의 초기 감염 시 대체로 불현성(85%)이며, 15% 내외만 현증감염을 나타내고, 현성감염에서 가장 많은 증상은 치은 구내염이며 구강 점막이나 치은에 수포가 형성된다. 일부는 파괴되어 궤양을 만들지만 회복은 빠르다. 재발 시 3차신경 세포내에 잠복되어있는 바이러스를 중화하지 못하기 때문에 동일부위에서 재발한다. 신경절에서 분포되는 말초신경섬유를 따라 바이러스가 원심성으로 이동하여 피부점막 부위에 나타난다(그림 34-3).

② 2형은 생식기 포진(Herpes genitalis)이라 하며 성교에 의해 감염되며 외음질염과 음경, 자궁경부, 질부, 음순, 회음부 등에서 수포성 궤양을 초래한다. 초기 감염 시 증세가 더욱 심하며 발열, 불쾌감 등을 호소한다. 잠복감염을 일으킬 경우 임신부가 초감염되었을 때는 신생아의 산도감염을 일으켜 어머니로부터 이행항체가 없으면 중증 전신성 헤르페스증을 일으키는 예가 많다.

치료법으로는 눈에 herpes 감염시 핵산복제 억제제인 IDU(5-iode-deoyuridine)를 1~2시간마다 1~2방울씩 눈에 넣는다.

아시크로빌(acyclovir)을 각막염에 안약으로 사용한다.

2) Varicella-zoster virus ; VZV(수두-대상포진 바이러스)

사람이 유일한 자연숙주로서 잠복감염을 일으키며 동일한 바이러스에 의해 임상학적으로 수두(varicella)와 대상포진(herpes zoster)의 두 가지 다른 질환을 일으킨다.

① 수두(varicella) : 소아에서 많이 발병하는 virus 감염증의 하나이며 기도감염에 의해 약 2주일의 잠복기 후에 발열, 두통, 발진 등의 초기증세를 보이며 식욕부진을 유발한다.

이 발진은 몸통에서 얼굴, 팔다리, 협부, 인두 점막에 생긴다. 1~3일간에 구진, 수포를 거쳐 건조되어 가피를 형성하며 가피는 보통 1주일 이내에 떨어진다. 수포, 농포 내용물은 감염성이 있으나 가피(딱지)는 감염성이 없다. 드물게 합병증으로 뇌염, 세균감염, Reye syndrome, 선천성 기형을 초래한다.

② 대상포진(herpes zoster) : 10세 미만에서는 드물고 성인기에 호발한다.

소아기에 초기감염되어 그 후 척수후근신경절에 잠복하고 있던 바이러스가 성인기에 활성화되어 지각신경을 따라 출현하여 그 지배영역에 홍반 내지 수포를 형성하고 신경통 같은 격통을 수반하는 질환이다. 잠복기는 10~21일이며 전구기는 1~3일간으로 시작증세는 전신권태, 발열, 혹은 무증상이며 감기와 유사하다.

발진기에 virus가 침입한 척수후근신경절 심한 통증이 생긴 후 그 지배영역에 홍반 내지 수포를 형성한다. 발진은 몸통, 목, 머리, 어깨, 등, 팔에 호발하고 일측성으로 생긴 신경의 경로와 일치하여 분포되어 있다. 수 주 동안 지속되다가 저절로 없어진다.

※ 심한 경우 범발성 발진(multiple, bilaternal)이 생길 경우는 림프종(lymphoma), 면역억제제를 투여받는 사람, 방사선 치료를 받는 사람, AIDS 환자에서 볼 수 있다.

3) Cytomegalovirus ; CMV

(Human herpes virus 5 ; 세포거대 바이러스)

Human Cytomegalovirus는 외피보유 이중나선 DNA virus이다. cyto="cell", megalo= "large"라는 뜻에서 유래되었다.

Cytomegalovirus는 세포거대봉입체증(cytomegalic inclusion disease, CID)의 병원체로 알려져 있으나 대개는 불현성 감염이다. 초감염이 성립되는 시기는 동양인에서는 영아기, 서양에서는 성인기 이후이며 그 임상증상도 다르다.

임산부가 초기 감염되면 바이러스 혈증을 일으켜 태반을 통해 태아가 감염된다. 이것이 전형적인 거대세포봉입증이며 출생 후 황달, 용혈성 빈혈, 출혈성 경향, 간비종대, 뇌염, 폐렴을 수반하여 중증에서는 수 일 이내에 사망한다. 사망하지 않더라도 소두증, 소악증, 심기형 및 뇌의 발육부진에 의해 정신장애를 남긴다. 서양에서는 이 질환을 비교적 흔하게 볼 수 있으나 동양에서는 대부분의 임산부가 항체를 보유하고 있으며 초감염은 드물다. 잠복감염되어 있던 cytomegalovirus는 임신에 의해 활성화되어 자궁경관 점액속에 배설된다. 대개는 무증상이나 바이러스는 타액이나 요중에 생후 1년여 동안 배설이 계속되어 주위에 대해 감염원이 된다. 이렇게 해서 미감염아도 점차 감염을 받게되어 성인에서는 대부분이 항체를 갖게 된다. 키스나 성교에 의한 감염도 생각할 수 있으며 특히 서양에서는 가능성이 높다(그림 34-4).

대개는 불현성 감염으로 경과하나 일부에서 폐렴이나 전염성 단핵증(EB바이러스에 의한 것과 비슷하나 이종항체 음성)을 나타낼 때가 있고 또 대량수혈 때 발열이나 간염 등을 일으키는 대량수혈증후군이 알려져 있다. 최근에 문제가 되는 것으로는 잠복감염되어 있던 바이러스가 악성 종양이나 면역억제제 사용 등으로 면역기능이 저하되었을 때 활성화되어 일어나는 CID가 있으며 폐렴은 흔히 치사적이다.

종특이성이 강하여 사람의 cytomegalovirus는 사람의 세포에만 증식한다. 감염세포는 핵내 및 세포질내에 봉입체를 형성한다. 핵내 봉입체는 특징적이며 HE 염색에서 적자색으로 염색되고 Halo로 둘러싸여서 올

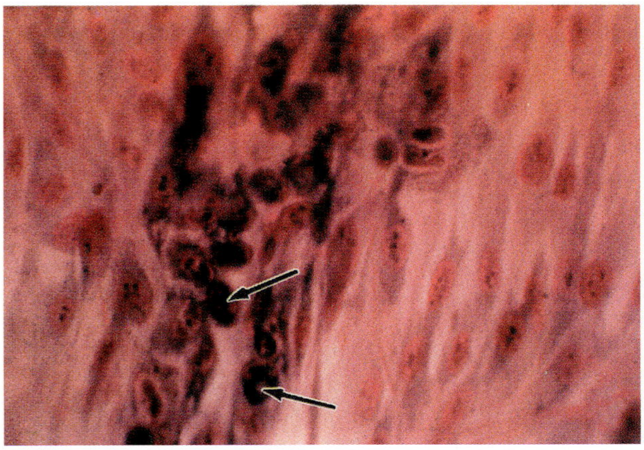

그림 34-4. 인간세포에 감염된 cytomegalovirus가 형성한 봉입체

빼미 눈(owl's eye)이라 한다

① 바이러스 분리 재료에는 요, 혈액, 타액, 질분비액 등이 있으며 사람 태아 섬유아세포에 의해 분리된다. 감염세포에는 특징적인 CPE가 관찰된다.

② 바이러스 분리보다는 검출률이 낮으나 요, 타액, 위액 중의 탈락세포에서 특징적인 핵내 봉입체 보유세포를 찾는 방법도 있다.

③ 혈청학적 진단은 보체결합시험이나 중화시험, 형광항체법, 효소항체법, ELISA 등으로 항체가를 측정한다.
초감염 시에 첫 번째 검사와 일주 후 두 번째 검사 상승에 의해 진단이 가능하나 잠복감염의 활성화는 항체 상승이 일어나지 않을 때가 많아서 곤란하다.

4) Epstein-Barr virus ; EB virus(human herpes virus 4)

1958년 Burkitt가 동아프리카 소아의 턱 림프종 세포로부터 발견했고 1964년 Epstein과 Barr 등에 의해 종양조직을 배양하여 전자 현미경으로 직경 100nm 내외의 입자를 발견하였다. 그 후 바이러스의 혈청역학과 혈청활성이 밝혀져 발견자의 이름을 따서 EB virus라 명명되었다.

EB virus는 전염성단핵증(infectious mononucleosis)의 병원체로서 서양에서는 젊은 남 · 여에 많이 나타나며 발열, 인두염, 림프절 종창, 간비종대, 간기능장애 등을 볼 수 있다. 타액으로 감염되기 때문에 "키스병"이라고도 한다. 동양에서는 비교적 적고 유아기에 많다. 이것은 EB 바이러스의 초감염이 서양에서는 사춘기 이후의 성인에서 많고 전형적인 전염성 단핵증이 되나, 동양에서는 유아기에 초감염을 받거나 불현성 감염이 많으며 발증해도 경증으로 경과하는 경우가 많기 때문이다.

B 세포에 감염되며 지속감염을 일으켜 정상인에게도 타액에서 분리되는 경우가 있다. 면역억제제를 투여하여 환자에서 높은 빈도로 분리된다. 성인의 80~90%는 EB virus에 대한 항체를 가지고 있다.

① 바이러스 분리는 사람의 제대 백혈구에 타액중의 바이러스를 접종하여 유약화 transformation(전환)으로 검사된다.

② 항체 검출에는 형광항체법에 의한 급성기 IgM-VCA(viral caspid antigen) 검출이 가장 유용하다.

③ 그 밖에 양의 적혈구를 응집하는 이종항체의 검출법인 Paul-Bunnel 반응이 있으나 60~80%의 양성률이다.

II. 외피비보유 DNA 바이러스

1. Adenoviridae(Adenovirus 과)

1) Adenovirus(아데노바이러스)

1953년에 Rowe 등이 소아의 편도(tonsillar)나 선양조직(adenoid tissue)의 선양증(adenoid) 환자의 급성 상기도질환 환자 조직배양에서 분리하여 adenovirus라는 명칭이 유래되었다. 이 바이러스는 ether 내성이며 인체 상피세포에서 증식 또는 세포변성효과(cytopathic effect, CPE)를 보여주나 동물에게는 무해하다 (그림 34–5).

급성 상기도감염이 가장 많으나 adenovirus는 점막이나 림프조직에 친화성이 있어 다양한 증상을 나타낸다.

① 급성 인두염 : 겨울철 소아에 많이 발생하며 발열, 인두통이 주 증상이며 인두의 발적과 경부 림프절의 종창이 나타낸다.

② 급성 결막염 : 특히 여름철에 아동들 사이에서 풀장을 매개로 하여 유행할 때가 많다. 발열, 인두염, 결막염의 3가지 증상이며 경과는 1주일 정도이고 예후는 양호하다.

③ 유행성 각결막염 : 소아에서는 발열 등의 전신

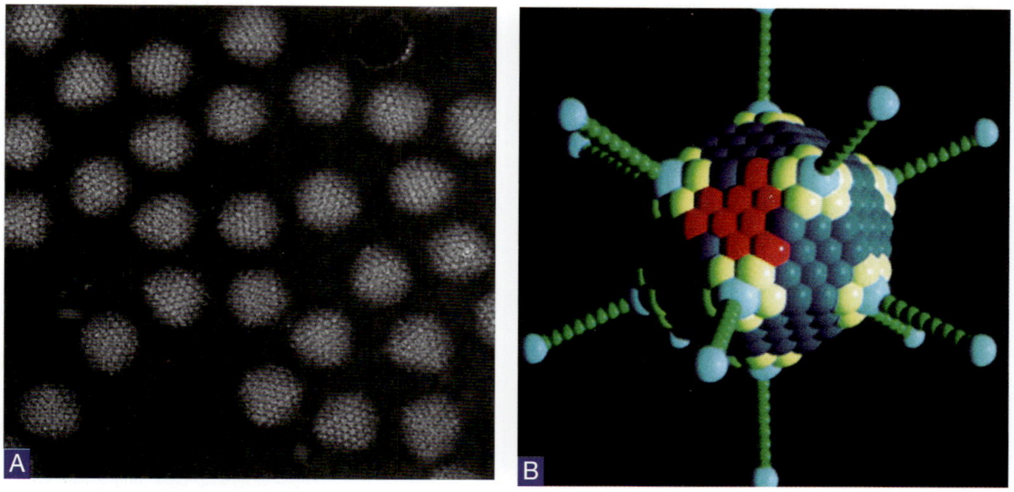

그림 34–5. (A) Adenovirus(DNA virus×171,000) 입자 전자현미경 사진, (B) Adenovirus 컴퓨터 영상 모형

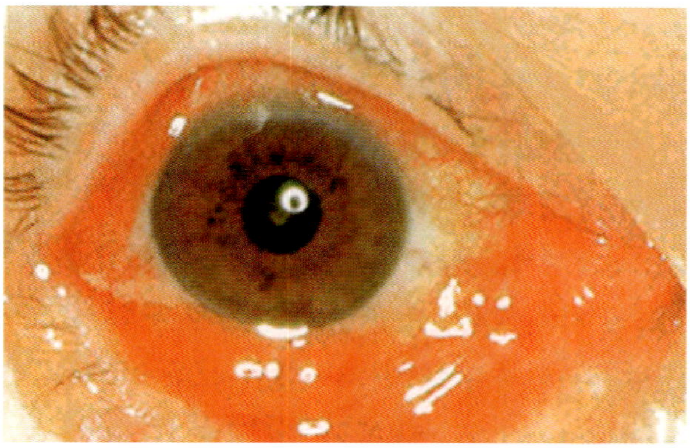

그림 34–6. 유행성 각결막염

증상을 수반할 때가 많다. 성인에게서는 전신 증상은 없으나 각막염 때문에 때로 시력장애를 남길 때가 있다(그림 34–6).

④ 급성폐렴 : 가끔 소아에서는 치사적인 중증 폐렴이 일어날 때가 있다.

⑤ 급성 출혈성 방광염 : 소아에서 산발적으로 일어나며 감기 증상에 이어서 갑자기 혈뇨와 빈뇨가 나타난다. 경과는 며칠 내지 1주일 정도이며 예후는 양호하다.

⑥ 위장염 : 영아와 미취학아동기 어린이의 5~15%에서 발생한다.

외피비보유 정20면체의 DNA 바이러스로서 크기는 80~110nm이다. 각 면의 정점으로부터 fiber라고 하는 돌기가 나와 있는 것이 특징이다. 세포핵 내에서 증식하며 외피는 없고 에테르 등의 지질 용제에 저항성이 있으며 위장관 내에서 생존하여 대변에서도 분리된다. Adenovirus는 52개의 혈청형이 있다. 이형 감별은 중화시험에 의해 결정된다. 보체결합시험은 혈청형이 있다. 이형 감별은 중화시험에 의해 결정된다. 보체결합시험은 혈청형 사이에 완전한 교차성이 있다.

① 바이러스 분리에는 인두 분비액, 안 분비물, 대변을 사용하여 HEK 세포, HeLa 세포에 접종한다. 세포변성효과(CPE)는 특징적이며 세포가 구상으로 팽륭된다.

② 혈청학적 진단법으로는 보체결합시험이 일반적으로 이용되나 HI, ELISA, RIA 등으로 진단한다.

2. Papovaviridae(Papovavirus 과)

Papova의 명칭은 papilomavirus(사람, 토끼), polyoma virus(마우스), vacuolating agent (SV40 원숭이) 등의 약어로서 주로 동물의 종양 바이러스로 구성되어 있다. 정20면체, DNA virus로서 크기는 45~55nm이며 에테르에 내성이며 Parvovirus 다음으로 작은 바이러스이다.

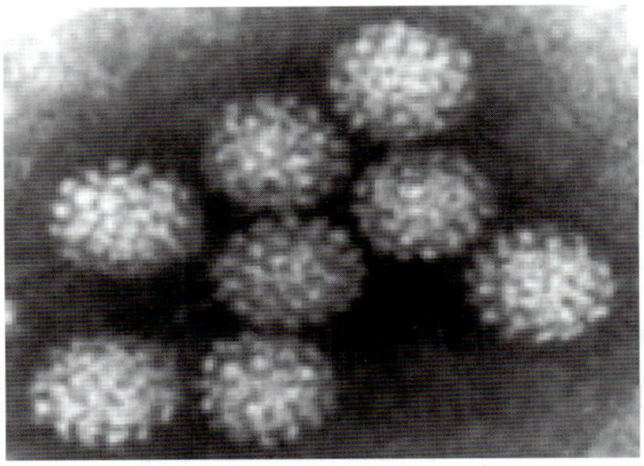

그림 34-7. Human papilloma virus. (×80,000) 입자 전자 현미경 사진

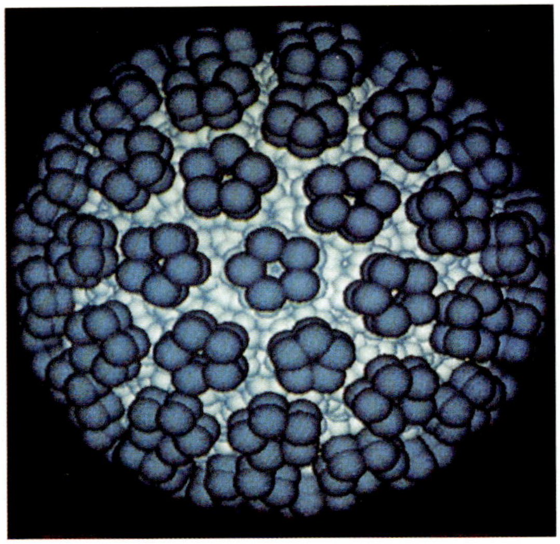

그림 34-8. Polyomavirus 컴퓨터 영상

1) Human papilloma virus ; HPV (사람 유두종 바이러스)

Papillomavirus에 속하는 human papillomavirus는 사람에게 여러 종류의 사마귀를 일으키는데 현재 50가지 이상의 형이 알려져 있고 그 발생 부위에 따라 보통 사마귀(상하지), 안면사마귀, 발사마귀, 눈 · 입 주위 사마귀, 첨규콘딜로마(genital warts, 외음부에 발생하며 성교에 의해 감염된다) 등으로 호칭된다. 임상증세와 감염부위는 바이러스형에 따라 상호관계가 있다. 몇 개의 형은 악성화로 되는 것이 알려져 있으며 자궁암과의 관계가 주목되고 있다(그림 34-7).

2) Human polyoma virus(사람 폴리오마 바이러스)

Polyomavirus에 속하는 BK 바이러스와 JC 바이러스를 들 수 있으나 JC 바이러스는 진행성 다소성 백질뇌염(PML : progressive multifocal leukoencephalopathy)의 원인 바이러스라고 생각된다. 홍역 바이러스의 아급성 경화성 전뇌염(SSPE)과 같은 양상으로 늦게 발생되고 바이러스 감염증의 하나이지만 성인의 70~80%는 JC 바이러스의 항체를 가지고 있다(그림 34-8).

3. Parvoviridae(Parvovirus 과)

Parvo란 작다는 뜻으로 바이러스 중에서 가장 작다. 직경 약 18~26nm이며 핵산은 단일나선 DNA로 이루어진 정20면체 바이러스이다. 감염성 바이러스와 adenovirus가 동시에 감염되어야 비로소 증식되는 결손형 바이러스의 두 종류가 있다.

사람에게 병원성이 있는 것은 감염성 parvovirus, rotavirus와 함께 유행성 설사증의 병원체로 알려져 있다. 1972년 미국 오하이오주 Norwalk의 초등학교에서 급성 위장염 환자로부터 분리된 것이 시초이며 Norwalk factor virus라고도 한다.

주로 아동 및 성인의 급성 위장염이며 rotavirus에 비해 호발계절이 확실하지 않고 설사보다 구토와 복통이 주요 증상이다. 잠복기는 48시간으로 짧고 증상도 1~2일에 호전되며 예후는 양호하다. 대변으로부터의 바이러스 분리는 면역 전자 현미경법에 의한다.

1) Parvovirus B 19

Parvovirus B 19는 제5질환(fifth disease) 또는 전염성 홍반증(erythema infection)의 열병을 얼굴에 붉은 반점(slapped-cheek disease)이라고도 하며 소아의 발진성 열병으로 발열과 두통, 결막염, 호흡기 고통, 감기, 근육통, 오심, 설사 등의 증상을 나타낸다. 1989년 human parvovirus 19로 처음 확인됐다.

III. 외피보유 RNA 바이러스

1. Orthomyxoviridae(Orthomyxovirus 과)

1) Influenza virus(인플루엔자 바이러스)

Influenza(독감)는 겨울부터 봄에 걸쳐 해마다 유행하는 바이러스 감염증이다. 비말감염으로 교실이나 직장에서 급속히 전파되며 다시 가정으로 옮겨오게 된다.

1~2일간의 잠복기를 거쳐 높은 열과 두통, 근육통, 관절통, 전신권태 등의 전신 증상이 다른 감기에 비해 심한 것이 특징이다. 증상은 2~3일 후에 호전되어 모두 1주일이면 치유되나 바이러스 증식에 의해 기도점막상세포의 변성이나 괴사가 일어나서 국소의 방어기능이 저하하여 포도구균, 인플루엔자균 등의 세균에 의한 2차감염이 성립되기 쉬우므로 만성호흡기 질환 환자나 노인, 소아에서는 중증 폐렴이 합병될 때가 있으므로 주의를 요한다.

Influenza 유행기에는 사망수가 기대치를 상회하는데 이것을 초과 사망이라 한다. 폐렴 이외에 심근염 등의 심장 합병증이 있으며 또 중추신경 합병증으로서 influenza B형에 의한 증후군이 알려져 있다. 이것은 신경증상이 갑자기 나타나서 뇌부종, 간의 지방변성, 저혈당이 나타나며 사망률이 높은 질환이다.

바이러스 입자는 직경 80~120nm이며 외피가 있고 여기서 두 종류의 돌기가 나와 있다. 이것은 적혈구 응집소(HA; Hemagglutinin)와 neuraminidase(NA)이며 이들은 모두 당단백으로 항원성을 가지며 아형특이성(subtype-specific)이다(그림 34-9).

입자 중심부에는 바이러스 RNA와 결합한 핵단백이 있으며 이 단백 복합체에 의한 항원성은 형특이성(type-specific)이며 보체결합시험에서 A형, B형, C형의 3형으로 분류된다. 증상은 A형이 가장 심하고 다음이 B형이며 C형은 발열도 없고 상기도염의 증상만으로 끝나는 경우가 많다.

조류인 닭, 오리, 철새가 전염되어 사람에 다시 감염되는 신종 독감변종이 나타나고 있다.

2) Avine Influenza virus(조류 인플루엔자 바이러스)

조류 인플루엔자는 지난 세기 4차례나 범세계적으로 유행한 질병이다. 최근에는 신종 바이러스(H5N1)로 둔갑해 다시 출현한 것이다. 1997년 홍콩에서 사람에 전염되어 18명의 목숨을 앗아 갔고 베트남에선 산발적으로 발병하였으며, 이탈리아와 그리스, 불가리아 등 유럽 전역으로 확산 되었다. 독일 월드컵을 앞두고 조류 독감으로 죽은 백조를 먹은 고양이에서 바이러스를 분류해 냈다.

1918년 세계 1차 대전 당시 2000만 명의 인간의 생명을 앗아간 스페인 독감 바이러스가 87년 전에 빙하에 묻혀 죽은 에스키모의 사체 허파 조직에서 발견되었는

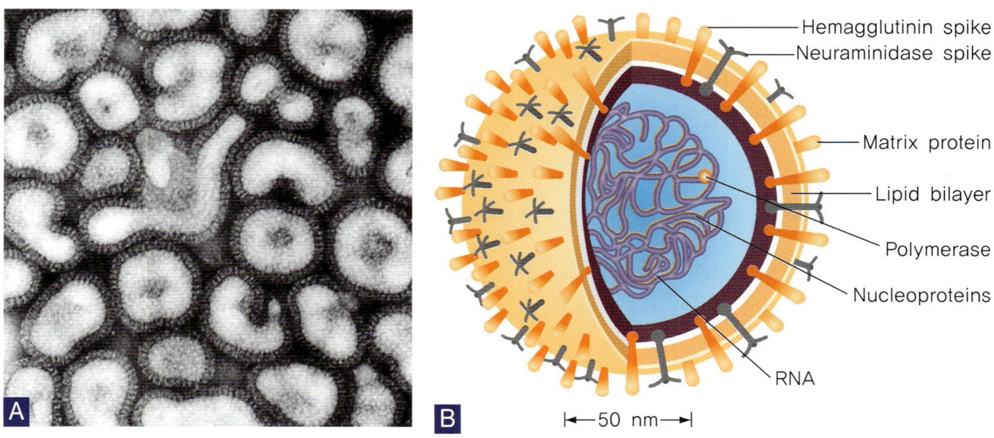

그림 34-9. (A) Human influenza virus (×282,000) 입자 전자 현미경 사진, (B) Influenza virion 도해

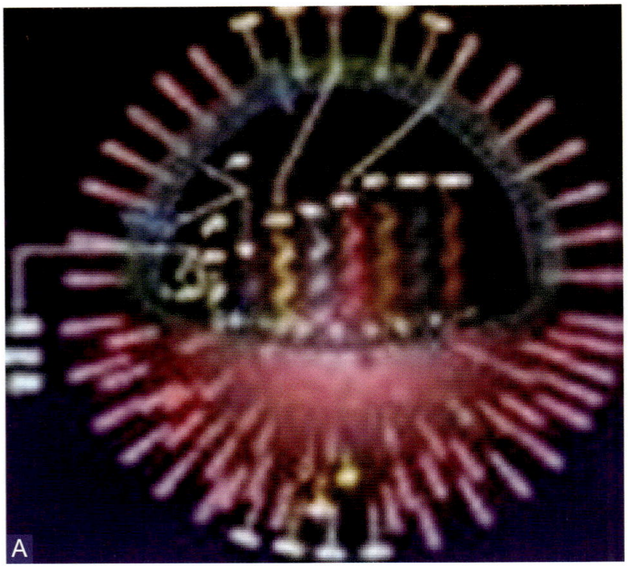

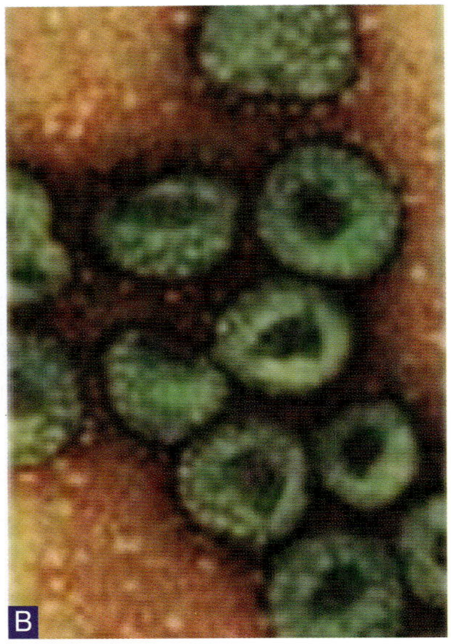

그림 34-10. (A) 조류독감 H5N1(HPAV- Highly pathogenic avian influenza), (B) 입자(전자현미경사진)

데, 오늘날의 독감 바이러스와 조류 인플루엔자 바이러스와 비슷한 성질을 갖고 있는 것으로 밝혀졌다(그림 34-10).

조류 인플루엔자의 인체감염을 예방하고 발생 및 유입을 조기 발견, 감시와 추적관리를 고위험군, 중등도 위험군, 저위험군으로 분류하여 시행한다. 환자 발생 감시, 예방 조치 수행 개인 위생 수칙을 지켜 전파를 방지한다(AI는 1종 가축전염병).

2. Paramyxoviridae(Paramyxovirus 과)

Orthomyxovirus와 비슷하기 때문에 paramyxovirus라고 명명되었으나 보다 커서 직경은 150~300nm이며, 핵산은 단일나선 하나의 RNA로 양자 간에 차이가 있다.

1) Parainfluenza virus(파라인플루엔자 바이러스)

RS virus와 더불어 소아의 호흡기 질환의 원인으로서 중요한 바이러스이다.

잠복기는 2~5일간이며 발열과 기침이 주요 증상이나 성인에서는 쉰 목소리를 수반할 때가 많고 특징적이다. 소아의 초감염에서는 하부 기도까지 침입하여 기관지염이나 폐렴을 일으킬 때도 있다. 또 야간에 천명이나 흡기성 호흡곤란이 일어날 때가 있다. 이것은 대개 아침이 되면 호전되나 때로는 중증으로 되어 의식장애를 일으킬 때도 있다. 한 번의 감염으로는 면역이 불충분하여 재감염을 흔히 일으키나 이 때는 경증의 상기도염으로 끝나는 경우가 많다. 감염 예방에는 혈중의 IgG 항체보다 기도점막의 분비형 IgA가 주로 작용하고 있다.

항원적으로는 1형부터 4형까지의 혈청형이 있다. 일반적으로 3형이 빈도가 가장 높고 다음이 1형과 2형이며 4형은 드물다.

2) Respiratory syncytial virus ; RS virus

(호흡기세포융합 바이러스)

RSV는 파라믹소바이러스 과에 소속되어 있으며 감염세포가 합포체거대세포(syncytium)를 형성하는 것에서 RS 바이러스의 명칭을 붙였다(그림 34-11).

매년 가을부터 봄에 걸쳐 유행하는 소아 감기의 원인으로서 가장 많은 것이다.

주로 하부기도염을 일으키며 특히 영아에서는 중증 폐렴과 모세혈관 기관지염으로 사망하는 예가 적지 않다. 모체로부터 이행 항체가 존재하는 생후 6개월 이

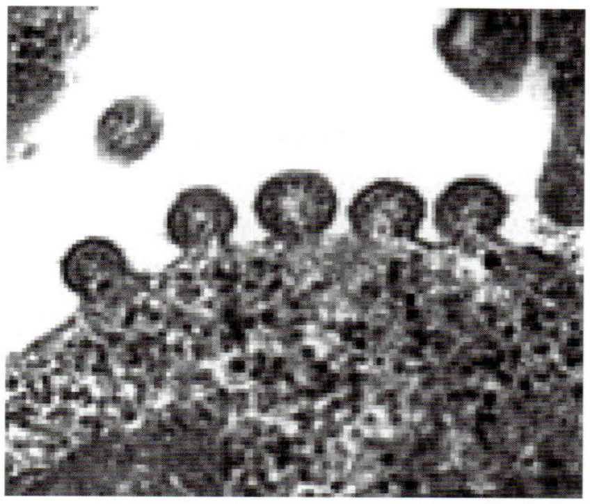

그림 34–11. RSV(Respiratory syncytial virus) 입자(전자현미경사진)

내의 영아에서 중증인 경우가 많은 것이라든지 불활화 백신 접종자에서 자연감염보다 중증화하는 일이 많은 것으로 보아 항원항체 결합물에 의한 과민반응이 아닌가 추정되고 있다. 소아에서는 이와 같이 중요한 바이러스이나 성인에서는 발열도 없는 경증이기 때문에 경시되고 있다. 그러나 재감염이 많고 만성기관지염의 급성화 인자로 지적되고 있다.

3) Measles virus(홍역 바이러스)

홍역은 소아의 발진성 질환으로 가장 잘 알려져 있는 질환이며 발병률이 높고 불현성 감염은 드물다. 잠복기는 9~12일간이며 발열, 상기도염, 결막염 등의 증상으로 시작된다. 2~3일 후에는 구강에 Koplik's sport가 출현한다. 그 다음에 일단 열이 내렸다가 1일 이내에 다시 39~40℃의 고열이 나는 동시에 전신에 발진이 출현한다. 이 발진은 3~4일간 지속되고 열과 발진도 천천히 소실되어 회복기로 들어간다. 발진 출현 전후 수 일간에 가장 감염성이 강하다. 환자는 적어도 발진 출현 후 1주일 동안은 학교에 보내지 말아야 한다(그림 34–12).

홍역의 합병증에는 중이염이 가장 많고 폐렴은 그 다음이지만 사망 원인으로서 중요하다. 세균의 2차 감염에 의한 것이다. 또 홍역뇌염이 있으며 빈도는 0.1%이나 사망예가 있다. 이 밖에 드물기는 하지만 감염 후 수 년 내지 10년 전후해서 진행성 치매와 중추신경증

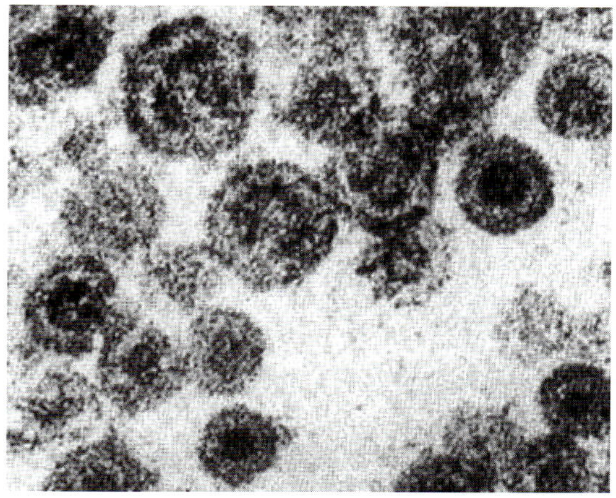

그림 34–12. Measles virus 입자(전자현미경사진)

상이 출현하여 수 개월 경과 후 사망하는 예후가 불량한 아급성 경화성 전뇌염(SSPE)이 있다. 이것은 지발성 바이러스감염증으로서 최근 주목되고 있다. 약독화생백신(attenuated live vaccine)의 보급과 영양 상태 개선되었는데도 우리나라에서는 2000년도에 홍역환자가 60,000여명 이상 발생하는 대유행이 일어나 7명이 사망하였으므로 홍역퇴치 및 홍역 일제 예방접종사업을 2001년 5~6월 초등학생, 중 · 고등학생 600만명에게 MR(홍역 · 풍진) 백신을 접종하여 군집면역항체가 95% 이상 획득되도록 하였다.

4) Mumps virus(유행성 이하선염 바이러스)

유행성 이하선염(볼거리)의 원인 바이러스이다. 이것은 전신성 감염증이며 이하선염의 빈도가 높다. 잠복기가 다른 paramyxovirus에 비해 길어서 16~18일이며 발열과 두통이 시작되고 나서 1~2일 후에 한쪽 또는 양쪽의 이하선 종창과 동통이 출현한다. 소아에서는 수막염이 합병되는 경우가 많고 성인에서는 고환염 또는 난소염이 수반되어 불임증이 되며 그 밖에 췌장염도 있다(그림 34–13).

3. Rhabdoviridae(Rhabdovirus 과)

Rhabdoviridae라는 명칭이 그리스어의 rhabdo(봉상)에서 유래한 것처럼 이것은 75×180nm의 포탄형을

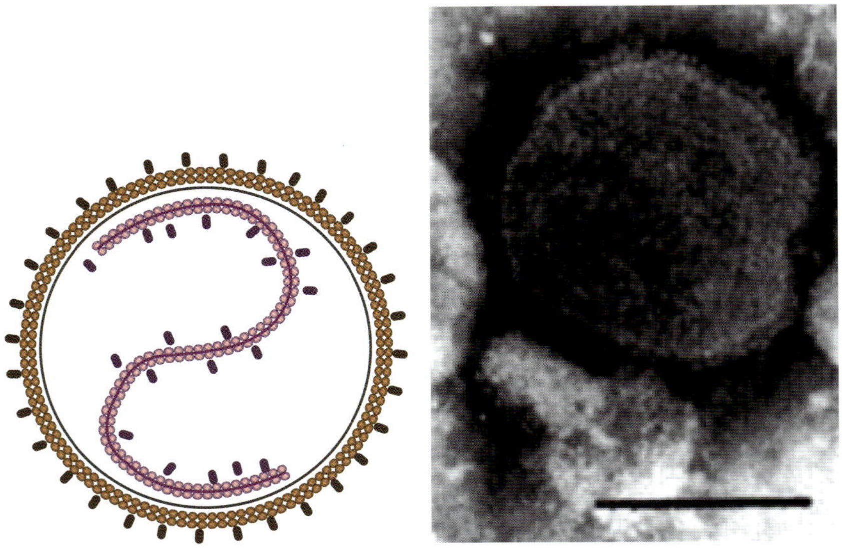

그림 34-13. Mumps virus 입자(전자 현미경 사진)

하고 있다. 외피를 가진 RNA 바이러스로 Lyssavirus 속인 rabies virus가 있다.

1) Rabies virus(광견병 바이러스)

일명 공수병(hydrophobia)의 병원체로 신경친화성이 매우 강한 100~150nm의 크기이다. 포르말린이나 자외선으로 쉽게 불활화되나 석탄산에는 비교적 저항이 강하다. 마우스의 뇌조직에서는 증식하지만 신경조직 외의 조직에서는 증식하지 않는다. 사람, 돼지의 신장세포에서 배양되며 세포변성 효과는 보이지 않는다. 발육난의 장뇨막이나 난황낭에 접종하면 태아에 감염을 일으켜 뇌나 혈액 등에서 바이러스가 검출된다(그림 34-14).

천연두와 마찬가지로 옛날부터 공포의 대상이었으며 발병 후 치료하지 않으면 100%가 사망하는 질환이다. 바이러스는 포유동물에 널리 분포되어 있으나, 사람의 감염에는 개, 고양이, 여우, 스컹크, 다람쥐, 늑대, 박쥐가 중요하다. 감염동물은 타액 중에 바이러스를 배출하며 사람은 이들에 물려서 감염된다. 바이러스는 먼저 교상부의 근육에서 증식한 다음 말초신경을 상행하여 뇌에 도달하여 뇌염을 일으킨다. 잠복기는 타액 중의 바이러스 양과 교상부위에 따라 다르며 1주일부터 1년까지 다양하다. 증상은 발열과 교상부위의 지각과민에 이어 중추신경의 이상항진이 나타난다. 반사운동이 항진되어 주위의 소리나 물을 마시려는 자극만으로도 강한 경련발작을 일으키며(공수증) 결국 혼수상태가 되어 사망한다.

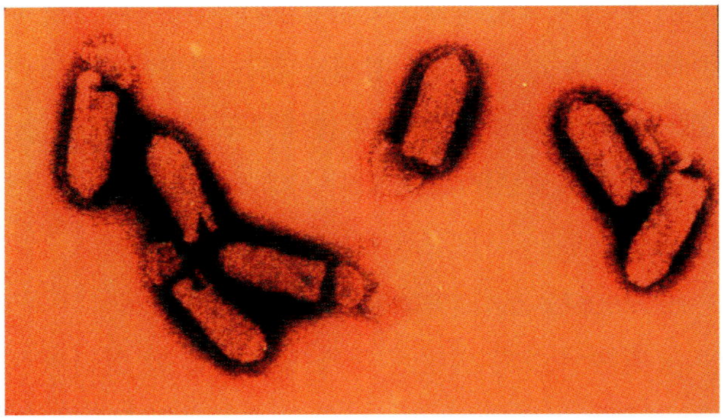

그림 34-14. Rabies virus ; RNA virus(×200,000) 전자 현미경 사진

감염동물에 물린 직후 백신을 접종해도 효과가 있는데 이것은 잠복기간이 비교적 길기 때문이다. 이 밖에 항광견병 바이러스 사람 면역글로블린이 사용된다.

사람에게 교상을 입힌 동물이 rabies virus에 감염되었는지 여부가 중요하며 그 동물을 포획하여 10일간 관찰하여 이상이 없으면 타액 속에 바이러스가 없었다고 단정해도 된다. 증상이 나타나면 즉시 부검하여

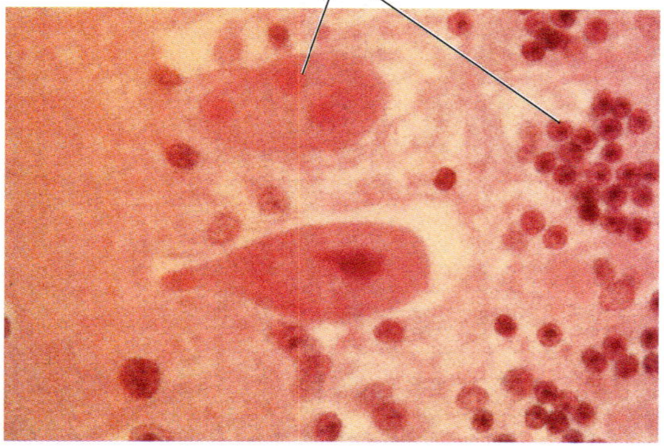

그림 34–15. 광견병 걸린 개 뇌세포의 Negri bodies

신경세포내의 네그리소체(Negri body)를 검출하거나 형광항체법으로 바이러스 항원을 검출하여 양성이면 rabies virus에 감염되었다고 판정한다(그림 34–15).

4. Filoviridae(Filovirus 과)

전에는 Rhabdoviridae에 속해 있었던 바이러스이며 크기는 80×1,000nm인 나선형 RNA바이러스이다. Filovirus 속에는 임상적으로 중요한 Marburs virus와 Ebola virus가 있다.

1) Marburg virus(마버그 바이러스)

1967년 서독과 유고슬라비아에서 polio vaccine을 제조하기 위해 우간다로부터 수입한 green monkey를 취급한 기사들 사이에서 격심한 열성출혈성 질환이 발생하여 25명 중 5명이 사망했다. 다음에 의료종사자와 가족에게도 2차감염이 발생했으나 사망자는 없었다. 이들 환자로부터 새로운 바이러스가 분리되어 처음 이 병이 발생한 서독 Marburg시의 지명을 따서 marburg virus라고 명명되었다.

증상은 설사, 발진, 출혈경향이며 중증에서는 신장애가 초래되어 사망률이 높다.

Ebola virus, lassa virus와 더불어 국제전염병으로서 주목되고 있다.

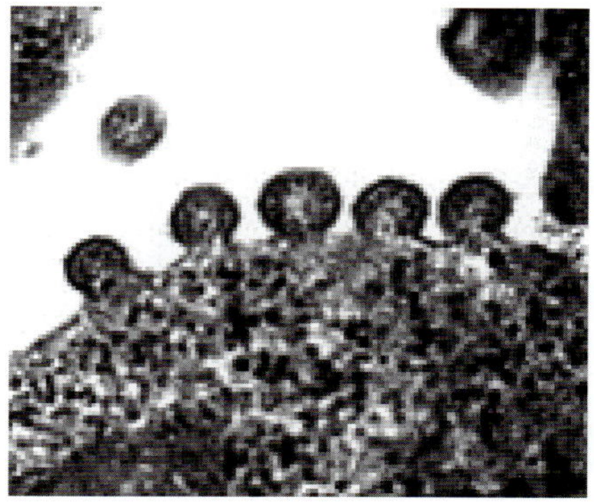

그림 34–16. Evola virus (RNA virus) 입자 전자 현미경 사진

2) Ebola virus(에볼라 바이러스 : 에볼라 출혈열)

1976년 아프리카 수단과 자이레 국가에서 격심한 출혈이 발생하여 주민과 의료진 379명이 사망했다. 그 후 1995년 다시 출현하여 자이르에서 244명의 사망자를 냈고, 1996년 가봉, 2003년 콩고에서 다시 발생 했다. 치사율이 90%인 이 바이러스의 감염 경로는 상세히 밝혀지지 않았지만 열대 밀림에 사는 박쥐와 원숭이 등을 숙주로 삼고 있다(그림 34–16). 에볼라 바이러스는 감염 후 일주일 이내에 90%의 치사율을 보여 역사상 가장 치명적인 바이러스로 기록 되었다.

3) Wipha virus(니파 바이러스)

1977년 10월 말레이시아에서 “발열과 두통에 이어 행동 이상이 나타나고 혼미 상태에 빠진다“는 질병을 일으키는 신종 바이러스가 출현했다.

일명 니파 바이러스는 1998년과 1999년에 걸쳐 257명의 환자가 발생하고 100명이 사망했다. 식육용 돼지에서 사람에게 감염되는 것이 알려져 숱한 돼지들이 도살되었다.

5. Bunyaviridae(Bunyavirus 과)

Togavirus보다 커서 80~120nm이며 nucleocapid는 대칭성 나선형으로 오히려 orthomyxovirus와 비슷하다.

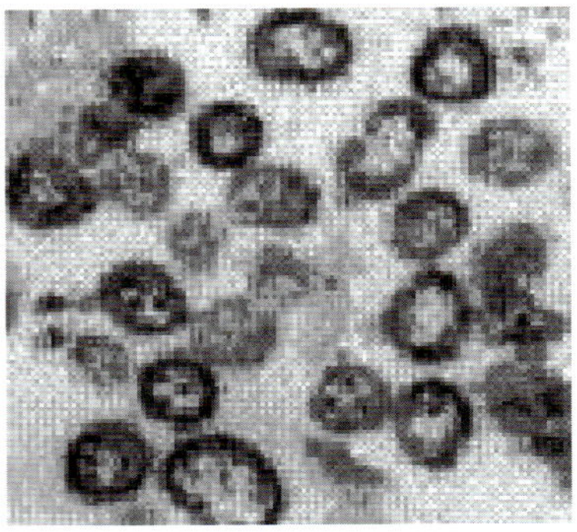
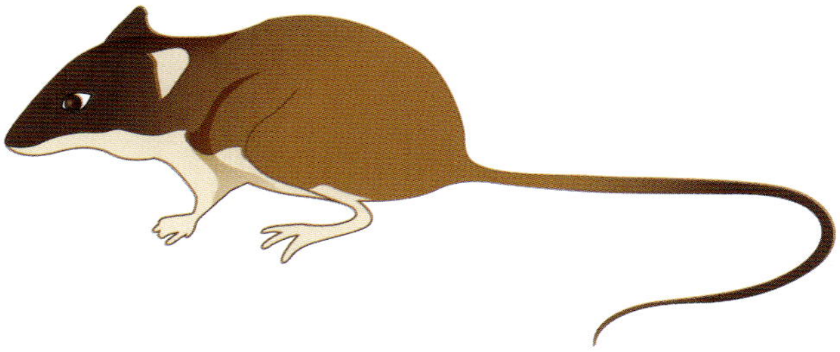

그림 34-17. Hantaan virus 입자(전자 현미경 사진)와 매개 등줄쥐

1) Hantaan virus(한국형 출혈열 ; Korean hemorrhagic fever)= 신증후군출혈열 바이러스(Hemorrhagic fever with renal syndrome virus)

1976년 고려의대 미생물학교실 이호왕교수 연구팀에 의해 한국형 출혈열 환자의 회복기 혈청과 특이하게 반응하는 항원을 간접면역형광법으로 '등줄쥐'의 폐, 신장 등에서 발견하여 이를 한국형 출혈열 항원(Korean homorrhagic fever antigen)이라 명명하였다(그림 34-17).

1977년에는 이 항원이 한국형 출혈열의 병원체이고 이 병원체가 virus라는 것을 확인하고 1978년 본 질환 환자 초기 혈액으로부터 동일한 항원을 분리하여 '등줄쥐'에 계대배양하는데 성공했다.

한국형 출혈열은 잡초가 무성한 늪, 강기슭, 논둑, 밭둑, 초원에 서식하는 '등줄쥐'가 감염되면 배설하는 뇨, 분변, 타액 등에 virus가 포함되어 있는데 이 배설물이 건조되어 먼지로 날릴 때 흡입하여 전파될 가능성이 높다.

호흡기계통으로 감염되면 3~7일간 계속 41℃의 고열이 나타나고 발병 초기에는 갑작스런 발열, 오한, 두통, 근육통, 안구통, 안면홍조, 결막출혈, 구토, 복통, 저혈압, 출혈성 경향으로 신수질(renal medulla) 출혈, 우심방의 출혈, 뇌하수체 전엽 괴사, 위장관 출혈, 피부 겨드랑이 출혈, 주사 맞은 부위 출혈을 나타내는 질병이다.

• 임상증상

① 발열기가 약 5일이며 발열, 오한, 시각의 고통, 근육통, 피하의 점상출혈. 단백뇨가 나타난다.

② 저혈압기는 2일이며 초조, 긴장, 혈뇨가 나타난다.

③ 과뇨기는 약 4일이며 출혈 등으로 이 기간에 대부분 사망한다.

④ 이뇨기는 10일 정도이며 소변이 한꺼번에 많이 나오며 탈수증을 일으킨다.

• 예방

예방접종 백신이 있다. 특히 들쥐의 배설물에 접촉하지 말고, 늦가을 늦봄 건조기에는 잔디위에 눕거나 잠을 자지 말아야 한다.

2) Lassa fever virus(랏사 열 바이러스)

서아프리카 및 중앙아프리카에서 풍토병으로 존재한다. 자연계에서는 들쥐(Mastomys natalensis)에 Lassa virus가 지속 감염되어 있으며 그 타액이나 요 등에 배출된 바이러스에 의해 감염된다.

잠복기는 1~3주일이며 발열, 두통, 근육통, 복통, 설사가 나타난다. 그 다음에 궤양성 구내염, 폐렴, 심부전, 신부전 출혈 경향이 나타나며 사망률은 30~60%로 매우 높다. 실험실이나 병원내 감염을 일으키는 등 매우 위험한 바이러스이므로 환자는 엄격한 격리가 필요하다. 회복기 환자의 혈청이 유일한 치료법이다.

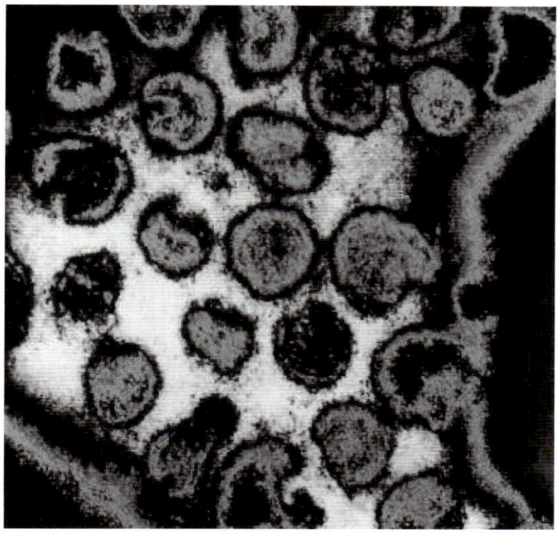

그림 34-18. Rubella virus 입자(전자현미경사진)

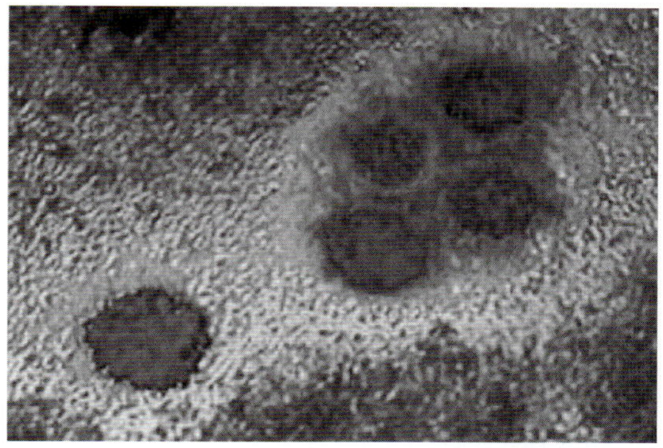

그림 34-19. Japanese B Encephalitis virus 입자(전자현미경사진)

6. Togaviridae(Togavirus 과)

Togaviridae는 직경 50~70nm 크기로 정20면체 뉴클레오 캡시드 구조를 하고 있으며 주변이 외피로 둘러싸인 RNA 바이러스로서 Alphavirus, Ruvivirus로 구분된다.

1) Rubella virus(풍진 바이러스)

Rubivirus에 속하는 바이러스로서 1962년 Parkman, Weller가 발견한 RNA virus로 envelope가 있으며 크기는 60nm이고 core는 30nm로 정20면체이다(그림 34-18).

Measles virus와 마찬가지로 발진을 나타내는 일반적인 바이러스로서 잠복기는 2~3주이다. 발열, 특유한 발진, 림프절 종창이 3가지 주 특징이다. 발진은 안면과 후부에 나타나고 다음에 두부, 구간, 사지로 확대되어 3일 전후에 소실된다.

합병증으로서 관절염, 혈소판 감소성 자반병 등이 있으나 일반적으로는 경증으로 경과하고 예후는 양호한 질환이다. 그러나 임신 전기의 임산부가 감염되면 태아감염을 일으켜 백내장, 난청, 심장 기형 등을 가진 이른바 선천성 풍진증후군 아이가 출생하는 일이 많으므로 주의해야 한다. 이 때문에 여고 1학년생에게 생백신을 접종해 왔으나 2001년은 MR(홍역 · 풍진) 백신을 전국적으로 접종한 이후부터 현재는 접종하지 않는다.

7. Flaviviridae(Flavivirus 과)

Pestivirus, Flavivirus, Hepacivirus 속이 있으며 Flavivirus 속에 Japanese encephalitis B virus, yellow fever virus, dengue fever virus가 있다.

1) Japanese encephalitis B virus(일본뇌염 바이러스)

일본뇌염은 주로 극동지역(한국, 일본, 중국, 말레이시아)에서 유행하였다. 우리나라에서 1946년 인천에서 뇌염환자로부터 바이러스를 분리하였다(그림 34-19).

최근 백신의 효과와 함께 뇌염모기의 감소와 돼지 사육법이 점차 위생적으로 개량되어 뇌염발생이 줄었으나, 동남아에서는 현재도 많이 발생하고 있으므로 여행자는 주의해야 한다. Culex라는 뇌염모기에 의해 흡혈 시 바이러스가 매개되는데 흡혈 대상은 주로 소, 말, 돼지, 박쥐, 닭, 들새, 뱀 등이다.

돼지는 불현성 감염이며 자연계에서는 돼지 → 모기 → 돼지의 cycle이 존재하여 증폭숙주(amplifier)로서 중요하다. 현재 도축장의 돼지를 검사하여 그 항체 보유율이 50%를 넘으면 오염 지구로 경고하고 있다. Culex 뇌염모기에 물리지 않는 것과 뇌염 vaccine을 접종하는 것이 가장 효과적인 예방법이다.

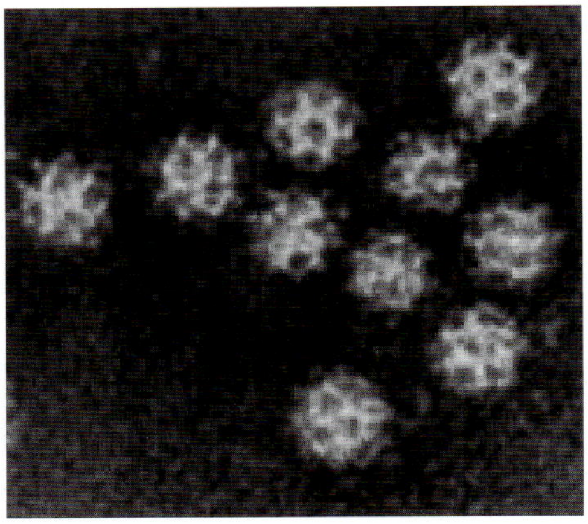

그림 34-20. Yellow Fever Virus 입자(전자현미경사진)

잠복기는 확실치 않으나 고열, 두통, 구토 등의 수막자극 증상으로 돌연 발병하여 뇌염으로 진행되고 5~7일 사이에 사망하는 예가 많다. 사망률은 30~50%로 높고 사망하지 않아도 정신장애나 운동마비 등의 후유증이 남는 경우가 많다. 발병률은 2,000명에 1명 비율이나 소아 또는 노인에게 많고, 특히 노인은 예후가 나쁘다.

진단은 혈청학적 진단이 주로 실시되면 적혈구응집억제시험이 가장 적합하다. 이 밖에 보체결합시험이 이용된다.

2) Yellow fever virus(황열 바이러스)

18~19세기에 아프리카, 남미 카리브 해안지방에 있었던 지역병의 일종인 황열병은 1902년 Walter Reed에 의해 병원체가 밝혀졌다. 열대줄무늬 모기가(Aedes aegypti) 흡혈 시 매개된다(그림 34-20).

잠복기는 3~6일이며 발열, 두통, 구토로 시작하여 토혈, 하혈, 황달 및 신장염에 의한 단백뇨가 나타나며 중증에서는 혼수상태가 되어 사망하게 된다. 사망률은 5~10%이다. 사람 → 모기 → 사람의 cycle에 의한 도시형 황열(urban yellow fever)은 현재 거의 볼 수 없으나 정글에서는 원숭이의 cycle이 있어 바이러스 근절이 어렵다.

우리나라에서는 발생한 적이 없으므로 황열유해지역 남미나 아프리카로 여행하는 사람에 한해 검역소에서 예방접종을 한다.

29~31nm 크기로 감염 장기, 특히 간, 뇌 등 세포에 핵봉입체를 형성한다. 55℃ 5분에 불활화한다. 또한 식염수, 담즙 등에 쉽게 불활화하여 동결건조 상태에서는 장기 보존이 가능하다.

3) Dengue fever virus(뎅규열 바이러스)

동남아시아, 특히 태국, 말레이시아, 필리핀, 남아메리카, 아프리카, 인도지역 등지에서 많이 발생하며 이집트 숲 모기(Aedes aegypti)가 매개한다.

① Dengue fever : 원형이라고도 불리우는 것으로서 발열, 두통 특히 안구 후방의 동통, 근육통, 관절통, 발진 등이 주요 증상이며 백혈구 감소가 나타난다.

예후는 일반적으로 양호하다.

② Dengue hemorrhagic fever(DHF) : 중증이며 사망률이 30~50%로 높다. 고열과 더불어 출혈경향이 현저하며 DIC나 shock를 일으킨다. 백신은 없지만 모기에 물리지 않도록 한다.

4) West Nile virus(웨스트 나일 바이러스)

1973년 아프리카 우간다 나일강서부지역에서 발견된 이래 1999~2001년 다시 발견되었다. 이 바이러스에 감염된 조류나 사람의 피를 흡혈한 모기가 다른 사람에게 옮겨주어 두통, 고열, 감기와 유사한 증세를 일으키며 5세 이하 어린이나 노인과 같은 면역체계가 허약한 사람에 감염될 경우 뇌와 중추신경을 마비시키는 치명적인 뇌염을 일으킨다.

8. Coronaviridae(Coronavirus 과)

Coronaviridae의 명칭은 태양의 corna를 연상케 하는데서 유래한다. 사람 corona virus 외에 닭의 전염성 기관지염 바이러스 마우스 간염 바이러스가 포함된다.

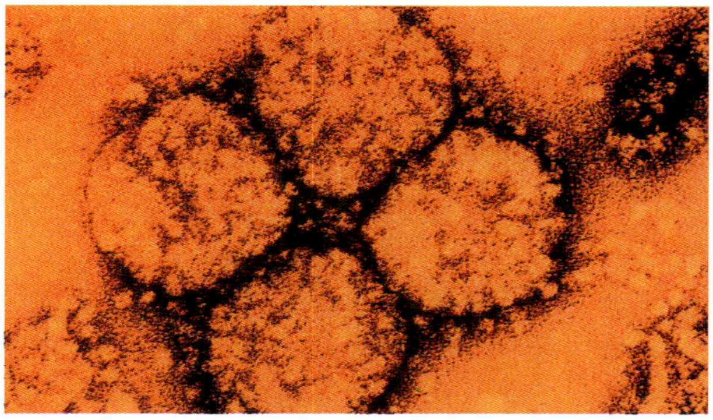

그림 34-21. Coronavirus, RNA virus (×500,000)입자 전자 현미경 사진

1) Coronavirus(코로나 바이러스)

Rhinovirus와 마찬가지로 성인 감기의 병원체로서 중요하다. 잠복기는 2~5일의 코감기가 주 증상이며 하부기도에서는 침범하지 않는 것이 보통이다. 재감염이 반복된다.

직경 50~220nm이며 외피을 보유하며 핵 단백은 단일 나선상 RNA 바이러스이다. 중화시험에 의해 3종의 혈청형이 증명되어 있다(그림 34-21).

혈청학적 진단이 중요하다. 적혈구응집억제시험, 보체결합시험이 실시되고 있다.

최극 Coronavirus 변종인 SARS(중증급성호흡기질환)가 전파되어 위험 지역을 여행하는 것을 피해야한다.

2) SARS virus(중증급성 호흡기 질환 증후군 바이러스)

2003년 11월 중국의 광동성에서 발생한 '사스'는 공기 전파로 호흡기 폐에 감염되어 범세계적으로 확산되어 30여개 국가에서 8000여 명의 환자를 감염시켰다. 감염속도가 빠른 '사스' 는 몇 달째 수백 명의 사망자를 발생시켜 전 세계를 휩쓸었다. 다행히도 우리나라에서는 '사스' 바이러스에 대한 사망자가 없었다(그림 34-22).

9. Arenaviridae(Arenavirus 과)

Arenavirus의 명칭은 바이러스 입자 내에 성숙 과정 중에 우연히 들어간 숙주세포의 ribosome 같은 입자가

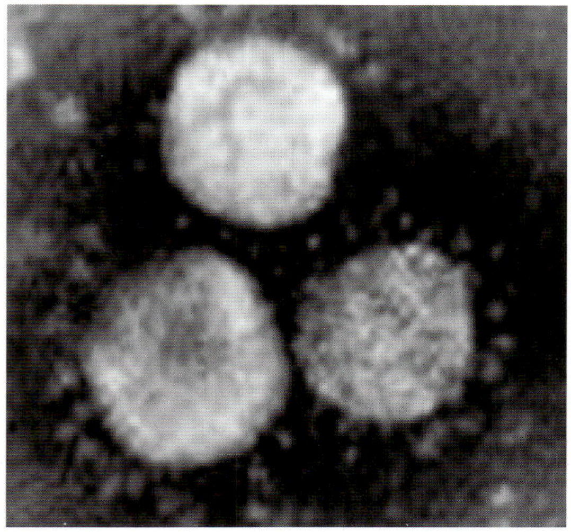

그림 34-22. SARS virus 입자 (전자현미경사진)

있어 전자 현미경에서 모래입자(arenous)처럼 보였기 때문에 붙여진 것이다. Lassa fever virus와 림프구성 맥락수막염(LCM : lymphocytic choriomeningitis) 바이러스가 대표적이나 설치류에 지속 감염되는 LCM 바이러스는 실험실에서 많이 사용되고 있다.

10. Retroviridae(Retrovirus 과)

크기는 약 80~100nm이며 정20면체 구조를 하고 있고 외피를 가지고 있으나 특징적인 것은 RNA 의존성 DNA 합성효소(역전사효소)를 바이러스 입자 안에 가지고 있는 것이다.

Retrovirus 가운데는 병원성이 없는 바이러스도 있으나 대부분이 발암성 유전자를 가지고 있다.

각종 동물에 백혈병, 육종, 유방암, 종양 등을 유발하는 Oncovirus와 면역결핍을 유발하는 Lentivirus가 포함된다. 이들 RNA 종양 바이러스는 형태적으로 core가 입자 중심부에 있는 것(C형 입자)과 편재되어 있는 것(B형 입자)이 있으며, 원주상(D형 입자)인 것도 있고, 또 core가 없는 미성숙한 것(A형 입자)으로 구별된다. B형 입자 중에서 대표적인 것은 모유를 통해 전파되기 때문에 milk factor라 불리는 마우스 유암 바이러스가 있다. C형 입자는 널리 분포되어 있으며 닭, 쥐,

표 34-1.

속	바이러스	질 환
Oncovirus	인체 T세포 백혈병 바이러스(HTLV-1)	ATL HAM
	인체 T림프구성 바이러스Ⅱ형(HTLV-Ⅱ)	백혈병
Lentivirus	인체 면역 결핍 바이러스 1형(HIV-1)	AIDS
	인체 면역 결핍 바이러스 2형(HIV-2)	ARC

고양이, 원숭이 등의 백혈병이나 육종의 원인이 되며 Oncovirus가 이 형에 속하고 D형 입자는 인간면역결핍 바이러스가 속한다.

사람의 Retrovirus에는 성인 T 세포 백혈병 바이러스와 같이 종양을 일으키는 Oncovirus와 인간면역결핍 바이러스의 Lentivirus로 분류된다.

1) Human T-cell Lymphotropic virus-1 : HTLV-1

(인체 T-세포 백혈병 바이러스)

성인 T 세포 백혈병(adult T-cell leukemia : ATL)의 원인 바이러스이나 1980년 Gallo가 발견한 HTLV와 같은 것으로 알았기 때문에 HTLV-1이라고 불리우게 되었다.

HTLV-1은 T4 세포에 감염되어 백혈병, 암으로 변하고 긴 잠복기를 거쳐 1,000~2,000명 중 한 사람이 발병해 증상이 나타나면 2년 이내에 거의 다 사망한다. 환자의 혈청에는 HTLV-1에 대해 항체가 있고 ATL 세포의 DNA에는 HTLV-1의 provirus가 들어가 있다. 또 HAM(HTLV-1 associated myleopath)라고 불리워지는 것은 보행장애를 주 증상으로 하기 때문이다. 경성 척추마비를 일으키는 신경질환도 HTLV-1이 감염의 원인이 된다.

감염 경로는 수혈이나 모자감염으로 옮겨지고 모유에서 감염되는 것이 명백하므로 보균자의 모친에 태어난 유아는 인공 분유로 키우도록 지도되고 있다.

HTLV-1 보균자는 보통 혈중에 항체를 가지며, 항체의 검사는 HTLV-1 감염세포를 항원으로 하는 형광항체법(FA), 효소항체법(ELISA), gelatin 응집법이 사용되고 있다. 그 밖에 좀더 확실한 방법으로서 림프구 세포 중의 바이러스 유전자의 검출법이 있다.

2) Human immunodeficiency virus : HIV

(인체면역결핍 바이러스)

에이즈(AIDS)는 후천성 면역결핍증이라 부르는데 에이즈 바이러스가 체내에 침입해서 면역기능을 파괴시키고 그로 인해서 정상인에서는 잘 나타나지 않는 여러 가지 위중한 감염증과 악성 종양이 나타나는 무서운 전염병이다.

AIDS는 후천성 면역결핍증(acquired immunodeficiency syndrome)의 약자이다. 1983년 AIDS 환자에서 처음으로 분리되었으나 발견자에 의해 각기 다르게 LAV(Lymphadenopath- associated virus), HTLV-III(human T-lymphotropic virus type III), ARV(AIDS-related virus) 등으로 불리워졌으나 1986년 WHO에서 HIV로 부르기로 통일되었다.

HIV는 T_4-세포(CD4)에 감염되어 증식되면서 T_4-세포가 손상되거나 죽게 되어 세포수가 현저하게 감소되어 면역기능 결핍이 생긴다. 그 결과 발열, 식은땀, 피로감, 설사, 아구창, 기침, 폐렴 등의 Kaposi's 육종 또는 여러 가지 전구현항과 기회감염 등이 발증한다.

HIV는 특이적 당단백(gp 120과 gp41)을 함유하는 외피로 둘러싸인 막대기 모양의 핵상물질을 가지고 있다. HIV의 유전체는 두 개의 동일한 단일가닥이며, (+) sense RNA 분자로 구성된 Retrovirus 중 가장 복잡하다(그림 34-23).

단백질 core 안에 2개의 RNA 역전사효소와 두 개의

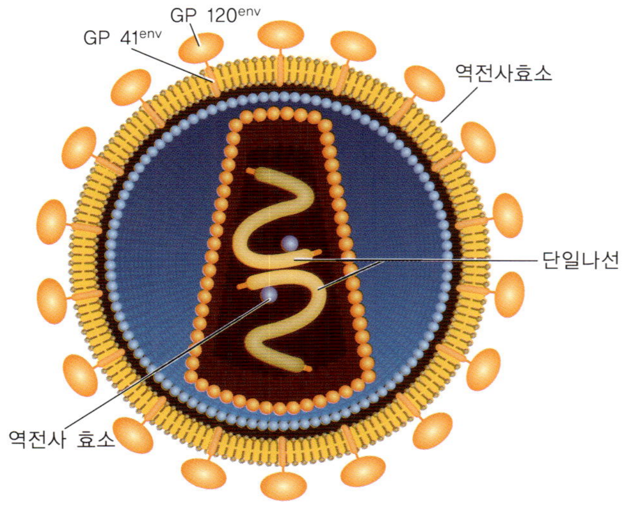

그림 34–23. Human Immunodeficency virus–1(HIV–1)의 단면구조

동일한 RNA 단일가닥이 있다. 표면항체와 core 단백질은 HIV 감염에 대한 표식자로서 매우 중요하다(그림 34–24, 34–25).

감염후 6~8주간에 항체 양성으로 되나 증상이 나타날 때까지는 여러 단계가 있어 임상증상은 다음 3가지로 나눈다.

① 감염되면 무증상 보균자(AC : asymptomatic carrier)로서 수 년간 경과 하나 T_4-세포가 감소되고 있다.

② 계속해서 T_4-세포가 감소되어 면역이 저하되며 열이 나거나 체중 감소, 림프절 종창, 만성 설사 등이 나타나는 AIDS 관련증후군(ARC : AIDS-related complex)의 상태가 된다.

③ 이러한 상태가 지속되다가 약화되어 Kaposi's 육종이나 *Pneumocystis carinii* 폐렴, 진균증, herpes virus 감염 등 기회감염 질환 등을 발병하여 AIDS라는 병으로 사망한다.

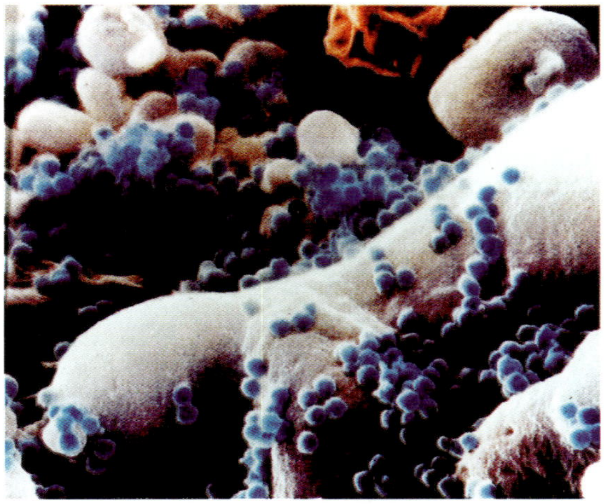

그림 34–24. HIV, Human Immunodeficency virus 입자 T4–cell 감염된 것(×33,000) 전자 현미경 사진

ARC에서 AIDS로 옮겨지기 전후에 항체가가 감소되어 HIV 항원이 혈중에 나타나는데 AC, ARC의 상태로서 오래 지속되는 경우도 있다.

AIDS는 감염 후 5년간 30%, 10년간에는 대개의 경우 증상이 나타난다고 한다.

HIV는 돌연변이가 극히 높은 비율로 나타나는 특징이 있고 효과적인 vaccine은 아직도 개발되지 못하고 있다. 또한 HIV는 1형, 2형의 두 가지 혈청형이 있다. 감염 경로는 성교, 수혈, 혈액제제, 모자감염이다. 의료 종사자의 오염사고에는 많은 주의가 필요하다 1형이 더 많이 퍼져있고 독성도 강하다.

HBs(B형혈청간염) virus에 비해 좀처럼 감염되기 힘든 것이라고 한다. 혈액이나 체액 등으로 오염되었을 경우에는 즉시 상처에서 피를 짜내 흐르는 물로 충분

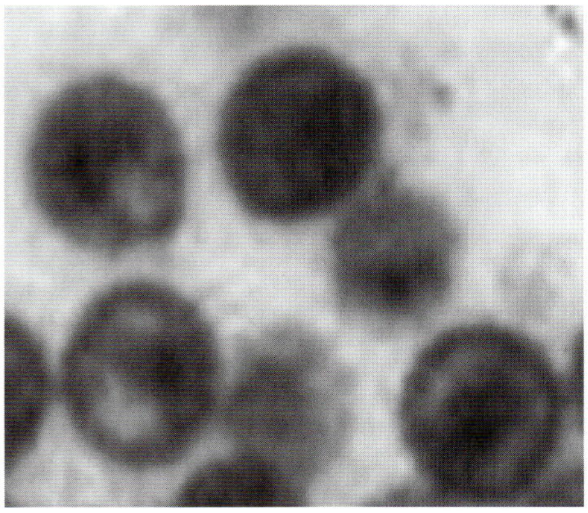

그림 34–25. HIV 입자 (Human immunodeficiency virus ;전자현미경사진)

히 씻어 주고 사고 후 1개월, 3개월, 6개월, 1년 후에 HIV 항체 검사를 한다. 감염 예방에는 아지드티미딘(AZT : azidthymidine)이 치료제로 사용되고 있다.

HIV 환자의 모든 것을 고압증기멸균해야 한다. HIV는 소독약에 저항력이 약해서 20~50% 소독용 알콜에도 소독이 가능하다.

세계보건기구(WHO)가 밝히고 있는 전파 경로는 다음과 같다. 감염된 사람과의 긴밀한 성적 접촉이 있거나 감염된 혈액, 혈액성분제제를 혈관으로 주사 맞고, 오염된 신생아, 감염된 사람으로부터 장기조직 및 정액을 제공받는 경우 등이다.

HIV 침입 3개월 내에 항체가 생산된다. 다음의 검사를 실시한다.

1. AIDS 진단검사

① Screening 시험 : ELISA법, Rapid Serum HIV 항체법

② 확인시험 : Western Bloting법, HIV RNA kit법, 형광항체법이 있다.

면역계통 결핍확인 검사로 환자의 혈액속에서 면역을 담당하는 세포의 수를 세는 방법이다. 림프구 중 특히 HIV(AIDS)에 친화성을 가진 T4/T8 림프구의 비율로써 확인한다.

CD4세포의 개수가 500cell/μL 이상일 때 AIDS 증세가 나타나지 않으며 CD4 세포의 개수가 200cell/μL일 때 AIDS 환자로 분류한다.

- HIV 감염에 노출되지 않았는데도 HIV 진단 혈청검사에서 양성으로 나오는 경우는 독감 바이러스 예방 접종으로 독감에 대한 면역(항체)이 형성되어 일시적으로 위양성이 나올 수 있다.

IV. 외피비보유 RNA 바이러스

1. Picornaviridae(Picornavirus 과)

Picorna란 pico(작다)와 rna(RNA)를 합친 이름이다. 직경 28~30nm의 정도의 20면체 구조이며 외피는 없다.

사람의 Picornaviridae에는 Enterovirus, Hepatovirus, Rhinovirus 속이 있다.

Enterovirus는 다시 poliovirus, coxsackievirus, enterovirus로 분류된다.

1) Poliovirus(폴리오바이러스 : 급성회백수염)

폴리오를 일으키는 바이러스로서 세계적으로 유행했으나 생백신이 보급된 후 급격히 감소되었다. 잠복기는 1~3주이며 경구적으로 침입한 바이러스는 인두 및 장관점막에 감염되어 편도선 등의 림프조직에서 증식한다. 바이러스는 림프계를 거쳐 바이러스 혈증을 일으켜 전신의 감수성 장기에 도달한다. 그 후 다시 바이러스 혈증을 일으키거나 또는 국소의 신경절을 통해 중추신경에 도달하여 뇌의 운동피질이나 척수의 전각세포 등에 잘 침범되므로 여러 가지 마비증상이 나타난다. 바이러스 환자의 인두로부터 발병 후 약 1주일, 대변으로부터는 몇 주일에 걸쳐 검출되며 비말감염도 일어날 가능성이 있다. 또 파리나 바퀴 등에 의한 매개도 있다. 바이러스에 감염되어도 발병되는 예는 적고 99%가 불현성 감염이다. Polio가 근절되는 최대의 원인은 생백신의 개발에 있으나 비활성화된 백신에서는 혈중항체가 출현하나 국소면역이 성립되지 않아서 바이러스 침입국소의 감염방어에도 효과가 없다.

1~3형의 3종의 혈청형이 있으며 보체결합항원은 형간 공통이다(그림 34-26).

2) Coxsackievirus(콕삭키 바이러스)

1984년에 Dalldorf 등의 소아마비에 관해 조사를 하던 중 뉴욕주의 Coxsackie 지방에서 paralytic polio 비슷한 병을 앓는 어린이의 분변에서 분리했다.

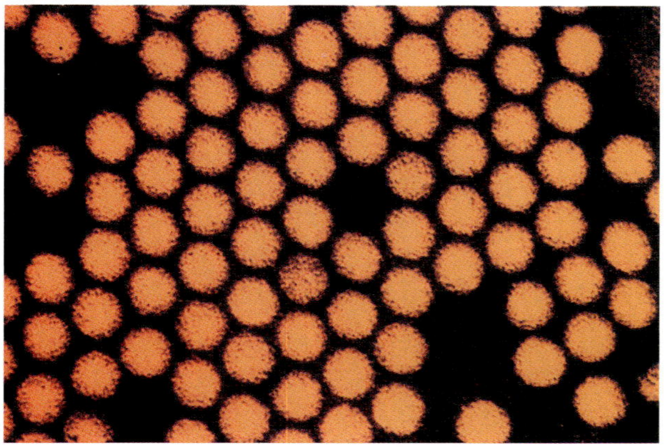

그림 34-26. Poliovirus 전자 현미경사진 입자

장내 바이러스의 하나이며 잠복기는 2~9일이며 불현성 감염이 많고 증상은 있지만 뚜렷한 특징이 없이 다양한 질병을 일으킨다.

① 상기도염 : 감기, 특히 여름 감기의 병원체로서 발열, 인두통, 기침을 동반한다. 또 구협부 부근에 직경 1~2nm의 작은 수포를 형성하는 herpangina는 주로 A군 바이러스에 의한 것이며 무균성 수막염을 일으키는 경우가 있다.

② 유행성 근육통증: B군 바이러스에 의해서 일어나며 발열, 두통 이외에 전신의 근육통, 특히 흉복부 질환으로 오진될 때가 있다. 대부분 수 일 이내에 치유되고 예후는 양호하다.

③ 발진증 : 발진은 흔하고 수포는 드물지만 coxsackie A16에 의한 손바닥, 발바닥, 입에 쌀알 내지 콩알 크기의 수포를 형성하는 수족구병(hand foot and mouth disease)은 가끔 대유행을 일으키며 약 1주일 치료하면 치유된다.

④ 이 밖에 B군에 의한 심근염이나 췌장염의 병원체로서 주목되고 있다.

⑤ 바이러스성 뇌수막염 : 발열, 두통, 경부강직 등 전형적인 뇌막자극 증상을 보이지만 어린 영·유아에서는 발열과 보채는 등 비특이적인 증상이며 요즘 유행하는 뇌막염은 권태와 구역질·구토·복통 및 인후통 등의 임상증상을 동반한다.

3) Echovirus(에코 바이러스)

Echo virus도 소아마비를 조사할 때 건강인의 대변에서 분리되었으나 그 병원성이 밝혀지지 않아서 enteric, cytopathogenic, human, orphan의 머리글자를 따서 1955년에 Echo virus라 명명하였다.

전 세계적으로 분포되며 흔히 1~4세 소아들에게 상기도염, 무균성뇌수막염, 발진 등의 감염을 일으킨다.

4) Enterovirus(엔테로 바이러스)

1968년 이후의 새로 분리된 enterovirus에 대해서는 번호로 명명하게 되었다.

지금까지 enterovirus 68~71형의 4종이 알려져 있다. enterovirus 70은 급성 출혈성 결막염의 원인 바이러스이다.

1969년 아프리카 가나에서 새로운 형의 결막염이 유행했는데 이 무렵 미국에서도 유행되어, 마침 아폴로 우주선 11호를 발사하여 달에 착륙하는데 성공했기 때문에 이것을 아폴로 11 눈병이라 불렀다. 그 후 전 세계로 전파되어 1971년에는 우리나라에도 이 눈병이 퍼져 수영장에서 수영을 하고 나서 많이 감염되었다.

Enterovirus 71에 의한 수족구병이 발견되나 외국에서는 수막염 등을 주 증상으로 하며 수족구병은 적다고 한다. 최근 2~3년 홍콩, 타이완 및 말레이시아 등지에서 Enterovirus 71의 대규모 감염이 발생하여 이 지역 상당수의 소아들이 사망한 것으로 보고되었고 주로 감염 연령은 1~3세가 많았다.

5) Rhinovirus(리노 바이러스)

1960년 감기 환자에서 발견된 세포병원성 바이러스로 성인의 코감기를 일으키는 원인 중에서 가장 일반적인 바이러스이다. 잠복기는 24~48시간, 초기 증상은 오한이며 주 증상은 콧물과 코막힘이다. 증식 부위는 비점막이며 그 최적 온도는 체온보다 약간 낮으며 하부 기도에 침입하는 일은 드물다. 특징적인 성질은 pH 3.0~5.0의 산성에서 신속히 불활화되므로 산불활화시험에 의해 동정된다.

2. Reoviridae(Reovirus 과)

Reoviridae의 이름은 Respiratory and enteric orphan virus(reo)의 머리 글자를 따서 reovirus라 명명했다. 이중나선의 RNA 바이러스이다. 항원성에 따라 reovirus, orbivirus, rotavirus의 3종으로 분류된다.

1) Reovirus(리오 바이러스)

병원성은 확실하지 않으나 상기도염 또는 위장염을 일으키는 것이 아닌가 생각된다.

2) Colorado tick fever virus (콜로라도 진드기 열 바이러스)

Coltivirus에 속하며 진드기에 의해 매개되며 북미 서부에서 발생하며 특징적인 2봉성 열과 백혈구 감소를 나타낸다.

3) Rotavirus(로타 바이러스 : Human Rotavirus ; HRV)

겨울철에 발생하는 영유아의 설사증은 그 대부분이 Human Rotavirus(HRV)가 원인이다. HRV는 70nm 직경의 외피비보유 이중나선 RNA 바이러스로 capsid의 2중 구조의 모양이 마치 수레바퀴(wheel) 같아서 rotavirus라 한다. 잠복기는 1~4일이며 소장 상피에서 증식하여 염증을 일으킨다. 입원한 소아의 40~60%가 탈수증을 초래하며 교정하지 않으면 치명적일 수도 있다. 영양 상태가 불량한 열대 지방의 개발도상국가에서 유아 사망의 중요한 원인이다(그림 34-27).

치료로는 fluid와 electrolyte를 처방하고 간혹 지사제를 사용한다.

단, 우유나 유당(lactose)이 포함된 음식은 주지 말 것.

4) Noro virus(노로 바이러스) 또는 Norwalk virus(놀워크 바이러스)

겨울철에 유행하는 위장염으로 음식물에 오염되거나 식기 등에 오염되어 음식을 통해 유아, 아동, 초등학교 학생들의 구강으로 감염된다. 구토, 복통, 발열, 두통, 설사를 유발하는데 로타바이러스성 위장염 같은 증상을 동반하는 위장병이다. 직경 30mm의 아주 작은 입자의 크기이며 단일가닥 RNA 바이러스이다. 배설물의 위생적 처리와 손 씻기로 감염을 예방할 수 있다.

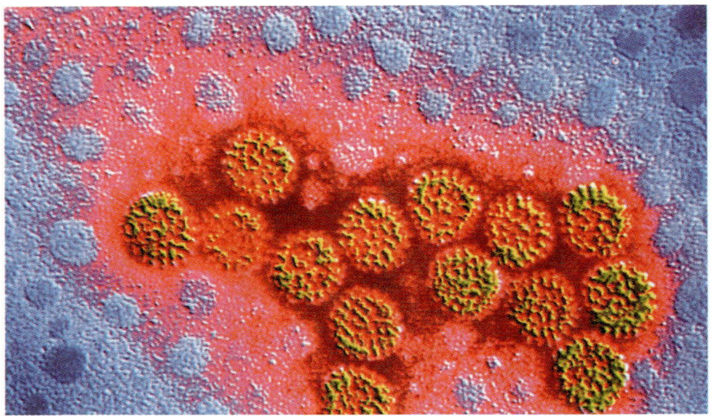

그림 34-27. Rotavirus : RNA virus(×48,500) 입자는 수레바퀴 모양이다

V. Hepatitis virus(간염 바이러스)

1. 간염바이러스 분류

간염은 원인에 따라 바이러스성 간염, 알코올성 간염, 독성 간염, 약물에 의한 간염 등으로 구분되며 대부분 바이러스성 간염이 가장 문제가 되고 있다.

현재 간염을 일으키는 바이러스는 A, B. C, D, E 및 G형이 있다.

간염은 급성간염과 만성감염이 있다.

① 급성 간염- viral hepatitis, bacterial hepatitis, drug induced hepatitis

② 만성 간염- 만성 활동성 hepatitis, 만성 수동성 hepatitis

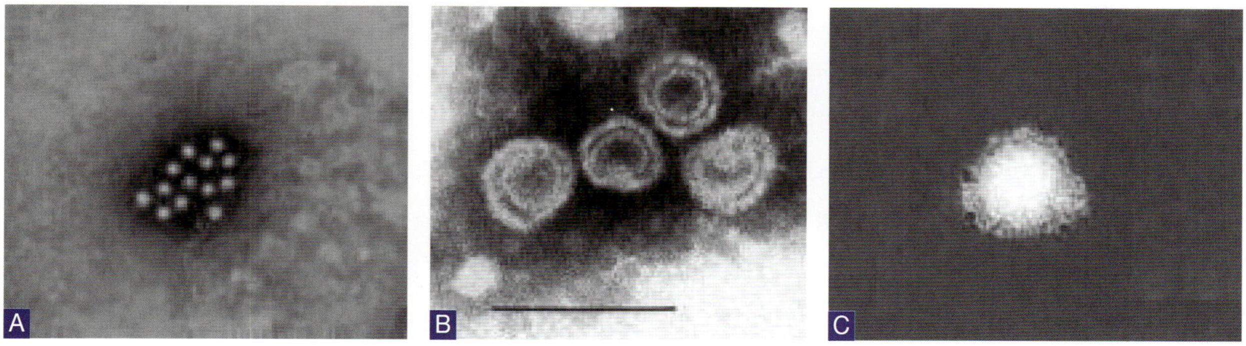

그림 34–28. 간염 바이러스 입자(전자현미경사진). A. Hepatitis A Virus, B. Hepatitis B Virus, C. Hepatitis C Virus,

2. 간염 바이러스 종류와 성상

1) Hepatitis A virus : HAV(A형 간염 바이러스)

분변에 있는 바이러스가 경구적으로 침입하여 소장에서 증식한 다음 바이러스 혈증을 일으켜 간세포에 감염된다.

잠복기는 2~6주일이며 전신권태, 식욕부진, 발열 등 흔히 감기로 진단되는 증상이 1주일 가량 계속된 후 황달이 출현하고 혈청 GOT, GPT transaminase가 상승한다. 황달이 출현하기 전에 대변으로 바이러스를 배설하여 음식물이나 우물물을 거쳐 경구감염되므로 위생상태가 불량한 지역과 개발도상국에서 많이 발생한다.

단일가닥 RNA virus로서 유전체와 외피비보유 정20면체에 nucleopcsid를 가지며 Picornavirdae의 Hepatovirus에 속한다. ether와 산에 저항성이 있고 60℃ 60분 가열로는 불활화되지 않으나 100℃ 에서는 5분간 가온하면 불활화된다(그림 34–28 A).

간기능 수치는 GOT 증가, GPT 증가(수치는 3~19일간 급속히 상승하다가 감소한다)한다.

HA 혈청검사 시 IgM 항체가 (+)이면 최근 감염을 시사한다.

2) Hepatitis B virus : HBV(B형 간염 바이러스)

직경 42nm의 Dane 입자로서 2중 가닥의 나선형 DNA유전체를 가진 정20면체 nucleocapsid core를 가지며 core에는 역전사 효소가 있는 HBs, HBc, HBe의 세 가지가 있다.

HBs 항원은 바이러스 피막에 있는 항원으로서 간세포의 세포질로 합성되며 adw, adr, ayw, ayr의 4가지 아형이 있다(그림 34–28 B, 그림 34–29).

감염은 혈액, 침, 땀, 정액, 모유 등과의 직접 접촉으로 생긴다.

잠복기는 6주~6개월이다. 우리나라에서 B형간염 바이러스의 유병률은 7~8%로 간경변과 간암의 중요한 원인이 되며 증상으로는 식욕부진, 피로, 발한, 발열, 황달 감염이 있고, 70%가 회복되나 만성으로 갈 확률이 25% 정도이다.

B형 간염 앓은 후 만성 보균상태가 되는 빈도는, 생후 1년 이내에 감염된 아이는 90% 이상이 만성화되며 성인들의 경우는 10% 이상이다. 만성에서는 정상인보다 간암으로 진행될 확률이 223배 가량이 높다. 만성의 35%에서 활동성 간염이 되고 활동성 간염의 68%가 간

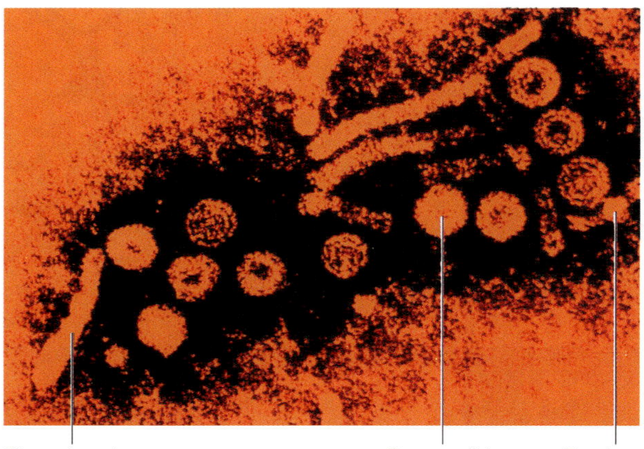

그림 34–29. Hepatitis B virus(HBV)의 항원입자

경화로 진행되며 4%는 간암으로 진행된다.

HBs Ag(+), HBe Ag(+)인 산모로부터 신생아가 감염되는 경우, 3개월 이내에 70% 이상이 감염되고 6개월 이내에 거의 100% 감염된다. 그러므로 조속한 예방조치를 취해야만 신생아의 감염을 예방할 수 있다. 간기능 수치는 SGOT 증가, SGPT 서서히 500~2000 증가 한국인의 10~12%가 HBs Ag(+) : 보균자 내지는 환자이다.

예방법으로는 수동면역과 능동면역이 있다.

치료제로는 휴식과 식사조절, interferon, 생약, vidarabine가 있다. 바이러스의 저항은 상당히 강하여 ether, alcohol, 역성비누에 내성이 있다. 100℃ 10분간에 불활화된다. Sodium hypochlorite나 glutaraldehyde에 의해 불활화되므로 비금속성인 것은 전자를, 금속성인 것은 후자를 사용하여 소독하는 것이 좋다.

혈청 중의 HBs 항원 검출에는 RIA 및 RPHA가 감도가 좋으며 HBs 항체 검출에는 RIA 또 PHA가 이용된다.

3) Hepatitis C virus : HCV(C형 간염 바이러스 ; Non A, non B virus)

RNA virus로서 외피를 보유하고 있다.

항 HCV 검사가 없던 시절 non A, non B로 호칭하였으나 1989년 감염된 침팬지의 혈청에서 이 바이러스의 유전물질을 cloning하여 non A, non B 간염이 C형, G형으로 나누어졌다(그림 34-28. C).

수혈 후 간염의 80~90% 정도를 차지한다.

수혈을 하거나 혈액제제 투여로 C형간염의 50% 정도를 차지한다. C형간염은 만성간염으로 진행되며 약 25%가 간경변으로 진행되고 간암 발생의 주요원인으로 알려져 있다.

증세는 B형 간염의 경우보다 덜 뚜렷하며 예후는 더 나쁘다.

4) Hepatitis D virus : HDV(D형 간염 바이러스)

D형 간염바이러는 B형 간염바이러스 존재 시에만 생존이 가능하기 때문에 B형간염이 많은 지역에서만 발견된다.

virus 입자 크기는 36nm이며, HBV로부터 파생한 외피와 HBs Ag으로 싸여있다. HBV의 Dane particle과 유사하며, 그 안에 delta Ag이 존재하며, 그 항원은 virus 고유의 것이다.

아시아 지역은 HBV 보균율이 높은데 감염률은 0.4~1.3%라고 말하고 있으나 HDV의 급성 감염으로 간염이 발생한다든지 덜 발생한다는 것이 알려져 있고 HBC 보균자에 있어서 HDV 간염 바이러스의 예방은 중요한 문제이다. 감염 경로는 HBV와 비슷하며 수혈, 주사, 성 교섭 등 비경구적이다.

5) Hepatitis E virus : HEV(E형 간염 바이러스)

32~34nm 크기의 단일나선 RNA virus이며, 잠복기는 30~40일이고 증상은 A형 간염과 똑같으나 담즙에 많은 것이 특징이다. 인도 파키스탄 등에서 유병률이 높으며 대부분의 환자는 완전 치유되나 임산부가 감염되면 10~20%라는 높은 사망률을 나타내므로 임산부의 감염에는 주의가 필요하다.

6) Hepatitis G virus : HGV(G형 간염 바이러스)

C형 간염과 비슷하게 혈액에 의한 비경구적 경로로 전파되나 국내에서의 G형 간염 유병률은 대규모 조사가 실시된 적이 없고 병원성 자체가 의심되고 있기 때문에 임상적 의의가 명확하게 알려져 있지 않다. 역전사 중합효소 연쇄반응에 의해 HGV 유전자를 확인하며, 치료나 예방책이 알려져 있지 않다.

VI. 종양바이러스

(Tumor Viruses ; Oncogenic viruses)

바이러스 중에서 감염이나 실험적 접종으로 동물에서 종양 또는 암을 일으키거나, 시험관 내에 배양된 조직세포에 접종하였을 때 세포형질전환(cell transformation)을 야기시킬 수 있는 것으로 규정, 그런 능력을 종양 발생(oncogenicity)이라고 하며, 어떤 종류의 핵산을 가졌느냐에 따라서 크게 DNA 종양 바이러스와 RNA 종양 바이러스로 나눌 수 있다.

1. DNA 종양 바이러스 종류

Epstein-Barr virus(Burkitt's lymphoma, 비인후암 ; nasopharygeal carcinoma, 흉선암 ; thymic carcinoma), Herpes simple virus type 2(HSV) ; 자궁경부암, Hepatitis B virus(HBV) ; 간세포암, Pox virus ; Hunan papilloma virus type 16. 18(자궁경부암) 등이 있다.

2. RNA 종양 바이러스 종류

과거에는 onconarvirus로 호칭, 현재는 retrovirus로 호칭되는 일단의 RNA 바이러스 뿐이다. 종양을 유발하는 사람의 retrovirus는 HTLV-I(Human T-lymphotrophic virus-I)과 HTLV-II가 있다.

조류복합군 백혈병 바이러스, 마우스 복합군 백혈병 바이러스, 마우스유방암 바이러스, 고양이복합군 백혈병, 영장류 retrovirus 등이 있다.

3. 종양 바이러스에 의한 종양 형성

사람의 악성종양의 발생요인으로서 직접이나 간접적으로 관여한다고 현재 생각하고 있는 바이러스는 다음과 같다.

1) Hepatitis B 바이러스 및 Hepatitis C 바이러스

간세포 암에 관계

2) EB 바이러스

Burkitt's lymphoma, 상인두암, 면역아구성 림프종, Hodgkin's disease, 면역억제요법중인 환자에서 발생하는 어떤 종류 등에 관계가 있다.

3) 사람 Papilloma virus, Herpes Simplex virus

자궁경부암과 외음부암에 관계가 있다.

4) Human T-cell lymphotropic virus type-1(HTLV-1)

성인 T-세포 백혈병(ATL)과 관계가 있다.

4. DNA 종양 바이러스 성상

1) Papovaviridae(Papovavirus 과)

(1) Human papilloma virus : HPV

(인간유두종 바이러스)

여러유두종 바이러스(papilloma viruses), 포리오마 바이러스(polyoma virus), 공포 바이러스(vacuolating virus 또는 SV40 : simian virus 40)의 3종이 포함되며 유두종 바이러스의 경우에만 자연감염에 의해서 종양 즉 유두종(papilloma)이 발생한다.

유두종 바이러스는 인간, 개, 소 토끼에서 각각 유두종을 일으키는 인간 유두종 바이러스(human papillomavirus)만 보더라도 유두종의 종류와 명칭이 다양하다. 족저 유두종-planter warts, 단순 우종-common warts, 편평 우종-flat warts, 첨규콘딜롬-condyloma acuminatum, 후두유두종-laryngeal papilloma 등 원인이 되는 바이러스 type도 많아서 현재까지 약 60여종이 등장했다.

① 자궁경부암

자궁암에는 자궁경부암, 자궁체부암, 자궁육종암 등이 있으나 우리나라에서는 자궁경부암이 여성암 중 가장 흔한 암이며, 매년 6000명 정도의 새로운 환자가 발생한다. 자궁경부암은 자궁경부 세포진단검사라는 비교적 간단하면서도 우수한 진단 방법이 있어서 조기발

견이 가능한 대표적인 질병 중의 하나지만 아직도 적지 않은 수의 환자가 진단이 늦어져서 사망하는 것은 매우 안타까운 일이다. 그러나 다행히도 대부분의 자궁경부암은 급작스럽게 발생되는 것이 아니라 자궁경부 상피내종양이라는 암 전 단계에서 자궁암으로 장기간에 걸쳐 서서히 진행되므로 조기진단만 하면 완치가 가능한 질환으로 정기적인 부인암 검진의 중요성이 더욱 강조되고 있다.

② 자궁경부암의 발생요인

자궁경부암은 처음 성관계를 한 연령이 어린 경우, 성병에 감염된 병력이 있는 경우, 많은 여성과 성관계를 가진 남성과 성교를 한 경우 등 성 행위와 밀접한 관계가 있으며 사회경제적 여건이 낮은 계층이나, 흡연을 하는 여성에서도 많이 발생한다.

1970년대에는 HSV-2(herpes simplex virus 2)형에 대한 항체가 자궁경부암 환자에 높은 빈도로 검출되었으며 1980년대에 들어와 HSV-2에 대신해서 HPV(human papilloma virus)가 그에 유력한 후보로 등장하였다.

③ 임상증상

자궁경부암의 발생은 평균 연령이 45세 정도이며 최근에는 젊은 나이에서도 암이 진행되는 경우도 있다.

자궁경부암의 증상은 초기에는 특히 증상이 없는 것이 특징이며, 대부분 부부관계 후나 배변 후 질 출혈이 있는 경우가 많으며, 질 분비물의 형태는 담홍색의 혹은 약간 피가 묻은 정도이다. 이 현상은 출혈이 시작되기 전부터 관찰할 수 있으며, 병변이 진행될수록 출혈과 분비가 증가하며 지속된다.

(2) Oncogenic human adenovirus
(종양발생 아데노 바이러스)

인간의 adenovirus의 여러 형 중에서 3, 7, 11, 12, 14, 18, 21 및 31형이 신생 햄스터에서 종양을 발생시킨다.

(3) Herpes virus group

단순포진 바이러스 2형 감염과 자궁경부암(cerivcal carcinoma) 엡스타인-바 바이러스(EBV) 감염과 버킷트 림프종(Burkitt's lymphoma), 비인후암(nasopharyngeal carcinoma) 사이에 깊은 연관성이 있음이 역학적, 혈청학적, 분자생물학적, 증거와 더불어 강력하게 시사된다.

(4) Pox virus

전염성 연속종(Molluscum contagiosum)은 poxvirus 속에 있다. 성 행위나 접촉감염이며, 수영하는 풀장에서도 감염된다. 사마귀 모양의 종양으로 중앙에 배꼽 비늘이 있다.

(5) B형 간염 바이러스

B형 간염 바이러스에 의한 지속감염 환자에서 간경변(liver cirrhosis)이나 원발성 간암(primary hepatocellurar carcinoma)이 발생할 수 있다. 간장세포 내에서는 바이러스의 항원과 핵산이 존재하는 등 바이러스가 원인임을 뒷받침하는 증거가 많다.

2) RNA종양 바이러스 즉 Retrovirus

1911년 미국의 Rous가 발견한 닭의 라우스 육종 바이러스(Rous salcorma virus)가 첫 번째로 발견된 RNA 종양 바이러스이며, 그 이후 많은 종류의 RNA 종양 바이러스가 검출되었다.

① Human T cell Leukemia virus(HTLV-1, II) : 백혈병, 림프종

② Human Immunodeficiency virus(HIV) : AIDS

VII. 지발 바이러스(Slow virus)

1. 통상 지발 바이러스(Conventional Slow Virus)

1) 아급성 경화성 범뇌염

(subacute sclerosing panencephalitis, SSPE)

아급성 경화성 범뇌염(SSPE)은 10대와 사춘기에 발생되는 매우 드문 질환으로 중추신경계에 수초 탈락(demyelinating)이 서서히 진행되어 사망하게 된다. 아급성 경화성 범뇌염(SSPE)은 홍역과 밀접한 관계가 있다. 모든 환자가 홍역을 앓고 난 수 년 후에 발생되었으며 환자의 뇌척수액이나 혈액에서 높은 항체가를 보이고, SSPE 환자의 뇌조직에서 홍역바이러스가 분리되었다. SSPE는 가벼운 성격 변화로 시작해서 치매와 죽음에 이른다.

2) 진행성 다소성 백질 뇌증

(progressive multifocal leukoencephalopathy)

진행성 다소성 백질 뇌증(PML)은 Papovavirus인 JC virus(JCV)에 의해 유발되며 1965년 PML을 앓고 있는 환자의 회돌기교세포에서 처음 발견되었다. PML은 Hodgkins 병, 만성백혈병, 림프육아종 또는 면역이 억제된 환자 등에서 볼 수 있는 중추신경계 합병증으로 근래에는 AIDS 환자에서 합병증으로 종종(약 5%) 나타난다. PML은 백질(white matter)과 뇌의 여러 부분에 해당되는 치명적인 수초탈락(demyelinating)을 나타낸다.

2. 비통상 지발 바이러스

(Non Conventional Slow Virus)

1) 쿠루(Kuru)

사람에서 최초로 발견된 비통상 지발 감염체에 의한 질환으로 1957년 파푸아뉴기니에서 보고되었다. 이 치명적인 질환은 진행성 진전(tremor)과 실조증(ataxia)이 특징이며 치매와는 상관없다. kuru는 오직 동부 뉴기니의 Fore 족 사이에서만 일어난다.

이들의 전통의식인 죽은 자의 두 개골을 열어서 뇌를 먹을 때 전염되는데 남자보다 여자가, 성인보다 어린이에 더 많이 발생된다. 이는 죽은자의 남은 부위(뇌 등)를 여성과 어린이가 처리하여 먹기 때문으로 여겨진다. 이 전통적 행위가 사라진 이후 Kuru는 거의 사라졌다.

VIII. 최근 문제시되는 바이러스성 전염병

1. 구제역 바이러스(Foot and Mouth Virus)

구제역(foot and mouth disease)이란 국제수역사무국(OIC)에서 가축전염병중 첫째로 꼽는 치사율이 55%인 A급의 악성전염병이며, 돼지나 소, 양, 사슴 등과 같이 발가락이 둘로 갈라진 초식동물에서 나타나는 증상이다. 증상은 체온의 급격한 상승과 입, 혀, 발굽, 젖꼭지 등에 물집이 생기고, 식욕이 떨어져 심하게 앓거나 죽게 되는 것이 특징이다. 사람에 대한 감염은 문제시 되지 않는다.

구제역 바이러스는, 피코르나바이러스 과(Picornaviridae)의 apthovirus 속에 소속된 외피비보유 단일나선 RNA 바이러스이고, 바이러스 입자의 직경은 21~25nm이다. 산이나 염기성 약제로 용이하게 감염성을 잃어버린다.

전염경로는 감염동물의 물집 액이나 침, 유즙, 정액, 호흡기 및 분변 등의 접촉에 의해 전파된다(그림 34-30). 2010년 가을부터 2011년 초봄까지 전국의 한우, 젖소, 돼지 수십만 마리가 감염되었다.

2. 광우병(Mad Cow Disease)

우해면양뇌증(Bovine Spongiform Encephalopathy, BSE)은 일명 광우병(Mad Cow Disease)이라고 불리는 가축전염병으로 1986년 영국에서 간염된 소에서 1997년에 노벨상을 받은 미국의 Prusiner 박사가 명명한 프리온(prion)이 원인체(일종의 단백질)이며, 사람에서

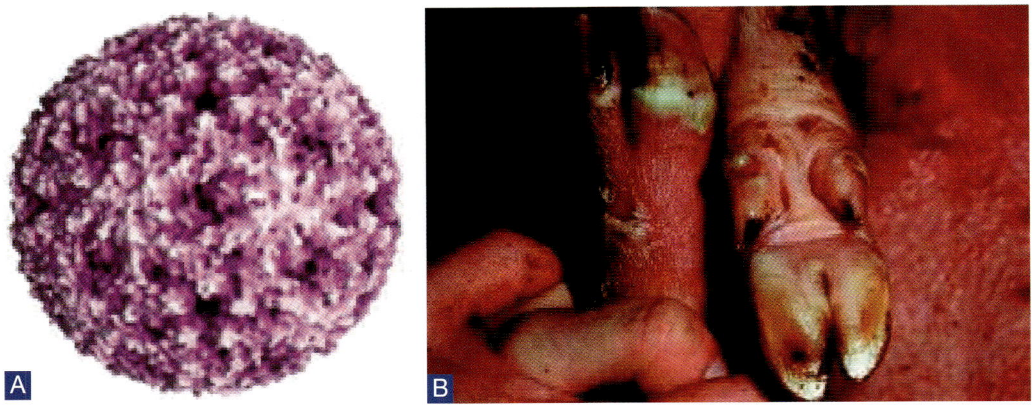

그림 34-30. 구제역 바이러스(Foot & Mouth Disease Virus). A. 구제역 바이러스 입자, B. 송아지 발톱에 생긴 구제역병

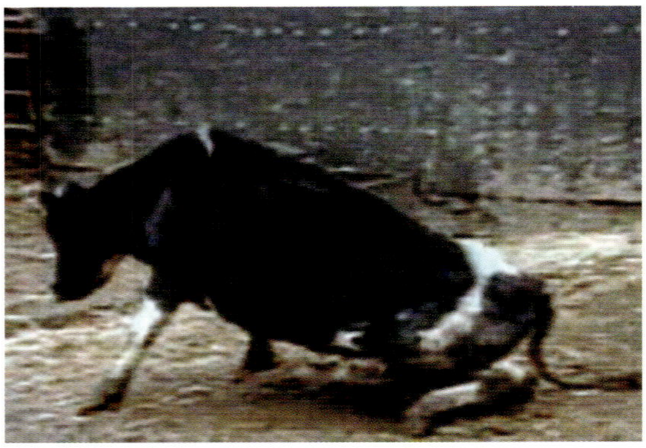

그림 34-31. 광우병(Mad cow disease)에 감염된 젖소

는 크로이츠펠트-야콥병(Creutzfeldt-Jakob Disease), 양에서는 스크라피(Scrapie)를 일으킨다(그림 34-31).

우해면양뇌증(Bovine Spongiform Encephalopathy, BSE)은 사람에게로 전염되어 인간 광우병으로 불리는 변종 크로이츠펠트-야콥병(CJD : Creutzfeldt-Jakob Disease)을 유발했다.

양에서는 스크라피(Scrapie) 등 프리온 단백질을 원인체로 하는 프리온병 중의 하나이다(그림 34-32).

- 스크라피(Scrapie)

양에 감염되면 가려움증으로 나무 기둥, 울타리에 몸을 문질러 털을 벗기는 질환이며, 뇌조직에 스폰지 모양의 질병이 나타나고 프리온(prion)은 뇌, 척수, 눈에 많이 존재 한다

증상

사람의 크로이츠펠트-야콥병(Creutzfeldt-Jakob Disease, CJD)은 1986년에 젖소에서 처음으로 관찰된 바

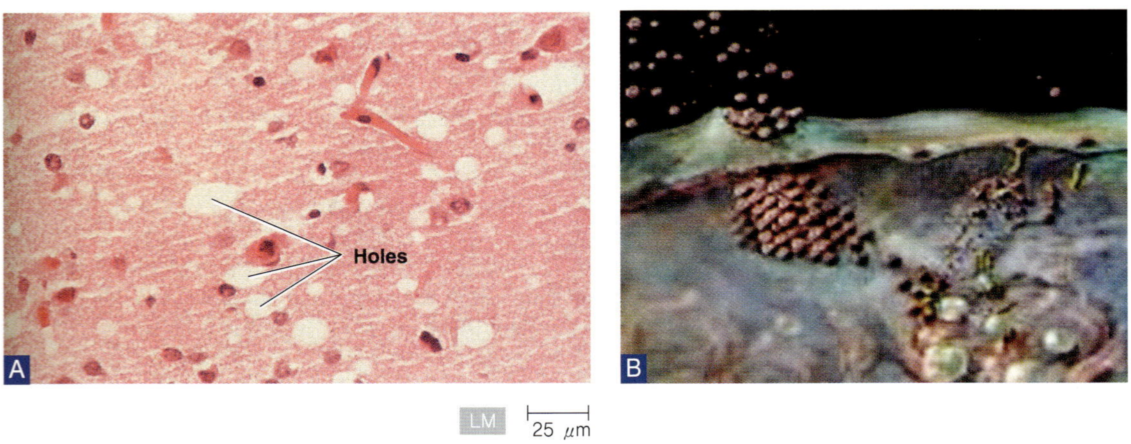

그림 34-32. (A) 소해면상뇌증 뇌조직에 형성된 spongiform 광학현미경 사진, (B) Prion 전자 현미경 사진

있으며, 치명적으로 모르는 사이에 시작되어 서서히 진행되는 경과를 나타낸다.

프리온 단백질은 핵산이 없으며 단백분해효소, 열, 산 및 알카리에 대하여 저항성을 나타내고 있으며 바이러스나 세균이 죽는 온도에서도 불활화를 나타내지 않는다.

1957년 식인 습관이 있는 뉴기니아의 원시 부족에서 퇴행성 뇌질환자인 Kuru가 보고된 후, 이와 비슷한 증상을 보이는 야콥병(Creutzfeldt-Jakob Disease, CJD)이 사람에서 발견되었다. 이 질환을 일으키는 병원체는 바이러스 감염 시에 발생하는 여러 증후군이 전혀 나타나지 않으나, 세균을 여과할 수 있는 여과막을 통과하고 감염 후 그 증상이 늦게 나타나므로 지연성 바이러스로 불리기도 했다. 그 후 이들의 병원체가 지금까지 알려진 어느 바이러스보다 훨씬 작은 단순한 단백질 분자임이 밝혀져 이를 프리온(Prion : Proteinaceous infection particle)이라 명명하였다.

영국 정부는 1996년 3월 광우병의 병원체로 프리온 단백질의 화학구조가 야곱병을 일으키는 원인물질과 비슷하다는 연구결과를 받아들여 광우병이 인간에게 감염될 가능성을 인정함으로써 세계의 육류업계에 커다란 타격을 입혔다.

AIDS에 이어 광우병이 20세기가 인류에게 물려준 또 하나의 큰 재앙이 될 수 있다는 가능성 때문에 프리온이 생물의 체내에서 합성되는 정상적인 단백질과 매우 비슷하다는 점에서 놀라움을 주고 있다. 일반적으로 단백질은 아미노산의 서열에 의해 1차구조가 결정되는데, 이 아미노산의 순서는 DNA(유전자)에 저장된 정보에 따라 결정된다. 단백질 사슬은 복잡한 모양으로 접혀서 3차원의 입체구조를 형성하여 단백질의 기능을 나타낸다. 현재 과학자들은 프리온이 비정상적인 형태로 접힌(정상과 다른 3차원적 구조를 가지는) 단백질이라고 생각된다.

발생 동향

영국에서는 양 및 소의 내장, 고기, 뼈 등의 부스러기 고기를 가축의 사료로 장기간 사용하였다. 1980년 이후에는 양이나 소의 내장을 열로 처리 가공하여 양의 사료로 사용하면서 양에 축적된 스크렙피의 원인이 되는 프리온 단백질이 소실되지 않고 사료 중에 잔류하여 소위 사료로 시판되었다. 또한 소 해면상피증에 이환된 소의 체내에 축적된 이상 프리온 단백질도 동일하게 가축의 사료로 판매된 것으로 추정되고 있다. 1900년 반추동물유래인 단백질 가축 사료에 대한 금지 조치를 할 때까지 이상 프리온 단백질에 오염된 사료를 급여한 소, 동물의 반추 동물들 및 고양이에 해면상뇌증이 발생하였다.

2000년 영국 유럽 각 지역에서 광우병 발생으로 소고기 소비가 급격히 줄어 소 축산업자의 생계가 어려워졌으며 소고기 안 먹기 운동이 벌어졌다. 2003년 12월 전 세계적으로 153명의 환자가 보고 되었다.

2008년 광우병 파동으로 대혼란을 겪었다.

3. 크로이츠펠트-야곱병

(Creutzfeldt-Jakob Disease, CJD):아급성 초로성 치매

변형 프리온 단백(abnormal prion protein)이 중추신경계에 축적되어 충추신경계의 변성을 유발함으로써 신경학적 소견을 나타내는 질환으로 영국에 가장 많다.

증상

① 서서히 진행되는 혼동, 진행성 치매, 다양한 양상의 운동 실조를 보이고 후기에는 근경련과 함께 여러 신경학적인 징후들을 보임.

② 환자의 연령은 16세에서 80세 이상까지 다양하게 보고되고 있지만 거의 대부분이 35세 이상의 환자들이며 질병 경과가 빠르게 진행하여 3개월 내지 12개월이면 사망에 이르게 된다.

③ 일반적인 뇌척수액 검사상 정상소견을 보이고

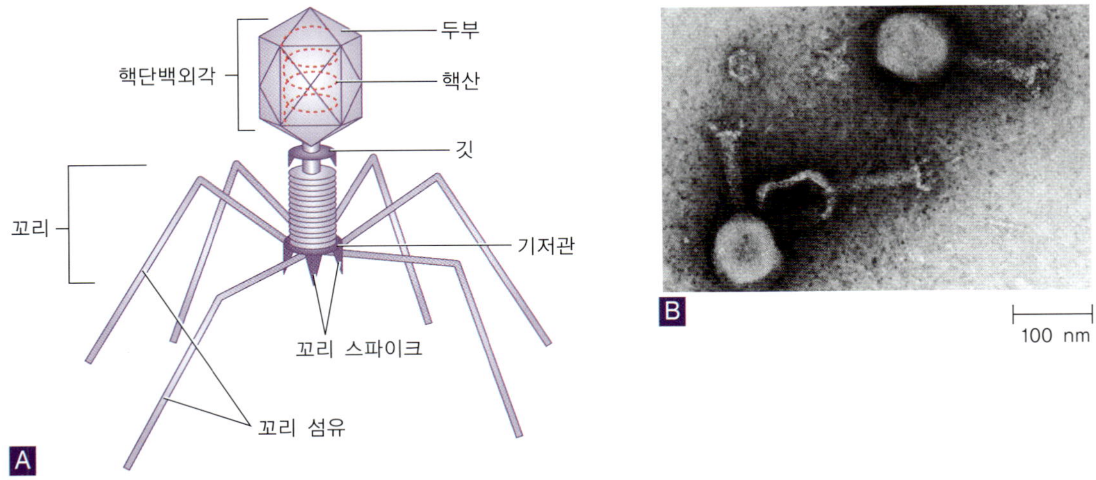

그림 34-33. A. Complex, T4 bacteriophage 모형도, B. Bascteriophage T4 구조 전자 현미경 사진

전형적인 주기성 뇌파소견이 특징임.

④ 약 5~10%의 환자는 가족력을 보이며 아밀로이드 형성(amyloidogenic) 전구 단백질을 암호화하는 20번 염색체의 유전자상 몇 가지 돌연변이를 보임

전파 경로

광우병에 걸린 쇠고기 섭취와 관련이 있는 것으로 알려지고 있다.

VIII. 박테리오파아지(Bacteriophage)

박테리오파아지(bacteriophage)는 세균을 숙주로 하는 바이러스이다. Twor(1915)는 한천배지에서 포도구균 집락이 용균하는 것을 발견하였고 이어서 데렐(d' Herelle, 1917)이 이 질환자 변의 무균적인 여액이 이질균을 투명하게 용균시키는 것을 발견하여, 이것을 세균을 먹는 것으로 생각하였다. 이와 같이 먹는 것이라고 하는 의미에서, 박테리오파아지(bacteriophage)라고 명명하였으며, 단순히 파아지(phage)라고도 부른다. 그 후 연구에 의해, 세균에 기생하는 바이러스인 것이 분명해졌으며, 현재는 거의 모든 종류의 세균에 대하여, 이것을 숙주로 하는 파아지가 발견되었다.

1. 형태

머리와 꼬리로 되어진 정자모양(그림 33-25)과 구형(정20면체) 또는 섬유모양이 있다. 그 내부에는 DNA 혹은 RNA를 가지며 머리는 보통 지름의 30~100nm의 크기이며 꼬리는 길이 10~300nm 정도이다(그림 34-33).

2. 감염 · 용균

숙주는 한정되어 있기 때문에 대장균 파아지는 주로 대장균에 감염되고, 항산성균 파아지는 항산성균에 감염된다. 정자모양 파아지는 꼬리의 선단으로, 세균의 표면에 흡착하여, 세포벽을 용해시켜 머리의 DNA를 균체내에 주입한다(그림 34-34). 여기서부터 암흑기에 들어가, 일정 시간 후에 균체내에 재차 다수의 파아지 입자가 형성되어, 마침내는 용균을 일으켜, 파아지는 밖으로 방출된다. 구상 파아지는 그 일부가 세포벽에 흡착하여, 내부의 핵산을 주입하고, 섬유상 파아지는 그 한끝으로 흡착한다(그림 34-34).

3. 용원균(Lysogenic bacteria)

용원균(lysogenic bacteria)이란, 외부에서 감염이 없음에도 불구하고 파아지를 생성한다고 하는 유전적인

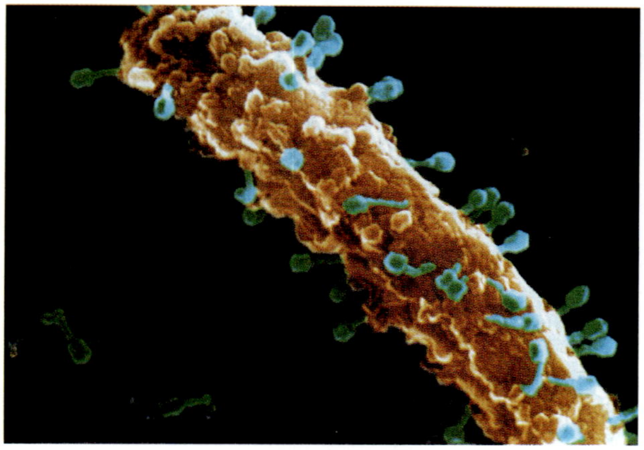

그림 34-34. 대장균에 부착된 세균파지

성질(prophage)을 가지는 세균으로 프로파아지 유전자는 세균유전자와 행동을 함께 하여 자손에 전해진다. 용원균은 때때로 저절로 용균하여 파아지를 방출한다. 이 파아지는 특히 온순파아지(temperate phage)라고 하며 상대의 균을 용균하지만 경우에 따라서는 용균하지 않고 용원균으로 변한다(용원화, lysogenization)(그림 34-35). 용원화된 균은 본래 가지고 있지 않은 성질, 예를 들면 독소를 생성하든가 하게 된다. 디프테리아균의 독소균주나 성홍열 발적독소 생성의 용혈성 연쇄구균이 그것이며, 이와 같이 용원화되었기 때문에 유전적 성질로 변화가 초래되는 것을 용원화 변화(lysogenic conversion)이라고 한다.

4. 플라그(plaque)

박테리오파아지는 숙주를 용균하는 성질이 있으나, 현재로서는 치료에 사용되지 않는다. 세균 가운데는 생화학적 방법으로는 그 이상 세밀히 분류할 수 없는 세균이 있다. 예를 들면, 황색포도구균 · 장티프스균과 같은 세균을 더욱 분류하는 데는, 특정의 파아지에 용

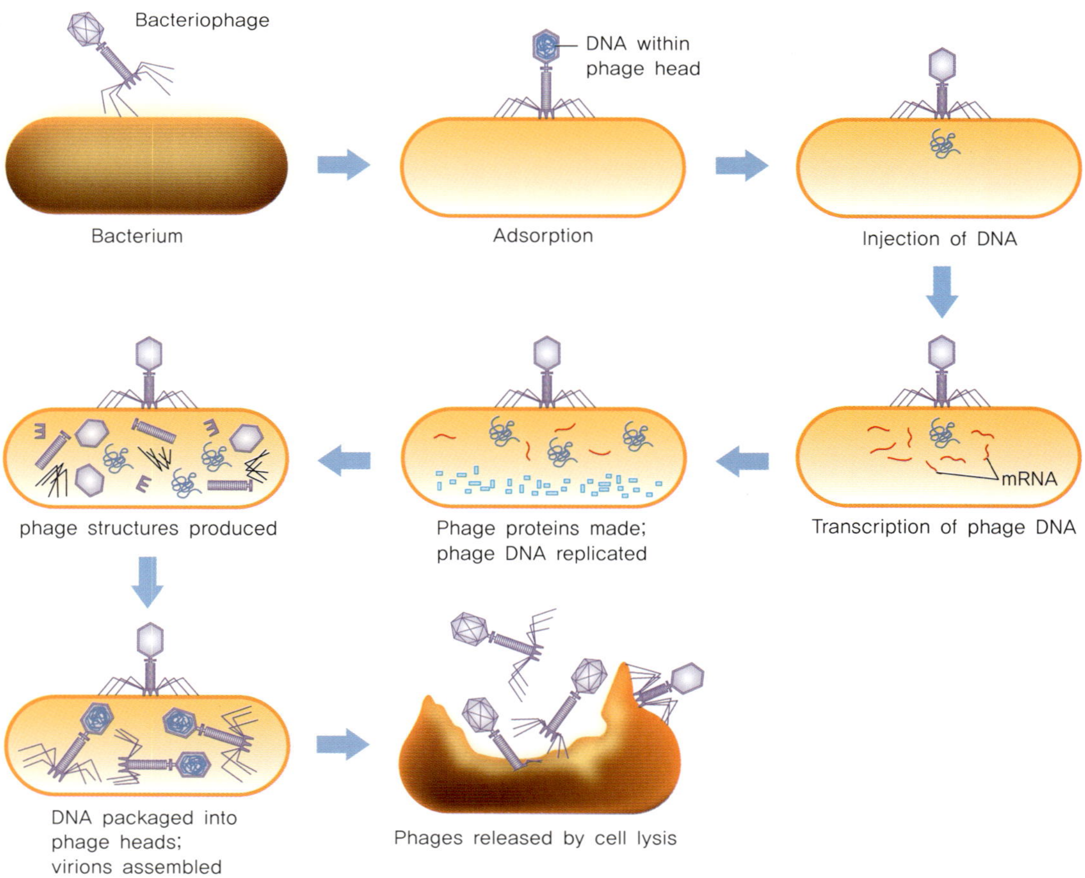

그림 34-35. 대장균-Bacteriophage의 생활환

균되든가, 안 되든가 하는 성질에 따라 다시 분류된다. 이 방법을 파아지 형별이라고 하여, 감염원이나 감염 경로의 추이 등의 역학적 연구에 사용되고 있다.

그 밖에 바이러스 증식 형식의 연구, 숙주 대 바이러스 상호간의 연구 모델로서도 박테리오파아지는 사용되고 있다(그림 34-36).

또 파아지에 따라 세균의 유전자가 변환되든가, 특정의 형질이 도입되든가 하므로 유전학의 중요한 연구 모델로 되어있다.

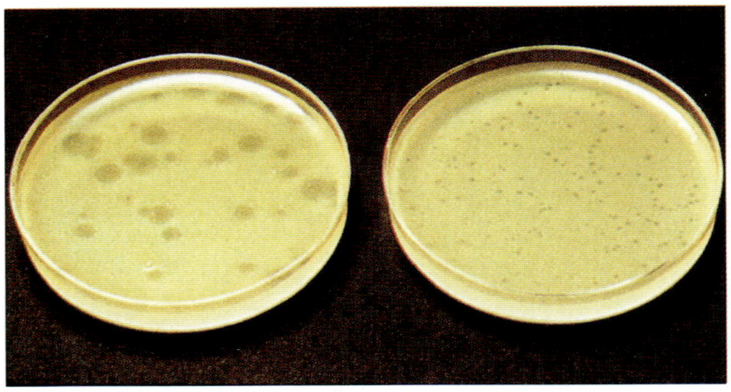

그림 34-36. 세균파지에 의해 형성된 플라그 파지에 감염된 대장균을 보통한천배지에 배양을 하면 감염된 숙주세균을 용균하여 투명대를 형성한다. 이것을 플라그(plaque)라고 한다.

6편
진균학

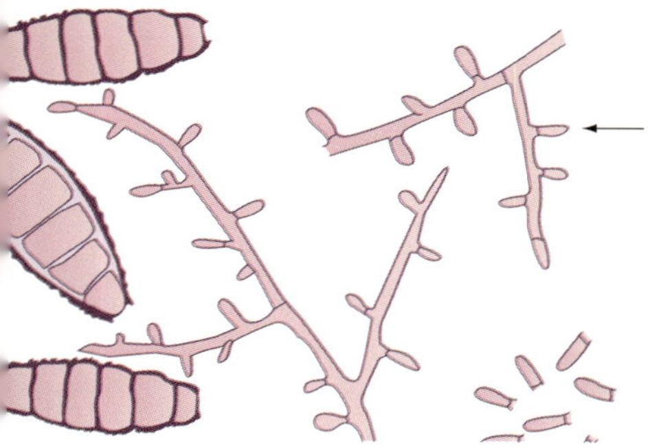

35장

진균학 총론

곰팡이라고 불리는 진균은 수만 종이 있으나 효모 및 사상균 중에서 인간이나 동물에 질병을 일으키는 것은 약 100종류 있으며 피부사상균(dermatophyte)과 Candida 등이 동물과 사람에 전파되어 가려움증, 습진, 피부반점, 무좀, 탈모 기타 증상을 나타낸다.

I. 의학적으로 중요한 진균증

1. 표재성 진균증(Superficial mycoses)

1) 피부사상균(Dermatophytes)

피부의 가장 외층과 모발을 감염시키는 진균

소포자균속(*Microsporum*) : 머리의 모발, 안면, 드물게 전신감염

백선균속(*Trichophyton*) : 피부, 손톱, 발톱, 모발에 감염

표피균속(*Epidermophyon*) : 손톱, 발톱, 피부감염, 모발은 감염이 안되고 피부에 감염된다.

2) 전풍(Tinea versicolor)

또는 어우러기 Malassezia(Pityrosporum) : 피부를 감염시킴

2. 피하 진균증(Subcutaneous mycoses)

Chromoblastomycosis(색소분아진균증) :

Phialophora, Cladosporium, Fonsecaea

Sporothrichosis(스포로트리쿰증) :

Sporothrix schenckii

Candidiasis(캔디다증) :

Candida albicans

Maduromycosis(마듀로진균증) :

Aeremonium, Exophiala

Phaeohyphomycosis(색소분아균증) :

Alternaria, Cladosporium

3. 심재성 진균증(Deep mycoses)

Blastomycosis(북미 블라스토 마이세스증) :

Blastomyces dermatitidis : 피부, 폐, 전신에 감염된다.

Paracoccidioidomycosis(남미 블라스토 마이세스증) :

Paracoccidioides brasiliensis : 피부, 림프절에 침입한다.

Coccidioidomycosis(콕시디오이데스증) :

Coccidioides immitis : 폐에 감염, 상처에 감염

Histoplasmosis(히스토플라스모증) :

Histoplasma capsulatum : 원발성 전신성 피부 질환을 일으킨다.

Cryptococcosis(크립토콕크스증) :

Cryptococcus neoformans : 호흡기를 통하여 폐에 침입 후 피부, 뇌척수에 감염되어 수막염을 일으킨다.

Candidasis(캔디다증) :

Candida albicans : 기관지, 구강, 질에 염증을 일으킨다.

Geotrichosis(지오트리쿰증) : *Geotrichum candidum* : 구강, 상기도에 상재균이다.

Sporothichosis(스포로트리쿰증) :

Sporothrix schenckii : 농부, 원예가, 노동자 피부 외상에 감염되어 피부염, 림프관염을 유발한다 (표 35-1).

II. 형태에 따른 진균의 분류

1. 균사의 특징을 가진 진균(Mycelium like fungi)

피부사상균(Dermatophytes) :

소포자균(*Microsporum*), 백선균(*Trichophyton*), 표피균(*Epidermophyon*)

족균종(Maduromycosis 또는 Mycetoma) :

Actinomadura, Pseudaellescheria, Phialopaora, Madurella

색소분아진균증(Chromoblastomycosis) :

Cladosporium, Fonsecae, Phialophora

비병원성 : *Mucor, Rhizopus, Aspergillus, Penicllium, Hemispora*

2. 효모의 특징을 가진 진균(Yeast-like fungi)

Candida, Cryptococcus, Geotrichum(그림 35-1)

표 35-1. 사람에 흔히 잘 감염되는 진균증의 분류

심재성 진균증	기회감염 진균증	피하 진균증	표재성 진균증
Blastomycosis *Blastomyces dermatitidis* Coccidioidomycosis *Coccidioides immitis* Cryptococcosis *Cryptococcus neoformans* Histoplasmosis *Histoplasma capsulatum* Paracoccidioidomycosis (South American blastomycosis) *Paracoccidioides brasiliensis* Sporotrichosis(unusual) *sporothrix schenckii*	Aspergillosis *Aspergillus fumigatus* *A. flavus* *A. niger* *A. terreus* Candidosis *Candida albicans* *Candida* spp. Geotrichosis *Geotrichum candidum* Phaeohyphomycosis *Alternaria* spp. *Curvularia* spp. *Drechslera/Bipolaris* spp. *exophiala* spp. *wangiella* spp. Hyalohyphomycosis(rare) *Acremonium* spp. *Fusarium* spp. *Paecilomyces* spp. *Scedosporium* spp. (*Pseudallescheria* spp.) Zygomycosis *Rhizopus* spp. *Mucor* spp. *Cunninghamella* spp.	Maduromycosis(Mycetoma) *Aceremonium* spp. *Exophiala jeanselmei* *Pseudallescheria boydii* *Nocardia* spp. Chromoblastomycosis *Cladosporium carionii* *Fonsecaea* spp. *Phialophora* spp. Phaeohyphomycosis(피내) *Alternaria* spp. *Cladosporium* spp. *Xylohypha emmonsii* *Exophiala* spp. *Phialophora* spp. *Wangiella dermatitidis* Sporotrichosis *Sporothrix schenckii*	Black piedra *Piedraia hortae* Tinea nigra *Phaeoannelomyuces wernickii* Tinea versicolor *Malassezia furfur* Dematomycoses *Microsporum* spp. *Trichophyton* spp. *epidermophyton flaccosum* Mycotic keratitis *Fusarium* spp. *Aspergillus* spp. *candida* spp. Onychomycosis *Candida* spp. *Aspergillus* spp. *Trichosporon beigelii* *Geotrichum candidum* Tinea unguium *Trichophyton* spp. *epidermophyton floccosum*

3. 실온에서 균사형, 37℃에서 또는 체내에서 효모양인 것(Dimorphism)

Histoplasma capsulatum, Coccidioides immitis, Blastomyces dermatitidis, Sporothrix schenkii

4. 세균과 진균 중간에 속하는 것

Actinomyces, Nocardia, Streptomyces 등은 과거에는 세균양 진균(Bacteria-like fungus)으로 분류하였으나 현재는 별도로 따로 취급하고 있다.

Ⅲ. 진균의 구조

진균의 구조는 형태학적으로 다음과 같은 구조를 하고 있다.

1. 효모(Yeasts)

난원형의 단세포성이며 출아로 증식을 한다(그림 35–1).

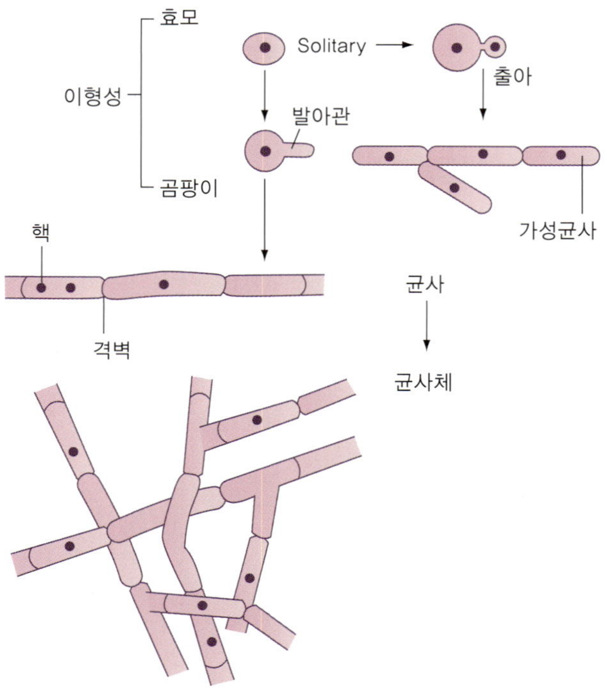

그림 35–1. 진균 형태의 기본 구조 도해

2. 균사(Hypha)

영양분이 있는 음식이나 적절한 배지에 배양을 하면 대부분의 진균은 긴 분지성 실모양의 사상(filament)을 이루며 자라는데 이를 사상균(mold) 곰팡이라고 부른다. 각각의 실같은 사상(filament)을 균사(hypha)라 부르며 균사의 집합체를 균사체(mycelium)라 한다(그림 35–3).

3. 균사체(Mycelium)

균사가 발육하고 분아를 계속하면서 격벽(septum)을 형성하여 엉키면서 망상의 덩어리를 형성하는데 이를 균사체(mycelium)라고 부른다(그림 35–3).

균사가 뻗을 때 대부분의 진균류는 내부에 격벽을 형성하여 다세포로 나누어지는 일이 있다.

효모형(yeasts form)은 3~5μm의 타원형 또는 원형의 단세포로 분아(budding)에 의해서 증식된다. 어떤 것은 때때로 세포가 관상으로 길게 퍼진 가성균사(pseudohypha)를 만들고 병원성인 진균과 효모균은 동종 이형성(dimorphism)을 취하는 것도 있는데 생체조직에서는 효모형 세포 배지내에서는 가성균사형으로 자라는 경향이 있다.

균사에는 배지중에 영양분을 흡수하여 증식하는 영

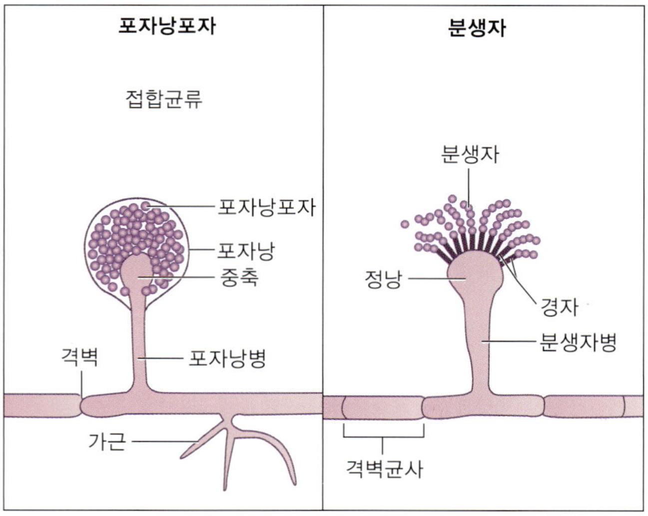

그림 35–2. 공중균사 형태의 기본구조 도해

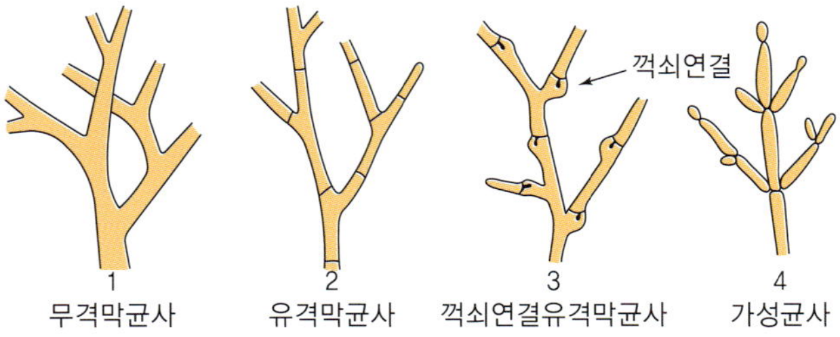

그림 35-3. 각종 균사의 형태 도해

양균사(vegetative hypha)와 공중에 길게 뻗는 공중균사(aerial hypha)가 있으며 공중균사는 포자(spore)를 형성한다.

4. 포자(Spores)

균사의 분지 또는 분아 형식을 취하여 증식하면서 무성생식이나 유성생식으로 포자를 형성한다. 포자에는 분아포자, 분절포자, 후막포자 등이 있다. 포자가 증식하는 2가지의 type은 무성포자와 유성포자가 있다(그림 35-2).

1) 무성포자(Asexual spores)

Thallospores(효모형 영양세포가 변화하여 된 분생포자)

(1) 분아포자(Blastoconidia)

효모양 진균이 분아에 의해 원시적으로 형성된 출아(budding)세포로 무성포자를 형성한다. Candida 균종이 이에 속한다(그림 35-4).

(2) 분절포자(Arthrospores)

균사의 일부에 거의 같은 격벽이 생겨 개개의 짧은 세포로 분지된 균사체절, 두꺼운 세포벽을 이룬다. *Coccidioides, Geotrichum*이 속한다.

(3) 후막포자(Chlamydospores)

균사의 끝이나 중간의 일부에 격막이 생기며 세포가 팽대하여 둥근 두터운 세포막이 형성된 후막포자를 생성한다. *Candida albicans*가 이에 속한다(그림 35-4).

(4) 포자낭포자(Sporangiospore)

균사로부터 특수한 포자낭병이 생겨서 그 끝이 주머니 모양으로 커져서 포자낭을 형성한다. 포자낭이 성숙하면 터져서 포자가 흩어져 균사를 형성한다(그림 35-5).

- 분생자(Conidia)
- 대분생자(Macrconidia) : 대형의 크고 다세포성을 나타내는 분생자로서 *Microsporum, Trichophyton*에 포함된다.
- 소분생자(Microconidia) : 소형의 단세포성 포자로서 *Microsporum, Trichophyton* 등이 포함되며 분생자가 발달하여 특이한 균사와 분생자포자를 형성한다(그림 35-6).
- 효모와 효모양 진균(yeasts & yeast like fungi) : 효모는 3~5μm의 구형 또는 난원형의 세포로서 균사는 형성하지 않는다. 출아에 의해서 딸세포가 형성되어 모세포로부터 떨어져나간다.

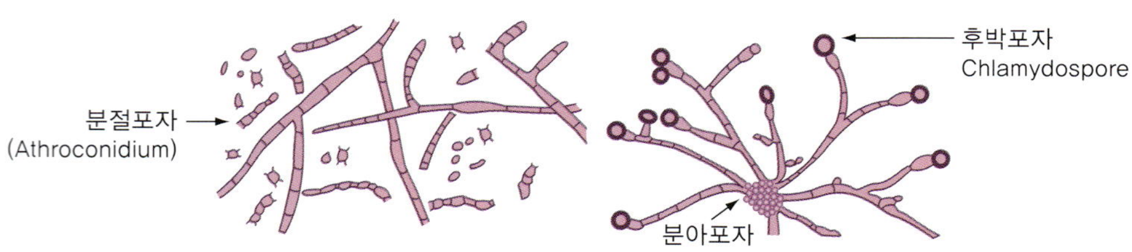

그림 35-4. 분절포자 및 후막포자 형태 도해

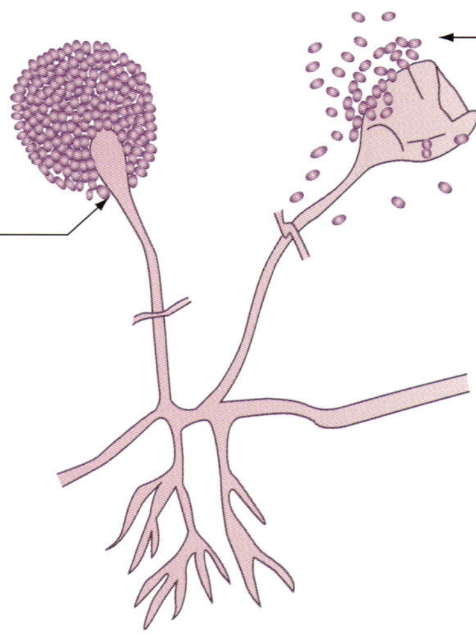

그림 35–5. 포자낭포자 형태 도해

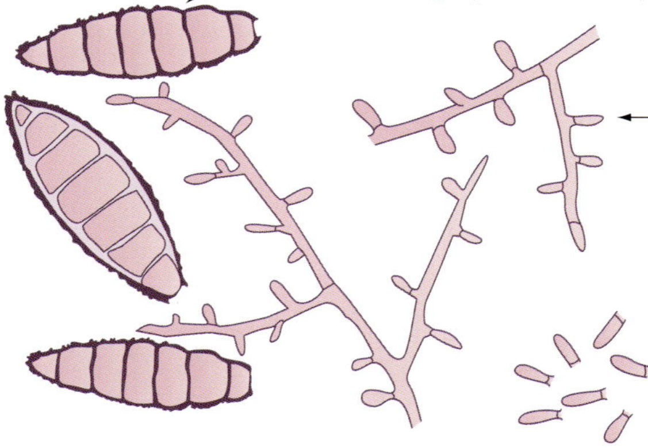

그림 35–6. 소분생자 및 대분생자 형태 도해

2) 유성포자(Sexual spores)

(1) 자낭포자(Ascospores)

유성포자를 자낭(ascus)에 내생한 것을 자낭포자라 하며 자낭내에 8개의 자낭포자가 형성된다. Aspergillus, 버섯, 깜부기병, 녹병균 등에서 볼 수 있는 유성포자.

(2) 담자포자(Basidiospores)

균사의 일부가 융합 팽대하여 다수의 담자기(basidium)을 형성하고 그 선단에 보통 4개의 포자가 곤봉모양으로 되어있다.

(3) 접합포자(Zygospores)

접합균류에서 볼 수 있는 유성포자로서 2개의 다른 균사가 서로 돌출, 신장하여 전배우자가 되고 두 균사의 끝이 밀착하며 그 접촉부는 팽대한다(그림 35–7).

IV. 진균류(Eumycetes 또는 True Fungi)

1. 격벽이 없는 진균(Mycelium lacking septation)

Phycomycetes(조균류) : 균체에 격벽이 없고 무성생식포자는 포낭속에 꽉 차 있으며 대표적인 진균속은 *Rhizopus* 속, *Mucor* 속, *Water molds* 등이 있다.

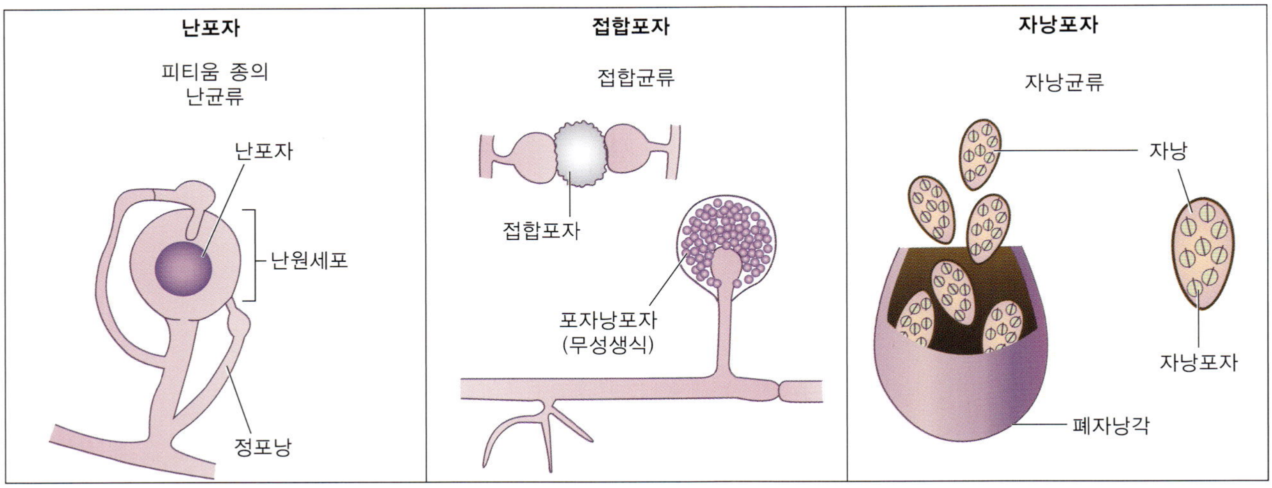

그림 35-7. 유성생식 포자 종류와 형태의 구조 도해

2. 격벽이 있는 진균(Mycelium with septation)

1) 자낭균류(Ascomycetes)

균사체에 격벽이 있다. 무성생식포자는 분생자(conidium)이고 균사의 정단(頂端) 또는 측면에 붙어 있으며 유성생식포자는 자낭포자낭속에 자낭포자(ascospore)가 2개, 4개, 8개씩 들어있다. 대표적인 균 속은 *Aspergillus* 속, *Penicillium* 속, *Nigrospora* 속 등이 있다. *Aspergillus* 속은 인체 내에 병원성이 있다.

2) 담자균류(Basidiomycetes)

담자포자는 담자균류의 특징적인 포자로서 균사의 일부가 팽대하여 곤봉모양으로 된 담자기(basidium)에 4개의 소돌기상의 경자(sterigma)가 나오고 이 위에 1개씩의 담자포자가 형성되는데 버섯 종류가 이에 속한다.

3) 불완전균류(Fungi imperfecti)

인체 내에 병원성을 나타내는 균들이 많이 포함되어 있고 의학 분야에서 중요시 다루고 있다. 균사체에 격벽이 있으며 무성생식은 균사의 정단 또는 측면에 자낭포자양 포자가 있다. 일반적으로 진균(funigi) 염색은 lacto phenol cotton blue 염색을 한다.

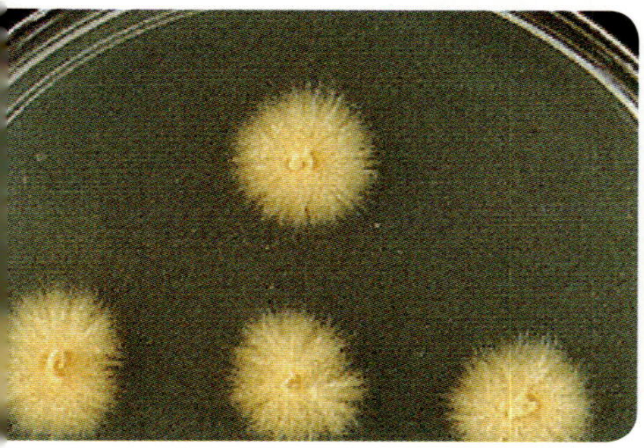

36 장 진균학 각론

병원성 진균은 분류학적으로 접합균류, 자낭균류, 담자균류, 불완전균류 등으로 분류되나 임상적인 측면에서 침범하는 부위에 따라 표피 감염성 진균증, 피하 감염성 진균증, 심부감염성 진균증 등의 세 단계로 분류할 수가 있다.

I. 표피감염성 피부사상 진균증(표재성 진균증)

표피감염성 진균증의 원인균은 표피 표면 외부에 있고, 표재성 각화조직(피부, 모발, 손톱)에만 감염하며 심부조직에 침입하지 않는 진균이 원인이 된다. 이들 피부사상(Dermatophytes) 진균 중에서 가장 중요한 것은 소포자균 속(*Microsporum*), 백선균 속(*Trichophyton*), 표피균 속(*Epidermophyton*)으로 분류한다. 각화조직내에서 이 균은 균사와 분절포자만을 형성한다.

대부분 염증반응은 적고 피부, 모발, 손톱, 발톱 등 주로 젤라틴(gelatin)을 함유하고 있는 부위에 침범하며 그 이상의 심부에는 잘 침투하지 못한다.

1. 피부사상균증

(Dematomycosis : Cutaneous mycoses)

표재성 진균증은 피부사상균(Dematophytes)이라고도 하며 표재성 각화조직(피부, 모발, 손톱)에만 감염하며 심부조직에 침입하지 않는 진균이 원인이 된다. 이들 피부사상 진균 중에서 가장 중요한 것은 소포자균 속(*Microsporum*), 백선균 속(*Trichophyton*), 표피균 속(*Epidermophyton*)으로 분류한다. 각화 조직 내에서 이 균은 균사와 분절포자만을 형성한다.

Sabourauds dextrose agar에서는 특징적인 집락에 균사는 격벽이 있고 균종에 의해서 특이한 균사의 형태를 나타내며 포자는 소분생포자, 대분생포자, 분절포자, 후막포자 등을 만든다. 이들 포자를 현미경으로 관찰하여 감별한다.

1) 백선균 속(*Trichophyton*)

백선균 속에는 대표적으로 *Trichophyton rubrum*, *Trichophyton mentagrophytes* 등이 있는데 분지형의 균사이며 격벽이 있고, 대분생자는 곤봉모양이고 소분생자는 균사주위에 포도송이 모양으로 배열되어있다(그림 36-1).

SDA배지에 3주간 배양된 집락의 표면은 솜털같은 분말상이며, 뒷면은 노랑색, 갈색, 적갈색으로 보인다(그림 36-2). 다음과 같은 피부 질병을 유발한다(그림 36-2).

(1) 두부백선(Tinea capitis)

두부백선은 머리에 비듬이 형성되거나 원형 또는 타원형의 탈모반을 나타내고 인설이 나타나는 것이 특징이다. 15세 이하 중학교 학생이나 초등학교 아동에 흔히 나타난다.

두부백선의 원인균으로 우리나라에서 많이 분리되

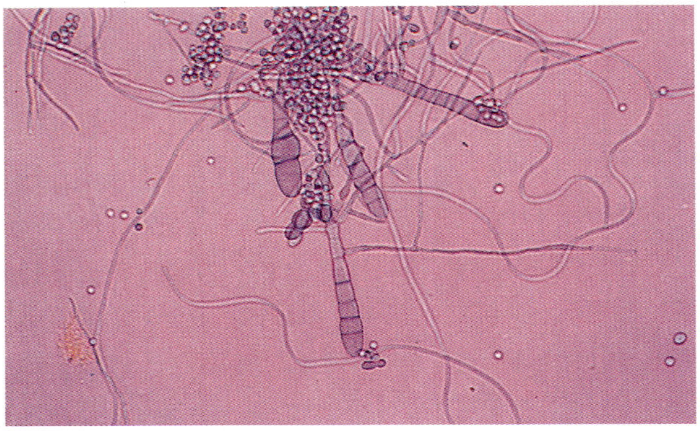

그림 36-1. *Trichophyton mentagrophytes* 형태의 현미경 사진

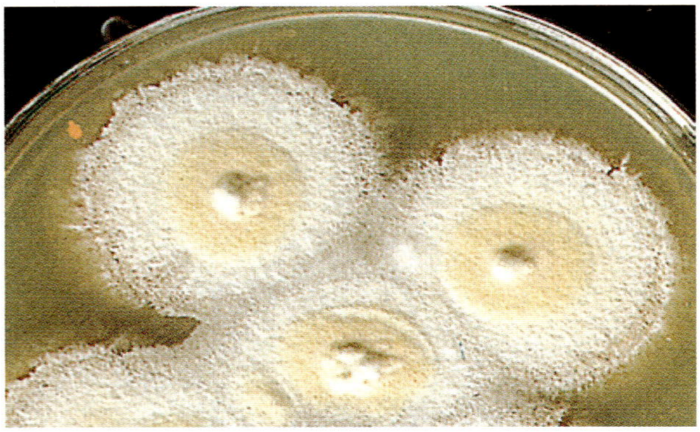

그림 36-2. SDA 배지에서 발육된 *Trichophyton mentagrophytes* 집락

는 것은 *Microsporum canis*이고 드물게는 *Trichophyton mentagrophytes*도 일으킨다.

(2) **체부백선**(Tinea corporis)

체부백선은 머리, 손, 발, 얼굴, 서혜부를 제외한 부위에 발생한 백선을 말하며 특징적인 병변은 환상의 병소를 나타내며 균종에 따라서 붉은 구진, 소수포성 건조하고 각질이 있는 병변을 볼 수 있다. 원인균으로 *Trichophyton rubrum*, *Trichophyton mentagrophytes*, *Microsporum canis* 등이 원인균이다.

(3) **족부백선**(Tinea pedis)

족부백선은 지간형, 소수포형, 각화형으로 구분할 수 있다. *Trichophyton rubrum*이 가장 많고 *Trichophyton mentagrophytes*가 소수포형에서 많이 분리된다.

① 지간형 : 발가락 제3, 4 지간에 많이 발생하며 족부백선에 가장 많은 병형이다. 발가락 사이가 짓무르고 미란이 발생하며 여름에 악화되고 심한 소양감을 나타낸다.

② 소수포형 : 발바닥, 발 옆에 소수포가 산재하고 소수포가 형성될 때 소양감이 심하며 여름에 많이 생긴다.

③ 각화형 : 발바닥과 발뒤꿈치에 인설이 일어나 건조되며 균열이 일어난다. 소양은 없고 만성이며 난치성이다. 발병원인은 방바닥, 목욕탕, 수영장, 신발에 환자로부터 떨어져 나온 감염된 인설에 의하여 감염된다. 원인균은 *Trichophyton rubrum*이 가장 많고, *Trichophyton mentagrophytes*가 소수포형에서 많이 분리된다.

(4) **조갑백선(손발톱 백선** : Tinea unguium)

조갑백선은 손톱, 발톱에 감염된 백선을 말하며 손, 발톱에 각질 증식이 일어남으로 조갑은 광택을 잃고 두꺼우며 황색 또는 백색의 병변이 나타나며 표면은 울퉁불퉁하며 조갑 말단이 잘 부서진다. 대부분 발톱에 많이 발생하며 치료가 어려웠으나 '라미실'이라는 약제로 치료가 된다. 원인균은 *Trichophyton rubrum*이 가장 많다.

(5) **서혜부백선**(Tinea cruris)

남자의 서혜부에 발생하는 백선으로 대퇴내 측면에 양측성으로 발생하며 항문 주위, 둔부 등 전신적으로 만연될 때도 있다. 그러나 음낭에 발생하는 경우는 드물고 소아에서는 Candida성 진균증이 많고 여성에서 발생되는 예는 드물다.

발생 원인은 주로 족부백선에서 전파되는 경우가 많

으며 고온, 다습, 비만, 밀착된 내의의 기계적 마찰이 중요한 요인이 되지만 면역결핍환자 및 부신피질 호르몬제의 남용으로 발생하는 경우도 있다. 원인균은 *Trichophyton rubrum*이 가장 많다.

2) 소포자균속(*Microsporum*)

소포자균속(*Microsporum*)에는 *Microsporium canis, Microsporium gypseum* 등이 있는데 분지형균사주위에 대분생자가 많이 형성되며 주변은 거칠고, 얇은 벽을 가지며 4~6개의 방을 가지고 있다(그림 36-3).

SDA배지에 3주간 배양된 집락의 표면은 솜털형 분말형, 과립형의 베이지색이며, 뒷면은 붉은 갈색으로 보인다(그림 36-4). 다음과 같은 피부 질병을 유발한다(그림 36-4).

전체 백선의 7.1% 내지 8.3%를 안면백선과 체부백선을 일으키며 드물게는 조갑백선을 일으킨다. 두부백선에서 모낭염을 일으켜 독창이 잘 발생하며 이로 인해 치료 후에 탈모반을 남기기도 한다. 병변이 생기면 10원짜리 동전 크기로 소아에서 다발한다. 애완용으로 기르는 고양이가 주된 감염원이다.

3) 표피균속(*Epidermophyton*)

표피균속에는 *Epidermophyton floccosum* 1균종이 있다. 분지형 균사에 대분생자는 끝이 무딘 곤봉모양으로 1~5개의 방을 가진다(그림 36-5).

SDA배지에 3주간 배양된 집락의 표면은 흰색 내지 카키색 벨벳 모양의 킷털형의 집락이고, 뒷면은 황갈색이다(그림 36-6). 피부의 서혜부와 손톱에는 침투하지만 모발에는 침입하지 않는다.

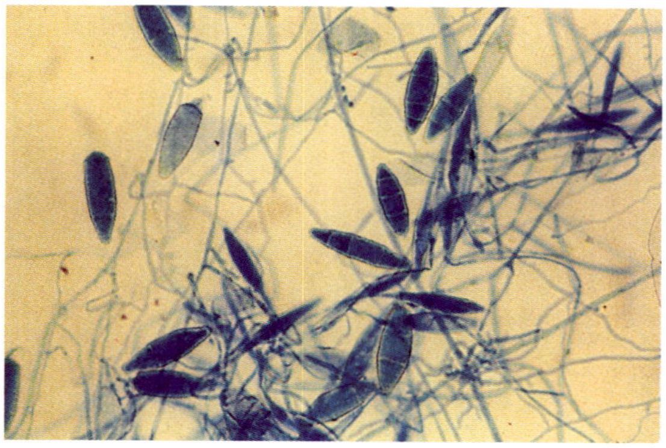

그림 36-3. *Microsporium gypseum* 형태의 현미경 사진

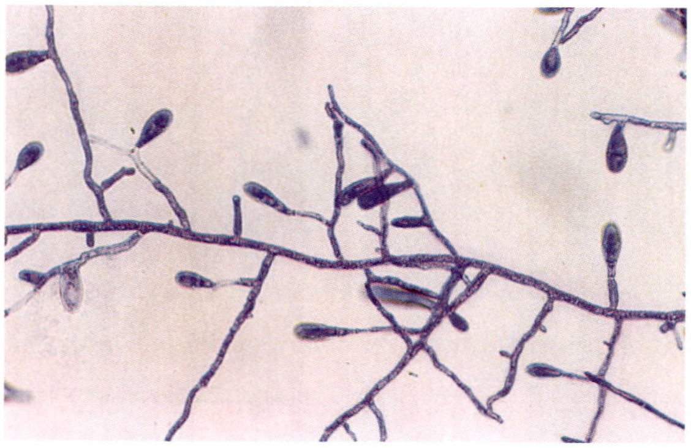

그림 36-5. *Epidermophyton floccosum* 형태의 현미경

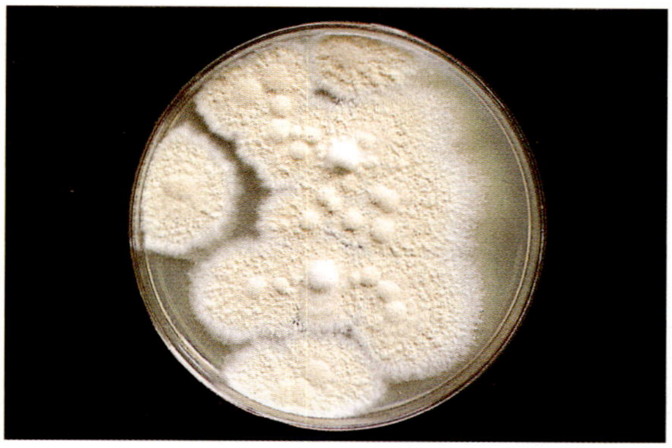

그림 36-4. SDA 배지에서 발육된 *Microsporium gypseum* 집락

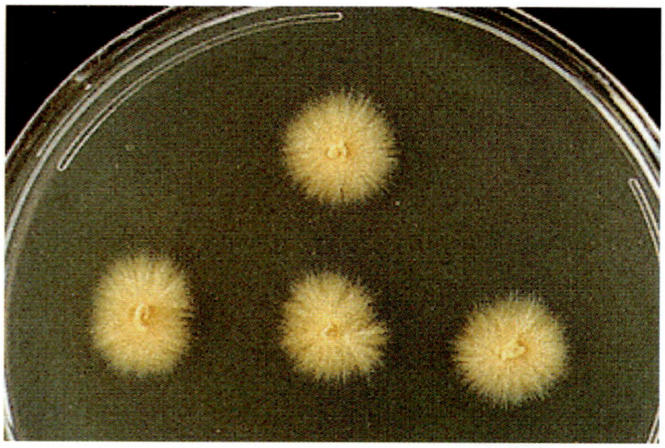

사진 그림 36-6. SDA 배지에서 발육된 *Epidermophyton floccosum* 집락

II. 심재성 진균증(Deep Mycosis)

심재성 진균증이란 표재성 진균증과 달리 살아있는 조직인 진피, 피하지방층 및 내부 장기에 원인균이 침범하여 발생하는 진균성 질환을 말한다. 심재성 진균증은 그 영역이 광범위하며 효모균과 같이 전 세계적으로 분포되어 있는 것도 있고 일부 지방에 국한되어 나타나는 풍토병도 있다. 심재성 진균은 대부분 자연계에 존재하는 경우가 많으며 인체에 정상적으로 있는 상재균도 있다. 심재성 진균증은 건강한 사람에게도 발병할 수 있으나 여러가지 요인에 의해서 면역상태가 저하될 때 기회감염으로 진균증을 일으키는 것도 있다.

1. 이형성 진균(Dimorphic fungi)

이형성 진균(dimorphic fungi)은 25℃에서 균사형으로 발육하지만, 37℃ 발육이나 사람 동물의 감염국소에서 발육시에는 효모형으로 발육하는 진균을 이형성 진균이라고 한다. 특별한 배양 조건하에서는 균사형이 효모형으로 형태의 변화가 가능한 균을 말한다.

이형성 진균은 *Sporothrix schenckii, Histoplasma capsulatum, Blastomyces dermatitidis, Paracoccidioides brasiliensis, Coccidioides immitis*가 여기에 속한다. 이형성 진균중 세계적으로 많이 분리되는 것이 *Sporothrix schenckii*이다. *Sporothrix schenckii*는 토양에 많이 분포하고 있다.

1) 스포로트리쿰증(Sporotrichosis)

*Sporothrix schenckii*균이 스포로트리쿰증(sporotrichosis)의 원인균이다. *Sporothrix schenckii*는 피하조직, 피부, 림프관에 결절 양상의 병소가 발생하여 화농성 궤양을 형성한다.

Sporothrix schenckii 는 흙에 많이 분포하고 있어 피부 상처를 통하여 감염되며 체내 깊숙한 곳에는 침범하지 않고 조직 내와 피부 바로 아래에서 활동하는 세균이다.

흙과 접촉이 많은 직업 즉 농부, 정원사, 광부 등에서 발생한다. 감염 형태에 따라 피부림프관염, 전신성 스포로트리쿰증(sporotrichosis)으로 분류된다. 대체로 정상인에서는 감염되더라도 피부에만 국한되어 나타나지만 면역계통의 질환이나 면역억제제를 사용하는 경우에는 전신성 감염을 일으키기도 한다(그림 36-7).

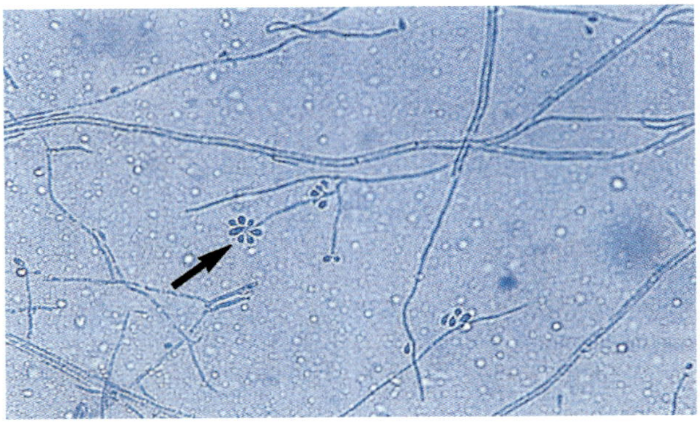

그림 36-7. *Sporothrix schenckii* 형태의 현미경 사진

2) 콕시디오이도 진균증(Coccidioidomycosis)

콕시디오이도 진균증은 *Coccidioides immitis*가 원인균으로 토양, 식물, 과실에 많이 오염되어 있으며 감염은 오염된 먼지를 흡입하여 폐에 발병하며 피부는 외상 후 상처 부위로 침입하여 발병한다. 콕시디오이도 진균증은 다음과 같은 다양한 임상 증상을 나타낸다.

① 원발성 폐 콕시디오이도 진균증(primary pulmonary coccidioidomycosis)

② 전신성 콕시디오이도 진균증(disseminated coccidioidomycosis)

③ 원발성 피부 콕시디오이도 진균증(primary cutaneous coccidioidomycosis)의 3형으로 대별된다(그림 36-8).

대부분 피부 콕시디오이도 진균증은 원발성 폐 콕시디오이도 진균증에서 전이되어 발생하며, 원발성 피부 콕시디오이도 진균증은 드물게 발생한다.

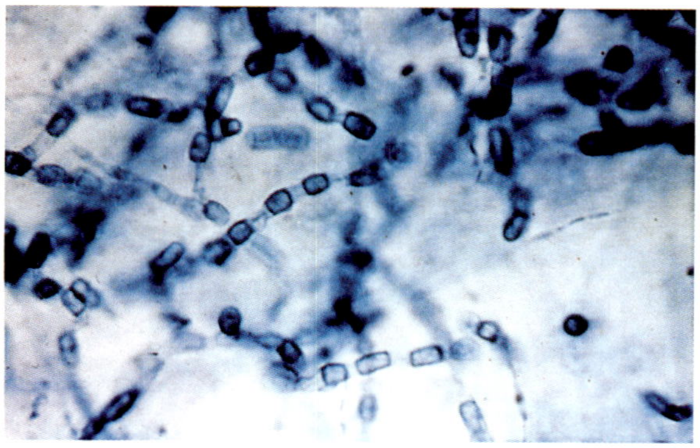

그림 36–8. *Coccidioides immitis* 형태의 현미경 사진

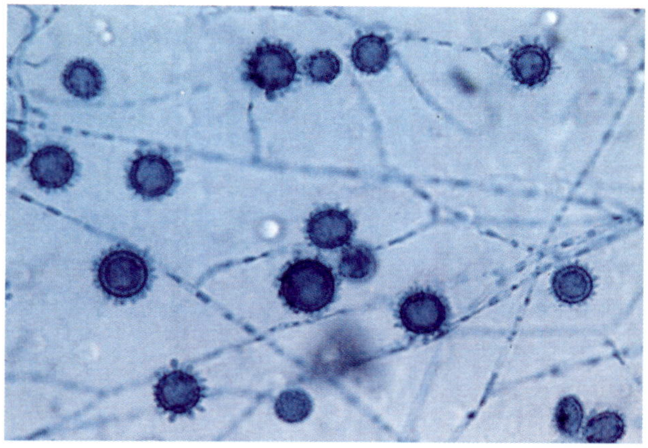

그림 36–9. *Histoplasma capsulatum* 형태의 현미경 사진

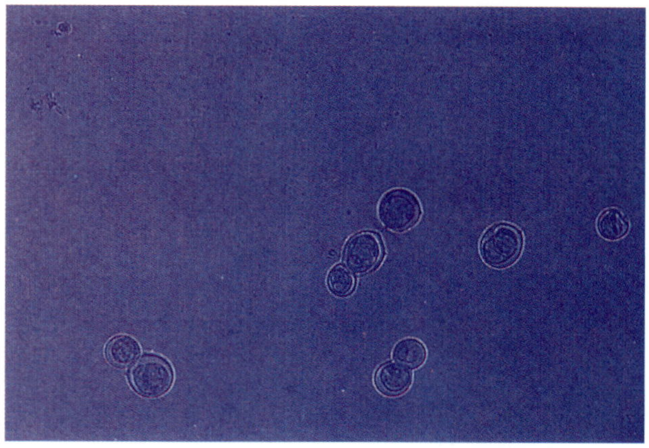

그림 36–10. *Blastomyces dermatitidis* 형태의 현미경사진

원발성 피부 콕시디오이도 진균증의 병소는 진균에 감염된 부위에 하감양 병소가 발생되고 연이어 림프관을 따라 결절이 나타나고 림프관염과 림프선종(lymphadenopathy)을 일으켜 스포로트리쿰증과 유사하다.

3) 히스토플라즈마 진균증(Histoplasmosis)

히스토플라즈마증은 *Histoplasma capsulatum*으로 발생하는 전신 질환으로 다양한 임상질환을 나타내며 흔치 않지만 원발성 피부병소도 발생할 수 있다. 본 증은 우리나라에는 흔하지 않으나 미국의 미시시피강 유역과 중앙 아프리카 국가에서 수입감염되어 들어올 수 있다.

원발성 폐 히스토플라즈마증, 전신성 히스토플라즈마증, 원발성 피부 히스토플라즈마증으로 구별할 수 있다(그림 36–9).

4) 북아메리카 분아진균증(Blastomycosis)

분아진균증(Blastomycosis)의 원인균은 *Blastomyces dermatitidis*로 발생되는 만성 감염증으로 화농성, 육아종성병소가 특징이고 신체 어느 부위나 발생할 수 있으나 폐, 피부, 골에 호발하며 장에 침범하지 않아 히스토플라즈마증(Histoplasmosis)과 구별이 된다(그림 36–10).

이 균도 우리나라에는 드물며 미국의 오하이오주, 미시시피강 유역에 빈발, 켄터키주는 유행 지역이며 아프리카, 중앙 아시아, 중앙 아메리카에서 발생한다.

2. 색소 진균증(Chromomycosis)

균체가 암갈색을 나타내며 색조가 흑색에 가까운 색을 나타내는 균을 흑색 진균이라 한다. 흑색 진균은 열대, 아열대 지방에서 많이 나타난다.

1) 색소분아진균증(Chromoblastomycosis)

색소분아진균증(Chromoblastomycosis)은 사마귀 형태로 나타나는 피하사상균이다. 미국의 열대, 아열대 지방에서 많이 나타난다. 시골에서 맨발로 걸어다니는 직업을 가진 사람들의 다리와 발에서 많이 생긴다.

색소분아진균증을 일으키는 균종은 *Cladosporium*

carionii, *Fonsecaea* spp., *Phialophora* spp. 등이 있다.

2) 흑색진균증(Phaeohyphomycosis)

흑색진균증(phaeomycosis = phaeohyphomycosis)은 균사가 갈색조로 되는 균에 의한 질환을 말한다. 피부에 만성 융기성 육아종과 피하에 농양 등을 형성한다. 더러는 뇌, 간 등의 장기에 병변을 일으킨다.

균종은 *Alternaria* 속, *Exophiala* 속, *Phialophora* 속, *Wangiella* 속 등이 흑색진균증을 일으킨다.

3) 족균증(Maduromycosis ; mycetoma)

진균이 피부에 침입하여 발생하는 또 다른 질병으로 족균증이 있는데 이 균은 보통 손 또는 발에서 종양과 같은 것을 표면적으로 볼 수 있다. 이것을 madura food라 부르는데 이는 인디안의 madura 지방의 감염된 환자의 흉한 발을 보고 붙여진 이름이다.

균종은 *Acremonium* 속, *Exophiala* 속, *Pseudallescheria* 속, *Nocardia* 속 등이 질병을 일으킨다.

Ⅲ. 심부 감염성 진균증

심부에 질환을 일으키는 진균 중에는 일차적으로 폐 등의 내부 장기에 침범하는 진균과 피부나 점막 등의 표면에도 침범하면서 심부에도 침투하여 질환을 일으키는 진균군 등 여러 가지가 포함된다. 그러므로 심부 감염성 진균은 전신 각 기관을 침범할 진균군 등 여러 가지가 포함된다. 그러므로 심부 감염성 진균은 전신 각 기관을 침범할 수 있는 진균으로서 피부나 피하질환을 동반하는 진균까지도 포함된다.

1. 기회감염 효모균증 (opportunistic yeasts mycosis)

효모균은 사람에게 칸디다증(Candidiasis)을 유발하는 *Candida albicans*와 드물게 기회감염을 일으키는 *Candida* 속 *Cryptococcus* 속, *Geotrichum* 속, *Trichosporon* 속, *Saccharomyces* 속, *Rhodotorula* 속 등이 사람에게 조갑, 심내막염, 외이염, 요도염, 고수염, 폐, 기관지, 구강, 중추신경계에 감염을 일으킨다.

1) 칸디다증(Candidiasis)

분류

Candida albicans, Candida stellatoidea, Candida tropicalis, Candida parapsilosis, Candida pseudotropicalis, Candida guillermondii, Candida crusei 등이 사람에 기회감염을 일으킨다. 그중에서 *Candida albicans* 균종이 기회감염으로 캔디다증 질병을 일으킨다.

원인균

Candida albicans 또는 *Candida* 종

병원성

본 균은 건강한 사람의 구강, 질, 장 등에 상재하는 인체상재균(normal flora)이다. 사람에게 칸디다증(Candidiasis)을 유발하는 *Candida* 속의 균종은 여러 종류가 있으나 병원성과 숙주의 방어기전에 좌우되며 유발인자로서의 외상, 화상, 철 결핍성 빈혈, 영양실조, 및 부신기능 저하를 수반한 세포면역기전 이상, 항생제를 오랫동안 사용할 경우 장관에 *Candida albicans*가 증가하며, 암치료, 부신피질호르몬 장기간 투여 시, 림프종, 후천성 면역결핍증(AIDS), 전신당뇨 등의 질병이 있을 때 감염의 위험이 높아진다.

그 중에서 *Candida albicans*가 피부 감염을 가장 많이 일으킨다. 신생아나 영아의 기저귀 접촉부, 손을 자주 씻는 성인의 손 · 손가락 사이나 손톱 주위, 비만한 사람의 겨드랑 또는 사태 등에 피부염을 일으킨다.

선천성 또는 후천성 면역이상에 의해 입이나 손, 발톱에 침범하는 완고한 *Candida* 감염을 일으키는 수가 있는데 이것을 만성 피부 점막 칸디다증(chronic mucutaneous candidiasis, CMCC)이라고 한다. 구강은 백태로서 발견되는 수가 있고 또한 외음부 질염, 호흡기 기관, 소화관, 폐 등 여러 장기에 궤양을 일으킨다.

형태

효모 모양 세포의 분아포자는 2~3×4~6μm 크기의 난원형의 출아성 효모양이고 균사 끝이나 줄기에 분아세포(출아세포)를 형성하고, 특히 후막포자(chlamydospore)를 생성하는 것도 있다(그림 36-11, 36-12)

집락의 성상

Sabouraud dextrous agar에 접종하여 22℃와 37℃에 48시간 배양을 하면 효모냄새(막걸리)가 나는 하얀 크림색 집락이 자란다(그림 36-13).

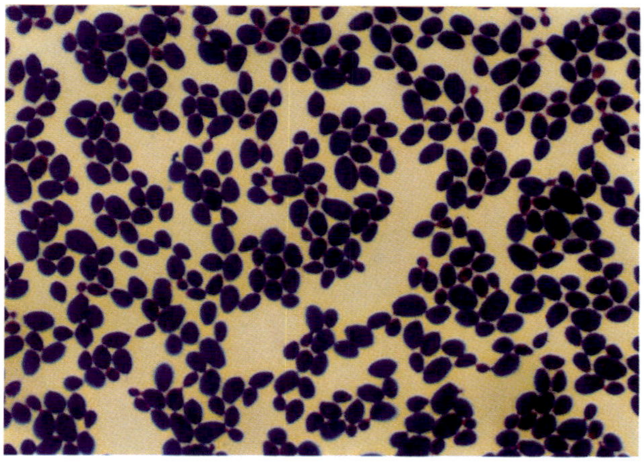

그림 36-11. *Candida* 균종의 Gram 염색 형태

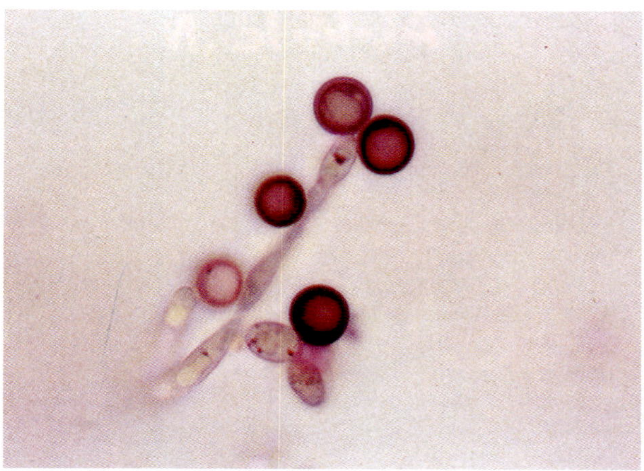

그림 36-12. *Candida albicans*의 cornmeal agar 상에서 후막포자형성 현미경 사진

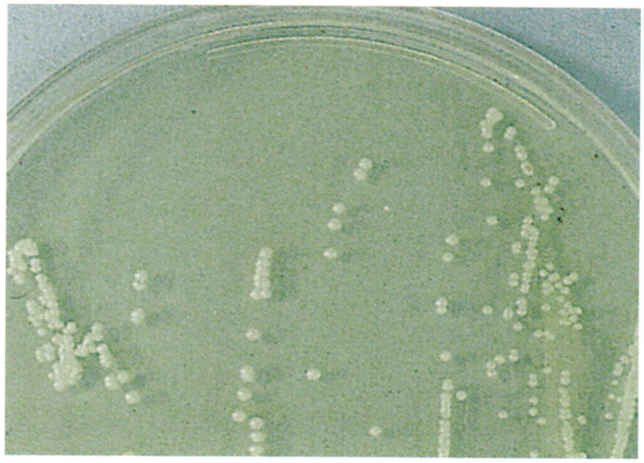

그림 36-13. SDA 배지에서 발육된 *Candida albicans* 집락

배지 심부 발육부분은 가성균사체로 이루어져 있다. 이것이 가성균사로 구성되며 결절부분에 분아포자를 그리고 때로는 선단에 후막포자를 형성한다(그림 36-12).

*Candida albicans*는 후막포자(chlamydospore)를 형성하는 것이 감별점으로 중요하다.

치료

피부점막 칸디다증의 치료는 국소 치료제는 nystatin 연고, imidazole 계통의 국소제가 효과적이다. 전신성 칸디다증의 치료는 amphotercin B가 주로 이용된다.

2) 크립토콕쿠스증(Cryptococcosis)

원인균 : *Cryptococcus neoformans*

병원성

크립토콕쿠스증(Cryptococcosis)의 원인균은 *Cryptococcus neoformans*라는 효모균으로서 조류의 배설물이나 배설물로 오염된 토양에서 많이 발견된다.

본증의 감염증은 주로 호흡기를 통하여 일차적으로 폐를 침범하고 이곳으로부터 뇌와 중추신경계통을 침입하여 뇌척수막염을 일으키는 것으로 유명하다.

특히 면역이 저하되어 있을 때 감염을 일으켜 기회감염을 유발한다. 호흡기를 통해 감염되며 폐, 중추신

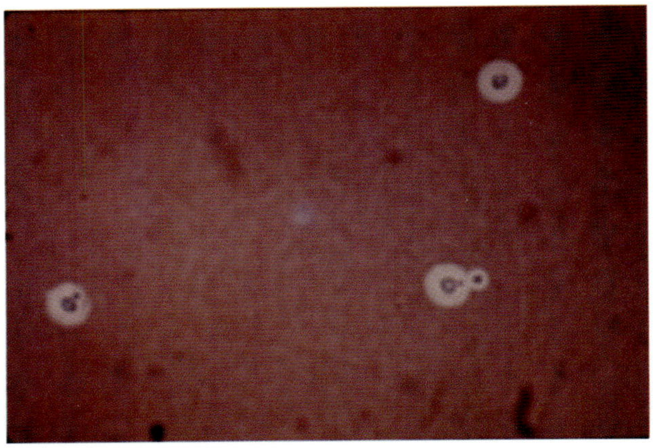

그림 36-14. *Cryptococcus neoformans* CSF 검체를 묵집검경(India ink)한 현미경 사진

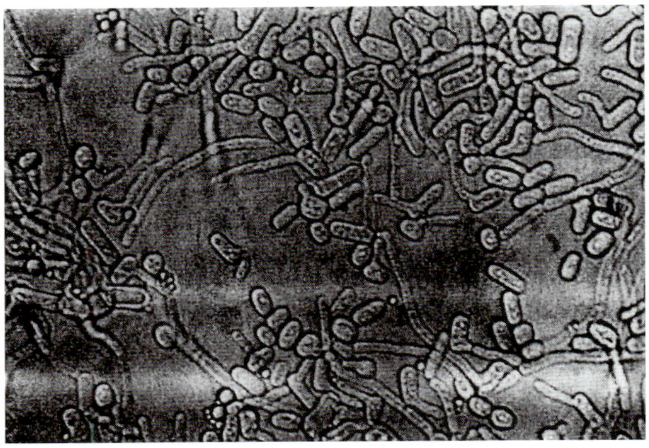

그림 36-15. *Geotrichum ccandidum* 현미경 사진

경, 피부점막 및 내장 등에 전파되어 병변을 유발한다. AIDS/HIV 환자에 잘 감염된다.

형태

뇌척수막염 환자의 수액을 원심하여 침사를 묵집표본을 만들어 현미경으로 관찰을 하면 검은 배경에 흰색의 원형 또는 난원형의 출아성 효모 모양이며 주위에 협막을 가지고 있는 것이 특징이다(그림 36-14).

집락의 성상

Sabouraud dextrous agar에 접종하여 22℃와 37℃에 48시간 배양을 하면 점액성 황백색~담황색의 점액상 집락으로 발육된다(그림 36-16).

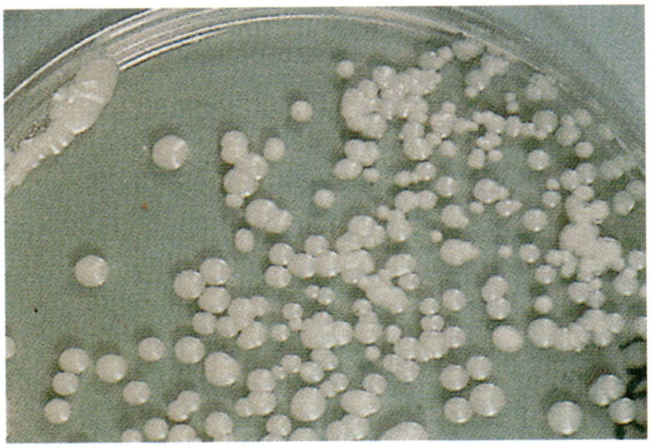

그림 36-16. SDA 배지에서 발육된 *Cryptococcus neoformans* 집락

치료

Amphotercin B를 정맥으로 주사한다.

3) Geotrichum증

*Geotrichum candidum*에 의해 발생되는 매우 드문 진균증이다. 토양 물 등에 분포되어있으며 야채, 과일, 곡물을 오염시키고 사람의 장관 구강에도 상재하는 상재균으로 드물게는 상기도에도 감염을 일으킨다.

Sabouraud dextrous agar에 백색의 평활한 집락을 형성하며 균사는 유격벽, 분절형 분생자를 형성한다(그림 36-15).

2. 기회감염 사상균증(접항균 진균증) (Opportunistic fillaments mycosis)

1) Zygomycosis ; 털곰팡이증(Mucormycosis)

균명

Rhizopus, Mucor, Absidiac, cunninghamella 속 등이 공기중에 흔히 상재해 있으면서 사람에 기회감염을 일으킨다.

병원성

암, 백혈병, 말기, 면역억제제 사용시에 합병증으로서 발증되는 전형적인 기회감염(oppertunistic infection) 전신감염이다. 중추신경계, 폐, 소화기 등 내장

혈관의 전색을 중심으로 하여 출혈성 병소를 일으키며 또한 피부에 궤양을 형성한다.

(1) *Rhizopus* 속

균사의 형태

SDA plate에 접종하여 실온에 2주간 배양한 집락을 LPCB로 염색하여 현미경 관찰하면 원형의 포자낭과 가근이 있다(그림 36–17).

집락의 성상

빨리 자라고 수 일 내에 배지 전면을 덮는다. 솜사탕 모양의 균사가 생기며 색깔은 회백색 ~ 흑색 거미줄 모양의 집락이다(그림 36–18).

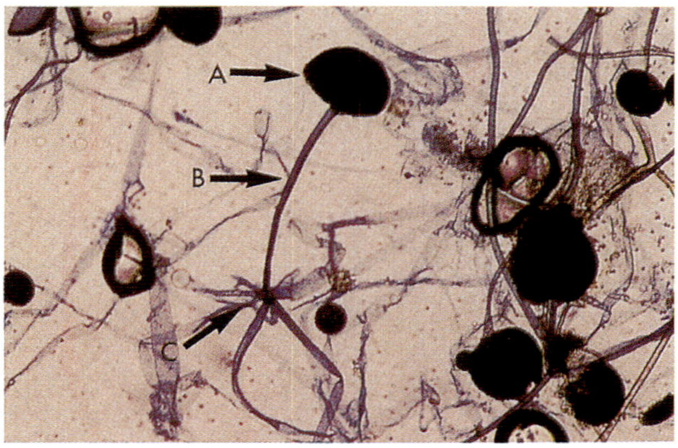

그림 36–17. Rhizopus 속 현미경소견. A. 포자낭, B. 분생자병, C. 가근

그림 36–18. SDA 배지에서 발육된 Rhizopus 속 집락. 거미줄모양 회백색 ~ 흑색 집락이다

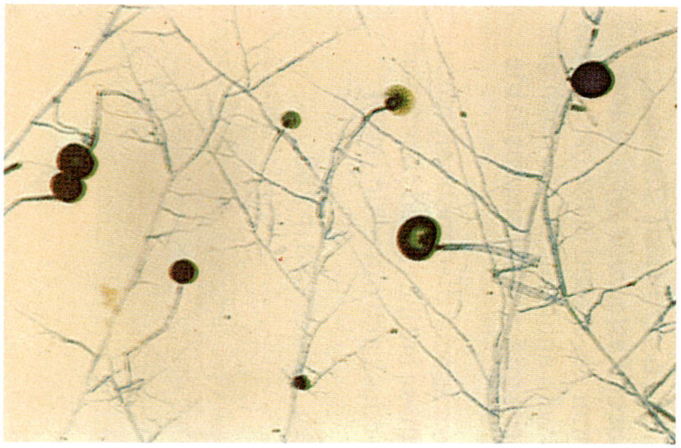

그림 36–19. Mucor 속. 솜사탕 모양의 균사

(2) *Mucor* 속

균사의 형태

격벽이 없는 균사로 관찰되는 것이 특징이다. 분생자병은 가지끝에 있으며 원형의 내포자를 가지고 있는 포자낭을 가지고 있다(그림 36–19).

집락의 형태

공기중에 흔히 상재해 있는 진균으로서 균사는 배지위에 퍼져 빨리자라며 기중균사를 형성한다. 솜사탕 모양의 균사가 생기며 백색~회백~황색이다. 포자낭이 생기면 집락 표면위에 작은 흑점으로 보인다(그림 36–20).

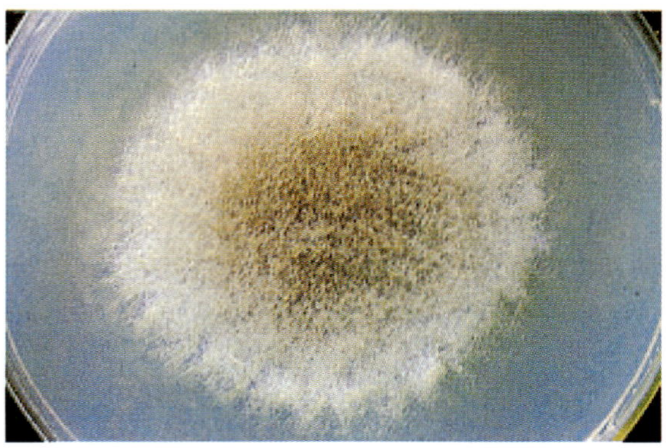

그림 36–20. Mucor속, SDA 배지에서 솜사탕 모양 균사. 포자낭이 있으며 가근이 없다.

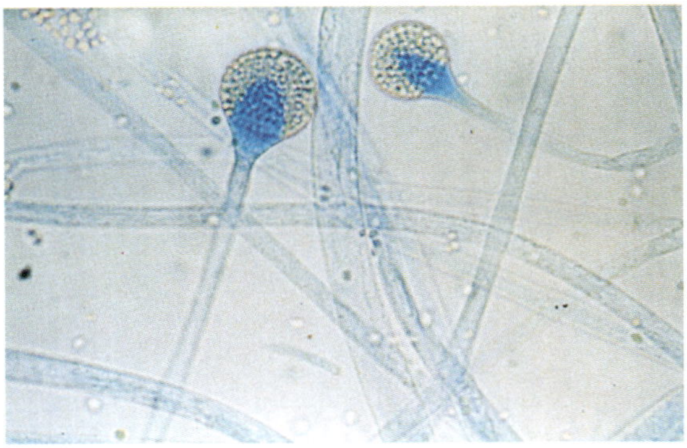

그림 36-21. *Absidia* 균사에 격벽이 없다.

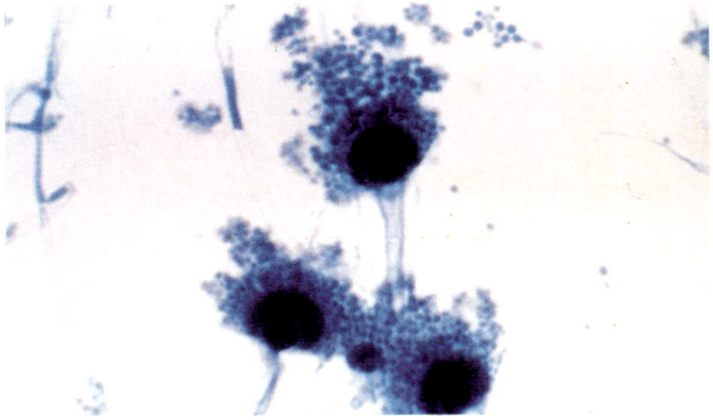

그림 36-22. *Aspergillus fumigatus* 현미경 사진

(3) *Absidia* 속

현미경 관찰

LPCB로 염색하여 현미경 관찰하면 균사는 격벽이 없는 긴균사 끝에 포자낭염 형성함(그림 36-21)

집락성상

솜사탕 모양의 균사가 회색으로 나타난다.

2) 아스펠질루스증(Aspergillosis)

공기중의 부유 진균으로 중요한 위치를 차지하며 이로 인해 기관지 천식, allergy성 세기관지염 중이염, 눈감염, 부비감염 등의 원인균이 됨과 아울러 혼입균 · 오염균으로써 대표적 기회감염균 중의 하나이다.

최근 면역기능이 약화된 환자나 질병이 있는 환자의 폐나 다른 장기에 침습시 감염과 전신성 감염증을 일으키는 빈도가 증가되고 있다.

원인균으로는 *Aspergillus fumigatus, Aspergillus flavus, Aspergillus niger*가 주를 이루고 있다.

(1) *Aspergillus fumigatus*

병원성

Aspergillosis의 가장 흔한 원인균이다. 폐, 비강, 눈, 혈관, 중추신경계 등 여러 기관에 감염되며 면역약화 환자에서는 특히 혈관침습 감염병을 일으킨다.

균사의 형태

분생자두는 그림 36-22와 같이 원주상이며 경자가 정낭을 1/2 혹은 2/3를 덮고 있다. 정낭은 돔형이다.

집락성상

집락은 녹색-청녹색-암녹색이며 배지 뒷면은 노란색이다. 흔히 솜모양, 벨벳형 양털모양 또는 과립으로 빨리 자라며 37℃ 발육이 양호하며 45~50℃에서도 발육한다.(그림 36-23).

(2) *Aspergillus flavus*

병원성 : 중이염, 부비강염, 폐렴, 혈관 침습 등 다양한 감염증을 일으킨다. 면역약화 환자에서는 특히 혈관침습이 잘 되어 조직괴사를 일으킨다.

균사의 형태 : 분생자병이 무색이고 가시가 돋은 것

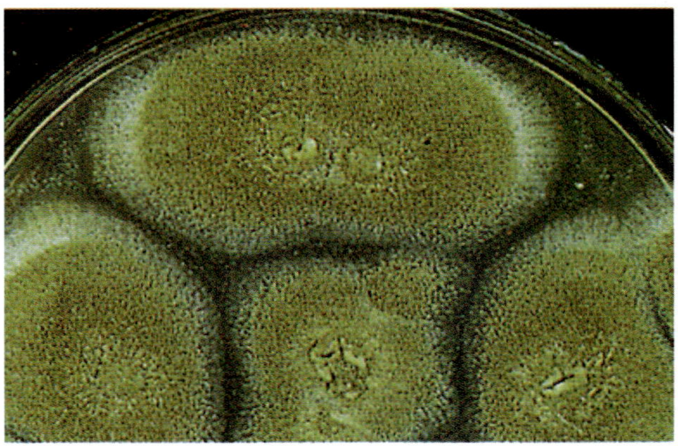

그림 36-23. SDA 배지에서 발육된 *Aspergillus fumigatus* 집락

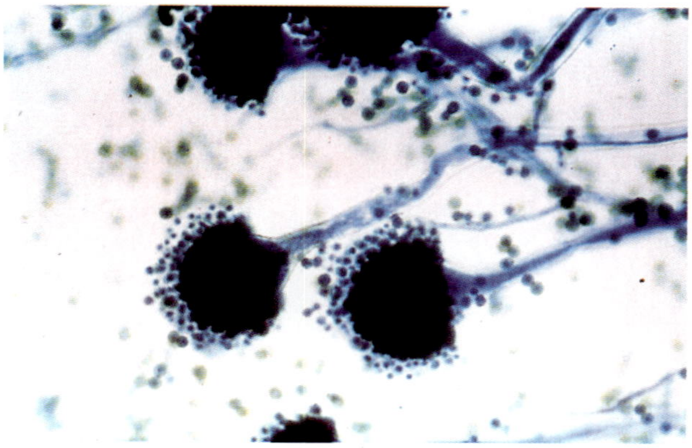

그림 36-24. *Aspergillus flavus* 현미경 사진

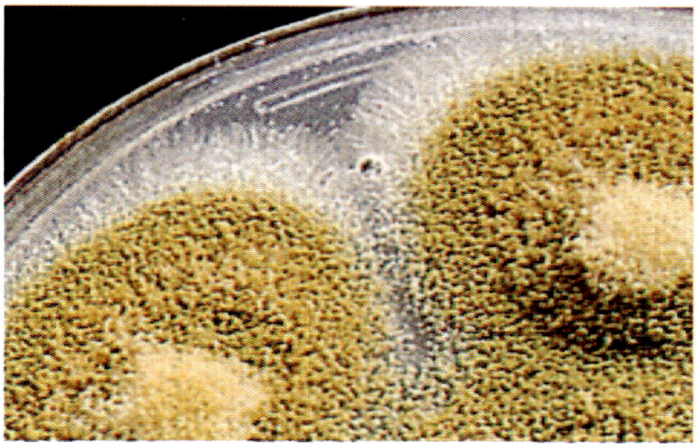

그림 36-25. SDA 배지에서 발육된 *Aspergillus flavus* 집락

처럼 거칠거칠하게 보이며 벽이 두껍다. 분생자두는 엉성한 방사형이며 경자가 정낭의 전체를 덮고 있다. 원주상이며 경자가 정낭을 1/2 혹은 2/3를 덮고 있다. 정낭은 돔형이다(그림 36-24).

집락성상

집락은 황녹색~녹색이고 솜털 모양 혹은 분말상으로 빨리 자라며 37℃ 발육이 양호하며 45~50℃ 에서도 발육한다(그림 36-25).

(3) *Aspergillus niger*

병원성

세균성 중이염이 있은 후 이차적으로 감염된다. 면역기능이 약화된 노인의 환자 폐에 감염된다.

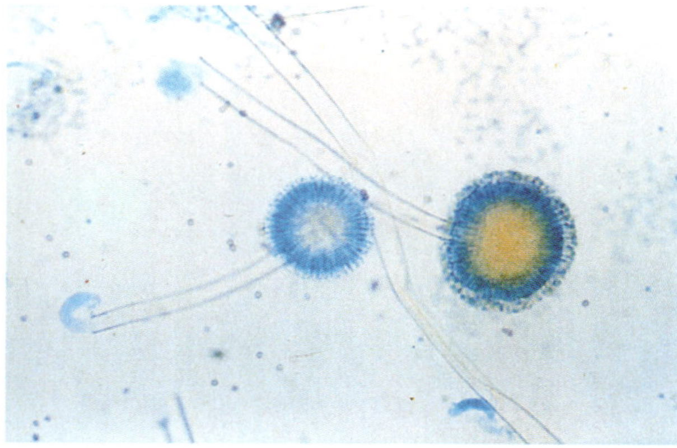

그림 36-26. *Aspergillus niger* 현미경 사진

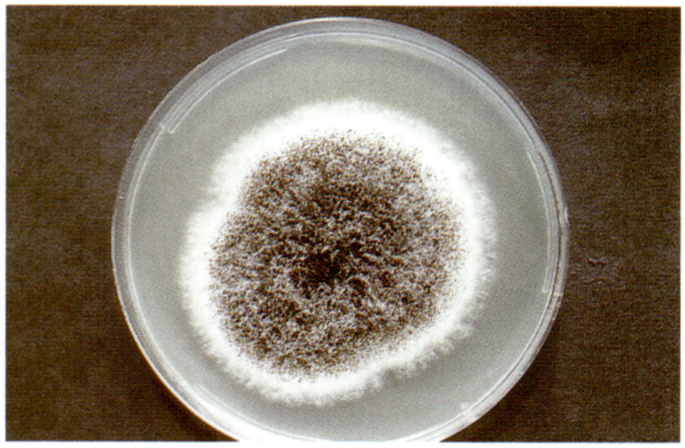

그림 36-27. SDA 배지에서 발육된 *Aspergillus niger* 집락

균사의 형태

정낭이 안보일 정도로 구형의 검은 포자가 진하게 집단을 이룬다. 분생자두는 방사상으로 퍼져서 원주모양을 이룬다(그림 36-26).

집락 성상

집락은 백색 → 흑색으로 발육되는 것이 특징이고 배면은 백색 → 연한 갈색이다(그림 36-27).

3) 기타

- *Penicillium* 속

병원성

Penicillium 속은 비병원성이지만 드물게는 각막염, 외이염, 심부감염 등을 일으킨다.

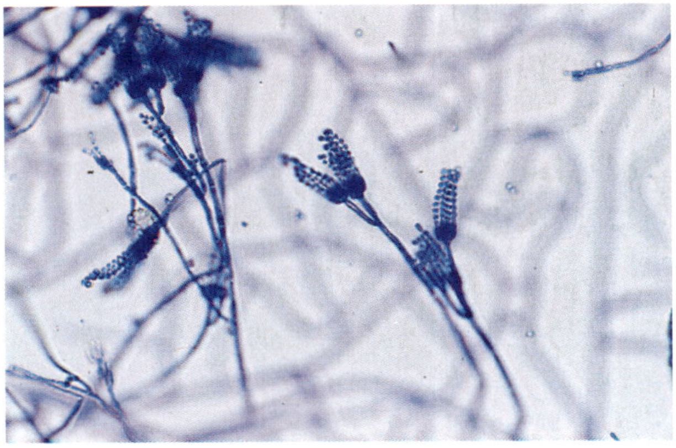

그림 36-28. *Penicillium* 속 현미경 사진

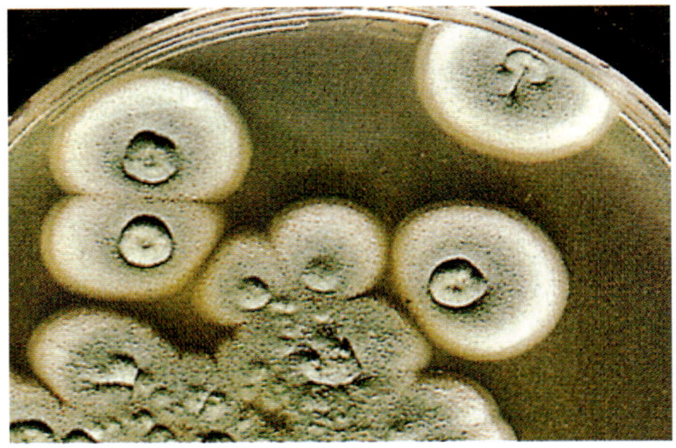

그림 36-29. SDA 배지에서 녹색분말로 발육된 *Penicillium notaum* 집락

균사의 형태

LPCB로 염색하여 현미경 관찰하면 균사에 빗자루 모양의 분생자병과 분생자가 뚜렷한 사슬모양인 것이 특징이다(그림 36-28).

집락 성상

우리 주위 환경에 많이 존재하며 3~5일이내 SDA 배지에서 잘 자라며 표면은 백색 → 회색 → 녹색의 분말상 집락이다(그림 36-29). 균종에 따라 분홍색, 갈색 집락을 형성한다.

색인

색인

색인

색인

ㅇ

ㅈ

색인

ㅎ

Index

A

B

C

Index

D

E

F

Index

Index

P

Q

R

S

Index

Index

W

Y

Z

병원미생물학

정가 32,000원

ISBN 978-89-7043-840-5

2002년 3월 15일 1판 발행
2007년 3월 25일 2판 발행
2011년 8월 20일 3판 인쇄
2011년 8월 25일 3판 발행

저 자 : 권필승 · 김극중 · 김 준 · 김대중 · 김수정
박창은 · 박훈희 · 방용준 · 백성덕 · 성지연
양은주 · 엄용빈 · 윤광로 · 이건섭 · 이은숙
이광배 · 이재식 · 이혜자 · 정무상 · 조경순
홍승복

발행자 : 최 병 진

교정 : 전가람
표지 : 서상석
제작 : 이창용

발행처 : 도서출판 **고 려 의 학**
(136-821) 서울 성북구 성북동1가 115-24 보문빌딩 3층
Tel. 765-0333, 0337 Fax. 743-2288
등록번호 : 제 1-519호 1978. 6. 29.